D1995540

Klaus Wolff

Synopsis und Atlas der klinischen Dermatologie

Th. B. Fitzpatrick · R. A. Johnson · M. K. Polano · D. Suurmond · K. Wolff

Blackwell
Wissenschaft
McGraw-Hill

Klaus Wolff (Hrsg.)

Synopsis und Atlas der klinischen Dermatologie

Thomas B. Fitzpatrick
Richard Allen Johnson · Machiel K. Polano
Dick Suurmond · Klaus Wolff

2., unveränderte Auflage

Übersetzung der 2. amerikanischen Auflage
von Elisabeth C. Wolff-Schreiner
Mit 438 Abbildungen und 5 Tabellen

Blackwell Wissenschafts-Verlag · Berlin 1994
Oxford · Edinburgh · Boston · London · Melbourne · Paris · Wien · Yokohama

Blackwell Wissenschafts-Verlag GmbH
Kurfürstendamm 57, D-10707 Berlin

Blackwell Science Ltd
Osney Mead, GB-Oxford OX2 0EL
25 John Street, GB-London WC1N 2BL
23 Ainslie Place, GB-Edinburgh EH3 6AJ

Arnette Blackwell SA
Librairie Diffusion Edition Abonnements
1, rue de Lille, F-75007 Paris

Blackwell Science Inc
238 Main Street, 5th Floor, USA-Cambridge, Massachussetts 02142

Blackwell Science Pty Ltd
54 University Street, AUS-Carlton, Victoria 3053

Blackwell MZV
Medizinische Zeitschriftenverlagsges. m.b.H., Feldgasse 13, A-1238 Wien

Blackwell Science Japan
290-2 Nase Totsuka, J-Yokohama
Thomas B. Fitzpatrick,

Titel der Originalausgabe:
Color Atlas and Synopsis of Clinical Dermatology
Second Edition

Gewährleistungsvermerk
Die Medizin ist eine Wissenschaft mit ständigem Wissenszuwachs. Forschung und Weiterentwicklung klinischer Verfahren erschließen auch gerade in der Pharmakotherapie veränderte Anwendungen. Die Verfasser dieses Werkes haben sich intensiv bemüht, für die verschiedenen Medikamente in den jeweiligen Anwendungen exakte Dosierungshinweise entsprechend dem aktuellen Wissensstand zu geben. Diese Dosierungshinweise entsprechen den Standardvorschriften der Hersteller. Verfasser und Verlag können eine Gewährleistung für die Richtigkeit von Dosierungsangaben dennoch nicht übernehmen. Dem Praktiker wird dringend empfohlen, in jedem Anwendungsfall die Produktinformation der Hersteller hinsichtlich Dosierungen und Kontraindikationen entsprechend dem jeweiligen Zeitpunkt der Produktanwendung zu beachten.

Die Deutsche Bibliothek – CIP-Einheitsaufnahme

Synopsis und Atlas klinischer Dermatologie/ Thomas B. Fitzpatrick ... Hrsg. der dt. Ausg. Klaus Wolff. Übers. der 2. amerikan. Aufl. von Elisabeth C. Wolff-Schreiner. – 2., unveränderte Aufl. – Berlin: Blackwell Wiss.-Verl., 1994

Einheitssacht.: Color atlas and synopsis of clinical dermatology <dt.>
ISBN 3-89412-193-9

NE: Fitzpatrick, Thomas B.; Wolff, Klaus [Hrsg.]; EST

ISBN 3-89412-193-9 Printed in Germany

Die Wiedergabe von Gebrauchsnamen, Handelsnamen, Warenbezeichnungen usw. in diesem Buch berechtigt auch ohne besondere Kennzeichnung nicht zu der Annahme, daß solche Namen im Sinne der Warenzeichen- und Markenschutz-Gesetzgebung als frei zu betrachten wären und daher von jedermann benutzt werden dürften.

Einband: Rudolf Hübler, D-12683 Berlin, unter Verwendung der Abb. 256
Herstellung: Layout & Grafik 1000 GmbH, D-80636 München
Bindung: Kastner & Callwey, D-85661 Forstinning

Autorenverzeichnis

Thomas B. Fitzpatrick,
M. D., Ph. D., D. Sc. (Hon.)
Wigglesworth Professor of Dermatology, Emeritus
Chairman, Emeritus
Department of Dermatology,
Harvard Medical School
Dermatologist
Massachusetts General Hospital
Consultant in Dermatology
Brigham and Womens's Hospital, The Children's Hospital and Beth Israel Hospital
Boston, Massachusetts, USA

Richard Allen Johnson,
M. D. C. M.
Clinical Instructor in Dermatology
Harvard Medical School
Clinical Associate in Dermatology
Massachusetts General Hospital
Associate in Dermatology
Beth Israel Hospital
Associate Physician (Dermatology)
Brigham and Women's Hospital
Dermatologist
New England Deaconess Hospital
Boston, Massachusetts, USA

Machiel K. Polano, Dr. med.
Em. Professor und Direktor
Dermatologische Klinik, Universitätskrankenhaus Leiden, Niederlande

Dick Suurmond, Dr. med.
Em. Professor und Direktor
Dermatologische Klinik, Universitätskrankenhaus Leiden, Niederlande

Klaus Wolff, Dr. med., FRCP
Professor und Vorstand
Dermatologische Klinik
Universität Wien
Leiter der Abteilung für Allgemeine Dermatologie
Allgemeines Krankenhaus
Wien, Österreich

Hinweis

Die Medizin ist eine sich ständig wandelnde Wissenschaft. So wie sich durch neue Forschung und klinische Erfahrungen unser Wissen erweitert, ändern sich auch Therapiemodalitäten und medikamentöse Behandlung. Die Herausgeber und der Verlag dieses Buches beziehen ihre Informationen aus Quellen, von denen anzunehmen ist, daß die von ihnen stammenden Informationen vollständig sind und zum Zeitpunkt der Publikation anerkannten Standards entsprechen. Mit Hinblick auf die Möglichkeit menschlicher Irrtümer oder Veränderungen im Bereich der medizinischen Wissenschaften können weder die Herausgeber noch der Verlag oder irgendein anderer Beteiligter, der an der Vorbereitung oder Veröffentlichung dieses Buches beteiligt war, eine Garantie übernehmen, daß die enthaltenen Informationen in jeder Hinsicht genau oder vollständig sind, und sie sind nicht verantwortlich für Irrtümer, Unterlassungen oder die Ergebnisse, die durch die Anwendung solcher Informationen erzielt werden. Die Leser werden daher aufgefordert, die hier gegebenen Informationen aus anderen Quellen zu rekonfirmieren, z. B. und im besonderen sind die Leser angehalten, die Produktinformation am Beipackzettel jedes Medikaments, das sie zu verordnen beabsichtigen, zu studieren, um sicherzugehen, daß die Information in diesem Buch korrekt ist und daß keine Änderungen betreffend die empfohlene Dosis oder Kontraindikation für die Anwendung erfolgt sind. Diese Empfehlung ist besonders wichtig bei Verordnung neuer oder selten verwendeter Medikamente.

Die Farbphotographien in diesem Band stammen aus den Sammlungen der Dermatologischen Klinik, Universitätskrankenhaus Leiden, der Dermatologischen Klinik der Universität Wien und der Harvard Medical School, Massachusetts General Hospital, Boston. Die folgenden pharmazeutischen Firmen haben durch ihre finanzielle Unterstützung die Veröffentlichung dieses Atlas ermöglicht:

Burroughs Wellcome Co.
Roche Dermatologics
Stiefel Laboratories, Inc.
Syntex Laboratories, Inc.
Zyma, SA

Vorwort zur ersten deutschen Auflage

Der außerordentliche Erfolg der zweiten Auflage der amerikanischen Ausgabe unseres *»Color Atlas and Synopsis of Clinical Dermatology«* war für Herausgeber und Verlag Anlaß, eine deutsche Ausgabe in Erwägung zu ziehen und schließlich in die Tat umzusetzen. Der vorliegende Band ist das Ergebnis intensiver Bemühungen von Herausgeber, Übersetzer und Verlag, dem deutschsprachigen Mediziner ein authentisches und gleichzeitig auf den neuesten Stand des Wissens gebrachtes Werk anzubieten. Die Authentizität des Bandes ist dank der Übersetzung durch eine klinisch erfahrene, akademisch tätige Dermatologin, Univ.-Doz. Dr. Elisabeth Wolff-Schreiner, gewährleistet. Es ist ihr Verdienst, daß gleichzeitig mit der Übersetzung eine kompetente und gelungene Überarbeitung erfolgte. Als Herausgeber habe ich die Gelegenheit wahrgenommen, den Text auf den neuesten Stand des Wissens zu bringen und besonders auf dem therapeutischen Sektor den Usancen im deutschsprachigen Raum anzugleichen. Dank gebührt sowohl dem Blackwell Wissenschafts-Verlag, vor allem Herrn Dr. Axel Bedürftig, und dem Herstellungsbüro Layout & Grafik 1000, vor allem den Herren Herbert Tausend und Herbert Scheubner, als auch Frau Renate Kosma für ihren Einsatz bei der Erstellung des Manuskriptes.

Wien, Prof. Dr. Klaus Wolff, FRCP

Vorwort zur zweiten amerikanischen Auflage

Für eine wachsende Zahl nicht-dermatologisch tätiger Ärzte ist die Behandlung von Hautkrankheiten in letzter Zeit zu einer erheblichen Herausforderung geworden. Die Ursache dafür liegt in Veränderungen in der medizinischen Praxis, wodurch die Überweisung zum Facharzt durch die Versicherungsträger erheblich eingeschränkt worden ist. Kenntnisse der Dermatologie sind um so notwendiger, als eine große Anzahl von Patienten, die zunächst den praktischen Arzt, Kinderarzt und Internisten (Allergologen, Rheumatologen, Spezialisten für Infektionskrankheiten) konsultieren, Hautveränderungen als Nebenbefunde oder als dominierendes Symptom aufweisen. Die Häufigkeit von Hautveränderungen und Hautkrankheiten hat Allgemeinärzte angeregt, »Paraspezialisten« der Dermatologie zu werden. Geradeso, wie ein Lungenfacharzt Röntgenaufnahmen der Thoraxorgane oder der Orthopäde Knochenröntgenbilder betrachten und interpretieren muß, sollte ein Nicht-Dermatologe heutzutage ebenso Hautveränderungen beurteilen können, wie er einen Blutausstrich interpretieren muß.

Dieses Buch hat ein einziges und sehr spezifisches Ziel: Mediziner mit den wichtigsten Hautläsionen vertraut zu machen, um damit den Zugang zur dermatologischen Diagnostik zu erleichtern. Da Hautveränderungen dem Auge zugänglich sind, ist ein logischer Weg zur richtigen dermatologischen Diagnose zunächst und vor allem das sorgfältige Studium einer Farbphotographie typischer Läsionen, gekoppelt mit dem Studium einer gedrängten Zusammenfassung der wichtigsten Eigenschaften des Krankheitsbildes. Zu diesem Zweck haben wir große Farbphotographien von Hautläsionen einer Zusammenfassung der essentiellen, diagnostisch und therapeutisch wichtigen Fakten häufig vorkommenden Hautkrankheiten gegenübergestellt. In dieser zweiten Ausgabe von »Color Atlas and Synopsis of Clinical Dermatology« wurden zusätzlich die Hautveränderungen vieler schwerer, systemischer Krankheiten zusammengefaßt und in der selben Form präsentiert.

Dieses neue, praktisch-klinische Hilfsmittel wurde also geschrieben, um mit der erheblich erweiterten Rolle der Dermatologie in der medizinischen Allgemeinpraxis Schritt zu halten. Die zweite Ausgabe enthält um 250 Abbildungen und 86 Zusammenfassungen mehr als die erste Ausgabe von »Color Atlas and Synopsis of Clinical Dermatology« von T. B. Fitzpatrick, M. K. Polano, D. Suurmond und R. A. Johnson, die in sieben Jahren neun Neudrucke erfahren hat. Auch in dieser erweiterten Form dient der Atlas ausschließlich der Ergänzung komplexerer Darstellungen der Dermatosen in den großen Lehrbüchern der Dermatologie. Der Text ist eine Gemeinschaftsarbeit aus drei dermatologischen Kliniken in Leiden (Niederlande), Boston (USA) und Wien (Österreich).

Die Farbtafeln stammen aus den Sammlungen der Hautklinik der Universität Leiden, der Dermatologischen Klinik der Universität Wien und des Massachusetts General Hospital, Boston. Einige der Farbtafeln wurden im lithographischen Institut Sturm in Basel, Schweiz, im Auftrag der Firma CIBA-Geigy hergestellt. Wir danken CIBA-Geigy für ihre Erlaubnis, diese Abbildungen in diesem Buch zu verwenden.

Die Zeichnungen und Schemata wurden von Gail Burroughs hergestellt, mit Ausnahme der drei Darstellungen des primären Melanoms, die von Gail Cooper, M. D., stammen.
Die Autoren danken Patricia K. Novak für ihre Sorgfalt und Erfahrung bei der Herstellung des Manuskripts und der Illustrationen. Schließlich danken wir für die Kooperation von J. Dereck Jeffers, Mariapaz Ramos Englis und Roger Kasunic von der Health Professions Division McGraw-Hill, Inc.

Boston, Thomas B. Fitzpatrick, M. D., Ph. D., D. Sc. (Hon.)
Boston, Richard Allen Johnson, M. D. C. M.
Leiden, Machiel K. Polano, Dr. med.
Leiden, Dick Suurmond, Dr. med.
Wien, Klaus Wolff, Prof., Dr. med., FRCP

Abkürzungen

ANA	Antinukleäre Antikörper
AST	Antistreptolysintiter
BSG	Blutsenkungsgeschwindigkeit
BUN	Blood urea nitrogen (Harnstoff-Stickstoff)
CMV	Cytomegalievirus
CTCL	Kutanes T-Zell-Lymphom
ELISA	Enzyme-linked immunosorbent assay
FTA-ABS	Fluorescent treponemal antibody absorption (test)
G-6-PD	Glukose-6-Phosphat-Dehydrogenase
H&E	Hämatoxylin und Eosin
HIV	Humanes Immundefizienzvirus
HPT	Hautphototyp
HPV	Humanes Papillomvirus
i.m.	Intramuskulär
i.v.	Intravenös
KOH	Kalilauge
MED	Minimale Erythemdosis
PAS	Periodic acid Schiff
PUVA	Psoralen + Ultraviolett A
RAST	Radioallergosorbent test
RPR	Rapid plasma reagin
SGOT	Serumglutamat-Oxalessigsäure-Transaminase
TPI	Treponema-pallidum-Immobilisationstest
TSH	Thyreoidea-stimulierendes Hormon
VDRL	Veneral disease research laboratory (test)
VZV	Varicella-zoster-Virus

Inhaltsverzeichnis

Einleitung

Annäherung an die dermatologische Diagnose[1]

»Die Kunst weise zu sein, ist die Kunst zu wissen, was übersehen werden kann«
William James

Es scheint, daß viele Ärzte allzuoft keinen ernstlichen Versuch machen, Hautveränderungen sofort zu identifizieren, obwohl es meist möglich ist, sie zu erkennen. Asymptomatische Hautläsionen werden als unwichtig betrachtet, übersehen oder monatelang erfolglos mit lokalen und oralen Kortikosteroiden und/oder Antibiotika behandelt. Diese Verzögerung einer adäquaten Therapie verlängert das Mißbefinden, unterstützt und begünstigt kosmetische Beeinträchtigung und nicht selten ein Fortschreiten der Krankheit oder führt im schlimmsten Fall durch die Verzögerung der richtigen Diagnose zu einer systemischen Ausbreitung oder zum Tod.
Man muß sich im klaren darüber sein, daß scheinbar kräftige gesunde Menschen asymptomatische Hautveränderungen haben können, die auf ernste systemische Krankheiten hinweisen können und daß eine Nichtbeachtung dieser Veränderungen die Gesundheit des Patienten gefährdet. Gewisse Hautveränderungen, die während einer klinischen Routineuntersuchung festgestellt werden, können einen ähnlich hohen Stellenwert haben wie z.B. vergrößerte Lymphknoten bei einer klinischen Untersuchung; etwa das frühe maligne Melanom in einem heilbaren Entwicklungsstadium, oder die kleinen gelben xanthomatösen Papeln einer Hyperlipoproteinämie, bei der es sich um eine behandelbare, potentiell aber letale Krankheit handelt.
Ebenso ist bei akut und chronisch kranken Patienten in der Praxis oder im Krankenhaus eine Identifikation von Hautveränderungen[2] essentiell, da sie Auskunft über die Natur des bestehenden Leidens geben können. Von allen Organen ist die Haut jenes, aus dem am leichtesten durch Biopsie Material zur Untersuchung pathologischer Symptome, die die Grundlage der klinischen Veränderungen sind, gewonnen werden kann. Auf diese Weise können verwirrende Systemkrankheiten diagnostiziert werden, wie z.B. Sarkoidose, tiefe Pilzinfektionen, Hautinfarkte bei Sepsis oder die charakteristischen druckempfindlichen Knoten bei der akuten Pankreatitis.

»Was nützt ein Buch«, dachte Alice, »ohne Bilder oder Gespräche?«
Lewis Carroll

Da die Identifikation von Hautveränderungen visuell erfolgt, ist es eine logische Annäherung an die dermatologische Diagnose, zunächst ein Farbphoto zu studieren und gleichzeitig, während man die Läsion betrachtet, auf der gegenüberliegende Seite des Buches die wichtigsten Eigenschaften des Krankheitsbildes nachzulesen. Zu diesem Zweck haben wir Farbtafeln von Hautveränderungen einer Synopsis gegenübergestellt, die in einem leicht übersichtlichen Format die wichtigen diagnostischen und therapeutischen Fakten häufiger Hautkrankheiten und Systemkrankheiten mit Hautsymptomen zusammenfaßt.
Dieser Atlas mit Text soll als Leitfaden zur Diagnose von Hautkrankheiten dienen. Die Haut zeigt eine Fülle wichtiger Veränderungen, die meist klinisch erkannt werden können. Die makroskopische Morphologie von Hautläsionen stellt die Grundlage der dermatologischen Diagnose dar. Hautläsionen sind mit dem unbewaffneten Auge sichtbar (1:1), während Lungen- und zerebrale Veränderungen zwar ebenfalls makroskopisch existieren, aber in vivo nur mit bildgebenden Verfahren darzustellen sind. Beide erfordern eine Differentialdiagnose und beide können oft den Kliniker zur richtigen Diagnose und in der Folge zur adäquaten Behandlung des Patienten führen.

1 Siehe Seite 18: Untersuchungsgang bei Erstellung der Diagnose
2 Siehe Appendices A und B

Untersuchungsgang bei der Erstellung einer Diagnose

I. Epidemiologie und Ätiologie

Alter, Rasse, Geschlecht, Beruf

II. Anamnese

A. Dauer seit dem Beginn der Hautveränderungen: Tage, Wochen, Monate, Jahre

B. Zusammenhang zwischen Hautläsionen und Jahreszeit, Reiseanamnese, Hitze, Kälte, frühere Therapie, Medikamenteneinnahme, Beruf, Freizeitbeschäftigungen; Einfluß von Menses, Schwangerschaft

C. Hautsymptome: Pruritus, Schmerzen, Parästhesien

D. Allgemeinsymptome

1. »Akutes Krankheitssyndrom«: Kopfschmerzen, Frösteln, Fiebergefühl, Schwäche
2. »Chronisches Krankheitssyndrom«: Müdigkeit, Schwäche, Inappetenz, Gewichtsverlust, Krankheitsgefühl

E. Systemische Beteiligung

III. Klinische Untersuchung

A. Aussehen des Patienten: unbehaglich, »toxisch«, gesund

B. Vitalzeichen: Puls, Atmung, Körpertemperatur

C. Haut – vier wesentliche Kriterien: (1) Art, (2) Form, (3) Anordnung, (4) Verteilung von Läsionen

1. Art der Läsion (typische Läsionen, Definition siehe Appendix A)

Basisläsionen (Primäreffloreszenzen)	*Sekundärläsionen* (Sekundäreffloreszenzen)
Macula (Fleck)	Squama (Schuppe)
Papula-Plaque (solide Erhabenheit der Haut)	Crusta (Kruste)
Quaddel (flüchtige beetartige Erhabenheit)	Erosion (oberflächlicher Substanzdefekt)
Knoten (große solide Erhabenheit)	Ulcus (Geschwür; tiefer Substanzdefekt)
Bläschen-Blase (mit Flüssigkeit gefüllter oberflächlicher Hohlraum)	Atrophie (Gewebsschwund)
Pustel (mit Eiter gefüllter oberflächlicher Hohlraum)	Cicatrix (Narbe)

Farbe von Läsionen oder der Haut bei diffusem Befall: *»hautfarben«; weiß:* Leukoderm, Hypomelanose; *rot:* Erythem; *hellrot; livid;* rote oder livide purpurische Läsionen blassen auf Druck nicht ab (Diaskopie), *braun:* Hypermelanose oder Hämosiderin; *schwarz; blau; grau; orangefarben; gelb.*

Palpation

Konsistenz (weich, derb, hart, fluktuierend, brettartig)
Abweichungen von der Körpertemperatur (heiß, kalt)
Beweglichkeit der Läsion oder der Haut
Druckempfindlichkeit
Beurteilung der Tiefe der Läsion (z. B. dermal oder subkutan)

2. Form der individuellen Läsion

Rund, oval, polygonal, polyzyklisch, anulär (ringförmig), irisförmig, serpiginös (schlangenförmig), genabelt

3. **Anordnung multipler Läsionen**
   Gruppiert, zosteriform, arziform, anulär, retikulär (netzförmig), linear, serpiginös (schlangenförmig)
   Disseminiert: verstreute einzelne Läsionen oder diffuser Befall (ohne deutliche Grenzen)
4. **Verteilung der Läsionen**
   Ausmaß: isoliert (einzelne Läsion), lokalisiert, regional, generalisiert, universell
   Verteilungsmuster: symmetrisch, exponierte Körperstellen, Druckstellen, intertriginöse Areale, follikuläre Lokalisation, willkürlich verteilt
   Beispiele charakteristischer Verteilungsmuster: Lues II, atopische Dermatitis, Akne, Erythema multiforme, Candidiasis, Lupus erythematosus, Pemphigus, Pemphigoid, Porphyria cutanea tarda, Xanthome, nekrotisierende Angiitis (Vasculitis), Rocky Mountain spotted fever, Lyme disease, Masern, Röteln, Scharlach, toxisches Schocksyndrom, Typhus, Kawasaki-Syndrom, Herpes zoster, Varizellen, Scalded-Skin Syndrome, toxische epidermale Nekrolyse, Kaposi-Sarkom (epidemisch)

D. Haare und Nägel
E. Schleimhäute
F. Medizinische Allgemeinuntersuchung

IV. Diagnose und Differentialdiagnose

V. Labor- und Spezialuntersuchungen

A. Dermatopathologie
   1. Lichtmikroskopie: Lokalisation, pathologischer Prozeß, Zelltypen
   2. Immunpathologie
   3. Spezielle Techniken: Färbungen, Transmissionselektronenmikroskopie etc.
   4. Zytologie: Ausstrich (Tzanck-Test), Tupfpräparat

B. Mikrobiologische Untersuchung von Hautmaterial: Schuppen, Krusten, Exsudat oder Gewebe
   1. Direkte mikroskopische Untersuchung (siehe Appendix B) zum Nachweis von Hefe- und Fadenpilzen: 10 % Kalilauge-Präparation (siehe Seiten 98, und 773, Abb. 51 und 69)
      Bakterien: Gram-Färbung
      Viren: Tzanck-Test (siehe Seiten 72 und 773)
      Nachweis von Spirochäten: Dunkelfelduntersuchung (siehe Seite 774 und 780)
      Nachweis von Parasiten: Skabiesmilbe aus dem Milbengang (siehe Seite 774)
   2. Kultur
      Bakterien
      Viren
      Parasiten
      Pilzkulturen
      } Bei Granulomen Kultur von zerkleinertem Gewebe

C. Laboruntersuchungen von Blut
   Bakteriologisch: Kultur
   Serologisch: ANA, serologische Tests auf Syphilis, Serologie
   Hämatologisch: Hämatokrit oder Hämoglobin, Zellen, Differentialblutbild
   Chemie: Nüchternblutzucker, Harnstoff-Stickstoff, Kreatinin, Leberfunktionstests, Schilddrüsentests (bei entsprechender Indikation)

D. Bildgebende Verfahren (Röntgen, CT-Scan, MRI, Ultraschall)
E. Harnuntersuchung (Nierenbeteiligung, z.B. SLE, Vasculitis)
F. Stuhluntersuchung (auf okkultes Blut, z.B. bei den Vasculitis-Syndromen; auf Eier und Parasiten; auf Porphyrine)

G. Wood-Licht-Untersuchung (siehe Seite 774)
   Harn: rosa-orangefarbene Fluoreszenz bei Porphyria cutanea tarda (nach Hinzufügen von 1 ml 5 %iger HCl).
   Haare (in vivo): Grünfluoreszenz bei Tinea capitis (Haarschaft)
   Haut (in vivo)
      Erythrasma: korallenrote Fluoreszenz
      Hypomelanose: Abnahme der Intensität
      Braue Hypermelanose: Zunahme der Intensität
      Blaue Hypermelanose: keine Veränderung der Intensität
H. Epikutantestung (siehe Seite 773)
I. Säurebehandlung – Weißwerden von subklinischen Warzen an der Genitalschleimhaut nach Applikation von 5 % Essigsäure (siehe Seite 773)

Allgemeine Literaturhinweise

Arndt KA: Manual of Dermatologic Therapeutics with Essentials of Diagnosis, 4th ed, Little, Brown, Boston, 1989

Braun-Falco O, Plewig G, Wolff, HH: Dermatologie und Venerologie, 3. Auflage, Springer, Berlin, 1984

Fitzpatrick TB Eisen AZ, Wolff K, Freedberg IM, Austen KF (eds): Dermatology in General Medicine, 4th ed, 2 vol, McGraw-Hill, New York, 1993

Lever WF, Schaumburg-Lever G: Histopathology of the Skin, 7th ed, Lippincott, Philadelphia, 1990

Moschella SL, Hurley HJ Jr: Dermatology, 2nd ed, 2 vol, Saunders, Philadelphia, 1985

Polano MK: Topical Skin Therapeutics, Churchill-Livingston, Edinburgh, 1984

Champion RH, Burton JL, Ebling FJG (eds), Rook, Wilkinson, Ebling: Textbook of Dermatology, 5th ed, 4 vol, Blackwell, Oxford, 1992

Sektion 1

Krankheiten der Talgdrüsen und apokrinen Drüsen

Acne vulgaris und Acne cystica

Die Akne ist eine chronisch entzündliche Erkrankung des Follikel-Talgdrüsenapparates im Gesicht und/oder am Stamm, die fast ausschließlich in der Adoleszenz auftritt und mit Komedonen, Papeln, Knoten, Zysten oder Papulo-Pusteln einhergeht und oft, aber nicht immer, mit eingezogenen oder hypertrophen Narben abheilt.

EPIDEMIOLOGIE UND ÄTIOLOGIE

Alter Bei Mädchen zwischen 10 und 17 Jahren, bei Jungen zwischen 14 und 19, kann gelegentlich aber auch erst im Erwachsenenalter (Acne tardiva) auftreten.

Geschlecht Bei Knaben schwererer Verlauf als bei Mädchen.

Vorkommen Seltener bei Asiaten und Schwarzen, selten in China.

Berufliche Belastung Kontakt mit komedogenen Mineralölen, Dioxin.

Medikamente Lithium, Hydantoin, systemische Kortikosteroide können zu einer Verschlechterung führen.

Genetische Aspekte Multifaktoriell; mit dem XXY-Syndrom ist eine schwere Akne assoziiert.

Andere Faktoren Endokrine Einflüsse (siehe Pathophysiologie), emotionaler Stress (Schule, gesellschaftliche Probleme) können Exazerbationen auslösen, ebenso Druck auf die Haut durch das Aufstützen des Gesichts auf die Hände. Akne wird weder durch Schokolade noch fettreiche Diät und generell überhaupt nicht durch alimentäre Faktoren ausgelöst.

ANAMNESE

Dauer der Läsionen Monate.

Jahreszeit Schlechter in Herbst und Winter.

Symptome Schmerzhafte Läsionen, besonders beim nodulozystischen Typ.

KLINISCHE UNTERSUCHUNG

Hautläsionen

TYPISCHE EFFLORESZENZEN
Komedonen – offen (typischer »Mitesser«, Abb. 1) oder geschlossen (weiße Komedonen)
Papeln (Abb. 2) – mit (dann Rötung) oder ohne Entzündung.
Pusteln (Abb. 2) – follikulär.
Knötchen und knotig-ulzeröse Läsionen oder Zysten – 2 bis 5 cm im Durchmesser (Abb. 3)
Narben – atrophische, eingesunkene (oft trichterförmige) oder hypertrophe Narben und Keloide.

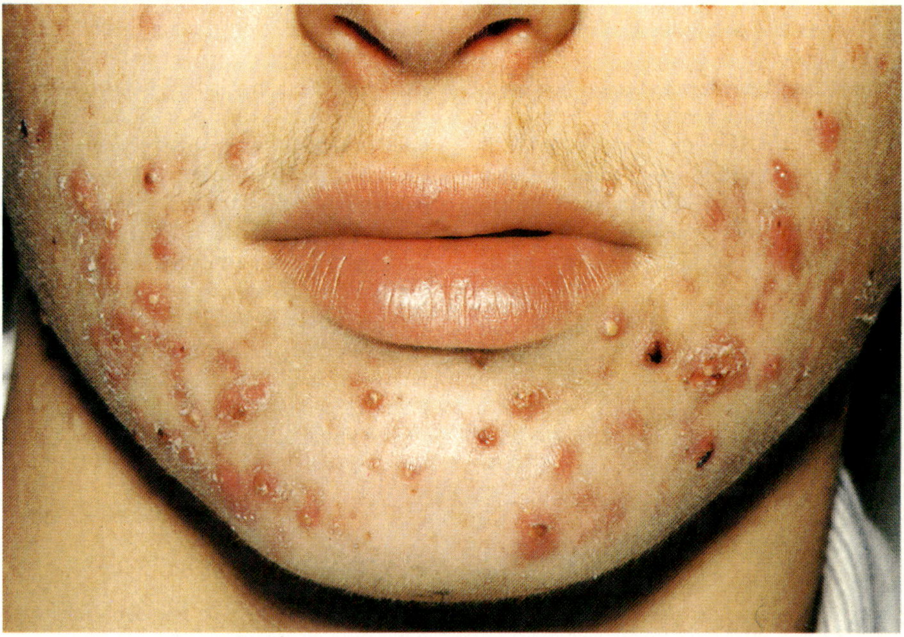

Abb. 1 Acne vulgaris. Komedonen und entzündliche Papeln und Pusteln.

Abb. 2 Acne vulgaris. Geschlossene (weiße) und offene (»Mitesser«) Komedonen, Papeln und Pusteln.

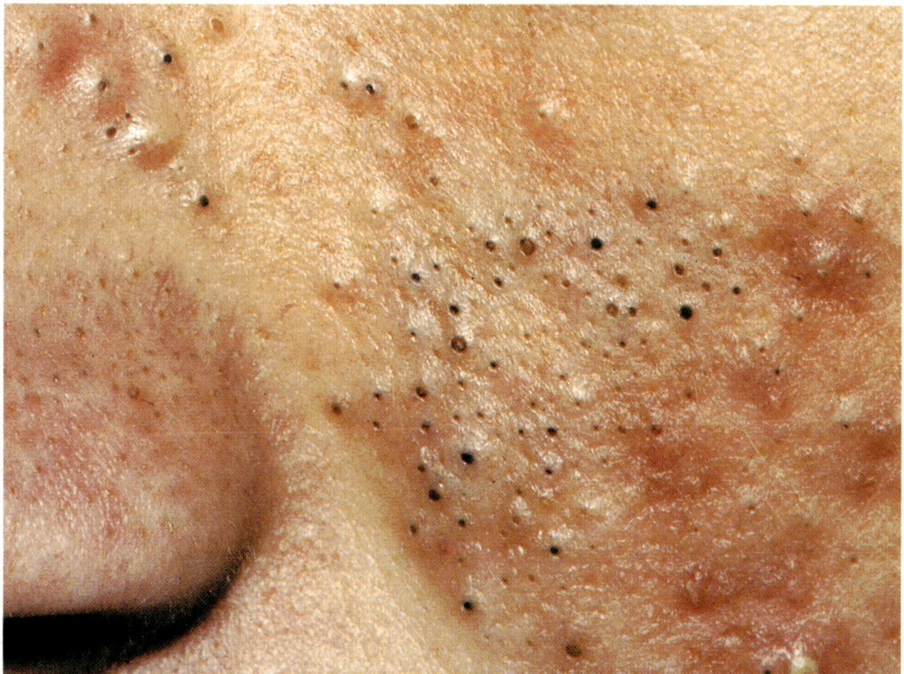

Oft besteht eine Seborrhoe des Gesichtes und Capillitiums.
FORM Rund; mehrere Knötchen können zu länglichen Wülsten konfluieren.
ANORDNUNG Isolierte Einzelläsion (z. B. Knötchen, Pusteln) oder unterschiedlich dichte Aussaat von Effloreszenzen (Papeln, Pusteln, Knötchen, Cysten).
PRÄDILEKTIONSSTELLEN Gesicht, Hals, Oberarme, Stamm.

SONDERFORMEN

Acne conglobata Schwere zystische Akne mit konfluierenden Knoten, Zysten und Abszessen.

Acne fulminans Akut verlaufende, schwere zystische Akne mit eitriger Einschmelzung der meisten Läsionen, Fieber und Polyarthritis.

DIFFERENTIALDIAGNOSE

Bei persistierender Akne, Anzeichen von Hirsutismus und Menstruationsstörungen oder Amenorrhoe ist eine hormonelle Durchuntersuchung mit Bestimmung des Plasma-Testosteron und/oder Dehydroepiandrosteron zum Ausschluß einer endokrinen (hyperandrogenen) Störung (z. B. polyzystisches Ovar) angezeigt. Eine therapieresistente Akne kann auch durch einen partiellen 11- oder 12-Hydroxylaseblock verursacht sein.

PATHOPHYSIOLOGIE

Die Akne-Effloreszenzen (Komedonen) sind auf die Einwirkung von Hormonen (Androgene) und Bakterien (Propionibacterium acnes) auf den Follikel-Talgdrüsenapparat zurückzuführen. Androgene stimulieren die Talgproduktion, die Bakterien andererseits enthalten Lipasen, die aus den Lipiden freie Fettsäuren abspalten. Sowohl Talg als auch freie Fettsäuren verursachen eine sterile Entzündung. Dadurch Hyperkeratose des Follikelepithels mit resultierender Pfropfbildung. Der Follikel wird sackförmig ausgeweitet und enthält Massen von Keratin und Lipidbestandteilen (weißer, geschlossener Comedo). Wenn der Follikel eine Öffnung an der Hautoberfläche hat, wölbt sich die semisolide Masse vor und bildet einen schwärzlichen Pfropf (»Mitesser«). Die Schwarzfärbung entsteht durch Tyrosinase im Bereich des Follikelostiums, die Tyrosin zu Melanin oxydiert. Die Wände der erweiterten Follikel können platzen und der Inhalt (Talg, Lipide, freie Fettsäuren, Keratin usw.) in die Dermis gelangen, wo sie eine Fremdkörperreaktion und heftige Entzündung (Papel, Pustel, Knötchen) hervorrufen; Abheilung unter Narbenbildung.

VERLAUF

Die Akne klingt meist mit dem Ende der Pubertät ab, kann aber bei Frauen, seltener bei Männern, bis zum 35. Lebensjahr andauern.

BEHANDLUNG

Leichte Akne

Lokale Antibiotika (Clindamycin, Erythromycin).
Benzoylperoxid (2 %, 5 % oder 10 %).
Lokale Retinoide (Vitamin-A-Säure, Tretinoin) sind hochwirksam, eine sorgfältige Instruktion des Patienten ist aber unbedingt erforderlich. Besserung tritt nach einer Behandlungsdauer von Monaten (2 bis 5) ein, oft noch später, besonders bei blanden Komedonen. Bei den meisten Patienten ist eine Anfangsbehandlung mit 0,01%igem Tretinoingel und Dosissteigerung nach einem Monat auf 0,025 % oder 0,05 % 1x täglich am Abend nach Reinigung mit einer milden Seife ausreichend. Tagsüber lokale Antibiotika.

Schwere Akne

Tetrazykline per os mit der oben angeführten Lokaltherapie – z. B. Minocyclin 50 bis 100 mg 2x täglich; kann nach Besserung reduziert werden auf 50 mg/die.

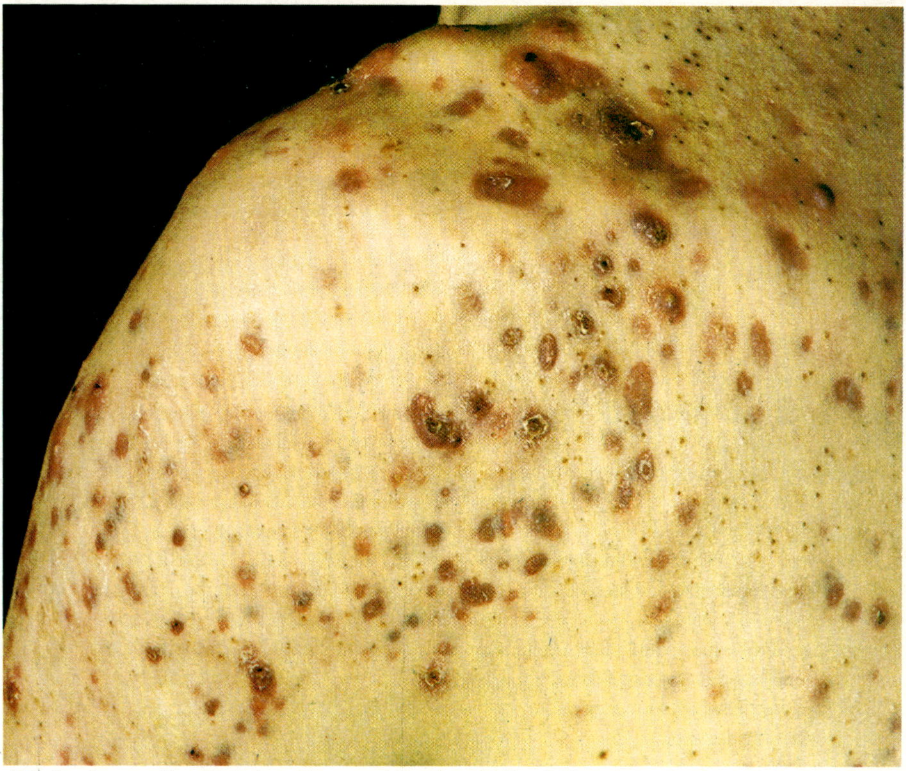

Abb. 3 Acne cystica. Knötchen, Zysten und Geschwüre, die mit Narben abheilen.

Ausschließlich bei Frauen kann die schwere Akne mit oralen Östrogenen in Kombination mit Progesteron oder Antiandrogenen kontrolliert werden. Das Risiko zerebrovaskulärer Komplikationen darf dabei nicht außer acht gelassen werden.

Orale 13-cis-Retinsäure (Isotretinoin) ist bei zystischer Akne hochwirksam, gehört aber in die Hand eines erfahrenen Dermatologen. Da Retinoide teratogen sind, muß bei Frauen durch orale Kontrazeptiva mindestens einen Monat vor Behandlungsbeginn, während der gesamten Behandlung und bis mindestens 2 Monate nach Ende der Behandlung eine Schwangerschaft verhindert werden. Die Durchführung eines serologischen Schwangerschaftstests 2 Wochen vor Beginn der Behandlung gibt zusätzlich Sicherheit.

Dosierung: 0,5 bis 1 mg/kg/die zu den Mahlzeiten über 15 bis 20 Wochen ist üblicherweise ausreichend. Ungefähr 30 % der Patienten brauchen nach einem Intervall von 2 Monaten einen zweiten viermonatigen Behandlungszyklus. Vor Therapiebeginn und während der Behandlung sollten regelmäßige Blutuntersuchungen, vor allem bei Patienten mit erhöhten Serumtriglyceriden, durchgeführt werden.

Hidradenitis suppurativa

Die Hidradenitis suppurativa ist eine chronische Krankheit mit eitriger Einschmelzung und Narbenbildung, die in Hautarealen mit apokrinen Drüsen, vor allem im Bereich der Axillen, der Inguinal- und Anogenitalregion auftritt. Manchmal besteht gleichzeitig eine schwere zystische Akne.

Synonyme: Hidradenitis axillaris, Schweißdrüsenabszeß, Apocrinitis, follikuläres Okklusionssyndrom.

EPIDEMIOLOGIE UND ÄTIOLOGIE

Alter Von der Pubertät bis zum Klimakterium.

Geschlecht Bei Männern häufiger anogenital, bei Frauen axillär lokalisiert.

Ätiologie Prädisponierend sind Fettsucht und eine genetische Belastung für Akne. Verschluß der apokrinen Ausführungsgänge, bakterielle Sekundärinfektion.

ANAMNESE

Schübe von Schmerzen und abszedierender Entzündung in den Axillen und/oder der Anogenitalregion; schwere zystische Akne.

KLINISCHE UNTERSUCHUNG

Hautbefunde

TYPISCHE EFFLORESZENZEN Entzündlicher Knoten bzw. Abszeß (Abb. 4), der resorbiert werden oder einschmelzen kann, worauf sich purulentes oder seropurulentes Sekret entleert. Es können sich ausgedehnte Abszeßhöhlen und Fisteln bilden. Abheilung mit Fibrose, Brückennarben, hypertrophen Narben, Keloiden und Kontrakturen. In der Folge Ausbildung von offenen Komedonen, manchmal auch Doppelkomedonen. Selten kommt ein Lymphödem der zugehörigen Extremität vor.

FARBE Erythematös, später livid.

PALPATION Die Läsionen sind mäßig bis außerordentlich druckschmerzhaft. Aus den Öffnungen der Abszesse und Fisteln entleert sich Pus.

VERTEILUNG DER LÄSIONEN Axillen, Brüste, Anogenitalregion, Leisten, häufig bilateral, Ausbreitung über den gesamten Rücken und das Gesäß möglich.

ALLGEMEINE UNTERSUCHUNG Oft Fettsucht und schwere zystische Akne (Acne conglobata).

DIAGNOSE UND DIFFERENTIALDIAGNOSE

Diagnose Klinisches Bild.

Differentialdiagnose Im Frühstadium Furunkel, Karbunkel, Lymphadenitis, geplatzte Tricholemmalzyste, Katzenkratzkrankheit, Tularämie. Im Spätstadium Lymphogranuloma venereum, Donovanosis, Scrofuloderm, Aktinomykose und abszedierende Entzündungen bei Colitis ulcerosa und Enteritis regionalis.

LABOR- UND SPEZIALUNTERSUCHUNGEN

Bakteriologie Meist können aus dem Drainagematerial *Staphylococcus aureus, Streptokokken, Escherichia coli, Proteus mirabilis, Pseudomonas aeruginosa* kultiviert werden.

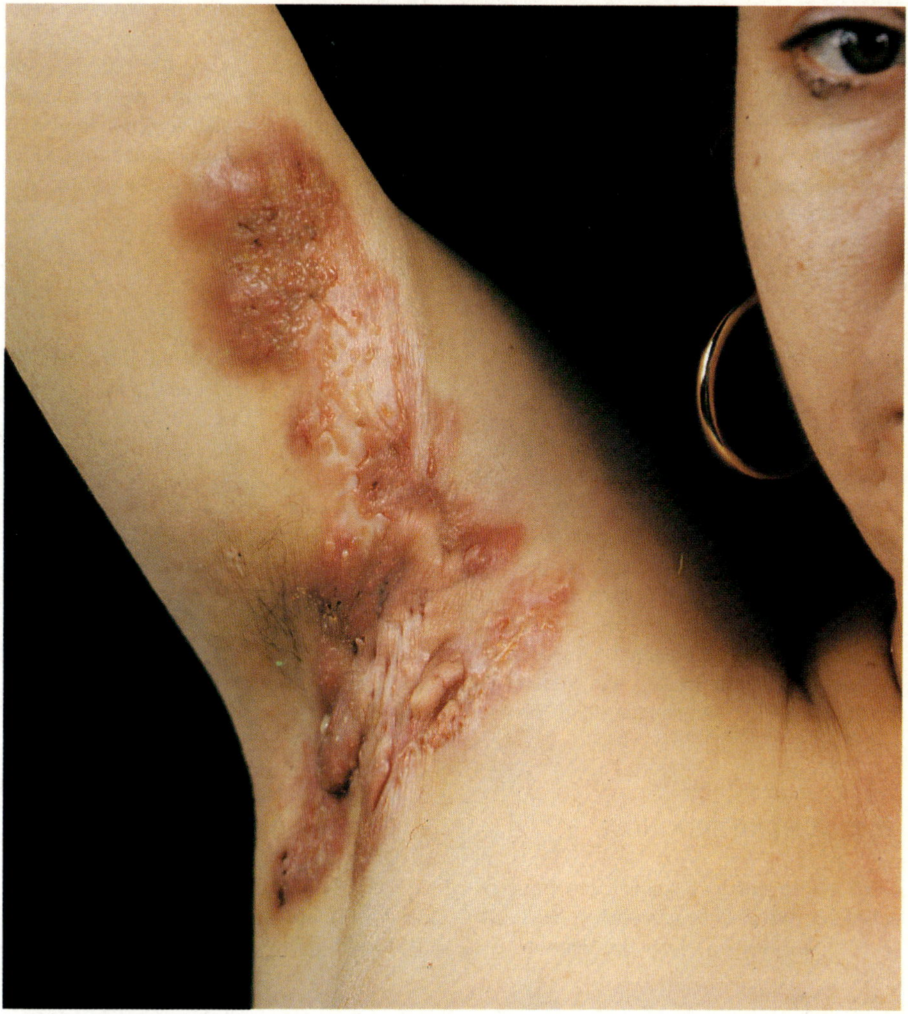

Abb. 4 Hidradenitis suppurativa. Entzündliche Knoten und Abszesse, Fisteln, hypertrophe Narben und Keloide.

Dermatopathologie *Frühstadium:* Verschluß des apokrinen Ganges und des Haarfollikels durch Keratinmaterial, Erweiterung des Ausführungsganges und der Tubuli. Entzündliche Veränderungen sind auf eine einzelne apokrine Drüsen beschränkt. *Spätstadium:* Abszedierende Entzündung mit Zerstörung der apokrinen/ekkrinen Follikel-Talgdrüsenstrukturen; Fibrose und pseudoepitheliomatöse Hyperplasie in Fistelgängen.

PATHOPHYSIOLOGIE

Ablauf der Veränderungen: Verschluß des apokrinen Ausführungsganges durch Hornmaterial → Erweiterung des apokrinen Ganges und Haarfollikels → schwere entzündliche Veränderungen, die auf eine einzige apokrine Drüse beschränkt bleiben → Bakterienwachstum im erweiterten Gang → nach Platzen des Ganges bzw. der Drüse kommt es zu einer Ausbreitung der Entzündung und Infektion → Ausdehnung der eitrigen Einschmelzung und Gewebsdestruktion → Geschwürsbildung und Fibrose, Fistelbildung.

VERLAUF UND PROGNOSE

Der Schweregrad der Krankheit ist sehr unterschiedlich. Viele Patienten suchen bei leichtem Verlauf keinen Arzt auf. Jenseits des 35. Lebensjahres brennt die Krankheit allmählich aus. Der Verlauf kann aber unaufhaltsam progredient sein mit erheblichem Leidensdruck infolge chronischer Schmerzen, drainierender Fisteln und Narbenbildung. Seltene Komplikationen sind Fistelbildung in die Urethra, die Harnblase und/oder das Rectum; Anämie, Amyloidose.

THERAPIE

Frühstadium: Erythromycin (250 bis 500 mg 4x täglich) oder Tetracyclin (250 bis 500 mg 4x täglich) oder Minocyclin (100 mg 2x täglich) bis zur Rückbildung der Läsionen. In frühe entzündliche Läsionen kann intraläsional Triamcinolon (3–5 mg/ml) injiziert werden. *Spätstadium:* Erhaltungstherapie mit Antibiotika w.o., die bei akuter Entzündung und starken Schmerzen mit Prednison (Initialdosis 70 mg/die, ausschleichend über 14 Tage) kombiniert werden können. Die Wirksamkeit von oraler 13-cis-Retinsäure in schweren Fällen ist nicht bewiesen, sie scheint aber in frühen Fällen und in Kombination mit der chirurgischen Exzision einzelner Läsionen einen günstigen Effekt zu haben.
In schweren chronischen Fällen kann die ultima ratio die komplette Exzision der Axilla oder der befallenen Anogenitalregion bis auf die Faszie und anschließende Deckung mit Spalthaut sein.

Rosacea

Die Rosacea (lat. »rosenartig«) ist eine chronische akneiforme Entzündung des Follikel-Talgdrüsenapparates im Gesicht, die mit einer eigentümlich gesteigerten Kapillarreaktivität auf Hitze einhergeht und zu plötzlichem Erröten (»flushing«) und Teleangiektasien führt.

EPIDEMIOLOGIE UND ÄTIOLOGIE

Alter 30 bis 50 Jahre und darüber.

Geschlecht Häufiger bei Frauen, schwerer bei Männern.

Rasse Hellhäutige (Hautphototypen I und II) bevorzugt, weniger häufig bei dunkelhäutigen (braunen und schwarzen) Menschen.

Andere Faktoren Anfallsartig treten Episoden von Gefäßerweiterung (»flushing«) mit einem Ansteigen der Hauttemperatur auf, ausgelöst durch Hitzereize im Mund (heiße Flüssigkeiten), aber auch Alkohol.

ANAMNESE

Dauer der Läsionen Tage, Wochen.

Hautsymptome »Flushing«; papulöse und papulo-pustulöse Läsionen können druckempfindlich sein.

KLINISCHE UNTERSUCHUNG

Hautläsionen

TYPISCHE EFFLORESZENZEN

Teleangiektasien (Abb. 5).

Papeln (2 bis 3 mm), Papulopusteln (die Pustel ist oft winzig und sitzt der Kuppe der Papel auf [Abb. 5]).

Knötchen (Abb. 6).

Keine Komedonen.

FARBE Unterschiedlich intensives Gesichtserythem, erythematöse Papeln und Knötchen (Abb. 5 und 6).

FORM Die Papeln und Knötchen sind rund, halbkugelig.

ANORDNUNG Verstreute, einzelstehende Läsionen.

VERTEILUNG Charakteristisch, symmetrische Lokalisation im Gesicht (Wangen, Kinn, Stirn, Nase) und selten am Hals.

Augenläsionen Blepharitis, Conjunctivitis und Episkleritis; eine ernstzunehmende Komplikation ist die Rosacea-Keratitis, die zu Hornhautulzera führen kann. Bei Augenveränderungen sollte ein Ophthalmologe beigezogen werden.

DIFFERENTIALDIAGNOSE

Differentialdiagnose des »Flushing«: Karzinoid-Syndrom und systemischer Lupus erythematosus, für die Diagnose Rosacea sind die typischen kleinen Papeln und Papulopusteln unerläßlich.

VERLAUF

Protrahiert mit einer Neigung zu Rezidiven. Nach mehreren Jahren ist Spontanheilung möglich. Bei Männern kann sich ein Rhinophym entwickeln, das erfolgreich chirurgisch behandelt werden kann.

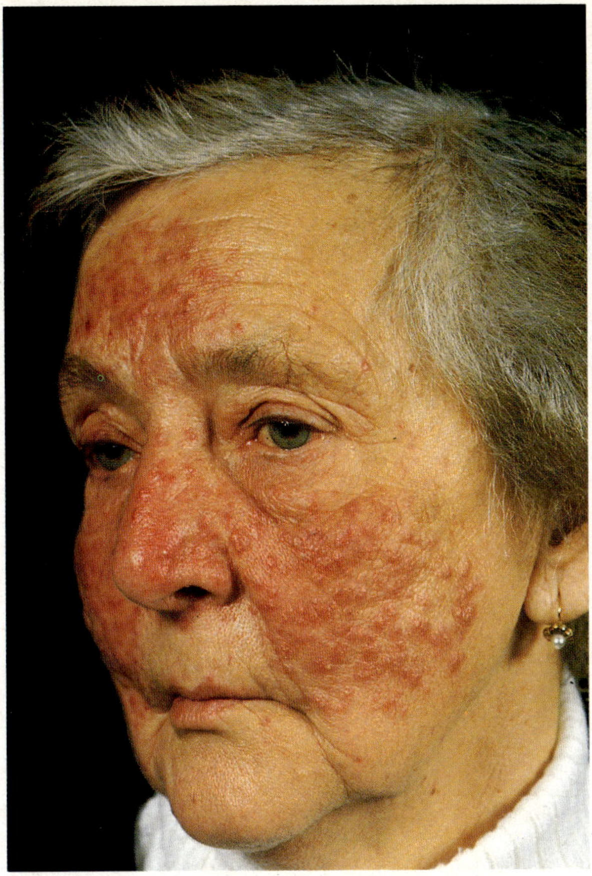

Abb. 5 **Rosacea.** Gruppen von Papulopusteln an der Wange und auf der Stirn. Beachte, daß viele der erythematösen Papeln an ihrer Kuppe eine kleine Pustel tragen.

THERAPIE

Deutliche Reduktion oder Abstinenz von Alkohol und heißen Getränken.
Lokalbehandlung mit 0,75 % Metronidazolgel.
Tetracyclin oder Erythromycin 250 mg 3x täglich eine Woche lang, schrittweise reduziert auf 2x täglich, dann 1x täglich, wenn Metronidazol unwirksam ist.

Lokale Antibiotika sind nur begrenzt wirksam.

Systemische 13-cis-Retinsäure (Isotretinoin) ist bei schweren, antibiotikaresistenten Fällen angezeigt.

Der Patient sollte aufmerksam gemacht werden, daß emotioneller Stress zu einer Verschlechterung führen kann.

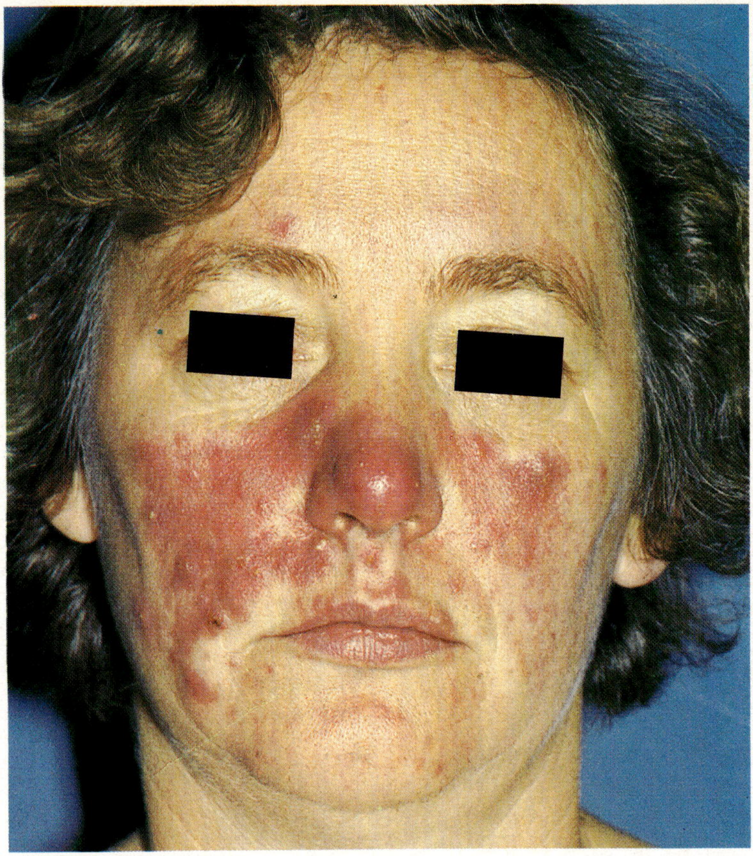

Abb. 6 Rosacea. Ausgeprägtes Erythem und große, fast zystische Läsionen.

Periorale Dermatitis

Die periorale Dermatitis tritt vorwiegend bei jungen Frauen im Perioral- und Periorbitalbereich auf und besteht aus kleinen, einzelstehenden, erythematösen Papeln, die konfluieren und entzündliche Plaques bilden können.

Synonym: Rosacea-artige Dermatitis.

EPIDEMIOLOGIE UND ÄTIOLOGIE

Alter 15 bis 40 Jahre, Vorkommen auch bei Kindern.

Geschlecht Überwiegend Frauen.

Ätiologie Unbekannt.

Andere Faktoren Wesentliche Verschlechterung durch potente lokale (fluorierte) Kortikosteroide möglich.

ANAMNESE

Dauer der Läsionen Wochen bis Monate.

Hautsymptome Kosmetisch störend, gelegentlich Jucken oder Brennen.

KLINISCHE UNTERSUCHUNG

Hautläsionen

TYPISCHE EFFLORESZENZEN
Die frühesten Läsionen sind erythematöse Mikropapeln, die an Zahl zunehmen und zentral konfluieren, in der Peripherie Ausbildung von Satellitenläsionen mit Papeln, Bläschen und/oder Pusteln (Abb. 7). Konfluierende, erythematöse, schuppende Plaques können ekzematös aussehen.

FARBE Rosa bis rot.

ANORDNUNG Unregelmäßig gruppierte Papeln.

VERTEILUNG Frühe Läsionen sind meist symmetrisch in der Nasolabialfalte lokalisiert. Um das Lippenrot bleibt ein Saum ausgespart. Mikropapeln kommen auch am Unter- und Oberlid vor. Ausschließlich periorbitale Lokalisation sowie der Befall von Glabella und Stirn sind ungewöhnlich.

DIAGNOSE UND DIFFERENTIALDIAGNOSE

Diagnose Klinisch.

Differentialdiagnose Allergische Kontaktdermatitis, atopische Dermatitis, seborrhoische Dermatitis, Rosacea, Acne vulgaris, Steroidakne, Sarkoidose, »lymphocytic infiltration« (Jessner-Kanof).

VERLAUF

Effloreszenzen treten gewöhnlich subakut im Verlauf von Wochen und Monaten auf. Die periorale Dermatitis wird manchmal als Ekzem oder seborrhoische Dermatitis fehldiagnostiziert und mit hochwirksamen lokalen Kortikosteroid-Präparationen behandelt, was zu einer Verschlechterung der perioralen Dermatitis oder Entwicklung einer Steroidakne führt. Ohne Behandlung verläuft die periorale Dermatitis in Schüben über Monate oder Jahre, ist aber nicht so chronisch wie die Rosacea. Trotz entsprechender Behandlung über mehrere Monate kommen immer wieder

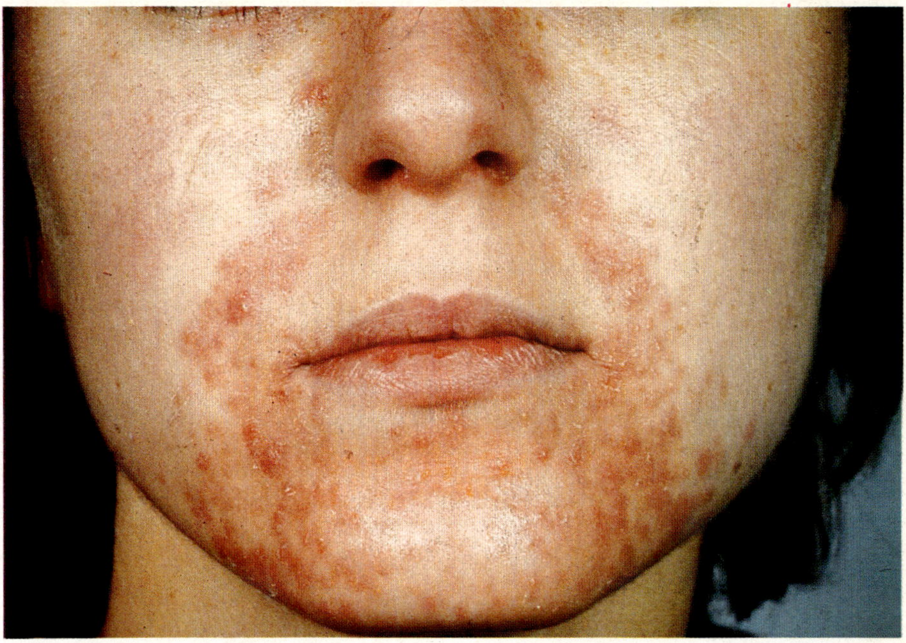

Abb. 7 Periorale Dermatitis. Einzelne erythematöse Papeln, Papulopusteln und konfluierende Plaques, die schuppen und ekzematös aussehen.

leichte Rezidive vor, die aber üblicherweise durch Metronidazolgel lokal oder niedrig dosiertes Tetracyclin kontrolliert werden können.

THERAPIE

Lokal: 0,75 % Metronidazolgel oder 2 % Erythromycingel 2x täglich auf die betroffenen Regionen aufgetragen.

Systemisch: Tetracyclin 500 mg 2x täglich bis zur Remission, dann 500 mg täglich über einen Monat, dann 200 mg täglich für einen weiteren Monat; oder Minocyclin 100 mg 2x täglich bis zur Remission, dann 100 mg täglich für einen Monat, dann 50 mg täglich für einen weiteren Monat; oder Doxycyclin 100 mg 2x täglich bis zur Remission, dann 100 mg täglich für einen Monat, dann 50 mg täglich für einen weiteren Monat.

Sektion 2

Dermatitis und Ekzem

Kontaktdermatitis

Die Kontaktdermatitis ist eine akute, subakute oder chronische Entzündung der Epidermis und Dermis, die durch exogene Noxen, toxische Substanzen oder eine allergische Reaktion hervorgerufen ist und mit Jucken und Brennen der Haut einhergeht.

EPIDEMIOLOGIE UND ÄTIOLOGIE

Alter Ohne Einfluß auf die Sensibilisierbarkeit.

Rasse Schwarze Haut ist weniger empfindlich.

Beruf Häufige Ursache für Arbeitsunfähigkeit.

Ätiologie Das klinische Syndrom entspricht entweder einer Typ IV-Reaktion (Überempfindlichkeitsreaktion vom verzögerten Typ) mit einer Latenzperiode von 1 bis 2 Wochen bis zu Jahren zwischen dem Erstkontakt und der Reexposition, die dann die *allergische Kontaktdermatitis* auslöst, oder es wird durch ein primäres Irritans hervorgerufen, das beim ersten oder wiederholten Kontakt zur Entzündung führt (*toxisch-irritative Kontaktdermatitis*).

ANAMNESE

Dauer der Läsionen Akute Kontaktdermatitis – Tage, Wochen; chronische Kontaktdermatitis – Monate, Jahre.

Hautsymptome Juckreiz.

Allgemeinsymptome Akutes Krankheitsgefühl (siehe Seite XVIII), eventuell mit Fieber bei der schweren allergischen Kontaktdermatitis (z. B. *Rhus-Dermatitis*).

KLINISCHE UNTERSUCHUNG

Hautläsionen

TYPISCHE EFFLORESZENZEN

Akute Dermatitis Unregelmäßig, aber scharf begrenztes Erythem und Ödem, das von dichtstehenden, nicht genabelten Bläschen besetzt ist, die leicht platzen und stark nässende Erosionen und Krusten hinterlassen (Abb. 8).

Subakute Dermatitis Erythematöse Flecken mit kleinen, trockenen Schuppen und Schuppenkrusten, kleine, rote, kegelförmige oder runde, derbe Papeln.

Chronische Dermatitis Lichenifizierte Areale (Verdickung der Epidermis mit Vergröberung der Hauttextur, Hautlinien in paralleler oder rhombenförmiger Anordnung) mit kleinen, derben, rundlichen oder flach papulösen Satellitenläsionen, Exkoriationen und leichtem Erythem oder Pigmentierung.

ANORDNUNG Oft linear (durch Kontakt mit Pflanzen) oder in einer Konfiguration, die durch die auslösende Noxe bedingt ist (Abb. 9).

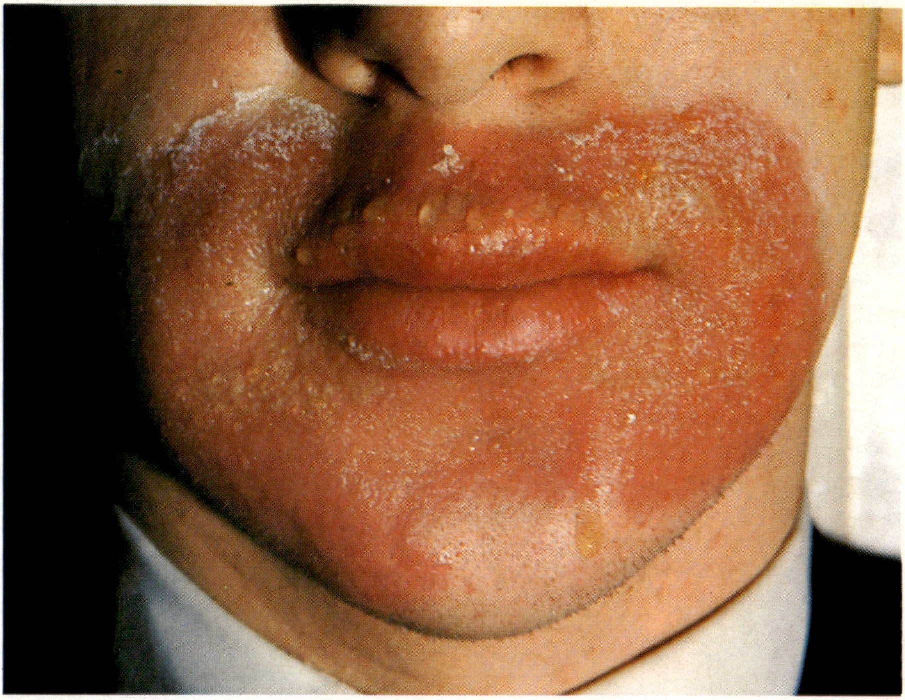

Abb. 8 Akute Kontaktdermatitis auf Perubalsam. Beachte die scharfe Begrenzung der Läsion.

VERTEILUNG *Ausdehnung* Umschrieben und auf eine Region beschränkt (z. B. Schuhdermatitis, Abb. 10) oder generalisiert (z. B. Pflanzendermatitis).
Verteilungsmuster Zufällige Lokalisation oder an exponierten Körperstellen (wie z. B. bei Antigenkontakt durch Anflug oder bei der Photokontaktdermatitis).
Charakteristische Verteilungsmuster Siehe Abb. I und II.

LABOR- UND SPEZIALUNTERSUCHUNGEN

Dermatopathologie

LOKALISATION Epidermis und Dermis.
PATHOLOGISCHE VERÄNDERUNGEN Entzündungsreaktion mit intraepidermalem interzellulären Ödem (Spongiose) und monozytär-histiozytäre Infiltration in der Dermis weisen auf eine allergische Kontaktdermatitis hin, während oberflächliche Bläschen mit polymorphkernigen Leukozyten eher für eine Dermatitis durch ein primäres Irritans sprechen. Bei der chronischen Kontaktdermatitis steht die Lichenifikation mit Hyperkeratose, Akanthose, Verlängerung der Reteleisten und Verlängerung und Verdickung der Papillen im Vordergrund.

Epikutantestung Die gesamte Haut ist sensibilisiert, sodaß die Aufbringung des Allergens auf eine beliebige, klinisch gesunde Körperstelle eine Entzündung hervorruft. Der Epikutantest ist positiv, wenn Erythem und Papeln, eventuell auch Bläschen, im Testareal auftreten. Der Epikutantest sollte nur auf normaler Haut und erst dann durchgeführt werden, wenn die Dermatitis seit mindestens 2 Wochen abgeklungen ist (siehe Seite 773).

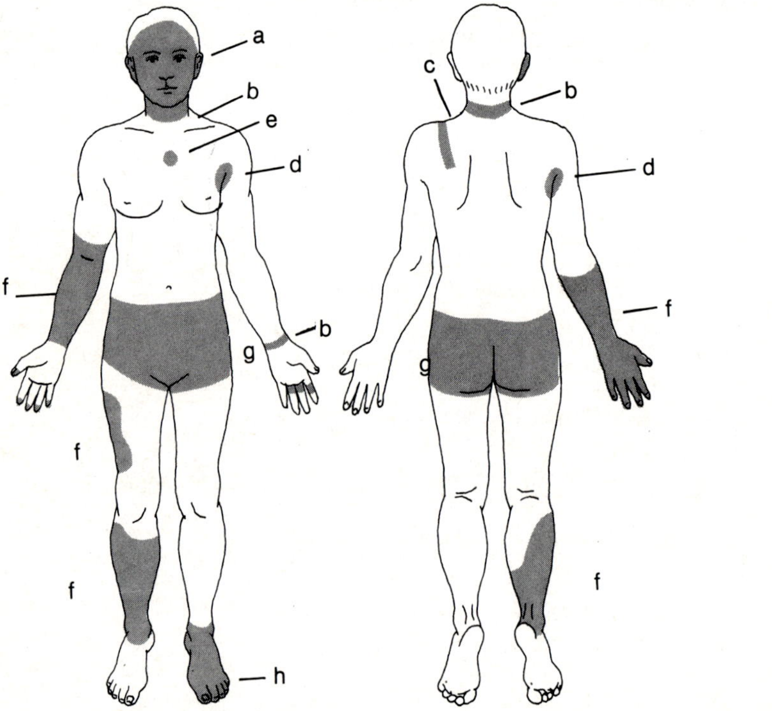

Abb. I Kontaktdermatitis *(a) Anflugallergene (Pflanzen, Pollen, Sprays); (b) Schmuck, Kleider, Pelze; (c) Träger von Kleidern oder Wäsche; (d) Deodorant, Antiperspirant; (e) Metallteile; (f) Pflanzen; (g) Unterwäsche; (h) Schuhe oder Strümpfe.*

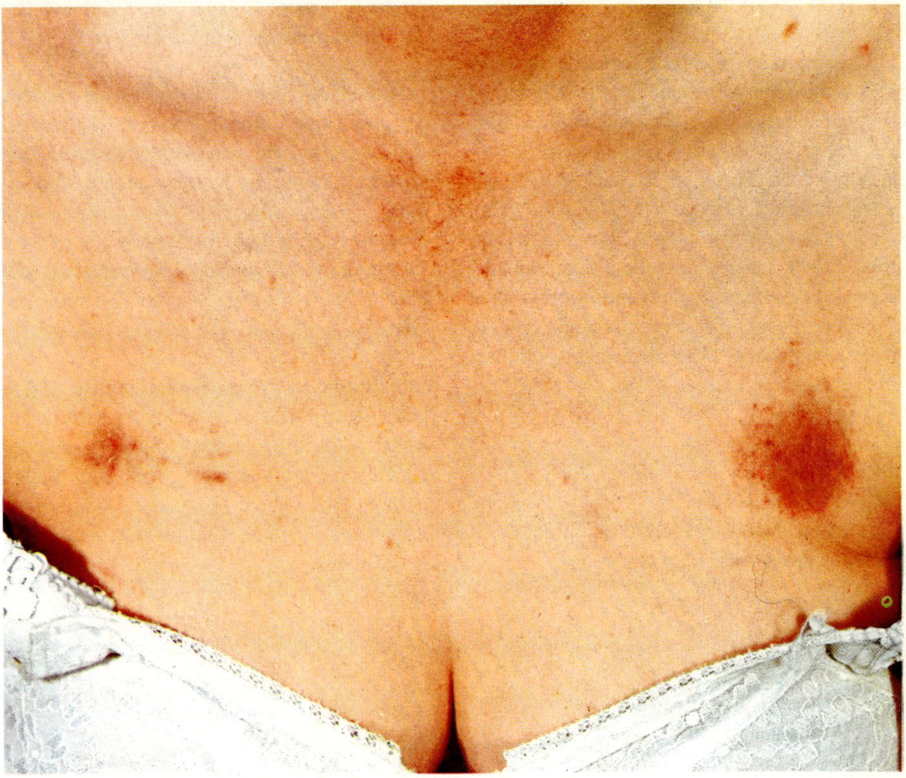

Abb. 9 Chronische Kontaktdermatitis auf Nickel.

PATHOPHYSIOLOGIE

Die allergische Kontaktdermatitis ist ein klassisches Beispiel einer Typ IV-Überempfindlichkeitsreaktion (zellulär, zellmediiert, verzögert oder Tuberkulintyp) und wird verursacht durch Präsentation von Antigen an sensibilisierte Lymphozyten (T-Zellen). Das Antigen-Processing und die Präsentation erfolgt durch Langerhanszellen. Die Schädigung des Gewebes ist die Folge zytotoxischer T-Zellen, die gegen allergentragende epidermale Komponenten gerichtet sind, sowie der Freisetzung von Lymphokinen.

THERAPIE

Akute Dermatitis Identifikation und Vermeidung des auslösenden Agens.

Größere Bläschen können punktiert werden, die Blasendecke ist aber zu belassen.

Feuchte Umschläge mit Burrowscher Lösung, die alle 2 bis 3 Stunden gewechselt werden. Kortikosteroid-Cremes. In schweren Fällen können systemische Kortikosteroide indiziert sein.
Prednison: 1 mg/kg Körpergewicht (40 bis 60 mg/die auf 3 Einzeldosen aufgeteilt), die über 2 bis 3 Wochen schrittweise reduziert werden.

Subakute und chronische Dermatitis Für kurze Zeit hochwirksame lokale Kortikosteroide, z. B. Betamethasondipropionat oder Clobetasolpropionat als Creme oder Salbe, gefolgt von weniger wirksamen Kortikosteroiden und neutralen Cremes oder Salben zur Rückfettung.

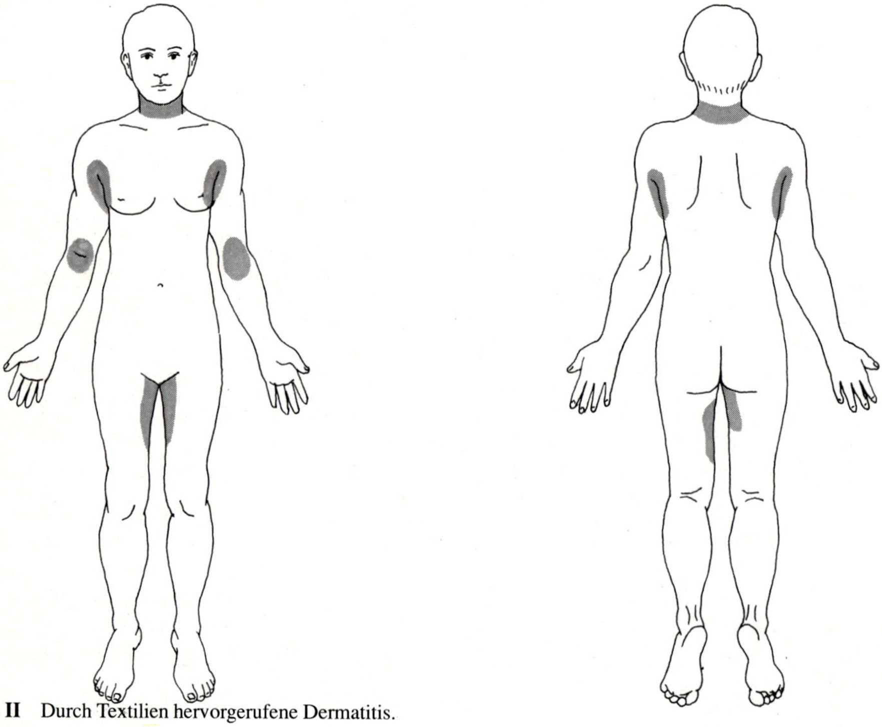

Abb. II Durch Textilien hervorgerufene Dermatitis.

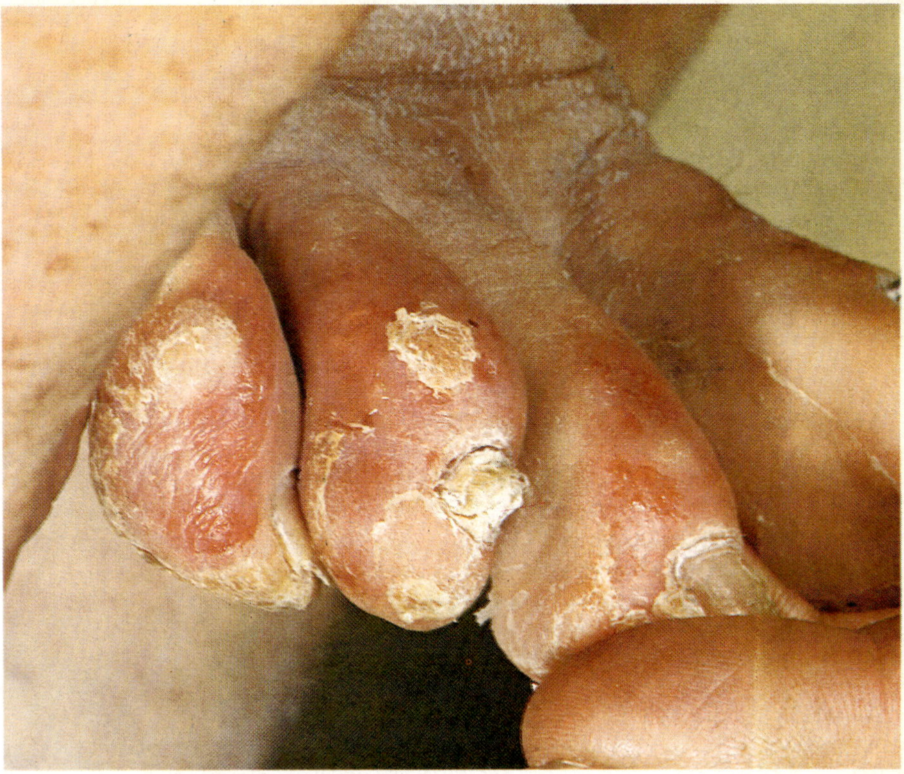

Abb. 10 Chronische Kontaktdermatitis auf Schuhe.

Atopische Dermatitis

Die atopische Dermatitis ist eine akute, subakute, meist aber chronische, juckende Entzündung der Epidermis und Dermis, die oft bei Patienten mit einer persönlichen oder Familienanamnese von Heuschnupfen, Asthma, Rhinitis allergica oder atopischer Dermatitis auftritt.

Synonyme: Neurodermatitis, Neurodermitis, endogenes Ekzem.

EPIDEMIOLOGIE UND ÄTIOLOGIE

Alter Die meisten Patienten erkranken zwischen dem Säuglingsalter und dem 12. Lebensjahr, 60 % davon innerhalb des ersten Jahres, 30 % bis zum Alter von 5 Jahren; nur 10 % entwickeln eine atopische Dermatitis zwischen dem 6. und 20. Lebensjahr. Krankheitsbeginn im Erwachsenenalter möglich, aber selten.

Geschlecht Etwas häufiger bei Knaben als bei Mädchen.

Erbliche Belastung Mehr als zwei Drittel haben eine persönliche oder Familienanamnese von allergischer Rhinitis, Heuschnupfen oder Asthma. Die allergologische Durchuntersuchung führt selten zur Aufdeckung eines auslösenden Allergens; bei bestehender und nachgewiesener Überempfindlichkeit auf Hausstaubmilben sind jedoch oft Exposition (Hausstaub) und Exazerbation korrelierbar.

ANAMNESE

Dauer der Läsionen Wochen, Monate, oft Jahre. Schubweiser Verlauf mit Exazerbation und Remissionen. Meist Besserung im Sommer und Verschlechterung im Winter, manchmal »paradoxe« Verschlechterung in den Sommermonaten.

Hautsymptome Die atopische Dermatitis geht immer mit starkem Juckreiz einher. Das dauernde Kratzen führt zu einem Circulus vitiosus von Juckreiz-Kratzen-Ausschlag-Juckreiz, der zu einer Lichenifizierung der Haut führt. Der Juckreiz wird ausgelöst durch Wolle, Staub, Waschmittel, Seifen, Änderungen der Zimmertemperatur und seelischen oder körperlichen Stress.

HAUTLÄSIONEN

Erythem, Papeln, Schuppen, Exkoriationen und Krusten.
Lichenifikation. Läsionen konfluieren und sind unscharf begrenzt (siehe Abb. 11 bis 13; Abb. III) → Vergröberung der Hautfelderung.

KLINISCHE EIGENHEITEN

Neigung zu generalisierten Infektionen, besonders durch Staphylokokken und Herpes simplex.
Weißer Dermographismus nach Streichen mit einem harten Gegenstand (d. h. im Gegensatz zu normaler Haut antwortet die befallene atopische Haut nicht mit Vasodilatation, sondern Vasokonstriktion) und/oder verzögertes Weißwerden (»blanching«) auf Cholinergika.
Beidseitige Katarakte bei bis zu 10 % der schweren Fälle mit einem Maximum zwischen dem 5. und 25. Lebensjahr.
Ichthyosis vulgaris und Keratosis pilaris bei 10 % der Patienten.
Unspezifisch aber charakteristisch sind periorbitale Pigmentation, eine infraorbitale Falte der Haut des Unterlides (Dennie-Morgan-Falte), Lichtung der lateralen Anteile der Augenbrauen (Hertoghesches Zeichen).

DIFFERENTIALDIAGNOSE

Manche seltenen Stoffwechselkrankheiten ahmen die atopische Dermatitis nach und sollten ausgeschlossen werden: Acrodermatitis enteropathica, glutensensitive Enteropathie, Glukagonom-Syndrom, Histidinämie und Phenylketonurie; ebenso immunologische Störungen, wie das Wiskott-Aldrich-Syndrom, die geschlechtsgebundene Agammaglobulinämie, das Hyper-IgE-Syndrom, der M. Letterer-Siwe und die selektive IgA-Defizienz.

LABOR- UND SPEZIALUNTERSUCHUNGEN

Dermatopathologie

LOKALISATION Epidermis und Dermis.

PATHOLOGISCHE VERÄNDERUNGEN Unterschiedliches Ausmaß von Akanthose mit geringem intraepidermalen interzellulären Ödem (Spongiose). Das dermale Infiltrat besteht aus Lymphozyten, Monozyten und Mastzellen, aber wenigen oder keinen Eosinophilen.

Laboruntersuchungen

IgE-Spiegel im Serum erhöht.

Kultur und Antibiotikaempfindlichkeit bei bakteriellen Superinfektionen.

Tzanck-Test (siehe Seite 72), »Negative Stain« und Kultur auf Herpes-simplex-Virus (HSV), wenn indiziert.

PATHOPHYSIOLOGIE

Typ I (IgE-mediierte) Überempfindlichkeitsreaktion durch Freisetzung vasoaktiver Substanzen aus Mastzellen und Basophilen, die durch die Interaktion des Antigens mit IgE (reaginischer oder hautsensibilisierender Antikörper) sensibilisiert worden sind. Die Rolle des IgE bei der atopischen Dermatitis ist allerdings immer noch nicht geklärt.

VERLAUF UND PROGNOSE

Spontane mehr oder weniger komplette Remissionen während der Kindheit sind die Regel mit gelegentlichen schwereren Rezidiven während der Adoleszenz. Bei den meisten Patienten besteht die Krankheit 15 bis 20 Jahre. 30 bis 50 % der Patienten entwickeln Asthma und/oder Heuschnupfen. Gelegentlich kontinuierlicher Fortbestand bis ins höhere Erwachsenenalter.

THERAPIE UND BERATUNG

Xerose (Trockenheit der Haut) und Juckreiz sind wesentliche pathogenetische Faktoren. Es besteht vielfach die Ansicht, daß die atopische Dermatitis zumindest teilweise in Beziehung zu emotionalem Stress steht. Die Motivation des Patienten, Kratzen und Reiben zu unterlassen, ist sehr wichtig. Lokaltherapeutika sind wertlos, wenn der Patient weiterhin die Plaques reibt und kratzt. Lokale juckreizlindernde Lotionen (Menthol-Kampfer) helfen den Pruritus zu kontrollieren. Vermeiden von Wolle, Detergentien, Seifen, staubigem Milieu.

Die Patienten müssen über ihre besondere Anfälligkeit gegenüber Herpes simplex und bakterielle Superinfektion aufgeklärt werden. Bei Verdacht auf Herpes simplex Behandlung mit Acyclovir, bei bakteriellen Infektionen orales Erythromycin oder Dicloxacillin.

Akute Schübe Wie Behandlung der akuten Kontaktdermatitis.

Subakute und chronische atopische Dermatitis

1. H_1 Antihistaminika zur Juckreizlinderung.
2. Hydratation (Ölbäder) und Einfetten mit unparfümierten Salben muß zur Vermeidung der Xerose zur täglichen Routine werden. Seife sollte nur zur Reinigung der Körperfalten, aber nicht am übrigen Körper angewendet werden.
3. Entzündungshemmende Lokaltherapeutika wie Kortikosteroide, Hydroxychinolin-Präparate und Teer sind die Grundpfeiler der Behandlung. Kortikosteroide werden von den Patienten am liebsten verwendet.
4. Systemische Kortikosteroide sollten nur in besonderen Fällen und für kurze Zeit angewendet werden.
5. UV-Phototherapie.
6. Die Patienten sollten Techniken der Stresskontrolle lernen und anwenden.
7. In besonders schweren Fällen, nur bei Erwachsenen und unter klinischer Kontrolle immunsuppressive Therapie mit Cyclosporin A.

Atopische Dermatitis des Säuglingsalters

Die atopische Dermatitis des Säuglingsalters ist eine der quälendsten Dermatosen bei Kindern. Sie ist durch eine »atopische« Diathese mit klar definiertem immunologischen Muster gekennzeichnet. Die Hautveränderungen scheinen eine Reaktion auf Juckreiz und Reiben zu sein. Seit lokale Kortikosteroide zur Verfügung stehen, hat die Dermatose einen Teil ihrer Problematik verloren.

Synonym: Säuglingsekzem.

KLINISCHE UNTERSUCHUNG

Hautläsionen

TYPISCHE EFFLORESZENZEN Rote Haut, kleine Bläschen und Papeln auf geschwollener Hautoberfläche, Erosionen, Schuppung, Exsudation, seröse Krusten und Fissuren.

VERTEILUNG Regional, besonders im Gesicht (unter Aussparung des Mundes [Abb. 11]), am Hals, den Ellen- und Kniebeugen, Handgelenken und Außenflächen der Beine, bei Säuglingen am Capillitium.

CHARAKTERISTISCHES VERTEILUNGSMUSTER Siehe Abb. III.

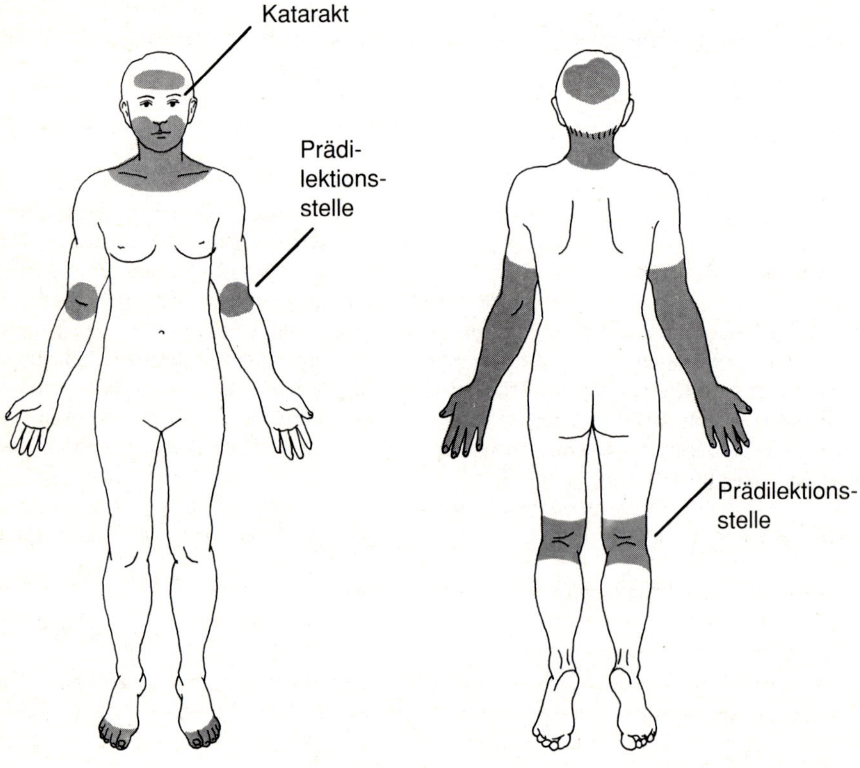

Abb. III Atopische Dermatitis.

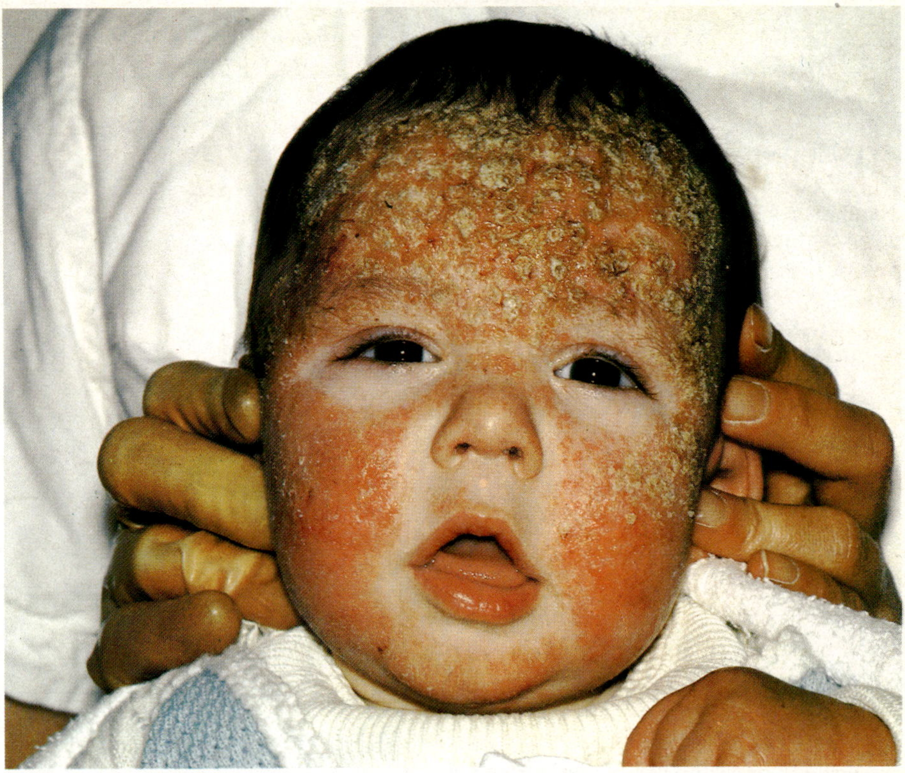

Abb. 11 Säuglingsekzem. In typischer Weise ist das Gesicht mit Ausnahme der perioralen Haut befallen.

THERAPIE

Der Einfluß diätetischer Maßnahmen ist zumindest fragwürdig. Rasche Abheilung durch hochwirksame Kortikosteroide. Nach Besserung Fortsetzung der Lokaltherapie mit weniger wirksamen Kortikosteroiden oder Pflegesalben. Rezidive können wieder kurzzeitig mit hochwirksamen Kortikosteroiden behandelt werden (Gefahr der Hautatrophie bei längerer Behandlung; bei vernünftiger Anwendung besteht keine Gefahr der Unterdrückung der Hypophysen-Nebennierenachse). Teer in Form von Salben, Pasten und Gelen sind ebenfalls wirksam. Besonders wichtig ist die Beratung und Beruhigung der Mutter (siehe Therapie Seite 23).

Atopische Dermatitis des Kindesalters

KLINISCHE UNTERSUCHUNG

Hautläsionen

TYPISCHE EFFLORESZENZEN

Papeln, lichenifizierte Plaques, Erosionen, Krusten.

VERTEILUNG Besonders in den Ellenbeugen und Kniekehlen (Abb. 12). Siehe Abb. III.

THERAPIE

Siehe Seiten 20 und 23.

Atopische Dermatitis des Erwachsenenalters

Die atopische Dermatitis des Erwachsenenalters ist eine chronisch, rezidivierende Dermatose, die oft nach psychischem Stress exazerbiert. Die Patienten haben in vielen Fällen im Säuglings- oder Kindesalter unter atopischer Dermatitis und/oder Asthma gelitten.

KLINISCHE UNTERSUCHUNG

Hautläsionen

TYPISCHE EFFLORESZENZEN

Papeln, lichenifizierte Plaques, Exkoriationen, Pusteln, Erosionen, trockene und feuchte Krusten und Fissuren.

VERTEILUNG Oft generalisiert mit einer Bevorzugung der Beugeseiten der Extremitäten, der ventralen und seitlichen Halspartien, der Augenlider, der Stirn, des Gesichts, der Handgelenke und der Hand- und Fußrücken.

THERAPIE

Siehe Seite 23.

Sekundäre Staphylokokken-Infektionen sind ziemlich häufig; bei akuten Exazerbationen sind orale Antibiotika über mehrere Wochen indiziert.

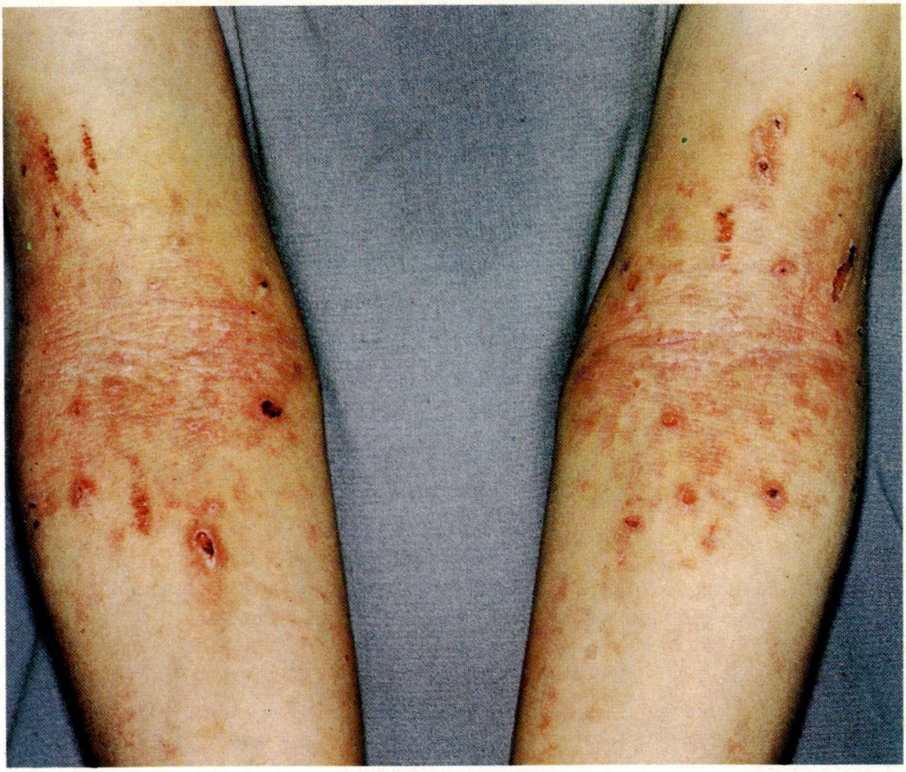

Abb. 12 Atopische Dermatitis. Lichenifizierte Plaques mit Exkoriationen und Erosionen.

Lichen simplex chronicus

Der Lichen simplex chronicus ist eine umschriebene Plaque mit ausgeprägter Lichenifikation durch chronisches Reiben und Kratzen und wird besonders bei Frauen im Bereich des Nackens, der Arme, Beine und Fußgelenke und bei beiden Geschlechtern im Anogenitalbereich beobachtet. Es handelt sich um ein chronisch persistierendes Ekzem ohne erkennbare Ursache, häufig bei Patienten mit atopischer Diathese.

Synonym: Neurodermitis circumscripta.

EPIDEMIOLOGIE

Alter Über 20 Jahre.

Geschlecht Häufiger bei Frauen.

Rasse Möglicherweise häufiger bei Asiaten.

Zusätzliche Faktoren In manchen Fällen emotionaler Stress, Konfliktsituationen.

ANAMNESE

Dauer der Läsionen Wochen bis Monate.

Hautsymptome Pruritus, oft anfallsartig. Die lichenifizierte Haut wird geradezu zu einer erogenen Zone, das Kratzen zum orgiastischen Vergnügen. Oft werden die Läsionen an den Füßen während der Nacht mit der Ferse gerieben. Das Reiben wird automatisiert und oft unbewußt und reflektorisch ausgeführt.

KLINISCHE UNTERSUCHUNG

Hautläsionen

TYPISCHE EFFLORESZENZEN
Solide, lichenifizierte Plaque. Die Schuppung ist geringfügig, außer beim Lichen simplex nuchae (Abb. 13).

FARBE Braune oder schwärzliche Hyperpigmentation, besonders bei den Hautphototypen IV, V und VI.

FORM Rund, oval oder linear (entsprechend der Kratzrichtung).

VERTEILUNG Isolierte Einzelläsion oder mehrere verstreute Plaques (siehe Abb. IV).

CHARAKTERISTISCHE LOKALISATION Nakkenregion (bei Frauen), Capillitium, Sprunggelenksgegend, Unterschenkel, Oberschenkel, Streckseiten der Unterarme, Vulva, Schambeinregion, Analregion, Scrotum.

DIFFERENTIALDIAGNOSE

Lichenifikation kommt auch bei Psoriasis, Mycosis fungoides und chronischer Kontaktdermatitis vor (siehe Seite 16).

DERMATOPATHOLOGIE

Hyperplasie aller Anteile der Epidermis, Hyperkeratose, Akanthose, elongierte und verdickte Reteleisten, selten Spongiose. Chronisch entzündliches Infiltrat in der Dermis.

PATHOPHYSIOLOGIE

Es besteht eine besondere Neigung der Haut, auf physikalische Traumata mit epidermaler Hyperplasie zu reagieren. Die Haut wird hochgradig berührungsempfindlich, was wahrscheinlich mit einer Proliferation von Nerven in die Epidermis zusammenhängt.

THERAPIE

Schwierig! Das Reiben und Kratzen muß unterbunden werden, wenn nicht anders möglich in Spitalsbehandlung. Entzündungshemmende Lokaltherapie (Kortikosteroide und Steinkohlenteer) können den zugrundeliegenden Juckreiz unterdrücken. Für kleine, umschriebene Plaques sind intraläsionale Infiltrationen mit Kortikosteroiden geeignet. Okklusivverbände und Hydrocolloid-Okklusivverbände mit lokalen Kortikosteroiden während der Nacht erleichtern die Penetration und verhindern das Reiben und Kratzen.

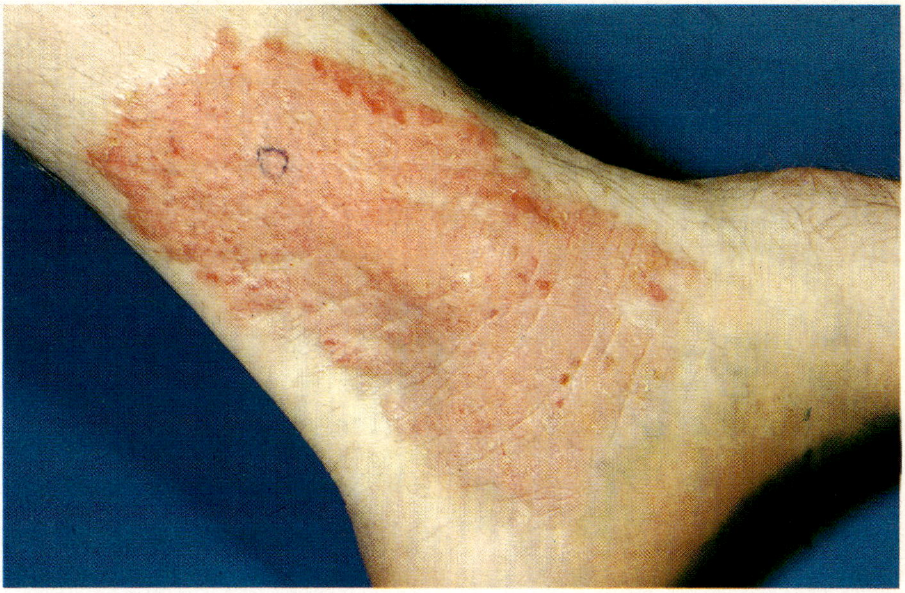

Abb. 13 Lichen simplex chronicus (lokalisierte lichenifizierte Dermatitis). Isolierte einzelstehende Plaque mit dicker lichenifizierter Haut, hervorgerufen durch häufiges Reiben mit der Ferse des anderen Fußes.

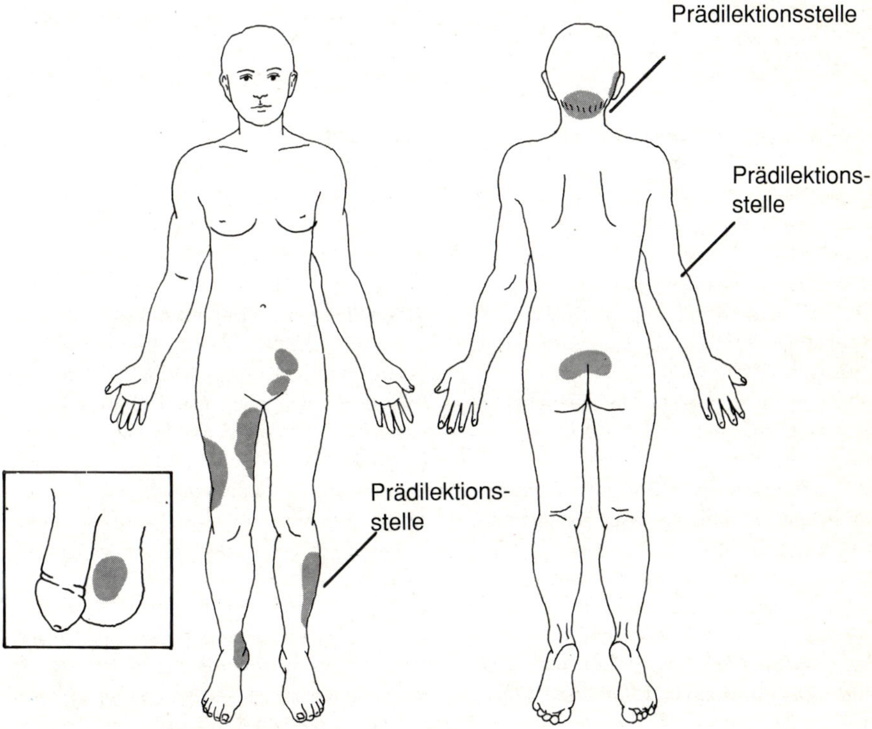

Abb. IV Lichen simplex chronicus

Nummuläres (diskoides) Ekzem

Das nummuläre Ekzem ist eine chronisch entzündliche, juckende Dermatose mit münzenförmigen, erythematösen Plaques, auf denen kleine Papeln und Vesikeln gruppiert sind und die v. a. während der Wintermonate auftreten. Häufig bei Atopikern.

EPIDEMIOLOGIE

Alter und Geschlecht 50 bis 80 Jahre bei Männern, 20 bis 40 Jahre bei Frauen.

ANAMNESE

Dauer der Läsionen Wochen; Remission und Rezidive.

Hautsymptome (Oft heftiger) Pruritus.

KLINISCHE UNTERSUCHUNG

Hautläsionen

TYPISCHE EFFLORESZENZEN

Engstehende, gruppierte, kleine Bläschen und Papeln, die zu Plaques mit erythematöser Basis und unscharfen Rändern, Krusten und Exkoriationen konfluieren. Durchmesser oft mehr als 4 bis 5 cm (Abb. 14).

Trockene, schuppende Plaques, die lichenifiziert sein können (siehe Seite 762).

FARBE Stumpfes Rot.

FORM Rund und münzenförmig, daher die Bezeichnung nummulär (lat. nummularis, »münzenartig«).

VERTEILUNG *Ausdehnung* Regional gruppierte Läsionen (z. B. Beine) oder generalisiert.

Prädilektionsstellen Unterschenkel (bei älteren Männern), Stamm, Hände und Finger (bei jüngeren Frauen).

DIFFERENTIALDIAGNOSE

Bei solitären Plaques muß eine Dermatophytose durch einen Pilzbefund im Nativpräparat aus Krusten oder Schuppen, eine Kontaktdermatitis aufgrund der Anamnese und Lokalisation ausgeschlossen werden. Psoriasis und Mycosis fungoides können ein nummuläres Ekzem vortäuschen, Sicherung der Diagnose durch Biopsie. Impetigo.

LABOR- UND SPEZIALUNTERSUCHUNGEN

Dermatopathologie

LOKALISATION Vorwiegend epidermal

PATHOLOGISCHER PROZESS Akute Entzündung mit Akanthose, Spongiose und intraepidermalen Vesikeln.

Mikrobiologische Untersuchung

BEI DER DIREKTEN MIKROSKOPISCHEN UNTERSUCHUNG VON KRUSTEN UND EXSUDAT findet man nach Gramfärbung oft intrazelluläre grampositive Kokken.

KULTUR Bei manchen Patienten läßt sich Staphylococcus aureus kultivieren.

PATHOPHYSIOLOGIE

Es handelt sich um eine eigentümliche Variante des ekzematösen Reaktionsmusters, die häufig in der asteatotischen (trockenen) Haut älterer Männer während des Winters und

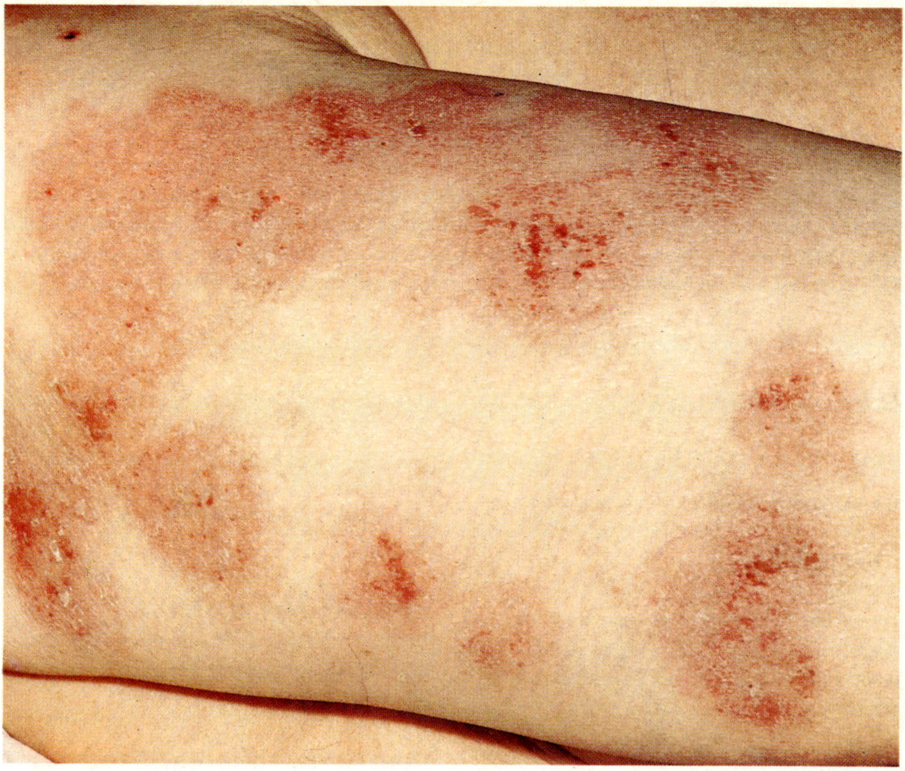

Abb. 14 Nummuläres Ekzem. Münzenförmige Plaques, bestehend aus Papeln und Bläschen auf erythematösem Grund; Exkoriationen

häufig unter wollenen Strümpfen abläuft. Oft dichte Besiedlung mit Staphylokokken.

VERLAUF UND PROGNOSE

Durch Behandlung können Remissionen erzielt werden, Rezidive sind aber häufig, wenn die Haut nicht feucht gehalten und nachgefettet wird.

THERAPIE

Orales Dicloxacillin oder Erythromycin.
Lokale Kortikosteroide.
Steinkohlenteerpasten in Kombination mit Kortikosteroiden sind sehr wirkungsvoll.
Hydratation der Haut mit Ölbädern und anschließender Applikation von Wasser-in-Öl-Emulsionen. Siehe auch Therapie Seite 23.

Dyshidrotisches Ekzem

Das dyshidrotische Ekzem ist eine Sonderform des Hand- und Fußekzems mit Bläschenbildung. Die Dermatose verläuft akut, chronisch oder rezidivierend und beginnt plötzlich mit tiefsitzenden, juckenden, klaren, sagokornartigen Bläschen an den Fingern, Handflächen und Fußsohlen; später treten Schuppung, Rhagaden und Lichenifikation auf. Eine häufige Komplikation ist die sekundäre bakterielle Infektion. Die bullöse Form bezeichnet man als Pompholyx.

EPIDEMIOLOGIE

Alter Meist unter 40 Jahre (12 bis 40 Jahre).

Geschlecht Keine Geschlechtspräferenz.

ANAMNESE

Dauer der Läsionen Beginn plötzlich (innerhalb von 1 bis 3 Tagen). Die Krankheitsdauer variiert von wenigen Tagen bis zu mehreren Wochen.

Hautsymptome Der Pruritus und vor allem schmerzhafte Rhagaden können zu Arbeitsunfähigkeit führen. Sommerliche Exazerbationen sind nicht selten.

KLINISCHE UNTERSUCHUNG

Hautläsionen

TYPISCHE EFFLORESZENZEN

Frühe Läsionen sind meist kleine (1,0 mm), tiefsitzende gruppierte Bläschen, die wie Tapioca aussehen (Abb. 15), manchmal auch Blasen, besonders an den Füßen.

Ältere Läsionen Schuppung, Lichenifikation, schmerzhafte Rhagaden und Erosionen (Abb. 16).

ANORDNUNG Dichtstehende gruppierte Bläschen.

VERTEILUNG Regional (Hände [80 %] und Füße) mit einer Prädilektion für die Seiten der Finger und Zehen, die Handflächen und das Fußgewölbe.

NÄGEL Dystrophische Veränderungen (Querrillen, Leisten, Grübchenbildung und Verdickung).

Bei manchen Patienten besteht gleichzeitig eine Hyperhidrose. In schweren Fällen Komplikation durch Impetiginisation (Sekundärinfektion durch Staphylokokken, interdigital an den Füßen manchmal durch gramnegative Keime).

DIFFERENTIALDIAGNOSE

Vesikuläre Reaktion auf eine Epidermomykose (Dermatophytose) an den Füßen, akute Kontaktdermatitis.

DERMATOPATHOLOGIE

LOKALISATION Epidermis.

PATHOLOGISCHE VERÄNDERUNGEN Ekzematöse Entzündung (Spongiose und intraepidermales Ödem) mit subkornealen Bläschen, die gewöhnlich *keine* Beziehung zu Schweißdrüsenausführungsgängen haben.

PATHOPHYSIOLOGIE

Trotz der Bezeichnung Ekzema dyshidroticum gibt es keine Hinweise, daß das Schwitzen eine Rolle bei der Pathogenese spielt. Etwa die Hälfte der Patienten hat eine atopische Anamnese. Emotionaler Stress kann präzipitierend wirken. Die Bedeutung der Zufuhr von Nickel mit der Nahrung ist nicht entschieden; Läsionen können aber bei manchen Patienten durch die orale Aufnahme hoher Dosen von Nickel provoziert werden.

VERLAUF UND PROGNOSE

Rezidivierender Verlauf mit Intervallen von Wochen bis Monaten und Spontanremissionen innerhalb von 2 bis 3 Wochen.

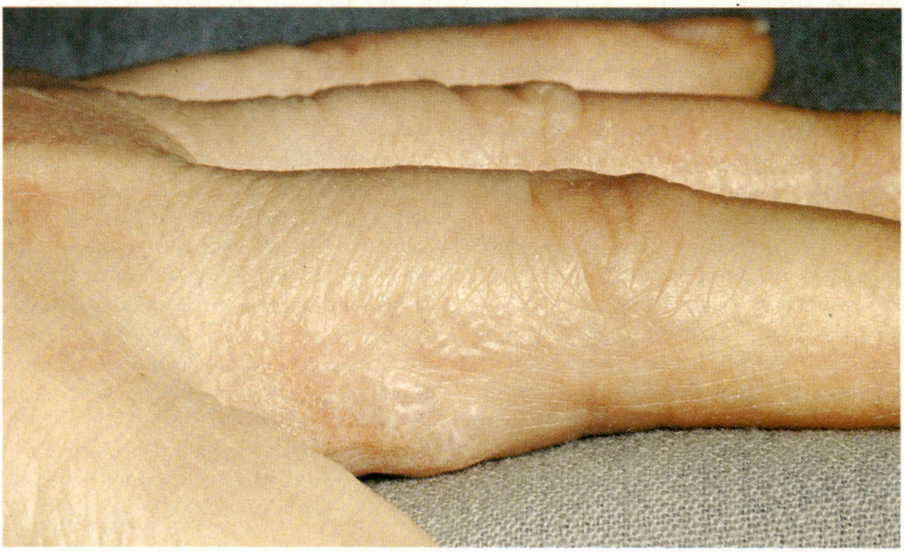

Abb. 15 Dyshidrotisches Ekzem. Beachte die tapiocaartigen tiefsitzenden Bläschen an den Seiten der Finger.

THERAPIE

Schwierig. Systemische Kortikosteroide sollten vermieden werden, außer bei seltenen, kurzdauernden Exazerbationen. Die Patienten können von niedrig dosierten Kortikosteroiden abhängig werden, dadurch Gefahr von Komplikationen.

Im frühen vesikulären Stadium: Feuchte Umschläge mit Burrowscher Lösung, große Blasen punktiert man mit Erhaltung der Blasendecke. Kleine Bläschen reagieren dramatisch, aber unverläßlich auf eine Lokalbehandlung mit 10%igem Steinkohlenteer in Aceton/Collodium $\overline{aa}$ 1x täglich.

Im ekzematösen Stadium (ältere Läsionen) mit Fissuren, Schuppung und Lichenifikation: lokale Kortikosteroide haben nicht immer den gewünschten Effekt. Hochwirksame Kortikosteroide, z.B. Clobetasol-17-Propionat, sollten versucht werden, allerdings unter Beachtung der Gefahr kutaner Nebenwirkungen.

Bakterielle Infektionen sind auch ohne entsprechende klinische Symptome (Krusten, Druckempfindlichkeit usw.) möglich. Adäquate Therapie bei mittelschwerem oder schwerem Krankheitsverlauf: Erythromycin oder Dicloxacillin 250 mg 4x täglich.

Diätetische Maßnahmen: Die Elimination gewisser Metalle (Nickel, Kobalt oder Chrom) aus der Nahrung soll in einer Serie bei zwei Drittel der Patienten erfolgreich gewesen sein.

PUVA (oral oder topisch) ist bei den meisten Patienten wirksam, wenn es lange genug angewendet wird und sollte besonders in schweren Fällen versucht werden.

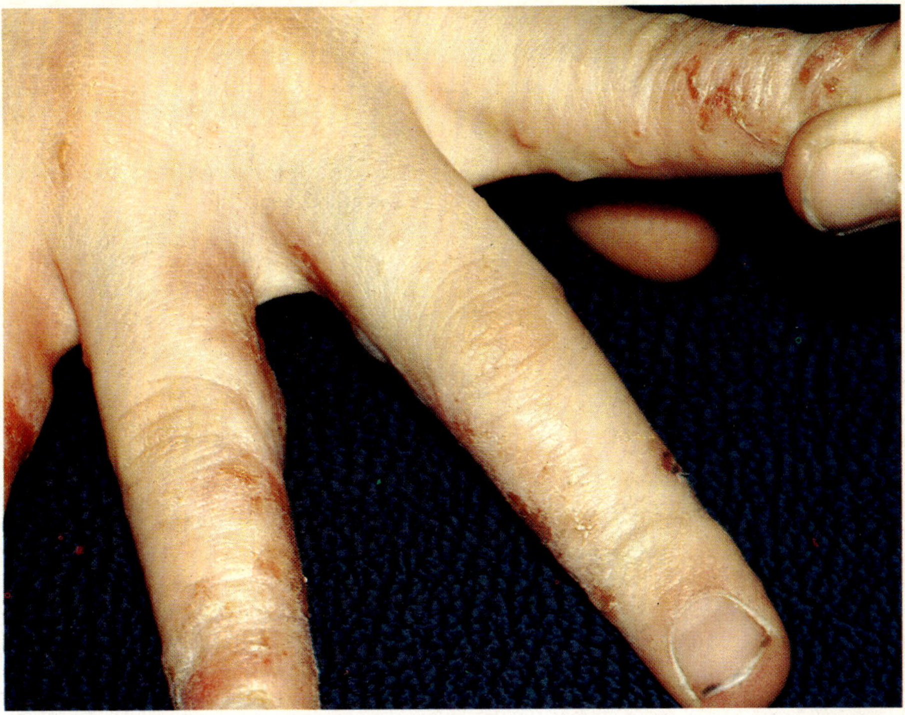

Abb. 16 Dyshidrotisches Ekzem. Späteres Stadium mit deutlich ekzematösem Aussehen.

Stauungsdermatitis und Ulcus cruris

Die Stauungsdermatitis ist eine therapieresistente chronische Dermatitis der Unterschenkel bei chronisch venöser Insuffizienz; häufig kommt es zu Geschwürsbildung.

EPIDEMIOLOGIE

Alter Über 50 Jahre.

Geschlecht Häufiger bei Frauen.

ANAMNESE

Dauer der Läsionen Monate.

Hautsymptome Leichter Juckreiz, Schmerzen (wenn ein Ulcus besteht).

Andere Symptome Schmerzhafte Mißempfindungen im Unterschenkel, Sprunggelenksschwellung, nächtliche Krämpfe.

KLINISCHE UNTERSUCHUNG

Hautläsionen

TYPISCHE EFFLORESZENZEN
Erythematöse, schuppende Plaque mit Exsudation, Krusten (siehe Abb. 17).
Braune retikuläre Hämosiderinhyperpigmentation (über den Sprunggelenken und Unterschenkeln) assoziiert mit Sklerose und Geschwürsbildung.
FORM Rund oder unregelmäßig.
VERTEILUNG *Ausdehnung* Lokalisiert.
Prädilektionsstelle Mediale Seite des Sprunggelenks (Abb. 17).

FORMEN DER VENÖSEN ZIRKULATIONSSTÖRUNG

Primäre Varizen sind erblich und oft einseitig. Beim *postthrombotischen Syndrom* ist die venöse Stase am stärksten ausgeprägt, und die Geschwüre sind meist größer. Gleichzeitig kann eine fibrosierende Pannikulitis mit derber, druckschmerzhafter Verhärtung und Sklerose der darüberliegenden Haut bestehen.

DIFFERENTIALDIAGNOSE

Wenn die typische Pigmentierung, die Erweiterung der kleinen Venen, wie sie für die venöse Stase typisch sind, Varizen und Sklerose fehlen, ist die Diagnose einer Stauungsdermatitis unwahrscheinlich, und andere Ursachen für die Ulcera, wie arterielle Durchblutungsstörungen, Karzinom, Kryoglobulinämie, Sichelzellanämie, Necrobiosis lipoidica und Pyoderma gangraenosum sollten ausgeschlossen werden.

LABOR- UND SPEZIALUNTERSUCHUNGEN

Bakterienkultur vom Grund des Geschwürs oder von eiternden verkrusteten Arealen bei Verdacht einer Sekundärinfektion.

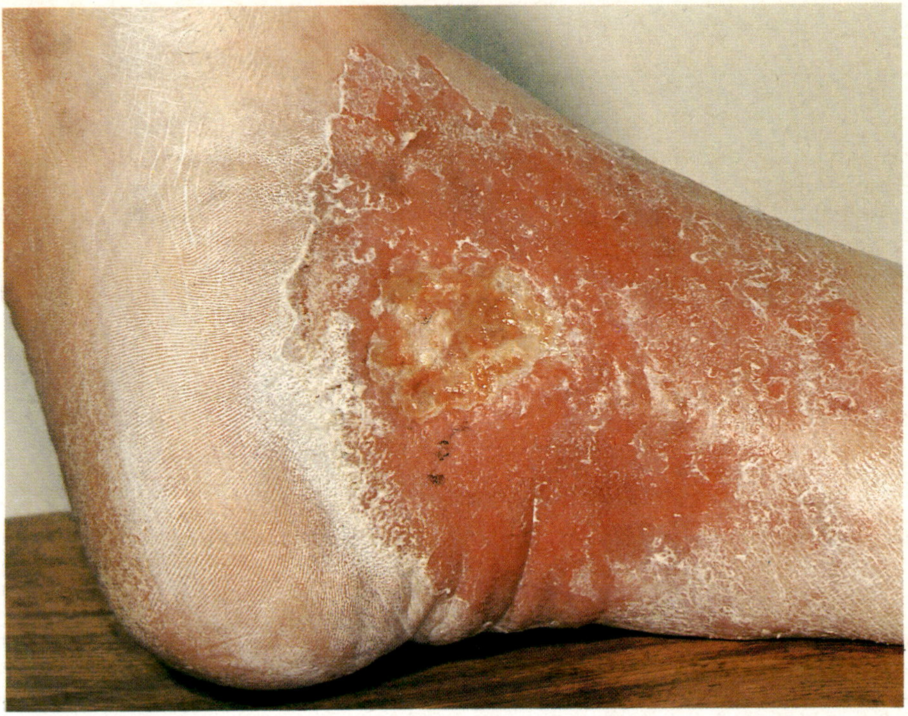

Abb. 17 Stauungsdermatitis und Ulcus cruris. Exsudation, Krusten und oberflächliche Ulcera an der Medialseite des Sprunggelenks; die Ulcera können sehr schmerzhaft sein.

THERAPIE

Stauungs-Dermatitis

AKUTES STADIUM: Feuchte Umschläge mit Burrowscher Lösung und kühlenden Pasten, später lokale Kortikosteroide.

CHRONISCHES STADIUM: Hochlagerung des Beines bei Nacht, Kompressionsverband.

Geschwür Dunstumschläge mit physiologischer Kochsalzlösung oder antibakteriellen Lösungen. Silbersulfadiazin zwischen den Dunstumschlägen. Enzymatisches oder chirurgisches Débridement der Nekrosen. Hochlagerung des Beines, Druckverbände mit entsprechendem Gegendruck, Ausnützung der Muskelpumpe, später speziell angepaßte Stützstrümpfe und chirurgische Maßnahmen (Nekrektomie, Deckung durch Spalthauttransplantate oder in vitro expandierte Keratinozyten-Kulturen, Hautäquivalente) zur Ergänzung der Lokaltherapie. Venenchirurgische Sanierung der Varikose.

Dermatitis asteatotica

Die asteatotische Dermatitis ist eine relativ häufige Dermatitis, die im Winter bei älteren Menschen an den Beinen, Armen und Händen vorkommt und durch trockene, wie gesprungene Glasur aussehende Haut gekennzeichnet ist.

Synonym: Eczema craquelé.

EPIDEMIOLOGIE

Alter Über 40 Jahre.

Geschlecht Häufiger bei Männern.

ANAMNESE

Dauer der Läsionen Wochen, Monate.

Hautsymptome Juckreiz.

Andere Faktoren Häufige Bäder oder Duschen mit heißem Wasser, Seife, Schaumbädern u. ä.

KLINISCHE UNTERSUCHUNG

Hautläsionen

TYPISCHE EFFLORESZENZEN
Trockene, wie gesprungene Glasur aussehende Haut (siehe Abb. 18 und 19) mit entzündlich geröteten Fissuren, leichter Schuppung und manchmal Ekzematisation (siehe nummuläres Ekzem).

ANORDNUNG Diffuser Befall der Haut (ohne deutliche Grenzen), unregelmäßig retikulär.

VERTEILUNG *Ausdehnung* Generalisiert.

Prädilektionsstellen Unterschenkel, Dorsalseiten der Hände und Unterarme.

DERMATOPATHOLOGIE

LOKALISATION Epidermis.

PATHOLOGISCHER PROZESS Ekzem mit Spongiose und mildem dermalen Infiltrat.

PATHOPHYSIOLOGIE

Die Asteatose (Lipidmangel) tritt bei älteren Menschen auf, verursacht durch zu häufiges und zu heißes Baden, eine genetische Disposition zu trockener Haut (nicht notwendigerweise Ichthyosis) und hohe Umgebungstemperatur mit niedriger relativer Feuchtigkeit (z. B. in beheizten Räumen).

THERAPIE

Erhöhung der Luftfeuchtigkeit, wenn möglich über 50 % (etwa mit Hilfe von Luftbefeuchtern).

Lauwarme Bäder mit Badeölen, anschließendes Einfetten mit Pflegecremes.

Salben mit Kortikosteroiden der mittleren Wirksamkeit 2x täglich, bis die ekzematöse Komponente abgeheilt ist.

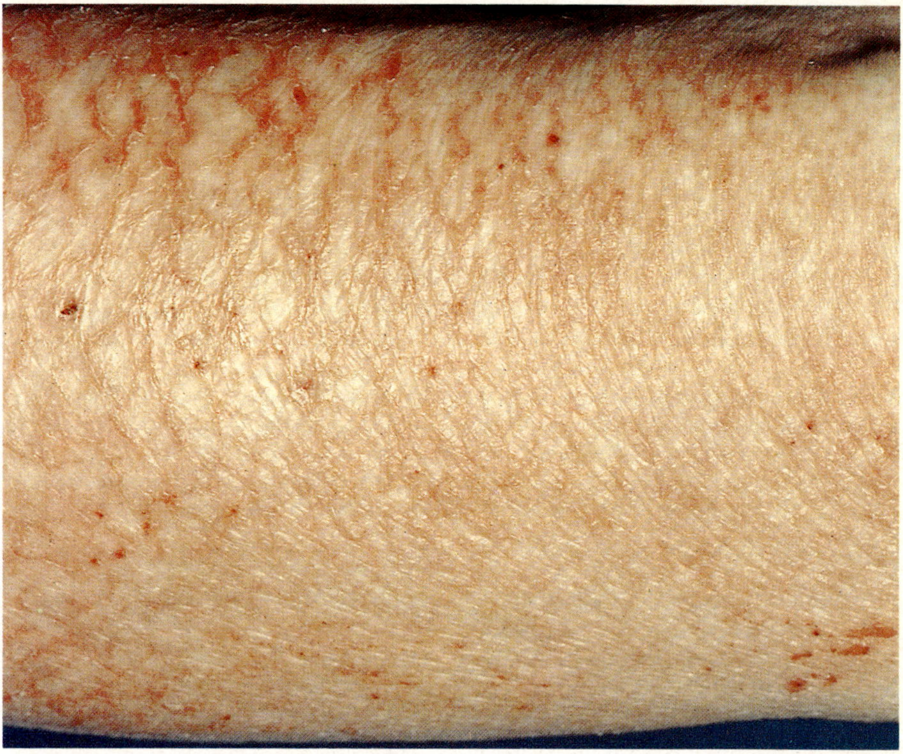

Abb. 18 Asteatotisches Ekzem. Diese häufige Hautveränderung tritt im Winter auf. Die Haut erscheint trocken und wie gesprungen.

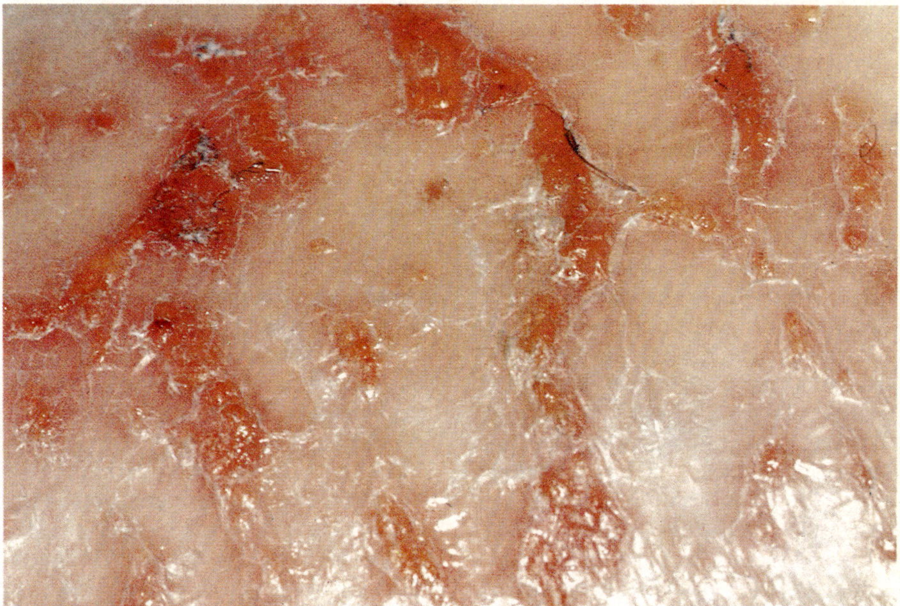

Abb. 19 Asteatotisches Ekzem. Fissuren mit Erythem.

Sektion 3

Psoriasis

Psoriasis

Die Psoriasis tritt bei etwa 1,5 bis 2 % der Bevölkerung der westlichen Welt auf. Von den verschiedenen klinischen Verlaufsformen überwiegt jene mit chronischen schuppenden Papeln und Plaques in charakteristischer Verteilung, meist an Stellen von wiederholten geringfügigen Traumen. Es besteht eine erbliche Prädisposition mit multifaktorieller Genese und eine relative Häufigkeit der HLA-Typen HLA-B13, -B16, -B17, -B37, -DR7 und -Cw6.

EPIDEMIOLOGIE UND ÄTIOLOGIE

Alter Beginn bei einem Drittel der Patienten vor dem 20. Lebensjahr, besonders bei Frauen.

Geschlecht Keine Geschlechtspräferenz.

Rasse Selten bei Westafrikanern, Indianern und Asiaten.

Andere Eigenheiten Multifaktoriell erblich. Geringfügige Traumen lösen häufig (45 % der Patienten) Manifestationen aus (Koebner-Phänomen). Gewisse Medikamente (systemische Kortikosteroide, Lithium, Alkohol, Chloroquin), Sonne, Stress und Gewichtszunahme können zur Verschlechterung einer bestehenden Psoriasis beitragen.

ANAMNESE

Dauer der Läsionen Meistens Monate; kann aber auch plötzlich auftreten, wie bei der akuten Psoriasis guttata und bei der generalisierten pustulösen Psoriasis (von Zumbusch).

Hautsymptome Pruritus ist ziemlich häufig, besonders am Kopf und in der Anogenitalregion.

Allgemeinsymptome Keine bei unkomplizierter Psoriasis. Arthritis bei psoriatischer Arthropathie, Fieber und akutes Krankheitsgefühl (Schwäche, Schüttelfrost, Fieber) bei generalisierter pustulöser Psoriasis (von Zumbusch) und psoriatischer Erythrodermie.

KLINISCHE UNTERSUCHUNG

Hautläsionen

TYPISCHE EFFLORESZENZEN
Scharf begrenzte Papeln und Plaques mit charakteristischer silbrig-weißer, groblamellöser Schuppung (siehe Abb. 20 bis 23 und 25). Die Entfernung der locker haftenden Schuppen führt zu punktförmigen Blutungen (Auspitz-Phänomen).

FARBE Lachsrot.

FORM Rund, oval, polyzyklisch, anulär.

BEGRENZUNG Scharf.

ANORDNUNG Zosteriform, arciform, serpiginös oder disseminiert.

VERTEILUNG *Ausdehnung* Einzelläsionen oder Befall ganzer Körperteile oder Körperregionen (z. B. Capillitium, Penis, Fingernägel), generalisiert oder universell (Befall des gesamten Integuments = Erythrodermie).

Verteilungsmuster (1) Bilateral, selten symmetrisch, spart meistens exponierte Körperoberflächen aus, bevorzugt Ellbogen, Knie, Sakralregion, Capillitium und die intertriginösen Bereiche (charakteristisches Verteilungsmuster, siehe Abb. V). (2) Disseminierte kleine Läsionen ohne bevorzugte Lokalisation (Psoriasis guttata) (siehe Seite 44 und Abb. 21).

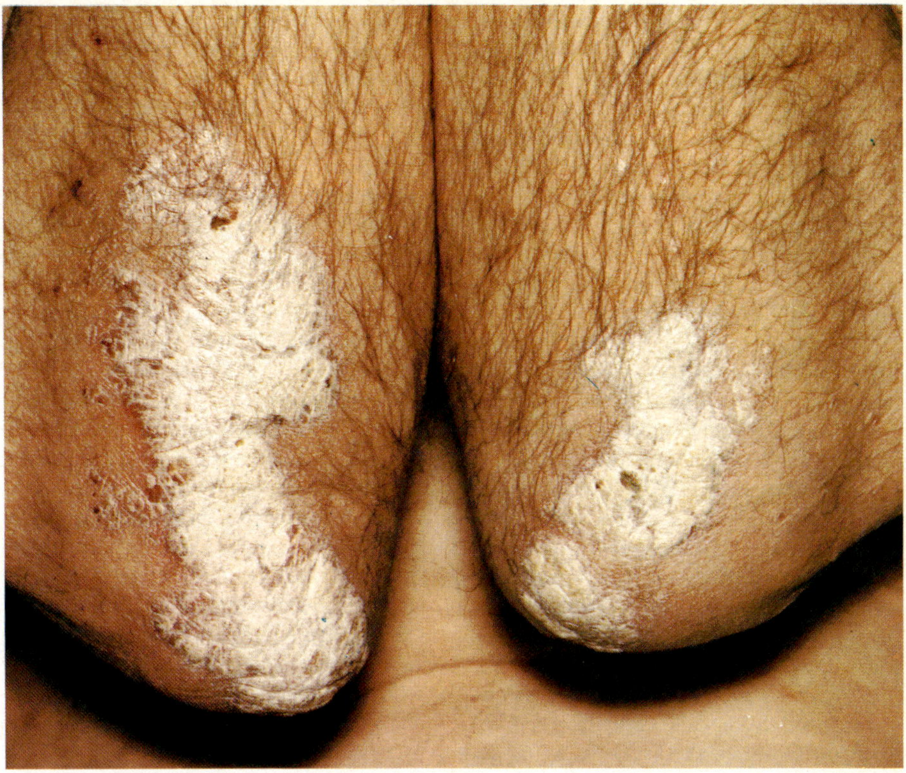

Abb. 20 **Psoriasis vulgaris.** Charakteristische silberweiß schuppende Plaques an chronisch traumatisierten Körperstellen.

Haare und Nägel

Haarausfall (Alopezie) ist auch bei massivem Befall des Capillitiums ungewöhnlich.

Finger- und Zehennägel sind häufig (25 %) befallen, besonders bei gleichzeitig bestehender Arthritis. Typische Nagelveränderungen: Tüpfelnägel (Abb. 24) (häufig, aber unspezifisch), subunguale Hyperkeratose, Onycholyse (ebenfalls unspezifisch) und runde, gelblich-braune Flecken unter der Nagelplatte – psoriatischer »Ölfleck« (pathognomonisch).

Arthritis

Seronegativ; Häufigkeit nach Schätzungen: 1 bis 32 % der Patienten. Bei hospitalisierten Patienten beträgt die Inzidenz der seronegativen psoriatischen Arthritis etwa 7 %. Selten vor dem 20. Lebensjahr.

Zwei Typen: (1) »Distal«-seronegativ und ohne subkutane Knoten, befällt die distalen Interphalangealgelenke an Händen und Füßen; (2) mutilierende psoriatische Arthritis mit erosiver Osteoarthritis (distal und größere Gelenke) mutilierend durch Teleskopfingerbildung. Osteolyse und schließlich Ankylose. Häufig betroffen sind das Sakroiliakalgelenk, die Hüfte und die Halswirbelsäule mit ankylosierender Spondylitis. Die mutilierende psoriatische Arthritis ist assoziiert mit HLA-B27.

Maximalvariante

Psoriatische Erythrodermie. Universeller Befall des ganzen Integuments, das gerötet, infiltriert ist und massiv groblamellös schuppt. Allgemeinsymptome (siehe Seite 442).

Sonderformen

Psoriasis pustulosa. Die Psoriasis kann sich auch ausschließlich durch pustulöse Eruptionen manifestieren.

1. Psoriasis pustulosa (Typ von Zumbusch). Schwere generalisierte pustulöse Dermatose mit Allgemeinsymptomatik (siehe Seite 310).
2. Psoriasis pustulosa palmoplantaris (Typ Barber). Lokalisierte Pustulose an Handflächen und Fußsohlen (siehe Seite 52).
3. Akrodermatitis continua (Hallopeau). Pustulation akral, subungual mit Abhebung der Nagelplatte und Nagelverlust. Narbig-atrophische Abheilung. Übergang in Psoriasis pustulosa (von Zumbusch) möglich.

DIFFERENTIALDIAGNOSE

Dermatitis seborrhoica – kann sowohl aufgrund der Lokalisation wie auch der Morphologie schwer unterscheidbar sein; *Lichen simplex chronicus*; *Candidiasis* – wird besonders mit der intertriginösen Psoriasis verwechselt; *psoriasiforme Arzneimittelexantheme* – besonders Betablocker, Gold und Methyldopa; *Glukagonom-Syndrom* – Unterscheidung wichtig, da es sich um eine schwere Krankheit handelt (maligner Tumor der Inselzellen des Pankreas); die psoriasiformen Läsionen sind dabei atypisch (anuläre Läsionen mit Bläschen und Erosionen); diagnostisch für das Glukagonom-Syndrom sind weiters Läsionen in der Inguinalregion und im Gesicht (selten bei Psoriasis), auffallender Gewichtsverlust, ungeklärte Anämie, anfallsartige Diarrhoen, Stomatitis, spezifische Histologie.

LABOR- UND SPEZIALUNTERSUCHUNGEN

Dermatopathologie

LOKALISATION Epidermis und Dermis.
PATHOLOGISCHER PROZESS Entzündung plus Veränderung des Zellzyklus. Man findet (1) ausgeprägte Verdickung der Epidermis mit einer Elongation der Reteleisten (Akanthose), Verdünnung über den Papillen, die elongiert sind (Papillomatose); (2) gesteigerte Mitoserate der Keratinozyten (→erhöhter Zellturnover und verkürzte Transitzeit), Fibroblasten und Endothelzellen; (3) parakeratotische Hyperkeratose (kernhaltige Zellen im Stratum corneum); (4) Entzündungszellen in der Dermis (meistens Lymphozyten und Monozyten) und in der Epidermis (Granulozyten), die Munrosche Mikroabszesse im Stratum corneum bilden.

Serologie Eine plötzlich auftretende Psoriasis kann mit einer HIV-Infektion einhergehen. Bei Patienten der Risikogruppen sollte ein HIV-Test durchgeführt werden.

PATHOPHYSIOLOGIE

Die wesentliche Aberration bei der Psoriasis ist eine Veränderung der Zellkinetik der Keratinozyten. Besonders auffallend ist eine Verkürzung des Zellzyklus von 311 auf 36 Stunden. Daraus resultiert das etwa 28fache der normalen Zellproduktion, ein beschleunigtes Durchwandern der Keratinozyten durch die Epidermis (verkürzte Transitzeit) und eine inadäquate Keratinozytendifferenzierung. Die Ursache dafür ist unbekannt. Die Epidermis und Dermis scheinen als ein integriertes System zu reagieren: die Veränderungen im Stratum germinativum der Epidermis und die entzündlichen Veränderungen in der Dermis, die die epidermalen Veränderungen »triggern« könnten. In psoriatischen Läsionen findet man auch Veränderungen des Spiegels der zyklischen Nukleotide, des Arachidonsäuremetabolismus, der Produktion von Zytokinen und der Expression von Adhäsionsmolekülen, aber es ist unbekannt, ob es sich dabei um primäre Ereignisse oder sekundäre Kontrollmechanismen der Keratinozytenproliferation handelt. Auch immunologische Phänomene spielen eine Rolle, wobei aktivierten T-Lymphozyten eine besondere Rolle zukommt.

AUSWAHLKRITERIEN FÜR BESTIMMTE THERAPIEFORMEN

1. Alter: Kinder, Jugendliche, junge Erwachsene, mittleres Alter, über 60 Jahre.
2. Typ: Psoriasis guttata, Plaque-, palmare und pustulöse Psoriasis, generalisierte pustulöse Psoriasis (von Zumbusch), psoriatische Erythrodermie.
3. Lokalisation und Ausdehnung: *lokalisiert* auf Handflächen, Fußsohlen, Capillitium, Anogenitalregion; verstreute Plaques, aber weniger als 5 % der Körperoberfläche; *generalisiert* und über 30 % der Körperoberfläche.
4. Vorangegangene Behandlungen: ionisierende Strahlen, systemische Kortikosteroide, PUVA.
5. Gleichzeitig bestehende andere Krankheiten (z. B. AIDS).

Psoriasis vulgaris: Ellbogen, Knie und isolierte Plaques

THERAPIE

Der Patient muß darauf hingewiesen werden, daß er die Läsionen niemals reiben oder kratzen soll, da das Trauma den psoriatischen Proliferationsprozeß anregt (Koebner-Phänomen). Ausschließlich Lokaltherapie.

1. Lokale fluorierte Kortikosteroide (Betamethasonvalerianat, Fluocinolonacetonid, Betamethasonpropionat, Clobetasolpropionat) werden in Salbenform, nach Entfernung der Schuppen durch lokale Bäder auf die feuchte Haut aufgetragen, mit Plastikfolie bedeckt und über Nacht belassen.
2. Die Anwendung eines Hydrokolloidverbandes, der 24 bis 48 Stunden belassen wird, ist therapeutisch wirksam und verhindert Kratzen. Während des Tages können fluorierte Kortikosteroid-Cremen ohne Okklusion verwendet werden. Nach langer Zeit entwickeln die Patienten Toleranz.
   Vorsicht: Langdauernde Anwendung von fluorierten Kortikosteroiden führt zu Hautatrophie, zu Striae und zu kosmetisch störenden Teleangiektasien. Clobetasol-17-Propionat ist hochwirksam auch ohne Okklusion. Um systemische Effekte zu vermeiden, sollten maximal 50 g Salbe pro Woche angewendet werden.
3. Lokale Anthralin-Präparate (0,2 bis 1 % in Vaseline) sind hervorragend, wenn sie korrekt angewendet werden (Beipackzettel beachten). Sie werden 10 bis 20 Minuten auf der Plaque belassen, in der Dusche mit Seife wieder abgewaschen; neutral nachfetten. Achtung: Anthralin irritiert umgebende normale Haut!
4. Sehr kleine, therapieresistente Plaques (4 cm oder weniger) an kosmetisch exponierten Stellen (Hände) können mit Triamcinolonacetonid in wäßriger Lösung intraläsional (0,1 mg/ml) behandelt werden. Die Injektion muß intradermal und nicht subkutan erfolgen (Die Injektion muß gegen einen gewissen Widerstand erfolgen, sonst ist sie nicht intradermal). *Vorsicht:* Es kann zur Ausbildung von atrophischen hypopigmentierten Flecken kommen.

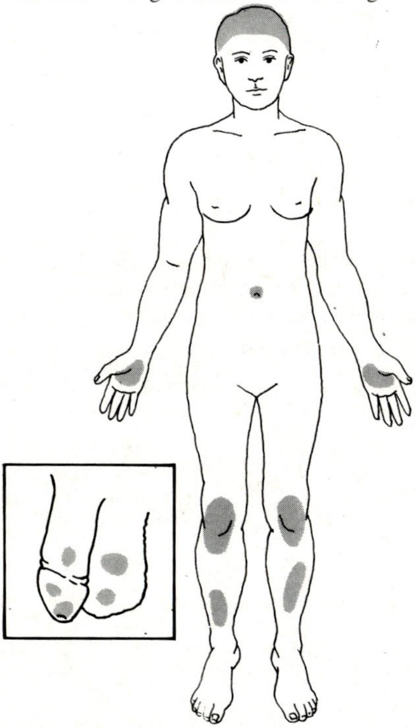

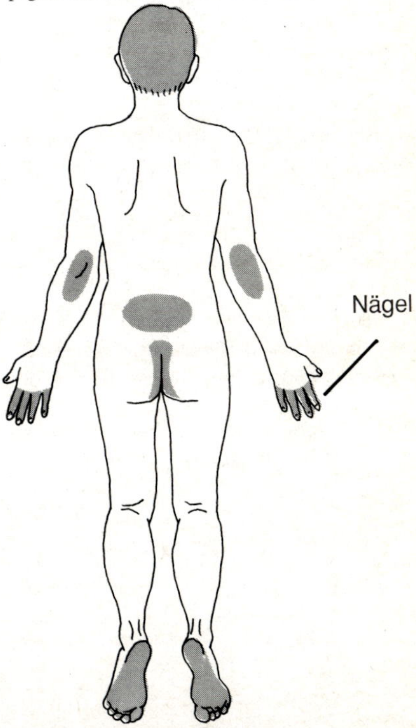

Abb. V Psoriasis.

Psoriasis vulgaris guttata

Dieser Typ der Psoriasis ist relativ selten (weniger als 2 % aller Patienten): Exanthematisch treten bei Kindern oder jungen Erwachsenen multiple disseminierte Effloreszenzen auf, oft im Anschluß eine Streptokokkenpharyngitis. Die Psoriasis guttata kann aber auch chronisch und ohne Beziehung zu Streptokokken-Infektionen verlaufen und wird manchmal durch übermäßige UV-Bestrahlung provoziert.

KLINISCHE UNTERSUCHUNG

Hautläsionen (Abb. 21).

TYPISCHE EFFLORESZENZEN
Papeln von 2 mm bis 1 cm Durchmesser, mehr oder weniger groblamellös schuppend (Auspitz-Phänomen!).

FARBE Lachsrot.

FORM Tropfenförmig (lat. »gutta« Tropfen).

ANORDNUNG Disseminierte, einzelstehende Läsionen.

VERTEILUNG Generalisiert, meist unter Aussparung der Handflächen und Fußsohlen, mit der größten Dichte der Läsionen am Stamm, weniger im Gesicht, am Capillitium und an den Nägeln.

DIFFERENTIALDIAGNOSE

Psoriasiforme Arzneimittelexantheme, sekundäre Syphilis, Pityriasis rosea.

LABORUNTERSUCHUNGEN

Serologisch: Erhöhter Antistreptolysintiter bei Patienten mit vorangegangener Streptokokken-Infektion.

Kultur: Im Rachenabstrich ß-hämolysierende Streptokokken der Gruppe A.

VERLAUF UND PROGNOSE

Manchmal verschwindet diese Form der Psoriasis spontan ohne Behandlung innerhalb weniger Wochen.

THERAPIE

Die Abheilung der Läsionen kann durch UVB-Phototherapie oder vorsichtige Bestrahlung mit Sonnenlicht beschleunigt werden. Therapieresistente Läsionen werden wie eine generalisierte Plaque-Psoriasis (siehe Seite 48) behandelt.

Wenn ß-hämolysierende Streptokokken der Gruppe A aus dem Rachenabstrich kultiviert wurden, Behandlung mit Penicillin VK oder Erythromycin. Bei rezidivierenden Eruptionen nach Tonsillitiden sollte Tonsillektomie durchgeführt werden.

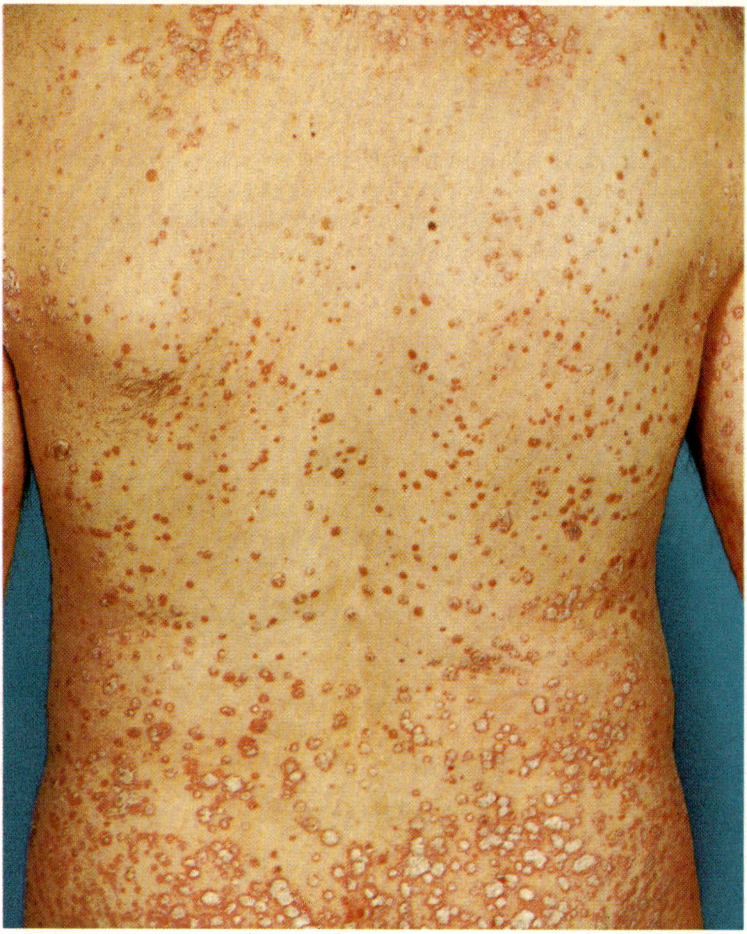

Abb. 21 Psoriasis guttata. Generalisierte Aussaat lachsroter, schuppender Papeln.

Psoriasis vulgaris des Capillitiums

Die Psoriasis der behaarten Kopfhaut stellt ein besonderes therapeutisches Problem dar, ähnlich wie die anogenitale Psoriasis. In beiden Regionen sind die Läsionen für die Phototherapie unzugänglich und jucken meistens, was zur Lichenifizierung und Koebnerisierung[1] führt. Die Psoriasis des Capillitiums kann isoliert, im Rahmen einer generalisierten Plaque-Psoriasis oder vergesellschaftet mit isolierten Plaques auftreten.

ANAMNESE

Dauer Monate bis Jahre.

Jahreszeitliche Zusammenhänge Remittiert im Gegensatz zur Psoriasis an exponierten Körperstellen während der sonnenreichen Jahreszeit nicht.

Hautsymptome Leichter bis schwerer Pruritus, der manchmal zwanghaftes oder unbewußtes Kratzen auslösen kann.

KLINISCHE UNTERSUCHUNG

TYPISCHE EFFLORESZENZEN
Plaques, oft mit dicken, festhaftenden Schuppen (Abb. 22).
Nässen und Rhagadenbildung, besonders hinter den Ohren.

ANORDNUNG Verstreute, einzelstehende Plaques oder diffuser Befall des gesamten Capillitiums.

(*Beachte:* Psoriasis der Kopfhaut führt gewöhnlich nicht zum Haarausfall, selbst wenn jahrelang dicke Plaques bestehen. Die psoriatischen Veränderungen sind daher nicht immer sichtbar, weshalb manche Patienten damit zu leben lernen und fallweise gar keinen Arzt aufsuchen.)

DIFFERENTIALDIAGNOSE

Die seborrhoische Dermatitis der behaarten Kopfhaut kann unter Umständen von der Psoriasis nicht zu unterscheiden sein. Manche Autoren haben dieses klinische Bild »Seborrhiasis« genannt.

PATHOPHYSIOLOGIE

Möglicherweise gibt es eine Unterform der Psoriasis des Capillitiums, bei der eine Besiedelung mit Pityrosporon eine Rolle spielt, was den günstigen Effekt von oralem und lokalem Ketokonazol erklären würde, der in einer kontrollierten Studie demonstriert wurde.

THERAPIE

Leichte Fälle (oberflächliche Schuppung und ohne dicke Plaques):
- Teershampoos, *anschließend*
- Betamethasonvalerianat 0,1 % Lotion zweimal wöchentlich. In therapieresistenten Fällen Clobetasolpropionat 0,05 % in einer crinalen Zubereitung.

Schwere Fälle (dicke adhärente Plaques):
- Vor der aktiven Behandlung Entfernung der Plaques durch Anwendung von 2 bis 10 % Salicylsäure in Mineralöl, das unter einer Plastikkappe über Nacht belassen wird (Ölhaube). Lokaltherapeutika sind praktisch sinnlos, wenn die dicken Schuppenauflagerungen nicht entfernt werden.

1 Darunter versteht man das Phänomen der Induktion neuer Läsionen auf »normaler« Haut durch physikalisches Trauma, einschließlich Reiben und Kratzen.

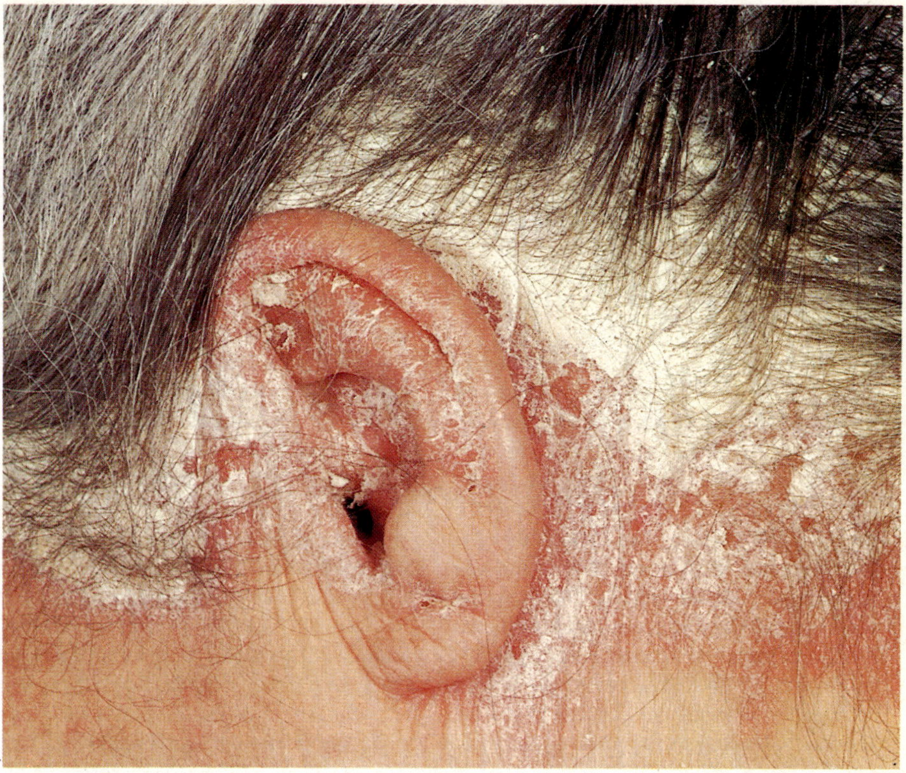

Abb. 22 Psoriasis der behaarten Kopfhaut. Einzelstehende, silberweiß schuppende Plaques, die leicht erreichbar sind, besonders hinter den Ohren. Kratzen und Reiben müssen verhindert werden.

• Nach Entfernung der Schuppen (nach 1 bis 3 Behandlungen) wird Fluocinolon-Creme oder -Lösung aufgetragen und das Capillitium mit Plastikfolie oder einer Duschkappe über Nacht okkludiert.

• Wenn die Plaques abgeflacht sind, wird eine 0,05 %ige Clobetasolpropionat crinale Präparation zur Erhaltungstherapie angewendet. *Zwanghaftes, unbewußtes Kratzen und Reiben vereitelt alle Versuche einer erfolgreichen Erhaltungstherapie*. Finger weg!

• Anthralinshampoos sind wirksam, können jedoch irritieren und die Haare verfärben. Bei schweren Fällen Anthralin in Vaseline als Kurzzeitbehandlung (wie bei Plaque-Psoriasis) nach Abschuppung durch Ölhaube.

VERLAUF UND PROGNOSE

Die Prognose für eine erfolgreiche Behandlung ist gut. Nach der oben angeführten Behandlung sind Monate bis Jahre der Remission möglich.

Psoriasis vulgaris des Stammes (Abb. 23)

Die Psoriasis vulgaris ist eine therapeutische Herausforderung für den Arzt, da vor allem die chronische, generalisierte Psoriasis von den Betroffenen als peinlich und beschämend empfunden wird und die Lebensqualität erheblich beeinträchtigen kann.

THERAPIE

Die Behandlung der generalisierten Plaque-Psoriasis sollte nur durch einen erfahrenen Dermatologen oder eine Klinik erfolgen. Folgende Möglichkeiten stehen zur Verfügung: (1) UVB-Phototherapie. (2) PUVA-Photochemotherapie. (3) Methotrexat (in wöchentlichen Dosen). (4) Die Kombinationstherapie mit Etretinat (oder anderen Retinoiden, wie Azitretin oder Isotretinoin) mit PUVA ist die beste Behandlung, die gegenwärtig verfügbar ist. (5) In manchen Zentren wird auch Methotrexat mit PUVA kombiniert. (6) Derzeit noch im Versuchsstadium: immunsuppressive Therapie mit Cyclosporin A mit ausgezeichneter Wirkung. Bis zu 50 % sprechen gut auf UVB mit Pflegesalben an, wenn sie entsprechend einem in der Literatur publizierten Protokoll behandelt werden. Refraktäre Fälle werden mit oraler PUVA-Photochemotherapie behandelt. Methotrexat wird nur angewendet, wenn UVB- oder PUVA-Behandlung wirkungslos sind. Die Kombination von Etretinat mit oraler PUVA-Photochemotherapie ist am wirksamsten, bei gebärfähigen Frauen jedoch kontraindiziert; hier wird Isotretinoin mit PUVA kombiniert, aber simultan mit einer entsprechenden Kontrazeption während und 2 Monate nach der Behandlung.

Orale PUVA-Photochemotherapie Das Behandlungsprinzip beruht auf der oralen Verabreichung von 8-Methoxypsoralen (8-MOP, 0,6 mg/kg Körpergewicht) oder 5-Methoxypsoralen (5-MOP, 1,2 mg/kg Körpergewicht) und konsekutiven Bestrahlung mit UVA in entsprechender Dosierung, die von der individuellen Empfindlichkeit des Patienten abhängt (Phototoxizitätstestung!). 1 Stunde (bei 5-MOP 2 Stunden) nach der Einnahme des Psoralens wird UVA verabreicht, zu Beginn in einer Dosis von 0,5 – 3 Joule/cm^2, abhängig vom Ergebnis des Phototoxizitätstests mit einer Steigerung entsprechend dem Hautphototyp. Die Durchführung eines Phototoxizitätstests ermöglicht eine bessere Anpassung der UVA-Dosis an die individuelle Empfindlichkeit des Patienten gegenüber PUVA. Die UVA-Dosis wird jeweils um 0,5 – 1 Joule/cm^2/Bestrahlung gesteigert. Behandlungssitzungen 2 bis 3x wöchentlich oder bei aggressiverer Behandlung 4x wöchentlich. Die Mehrzahl der Patienten ist nach 19 bis 25 Behandlungssitzungen erscheinungsfrei. *(PUVA-Therapie erfordert spezielle Ausbildung und Erfahrung!)*
Bei Patienten mit therapieresistenter Plaque-Psoriasis kann Etretinat (bei Frauen 13-cis-Retinsäure) mit anderen antipsoriatischen Behandlungsmodalitäten kombiniert werden, z. B. PUVA, UVB, lokalen Kortikosteroiden oder Anthralin. Das Retinoid wird in einer Dosis von 0,5 – 1,0 mg/kg Körpergewicht per os täglich und zwar bis zur völligen Abheilung der Psoriasis durch die Kombinationsbehandlung verabreicht. In der Kombination mit PUVA sollte mit dem Retinoid 7 bis 10 Tage vor der Bestrahlung begonnen werden. *Aufklärung über Nebenwirkungen, Kontrazeption!* Diese Kombinationstherapien verringern sowohl die Behandlungsdauer als auch die Gesamtmenge der einzelnen Antipsoriatika, die bis zur Erscheinungsfreiheit benötigt werden.

Methotrexat-Therapie Orales Methotrexat (MTX) ist eine der wirksamsten und sicherlich die für den Patienten angenehmste Therapie bei generalisierter Plaque-Psoriasis. Allerdings ist MTX potentiell schädlich, v.a. wegen

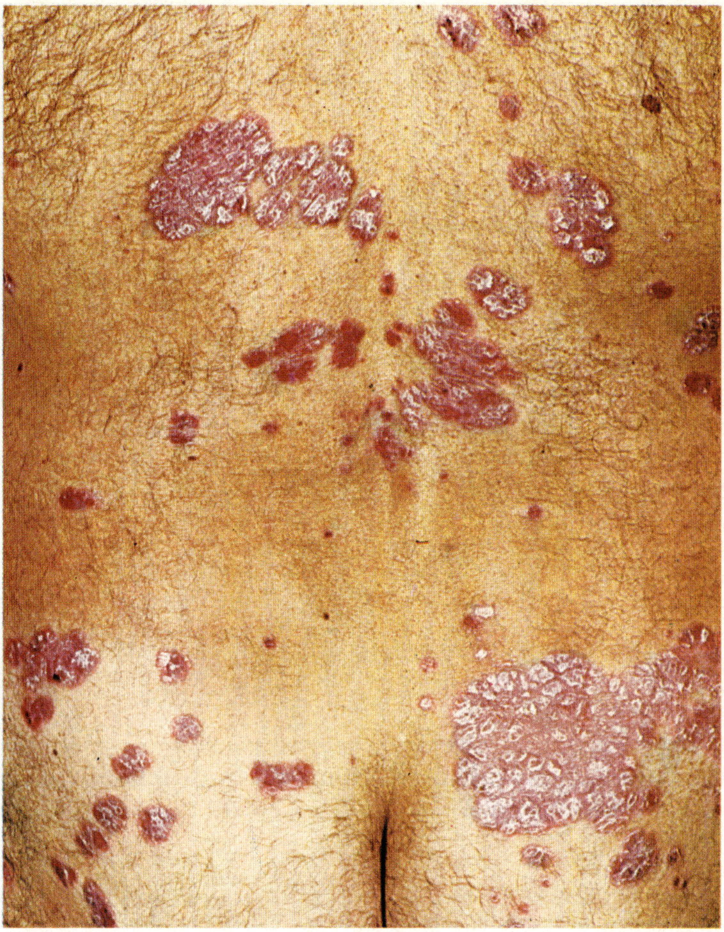

Abb. 23 **Psoriasis vulgaris.** Generalisierter Plaquetyp. Verstreute, einzelstehende, silberweiß schuppende Plaques unterschiedlicher Größe.

der Lebertoxizität bei Langzeittherapie. Die Hepatotoxizität ist die Folge einer Dosiskumulation und tritt auch bei Gesunden auf. Zusätzliche Risikofaktoren sind Alkoholmißbrauch, abnormale Leberbefunde, intravenöser Drogenabusus, aber auch Fettleibigkeit. Da die Hepatotoxizität in direkter Relation zur verabreichten Gesamtdosis steht, sollte die MTX-Therapie im allgemeinen nicht bei jungen Patienten angewendet werden. Vor Behandlungsbeginn muß bei allen jenen Patienten eine Leberbiopsie gemacht werden, die in der Anamnese eine Lebererkrankung oder abnorme Leberbefunde haben. MTX wird per os einmal pro Woche in drei aufeinanderfolgenden Einzeldosen von 5 mg in 12stündigen Abständen verabreicht. Bei fehlendem Ansprechen Steigerung der Einzeldosen, bei Ansprechen graduelle Reduktion. Nachteil: Rezidiv nach Absetzen, häufig Exazerbation *(MTX-rebound)*. Kontrolle der Leberbefunde, Leberbiopsie nach 1500 mg Kumulativdosis. *Beachte: Diese Therapie ist dem erfahrenen und entsprechend ausgebildeten Dermatologen vorbehalten.*

Psoriasis vulgaris: Nägel (Abb. 24)

Die Psoriasis der Nägel ist häufig (25 % der Patienten), verläuft unterschiedlich schwer und verschwindet oft spontan oder mit der Behandlung der Psoriasis der Haut und zwar besonders mit den drei wichtigsten Behandlungsmodalitäten: UVB-Phototherapie, PUVA-Photochemotherapie und Methotrexat.

THERAPIE

Versuche einer gezielten Behandlung der Fingernägel (die Nagelveränderungen sind besonders entstellend und störend) sind unbefriedigend. Eine Injektion von intradermalem Triamcinolonacetonid (5 mg/ml) in den Nagelfalz ist zwar wirkungsvoll, kann aber zu Atrophie führen.

PUVA-Photochemotherapie hat einen gewissen Effekt und wird mit speziellen Hand- und Fußbestrahlungseinheiten in hoher UVA-Dosierung angewendet; außerordentlich lange Behandlungsdauer.

Psoriasis vulgaris: Handflächen und Fußsohlen (Abb. 25)

Die Handflächen und Fußsohlen können die einzige psoriatisch veränderte Körperregion sein und stellen eine erhebliche therapeutische Herausforderung dar.

THERAPIE

Okklusivverbände mit lokalen Kortikosteroiden sind nur partiell wirksam, ebenso UVB-Phototherapie. Therapieschemata sind:

1. PUVA-Photochemotherapie mit UVA-Bestrahlung in speziellen Hand- und Fußbestrahlungseinheiten.
2. Retinoide (Etretinat) per os bewirken manchmal eine Abheilung der Psoriasis vulgaris der Handteller und Fußsohlen. Die Kombination von oralen Retinoiden und PUVA erhöhen die Effizienz und erlauben eine Reduktion der Dosis und der Behandlungsdauer sowohl des einen als auch des anderen Therapeutikums (siehe Seite 48).

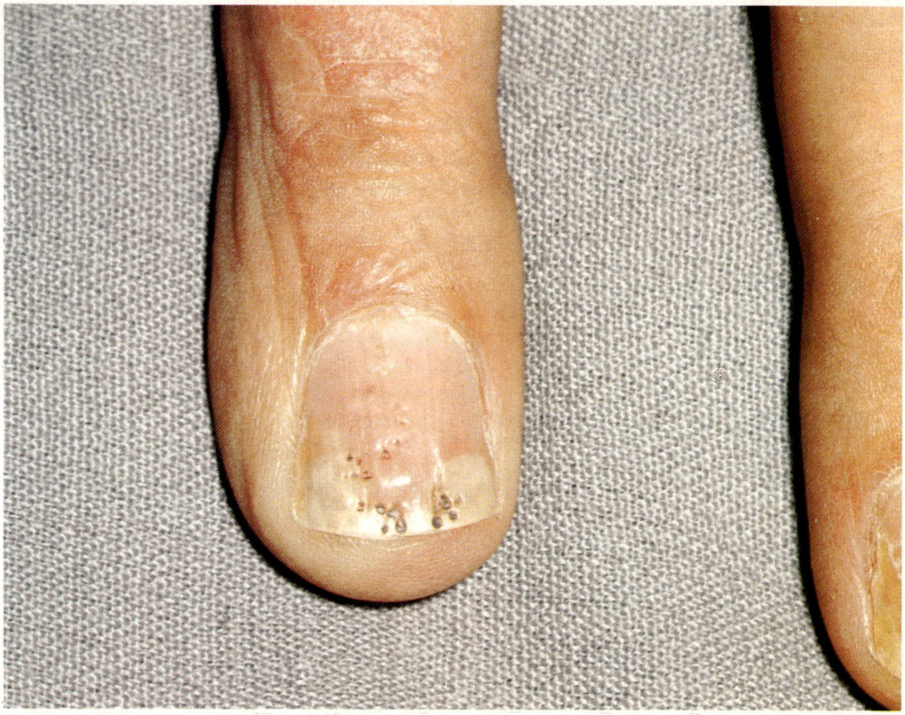

Abb. 24 Psoriasis der Nägel. Tüpfelnägel und Onycholyse.

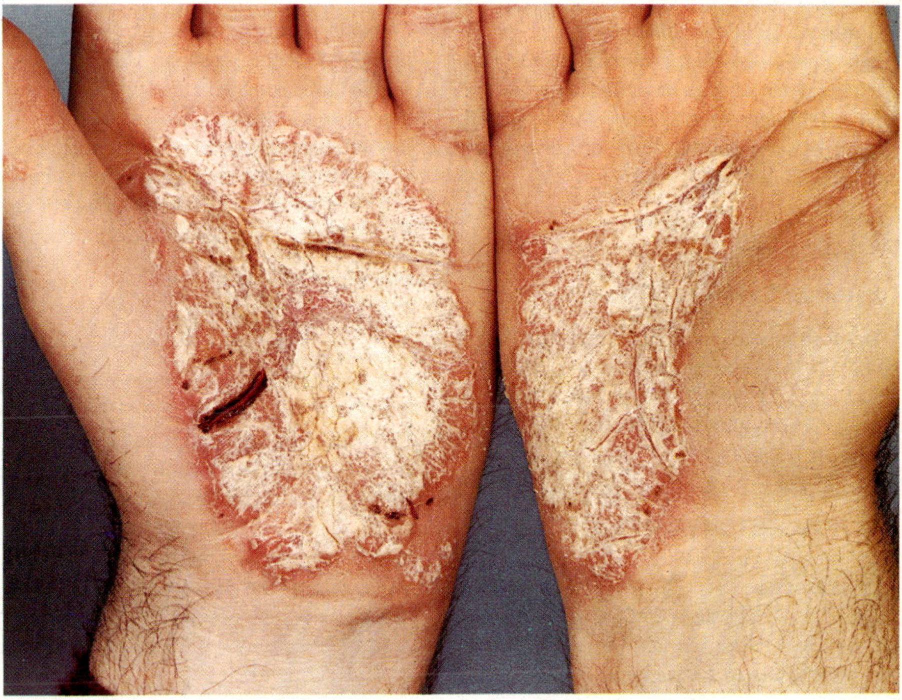

Abb. 25 Psoriasis der Handflächen. Bilaterale, silberweiß schuppende Plaques mit Fissuren.

Palmoplantare Pustulose

Die palmoplantare Pustulose ist eine chronisch rezidivierende Eruption an den Handtellern und Fußsohlen und ist charakterisiert durch zahlreiche sterile, gelbe, tiefsitzende kleine Pusteln.

EPIDEMIOLOGIE UND ÄTIOLOGIE

Vorkommen Selten.

Alter 50 bis 60 Jahre.

Geschlecht Häufiger bei Frauen (4:1).

Andere Eigenschaften Der Patient kann, muß aber keine Psoriasis haben oder kann sie an anderen Körperstellen entwickeln (Capillitium, Stamm etc.). Diese Dermatose kann, muß aber nicht eine Variante der Psoriasis sein (Psoriasis pustulosa palmoplantaris Typ Barber). Studien an einer großen Serie von Patienten zeigten keine gesteigerte Häufigkeit von HLA-B13 oder -Bw17, zweier immungenetischer Marker, die mit der Psoriasis vulgaris assoziiert sind.

ANAMNESE

Dauer der Läsionen Monate.

Hautsymptome Druckschmerzhaftigkeit und Brennen, wenn neue Läsionen auftreten und bei Vorhandensein von Fissuren. Kann beim Gehen oder bei manueller Betätigung hinderlich sein.

KLINISCHE UNTERSUCHUNG

Hautläsionen

TYPISCHE EFFLORESZENZEN
Tiefsitzende Bläschen und Pusteln (Abb. 26) in verschiedenen Entwicklungsstadien, 2 bis 5 mm im Durchmesser, die zu düsterroten, braunen Schuppenkrusten eintrocknen. Die umgebende Haut ist erythematös und schuppend.

VERTEILUNG Lokalisiert an Handtellern und Fußsohlen.

PRÄDILEKTIONSSTELLEN Thenar und Hypothenar, Beugeseiten der Finger, Ferse, Fußgewölbe; die Finger- und Zehenspitzen sind meistens ausgespart.

DIFFERENTIALDIAGNOSE

Charakteristisches klinisches Erscheinungsbild. Epidermomykosen der Hände und Füße sollten durch den Pilzbefund im Nativpräparat von Schuppen ausgeschlossen werden. Das dyshidrotische Ekzem ist immer mit Juckreiz verbunden, Bläschen sind häufiger als Pusteln und vorwiegend seitlich an den Fingern lokalisiert, Fissuren und Sekundärinfektionen sind häufig.

DERMATOPATHOLOGIE

LOKALISATION Epidermis und Dermis.

PATHOLOGISCHER PROZESS Ödem und Exozytose von mononukleären Zellen führen zu intraepidermaler Bläschenbildung, später entstehen durch Einwanderung von Neutrophilen unilokuläre Pusteln, die die ganze Epidermis einnehmen können und das Hautniveau ganz wenig überragen. Dichtes zelluläres Infiltrat in der Dermis.

ZELLTYPEN Anfangs mononukleäre Zellen, später Neutrophile.

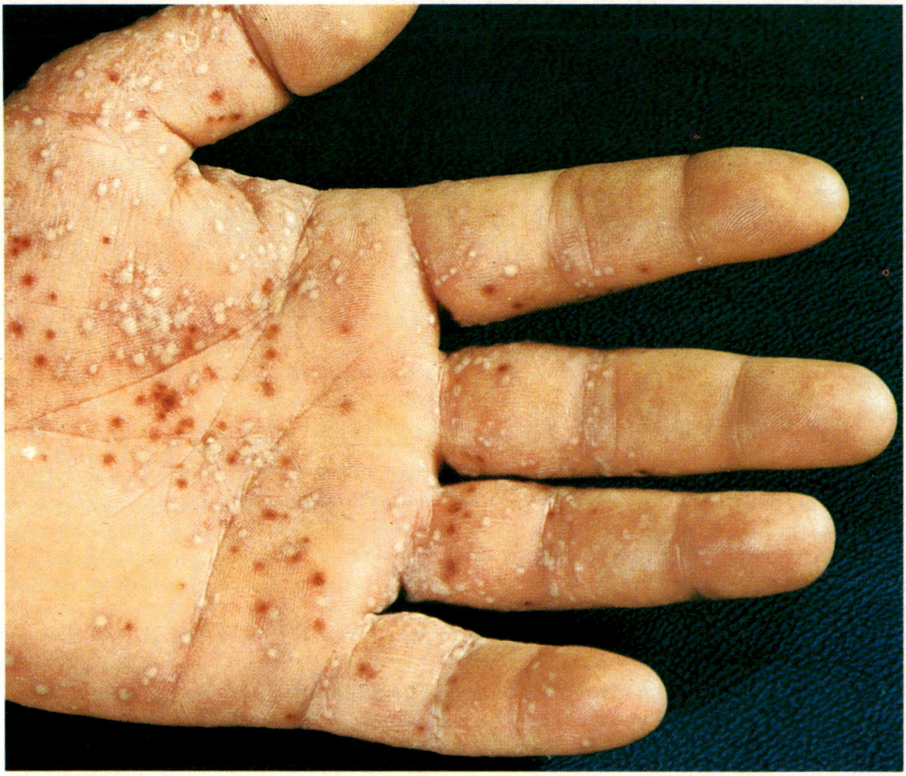

Abb. 26 Palmare Pustulose. Tiefsitzende, düsterrote subkorneale Verkrustungen und gelblich-weißliche Pusteln (2 bis 3 mm im Durchmesser).

PATHOPHYSIOLOGIE

Bei palmoplantarer Pustulose wurde aus dem Stratum corneum ein leukotaktischer Faktor ähnlich dem bei der Psoriasis vulgaris isoliert. Das könnte die Migration von Myriaden von Neutrophilen in die Epidermis auslösen.

THERAPIE

Das Krankheitsbild ist sehr therapieresistent. PUVA und Etretinat allein oder in Kombination und Methotrexat führen zur Remission,sind aber nicht kurativ (siehe Seite 48). Lokale Kortikosteroide, Dithranol und Kohlenteer sind ebenfalls, aber weniger effektiv. Okklusivverbände mit hochwirksamen Kortikosteroiden können zu lokaler Hautatrophie führen, daher muß die Dauer ihrer Anwendung limitiert werden.

PROGNOSE

Chronischer Verlauf mit schubhaften Exazerbationen und Remissionen.

Sektion 4

Häufige erythrosquamöse Eruptionen unbekannter Ätiologie

Seborrhoische Dermatitis

Die seborrhoische Dermatitis ist eine häufige chronische Dermatose, charakterisiert durch Rötung und Schuppung in Hautarealen, wo die Talgdrüsen besonders aktiv sind, wie z. B. im Gesicht, am Capillitium, in den Körperfalten und in der Prästernalregion.

Synonym: Seborrhoisches Ekzem.

EPIDEMIOLOGIE

Alter Säuglingsalter (in den ersten Lebensmonaten), Pubertät, überwiegend aber zwischen dem 20. und 50. Lebensjahr oder darüber.

Geschlecht Häufiger bei Männern.

Vorkommen Sehr häufig.

Prädisponierende Faktoren Oft besteht eine genetische Diathese, der »Status seborrhoicus«, mit ausgeprägter Seborrhoe und Blepharitis marginalis. Bei HIV-Infektion tritt die seborrhoische Dermatitis häufig und oft besonders massiv auf.

ANAMNESE

Dauer der Läsionen Allmähliches Auftreten und Verschlechterung.

Hautsymptome Unterschiedlich starker Juckreiz, manchmal durch Schwitzen gesteigert, stärker während der Wintermonate.

KLINISCHE UNTERSUCHUNG

Hautläsionen

TYPISCHE EFFLORESZENZEN
Scharf und unscharf begrenzte Flecken und Papeln unterschiedlicher Größe (5 bis 20 mm) mit gelblich-rötlicher, fettiger oder weißer, trockener Schuppung (Abb. 27). Festhaftende Krusten und nässende Fissuren sind häufig, v. a. wenn die äußeren Ohren, das Capillitium, die Axillen, die Leistengegend und die Submammärfalten involviert sind.
FORM Nummulär, polyzyklisch oder auch anulär am Stamm.
ANORDNUNG Verstreute Einzelläsionen im Gesicht und am Stamm, diffuser Befall am Capillitium (siehe Abb. VI).

Verteilung und typische Läsionen (in Abhängigkeit von Lokalisation und Alter)
BEHAARTE AREALE DES KOPFES Behaarte Kopfhaut, Augenbrauen, Augenwimpern (Blepharitis), Bart (Follikelöffnungen), kappenförmig im Scheitelbereich bei Säuglingen (»Gneis«, Abb. 28).
GESICHT Schmetterlingsförmig in der Gesichtsmitte, Stirn (»Corona seborrhoica«), Glabella und retroaurikulär.

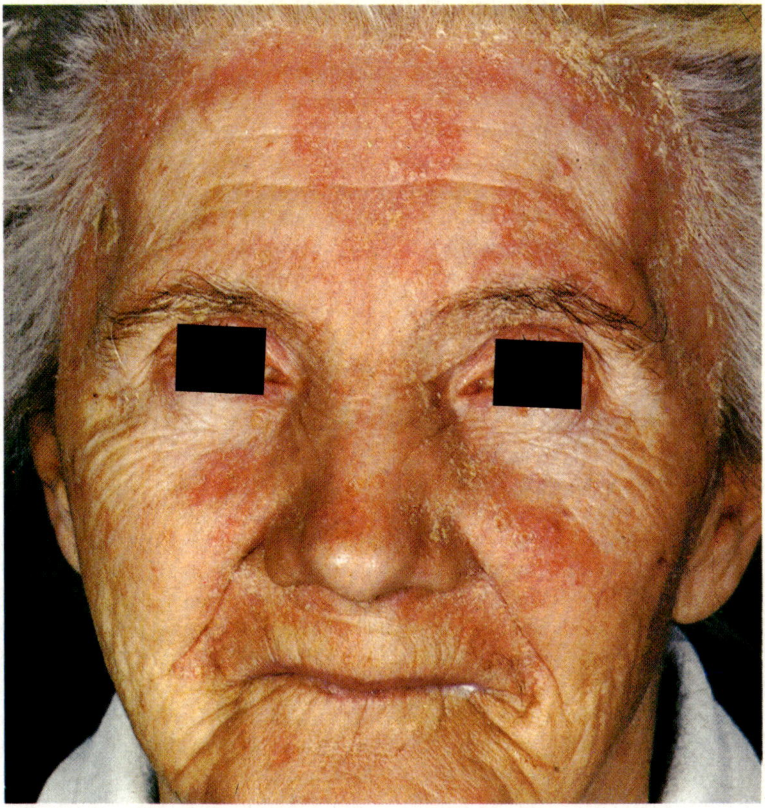

Abb. 27 Seborrhoische Dermatitis. Gelblich-rötliche, oft gelblich-fettige oder weißlich-trockene, schuppende Flecken, Papeln und Plaques.

STAMM Gelblich-bräunliche, fettig schuppende Herde simulieren Läsionen von Pityriasis rosea, Pityriasis versicolor, Tinea corporis.
KÖRPERFALTEN Axillen, Inguinalbereich, Anogenitalbereich, submammär, Nabel. Exsudative, scharf begrenzte, hellrote Läsionen, häufig Fissuren.
GENITALE Oft mit gelben Krusten und psoriasiformen Läsionen.

DIFFERENTIALDIAGNOSE

Psoriasis – Die Differentialdiagnose kann manchmal unmöglich sein; manche Autoren sprechen von »Seborrhiasis«.
Epidermomykose des Gesichts (Tinea facialis) – In dieser Lokalisation kann eine Mykose eine seborrhoische Dermatitis imitieren. *Epidermomykose* und *Candidiasis* der intertriginösen Körperstellen lassen sich durch KOH-Untersuchung und Kultur differenzieren.
Histiocytosis X – kommt bei Säuglingen vor und ist üblicherweise mit einer perifollikulären Purpura assoziiert.
Acrodermatitis enteropathica und *Zinkmangelsyndrom* – Genetisch bzw. durch Fehlernährung oder intravenöse hyperkalorische Ernährung bedingt.
Lupus erythematosus – Bei Läsionen im Gesicht, vor allem paranasal, ist manchmal eine Biopsie erforderlich.
Pemphigus foliaceus – Muß durch Biopsie und Immunfluoreszenz verifiziert werden.
Glukagonom-Syndrom – Wird oft zunächst als atypische Psoriasis, schwere seborrhoische Dermatitis oder mukokutane Candidiasis fehldiagnostiziert.

DERMATOPATHOLOGIE

Lokalisation Epidermis.

Pathologische Veränderungen Fokale Parakeratose mit wenigen pyknotischen Neutrophilen, mäßiger Akanthose, Spongiose (interzelluläres Ödem) und unspezifischer Entzündung in der Dermis. Charakteristisch sind Neutrophile in den erweiterten Follikelöffnungen, die klinisch als Krusten oder Schuppen erscheinen.

PATHOPHYSIOLOGIE

Ein auslösender Organismus wurde nicht nachgewiesen, oft besteht aber gleichzeitig eine pyogene Infektion. Experimentelle Inokulation und Übertragung der seborrhoischen Dermatitis ist nicht möglich. *Pityrosporum ovale* dürfte bei der Pathogenese eine Rolle spielen (siehe Therapie). Fettreiche Kost und Alkoholgenuß scheinen einen negativen Einfluß zu haben. Nicht selten ist mit der seborrhoischen Dermatitis im Gesicht und am Capillitium eine Rosacea assoziiert. Läsionen, die einer seborrhoischen Dermatitis ähneln, werden beim experimentellen Niazinmangel, Zinkmangel (infolge intravenöser hyperkalorischer Ernährung) und bei M. Parkinson (auch bei medikamentös induziertem), beobachtet.

VERLAUF UND PROGNOSE

Der Verlauf ist variabel mit spontanen Remissionen und Exazerbationen, v. a. im Gesicht und am behaarten Kopf. Am Kopf kann die seborrhoische Dermatitis zu Haarausfall führen. Die seborrhoische Dermatitis des Säuglings- und Jugendalters verschwindet mit zunehmendem Alter. Bei Kindern ist ein Übergang in eine seborrhoische Erythrodermie möglich. Die Assoziation von seborrhoischer Erythrodermie mit Durchfall und Gedeihstörungen bei gleichzeitigem C5a-Mangel wird als *Erythrodermia desquamativa (M. Leiner)* bezeichnet.

THERAPIE

Lokal

CAPILLITIUM Entfernung der Krusten mit 2 bis 3%iger Salicylsäure in Olivenöl, besonders bei Säuglingen und Kindern; Haarwäschen mit Shampoos, die Seleniumsulfid, Zinkpyrithion, Teer oder neuerdings Ketokonazol enthalten, ermöglichen bei intermittierendem Gebrauch eine Kontrolle der seborrhoischen Dermatitis. Anschließend wird intermittierend Ketokonazol-Creme, in schweren Fällen Vioform-Hydrocortison- oder Betamethasonvalerianat-Lotion, eventuell für kurze Zeit eine 0,05%ige Clobetasolpropionat-Lösung appliziert.

GESICHT Die Therapie ist problematisch; die Lokalbehandlung mit steroidfreien Präparaten, wie Ketokonazol-Creme, ist nicht immer erfolgreich. In den Vereinigten Staaten bevorzugt man 1–2,5%ige Hydrocortisonazetat-Creme 2x täglich mit oder ohne Vioform. Die längerdauernde Anwendung fluorierter Kortikosteroide ist wegen der Nebenwirkungen zu vermeiden (Teleangiektasien, Erythem und periorale Dermatitis), die aber auch mit Hydrocortisonazetat auftreten können. Ketokonazol-Cremen und 3% Schwefel mit 2% Salicylsäure in einer Basis vom Typ der Öl-in-Wasser-Emulsion sind Alternativen zu lokalen Kortikosteroiden oder können in Kombination mit diesen zur Behandlung chronischer resistenter Läsionen, besonders im Gesicht und an der Brust, verwendet werden.

INTERTRIGINÖSE AREALE Solutio Castellani ist bei nässender Dermatitis der Körperfalten oft sehr effektiv, ist aber wegen der intensiven Verfärbung problematisch.

Oral Die Wirksamkeit von oralem Ketokonazol bei der Behandlung der seborrhoischen Dermatitis wurde in kontrollierten randomisierten Doppelblindstudien nachgewiesen. Die seborrhoische Dermatitis ist jedoch keine anerkannte Indikation für orale Ketokonazol-Langzeittherapie, hauptsächlich wegen der möglichen Nebenwirkungen. In besonders schweren, therapieresistenten Fällen wird durch orale Behandlung mit Isotretinoin (0,5 bis 1 mg/kg Körpergewicht) wahrscheinlich über die Inhibition der Seborrhoe eine lang anhaltende Remission erzielt. Die Indikation ist jedoch restriktiv zu stellen.

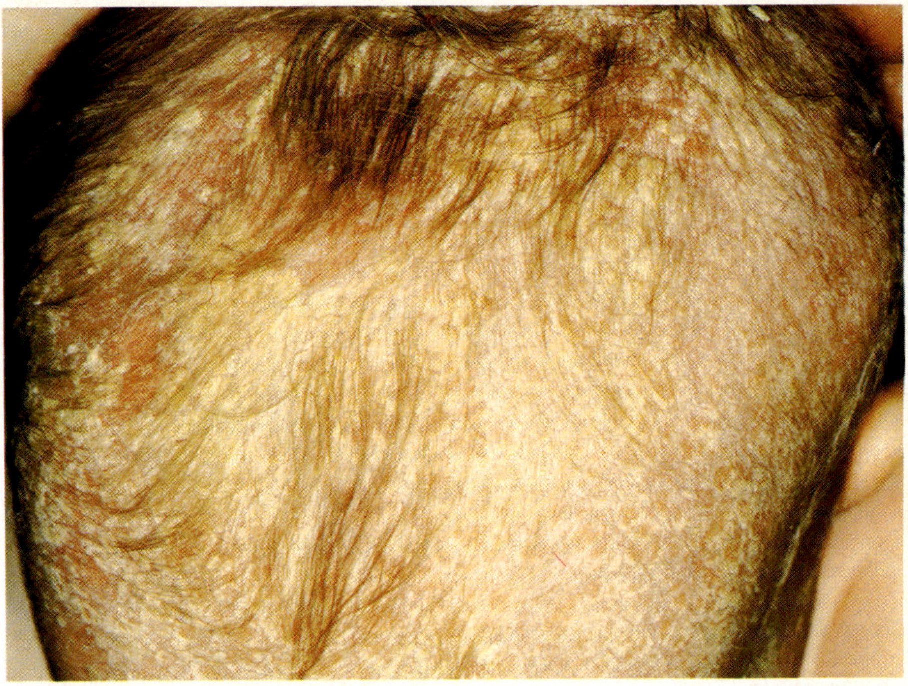

Abb. 28 Dermatitis seborrhoides infantum (»Gneis«).

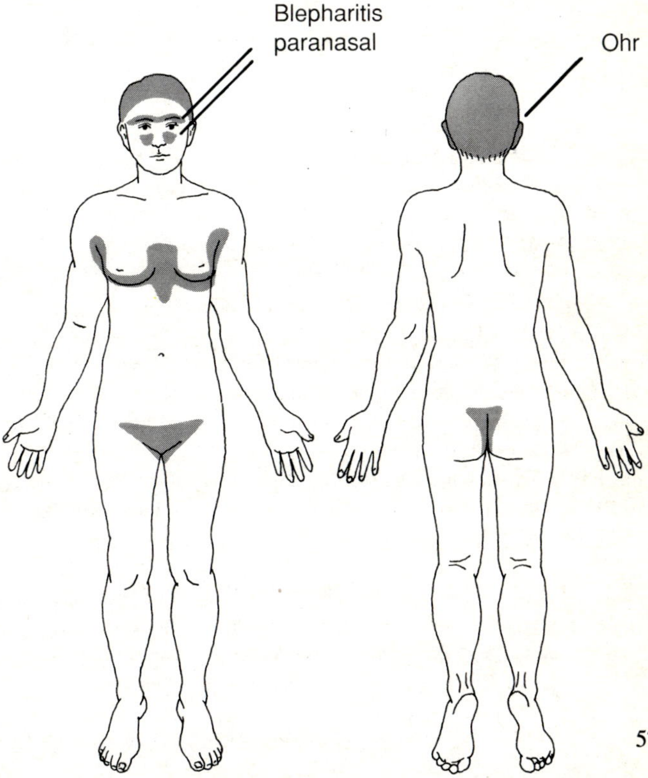

Abb. VI Seborrhoische Dermatitis

Pityriasis Rosea

Dieses Exanthem mit makulo-papulösen, hellroten, feinlamellär schuppenden (griech. pityron »Kleie«) Effloreszenzen kommt vornehmlich am Stamm vor und ist möglicherweise infektiöser Natur.

EPIDEMIOLOGIE

Alter 10 bis 35 Jahre.

Häufigkeit 2 % der ambulanten dermatologischen Patienten.

Dauer der Läsionen Tage. Eine Plaque primaire (siehe Abb. 29 bei 2 Uhr) geht dem exanthematischen Stadium voraus, das sich während der darauffolgenden ein bis zwei Wochen entwickelt (Abb. 29).

Hautsymptome Juckreiz – fehlend, gering oder stark.

KLINISCHE UNTERSUCHUNG

Hautläsionen

TYPISCHE EFFLORESZENZEN

Plaque primaire (80 % der Patienten), 2 bis 5 cm im Durchmesser, scharf begrenzt, lachsrot, fein schuppend.

Exanthem Kleine, sehr flache, ovale Plaques und Papeln mit feiner Schuppung und typischer peripherer Schuppenkrause (»Collerette«, Abb. 30)

FARBE Lachsfarben oder bräunlich-rötlich.

FORM Oval.

ANORDNUNG Verstreute, einzelstehende Läsionen.

VERTEILUNG Die Effloreszenzen sind üblicherweise auf den Stamm und die proximalen Extremitäten beschränkt und so angeordnet, daß ihre Längsachsen den Spaltlinien der Haut folgen (»Weihnachtsbaum-Verteilung«, siehe Abb. VII).

DIFFERENTIALDIAGNOSE

Arzneimittelexantheme (z. B. Captopril), *sekundäre Syphilis* (Spirochätennachweis und serologische Untersuchung!), *Psoriasis guttata* (hat keine periphere Schuppenkrause), *Erythema migrans* mit Sekundärläsionen.

DERMATOPATHOLOGIE

Unspezifisch.

VERLAUF

Spontanheilung innerhalb von 6 bis 12 Wochen oder weniger. Wenn die Eruption länger als 6 Wochen besteht, sollte eine Hautbiopsie gemacht werden, um eine Parapsoriasis auszuschließen.

BEHANDLUNG

Der Pruritus kann durch UVB-Bestrahlung kontrolliert werden, wenn mit der Therapie in der ersten Woche des Exanthems begonnen wird. Die Behandlung besteht aus 5 aufeinanderfolgenden Expositionen, beginnend mit 80 % der minimalen Erythemdosis und mit einer Steigerung von 20 % bei jeder weiteren Exposition. Lokale Kortikosteroide.

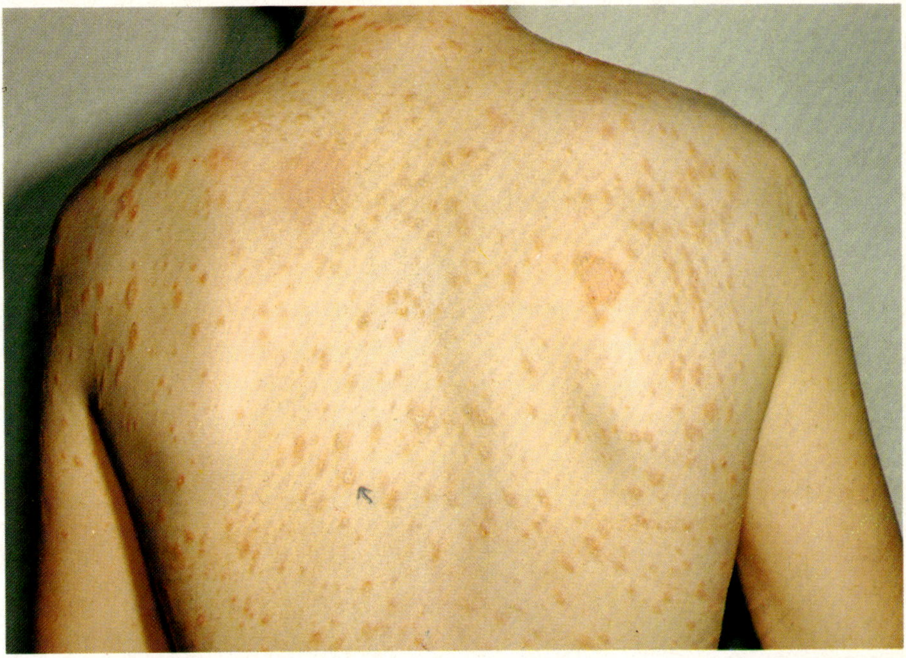

Abb. 29 **Pityriasis rosea.** Beachte die Plaque primaire über der rechten Scapula, die dem generalisierten exanthematischen Stadium vorausgeht. Die Längsachsen der Läsionen folgen den Spaltlinien der Haut (»Weihnachtsbaum-Verteilung«).

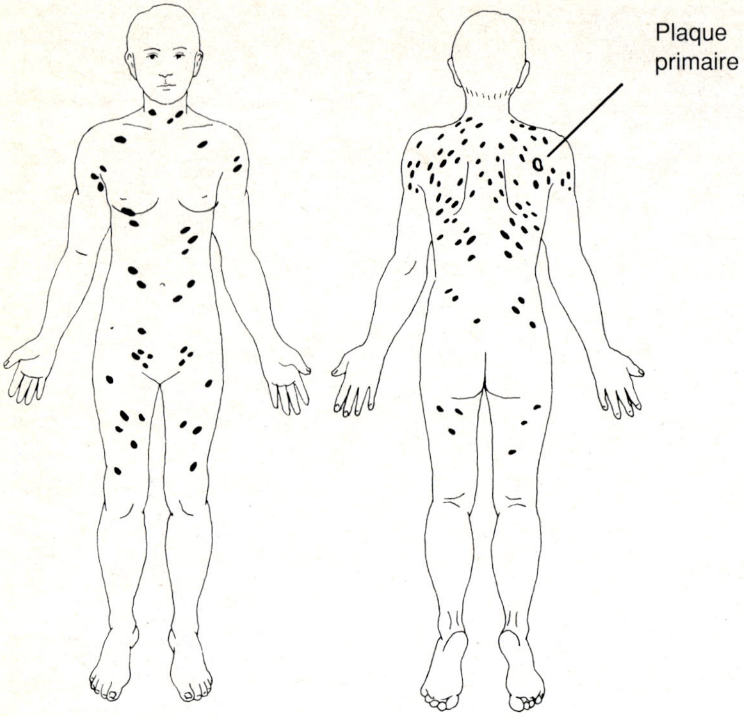

Abb. VII Pityriasis Rosea.

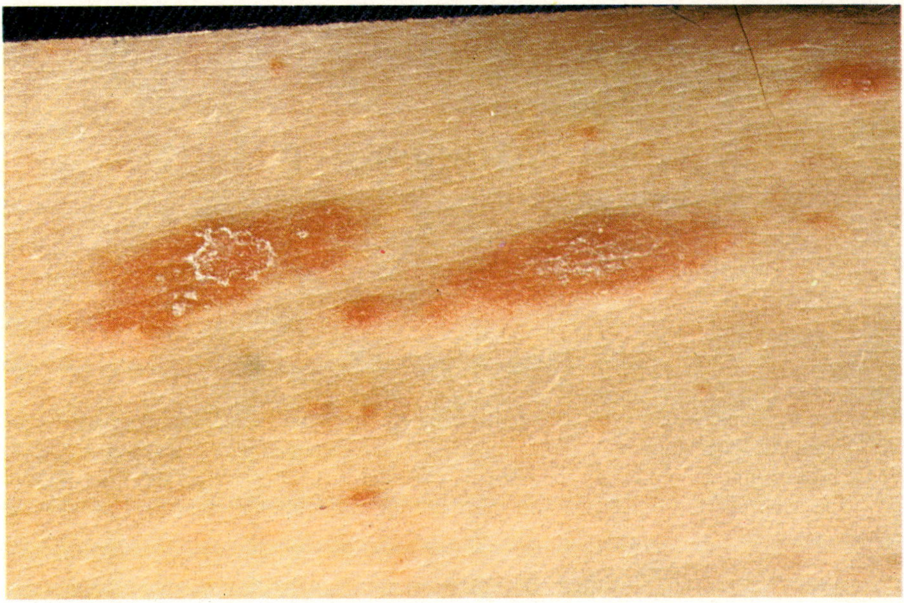

Abb. 30 **Pityriasis rosea.** Die linke Läsion zeigt eine typische periphere colleretteartige Schuppung. Beachte die charakteristische ovale Form der Läsionen.

Sektion 5

Virusinfektionen der Haut

Infektionen mit dem humanen Papillomvirus

Viruswarzen sind gutartige epitheliale Hyperplasien, die durch das menschliche Warzenvirus aus der Papova-Gruppe (Humanes Papillomvirus [HPV]), hervorgerufen werden und sich als Papeln und Plaques manifestieren. Verschiedene Papovaviren sind mehr oder weniger spezifisch für verschiedene klinische Erscheinungsformen (Verruca vulgaris, filiformis, plantaris, Condylomata acuminata).

Verruca vulgaris (siehe Abb. 31)

EPIDEMIOLOGIE UND ÄTIOLOGIE

Alter Schulkinder, die Inzidenz nimmt nach dem 25. Lebensjahr ab.

Geschlecht Häufiger bei Mädchen als Knaben

Ätiologie HPV. Infektionen werden beim Großteil der Bevölkerung durch HPV 1, 2, 3, 4 hervorgerufen, während HPV 5 und 8 vorwiegend bei Patienten mit Epidermodysplasia verruciformis (seltene genetisch determinierte Dermatose) vorkommen (onkogenes Potential).

Andere Faktoren Die Infektion erfolgt in kleinen (Elternhaus) oder großen (Schule, Turnsaal) Gruppen. Die Viren der Verruca vulgaris und des Condyloma acuminatum unterscheiden sich durch distinkte Antigeneigenschaften. Die Verruca vulgaris kommt in seltenen Fällen auch am Penisschaft vor. Bei immunsupprimierten Patienten findet man solche Infektionen häufiger und extensiver.

KLINISCHE UNTERSUCHUNG

Hautläsionen

TYPISCHE EFFLORESZENZEN
Harte Papeln, 1 bis 10 mm oder selten größer, hyperkeratotische, zerklüftete Oberfläche mit Vegetationen.

FARBE Hautfarben, charakteristische rötlich-braune Pünktchen (thrombosierte Kapillarschlingen), mit der Handlupe sichtbar (Abb. 31 bei der 11 Uhr – 12 Uhr -Position).

FORM Rund oder polyzyklisch

ANORDNUNG Isolierte Läsion oder multiple einzelstehende Läsionen, gelegentlich Konfluenz.

PRÄDILEKTIONSSTELLEN Traumatisierte Körperstellen – Hände, Finger, Knie.

SONDERFORM Verruca filiformis. Fadenförmig ausgezogen mit schmaler Basis, besonders im Gesicht.

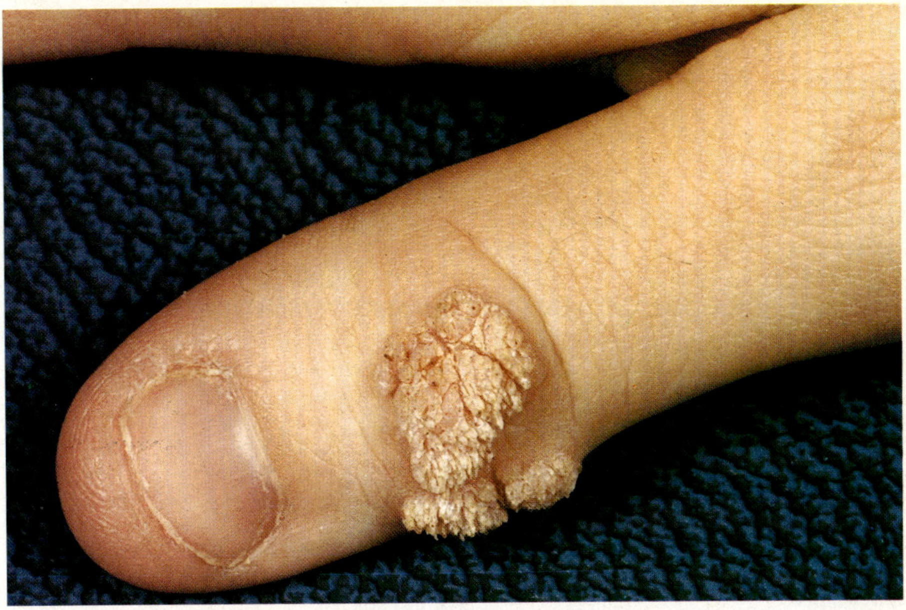

Abb. 31 **Verruca vulgaris.** Großer verruköser Knoten mit Vegetationen (multiple konische Auswüchse). Beachte die charakteristischen thrombosierten Kapillarschlingen bei 11 Uhr.

DIFFERENTIALDIAGNOSE

Die rötlich-braunen Punkte sind ein pathognomonisches diagnostisches Merkmal und können am besten nach Applikation eines Tropfens Paraffinöl mit einer 7x–10x Handlupe dargestellt werden. *Seborrhoische Warze*, *Molluscum contagiosum*.

THERAPIE

Für kleine Läsionen: 10% Salicylsäure und Milchsäure in Kollodium.
Für große Läsionen: 40 % Salicylsäurepflaster für eine Woche, dann Anwendung von Salicylsäure-Milchsäure in Kollodium.
Exkochleation in Lokalanästhesie.
Flüssiger Stickstoff 10 bis 30 Sek. für flache Läsionen oder Elektrokaustik.
Laserchirurgie.

Verruca plantaris (siehe Abb. 32)

EPIDEMIOLOGIE

Alter 5 bis 25 Jahre, kann aber in jedem Alter auftreten.

Geschlecht Präferenz des weiblichen Geschlechts.

Andere Faktoren Trauma spielt eine Rolle, da Läsionen oft an Druckstellen oder nach Verletzungen (Stich!) auftreten.

KLINISCHE UNTERSUCHUNG

Hautläsionen

TYPISCHE EFFLORESZENZEN Frühe Läsionen sind kleine, glänzende, scharf begrenzte Papeln, daraus entsteht eine Plaque mit rauher, hyperkeratotischer Oberfläche, die oft mit einer kallusartigen Hyperkeratose bedeckt ist.

FARBE Hautfarben. Um die diagnostischen rotbraunen Punkte darzustellen, muß bei vielen plantaren Warzen die oberflächliche Hyperkeratose mit dem Skalpell abgetragen werden.

PALPATION Eventuell starke Druckempfindlichkeit, besonders bei akut auftretenden Warzen.

VERTEILUNG *Ausdehnung*. Üblicherweise eine, aber es können wenige oder viele sein; konfluierend (Mosaikwarzen).

Lokalisation Druckstellen, über den Metatarsalköpfchen, Fersen, Zehen.

DIFFERENTIALDIAGNOSE

Clavus, Schwiele, Fremdkörper.

THERAPIE

Wenn asymptomatisch, keine Behandlung, da sich Verrucae plantares auch spontan zurückbilden können.
Auf keinen Fall exzidieren (Rezidive mit schmerzhaften Narben).
40 %iges Salicylsäurepflaster für eine Woche, dann flüssiger Stickstoff oder Salicylsäure-Milchsäure in Kollodium.
Hyperthermie durch Fußbäder mit heißem Wasser für eine halbe bis Dreiviertelstunde, zwei- bis dreimal wöchentlich, insgesamt sechzehn Behandlungen, ist gelegentlich erfolgreich, da das Warzenvirus thermolabil ist.
Druckentlastung mit Metatarsalpolster.
Kryochirurgie (schmerzhaft).
Laserchirurgie.
Elektrokaustik.
Bestrahlungstherapie ist kontraindiziert.

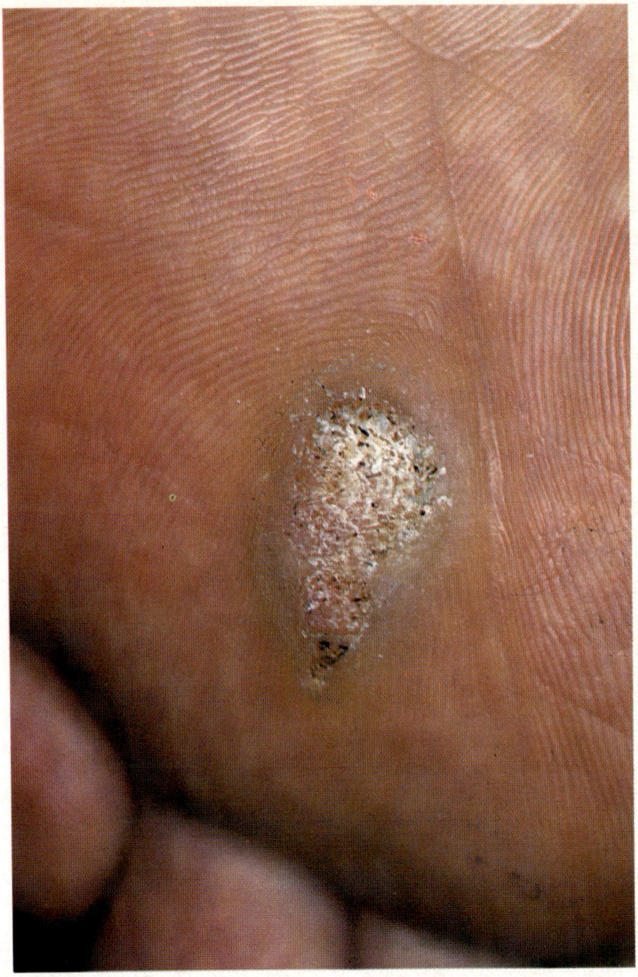

Abb. 32 Verruca vulgaris (plantaris). Beachte die thrombosierten Kapillaren innerhalb der hyperkeratotischen Plaque. Diese erleichtern die Unterscheidung dieser Verruca plantaris von einem Clavus, der einen zentralen hyperkeratotischen Pfropf hat und von einer Schwiele, die normale Hautzeichnung aufweist.

Verruca plana (flache Warze) (siehe Abb. 33)

EPIDEMIOLOGIE

Alter Kleine Kinder, aber auch Erwachsene.

Geschlecht Bei kleinen Kindern keine Geschlechtspräferenz, bei Erwachsenen überwiegen Frauen.

KLINISCHE UNTERSUCHUNG

Hautläsionen
TYPISCHE EFFLORESZENZEN
Papeln (1 bis 5 mm), flache Oberfläche. Die Dicke der Läsion ist 1 bis 2 mm (Abb. 33).
FARBE Hautfarben, leicht bräunlich oder rötlich.
FORM Rund, oval, polygonal, linear (Inokulation des Virus durch Kratzen).
VERTEILUNG Immer zahlreiche, nahe beisammenliegende Einzelläsionen.
PRÄDILEKTIONSSTELLEN Gesicht, Handrücken, Schienbeine.

THERAPIE

Aggressive und destruktive Behandlungsmodalitäten sind zu vermeiden, da die Läsionen zur spontanen Abheilung neigen, manchmal nur durch Suggestion.
0,5% Vitamin-A-Säurecreme 1xtäglich während mehrerer Wochen
Vorsichtige Kryotherapie oder Elektrokaustik.

Condylomata acuminata
Siehe Seite 402.

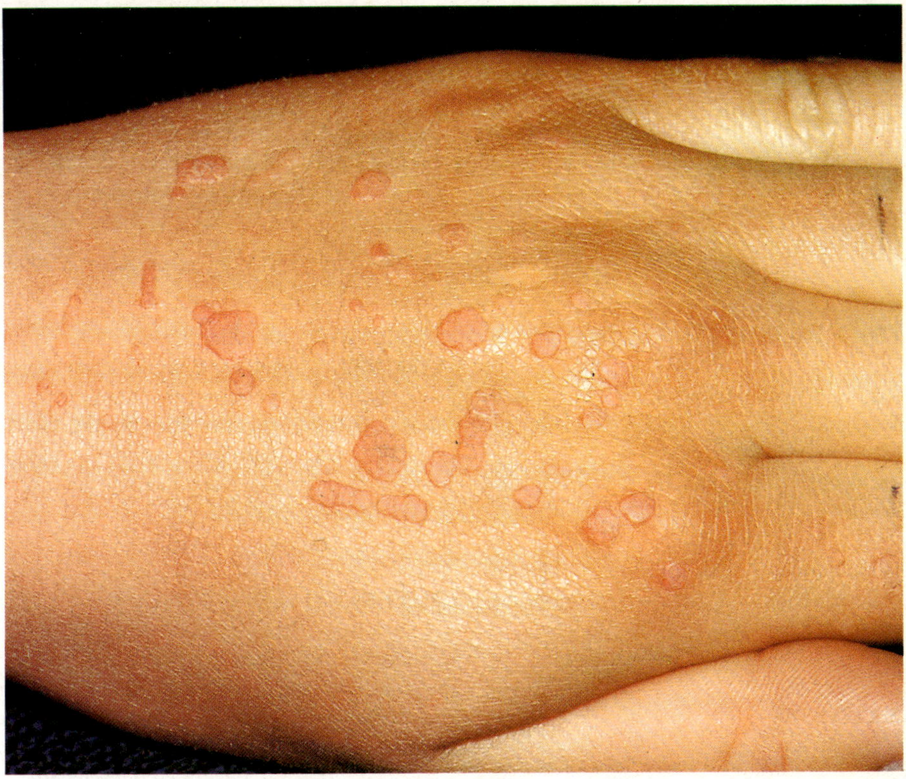

Abb. 33 Verrucae planae (flache Warzen). Beetförmige, flache Papeln. Die lineare Anordnung in der unteren Bildhälfte ist auf Autoinokulation zurückzuführen.

Molluscum contagiosum

Es handelt sich um einzelstehende, genabelte, perlweiße Papeln, die durch ein Virus der Pox-Gruppe hervorgerufen sind und sowohl bei Kindern als auch bei Erwachsenen vorkommen.

EPIDEMIOLOGIE

Alter Kinder, Erwachsene (oft sexuell übertragen).

Geschlecht Präferenz für das männliche Geschlecht.

Risikofaktoren HIV-Infizierte können Hunderte kleine oder auch riesige Mollusca im Gesicht haben.

ANAMNESE

Dauer der Läsionen Entwicklung innerhalb von 2 bis 3 Monaten.

Hautsymptome Keine; Juckreiz bei Sekundärinfektion oder bei spontaner Abheilung.

KLINISCHE UNTERSUCHUNG

Hautläsionen

TYPISCHE EFFLORESZENZEN
Papeln (1 bis 2 mm Durchmesser), seltener größere Knötchen (5 bis 10 mm, siehe Abb. 34). Hunderte von Läsionen findet man bei HIV-infizierten Patienten (siehe Abb. 232).
FARBE Perlweiß oder hautfarben.
FORM Rund, oval, halbkugelig, genabelt (siehe Abb. 35).
ANORDNUNG Kann linear sein.
VERTEILUNG Isolierte Einzelläsionen oder Aussaat multipler einzelstehender Läsionen.
PRÄDILEKTIONSSTELLEN Hals, Stamm, Anogenitalbereich, Augenlider. Multiple Mollusca im Gesicht sollten den Verdacht auf eine HIV-Infektion erwecken.

DIFFERENTIALDIAGNOSE

Keratoakanthom (zentraler Hornpfropf); *Basaliom* (hart, Teleangiektasien). Bei HIV-infizierten Individuen kann es zu einer kutanen Aussaat von *Histoplasma capsulatum* oder *Cryptococcus neoformans* mit molluscumartigen Papeln im Gesicht kommen.

LABORUNTERSUCHUNGEN

Die mikroskopische Untersuchung des halbfesten Inhalts des Molluscums, der durch Expression gewonnen und nach Giemsa gefärbt wird, zeigt typische Einschlußkörperchen, die sogenannten »Molluscumkörperchen«.

THERAPIE

Flüssiger Stickstoff 10 bis 15 Sek.; Excochleation nach Chloräthylspray.
Vorsichtige Elektrodesikkation.

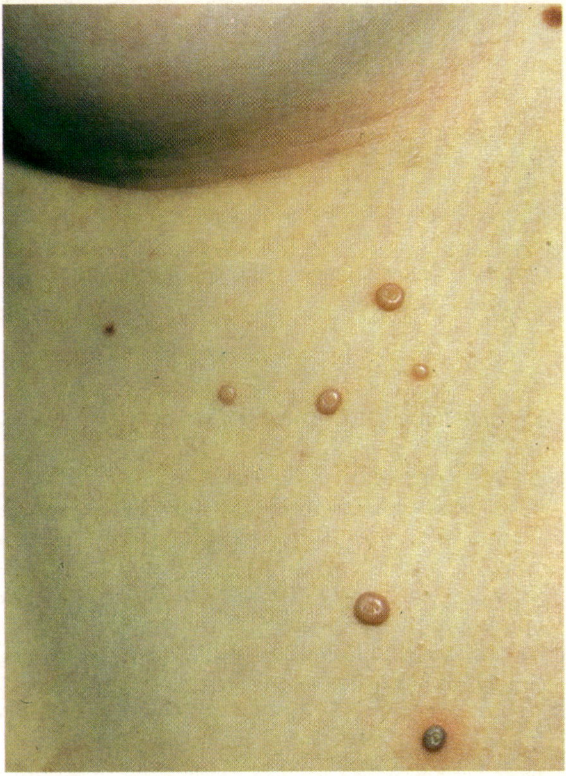

Abb. 34 Molluscum contagiosum. Einzelstehende, solide, hautfarbene Papeln, 1 bis 2 mm im Durchmesser, mit zentraler Nabelung.

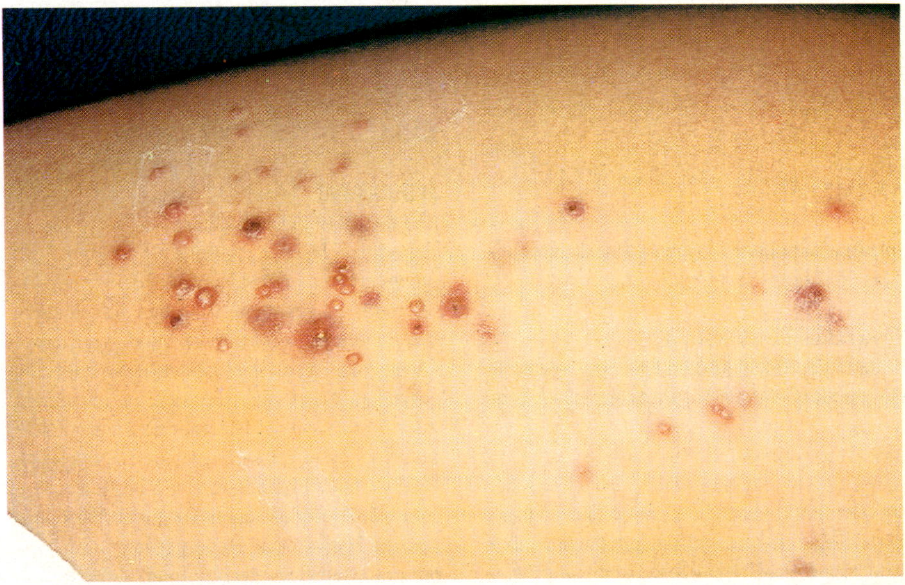

Abb. 35 Molluscum contagiosum. Multiple verstreute, einzelstehende Läsionen, von denen manche entzündet sind.

Extragenitale Herpes-simplex-Virusinfektion

Die extragenitale Herpes-simplex-Virus- (HSV) Infektion, ob primär oder rezidivierend, ist klinisch charakterisiert durch gruppierte Bläschen auf erythematösem Grund, die auf verhornter Haut oder auf der Schleimhaut auftreten.

Synonyme: Herpes, Herpes simplex, Herpes febrilis, Herpes labialis, herpetische Paronychie, Fieberblase, Gletscherblase.

EPIDEMIOLOGIE UND ÄTIOLOGIE

Alter Am häufigsten bei jungen Erwachsenen, Altersbereich zwischen Säuglings- und Greisenalter.

Ätiologie HSV Typ 1 ist wesentlich häufiger als Typ 2. Herpetische Paronychie bei Patienten unter 20 Jahren meist HSV Typ 1, über 20 Jahre meist durch HSV Typ 2.

Übertragung Gewöhnlich durch Haut/Haut, Haut/Schleimhaut, Schleimhaut/Hautkontakt. Der Herpes »gladiatorum« wird durch Haut-zu-Hautkontakt bei Ringern übertragen.

Auslösende Faktoren für Rezidive Herpes labialis: UV-Bestrahlung, Menstruation, Fieber, Erkältungen, »Stress«.

ANAMNESE

Inkubationsdauer Für Primärinfektion 2 bis 20 (durchschnittlich 6) Tage.

Systematische Einteilung

PRIMÄRER HERPESSIMPLEX In vielen Fällen verläuft die HSV-Primärinfektion symptomlos oder mit nur geringfügigen Symptomen. Der symptomatische primäre Herpes ist selten und ist charakterisiert durch Bläschen am Ort der Inokulation, regionale Lymphadenopathie, manchmal begleitet von Fieber, Kopfschmerzen, Krankheitsgefühl und Muskelschmerzen. Die Allgemeinsymptome erreichen ihr Maximum innerhalb der ersten 3 bis 4 Tage nach dem Auftreten der Effloreszenzen und bilden sich während der nächsten 3 bis 4 Tage wieder zurück. Die primäre herpetische Gingivostomatitis ist die häufigste Primärmanifestation bei Kindern. Sie verläuft als schwere, schmerzhafte, ulzeröse Stomatitis mit Hypersalivation, Lymphadenopathie und Fieber. Bei Erwachsenen ist die häufigste Primärinfektion die analog verlaufende Vulvovaginitis herpetica (siehe Seite 410) durch HSV Typ 2.

REZIDIVIERENDER HERPES SIMPLEX Prodrome, wie Kribbeln, Jucken oder Brennen, gehen meistens sichtbaren Hautveränderungen etwa 24 Stunden voraus. Systemische Symptome fehlen gewöhnlich.

KLINISCHE UNTERSUCHUNG

Hautbefund

TYPISCHE EFFLORESZENZEN

Primärer Herpes simplex Beginn mit einem erythematösen Herd, auf dem gruppierte, klare, oft genabelte Bläschen aufschießen, die vereitern, eintrocknen und verkrusten (Abb. 36). Wenn die Blasendecke einreißt, entstehen Erosionen, die sich zu nässenden oder verkrusteten Ulzerationen entwickeln können. Diese scharf begrenzten epithelialen Defekte heilen innerhalb von 2 bis 4 Wochen, oft unter Hinterlassung einer postinflammatorischen Hypo- oder Hyperpigmentation, selten mit atropher Narbenbildung. Gelegentlich

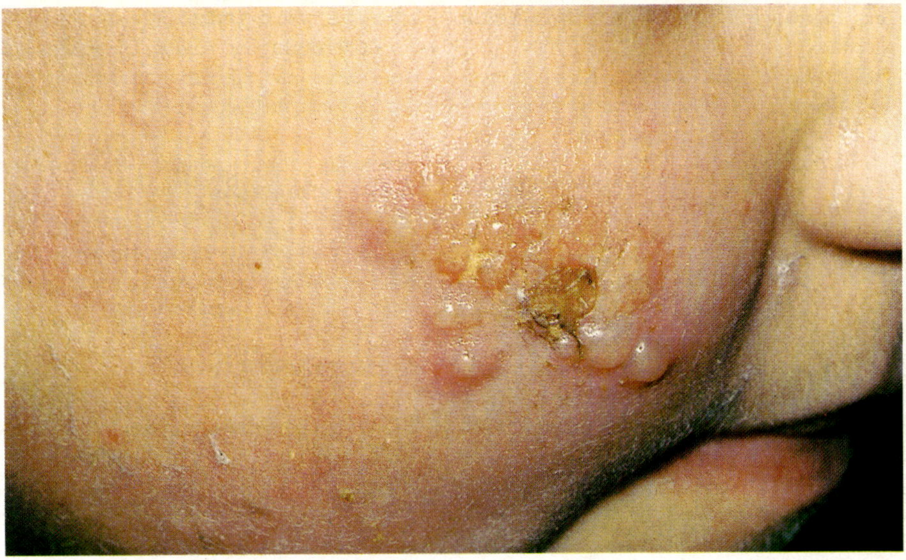

Abb. 36 **Herpes simplex.** Rezidivierender Herpes simplex. Gruppierte Bläschen (herpetiform) auf erythematöser Basis mit Verkrustung.

kann die gesamte Zirkumferenz des Mundes befallen sein.

Gingivostomatitis herpetica. Akut verlaufend, vor allem bei Kindern. Lippen und Mundschleimhaut gerötet, geschwollen, übersät von multiplen, zum Teil konfluierenden, wie ausgestanzten, 0,5 bis 2 mm großen Ulcera mit nekrotischer Basis. Extreme Schmerzhaftigkeit, Hypersalvation, bilaterale regionale Lymphadenopathie, Fieber, Krankheitsgefühl.

Rezidivierender Herpes Die Läsionen sind der Primärinfektion ähnlich, aber nicht so ausgeprägt. Oft ist eine 1 bis 2 cm große erythematöse Plaque von Bläschen besetzt. Abheilung innerhalb von 1 bis 2 Wochen. Keine Allgemeinsymptomatik.

ANORDNUNG Herpetiform, also gruppierte Bläschen (Abb. 36).

VERTEILUNG Kann an jeder beliebigen Stelle der Haut oder Schleimhaut auftreten. Am häufigsten betroffen sind Perioralregion, Wangen, Nasenspitze, Fingerendglied (herpetische Paronychie), sakral (hier meist Typ 2, siehe Seite 410). Bei periokulärer Lokalisation muß die Cornea untersucht werden. Der Herpes »gladiatorium« ist an Kopf, Nacken oder Schulter lokalisiert.

SCHLEIMHÄUTE Die Mundschleimhaut ist üblicherweise nur bei der primären HSV-Infektion befallen. Vereinzelte oder multiple Bläschen, die rasch platzen und Erosionen hinterlassen, können an jeder beliebigen Stelle des Oropharynx sehr zahlreich auftreten. Gingivitis mit starker Schmerzempfindlichkeit, Ödem, Sialorrhoe und livider Verfärbung. Gesicherte Fälle von rezidivierendem intraoralen Herpes simplex sind selten.

Eczema herpeticatum (siehe Sektion 14).

Herpes simplex vegetans (chronisches herpetisches Geschwür) Unaufhaltsam fortschreitende ulzeröse Form des Herpes bei immunosupprimierten Patienten und Patienten mit HIV-Infektion (siehe Sektion 17).

Allgemeinbefunde Die symptomatische primäre herpetische Gingivostomatitis geht oft mit Fieber einher. Der rezidivierende Herpes simplex ist gewöhnlich afebril.

PRIMÄRER HERPES Die regionalen Lymphknoten sind vergrößert, derb, nicht fluktuierend und druckschmerzhaft; üblicherweise einseitig. Symptome einer aseptischen Meningitis: Kopfschmerzen, Fieber, Nackensteifigkeit. Liquor cerebrospinalis: Pleozytose mit normalem Zuckergehalt, HSV-Kultur positiv.

REZIDIVIERENDER HERPES Kann mit einer regionalen Lymphadenitis einhergehen; gelegentlich Neuritis im entsprechenden Nervenausbreitungsgebiet.

DIAGNOSE UND DIFFERENTIALDIAGNOSE

Diagnose Die klinische Verdachtsdiagnose kann durch einen Tzanck-Test (akantholytische Riesenzellen), durch »Negative Stain« mittels Elektronenmikroskopie und durch die Kultur verifiziert werden.

Differentialdiagnose *Primäre intraorale HSV-Infektion:* Stomatitis aphthosa, Hand-foot-mouth-disease, Herpangina, Erythema multiforme. *Rezidivierende Läsionen:* Fixes Arzneimittelexanthem.

LABOR- UND SPEZIALUNTERSUCHUNGEN

Tzanck-Test (Abb. 37) Ein dünner Ausstrich von Flüssigkeit aus einem intakten Bläschen auf einem Objektträger wird getrocknet und nach Giemsa oder Wright gefärbt. Positiver Befund, wenn akantholytische Riesenzellen oder vielkernige Riesenkeratinozyten gefunden werden. Positiv in 75% der Frühfälle sowohl bei primärem als auch rezidivierendem Herpes simplex.

Dermatopathologie Ballonierende und retikuläre Degeneration der Epidermis, intraepidermale gekammerte Bläschen. Akanthose, intranukleäre Einschlußkörperchen, vielkernige Riesenkeratinozyten.

Elektronenmikroskopie (wenn verfügbar) »Negative Stain« eines Ausstrichs stellt HSV-Partikel dar.

Viruskultur Kulturen sind leicht durchzuführen und weisen HSV innerhalb von 1 bis 10 Tagen nach. HSV kann sowohl aus Bläscheninhalt wie aus Material vom Grund von Erosionen kultiviert werden. Die Kultur muß im Frühstadium der Eruption und vor Acyclovir-Behandlung durchgeführt werden.

Serologie Eine primäre HSV-Infektion kann durch den Nachweis der Serokonversion diagnostiziert werden. Rezidivierender Herpes kann ausgeschlossen werden, wenn keine HSV-Antikörper nachgewiesen werden.

PATHOPHYSIOLOGIE

Die Übertragung und primäre Infektion mit HSV erfolgt durch engen Kontakt mit einer Person, die das Virus an der Körperoberfläche, an der Schleimhaut oder durch Sekrete ausscheidet. Das HSV wird bei Zimmertemperatur rasch inaktiviert. Tröpfeninfektion oder Übertragung über Gegenstände ist unwahrscheinlich. Die Infektion erfolgt durch Inokulation auf Schleimhäute oder in minimale Hautverletzungen. Im Anschluß an eine symptomatische oder asymptomatische Primärinfektion aszendiert das HSV vom Ort der Inokulation entlang der peripheren sensiblen Nerven und befällt die sensiblen oder autonomen Nervenwurzelganglien, wo es zu einer latenten Infektion führt. Rezidive treten nach »Aktivierung«, Virusreplikation in den Nervenzellen und Wanderung des Virus entlang der Nervenbahnen zur Haut/Schleimhaut auf und können klinisch sowohl symptomatisch als asymptomatisch verlaufen.

VERLAUF UND PROGNOSE

Rezidive von HSV werden im Lauf der Zeit meist seltener. Das Eczema herpeticatum (siehe Sektion 14) kann als Komplikation einer atopischen Dermatitis, Keratosis follicularis (M. Darier) und von zweit- bis drittgradigen Verbrennungen auftreten. Bei Patienten mit Immundefizienz sind sowohl kutane und systemische Dissemination von HSV (siehe Sektion 17) wie auch ein Übergang in den Herpes simplex vegetans möglich (siehe Sektion 17). Als Komplikation kann 1 bis 2 Wochen

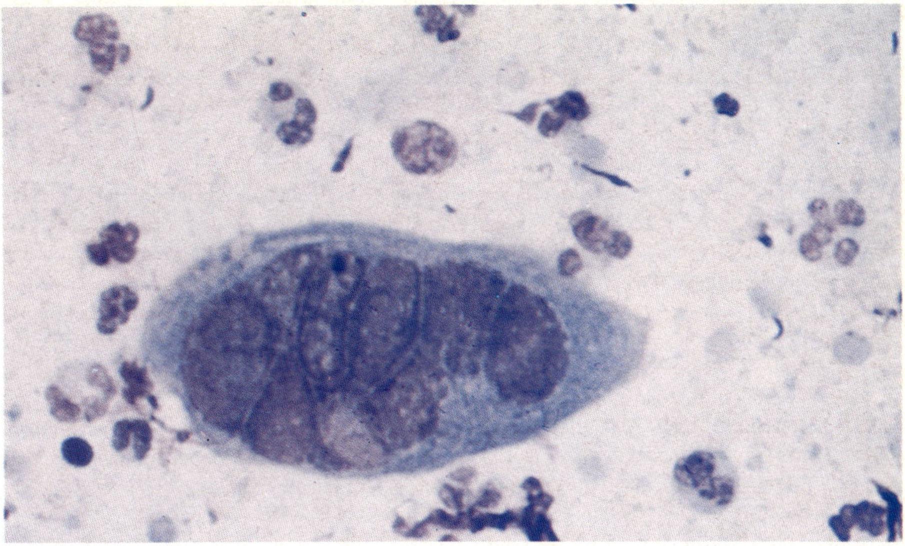

Abb. 37 Tzanck-Test. Im Ausstrich findet man nach Giemsa-Färbung vielkernige epidermale Riesenzellen (dankenswerterweise überlassen von Dr. Arthur R.Rhodes).

nach Ausbruch eines Herpes ein Erythema multiforme auftreten.

THERAPIE

Erste klinische Episode des Herpes simplex Acyclovir 200 mg p. o. 5x täglich für 7 bis 10 Tage oder bis zur klinischen Abheilung.

Bei hospitalisierten Patienten Patienten mit schwerem Krankheitsverlauf oder Komplikationen müssen hospitalisiert werden. Behandlung mit Acyclovir 5 mg/kg Körpergewicht i.v. alle 8 Stunden über 5 bis 7 Tage oder bis zur klinischen Abheilung.

Lokalbehandlung Pasten mit antibakterieller (Verhinderung der bakteriellen Superinfektion) und Kortikosteroid-(Unterdrückung der entzündlichen Reaktion) Komponente eignen sich am besten. Acyclovir-Salben oder -Cremes sind nur an der Schleimhaut, nicht aber an der Haut wirksam.

Rezidive Rezidive werden durch eine einmalige Acyclovir-Behandlung nicht verhindert. Bei schweren Verlaufsformen kann Acyclovir zu Beginn der Prodrome oder innerhalb von zwei Tagen nach Auftreten der Effloreszenzen den Verlauf günstig beeinflussen (= Reduktion des Schweregrades und Verkürzung des Verlaufs, eventuell Unterdrückung der vollen Eruption). Acyclovir 200 mg p. o. 5x täglich über 5 Tage oder Acyclovir 800 mg p. o. 2x täglich über 5 Tage.

Prophylaktische Langzeitbehandlung Tägliche prophylaktische Acyclovir-Behandlung reduziert die Häufigkeit von Rezidiven um mindestens 75 % bei Patienten mit häufigen (mehr als 6 pro Jahr) Rezidiven. Nach einem Jahr kontinuierlicher täglicher suppressiver Therapie sollte die Gabe von Acyclovir unterbrochen werden, um die Rezidivhäufigkeit ohne Therapie beurteilen zu können.
Acyclovir 200 mg p.o. 2 bis 3x täglich.

Herpes bei HIV-infizierten Patienten Weder die Notwendigkeit noch eine entsprechend höhere Dosierung von Acyclovir ist bisher eindeutig nachgewiesen. Patienten mit Herpes genitalis, die nicht auf die empfohlene Dosis von Acyclovir ansprechen, behandelt man mit einer höheren oralen Dosis oder mit intravenösem Acyclovir oder bei Infektion mit einem resistenten HSV-Stamm mit intravenösem Foscarnet (Nebenwirkungen: genitale Ulzerationen).

Herpes zoster

Der Herpes zoster ist eine akute lokalisierte Infektion mit dem Varicella-zoster-Virus (VZV) bei Menschen, die bereits eine latente oder symptomatische (Varizellen) VZV-Infektion hinter sich haben. Die Reaktivierung des latenten VZV in Ganglienzellen oder VZV-Superinfektion führt zu charakteristischen einseitigen Schmerzen und einer vesikulösen oder bullösen Eruption im Bereich eines Dermatoms, das von dem korrespondierenden sensiblen Ganglion innerviert wird.

EPIDEMIOLOGIE UND ÄTIOLOGIE

Alter In der Mehrzahl der Fälle sind die Patienten über 50 Jahre alt, weniger als 10 % sind jünger als 20 Jahre.

Geschlecht und Rasse Keine Unterschiede.

Häufigkeit Jährlich 1,4 bis 3,4 Fälle/ 100 000.

Begünstigende Faktoren Prädisponierende Faktoren sind Immunosuppression, besonders bei lymphoproliferativen Krankheiten und Chemotherapie; lokales Trauma oder Krankheitsprozesse im Bereich der sensiblen Ganglien; hohes Alter; meist jedoch ohne erkennbare Ursache. Die Infektiosität des Zoster beträgt etwa ein Drittel derer von Varizellen; eine Übertragung des VZV von Zoster-Kranken auf empfängliche Kontaktpersonen kann zum Ausbruch von Varizellen führen. Bei HIV-Infizierten ist die Inzidenz des Zoster etwa 8x so hoch wie in der Normalbevölkerung.

ANAMNESE

Dauer der Läsionen Tage bis 2 oder 3 Wochen.

Hautsymptome Schmerzen, Berührungsempfindlichkeit, Parästhesien (Jucken, Kribbeln, Brennen) im Bereich des betroffenen Dermatoms gehen der Eruption um 3 bis 5 Tage voraus.

Die Schmerzen bleiben gewöhnlich während der Dauer der Eruption bestehen, lassen aber im Lauf der Zeit nach. Ein Nervenbefall ist auch ohne Zoster der Haut möglich.

Allgemeinsymptome Krankheitsgefühl, Kopfschmerzen, und Fieber kommen bei etwa 5 % der Patienten vor.

KLINISCHE UNTERSUCHUNG

Hautläsionen

TYPISCHE EFFLORESZENZEN
Papeln (24 Std.) → Vesikeln-Bullae (Abb. 38) (48 Std.) → Pusteln (96 Std.) → Krusten (7 bis 10 Tage). Neue Läsionen treten in Schüben im Verlauf einer Woche auf. Die Bläschen sind gruppiert und innerhalb einer Gruppe gleich alt, Bläschengruppen sind unterschiedlichen Alters und können konfluieren.

FARBE Erythematöse, ödematöse Basis, auf der wasserklare Bläschen aufschießen (Abb. 38), die später hämorrhagisch werden können (Abb. 39).

FORM Das Bläschen bzw. die Blase ist oval oder rund und manchmal genabelt.

ANORDNUNG Zosteriform (dem Dermatom entsprechend) mit herpetiformen Gruppen von Bläschen (Abb. 38, 39).

VERTEILUNG Einseitig.

PRÄDILEKTIONSSTELLEN Thorax (über 50 %), Trigeminusbereich (10 bis 20 %) (Abb. 40), lumbosakral und zervikal (10 bis 20 %). Bei HIV-Infizierten oder massiv Immunsupprimierten kann der Zoster im Bereich mehrerer (benachbarter oder nicht benachbarter) Dermatome auftreten und/oder rezidivieren, selten auch beidseitig sein.

Schleimhäute Bläschen und Erosionen können bei Befall des entsprechenden Derma-

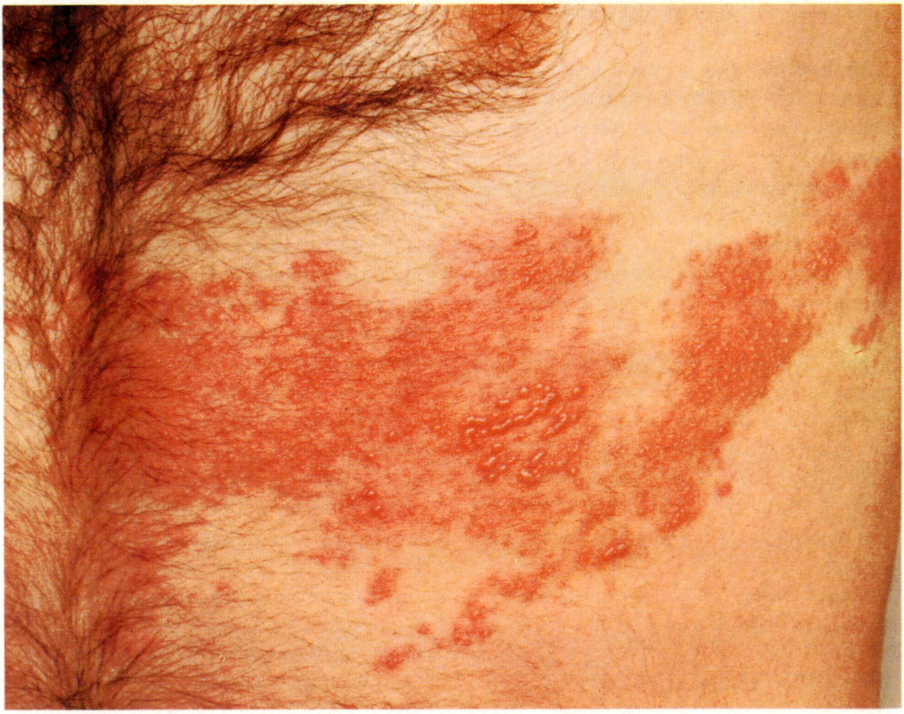

Abb. 38 Herpes zoster im Bereich des Dermatoms T6. Beachte die auf erythematöser Basis aufsitzenden gruppierten, herpetiformen Bläschen.

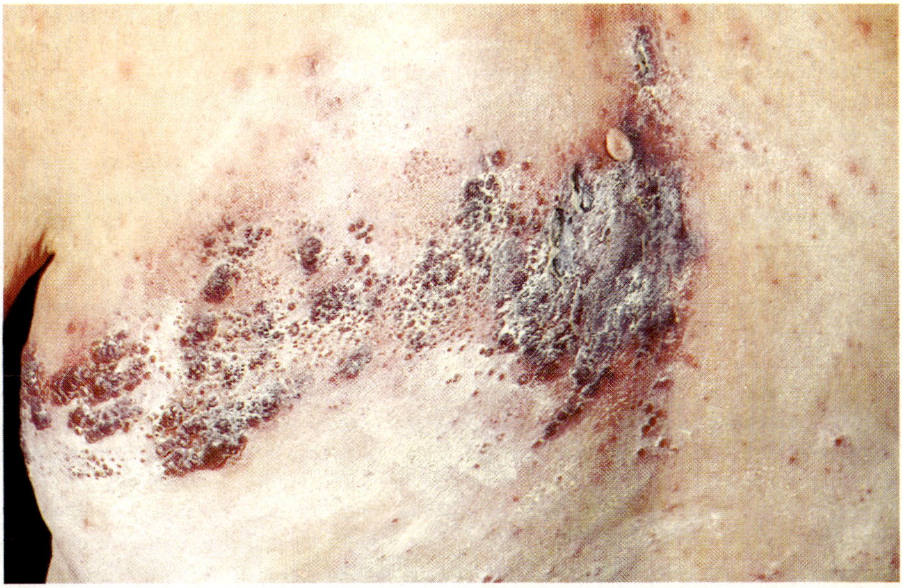

Abb. 39 Herpes zoster im Bereich des Dermatoms T5. Bullöse Läsionen mit Blutung. Diese Komplikation tritt seit der Anwendung von Acyclovir selten auf, wenn mit der Medikation innerhalb der ersten Tage begonnen wird.

toms im Mund, in der Vagina und in der Blase auftreten.

Lymphadenopathie Die regionalen Lymphknoten sind oft vergrößert und druckschmerzhaft.

Sensible und motorische Nervenveränderungen Sensible/sensorische Störungen im Nervenausbreitungsgebiet fast immer, motorische selten vorhanden. Paresen kommen vor.

Ramsey Hunt Syndrom Zoster im Bereich des 7. und 8. Hirnnervs mit Facialisparese und Herpesbläschen am äußeren Ohr oder am Trommelfell.

Auge Beim Zoster ophthalmicus (V/1) ist in einem Drittel der Fälle der nasoziliäre Ast betroffen, wobei Bläschen an der Seite und der Spitze der Nase auftreten (Abb. 40). Meist besteht gleichzeitig damit eine Conjunctivitis und gelegentlich Keratitis, Scleritis und Iritis. Die Beiziehung eines Ophthalmologen ist angezeigt.

Sakraler Zoster Es kann eine hämorrhagische Zystitis vorliegen.

DIFFERENTIALDIAGNOSE

Die prodromalen Zosterschmerzen können eine kardiale, pleurale, pulmonale oder Wirbelsäulenerkrankung vortäuschen. Die Hautveränderungen müssen von einer zosteriformen Herpes-simplex-Eruption differenziert werden, die sich in Verlauf und Prognose unterscheidet. Die Differentialdiagnose zwischen VZV und HSV ist nur durch Viruskultur, nicht aber durch Tzanck-Test oder »Negative Stain« möglich. Auch eine Kontaktdermatitis oder eine umschriebene bakterielle Infektion müssen ausgeschlossen werden.

PATHOPHYSIOLOGIE

Die Varicella-zoster-Viren verursachen das typische Varizellenexanthem. Sie aszendieren über die sensiblen Hautnerven zu den sensiblen Ganglien (latente Infektion). Man nimmt an, daß die humorale und zelluläre Immunität gegenüber dem VZV im Anschluß an die primäre Infektion auf einem niedrigen Niveau bestehen bleibt und, wenn diese Immunität abnimmt, eine Virusreplikation innerhalb der Ganglien stattfindet. Das Virus deszendiert dann entlang der sensiblen Nerven bis in die Haut, was zu Schmerzen im Bereich des betroffenen Dermatoms und den Hautläsionen führt. Da die Neuritis dem Hautbefall vorausgeht, tritt der Schmerz meist vor den typischen Zoster-Effloreszenzen auf.

VERLAUF UND PROGNOSE

Die Bläschen verkrusten, die Krusten fallen nach etwa 2 Wochen ab. Bei schweren Verlaufsformen können die Bläschen hämorrhagisch werden, an der Basis nekrotisieren und zu ausgedehnten und tiefreichenden Nekrosen führen (Zoster gangraenosus). Abheilung mit Narben. Eine Dissemination des Zoster, das heißt eine Aussaat von 20 oder mehr Läsionen außerhalb der betroffenen oder angrenzenden Dermatome, erfolgt bei bis zu 10 % der Patienten, meist bei immunosupprimierten Patienten, Patienten mit lymphoproliferativen Erkrankungen oder Karzinom. Ausgedehnte Dissemination: *Zoster generalisatus*, klinisch eine Kombination von Zoster und Varizellen. Motorische Lähmungen treten bei 5 % der Patienten auf, besonders bei Hirnnervenbefall.

Die Wahrscheinlichkeit einer postherpetischen Neuralgie beträgt bei Patienten über 60 Jahren bis zu 40 %. In einer großen Studie war einen Monat nach Auftreten der Eruption bei 60 % eine postherpetische Neuralgie nachweisbar, nach 3 Monaten hatten noch 24% und nach 6 Monaten 13% der Patienten Schmerzen. Am häufigsten tritt die postherpetische Neuralgie beim Zoster ophthalmicus auf. Sie äußert sich durch dumpfe Schmerzsensationen, unterbrochen von lanzinierenden Schmerzattacken. Therapieresistent, äußerst quälend.

THERAPIE

Bei immunkompetenten Patienten bewirkt Acyclovir, 800 mg p.o. 5x täglich über 7 Tage, eine beschleunigte Heilung, Verhinderung von Nekrosen und Linderung der akuten Schmerzen, wenn es innerhalb von 48 Stunden nach Auftreten desExanthems verabreicht wird. Bei immunosupprimierten Patienten ist Acyclovir intravenös mit rekombinatem Interferon alpha-2a indiziert, um eine Dissemination des Herpes zoster zu verhindern. Postzosterische Neuralgie: In großen kontrollierten Studien bei Patienten über 60 Jahre

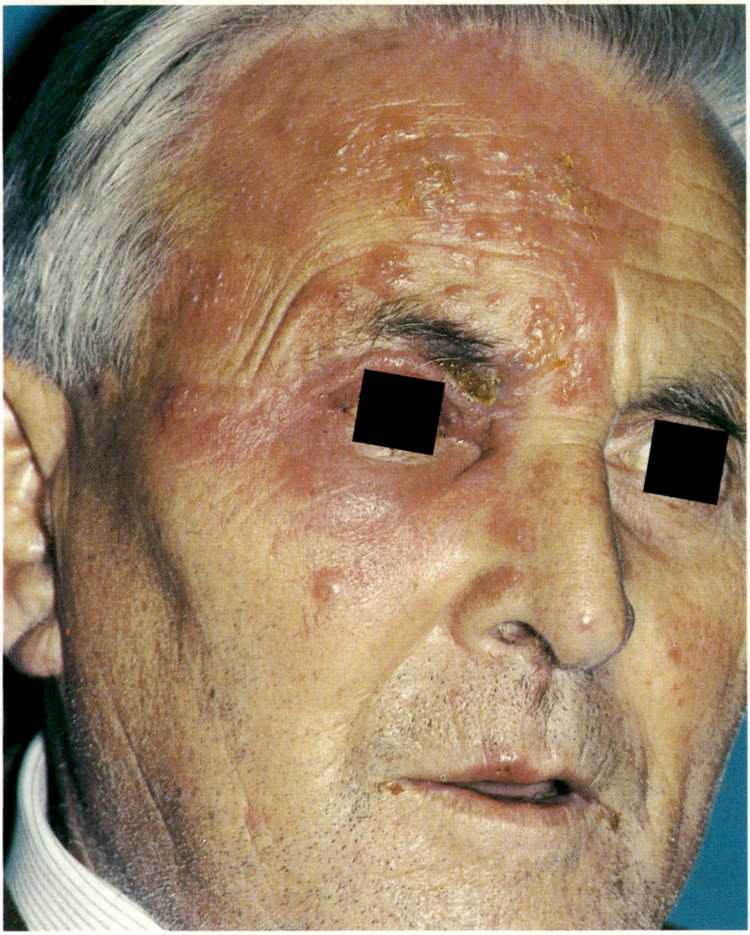

Abb. 40 Herpes zoster im Bereich des V. Hirnnerven. Beachte den Befall an der Nasenspitze, der auf eine Augenbeteiligung hinweisen kann, da das Virus entlang des nasoziliaren Astes des V/1 deszendiert.

konnte nach Verabreichung von hochdosiertem oralen Acyclovir kein Einfluß auf das Auftreten und die Schwere der chronischen postherpetischen Neuralgie nachgewiesen werden. Eine neuere vorläufige Studie an älteren Patienten (60 Jahre) zeigte eine geringere Inzidenz persistierender Schmerzen durch Acyclovir intravenös (20 mg/kg i.v. alle 8 Stunden über 5 Tage) bei Behandlungsbeginn innerhalb von 4 Tagen nach dem Auftreten der Schmerzen oder innerhalb von 48 Stunden nach dem Auftreten der Hautveränderungen. Bei Patienten über 50 Jahre, bei denen die Wahrscheinlichkeit einer postherpetischen Neuralgie groß ist und keine Kontraindikation vorliegt, sind systemische Kortikosteroide zu empfehlen, beginnend mit 60 mg Prednison pro Tag bei Auftreten der Eruption, die im Verlauf von 4 Wochen graduell abgebaut werden. Diese Behandlung beugt einer postherpetischen Neuralgie vor.

Lokaltherapie: Puder-Watte-Verbände bis zum Abtrocknen der Bläschen. Bei Nekrosen Débridement, lokale Antibiotika zur Vermeidung bakterieller Superinfektion, Maßnamen, die Granulation und Epithelisierung fördern.

Melkerknoten und menschlicher Orf

Melkerknoten (MK) und menschlicher Orf (MO) sind Hautinfektionen durch Paravaccinia-Viren, die bei Tieren endemisch vorkommen und gelegentlich Infektionen bei Menschen verursachen können. Sie sind klinisch charakterisiert durch noduläre Läsionen an exponierten Körperstellen.

Synonyme: Pseudokuhpocken, Paravaccinia; Ecthyma contagiosum, infektiöse pustulöse Dermatitis.

ÄTIOLOGIE UND EPIDEMIOLOGIE

Alter Weiter Bereich, überwiegend zweite und dritte Dekade.

Geschlecht Häufiger bei Männern (beruflich).

Ätiologie Erreger sind Mitglieder der Paravacciniavirusgruppe aus der Familie der Pockenviren.

Beruf
MK: Melker, Senner, Arbeiter in der Milchwirtschaft.
MO: Bauern, Tierärzte, Schafscherer.

Tierische Wirte
MK: Rinder.
MO: Huftiere (Schafe, Ziegen, Yaks usw.).

Jahreszeit
MK: Frühling und Herbst.
MO: Frühling (wenn Lämmer geboren werden) und zur Zeit der Schlachtung von Lämmern und Schafen.

Geographische Verbreitung Weltweit. Epidemien von MO wurden in Nordeuropa und Neuseeland beobachtet, selten in Nordamerika.

Epidemiologie
MK: Läsionen an der Schnauze von Kälbern und den Eutern von Kühen.
MO: Das Virus überlebt monatelang an Zäunen, Futtertrögen und an den Oberflächen des Stalles. Nur neugeborene Lämmer ohne antivirale Immunität sind anfällig. Bei Lämmern manifestiert sich der Orf als erythematöse, exsudative Knoten in der Umgebung von Maul und Nase, die innerhalb etwa eines Monats spontan abheilen und dauernde Immunität hinterlassen.

Übertragung
MK: Infektion des Menschen durch Kontakt mit Läsionen an den Eutern oder mit Euterkappen von Melkmaschinen oder durch Inokulation auf vorgeschädigte Haut (Abb. 42).
MO: Übertragung auf den Menschen durch Inokulation des Virus bei direktem Kontakt mit Lämmern, z. B. bei der Flaschenfütterung, oder indirekt über Messer, Stacheldraht, Handtücher oder andere kontaminierte Oberflächen. Keine Infektion von Mensch zu Mensch.

Inkubationsperiode 5 bis 7 Tage.

ANAMNESE

Kontakt mit Kühen, Lämmern, Schafen usw.

Hautsymptome Frühe Läsionen können jucken. Größere, erodierte Läsionen können schmerzhaft sein und eitern.

Systemische Symptome Gelegentlich Fieber.

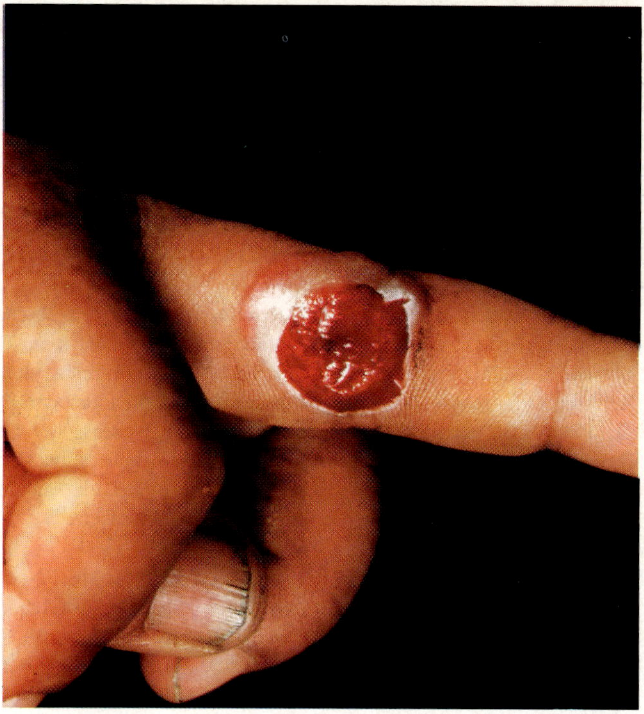

Abb. 41 Melkerknoten. Derber, erodierter, düsterroter Knoten, der nach dem Melken auftrat.

KLINISCHE UNTERSUCHUNG

Hautläsionen

TYPISCHE EFFLORESZENZEN
MK: Halbkugelige, kirschrote Papeln, die sich langsam zu derben, elastischen, dunkelroten, glatten, halbkugeligen Knoten bis zu 2 cm Durchmesser entwickeln und genabelt werden können (Abb. 41).
MO: Verlauf in sechs klinischen Stadien, von denen jedes etwa 6 Tage dauert: Papulöses Stadium, Schießscheibenstadium, noduläres Stadium, akut nässendes Stadium, Rückbildungsstadium, Heilungsstadium. Anfangs Papeln, Knoten oder Plaques an der Stelle der Inokulation, starkes Ödem mit Bläschen- oder Blasenbildung und oberflächlichen Erosionen. Ältere Knoten sind zentral verkrustet und sondern ein eitriges Sekret ab. Selten Lymphangitis durch bakterielle Superinfektion. Die Läsionen messen durchschnittlich 1,6 cm im Durchmesser. Meistens ist nur eine Läsion vorhanden, es können aber auch 10 oder mehr sein. Abheilung ohne Narbenbildung.
FARBE MK: Hellrot bis blaurot.
MO: Hellerythematös bis düsterrot. Ältere Läsionen können schießscheibenartig aussehen mit zentraler Verkrustung, einem mittleren blassen Ring und einem äußeren, livid-erythematösen Ring.
PALPATION Derb elastisch, ältere Knoten können druckschmerzhaft sein.
ANORDNUNG Eine oder mehrere Papeln an der Stelle der Inokulation.
VERTEILUNG Auf exponierten Hautarealen, vor allem an den Händen, Fingern aber auch an den Armen, Beinen und im Gesicht.

Allgemeinbefunde Eventuell regionale Lymphadenopathie.

DIAGNOSE UND DIFFERENTIALDIAGNOSE

Diagnose Klinische Diagnose aufgrund der Anamnese des Kontakts mit Rindern oder Huftieren.

Differentialdiagnose Furunkulose, Katzenkratzkrankheit, Tularämie, Erysipel, Erysipeloid, Insektenstich, Schwimmbadgranulom, Leishmaniose, Granuloma pyogenicum, bazilläre Angiomatose.

LABOR- UND SPEZIALUNTERSUCHUNGEN

Dermatopathologie Während des Schießscheibenstadiums findet man Akanthose mit intranukleären und intrazytoplasmatischen Einschlüssen in vakuolisierten Keratinozyten. Später zentrale Nekrose der Epidermis und Exulzeration; Regeneration. In der Dermis dichtes Infiltrat aus mononukleären Zellen, Einschlüsse in Endothelzellen.

Elektronenmikroskopie Nachweis des Paravacciniavirus im Ausstrich von Exsudat durch »Negative Stain«.

Viruskultur Paravacciniavirus kann auf menschlichen embryonalen Lungenzellen kultiviert werden.

VERLAUF UND PROGNOSE

Das höchste Risiko, MO zu akquirieren, tragen Arbeiter, die Schafe schlachten, wobei etwa 4% der Arbeiter infiziert werden; MK: Melker. Die Läsionen heilen spontan innerhalb von 4 bis 6 Wochen. Als Komplikation tritt gelegentlich ein Erythema multiforme auf. Spätere Reinfektion kommt vor.

THERAPIE

Es gibt keinen wirksamen Impfstoff für MK oder MO zum Schutz der Tiere.
Beim Menschen symptomatische Behandlung der Schmerzen. Antibiotika bei sekundärer bakterieller Infektion.

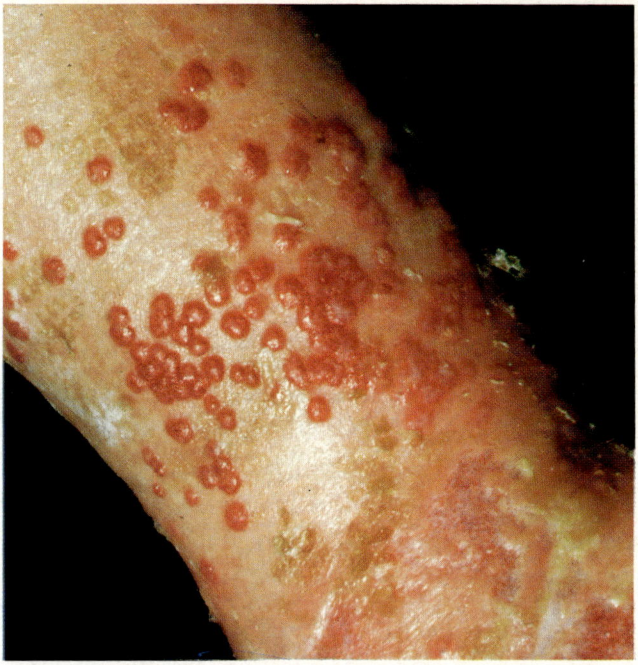

Abb. 42 Melkerknoten. Multiple düsterrote Papeln und Knoten im Bereich einer zweitgradigen Verbrühung, die in einem Melkstall erlitten worden war.

Sektion 6

Bakterielle Infektionen

Impetigo contagiosa

Akute oberflächliche Infektion der Haut, die mit Bläschen beginnt, später verkrustet und durch ß-hämolysierende Streptokokken der Gruppe A, Staphylococcus aureus oder eine Mischinfektion hervorgerufen wird.

Kleinblasige (streptogene) Impetigo

EPIDEMIOLOGIE UND ÄTIOLOGIE

Alter Vorschulkinder und junge Erwachsene.

Prädisponierende Faktoren Schlechte Hygiene, beengte Wohnbedingungen, vernachlässigte kleine Traumen, Ekzeme, Skabies. Bakterienkulturen sollten auch von im gemeinsamen Haushalt lebenden und engen Kontaktpersonen angelegt werden.

ANAMNESE

Dauer der Läsionen Tage.

Hautsymptome Unterschiedlich intensiver Pruritus.

KLINISCHE UNTERSUCHUNG

Hautläsionen
TYPISCHE EFFLORESZENZEN
Kurzlebige, dünnwandige, wasserklare Bläschen auf erythematösem Grund, die platzen und verkrusten → Erosionen.
FARBE Goldgelbe, borkenähnliche Krusten.
GRÖSSE UND FORM 1 bis 3 cm; rund oder oval mit zentraler Abheilung.
ANORDNUNG Verstreute Einzelläsionen, die zu großen, polyzyklischen Läsionen konfluieren können, Satellitenläsionen durch Autoinokulation.
VERTEILUNG Gesicht (Abb. 43), Arme, Beine, Gesäß.

Andere Befunde Regionale Lymphknotenschwellung möglich.

DIFFERENTIALDIAGNOSE

Im frühen Bläschenstadium kann die Impetigo ähnlich wie *Varizellen* oder *Herpes simplex* aussehen. Bei der *Tinea corporis* mit zentraler Abheilung und Pusteln sind im Nativpräparat Myzelien nachweisbar, die Pilzkultur ist positiv.

LABOR- UND SPEZIALUNTERSUCHUNGEN

Gram-Färbung In Ausstrichen von Bläschenflüssigkeit findet man grampositive intrazelluläre Kokken in Ketten oder Haufen.

Kultur Das häufigste Pathogen sind ß-hämolysierende Streptokokken der Gruppe A,

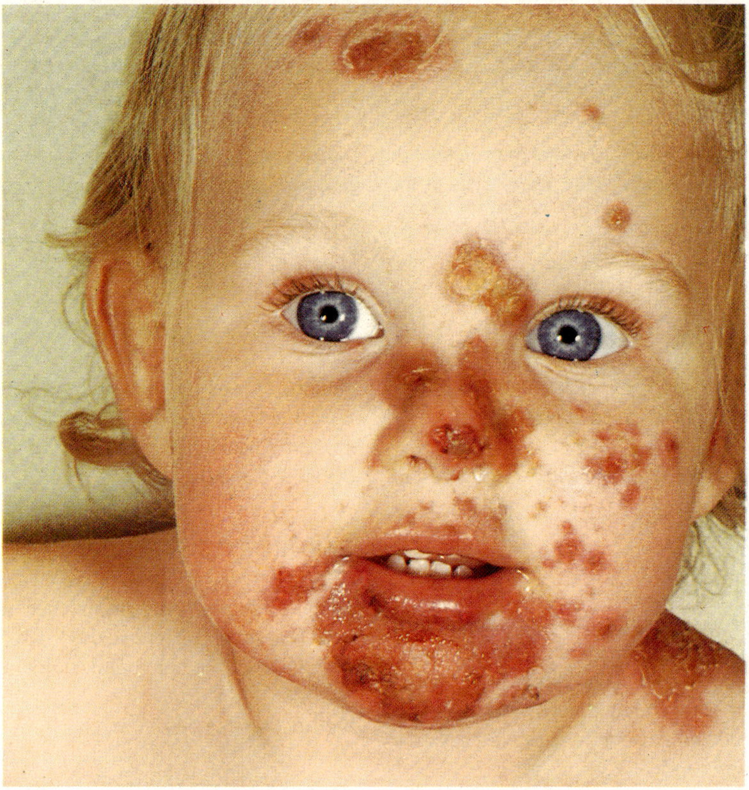

Abb. 43 Kleinblasige Impetigo. Ausgedehnter Befall des Gesichtes mit verstreuten, einzelstehenden Läsionen und großen, konfluierenden Läsionen. Beachte die goldgelben aufgelagerten Krusten.

gelegentlich auch Staphylokokken. Um die Erreger zu kultivieren, müssen eventuell Krusten aufgeweicht und das Material mit einem feuchten Tupfer abgenommen werden.

Biopsie Ist üblicherweise nicht notwendig. Man findet akantholytische Spaltbildung im Stratum granulosum mit Leukozyten und Kokken.

THERAPIE

Mupirocin in Salbenform hochwirksam sowohl gegen Streptokokken der Gruppe A als auch Staphylococcus aureus; Bacitracin in Salbenform. Besonders bei massiver Infektion ist eine systemische antibiotische Therapie angezeigt.

1. Dicloxacillin (1 bis 2 g täglich aufgeteilt auf 4 Dosen über 10 Tage).
2. Erythromycin über 10 Tage bei Vorliegen einer Kontraindikation gegen Penicillin und wenn der Erreger erythromycinempfindlich ist.

KOMPLIKATIONEN

Glomerulonephritis durch gewisse Streptokokken-Stämme.

Bullöse (Staphylokokken-) Impetigo

Diese Form der Impetigo ist gekennzeichnet durch verstreute, dünnwandige Blasen auf normaler Haut, die eine klare, gelbe oder leicht trübe Flüssigkeit enthalten und anfangs keinen Erythemsaum haben.

EPIDEMIOLOGIE UND ÄTIOLOGIE

Alter Neugeborene oder ältere Kinder, kann auch bei Erwachsenen vorkommen.

Prädisponierende Faktoren Epidemisch in Kinderkrippen.

Ätiologie Staphylokokken des Phagentyps II, die ein Exotoxin (Exfoliatin) produzieren und außer der bullösen Impetigo in seltenen Fällen ein schweres Krankheitsbild, das »staphylococcal scalded skin syndrome« (siehe Seite 294), hervorrufen können. Staphylococcus aureus kann gewöhnlich aus Nasenabstrichen isoliert werden.

KLINISCHE UNTERSUCHUNG

Hautläsionen

TYPISCHE EFFLORESZENZEN

Bläschen und Blasen (siehe Abb. 44): dünnwandige, leicht platzende Blasen ohne erythematösen Rand, die eine klare, hell- bis dunkelgelbe Flüssigkeit enthalten. Später Krusten und Erosionen.

ANORDNUNG Verstreute, einzelstehende Läsionen.

VERTEILUNG Stamm, Gesicht, intertriginöse Bereiche.

DIFFERENTIALDIAGNOSE

Bullöse Varizellen (die wahrscheinlich eine Superinfektion von Varizellen mit Staphylokokken Phagengruppe II darstellen), intertriginöse Candida.

LABORUNTERSUCHUNGEN

Gram-Färbung von Ausstrichen aus frühen Bläschen Grampositive Kokken extrazellulär und in neutrophilen Granulozyten.

Kultur Staphylococcus aureus.

THERAPIE

Mupirocin-Salbe 2 % ist in manchen Fällen von bullöser Impetigo wirksam und sollte auf die Läsionen und auf die Nasenöffnungen aufgetragen werden. Die Standardbehandlung ist aber eine systemische Antibiotikabehandlung.
Dicloxacillin (Erwachsenendosis 1 bis 2 g täglich p.o. auf 4 Dosen aufgeteilt über 10 Tage).
Erythromycin (Erwachsenendosis 1 bis 2 g täglich p. o. auf 4 Dosen aufgeteilt über 10 Tage), wenn der Erreger erythromycinempfindlich ist (Kultur, Resistenzprüfung).

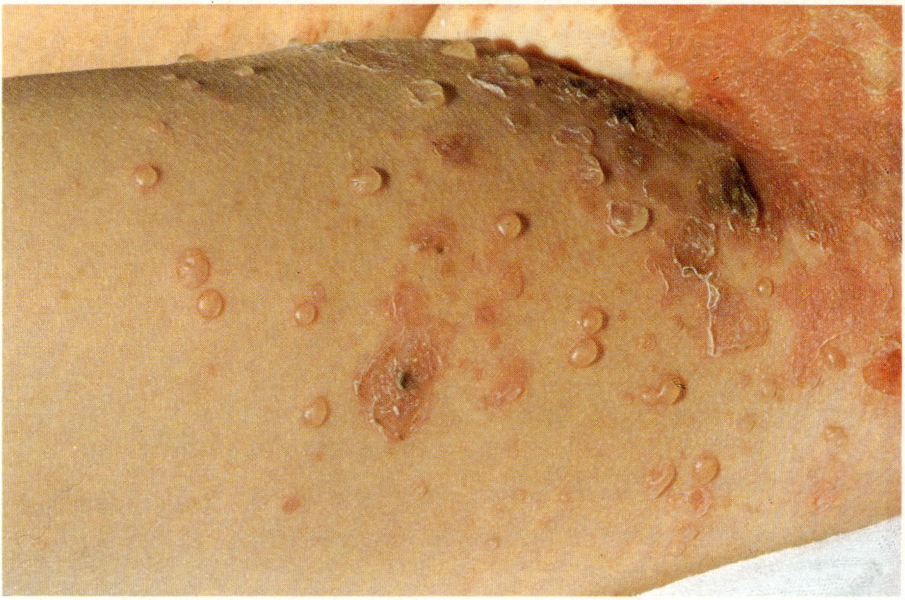

Abb. 44 Bullöse Impetigo. Verstreute, einzelstehende Bläschen und Blasen. Die Blasen sind dünnwandig, platzen leicht und hinterlassen Erosionen (siehe links oben im Bild).

Ulzeröse Impetigo (Ekthyma)

Eine verwirrende Bezeichnung für eine ulzerierende, torpide bakterielle Infektion meist durch Streptokokken der Gruppe A und/oder Staphylokokken, gelegentlich Proteus oder Pyocyaneus.

EPIDEMIOLOGIE UND ÄTIOLOGIE

Alter Kinder, Jugendliche, ältere Leute.

Prädisponierende Faktoren Es ist eine Läsion der Vernachlässigung – Basisläsionen sind Exkoriationen, Insektenstiche, Bagatelltraumen bei älteren Patienten, Soldaten, Kanalarbeitern (feuchte Stiefel, die nicht gewechselt werden),Alkoholikern,Obdachlosen.

ANAMNESE

Dauer der Läsionen Wochen.

Hautsymptome Juckreiz und Druckschmerz.

KLINISCHE UNTERSUCHUNG

Hautläsionen

TYPISCHE EFFLORESZENZEN

Bläschen oder Pustel → Geschwür mit erhabenen Rändern, livid.

FARBE Schmutzig gelbgraue Kruste (Abb. 45)

FORM UND GRÖSSE Rund oder oval, 0,5 bis 3 cm.

PALPATION Induriert und druckschmerzhaft.

ANORDNUNG Verstreut, einzelstehend.

PRÄDILEKTIONSSTELLEN Sprunggelenksgegend, Fußrücken, Unterschenkel (Stiefel!), Gesäß.

DIAGNOSE UND DIFFERENTIALDIAGNOSE

Diagnose Verifiziert durch Gram-Färbung und Bakterienkultur.

Differentialdiagnose Hautdiphtherie (selten), kutane Leishmaniose, Gumma.

LABOR- UND SPEZIALUNTERSUCHUNGEN

Kultur Staphylococcus aureus, ß-hämolysierende Streptokokken der Gruppe A, gelegentlich Proteus, Pyocyaneus. Mischinfektionen.

VERLAUF UND PROGNOSE

Abheilung oft mit Narbenbildung.

THERAPIE

Meist ist systemische Antibiotikabehandlung indiziert.

Dicloxacillin (Erwachsenendosis 1 bis 2 g täglich in 4 Dosen aufgeteilt über 10 Tage).

Als Alternative Erythromycin (Erwachsenendosis von 1 bis 2 g täglich auf 4 Dosen aufgeteilt über 10 Tage) bei erythromycinempfindlichem Erreger; Gentamycin.

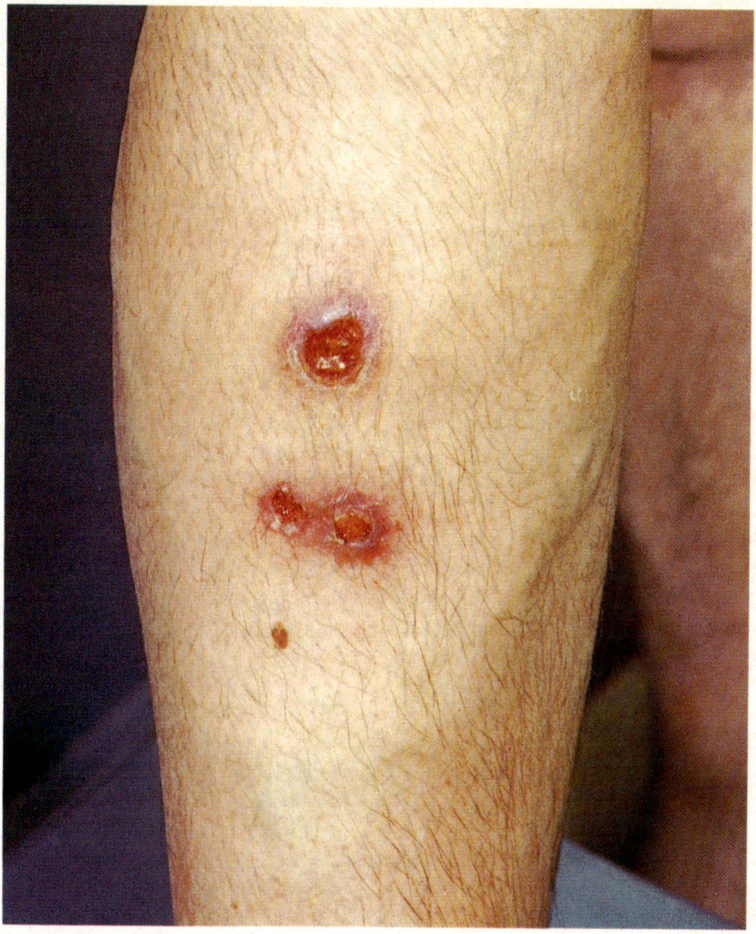

Abb. 45 Ekthyma. Multiple Geschwüre mit erhabenem Rand, manche mit einer schmutzig gelbgrauen Kruste.

Oberflächliche Folliculitis

Oberflächliche Entzündung der Haarfollikel, oft durch bakterielle Infektion, Abheilung ohne Narbenbildung.

EPIDEMIOLOGIE UND ÄTIOLOGIE

Beruf Kontakt mit Mineralölen, Teer.

Prädisponierende Faktoren Kontakt mit Teerderivaten; Heftpflaster, Plastikokklusivverbände. Die Staphylococcus aureus-Folliculitis verschlechtert sich durch Rasieren, z. B. im Bartbereich, den Axillen und Beinen.

ANAMNESE

Dauer der Läsionen Tage.

Hautsymptome Gewöhnlich nicht oder wenig schmerzhaft, eventuell Juckreiz.

Allgemeinsymptome Keine.

KLINISCHE UNTERSUCHUNG

Hautläsionen

TYPISCHE EFFLORESZENZEN
Pustel im Bereich der Follikelöffnung.

FARBE Schmutzig gelb oder grau mit Erythem.

ANORDNUNG Verstreute, einzelstehende oder häufiger gruppierte Pusteln.

VERTEILUNG *Gesicht* Folliculitis (Sycosis) barbae durch Staphylokokken-Infektion (siehe Abb. 46). Papulopusteln können konfluieren zu tief infiltrierten Plaques, die einer kerionartigen tiefen Trichomykose im Bartbereich ähnlich sehen (siehe Seite 114).
Behaarte Kopfhaut oder Beine Impetigo follicularis (Bockhart).
Stamm Pseudomonas aeruginosa-Folliculitis.
Rücken Candida albicans bei fiebernden schwerkranken Patienten, bei vernachlässigten Babys oft furunkelähnlich (»Periporitis suppurativa«).

DIFFERENTIALDIAGNOSE

Bartbereich: Akne, Verrucae planae, Molluscum contagiosum, Trichomycosis barbae, Eczema herpeticatum.
Stamm: Epidermo- und Trichomycosis corporis (Nachweis von Myzelien im Nativpräparat); die pustulöse Miliaria ist nicht perifollikulär lokalisiert und tritt bei heißem, feuchtem Wetter auf.

LABORUNTERSUCHUNGEN

Gram-Färbung Grampositive Kokken in Haufen in neutrophilen Granulozyten.
Kultur Staphylococcus aureus, Candida albicans, Pseudomonas aeruginosa.

THERAPIE

Auslösende Schadstoffe (z. B. Teer, Mineralöle) sollten vermieden werden. Mupirocin- oder Bacitracin-Salbe kann bei Staphylococcus aureus-Folliculitis therapeutisch aus

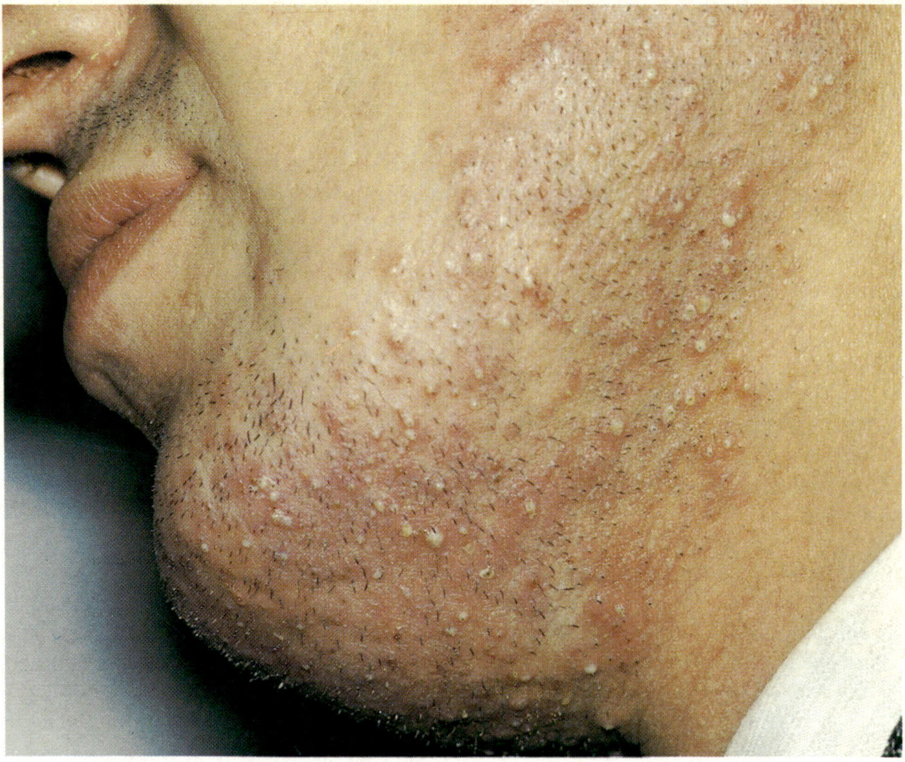

Abb. 46 Oberflächliche Folliculitis. Verstreute, einzelstehende Pusteln in den Öffnungen der Haarfollikel. Daneben erythematöse follikuläre Papeln.

reichend sein und wird auf den erkrankten Hautbereich und die Nasenöffnungen aufgetragen. Waschungen mit Polyvidon-Jod-Waschlotionen. Meist ist zusätzlich eine systemische antibiotische Behandlung indiziert.

Dicloxacillin (Erwachsenendosis 1 bis 2 g/die auf 4 Dosen aufgeteilt über 10 Tage).
Als Alternative Erythromycin (Erwachsenendosis 1 bis 2 g/die auf 4 Dosen aufgeteilt über 10 Tage) bei erythromycinempfindlichem Erreger.

Furunkel, Karbunkel

Ein Furunkel ist ein akuter, tiefsitzender, roter, heißer, sehr druckschmerzhafter, entzündlicher Knoten, der sich aus einer Staphylokokken-Folliculitis entwickelt. Ein Karbunkel ist ein Konglomerat aus multiplen konfluierenden Furunkeln.

EPIDEMIOLOGIE UND ÄTIOLOGIE

Alter Kinder, Jugendliche und junge Erwachsene.

Geschlecht Häufiger bei Knaben.

Prädisponierende Faktoren Chronische Staphylokokken-Besiedelung in den Nasenöffnungen oder am Perineum; Reibung durch Krägen, Gürtel; Fettsucht, Abwehrschwäche (z. B. bei chronischer Granulomatose, gestörter Chemotaxis, Hyper-IgE-Syndrom). Kann als Komplikation von Skabies, Pedikulose oder Abschürfungen auftreten.

ANAMNESE

Dauer der Läsionen Tage.

Hautsymptome Klopfender Spontanschmerz und immer heftiger Druckschmerz.

Allgemeinsymptome Nicht selten Fieber und Krankheitsgefühl.

KLINISCHE UNTERSUCHUNG

Hautläsionen

TYPISCHE EFFLORESZENZEN
Harter Knoten, dann fluktuierender Abszeß mit zentralem nekrotischen Pfropf. Spontane Ruptur und Bildung eines Ulcus mit erythematösem Halo (siehe Abb. 47 und 48).

FARBE Hellrot.
PALPATION Induriert.
FORM Rund.
VERTEILUNG Isolierte Einzelläsionen oder mehrere Läsionen.
ANORDNUNG Verstreut, einzelstehend.
PRÄDILEKTIONSSTELLEN Nur in Körperregionen, wo Haarfollikel vorhanden sind, durch Reibung und Schwitzen begünstigt: Nase, Gesicht, Nacken, Axillen, Gesäß.
KARBUNKEL Ein Konglomerat multipler konfluierender Furunkel.

SPEZIALUNTERSUCHUNGEN

Blutkultur in Fällen mit Fieber und/oder Allgemeinsymptomen vor Beginn der Therapie. Wenn die Blutkultur positiv ist, sind intravenöse Antibiotika notwendig. Inzision und Drainage des Abszesses, aus dem Abstrich Gram-Färbung, Kultur und Resistenzprüfung.

DIFFERENTIALDIAGNOSE

Nekrotisierender Herpes simplex, Hidradenitis suppurativa (im Bereich der Axillen, Leiste, Vulva, typisch: Doppelkomedonen), *Ecthyma gangraenosum.*

VERLAUF UND PROGNOSE

In den meisten Fällen Abheilung nach Inzision und Drainage mit systemischer antibioti-

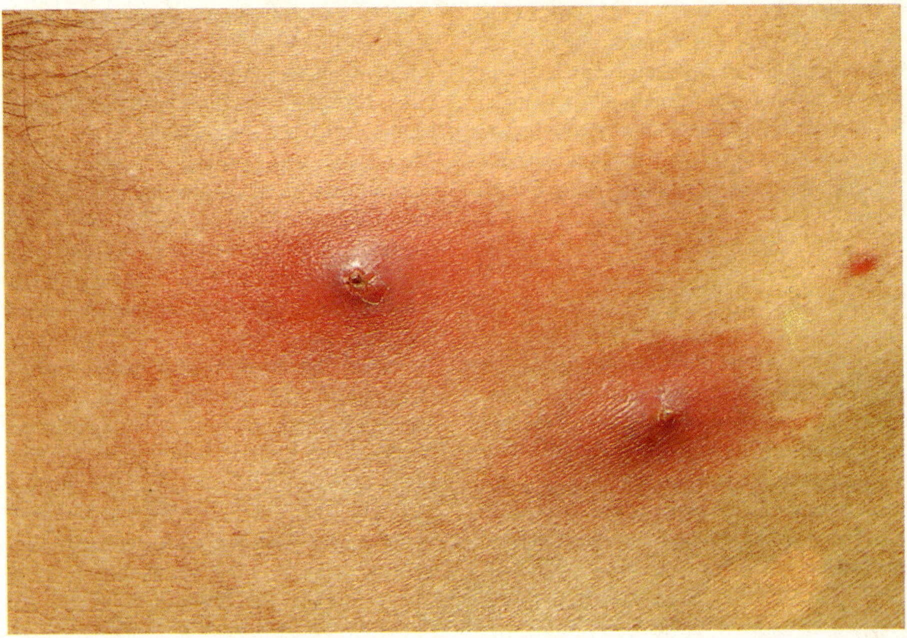

Abb. 47 **Furunkel.** Sehr schmerzhafte, einzelstehende derbe Knoten, die später fluktuieren. Die Läsion wird von einem breiten erythematösen Hof umgeben.

scher Behandlung. Als Komplikation ist ein septischer Verlauf mit hämatogener Aussaat und bakterieller Besiedelung der Herzklappen, der Gelenke, der Wirbelsäule, der langen Röhrenknochen und der parenchymatösen Organe (besonders der Nieren) möglich. Manche Patienten leiden unter rezidivierender Furunkulose.

THERAPIE

Ein unkomplizierter Furunkel wird behandelt mit lokaler Wärmeapplikation, nach Einschmelzung Inzision und Drainage, besonders bei Karbunkeln. Systemische Antibiotika sind bei zentrofazialer Lokalisation, Karbunkeln, Risikopatienten und Gefahr einer Bakteriämie indiziert (z. B. bei immunosupprimierten Patienten).

Furunkel mit phlegmonöser Entzündung der umgebenden Weichteile oder Fieber werden mit systemischen Antibiotika, wie Dicloxacillin, Erythromycin, Dalacin, Rifampin über ein bis zwei Wochen behandelt.

Die rezidivierende Furunkulose kann schwer zu beherrschen und auf eine hartnäckige Staphylokokken-Besiedelung in den Nasenöffnungen, am Perineum und in Körperfalten zurückzuführen sein. Eine wirksame Kontrolle ist manchmal möglich durch häufiges Duschen (keine Vollbäder) mit Polyvidon-Jod-Seife und durch antibakterielle Salben (Mupirocin), die täglich in die Nasenöffnungen gestrichen werden. Eine adäquate Antibiotikabehandlung wird fortgesetzt, bis alle Läsionen abgeheilt sind. Prophylaktisch kann das Antibiotikum (w. o.) einmal täglich über mehrere Monate gegeben werden.

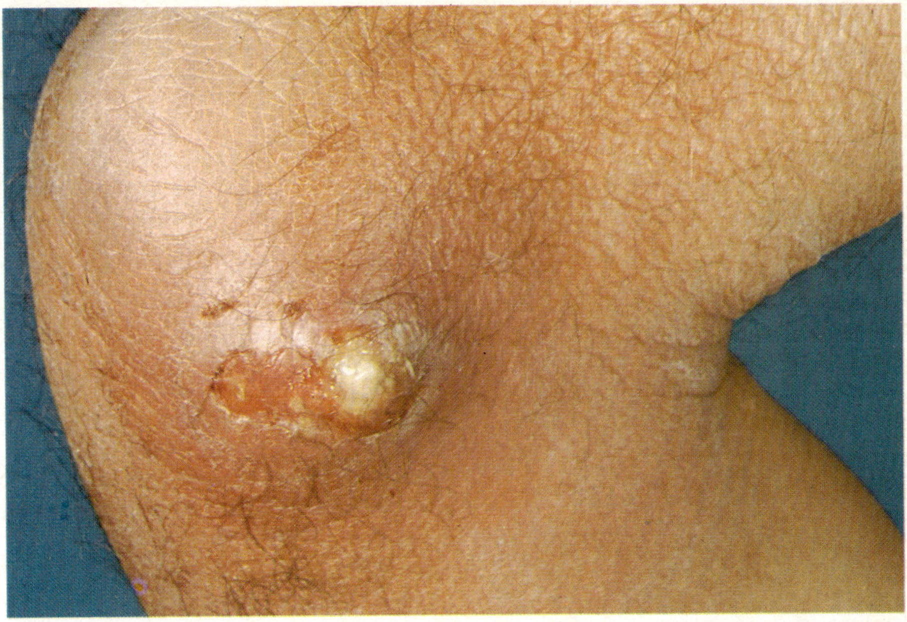

Abb. 48 Furunkel. Nach der Ruptur der Läsion bildete sich ein Geschwür mit einem zentralen purulenten Pfropf.

Erythrasma

Das Erythrasma (griech. »roter Fleck«) ist eine chronische bakterielle Infektion mit Corynebacterium minutissimum, die sich in den intertriginösen Arealen der Leisten, der Axillen und der Zehen manifestiert.

EPIDEMIOLOGIE UND ÄTIOLOGIE

Alter Erwachsene.

Rasse Häufiger bei fettsüchtigen Schwarzen mittleren Alters.

Prädisponierende Faktoren Feuchtes, warmes Klima; Diabetes.

ANAMNESE

Dauer der Läsionen Monate, Jahre.

Hautsymptome Irritation.

KLINISCHE UNTERSUCHUNG

Hautläsionen
TYPISCHE EFFLORESZENZEN Fein schuppende, scharf begrenzte Flecken (siehe Abb. 49).
FARBE Rot oder rotbraun (siehe Abb. 49).
ANORDNUNG Verstreute, einzelstehende oder konfluierende Läsionen.
PRÄDILEKTIONSSTELLEN Leistengegend, Axilla, interglutaeal, submammär, interdigital.

DIFFERENTIALDIAGNOSE

Epidermomykose (Pilznachweis im Nativpräparat), *seborrhoische Dermatitis* (keine Organismen nachweisbar, keine Fluoreszenz), *Psoriasis inversa*.

LABOR- UND SPEZIALUNTERSUCHUNGEN

Nativpräparat mit 5%iger KOH Stäbchen.

Wood-Licht Charakteristische korallenrote Fluoreszenz.

THERAPIE

Econazol-Creme 2x täglich. In leichten Fällen sind eventuell Duschbäder mit Polyvidon-Jod-Seife ausreichend. Rasche Abheilung auch mit Erythromycin 250 mg 4x täglich über 2 Wochen. Rezidive innerhalb von 6 Monaten bis einem Jahr sind häufig. Lokale antibakterielle Therapeutika sind weniger gut wirksam.

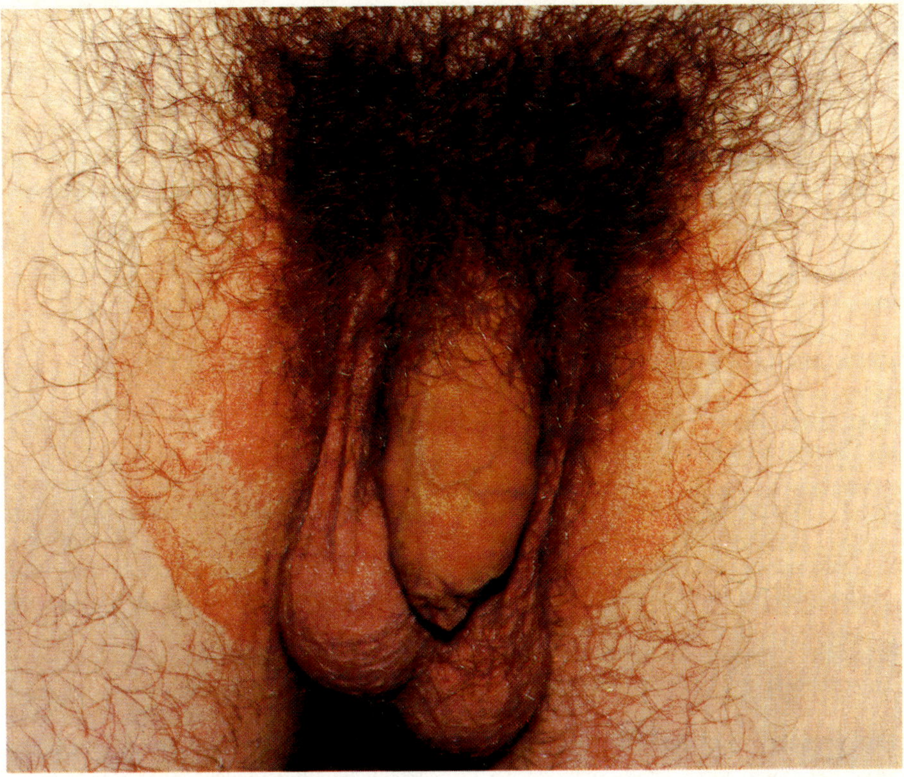

Abb. 49 Erythrasma. Diese scharf begrenzte, braunrote, juckende Eruption fluoresziert im Wood-Licht charakteristisch leuchtend korallenrot.

Erysipeloid

Das Erysipeloid ist eine infektiöse Weichteilentzündung, die sich gewöhnlich an den Händen langsam ausbreitet. Die Inokulation erfolgt meist bei beruflichem Kontakt mit Fleisch, Geflügel, Fischen, Schalentieren, Tierhäuten oder -knochen.

Synonym: Schweinerotlauf.

EPIDEMIOLOGIE UND ÄTIOLOGIE

Alter, Geschlecht Erwachsene, häufiger bei Männern als bei Frauen.

Beruf Metzger, Arbeiter in Schlachthäusern, der fleischverarbeitenden Industrie, Geflügelfarmen, Fischer, Fischhändler, Bauern, Tierärzte und Hausfrauen.

Ätiologie *Erysipelothrix rhusiopathiae*, ein grampositives Stäbchen.

Übertragung Der Erreger ist primär saprophytär. Infektionen beim Menschen beschränken sich auf Personen, die nach Minimalverletzungen mit tierischen Produkten in Kontakt kommen, und zwar mit eßbaren Produkten (wie Fleisch, Geflügel, Fisch, Schalentiere, Krebse) und nicht eßbaren (Knochen, Schalen). Keine indirekte Übertragung durch Insekten, keine direkte Infektiosität.

Jahreszeit Sommer und Frühherbst.

Geographische Verbreitung Weltweit.

ANAMNESE

Inkubationsdauer 1 bis 4 Tage.

Exposition Beruflicher Kontakt mit tierischen Produkten.

Hautsymptome Jucken, Brennen, Klopfen, Schmerzen.

Systemische Symptome Ungewöhnlich.

KLINISCHE UNTERSUCHUNG

Hautbefund
TYPISCHE EFFLORESZENZ
Schmerzhafte geschwollene Plaque mit scharf begrenzten, unregelmäßig erhabenen Rändern an der Stelle der Inokulation. Periphere Vergrößerung mit zentraler Abblassung. Bläschenbildung ist selten. Die Schwellung ist nicht eindrückbar, keine Einschmelzung.
FARBE Im akuten Stadium düsterrot (Abb. 50), bei Rückbildung bräunlich.
VERTEILUNG Finger oder Hände, Ausbreitung auf Handgelenk und Unterarm möglich, aber nicht darüber hinaus.

Allgemeinbefunde
LYMPHKNOTEN Gelegentlich Lymphangitis oder Lymphadenitis.

DIAGNOSE UND DIFFERENTIALDIAGNOSE

Diagnose Klinische Diagnose aufgrund der Anamnese und des typischen klinischen Erscheinungsbildes.

Differentialdiagnose Andere Formen von bakterieller Weichteilentzündung, wie die *Vibrionenzellulitis*, allergische Kontaktdermatitis.

LABOR- UND SPEZIALUNTERSUCHUNGEN

Dermatopathologie Akute Entzündung.

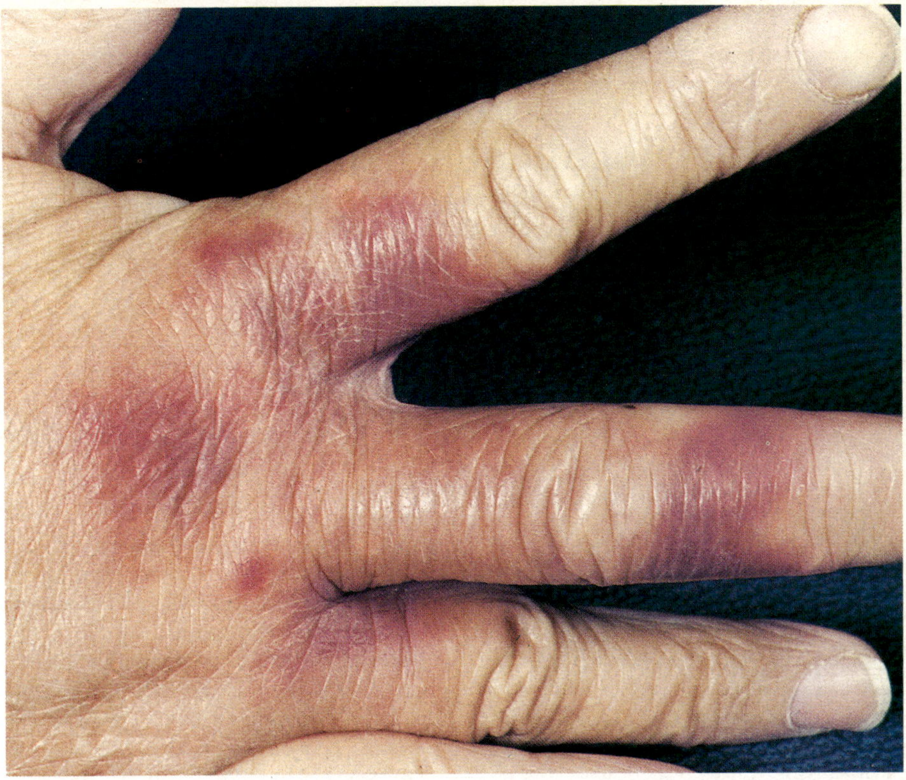

Abb. 50 **Erysipeloid.** Diese charakteristische, lividrote, scharf begrenzte Läsion besteht aus Flecken und Plaques. Die Läsionen sind leicht druckempfindlich und warm, aber nicht heiß.

Kultur Schwierig, am ehesten aus bioptischem Material. Man kann auch versuchen, physiologische Kochsalzlösung in den aktiven Randsaum der Läsion zu injizieren und das Aspirat zu kultivieren.

PATHOPHYSIOLOGIE

Eintrittspforte für die Infektion ist eine Abschürfung, eine Kratz- oder Stichwunde bei gleichzeitigem Kontakt mit organischem infizierten Material.

VERLAUF UND PROGNOSE

Im allgemeinen spontane Rückbildung nach etwa 3 Wochen. Rezidive sind möglich. Als seltene Komplikation kann eine Bakteriämie zu Endocarditis oder septischer Arthritis führen.

THERAPIE

Therapie der Wahl: Penicillin 250 mg p. o. 4x täglich über 10 Tage oder Erythromycin 250 mg 4x täglich über 7 Tage.

Sektion 7

Oberflächliche Pilzinfektionen

Dermatophyteninfektionen

Allgemeine Bemerkungen

Erreger dieser oberflächlichen Pilzinfektionen sind Dermatophyten, das sind keratinophile Pilze, die sich im Hornmaterial der Haut (Stratum corneum, Nägel, Haare) vermehren. Die drei wichtigsten Vertreter sind *Microsporum, Trichophyton* und *Epidermophyton*; Die Nomenklatur ist etwas verwirrend: Dermatophytosen oder *»Tinea«* sind Sammelnamen für Infektionen mit Dermatophyten, die durch den Zusatz der Lokalisation weiter spezifiziert werden (z. B. Tinea capitis). Klinisch kann nach bevorzugtem Gewebsbefall, ferner zwischen Epidermomykose (vorwiegend nichtbehaarte Haut), Trichomykose (Befall der Haare, Haarwurzeln und der umgebenden Haut) und Onychomykose (Nägel) unterschieden werden.

EPIDEMIOLOGIE UND ÄTIOLOGIE

Alter Bei Kindern überwiegen Infektionen des behaarten Kopfes, junge Erwachsene haben intertriginöse Infektionen.
Geschlecht Keine eindeutige Geschlechtspräferenz.
Rasse Erwachsene Schwarze haben angeblich weniger häufig Dermatophytosen.
Erreger Bei Kindern am Kopf vorwiegend Microsporum- und Trichophyton-Spezies; bei Erwachsenen am häufigsten Trichophyton rubrum; ferner Trichophyton mentagrophytes, Trichophyton violaceum, Trichophyton tonsurans, Microsporum canis, Microsporum Audouini, Trichophyton schonleinii, Epidermophyton floccosum.
Übertragung Die häufigsten Infektionsquellen und Übertragungsmodi bei Dermatophytosen sind: Von Mensch zu Mensch, von Tieren, wie jungen Hunden oder Katzen, Meerschweinchen, Rind und am seltensten aus dem Erdreich.
Prädisponierende Faktoren *Immunosupprimierte Patienten* haben häufiger und schwerer behandelbare Dermatophytosen. Durch lokale Immunosuppression (z. B. bei prolongierter Anwendung von lokalen Kortikosteroiden) kann der meist banale Charakter der Dermatophytose einschneidend verändert werden. Das trifft besonders für das Gesicht, die Leistengegend und die Hände zu.

ERREGERNACHWEIS (PILZBEFUND UND PILZKULTUR)

Nativpräparat mit KOH Im Nativpräparat kann lediglich die Pilzinfektion verifiziert werden, meist auch, daß es sich um eine Dermatophyteninfektion handelt (eine sichere Abgrenzung gegenüber Sproßpilzinfektionen ist nicht immer möglich); zur eindeutigen Identifikation der Pilze ist eine Kultur nötig.

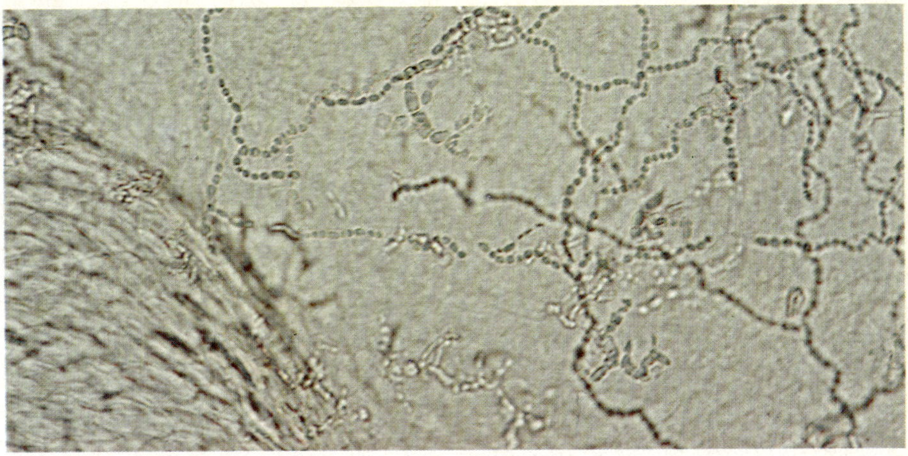

Abb. 51 Hautgeschabsel (Schuppen). Dieses KOH-Nativpräparat enthält septierte Hyphen.

HAARE

Epilierte Haare werden auf einen Objektträger gelegt, man fügt einen bis zwei Tropfen 10 oder 30%ige[1] Kalilauge hinzu, bedeckt sie mit einem Deckglas und erwärmt den Objektträger ohne Kochen. Nach 15 Minuten wird das Präparat nach Hyphen und Arthrosporen untersucht. Für die Untersuchung mit Hellfeldmikroskop wird soweit abgeblendet, daß man den optimalen Kontrast erhält, Hyphen und Sporen leuchten doppelkonturiert auf (Abb. 51).

SCHUPPEN

Das Material wird durch Abkratzen von Schuppen vom aktiven Rand der Läsion entweder mit einem Objektträger, scharfen Löffel, Lanzette oder Skalpell auf einen Objektträger geschabt, der im rechten Winkel gegen die Haut gehalten wird. Das Geschabsel wird wie oben beschrieben mit Kalilauge versehen, erwärmt und untersucht.

NAGELGESCHABSEL

Dieses wird am besten von unterhalb der Nagelplatte entnommen. Weitere Behandlung und Untersuchung wie oben.

Kultur Eine Identifikation des Erregers ist nur durch Kultur möglich. Abnahme wie für Nativpräparat und Inokulation spezifischer Nährböden. Pilze wachsen langsam, ein Ergebnis ist meist erst nach 3 Wochen zu erwarten, was die Wichtigkeit des Nativpräparates, das sofort beurteilt werden kann, unterstreicht.

1 Als Alternative zu höheren Konzentrationen von Kalilauge kann die sogenannte Swartz-Lamkins-Färbung, das ist 10% Kalilauge mit Tinte und einer oberflächenaktiven Substanz, verwendet werden.

Epidermomykose (Tinea pedis)

ÄTIOLOGIE

Prädisponierende Faktoren Heißes und feuchtes Wetter, schlecht luftdurchlässige Fußbekleidung.

Erreger *Trichophyton rubrum, Trichophyton mentagrophytes.*

KLINISCHE UNTERSUCHUNG

Hautläsionen

TYPISCHE EFFLORESZENZEN
Schuppung, Mazeration (Abb. 52) und Bläschen oder Blasen.
FARBE Rot; opake, weiße Schuppen.
VERTEILUNG Am häufigsten im Zehenzwischenraum zwischen der 3. und 4. Zehe und später an der Fußsohle, besonders im Bereich des Fußgewölbes; Schuppung und Hyperkeratose der Fußsohlen und der Fußränder in dem Bereich, der von einem Mokassin bedeckt wird (Mokassintyp der Tinea) (Abb. 53).

LABOR- UND SPEZIALUNTERSUCHUNGEN

Pilzbefund im Nativpräparat (siehe Abb. 51) und Pilzkultur.

VERLAUF UND PROGNOSE

Neigung zur Chronizität mit Exazerbationen bei heißem Wetter. Kann die Eintrittspforte für Streptokokken-Infektionen mit Lymphangitis oder Erysipel darstellen. Häufig bei Patienten, deren Beinvenen für einen koronaren Bypass entfernt wurden und die leichte chronische Beinödeme haben.

THERAPIE

Akutes Bläschenstadium Feuchte Umschläge mit Burrowscher Lösung, anschließend Clotrimazol 1% oder andere lokale Antimykotika (Imidazolderivate wie Ekonazol, Miconazol, Ketokonazol, Allylamine oder Tolnaftat).

Subakutes Stadium (Mazeration, Schuppung) Lokale Antimykotika (siehe oben). Anwendung von reichlich Puder zwischen den Zehen und in den Schuhen. Penible Fußhygiene.

Chronisches Stadium

1. Gleiche Behandlung wie im subakuten Stadium.
2. Die Schuhe sollten mit antimykotischem Puder behandelt werden.
3. Griseofulvin 250 mg p.o. 2x täglich mit den Mahlzeiten über mehrere Wochen. Griseofulvin allein ist bei der chronischen Tinea pedum (Mokassintyp) nicht immer befriedigend, wenn es nicht mit einer entsprechenden Lokaltherapie kombiniert wird.
4. Ketokonazol 200 mg p. o. 1x täglich ist eine wirksame Alternative zu Griseofulvin. Da Ketokonazol in seltenen Fällen Leberschädigungen verursachen kann, sollten bei längerdauernder Therapie die Leberfunktionen kontrolliert werden.
5. Terbinafin 250 mg p.o. 1x täglich ist das derzeit wirksamste orale Antimykotikum bei chronischer Tinea pedum. Nennenswerte Langzeitnebenwirkungen sind nicht bekannt, doch sollte die Substanz bei Nierenschäden nicht verabreicht werden.

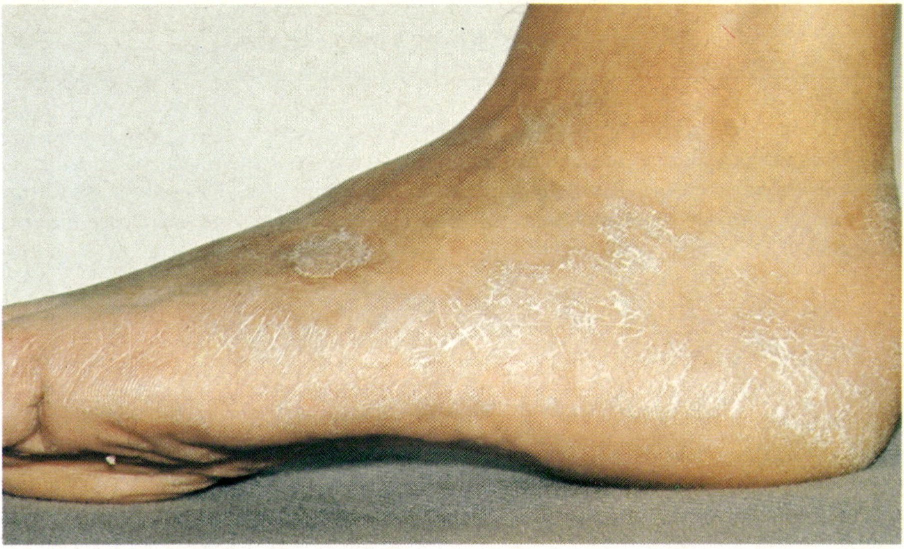

Abb. 52 Tinea pedis, Interdigitalmykose. Der Interdigitalraum ist mazeriert mit opaken und weißen Schuppen und Erosionen.

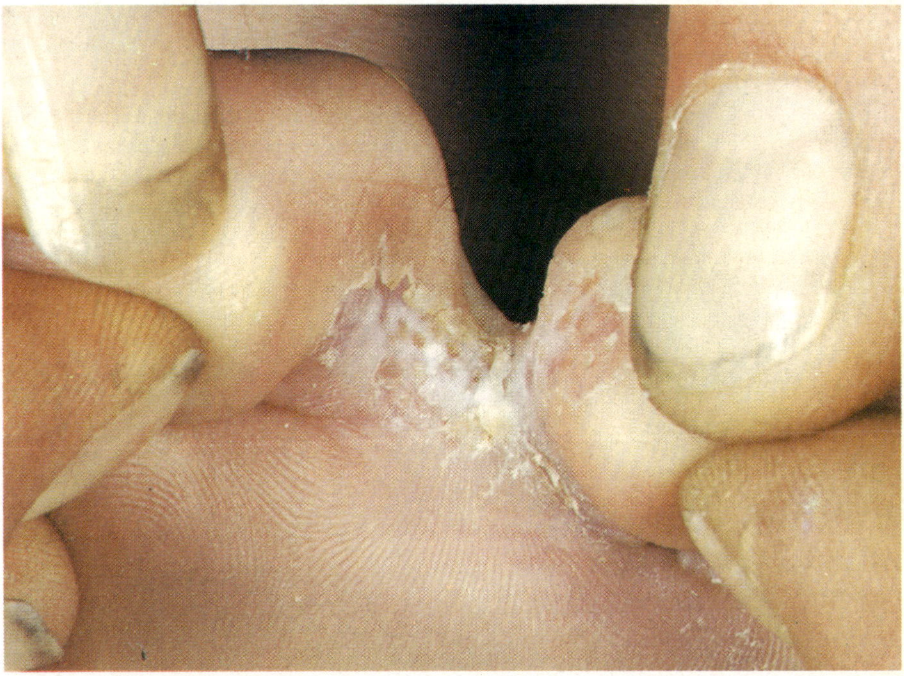

Abb. 53 Oberflächliche weiße Schuppen in einer mokassinartigen Verteilung. Beobachte die bogige Anordnung der Schuppen, die charakteristisch ist.

Epidermomykose (Tinea manus)

Die Tinea manus (-um) ist eine chronische Dermatophytose der Hand/Hände, oft einseitig und meist an der dominierenden Hand. Meistens besteht gleichzeitig eine Tinea pedis mit Befall der Zehennägel und/oder interdigital, und oft besteht eine Onychomykose eines oder mehrerer Fingernägel.

ÄTIOLOGIE

Häufigster Erreger ist *Trichophyton rubrum*.

KLINISCHE UNTERSUCHUNG

Hautläsionen

TYPISCHE EFFLORESZENZEN
Hyperkeratose, schuppende Papeln und Bläschen in Gruppen.

FARBE Erythematös.

FORM Anulär, polyzyklisch (siehe Abb. 54), besonders am Handrücken.

VERTEILUNG Diffuse Hyperkeratose an den Handflächen oder schuppende Herde seitlich oder dorsal an den Fingern. Typisch die Schuppung in den Palmarfurchen. Bei 50 % der Patienten ist nur eine Hand betroffen.

LABOR- UND SPEZIALUNTERSUCHUNGEN

Pilzbefund im Nativpräparat vom aktiven Rand der Läsion (siehe Abb. 51) und Pilzkultur.

THERAPIE

Wie bei der Tinea pedis.

BEDEUTUNG

Besteht gleichzeitig eine Onychomykose, so kann es nach der Therapie zu Rezidiven kommen, was besonders unangenehm ist, wenn die Patienten in der Öffentlichkeit stehen oder ihre Hände für feine Arbeiten brauchen.

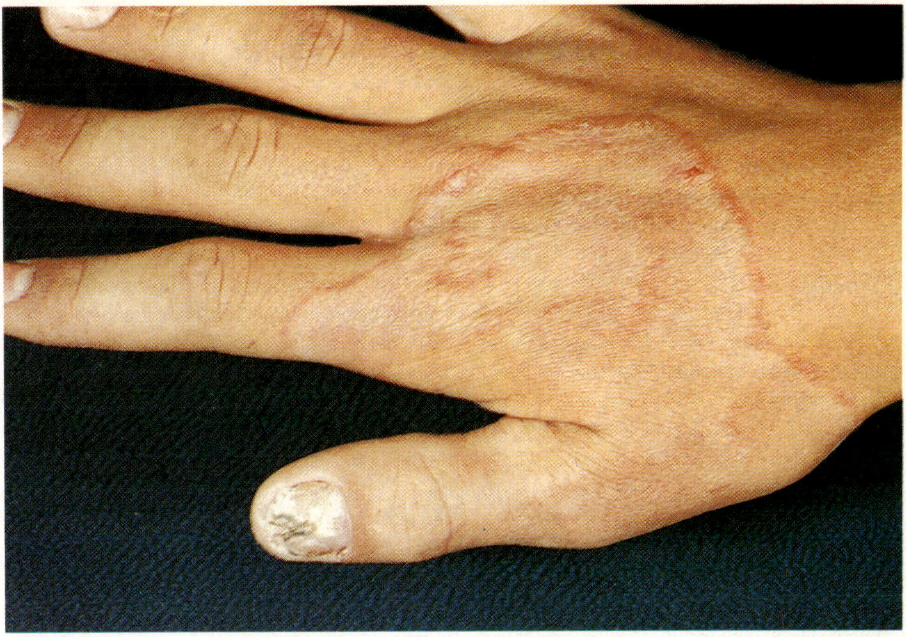

Abb. 54 Tinea manus. Polyzyklische Läsion mit Schuppen und Bläschen und Befall des Daumennagels, dessen Nagelplatte zerstört ist.

Onychomykose (Tinea unguium)

Die *Tinea unguium* ist eine Dermatophyteninfektion der Nagelplatte. Der Begriff Onychomykose umfaßt Nagelinfektionen durch beliebige Pilze, einschließlich Hefepilze.

EPIDEMIOLOGIE

Die Tinea unguium der Zehennägel ist sehr häufig, besonders im höheren Alter.

ÄTIOLOGIE

Die häufigsten Erreger der Tinea unguium sind *Trichophyton rubrum* (am häufigsten), *T. mentagrophytes* und *Epidermophyton floccosum*. Onychomykosen durch Nicht-Dermatophyten sind meistens durch Hefepilze verursacht.

PRÄDISPONIERENDE FAKTOREN

Minderdurchblutung, wie sie im Alter und bei peripheren Nervenschäden vorkommt, erhöht die Anfälligkeit des Nagelkeratins für Dermatophyten-Infektionen ebenso wie mechanischer Druck durch Fußbekleidung. Candida befällt die Nagelplatte nur z. B. bei chronischer Candidaparonychie, bei der chronischen mukokutanen Candidiasis bzw. schweren Systemkrankheiten oder Immundefizienz (bei Kleinkindern); andere Hefepilze und Dermatophyten können aber auch vorgeschädigte Nägel, wie z. B. bei Psoriasis, befallen.

NAGELLÄSIONEN

Distale subunguale Onychomykose Weißlich-bräunlich-gelbliche Verfärbung des freien Nagelrandes; durch subunguale Hyperkeratose kommt es zu einer Abhebung der Nagelplatte vom Nagelbett; subunguale Akkumulation von bröckeligen Hornmassen (Abb. 55).

Weiße oberflächliche Onychomykose Erscheint als weißes, scharf begrenztes Areal auf der Nagelplatte (der Zehennägel). Die Oberfläche des Nagels ist brüchig und rauh. Diese klinische Erscheinungsform findet man relativ häufig bei HIV-infizierten Patienten an den Finger- und Zehennägeln.

Proximale subunguale Onychomykose Selten. Beginnt mit einem weißlich-braunen Areal im proximalen Bereich der Nagelplatte. Kann sich vergrößern und die ganze Nagelplatte involvieren.

Candida-Onychomykose Befällt sowohl Zehen- als auch Fingernägel. Die verdickte Nagelplatte ist rauh, gerillt und zerfällt schließlich in eine hyperkeratotische, bröckelige, zerklüftete Hornmasse.

VERTEILUNG

Charakteristischerweise findet man gleichzeitig infizierte und normale Nägel. Die Zehennägel sind häufiger befallen als die Fingernägel, die letzteren oft einseitig nach einer Wirbelsäulen- oder anderen Verletzung. Bei chronischer Immunosuppression besteht eine Neigung zum Befall aller Nägel, ebenso bei chronisch mukokutaner Candidiasis und Acrodermatitis enteropathica (Erreger *Candida*).

DIFFERENTIALDIAGNOSE

Nagelpsoriasis, Onychogryphose.

LABOR- UND SPEZIALUNTERSUCHUNGEN

Pilzbefund und -kultur von Nagelgeschabsel.

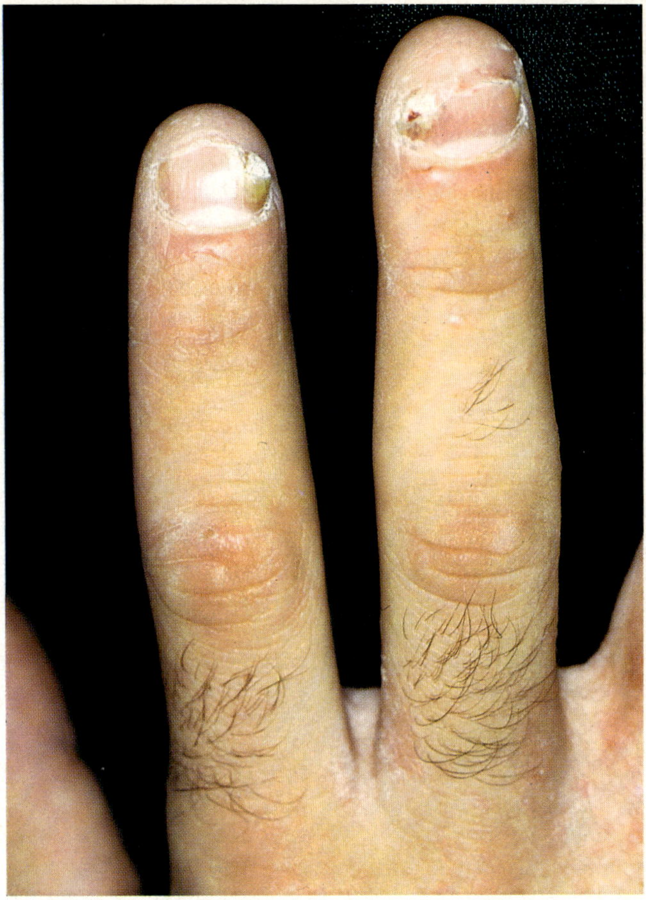

Abb. 55 Tinea unguium. Die Nägel des Zeige- und Mittelfingers sind durch eine Infektion mit Dermatophyten deformiert. Man sieht Onycholyse und subunguale Keratose.

THERAPIE

Dermatophytosis unguium Griseofulvin (mikronisiert) 500 mg 2x täglich über 10 Monate oder länger, zusätzlich lokale Antimykotika. Die Heilungsaussichten sind bei den Fingernägeln besser als bei den Zehennägeln; bei Vorliegen einer prädisponierenden Nagelschädigung ist die Rezidivquote extrem hoch. Das gilt besonders für die Nagelmykosen älterer Menschen, die unter Umständen a priori nicht auf die Therapie ansprechen. Die hohen Versager- und Rezidivquoten machen die Behandlung der Dermatophytosis unguium entsprechend unbefriedigend.

Ketokonazol 200 mg p.o. 1x täglich ist eine Alternative, Kontrollen der Leberfunktion erforderlich. Terbinafin 250 mg p.o. 1x täglich ist die derzeit wirksamste orale Substanz bei Onychomykosen durch Dermatophyten. Es ist fungizid und wird in der Nagelplatte abgelagert, der nachwachsende Nagel wird nicht von Pilzen befallen. Therapiedauer 3 bis 4 Monate. In allen Fällen zusätzliche Lokalbehandlung (Tolnaftat, Imidazolderivate oder Allylamine).

Onychomykose durch Nicht-Dermatophyten Behandlung der Grundkrankheit. Ketokonazol 200 mg 2x täglich und antimykotische Lokaltherapie.

Epidermomykose (Tinea inguinalis)

Die Tinea inguinalis ist eine subakute oder chronische Dermatophytose im Bereich der proximalen Oberschenkel und Inguinalregion bei Männern, meist hervorgerufen durch *Epidermophyton floccosum* oder *Trichophyton rubrum*.

EPIDEMIOLOGIE

Alter Junge Erwachsene.

Geschlecht Männer.

Prädisponierende Faktoren Warme, feuchte Umgebung, eng anliegende, luftundurchlässige Männerkleidung, Übergewicht.

KLINISCHE UNTERSUCHUNG

Hautläsionen

TYPISCHE EFFLORESZENZEN
Plaques mit papulösem, schuppendem, scharf begrenztem Rand, gelegentlich Pusteln und zentraler Rückbildung.

FARBE Düsterrot.

ANORDNUNG Zirzinär, polyzyklisch.

VERTEILUNG Intertriginöse Körperstellen, vor allem inguinal (Abb. 56), der angrenzende Oberschenkel und Gesäßbereich. Im Gegensatz zur Candidiasis ist das Scrotum selten betroffen.

SYMPTOME Pruritus.

DIFFERENTIALDIAGNOSE

Psoriasis; Erythrasma, das weniger papulös und erythematös ist und im Wood-Licht die typische korallenrote Fluoreszenz zeigt.

LABOR- UND SPEZIALUNTERSUCHUNGEN

Pilzbefund aus abgekratzten Schuppen (siehe Abb. 51), Pilzkultur.

BEHANDLUNG

Im akuten und subakuten Stadium Lokaltherapie wie bei anderen Epidermomykosen.
Bei Therapieresistenz oder Irritation durch lokale Antimykotika Behandlung mit Griseofulvin (mikronisiert) 500 mg 2x täglich mit den Mahlzeiten über 3 bis 4 Wochen oder Ketokonazol 200 mg 1x täglich über 2 bis 3 Monate oder Terbinafin 250 mg 1x täglich über 3 Wochen.

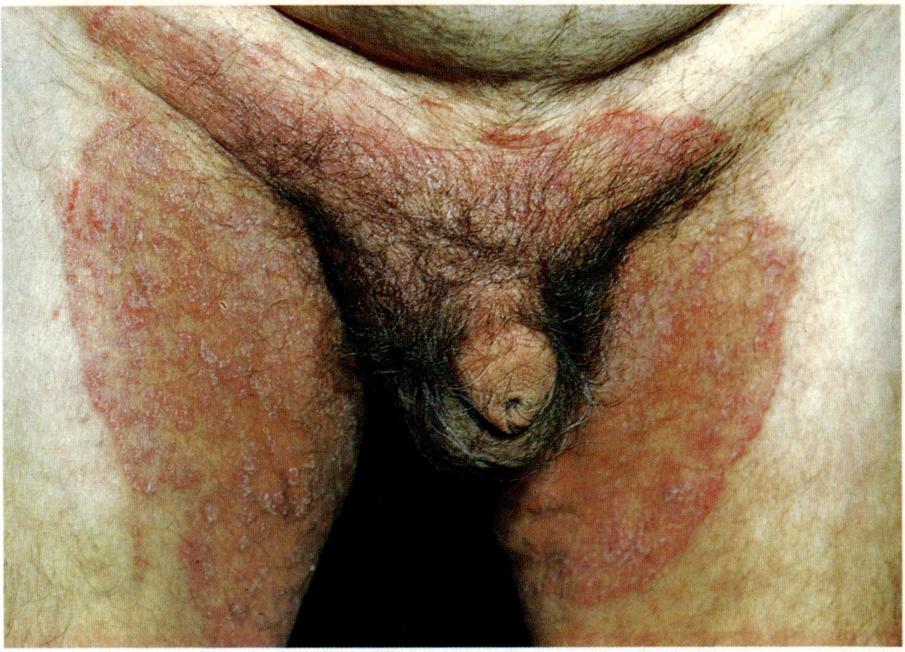

Abb. 56 Tinea inguinalis. Schuppende erythematöse Plaques mit scharfen Rändern.

Epidermomykose (Tinea corporis)

Es handelt sich um schuppende, papulöse Läsionen, die anulär angeordnet sind, peripher fortschreiten, zentral abheilen und am Stamm, den Extremitäten oder im Gesicht lokalisiert sind.

EPIDEMIOLOGIE UND ÄTIOLOGIE

Alter Alle Altersstufen.
Beschäftigung Kontakt mit (großen und kleinen) Tieren.
Prädisponierende Faktoren Die Infektion wird erworben durch Kontakt mit aktiven Läsionen von Tieren (*Trichophyton verrucosum, Microsporum canis*), durch Kontakt von Mensch zu Mensch (*Trichophyton rubrum*) oder selten aus dem Erdreich.

KLINISCHE UNTERSUCHUNG

Hautläsionen

TYPISCHE EFFLORESZENZEN
Verschieden große, schuppende, scharf begrenzte Plaques (Abb. 57) mit oder ohne Pusteln oder Vesikeln, Randbetonung.
FORM UND ANORDNUNG Periphere Vergrößerung und zentrale Abheilung führt zu ringförmiger Konfiguration.
VERTEILUNG Einzelne oder gelegentlich verstreute, multiple Läsionen.
PRÄDILEKTIONSSTELLEN Exponierte Haut des Unterarms und Halses.

DIFFERENTIALDIAGNOSE

Erythema anulare centrifugum, Psoriasis, Erythema migrans.

LABOR- UND SPEZIALUNTERSUCHUNGEN

Pilzbefund und Pilzkultur aus Schuppen vom aktiven Rand.

THERAPIE

Lokale antimykotische Cremes (siehe oben) 2x täglich über 7 bis 10 Tage. Bei ausgedehntem Befall oder unbefriedigendem Erfolg der Lokaltherapie ist zusätzlich zu den lokalen Antimykotika Griseofulvin, Ketokonazol oder Terbinafin indiziert.

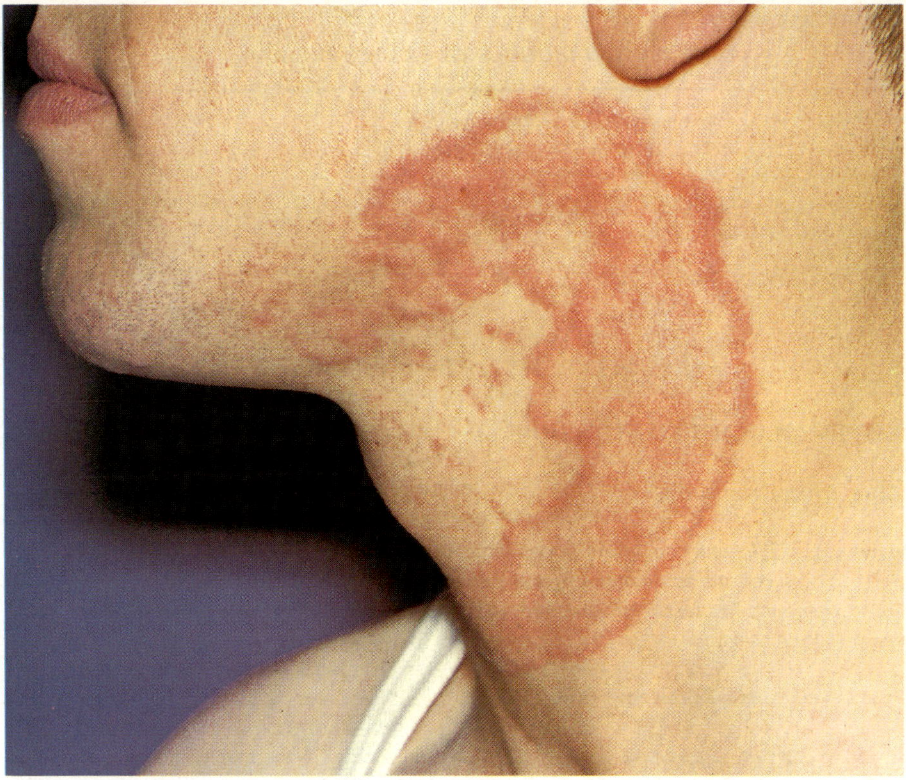

Abb. 57 **Tinea corporis.** Diese Läsion am Hals besteht aus einer scharf begrenzten, arciformen, erythematösen Plaque mit zentraler Abheilung.

Epidermomykose (Tinea facialis)

Die Tinea facialis ist eine Dermatophytose der unbehaarten Gesichtshaut, charakterisiert durch einen scharf umschriebenen, erythematösen Herd, die häufiger fehldiagnostiziert wird als irgendeine andere Dermatophytose.

EPIDEMIOLOGIE UND ÄTIOLOGIE

Alter Häufiger bei Kindern.

Ätiologie *Trichophyton mentagrophytes*, *Trichophyton rubrum* sind die häufigsten Erreger, aber auch *Microsporum audouini* und *Microsporum canis*.

Prädisponierende Faktoren Kontakt mit Tieren.

ANAMNESE

Hautsymptome Meist asymptomatisch, manchmal Pruritus.

KLINISCHE UNTERSUCHUNG

Hautläsionen

TYPISCHE EFFLORESZENZ
Scharf umschriebener Fleck oder Plaque unterschiedlicher Größe mit erhabenem, papulösem Rand und zentraler Rückbildung (Abb. 58). Die Schuppung ist oft nur minimal.

FARBE Rosa bis rot, bei dunkelhäutigen Patienten Hyperpigmentation.

VERTEILUNG Im Gesicht, meist nicht symmetrisch.

DIFFERENTIALDIAGNOSE

Seborrhoische Dermatitis, Kontaktdermatitis, Erythema chronicum migrans, Lupus erythematosus, polymorphe Lichtdermatose, lichtinduziertes Arzneimittelexanthem, »lymphocytic infiltration« (Jessner-Kanof).

LABOR- UND SPEZIALUNTERSUCHUNGEN

Pilzbefund aus abgekratzten Schuppen. In Schuppen von Patienten, die mit lokalen Kortikosteroiden behandelt wurden, findet man große Mengen von Pilzfäden.

THERAPIE

Lokale Antimykotika sind meistens ausreichend.

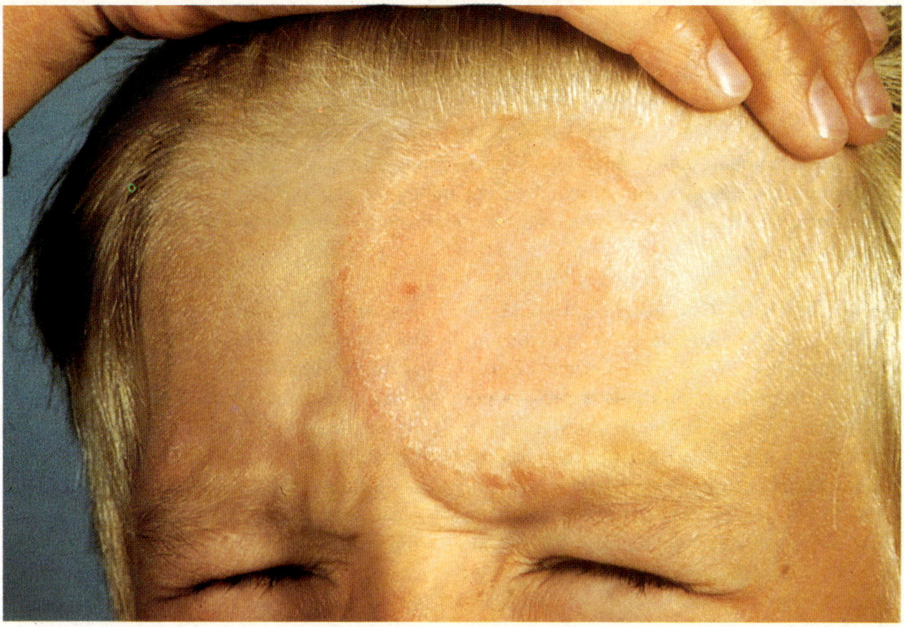

Abb. 58 **Tinea facialis.** Scharf begrenzte, erythematöse, anuläre Plaque mit zentraler Abheilung und schuppendem Randsaum bei einem Kleinkind.

Trichomykose (Tinea capitis)

Die Tinea capitis ist eine dermatophytische Trichomykose des Capillitiums. Die akute Infektion ist charakterisiert durch eine follikuläre Entzündung mit schmerzhaften, matschigen Knötchen, aus denen sich Eiter entleert, während bei subakuten bis chronischen Infektionen schuppende Herde überwiegen.

EPIDEMIOLOGIE UND ÄTIOLOGIE

Alter Kinder oder selten Erwachsene.

Pathogenese *Nicht entzündliche Läsionen:* Invasion des Haarschafts durch Dermatophyten, vorwiegend *Microsporum audouini* (Infektion von Kind zu Kind, über den Friseur, Hüte, Theatersitze), *Microsporum canis* (Infektion von jungen Haustieren auf das Kind und dann von Kind zu Kind) oder *Trichophyton tonsurans*. *Entzündliche Läsionen: Microsporum canis, Trichophyton tonsurans, Trichophyton verrucosum* und andere.

ANAMNESE

Dauer der Läsionen Wochen bis Monate.

Hautsymptome Haarausfall, Schmerzen und Druckempfindlichkeit bei der entzündlichen Form.

KLINISCHE UNTERSUCHUNG

Hautläsionen und Haarveränderungen

VIER TYPISCHE KLINISCHE FORMEN

»Gray patch« Trichomykose Aphlegmasisch. Brüchiges Haar, die Haarschäfte brechen nahe der Hautoberfläche ab (»wie gemähte Wiese«), Hautoberfläche stark schuppend. Meist multiple, zum Teil kreisrunde Herde. Erreger sind *Microsporum audouini* und *Microsporum canis* (Abb. 59).

»Black dot« Trichomykose Aphlegmasisch. Nahe der Hautoberfläche abgebrochene Haare erscheinen wie »Pünktchen«, Schuppung. Befall eher diffus und unscharf begrenzt. Verursacht durch *Trichophyton tonsurans* und *Trichophyton violaceum.*

»Kerion« (griech. »Honigwabe«) Hochgradig entzündlicher Prozeß. Matschige, elevierte, eitrige entzündliche Knötchen und Plaques (siehe Abb. 62), die sehr schmerzhaft sind und aus denen sich auf Druck Eiter, meist aus multiplen Öffnungen, entleert. Die Haare brechen nicht ab, sondern fallen aus und können ohne Schmerzen ausgezogen werden. Fieber, eventuell regionäre Lymphadenitis. Abheilung mit narbiger Alopezie.

Favus Eine Infektion mit *Trichophyton schoenleinii*, die zu typischer Hautatrophie, Narbenbildung, narbiger Alopezie und den sogenannten Scutula, gelblichen, festhaftenden, von den Haaren durchbohrten Schuppenkrusten am Capillitium, führen. Nur ganz peripher wachsen die Haare noch normal. Urinartiger Geruch. Der Favus ist in Westeuropa und Nordamerika sehr selten geworden. In manchen Gegenden der Erde (Mittlerer Osten, Südafrika) ist er aber noch immer endemisch (siehe Abb. 60).

Systemische Befunde Regionale Lymphadenopathie, besonders bei langer Krankheitsdauer und Superinfektion.

LABOR- UND SPEZIALUNTERSUCHUNGEN

Fluoreszenzuntersuchung mit Wood-Licht Die Untersuchung des Capillitiums mit langwelligem Ultraviolettlicht (Wood-Lampe) zeigt hellgrüne Haarschäfte bei Infektionen mit *Microsporum audouini* und *Microsporum canis*; *Trichophyton schoenleinii* fluoresziert graugrün, *Trichophyton tonsurans* fluoresziert überhaupt nicht.

Pilzbefund im Nativpräparat mit 10%iger KOH Man kann sehen, wie Sporen in den Haarschaft eindringen (*Trichophyton tonsurans* und *Trichophyton violaceum*).

THERAPIE

Griseofulvin, Ketokonazol oder Terbinafin p.o. wie bei Epidermomykosen, allerdings wesentlich länger (bis zu 2 Monaten), auf jeden Fall noch 2 Wochen nachdem Pilzbefunde und Kultur negativ sind. Bei »black dot« Trichomykose höher dosiert. Bei Kerion zusätzlich antibiotische Therapie der bakteriellen (staphylogenen) Superinfektion. Lokal antiphlogistische Maßnahmen, Inzision der Abszesse.

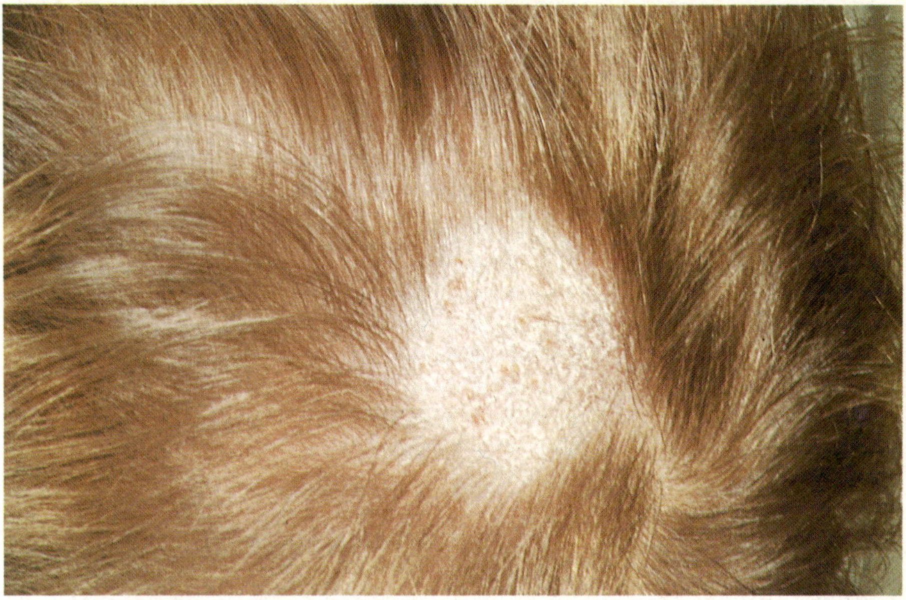

Abb. 59 Tinea capitis durch *Microsporum canis*. Runder haarloser Herd, die Haarschäfte sind nahe der Hautoberfläche abgebrochen. Die Haarschäfte fluoreszieren grün im Wood-Licht.

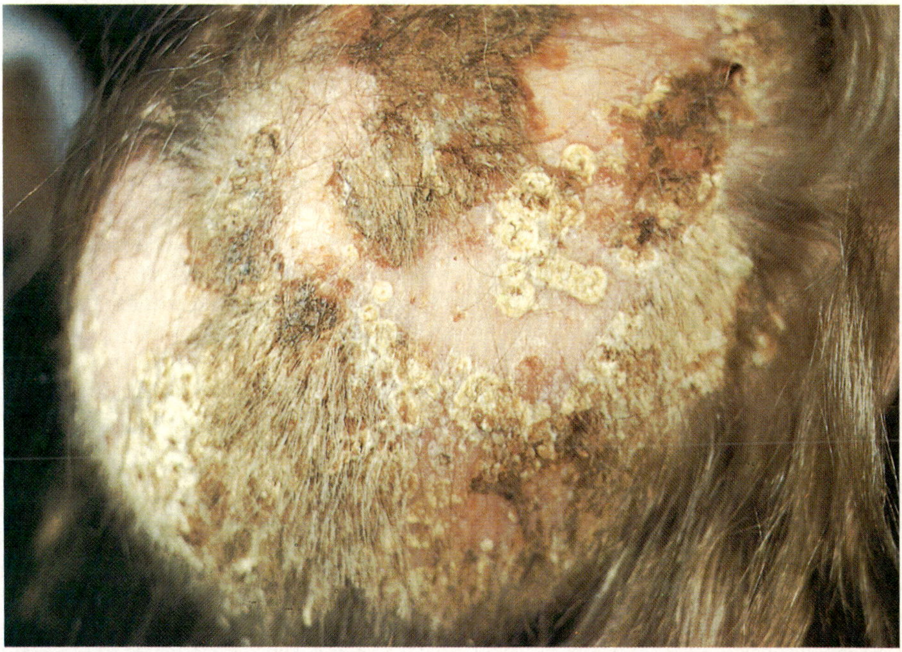

Abb. 60 Tinea capitis durch *Trichophyton schoenleinii* (Favus). Gelbliche, festhaftende Krusten und Schuppen, die sogenannten Scutula. Komplikationen sind Atrophie, Narbenbildung und narbige Alopezie.

Trichomykose (Tinea barbae)

Es handelt sich um eine Trichomykose durch Dermatophyten im Bart- und Schnurrbartbereich ähnlich der Tinea capitis mit einer Invasion des Haarschafts.

EPIDEMIOLOGIE

Alter Erwachsene.

Geschlecht Nur Männer.

Ätiologie *Trichophyton verrucosum, Trichophyton mentagrophytes* sind die häufigsten Erreger. Die Infektion kann durch Tierkontakt akquiriert werden.

Prädisponierende Faktoren Häufiger bei Bauern.

ANAMNESE

Hautsymptome Pruritus, Druckempfindlichkeit, Schmerzen.

KLINISCHE UNTERSUCHUNG

Hautläsionen

TYPISCHE EFFLORESZENZEN

Pustulöse Follikulitis (Abb. 61): Die Haarfollikel sind umgeben von roten, entzündlichen Papeln oder Pusteln, die oft nässen und verkrusten. Die befallenen Haare sind lose und können leicht ausgezogen werden. Wenn die Follikel nicht so massiv befallen sind, findet man schuppende, runde, rote Flecke, im Bereich derer das Haar an der Oberfläche abgebrochen ist. Konfluenz zu dicken entzündlichen Plaques. Wie bei der Tinea capitis kann es zur Ausbildung eines Kerion kommen (Abb. 62).

FARBE Rot.

VERTEILUNG Bart- und Schnurrbartbereich, selten Augenwimpern und Augenbrauen.

Systemische Befunde Regionale Lymphadenopathie, besonders bei langer Krankheitsdauer und Superinfektion.

DIFFERENTIALDIAGNOSE

Staphylococcus aureus-Follikulitis, Furunkel, Karbunkel, Acne vulgaris, Rosacea, Pseudomonasfollikulitis, HSV-Infektion (rezidivierend oder Eczema herpeticatum).

LABOR- UND SPEZIALUNTERSUCHUNGEN

Pilzbefund im KOH-Nativpräparat von ausgerissenem Haar Man sieht Hyphen, die in die Wurzelscheide und/oder den Haarschaft eindringen.

Pilzkultur Die Tinea barbae ist nicht selten mit *Staphylococcus aureus* superinfiziert. Cave! Dieser Befund schließt eine Tinea barbae nicht aus.

THERAPIE

Lokale Antimykotika sind unwirksam.
Griseofulvin 500 mg 2x täglich, Ketokonazol 200 mg oder Terbinafin 250 mg täglich über 4 bis 6 Wochen.

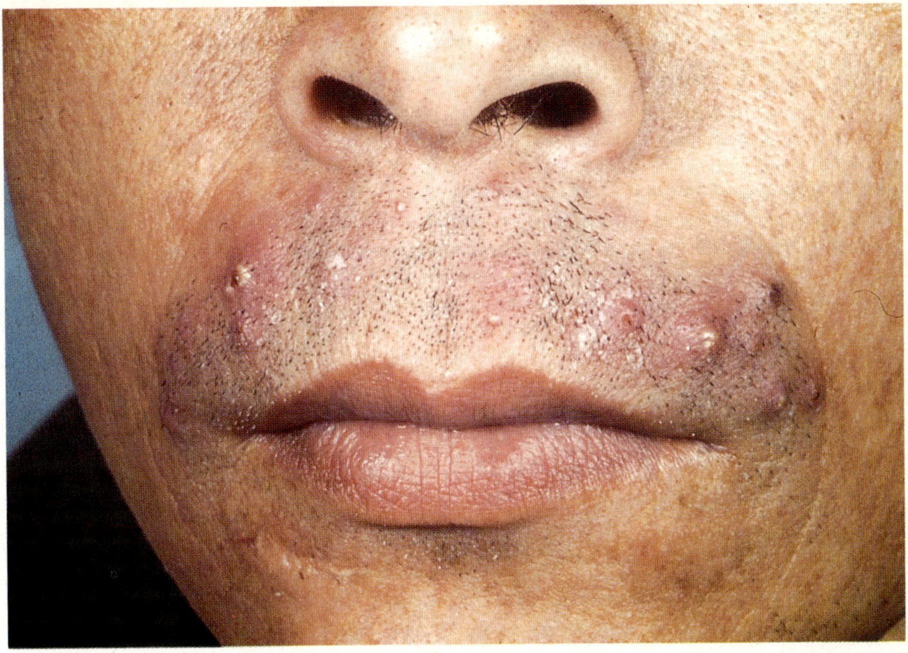

Abb. 61 Tinea barbae. Verstreute, einzelstehende follikuläre Pusteln.

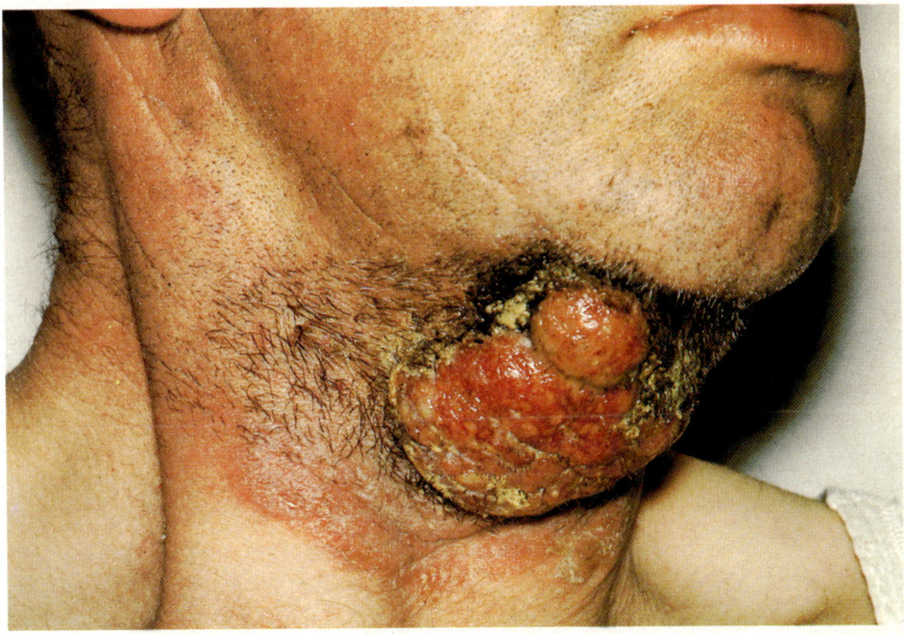

Abb. 62 Tinea barbae, Kerion. Scharf begrenzter, roter Knoten (4 x 6 cm), die Oberfläche ist feucht und von multiplen gelblichen Pusteln besetzt. Die regionalen Lymphknoten sind nicht vergrößert.

Sproßpilzinfektion – Mukokutane Candidiasis

Oberflächliche Infektion durch Candida albicans, die Hautregionen mit feuchtem Milieu und Schleimhautoberflächen befällt. Bei vielen Patienten kommen prädisponierende Faktoren hinzu, die die lokale Abwehrlage beeinträchtigen, wie chronische Feuchtigkeit an der Infektionsstelle, Diabetes, Antibiotika-Therapie oder Veränderung der systemischen Immunlage.

Synonym: Moniliasis, Soor.

EPIDEMIOLOGIE

Alter Jedes Alter, Säuglinge (Windelbereich, Mund).

Geschlecht Sowohl Frauen (Vulvovaginitis) als auch Männer (Balanitis).

Beruf Personen, deren Hände ständig in Kontakt mit Wasser sind, wie Hausfrauen, Schankpersonal, Blumenbinder; Bäcker entwickeln Paronychie.

Andere prädisponierende Faktoren Diabetes, Fettsucht, Hyperhidrose, Hitze, Mazeration, Immundefekte (eingeschränkte T-Zellfunktion), HIV-Infektion; Polyendokrinopathien, Schwangerschaft, orale Kontrazeptiva; systemische Antibiotika, systemische und lokale Kortikosteroide, langdauernde Anwen-

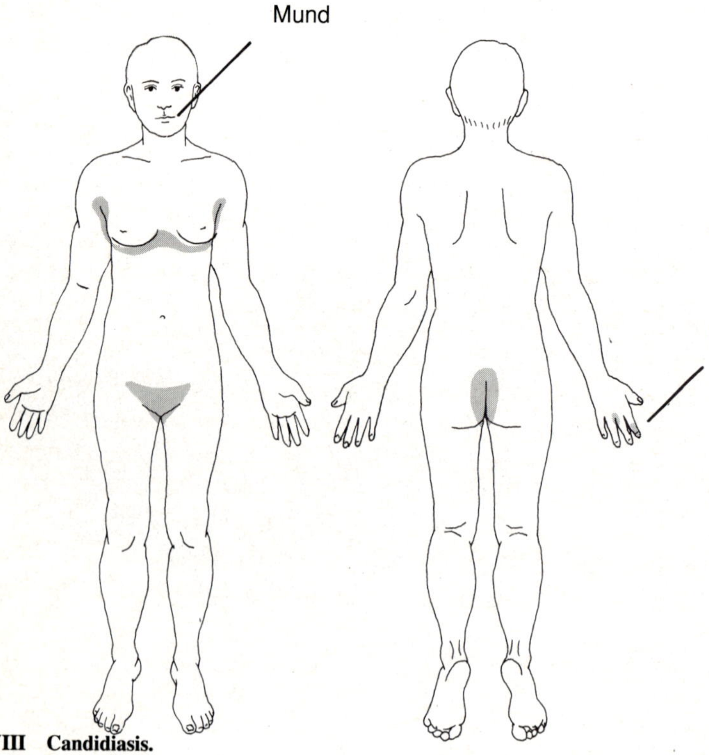

Abb. VIII Candidiasis.

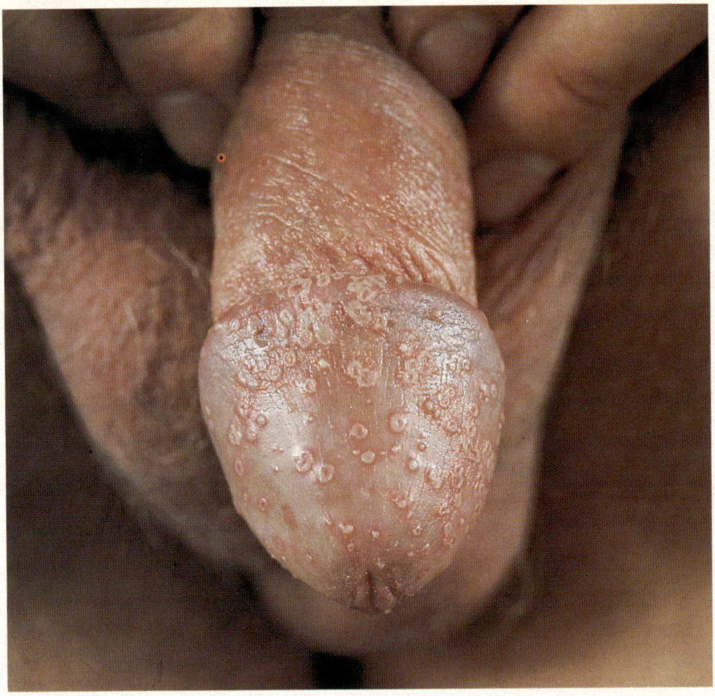

Abb. 63 **Balanoposthitis.** Zahlreiche einzelstehende Pusteln im Bereich der Glans penis und des Präputiums.

dung von Steroid-Aerosolen; chronische Beeinträchtigung des Allgemeinzustandes (Karzinom, Leukämie), Chemotherapie.

HÄUFIGE KLINISCHE ERSCHEINUNGSFORMEN

(Siehe Abb. VIII).

Candidiasis der Schleimhäute Siehe Seite 442.

Vulvovaginitis Juckreiz, dickflüssiger, cremig-weißer, topfiger Fluor vaginalis, fleischrotes Erythem der vaginalen und Vulvaschleimhaut, bröckelige, lockerhaftende, weißliche Auflagerungen. Übergreifen auf das Perineum und die Leiste möglich. Satellitenpusteln.

Balanoposthitis Erosionen, flache Pusteln, Ödem, zarte Schuppung (Abb. 63).

Windelsoor Erythem und Ödem mit papulösen und pustulösen Läsionen, Erosionen, Nässen, colleretteartige Schuppung am Rand der Läsionen, die die perigenitale, perianale Haut, die Innenseiten der Oberschenkel und Gesäßbacken involvieren (Abb. 64).

Interdigitale und intertriginöse Candidiasis Ziemlich scharf begrenzte, polyzyklische, erythematöse, erosive Läsionen mit collerettartiger Schuppung und kleinen Satellitenpusteln an der Peripherie. Interdigital (meist zwischen dem 3. und 4. Finger) (Abb. 65), submammär (Abb. 66), Leistengegend und Skrotum (Abb. 67).

Candidaparonychie Schmerzhafte Rötung und Schwellung des Nagelfalzes, auf Druck tritt cremig-eitriges Sekret zwischen Nagelplatte und Paronychium aus. Veränderungen der Nagelplatte mit distaler Onycholyse, Verfärbung und Furchen sind möglich (siehe Abb. 68).

Candidafollikulitis Kleine, einzelstehende Pusteln, zigarettenpapierartige Schuppung.

LABOR- UND SPEZIALUNTERSUCHUNGEN

Pilzbefund von Haut- oder Schleimhautmaterial oder Eiter entweder im Nativpräparat mit 5%iger KOH oder Gram-Färbung. Traubenartige Hefezellen, Sprossung, Pseudomyzele (siehe Abb. 69). Spezifische Identifikation von *Candida albicans* durch die Pilzkultur.

THERAPIE

Candidiasis der Schleimhäute (Siehe Sektion 17).

Vulvovaginitis Vaginaltabletten oder Suppositorien 1x täglich vor dem Schlafengehen (3 bis 7 Nächte), Nystatin, Clotrimazol, Miconazol, andere Imidazole und Allylamine; bei schweren oder hartnäckigen Formen Ketokonazol, Fluconazol oder Itrokonazol p.o.
Männliche Sexualpartner sollten zur Vermeidung einer Reinfektion mitbehandelt werden.

Balanitis Imidazol-Creme, anschließend Nystatin-Puder. Die Vorhaut sollte zurückgezogen werden.

Windelsoor Häufiges Trockenlegen, Nystatin-Salbe lokal, auf Gummi- oder Plastikwindelhöschen sollte vorübergehend verzichtet werden.

Interdigitale und intertriginöse Candidiasis Interdigital werden Nystatin, Imidazol oder Allylamin-Cremes verwendet. Die intertriginösen Körperbezirke sollten öfters luftgetrocknet werden, die Kleidung sollte locker und luftdurchlässig sein. Lokaltherapie mit Nystatin-Salbe, anschließend Nystatin-Puder oder Miconazol, orales Ketokonazol oder Itrokonazol. Solutio Castellani ist therapeutisch gut wirksam.

Candidaparonychie Miconazol-Lotio. Polydon-Jod-Seifen. Kontakt mit Wasser sollte vermieden werden. Ketokonazol oder Itrokonazol oral, wenn die Lokaltherapie wirkungslos bleibt.

CHRONISCHE MUKOKUTANE CANDIDIASIS

Sehr seltene, schwere Verlaufsform mit Befall von Haut, Schleimhäuten, Nägeln und Capillitium bei ungeklärtem Immundefekt.

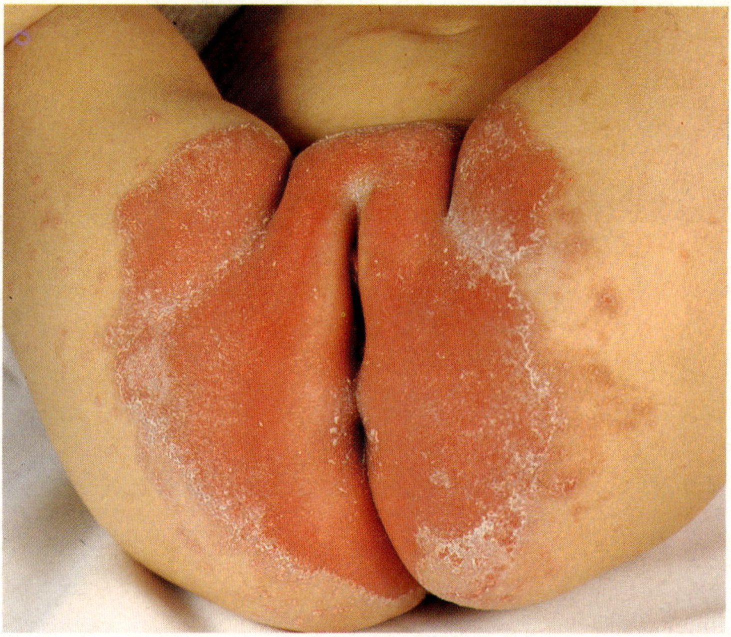

Abb. 64 **Windelsoor.** Der ganze Anogenitalbereich des Säuglings ist intensiv gerötet. An der Peripherie zarte, colleretteartige Schuppung, in der Umgebung der Hauptläsionen einige Satellitenläsionen mit Mikropusteln.

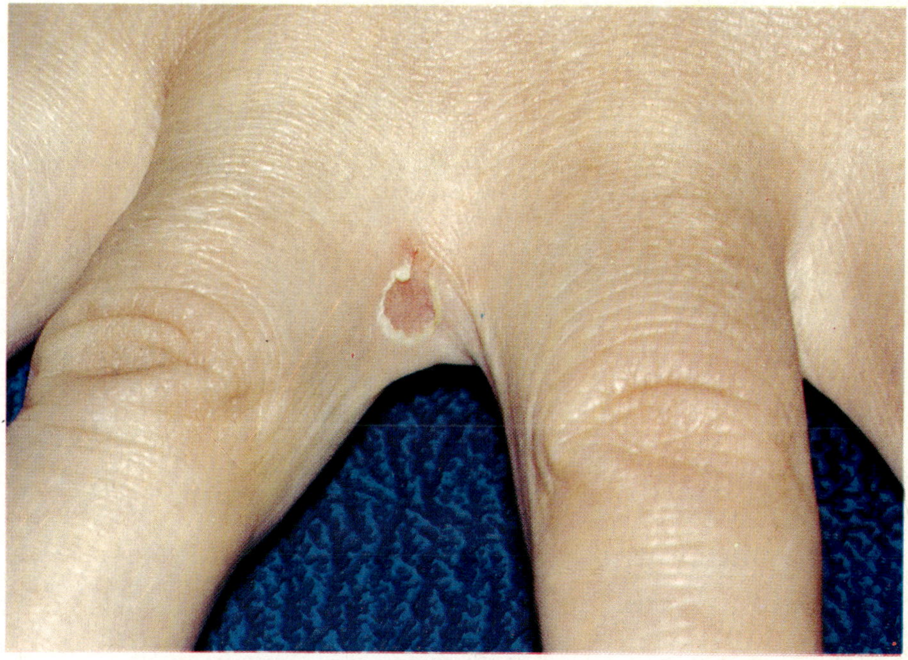

Abb. 65 **Interdigitale Candidiasis.** Erythematöse, erodierte Stelle zwischen den Fingern bei einer Kellnerin.

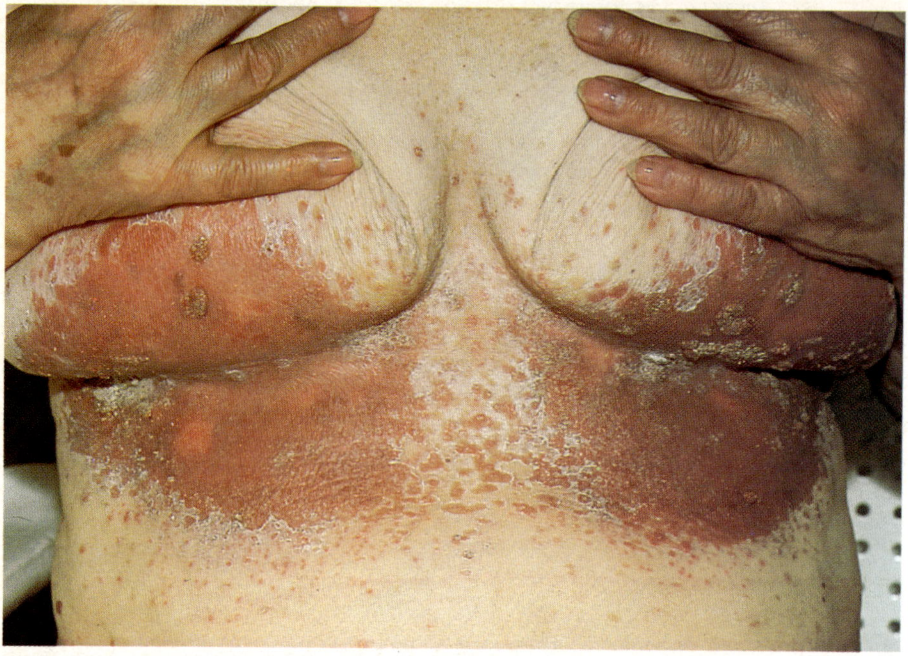

Abb. 66 Candida-Intertrigo. Konfluierende und einzelstehende erythematöse, erodierte Areale mit pustulösen und erosiven Satellitenläsionen.

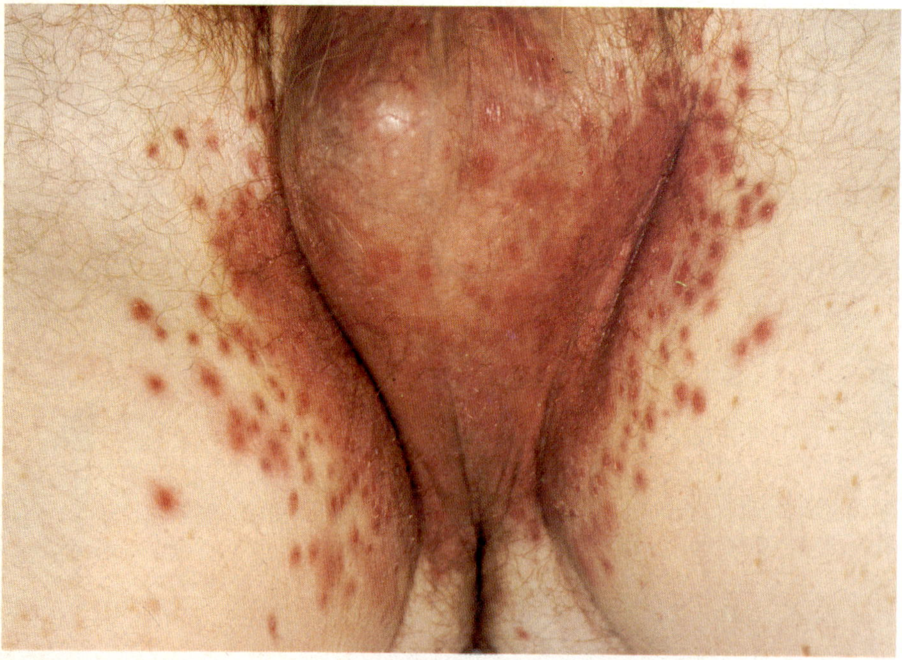

Abb. 67 Candida-Intertrigo. Erythematöse, erodierte Plaques im Bereich des Scrotums und der Inguinalregion mit Satellitenläsionen.

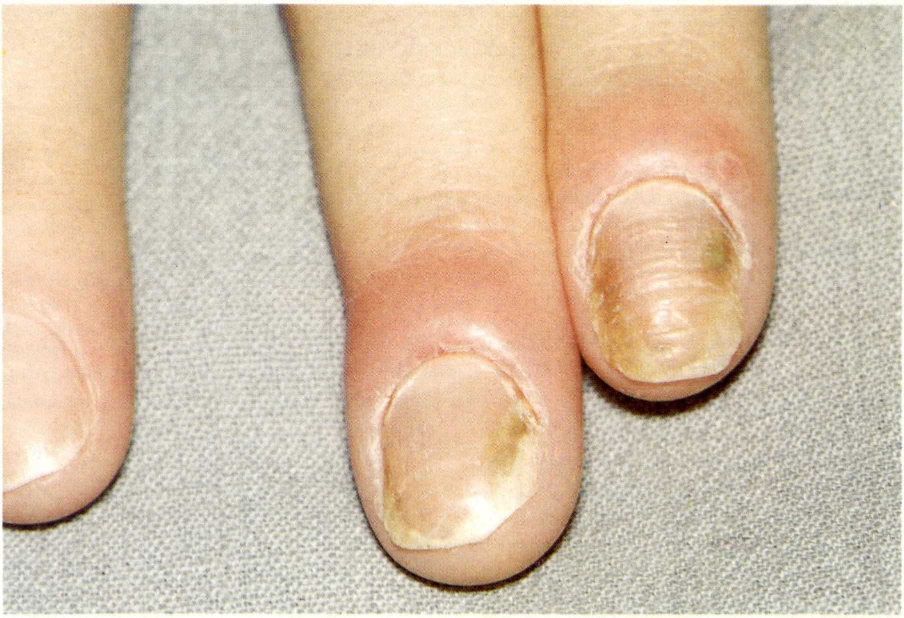

Abb. 68 Chronische Onychie und Paronychie durch Candida albicans. Beachte die warmen, aber nicht heißen, etwas druckschmerzhaften, ödematösen Nagelfalze mit partieller Onycholyse. Oft wird fälschlich eine Staphylokokken-Paronychie diagnostiziert.

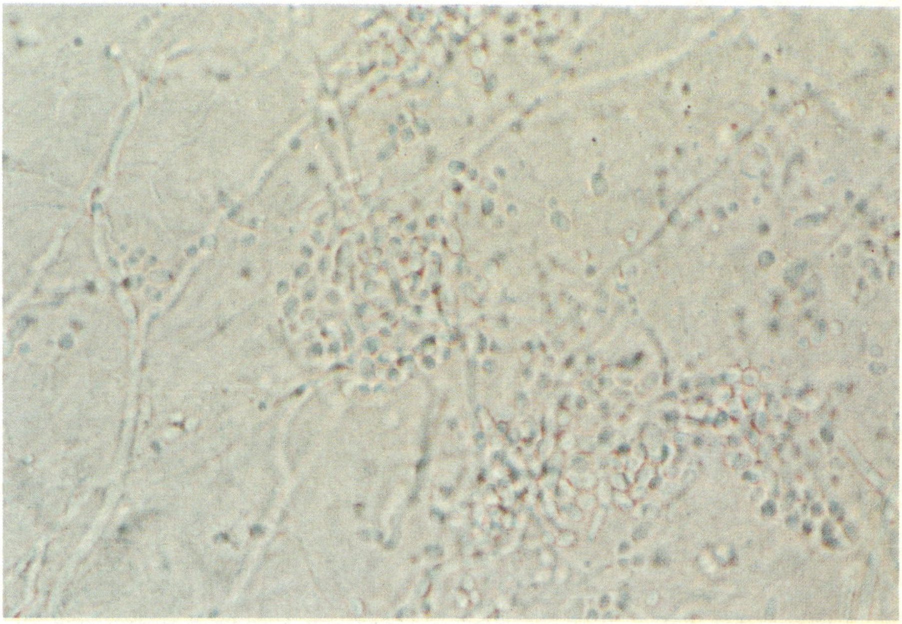

Abb. 69 Candida im Kalilauge-Nativpräparat. Pseudomyzelien und Haufen von traubenartigen Hefezellen.

Tinea versicolor

Die Tinea versicolor ist eine chronische, asymptomatische, oberflächliche Pilzinfektion des Stammes, charakterisiert durch braune oder weiße, zart schuppende Flecken.

Synonym: Pityriasis versicolor.

EPIDEMIOLOGIE UND ÄTIOLOGIE

Alter Junge Erwachsene.

Ätiologie *Pityrosporum orbiculare (ovale).*

Prädisponierende Faktoren Klimatische Faktoren – die Krankheit ist viel häufiger in den Tropen und im Sommer in gemäßigten Klimazonen. Hohe Spiegel von Cortisol scheinen die Anfälligkeit zu steigern und zwar sowohl beim Cushing-Syndrom als auch infolge prolongierter Verabreichung von Kortikosteroiden (lokal oder systemisch).

ANAMNESE

Dauer der Läsionen Monate bis Jahre.

Hautsymptome Keine.

KLINISCHE UNTERSUCHUNG

Hautläsionen
TYPISCHE EFFLORESZENZEN
Scharf begrenzter Fleck mit feiner (pityriasiformer) Schuppung, die sich mit dem Rand eines Objektträgers leicht abkratzen läßt.
FARBE Verschiedene Schattierungen von Braun (Abb. 70), weißliche Flecken (Pityriasis versicolor alba) (Abb. 71).
GRÖSSE UND FORM Rund oder oval in unterschiedlicher Größe von 1 cm bis sehr groß (über 30 cm).
VERTEILUNG Verstreute, einzelstehende Läsionen; später Konfluenz.
PRÄDILEKTIONSSTELLEN Oberer Stamm (Abb. 70), Oberarme, Hals, Abdomen, Axillen, selten Leisten, Oberschenkel, Genitale, im Gesicht

DIFFERENTIALDIAGNOSE

Die Tinea vesicolor kann aufgrund der Verteilung und Form der Läsionen diagnostiziert und durch einen Pilzbefund von Schuppen verifiziert werden. Die hypopigmentierte Form kann mit Vitiligo verwechselt werden, aber bei sorgfältiger Untersuchung findet man immer feine Schuppung; durch Untersuchung mit Wood-Licht werden Schuppen, die den Pilz enthalten, mit blaß gelbgrüner Fluoreszenz sichtbar.

LABOR- UND SPEZIALUNTERSUCHUNGEN

Pilzbefund im KOH-Nativpräparat Kurze zarte Hyphen und Sporen, oft in Klumpen (»Spaghetti und meat balls«).

Wood-Licht-Untersuchung Schwache, gelbgrüne Fluoreszenz der Schuppen.

PATHOPHYSIOLOGIE

Dicarboxyl-Säuren, die durch enzymatische Oxydation (das Enzym ist im Erreger enthalten) von Fettsäuren in Hautoberflächenlipiden gebildet werden, unterdrücken die Pigmentsynthese in epidermalen Melanozyten und führen so zu Hypomelanose.

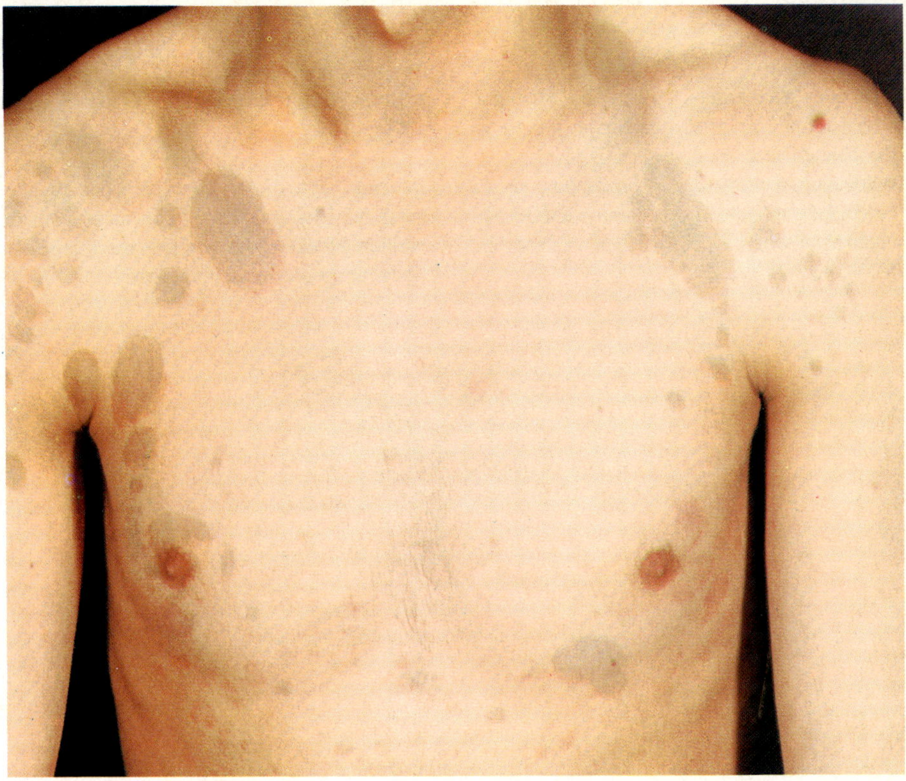

Abb. 70 Tinea versicolor. Scharf begrenzte, einförmig hypopigmentierte Maculae mit feinen, manchmal kaum wahrnehmbaren Schuppen, die man mit einem Objektträger leicht abkratzen kann. Wenn die Läsionen sehr groß sind, wie die auf der linken Seite, können sie mit Vitiligo verwechselt werden.

THERAPIE

Lokaltherapie:

- Lokales Ketokonazol (2%) als Shampoo oder Creme 2x täglich durch eine Woche ist die Therapie der Wahl.
- Selenium-Sulfid (2,5%)-Shampoos an 12 aufeinanderfolgenden Abenden, nach 30 Minuten abwaschen. Alle 2 Wochen wiederholen.
- Miconazol-Creme.

Systemische Therapie:

- Ketokonazol 200 mg p. o. täglich über 10 Tage.

Beachte: Mit dieser Therapie verschwindet zwar die Pityriasis versicolor, nicht aber die weißen Flecken, die erst bei anschließender Sonnenexposition nachbräunen.

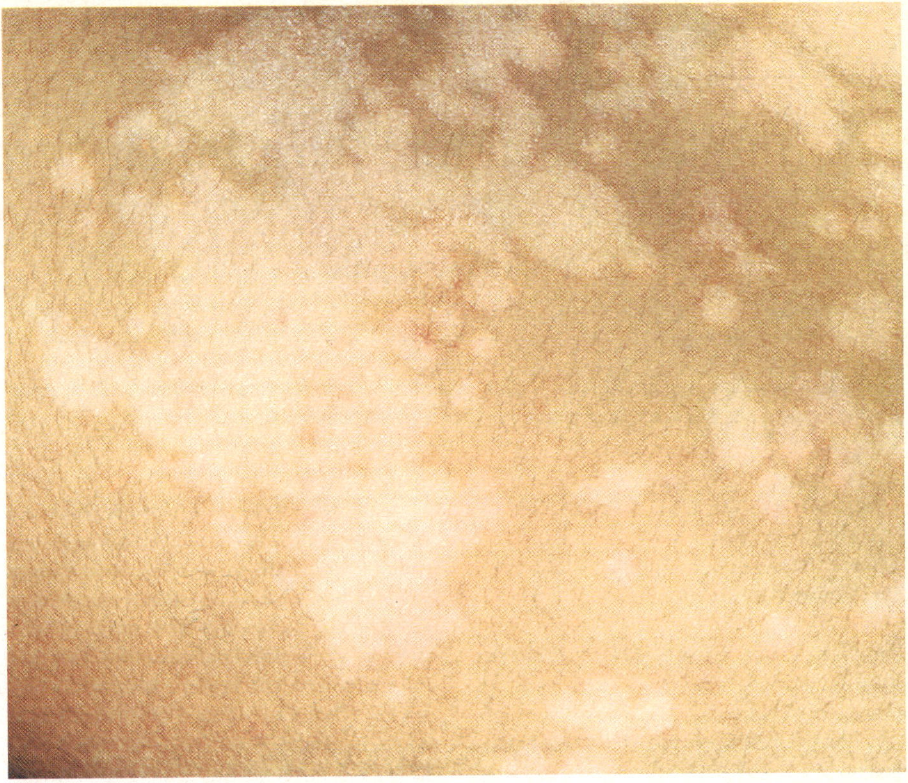

Abb. 71 Tinea versicolor. Typische hyperpigmentierte Maculae mit feiner Schuppung.

Sektion 8

Insektenstiche und Parasitosen

Pediculosis capitis

Die Pediculosis capitis ist ein Befall des Capillitiums mit Kopfläusen, die im Bereich des behaarten Kopfes und des Nackens saugen und ihre Eier an den Haaren ablegen.

EPIDEMIOLOGIE UND ÄTIOLOGIE

Alter Häufiger bei Kindern, Vorkommen aber in allen Altersgruppen.

Ätiologie Der Ektoparasit ist *Pediculus humanus variatio capitis.* Im Gegensatz zu *Pediculus humanus var. corporis* ist die Kopflaus kein Überträger von Infektionskrankheiten.

Rasse Häufiger bei Weißen als Schwarzen.

Übertragung Verwendung gemeinsamer Hüte, Kappen, Bürsten, Kämme. Kopf-zu-Kopf-Kontakt, Epidemien in Schulen.

ANAMNESE

Hautsymptome Juckreiz am Hinterkopf und an den Seiten des Capillitiums. Kratzen und Sekundärinfektion können zu okzipitaler und/oder zervikaler Lymphadenopathie führen.

KLINISCHE UNTERSUCHUNG

Hautläsionen

TYPISCHE MANIFESTATIONEN

Kopfläuse erkennt man mit freiem Auge und/oder mit einer Handlupe. Die meisten Patienten haben eine Population von weniger als 10 Kopfläusen.

Nissen (Abb. 72): Ovale, grauweiße Eikapseln (1 mm lang), die fest an die Haare angeklebt werden. Ihre Zahl variiert zwischen einigen wenigen bis zu Tausenden. Die Nissen werden von den Kopfläusen dort am Haarschaft befestigt, wo er aus dem Follikel austritt. Liegt die Infestation erst kurz zurück, so sitzen die Nissen nahe an der Kopfhaut. Besteht die Infestation schon lange, so können die Nissen bis 15 cm von der Kopfhaut entfernt sein. Da das Kopfhaar täglich etwa 0,5 mm wächst, läßt sich aus dieser Entfernung die Dauer des Lausbefalls errechnen. Neue lebensfähige Eier sind grauweiß, leere Eischalen sind weiß.

Exkoriationen, Krusten und sekundär impetiginisierte Läsionen sind häufig und können das Vorhandensein von Läusen und Nissen maskieren. Sie können sich auf den Nacken, die Stirn, das Gesicht und die Ohren ausbreiten. Im Extremfall wird das Capillitium zu einer übelriechenden, eiterverklebten Kappe von verfilztem Haar, Läusen, Nissen, Krusten und eitrigen Absonderungen.

Papulöse Urticaria, also die Stelle des Läusebisses, ist manchmal im Nacken sichtbar.

PRÄDILEKTIONSSTELLEN Kopfläuse beschränken sich fast immer auf das Capillitium, besonders okzipital und retroaurikulär. In seltenen Fällen können Kopfläuse auch den

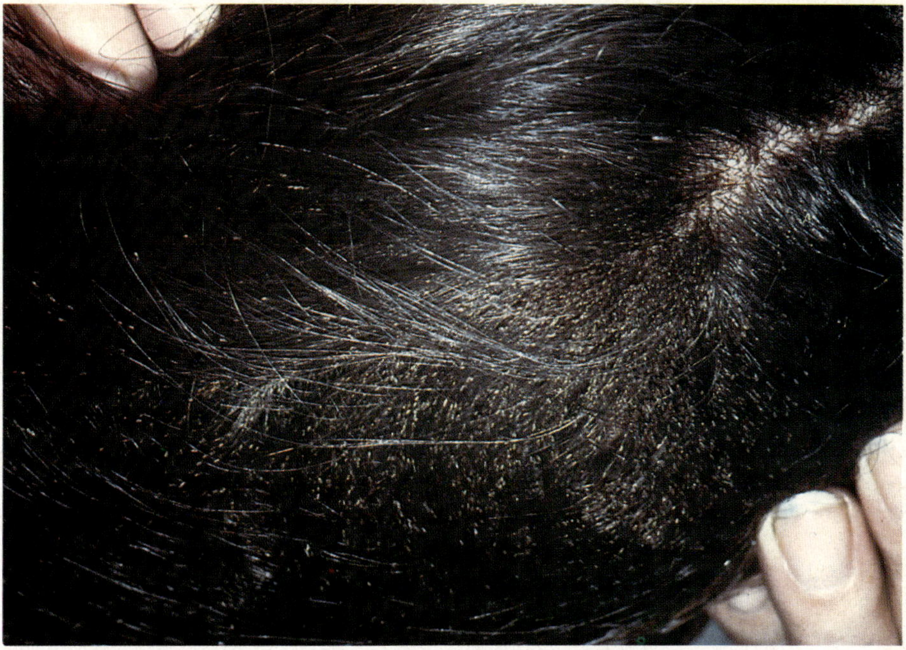

Abb. 72 Pediculosis capitis. Myriaden von Nissen (ovale, grau-weiße Eikapseln) sind fest an den Haarschäften befestigt. Bei näherer Betrachtung sind die Eier flaschenförmig.

Bart oder andere behaarte Körperstellen befallen.

DIAGNOSE UND DIFFERENTIALDIAGNOSE

Diagnose Der klinische Befund wird durch den Nachweis von Nissen und/oder Läusen verifiziert.

Differentialdiagnose Jede andere Art von Pruritus der Kopfhaut; Haarlack, Haargele, Kopfschuppen, Impetigo, Lichen simplex chronicus.

LABOR- UND SPEZIALUNTERSUCHUNGEN

Kultur Bei Verdacht einer Impetiginisation sollten Bakterienkulturen gemacht werden.

THERAPIE

Empfohlenes Behandlungsschema Permethrin-(1 %) Spülung wird auf das Capillitium aufgetragen und nach etwa 10 Minuten wieder abgewaschen; Durchkämmen der Haare mit Staubkamm.

Alternativen In gleicher Applikationsweise Pyrethrine mit Piperonylbutoxid oder 0,5%ige Malathion-Lotion. Die Patienten sollten nach einer Woche neuerlich untersucht werden, ob die Symptome noch bestehen. Eine neuerliche Behandlung ist notwendig, wenn Läuse oder Nissen an der Haar-Hautgrenze gefunden werden. Untersuchung und Behandlung von Kontaktpersonen (Kindergarten, Schule, Familie).

Sekundäre bakterielle Infektion Sollte mit entsprechenden Dosen von Erythromycin oder Dicloxacillin behandelt werden.

Pediculosis pubis (Phthiriasis)

Die Pediculosis pubis ist eine Infestation behaarter Körperregionen, meistens im Schamhaarbereich, aber gelegentlich auch am behaarten Teil der Brust, den Axillen und Augenbrauen durch die Filzlaus und manifestiert sich klinisch durch leichten bis mäßigen Pruritus.

Synonym: Filzläuse.

ÄTIOLOGIE UND EPIDEMIOLOGIE

Alter Am häufigsten bei jungen Erwachsenen, kann aber von Kindheit bis ins hohe Alter auftreten.

Geschlecht Massivere Infestation bei Männern.

Ätiologie *Phthirus* oder *Phthirus pubis*, die Filzlaus. Der Lebenszyklus vom Ei bis zur erwachsenen Laus dauert 22 bis 27 Tage, die Inkubationszeit der Eier 7 bis 8 Tage. Der Rest des Lebens läuft im Larven- und Nymphenstadium ab. Die durchschnittliche Lebensdauer der weiblichen Laus ist 17 Tage, die der männlichen Laus 22 Tage. Filzläuse leben ausschließlich auf Menschen, bevorzugen einen feuchten Lebensraum und tendieren nicht zum Auswandern.

Übertragung Enger körperlicher Kontakt, wie beim Geschlechtsverkehr, Schlafen im selben Bett, vielleicht auch durch die gemeinsame Verwendung von Handtüchern.

ANAMNESE

Hautsymptome Kann asymptomatisch sein, meist leichter bis mäßiggradiger Juckreiz über Monate. Der Patient merkt vielleicht Knötchen an den Haaren, die er beim Kratzen entdeckt. Durch Exkoriationen und Sekundärinfektion können die Läsionen druckempfindlich werden mit Lymphadenitis der regionalen, z. B. inguinalen, Lymphknoten.

KLINISCHE UNTERSUCHUNG

Hautläsionen

TYPISCHE MANIFESTATIONEN Die Läuse erscheinen als 1 bis 2 mm große, bräunlichgraue Fleckchen im Bereich der befallenen behaarten Körperregionen (Abb. 73, 75). Sie bleiben tagelang an einer Stelle sitzen. Die Mundwerkzeuge sind in die Haut eingegraben, mit den Klauen halten sie sich auf jeder Seite an einem Haar fest. Meist nur geringe Anzahl von Läusen.

Eier (Nissen) sind an den Haaren befestigt (Abb. 73, 74) und sehen wie kleine, grauweiße Flecken aus. Wenige bis zahlreiche Nissen.

Papulöse Urticaria (kleine, erythematöse Papeln) an den Stichstellen, besonders periumbilikal. Die Stichstellen können in seltenen Fällen bullös werden.

Sekundärveränderungen sind *Lichenifikation, Exkoriationen* und *Impetiginisation* bei Patienten mit starkem Juckreiz. Seröse Krusten findet man gemeinsam mit Läusen und Nissen, wenn die Augenlider befallen sind. Bei schwerem Befall können die Augenlider ödematös sein.

Maculae caeruleae (tâches bleues) sind schiefergraue oder blaugraue Flecken (Abb. 76) an den Bißstellen, 0,5 bis 1 cm im Durchmesser, unregelmäßig begrenzt und nicht ausdrückbar. Man nimmt an, daß das Pigment ein Abbauprodukt des Hämoglobins durch Einwirkung des Läusespeichels ist.

VERTEILUNG Am häufigsten im Bereich der Genital- und Axillarbehaarung, auch am Perineum, den Oberschenkeln, den Unterschenkeln und am Stamm, besonders perium-

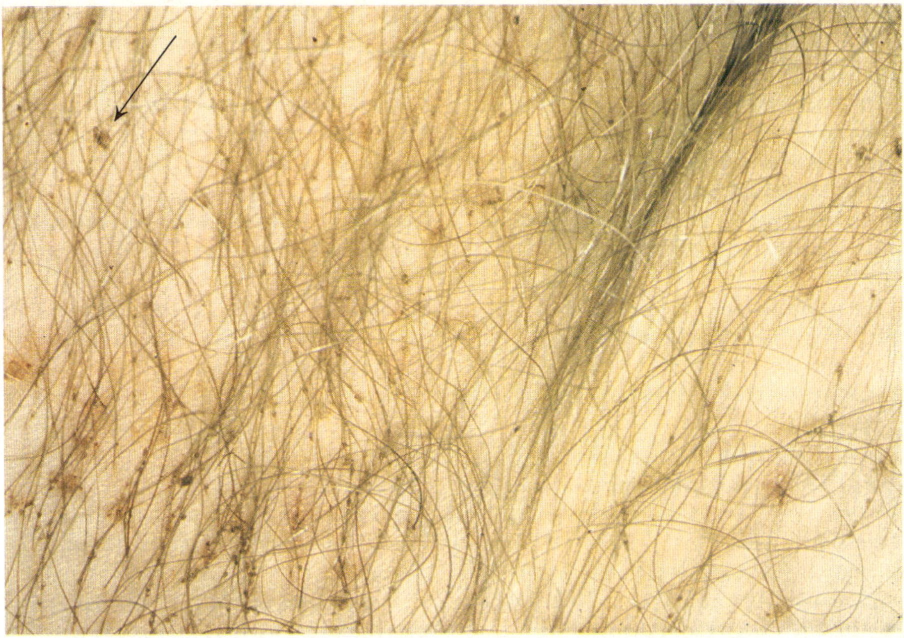

Abb. 73 Pediculosis pubis. Bei diesem Patienten sieht man viele Nissen, die am Haarschaft befestigt sind, manchmal findet man aber nur wenige. Außerdem sieht man einige Filzläuse.

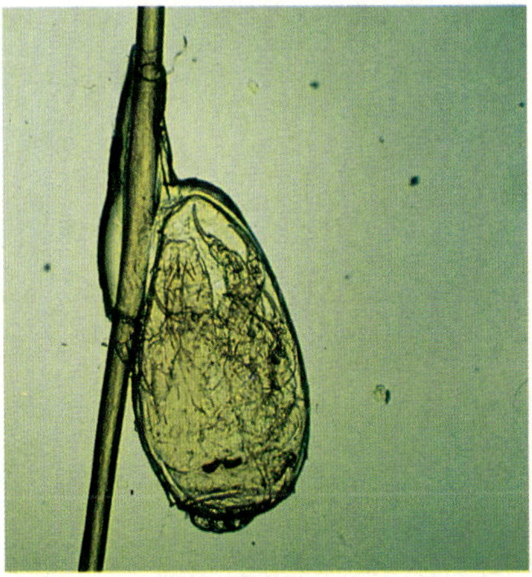

Abb. 74 Vergrößerung einer Nisse, die eine noch nicht geschlüpfte Laus enthält.

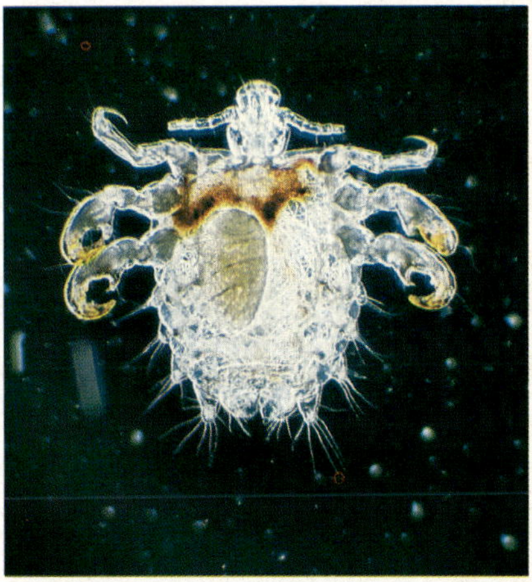

Abb. 75 Phthirus pubis, Filzlaus.

bilikal; bei stark behaarten Männern die Gegend der Brustwarzen, die Oberarme, selten die Handgelenke, selten auch Bart und Schnurrbart. Bei Kindern können die Wimpern und Augenbrauen ohne Befall im Perigenitalbereich infestiert sein. Maculae caeruleae (Abb. 76) sind am häufigsten im Bereich des unteren Abdomens, am Gesäß und den proximalen Oberschenkeln lokalisiert.

Allgemeinbefunde Regionale Lymphadenopathie bei Sekundärinfektion und Impetiginisation.

DIAGNOSE UND DIFFERENTIALDIAGNOSE

Diagnose Klinisch.

Differentialdiagnose Ekzem, Tinea, Folliculitis, tâches bleues: ashy dermatosis.

LABOR- UND SPEZIALUNTERSUCHUNGEN

Mikroskopische Untersuchung Läuse und Nissen können mit Lupe oder Mikroskop identifiziert werden. (Siehe Abb. 74 und 75).

Kulturen Bakterienkultur bei Sekundärinfektion von Exkoriationen.

Serologie Bei allen Patienten sollte ein serologischer Test auf Syphilis und HIV-Infektion durchgeführt werden.

THERAPIE

Wie für Pediculosis capitis (siehe Seite 127). Das Rasieren der betroffenen Körperstellen ist vorteilhaft.
Sekundäre bakterielle Infektionen werden mit entsprechenden Antibiotika behandelt.

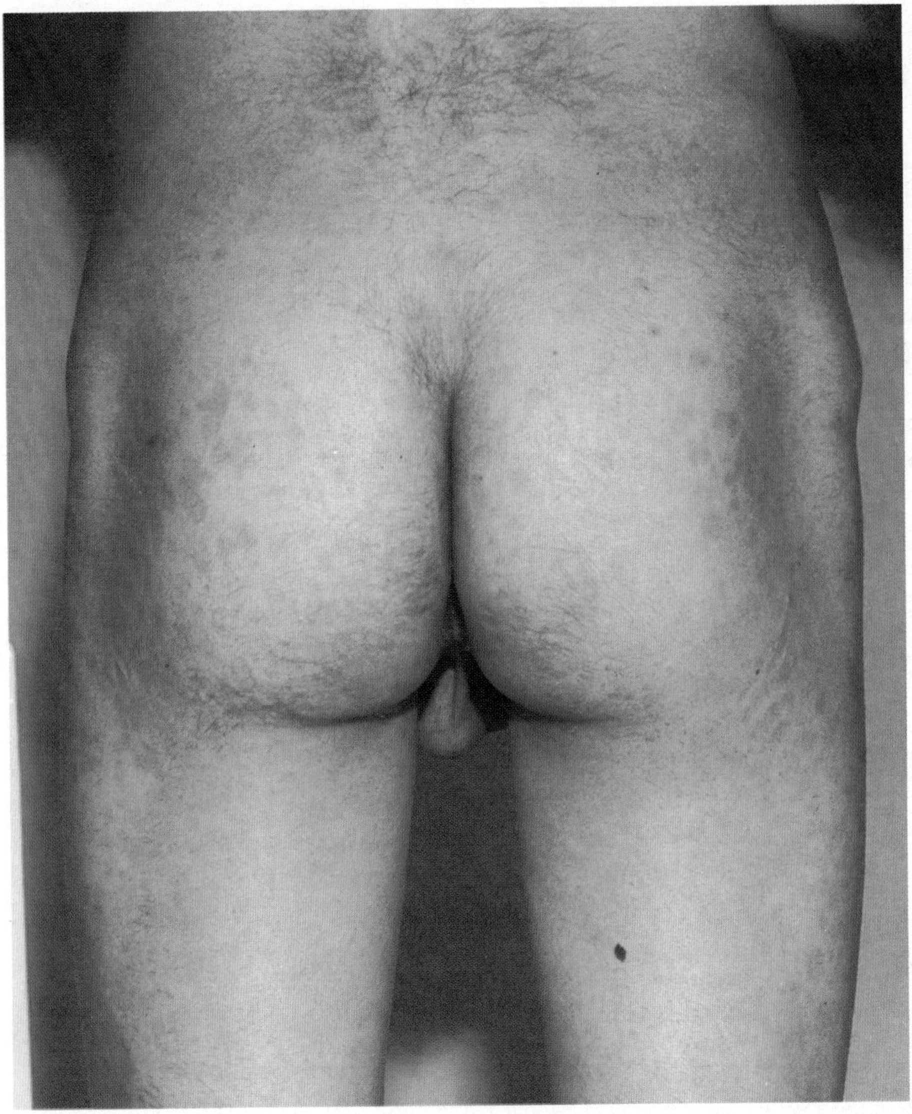

Abb. 76 Pediculosis pubis. Maculae caeruleae, schiefergraue oder blaugraue Flecken am Gesäß.

Skabies

Die Skabies ist eine Milbeninfestation der Haut mit *Sarcoptes scabiei*, die üblicherweise durch Haut-Hautkontakt übertragen wird und einen generalisierten, therapieresistenten Pruritus hervorruft mit häufiger sekundärer bakterieller Infektion. Die Diagnose ist nicht immer leicht zu stellen und sollte bei Patienten jeder Altersgruppe mit andauerndem, generalisiertem, schwerem Juckreiz erwogen werden. Die chronische, nicht diagnostizierte Skabies ist der Grund für die umgangssprachliche Bezeichnung »Siebenjahreskrätze«.

Synonym: Krätze.

EPIDEMIOLOGIE

Alter Junge Erwachsene (oft bei sexuellem Kontakt übertragen), Kontakt mit milbeninfizierter Bettwäsche bei älteren und bettlägerigen Patienten im Krankenhaus, Kinder (oft 5 Jahre oder jünger).

Andere Faktoren Skabies-Epidemien treten in 15jährigen Zyklen auf, die letzte Epidemie begann in den späten 60er Jahren, ist aber erstaunlicherweise noch nicht abgeklungen.

Übertragung Die Skabies ist assoziiert mit engem Haut-zu-Hautkontakt, wie bei sexueller Promiskuität, beengten Lebensbedingungen, Armut oder als Form des Hospitalismus. Die Milben können über 2 Tage an Kleidern oder Bettwäsche überleben und daher auch ohne Haut-Hautkontakt akquiriert werden.

ÄTIOLOGIE UND PATHOGENESE

Der Erreger ist eine Milbe *(Sarcoptes scabiei)*, bis 0,3 mm groß, rundlich mit vier Beinpaaren und Trachealatmung (daher auf Luftatmung angewiesen, dringt nicht tiefer als in das Stratum corneum ein). Die Weibchen bohren innerhalb der Hornschicht der Epidermis Gänge, in denen die Eier abgelegt werden. Die kleineren Männchen leben auf der Hautoberfläche, wo auch die Kopulation mit den Weibchen erfolgt. Aus den Eiern schlüpfen nach 3 bis 5 Tagen Larven, die sich in ca. 20 Tagen zu geschlechtsreifen Tieren umwandeln.

ANAMNESE

Dauer Die primäre (erste) Infestation hat eine Inkubationszeit von einem Monat. Während dieses Zeitraums wird der Patient gegen die Milbe und ihre Produkte sensibilisiert; jetzt erst beginnt der Juckreiz, und es kommt zu entzündlichen Veränderungen wie Papeln, Bläschen, Verkrustungen. Eine zweite Infestation ist sofort von Juckreiz begleitet, weil der Patient bereits sensibilisiert ist.

Hautsymptome Heftiger generalisierter, therapieresistenter Pruritus ist das Leitsymptom für die Diagnose und kann, vor allem nachts, auch bei nur geringfügigen Hautveränderungen auftreten. Der Grund dafür ist unbekannt.

KLINISCHE UNTERSUCHUNG

Hautläsionen

TYPISCHE EFFLORESZENZEN

Primärläsionen

Milbengänge – graue oder hautfarbene Leisten, 0,5 bis 1 cm lang, 0,2 mm breit (siehe Abb. 77 und 78), strichförmig oder gewellt mit einem winzigen Bläschen oder Papel am Ende des Ganges.

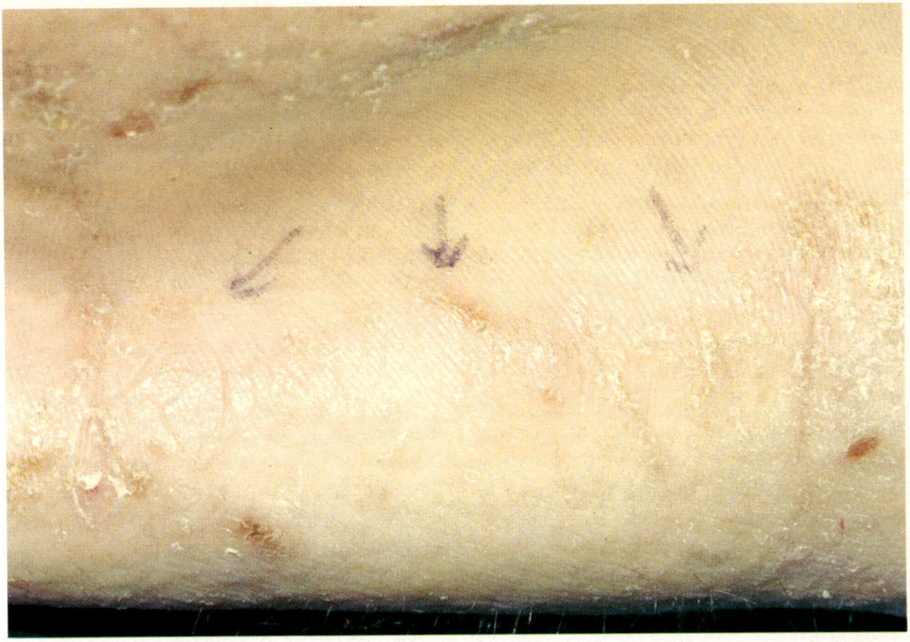

Abb. 77 Milbengänge. Man sieht mehrere, leicht schuppende, fadenähnliche Milbengänge (siehe Pfeile), graue oder hautfarbene, gerade oder wellenförmig verlaufende Leisten mit einem winzigen Bläschen oder Papel am Ende des Milbenganges.

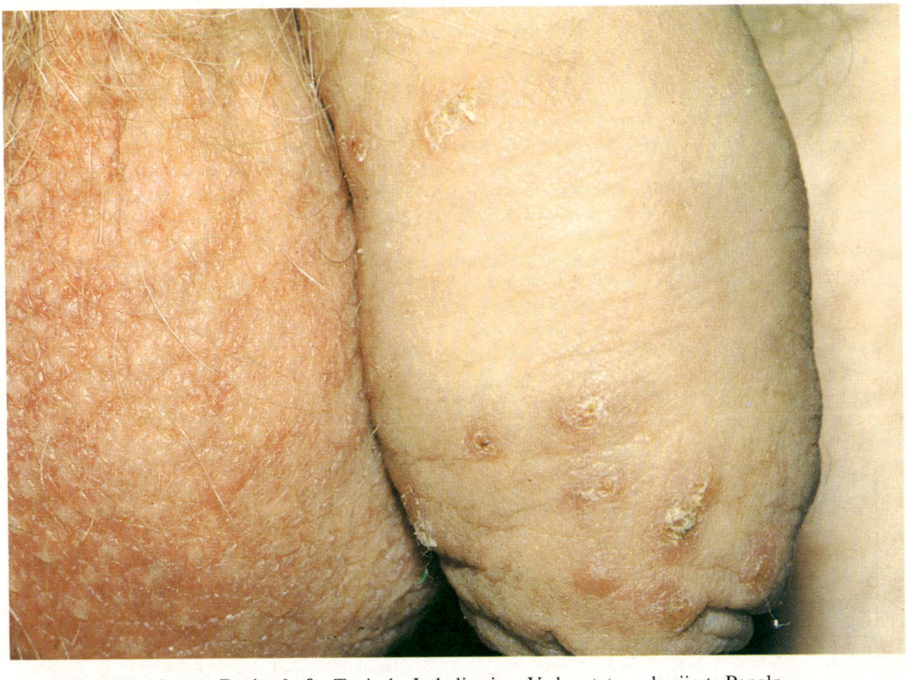

Abb. 78 Skabies am Penisschaft. Typische Lokalisation. Verkrustete, exkoriierte Papeln.

Bläschen – unabhängig von Milbengängen.

Knötchen – bräunlich-rot, 1 bis 2 cm im Durchmesser, induriert, schmerzlos (Monate).

Sekundärläsionen Kleine urtikarielle Papeln, Ekzemplaques, Exkoriationen (Abb. 78) und Krusten durch aufgepfropfte bakterielle Infektion

PRÄDILEKTIONSSTELLEN (Siehe Abb. IX).

Primärläsionen

Milbengänge – an den Händen (Interdigitalfalten, Handflächen) (90 %) (Abb. 77), Beugeseiten der Handgelenke, Penis, Vulva, Brustwarzen, Glutaealfalte und Gesäß, Axillarfalten, Zehen. Bei Erwachsenen sind das Capillitium, das Gesicht und die obere Rückenpartie von Primärläsionen üblicherweise ausgespart, bei Säuglingen können aber das Capillitium, das Gesicht, die Handflächen und die Fußsohlen ebenfalls befallen sein.

Bläschen – seitliche Anteile der Finger.

Knötchen – Scrotum, Penis, Abdomen, Gesäß, Leistengegend, Axillarfalten (Abb. 79), obere Rückenpartie, lateraler Fußrand (Säuglinge). Diese Läsionen, die vereinzelt oder zahlreich sein können, sind derb, rot und 0,5 cm im Durchmesser oder etwas größer.

Sekundärläsionen

Exkoriationen, Erosionen, Verkrustungen, Ekzematisation, Impetiginisation

Sonderformen der Skabies

1. *Geriatrische Skabies* Läsionen können am Rücken auftreten und manifestieren sich als Exkoriationen.
2. *Noduläre Skabies* Nur an bedeckten Körperstellen: Scrotum, Penis, Gesäß, Inguinalregion, Axillarfalten (Abb. 79), obere Rückenpartie, lateraler Fußrand (Säuglinge). Diese Läsionen, die nur vereinzelt oder zahlreich sein können, sind derb, rot, 0,5 cm oder etwas größer, jucken heftig und können wochenlang bestehen. Die Knötchen werden durch spezifische Antiskabies-Therapie nicht beeinflußt, wohl aber durch Wilkinson-Zinkpaste, lokale Kortikosteroide, eventuell intraläsional. Bei therapieresistenten Läsionen soll auch orale PUVA-Photochemotherapie wirksam sein.

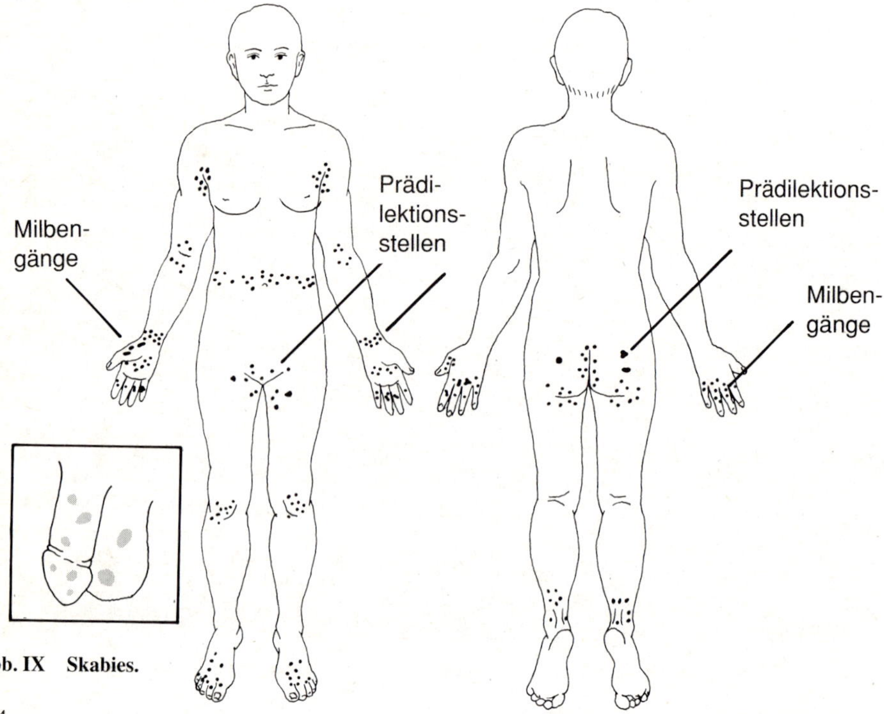

Abb. IX Skabies.

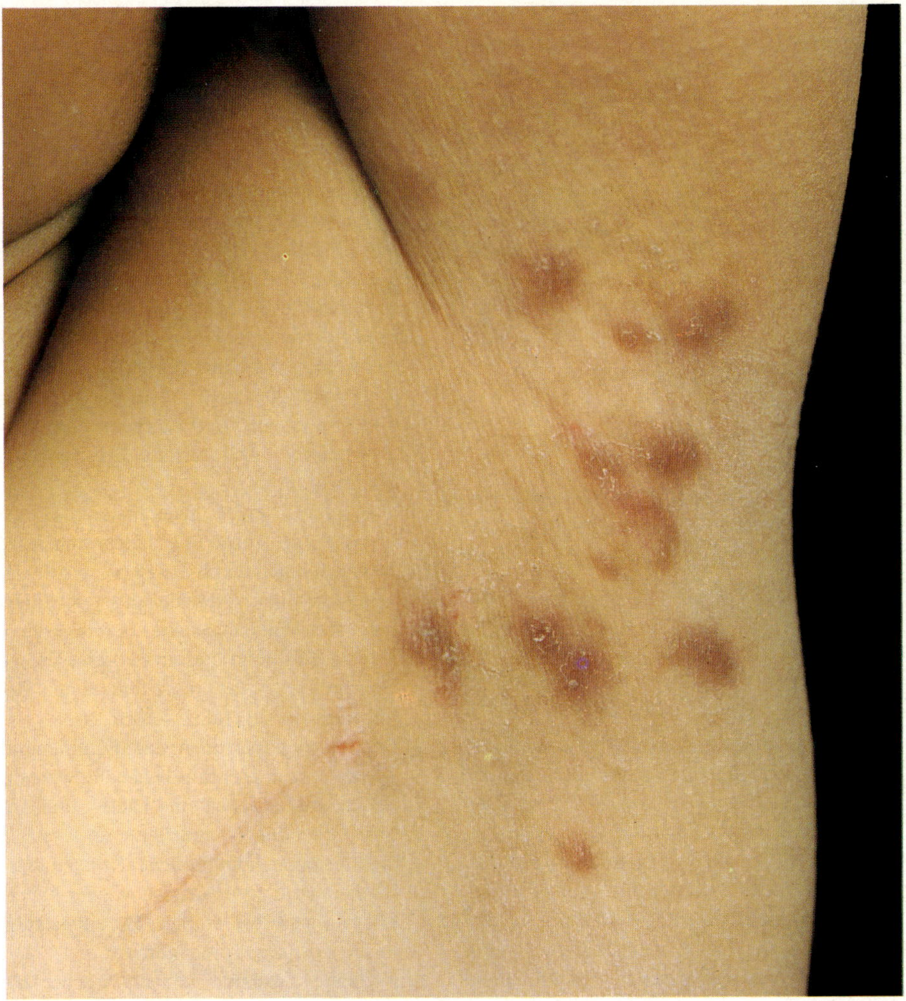

Abb. 79 **Skabies.** Granulomatöse Knötchen im Axillarbereich. Diese braunroten, juckenden Knötchen sind fast pathognomonisch für Skabies.

3. *Scabies norvegica* Psoriasiforme Läsionen an den Handflächen und Fußsohlen, an den Extremitäten und am Stamm. Hyperkeratotisch und massiv verkrustet. Vorkommen bei Menschen in reduziertem Allgemeinzustand, mit Down-Syndrom und bei immunosupprimierten Patienten (z. B. AIDS).
4. *Tierskabies (Hunde)* Keine Milbengänge, atypische Verteilung.

DIFFERENTIALDIAGNOSE

Bei jedem Patienten mit schwerem generalisierten Pruritus sollte sorgfältig nach Milbengängen gesucht werden. Manchmal, wenn keine Milben nachgewiesen werden können, kann ein »therapeutischer Test« ex juvantibus die Verdachtsdiagnose bestätigen.

MILBENBEFUND

Man sucht mit der Lupe nach typischen Gängen im Bereich der Interdigitalfalten, Beugeseiten der Handgelenke und am Penis. Der »dunkle Punkt« am Ende des Ganges ist die Milbe (Abb. 80). Man öffnet diesen Teil des Ganges vorsichtig mit der Spitze einer Injektionsnadel, dabei bleibt die Milbe an der Nadel hängen und kann leicht auf den Objektträger zur mikroskopischen Identifikation transferiert werden.
Bei Vorliegen von Granulomen kann in der Biopsie der Körper der Milbe angeschnitten sein.

THERAPIE

Der Arzt muß den Patienten sorgfältig instruieren – und der Patient muß die Richtlinien befolgen:
1. Bad oder Dusche.
2. Auf die Körperhaut (vom Hals abwärts), bei Kindern den ganzen Körper, wird 5 % Permethrin-Creme aufgetragen und für 8 bis 12 Stunden belassen. Eine zweite Anwendung wird empfohlen. Alternativ 0,3 % Hexachlorcyclohexan (nicht bei Kindern oder Schwangeren) 3 bis 4 Tage oder 10 % Schwefel in Vaseline (riecht) durch 3 Tage; 25 % Benzylbenzoat.
3. Unterwäsche und Bettwäsche wechseln.
4. Systemische Antipruritika (Hydroxyzin-Hydrochlorid).
5. Therapieresistenter generalisierter Pruritus, der eine Woche oder länger anhält, ist wahrscheinlich durch die Hypersensibilität gegen die noch vorhandenen toten Milben und die Milbenprodukte hervorgerufen. Dennoch sollte in diesem Fall eine zweite Behandlung 7 Tage nach der ersten Behandlung durchgeführt werden.
6. Enge Kontaktpersonen und Familienmitglieder sollten ebenfalls behandelt werden.
7. Sekundärinfektionen sind häufig, und Antibiotika können indiziert sein, wenn die Läsionen honigfarbene Krusten oder schmerzhafte erythematöse Ränder haben. Ebenso sind bei starker Ekzematisation lokale Kortikosteroide indiziert.
8. Noduläre Läsionen können wochenlang bestehen bleiben und brauchen eine Sonderbehandlung entweder mit intraläsionalen Kortikosteroidinjektionen oder PUVA-Photochemotherapie.

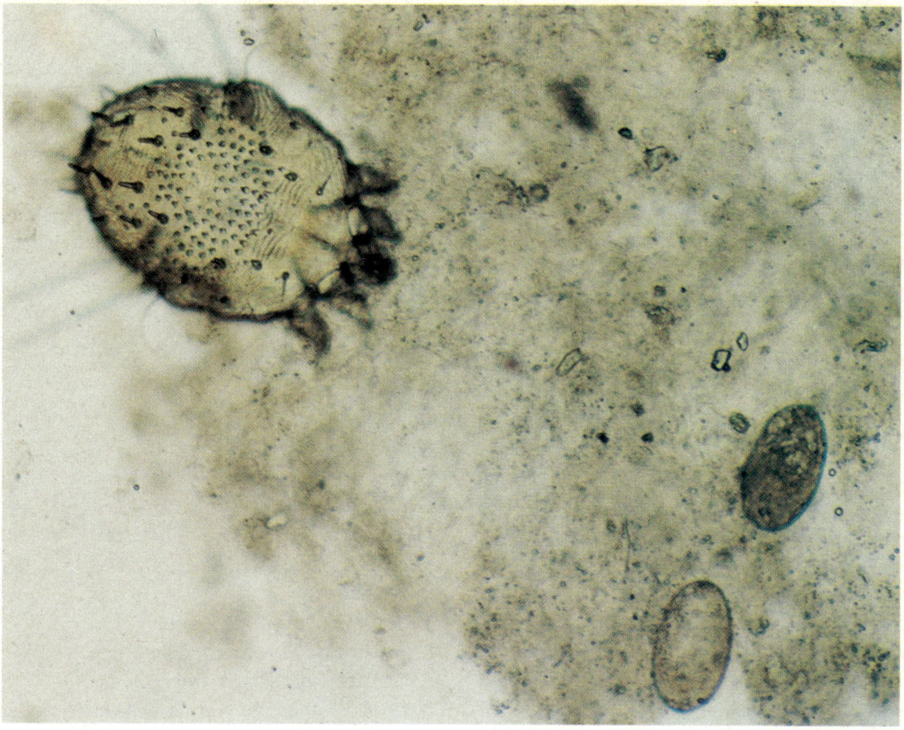

Abb. 80 Sarcoptes scabiei. Weibchen mit zwei Eiern.

Kutane Reaktionen auf Flohbisse

Die kutane Reaktion auf Flohbisse (KRFB) ist eine immun-mediierte Reaktion, die gekennzeichnet ist durch heftigen Juckreiz im Bereich der Bißstellen, der Stunden oder Tage nach dem Biß auftritt und klinisch durch gruppierte urtikarielle Papeln, Papulo-Vesikeln und/oder Blasen gekennzeichnet ist, die Tage oder Wochen bestehen bleiben. Den Patienten ist oft nicht bewußt, daß sie gebissen worden sind.

EPIDEMIOLOGIE UND ÄTIOLOGIE

Alter Jede Altersgruppe, aber häufiger bei Kindern.

Jahreszeit Sommer in gemäßigtem Klima.

Ätiologie Der Katzenfloh *Ctenocephalides felis*, der Hundefloh *Ctenocephalides canis*, Menschenflöhe der Gruppe *Pulex* und *Xenopsylla*, Geflügelflöhe der Spezies *Ceratophyllus*.

ANAMNESE

Inkubationsperiode Die KRFB tritt Stunden bis Tage nach dem Biß auf.

Dauer der Läsionen Tage bis Wochen.

Hautsymptome Die Betroffenen sind sich meistens nicht bewußt, daß sie von Flöhen gebissen worden sind. Die meisten Patienten mit KRFB sind zunächst wegen der Assoziation mit mangelnder Reinlichkeit und Körperhygiene irritiert, wenn man sie mit der Diagnose konfrontiert. Flöhe leben meist in Teppichen, aus denen sie hervorkommen, um auf die Unterschenkel zu springen und zu beißen. Wenn Hunde oder Katzen sich auf Möbeln oder in Betten aufhalten dürfen, können Bisse auch am Stamm auftreten. Wenn das Tier öfters herumgetragen wird, kommen Bisse im Bereich der Brust vor. KRFB geht mit Schüben von leichtem bis heftigem Juckreiz einher. Mehrere Mitglieder eines Haushalts können ähnliche Läsionen aufweisen.

KLINISCHE UNTERSUCHUNG

Hautläsionen

TYPISCHE EFFLORESZENZEN

Erythematöse Maculae an der Stelle des Bisses sind gewöhnlich flüchtig.

Urticaria papulosa Persistierende urtikarielle Papeln, von denen manche ein Bläschen tragen (Abb. 81), meist kleiner als 1 cm (die Läsionen bestehen länger als 48 Stunden); Exkoriationen und exkoriierte urtikarielle Papeln und Bläschen. Verkrustung, Schmerzhaftigkeit, Impetiginisation. Exkoriierte oder sekundär infizierte Läsionen können mit Hyper- oder Hypopigmentation abheilen und/oder hypertrophen oder eingesunkenen Narben, besonders bei dunkelpigmentierten Menschen.

Blasen Gespannte Blasen mit klarem Inhalt auf leicht entzündlichem Grund (Abb. 82). Werden die Blasen aufgekratzt, so entstehen große, erosive Läsionen.

FARBE Rot. Die Blasen enthalten eine klare, bernsteinfarbene Flüssigkeit.

FORM Rund, halbkugelig.

ANORDNUNG Üblicherweise in Gruppen von drei (siehe Abb. 81). Die Läsionen können an Stellen besonders zahlreich sein, wo Kleidung eng anliegt.

VERTEILUNG Dichte Gruppen oder Haufen von Läsionen, generalisiert.

Verteilungsmuster Am häufigsten betroffen sind die Beine von den Knöcheln bis zu den

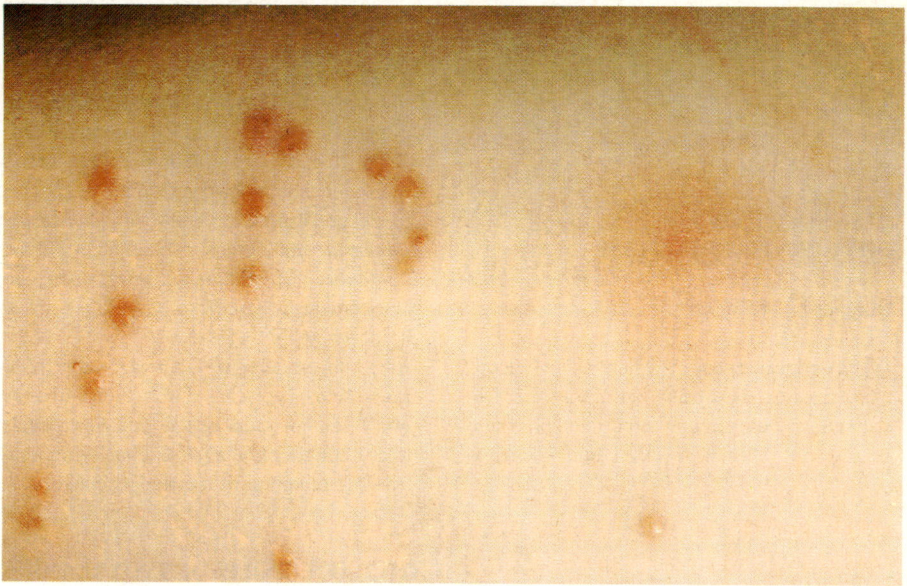

Abb. 81 **Urticaria papulosa.** Persistierende urticariaähnliche Papeln, die meist kleiner als 1 cm sind. Einige der Papeln sind exkoriiert. Manche Läsionen tragen an ihrer Oberfläche ein Bläschen, andere sind erodiert oder verkrustet.

Knien, Oberschenkel, Unterarme, Oberarme, untere Hälfte des Stammes, Taille, nicht betroffen sind die Anogenitalregion und die Axillen.

DIAGNOSE UND DIFFERENTIALDIAGNOSE

Diagnose Klinisch.

Differentialdiagnose Allergische Kontaktdermatitis, besonders auf Pflanzen. Die Urticaria papulosa kann auch die Folge von Bissen von Milben, Wanzen und Moskitos sein.

LABOR- UND SPEZIALUNTERSUCHUNGEN

Kulturen Bakterienkulturen bei Sekundärinfektion.

Dermatopathologie *Epidermis:* Interzelluläres und intrazelluläres Ödem und gelegentlich spongiotisches Bläschen. *Dermis:* Tiefes chronisch entzündliches Infiltrat mit Eosinophilen, vor allem perivasculär.

PATHOGENESE

Die kutane Läsion nach einem Insektenstich wird durch eine immunologische Gewebsreaktion auf ein in den Körper gelangtes Insektenantigen hervorgerufen.

VERLAUF UND PROGNOSE

Exkoriierte KRFB sind meist sekundärinfiziert mit ß-hämolysierenden Streptokokken der Gruppe A und/oder *Staphylococcus aureus*, was zu Impetigo oder Ekthyma führt, besonders im feuchten tropischen Klima. Seltener ist die Sekundärinfektion mit *Corynebacterium diphtheriae* und daraus resultierender kutaner Diphtherie. Streptokokken-Infektionen der Haut können als Komplikation gelegentlich zu Glomerulonephritis führen.
Flöhe können auch die Überträger von Infektionen sein. Typische, durch Flöhe übertragene Infektionskrankheiten sind Pest, Tularämie, Rattenfleckfieber, Q-Fieber, lymphozytäre Choriomeningitis, Zeckenencephalitis.

THERAPIE UND PROPHYLAXE

Vermeidung des Kontakts mit Katzen und Hunden.
Behandlung von Katzen und Hunden gegen Flöhe.
Sprühen mit Insektiziden im Haushalt (z. B. Malathion 1 bis 4 % Pulver) mit besonderer Beachtung von Sockelleisten, Teppichen, Fußböden, Polstermöbeln, Bettgestellen, Matratzen und Kellerräumen.
Hochwirksame lokale Kortikosteroide über kurze Zeit helfen bei der Kontrolle der heftig juckenden Läsionen. Manchmal kann bei ausgedehnter therapieresistenter KRFB eine kurzdauernde Behandlung mit oralen Kortikosteroiden durchgeführt werden.
Lokale antibiotische Therapie mit z. B. Mupirocin oder anderen gegen Staphylokokken und/oder Streptokokken wirksamen Medikamenten bei Sekundärinfektion.

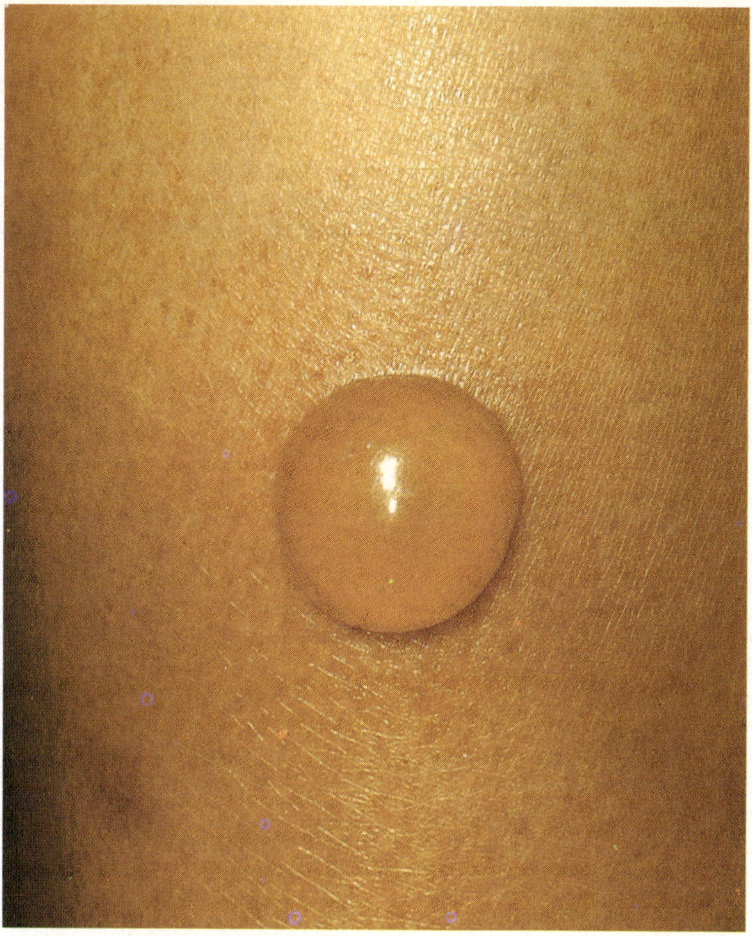

Abb. 82 Bullöse Reaktion auf einen Insektenstich.

Kutane Larva migrans

Die kutane Larva migrans entsteht durch perkutane Penetration und Migration verschiedener Nematodenlarven in oberflächlichen Hautschichten, klinisch charakterisiert durch erythematöse, serpiginöse, papulöse oder vesikulöse, lineare Läsionen, die den Bewegungen der Larven unter der Haut entsprechen.

Synonym: »creeping eruption«.

ÄTIOLOGIE UND EPIDEMIOLOGIE

Ätiologie *Ancylostoma braziliense* in den mittleren und südöstlichen Vereinigten Staaten. *Ancylostoma caninum, Uncinaria stenocephala* (Hundehakenwurm), *Bunostomum phlebotomum* (Rinderhakenwurm), auch *Ancylostoma duodenale* und *Necator americanus.*

Epidemiologie Eier von Hakenwürmern werden an einem warmen, schattigen Ort in Sand und Erde abgelegt, wo Larven schlüpfen, die dann die menschliche Haut durchdringen. Gefährdet sind Gärtner, Bauern, aber auch Reisende in den Tropen und Subtropen.

ANAMNESE

Hautsymptome Lokaler Juckreiz, der Stunden nach dem Eindringen der Larve beginnt.

KLINISCHE UNTERSUCHUNG

Hautläsionen

TYPISCHE EFFLORESZENZEN
Serpiginöse, dünne, lineare, erhabene, tunnelartige Läsion von 2 bis 3 mm Breite, die seröse Flüssigkeit enthält (Abb. 83). Man findet oft mehrere oder viele Läsionen je nach der Zahl der penetrierten Larven. Die Larven bewegen sich mehrere Millimeter pro Tag innerhalb eines Areals von mehreren Zentimetern Durchmesser.
FARBE Erythematös.

VERTEILUNG An exponierten Stellen, am häufigsten den Füßen und am Gesäß.

Variante LARVA CURRENS Verursacht durch *Strongyloides stercoralis.* Papeln, Urticaria und Papulo-Vesikeln an der Stelle des Eindringens der Larve. Heftiger Juckreiz. Lokalisation in der Umgebung des Anus, auf den Gesäßbacken, an Oberschenkeln, Rücken, Schultern, Abdomen. Pruritus und Hautveränderungen verschwinden, wenn die Larven in Blutgefäße eindringen und in die intestinale Mucosa migrieren.

Systemische Befunde Die viszerale Larva migrans ist charakterisiert durch chronische Hypereosinophilie, Hepatomegalie und häufig interstitielle Pneumonie. Erreger sind *Toxocara canis, Toxocara cati* und *Ancylostoma lumbricoides.*

DIAGNOSE
Klinischer Befund.

VERLAUF
Selbstlimitiert, der Mensch unterbricht die weitere Infektionskette. Innerhalb von 4 bis 6 Wochen sterben die meisten Larven ab, und die Hautläsionen verschwinden.

THERAPIE
Thiabendazol lokal und/oder p. o. 50 mg/kg Körpergewicht/die in 2 Einzeldosen (maximal 3 g/die) über 2 bis 5 Tage. Kryotherapie mit flüssigem Stickstoff am progressiven Ende des Larvenganges.

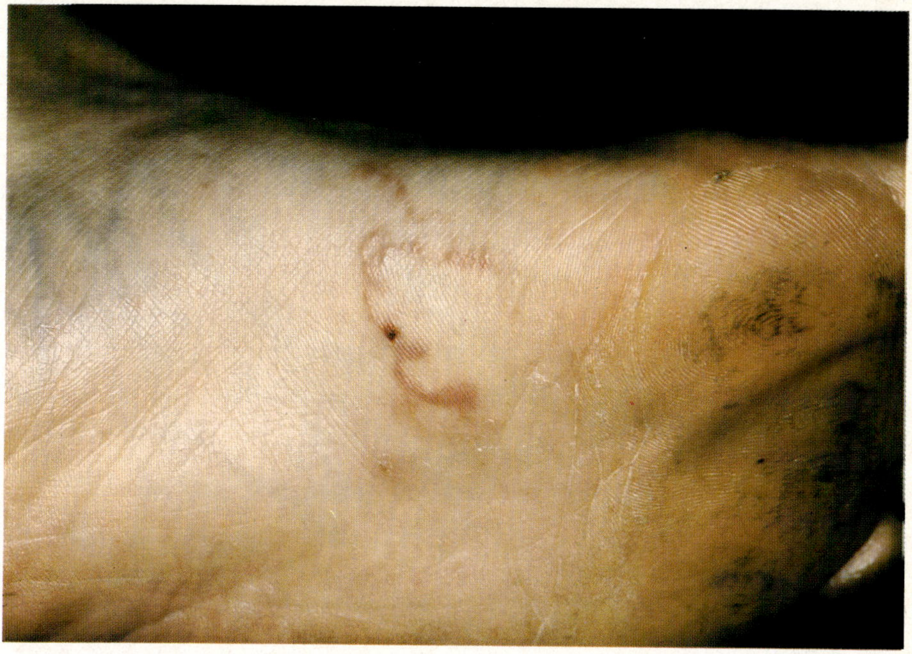

Abb. 83 Larva migrans. Dünne erythematöse, serpiginöse (schlangenähnliche), papulöse Eruption.

Sektion 9

Benigne Tumoren und Hyperplasien

Verruca seborrhoica

Dieser sehr häufige, gutartige Tumor ist meistens pigmentiert und tritt jenseits des 30. Lebensjahres, besonders am Stamm und im Gesicht auf.

Synonym: Seborrhoische Keratose, seborrhoische Warze.

EPIDEMIOLOGIE UND ÄTIOLOGIE

Alter Selten vor dem 30. Lebensjahr.

Geschlecht Etwas häufiger und zahlreicher bei Männern.

Andere Besonderheiten Neigung wahrscheinlich autosomal dominant vererbt.

ANAMNESE

Dauer der Läsionen Meistens Monate bis Jahre.

Hautsymptome Selten Juckreiz, bei Sekundärinfektion druckempfindlich.

KLINISCHE UNTERSUCHUNG

Hautläsionen

TYPISCHE EFFLORESZENZEN

Frühe Läsionen Kleine, 1 bis 3 mm messende, kaum elevierte Papel oder Plaque mit oder *ohne* Pigment (Abb. 84). Mit Lupenvergrößerung zeigt die Oberfläche eine feine Höckerung wie die Oberfläche eines Fingerhutes.

Späte Läsionen Plaque mit warziger Oberfläche, die wie aufgeklebt und fettig aussieht (Abb. 85). Mit der Lupe (7x bis 10x) kann man oft Hornzysten erkennen. Größe zwischen 1 bis 6 cm (Abb. 85).

FARBE Braun, grau, schwarz, hautfarben.

FORM Rund, oval.

ANORDNUNG Verstreute, einzelstehende Läsionen.

VERTEILUNG Isolierte Läsionen oder generalisiert.

PRÄDILEKTIONSSTELLEN Gesicht, Stamm (Abb. 85), obere Extremitäten.

DIFFERENTIALDIAGNOSE

Frühe, flache Läsionen können mit einer Lentigo solaris oder mit einer pigmentierten aktinischen Keratose verwechselt werden (die Oberfläche der seborrhoischen Keratose ist deutlicher verrukös, mit Hornzysten). Größere pigmentierte Läsionen können mit pigmentierten Basaliomen oder malignen Melanomen verwechselt werden (zur Sicherung der Diagnose kann eine Biopsie notwendig sein).

DERMATOPATHOLOGIE

Lokalisation Epidermis.

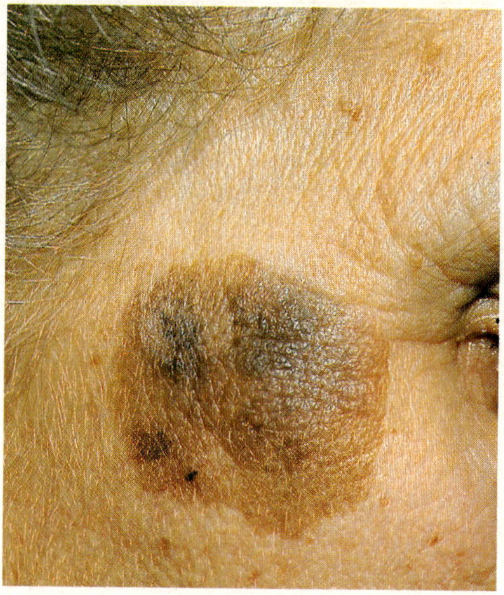

Abb. 84 Verruca seborrhoica. Große, wenig erhabene, fettig-keratotische, braune Plaque. Die Läsion sieht wie angeklebt aus.

Pathologischer Prozeß

Proliferation von uniform aussehenden Keratinozyten (basaloid), Akanthose, orthokeratotine verhornte Hornzysten. Septenartige Unterteilung durch hyperplastische Bindegewebspapillen.

THERAPIE

Curettage nach Chloräthylspray mit scharfem Löffel. Leichtes Verschorfen mit der Elektrokaustik ermöglicht es, die ganze Läsion einfach abzuheben. Kryotherapie mit flüssigem Stickstoff.

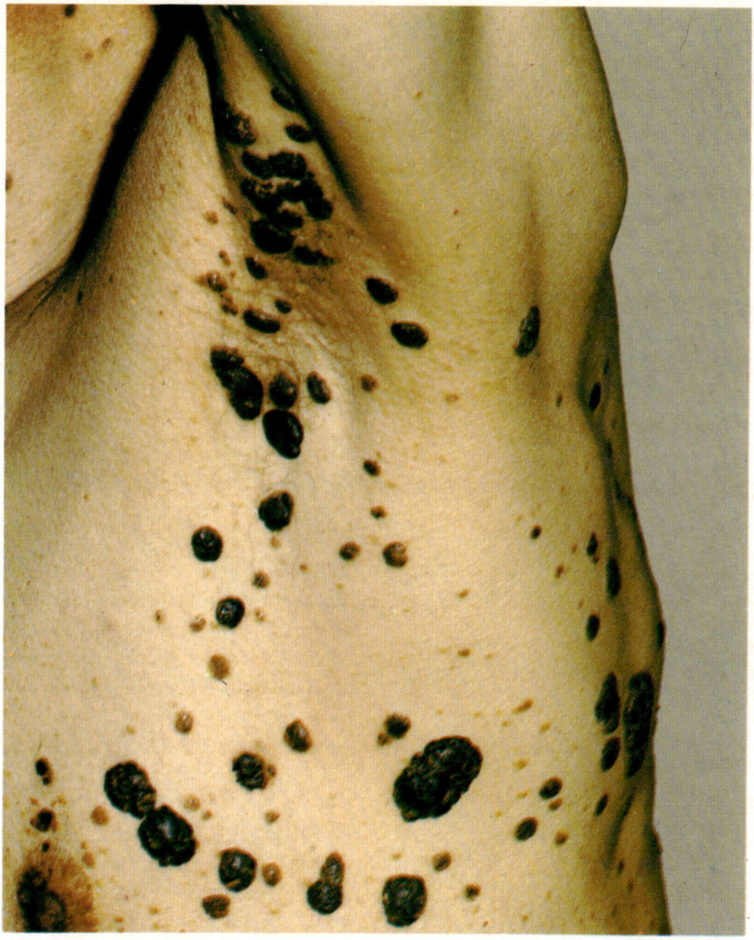

Abb. 85 Verruca seborrhoica. Eine große Anzahl pigmentierter Läsionen an Brust und Rücken. Es handelt sich um teils dunkelbraune, warzige, keratotische, scharf begrenzte, teils hellbraune, gelbliche, flachere Läsionen. Alle sehen wie aufgeklebt aus und man hat den Eindruck, daß man sie abkratzen könnte.

Keratoakanthom

Das Keratoakanthom ist ein selbstheilender, rasch wachsender, gutartiger epithelialer Tumor, der ein Plattenepithelkarzinom imitiert.

EPIDEMIOLOGIE

Alter Über 50 Jahre, selten unter 20 Jahre.

Geschlecht Männer.

Rasse Vornehmlich Weiße, selten bei Ostasiaten.

ANAMNESE

Dauer der Läsionen Rasches Wachstum, innerhalb von 6 Wochen kann eine Größe von 2,5 cm erreicht werden.

Hautsymptome Keine.

KLINISCHE UNTERSUCHUNG

Hautläsionen
TYPISCHE EFFLORESZENZEN
Halbkugeliges Knötchen, oft mit einem zentralen keratotischen Pfropf (Abb. 86).
FARBE Hautfarben, gelblich oder leicht gerötet, glatt glänzend.
PALPATION Derb bis hart.
GRÖSSE UND FORM 2,5 cm (1 bis 10 cm), kuppelförmig, zentraler keratotischer Pfropf, nach dessen Entfernung (schmerzhaft) ein Krater zurückbleibt.
VERTEILUNG Isolierte Einzelläsion, selten multiple, eruptive Keratoakanthome.
PRÄDILEKTIONSSTELLEN Wangen, Nase, Ohren und Hände (Handrücken).

DIFFERENTIALDIAGNOSE

Plattenepithelkarzinom – repräsentative (die ganze Dicke der Läsion umfassende) Biopsie zur diagnostischen Abklärung, da eine sichere klinische Unterscheidung zwischen Keratoakanthom und Plattenepithelkarzinom unmöglich ist.

DERMATOPATHOLOGIE

Lokalisation Epidermis.

Pathologischer Prozeß Proliferativ. Im Zentrum ein großer, unregelmäßig geformter Krater, der mit Keratin gefüllt ist. Die umgebende Epidermis erstreckt sich lippenartig über die Ränder des Kraters. Die Keratinozyten sind meist gut differenziert, fallweise atypisch mit vielen Mitosen und vielen Dyskeratosen.

PATHOPHYSIOLOGIE

In manchen Keratoakanthomen wurde HPV isoliert. Andere ätiologische Faktoren umfassen UV-Bestrahlung und chemische Karzinogene (industrielle Karzinogene wie Pech und Teer).

VERLAUF UND PROGNOSE

Spontane Rückbildung nach 2 bis 6 Monaten oder manchmal nach mehr als einem Jahr.

THERAPIE

Nach spontaner Rückbildung der Läsion kann eine entstellende Narbe zurückbleiben. Das kosmetische Resultat ist nach chirurgischer Exzision oder Exkochleation mit anschließender Verschorfung wesentlich besser. Die klinische Diagnose muß aber histologisch verifiziert werden, weil diese Läsion ein Plattenepithelkarzinom imitieren kann.

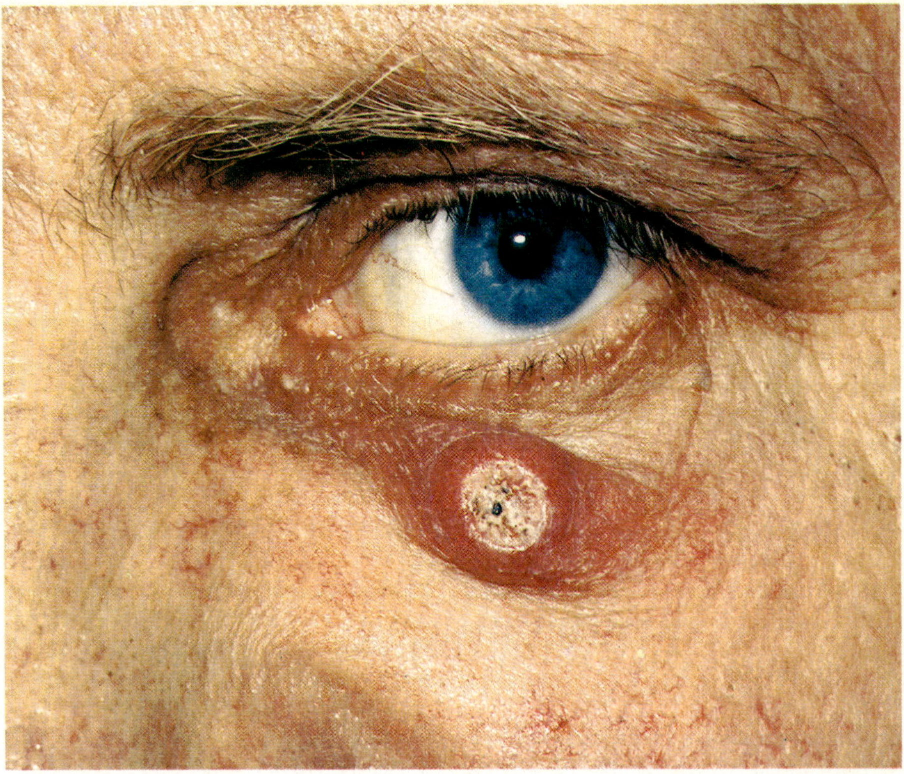

Abb. 86 Keratoakanthom. Ovaler, livid-erythematöser Tumor, 3 cm im Durchmesser mit einem Hornpfropf im Zentrum.

Naevuszellnaevi (Muttermale)

Naevuszellnaevi (NZN, Naevi) sind kleine (unter 1 cm), umschriebene, erworbene pigmentierte Flecken oder Papeln, die aus Gruppen von Naevuszellen in der Epidermis, der Dermis und selten im Subkutangewebe bestehen.

EPIDEMIOLOGIE

Rasse Eine der häufigsten erworbenen Neubildungen bei Kaukasiern (die meisten Erwachsenen haben etwa 20 Naevi), seltener bei Schwarzen oder ethnisch dunkelpigmentierten Menschen und selten bei Hellhäutigen (Haut-Phototyp I) (siehe Sektion 12). Dysplastische Naevi (siehe Seite 657), die Vorläufer des malignen Melanoms sein können, findet man bei 30 % der Patienten mit primärem Melanom und bei 6% ihrer Familienmitglieder.

ANAMNESE

Dauer der Läsionen Diese Läsionen, die man allgemein als Muttermale bezeichnet, treten in der frühen Kindheit auf und erreichen ein Maximum im jungen Erwachsenenalter. Später kommt es zu einer langsamen Rückbildung der Läsionen, die meisten sind um etwa das 60. Lebensjahr herum verschwunden (manche dermale NZN verschwinden nicht).

Hautsymptome NZN sind asymptomatisch, wenn eine Läsion zu jucken oder zu schmerzen beginnt, sollte sie sorgfältig beobachtet werden, da z. B. Pruritus ein frühes Anzeichen einer malignen Entartung sein kann.

KLASSIFIKATION

NZN werden nach der Lokalisation der Naevuszellnester klassifiziert.

Junktionale NZN Naevuszellnester an der dermo-epidermalen Grenze, oberhalb der Basalmembran (siehe Abb. 87).

Dermale NZN Naevuszellen ausschließlich in der Dermis (siehe Seite 151 und Abb. 88).

Compound NZN Eine Kombination der histologischen Charakteristika des junktionalen und dermalen NZN (siehe Abb. 89).

ENTSTEHUNG UND EVOLUTION

NZN entwickeln sich im Laufe der Kindheit und erreichen meist bis zur Adoleszenz ihre endgültige Zahl, wenngleich auch im Erwachsenenalter neue NZN auftreten können. Alle NZN durchlaufen eine vorgezeichnete Entwicklung, die meist im hohen Alter mit Involution endet.

1. Junktionsnaevi. Sie entstehen aus umschriebenen Melanozytenverdichtungen an der Junktionszone (dermo-epidermale Grenze) und zwar an der epidermalen Seite der Basalmembran; das heißt, sie sind intraepidermal.
2. Compoundnaevi (Kombinationsnaevi). Durch »Abtropfung« junktionaler Naevuszellen in den Papillarkörper wächst der Naevus nun sowohl epidermal als auch dermal.
3. Dermale Naevi stellen das letzte Stadium der Evolution des NZN dar. Die »Abtropfung« ist abgeschlossen, der Naevus wächst oder ruht jetzt rein dermal. Mit zunehmendem Alter kommt es zur Fibrosierung.

Da NZN parallel zum Abtropfungsvorgang ihre Fähigkeit, Pigment zu synthetisieren, verlieren, verringert sich mit zunehmender dermaler Komponente die Intensität der Pigmentierung. Rein dermale NZN sind so gut wie immer unpigmentiert.

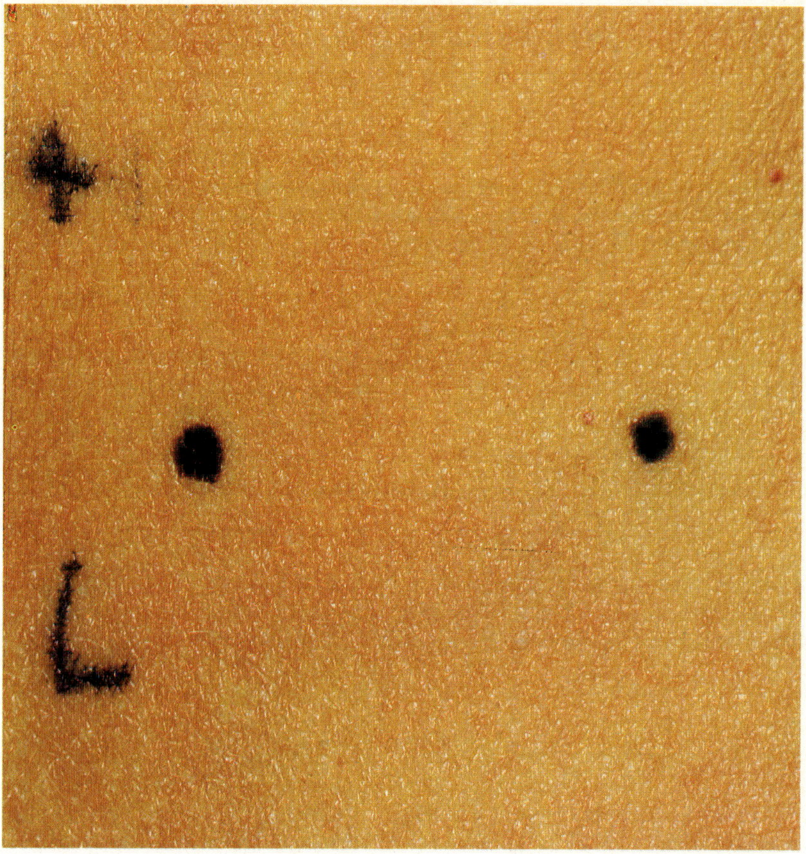

Abb. 87 **Junktionaler Naevuszellnaevus.** Diese makulösen Läsionen haben eine einheitlich hellbraune, braune oder dunkelbraune Farbe. Sie sind rund und haben glatte, gleichmäßige Ränder.

Junktionale Naevuszellnaevi (Abb. 87)

Hautläsionen

TYPISCHE EFFLORESZENZEN

Makulös oder nur ganz geringfügig erhaben.

GRÖSSE Kleiner als 1 cm. Bei einer Größe über 1 cm ist das Muttermal ein kongenitaler Naevuszellnaevus oder ein dysplastischer Naevus.

FARBE Einheitlich in verschiedenen Brauntönen, von hell- bis dunkelbraun, meist aber sehr dunkel. In Form und Farbe homogen (»wie aus einem Stück gegossen«).

FORM Rund oder oval mit glattem und gleichmäßigem Rand.

ANORDNUNG Verstreute, einzelstehende Läsionen.

VERTEILUNG Zufallsverteilung.

PRÄDILEKTIONSSTELLEN Stamm, obere Extremitäten, Gesicht, untere Extremitäten, eventuell palmar, plantar.

Dermale Naevuszellnaevi (Abb. 88)

Hautläsionen
TYPISCHE EFFLORESZENZEN Papeln.
FARBE Meist hautfarben, hellbraun, braun oder braun gesprenkelt, oft mit Teleangiektasien.
FORM Rund, halbkugelig (Abb. 88).
VERTEILUNG Häufiger im Gesicht und am Hals, aber auch am Stamm oder den Extremitäten.

ANDERE BESONDERHEITEN Zu beobachten meistens in der zweiten oder dritten Dekade.

DIFFERENTIALDIAGNOSE

Dermale NZN können gelegentlich schwer von Basaliomen zu unterscheiden sein.

Compoundnaevi (Abb. 89)

Stellen eine Kombination zwischen junktionalen und dermalen NZN dar, sind durch persistierende junktionale (pigmentierungsfähige) Naevuszellnester meist dunkel pigmentiert und durch Volumenvermehrung (Abtropfung) eleviert, manchmal papillomatös.

TYPISCHE EFFLORESZENZEN Papeln.
FARBE Homogen braun bis schwarz; durch allmähliche Umwandlung in einen dermalen NZN wird die Farbe eventuell etwas scheckig (DD zu Melanom!).

FORM Rund, halbkugelig, glatt, eventuell papillomatös oder hyperkeratotisch, manchmal mit dunklen, borstigen Haaren (N. pilosus).
VERTEILUNG Gesicht, Capillitium, Hals, Stamm, Extremitäten.

THERAPIE DER NAEVUSZELLNAEVI (Siehe auch Appendix E)

Indikationen für die Entfernung erworbener NZN:
1. *Lokalisation* – Läsionen am Capillitium, den Fußsohlen, an den Schleimhäuten, der Anogenitalregion.
2. *Farbe* – Bei scheckigen NZN und bei Farbveränderungen präexistenter NZN.
3. *Rand* – Bei unregelmäßigem Rand.
4. *Symptome* – Wenn die Läsion anhaltend juckt, schmerzt oder blutet.
5. Wenn bei Epiluminiszenzmikroskopie (nicht invasive mikroskopische Untersuchung) Anzeichen maligner Entartung festgestellt werden.
NZN können durch Manipulation, wie inkomplette Entfernung, nie maligne entarten.

Besteht eine Indikation zur Naevusentfernung, sollte der Naevus immer exzidiert werden, damit eine histologische Beurteilung möglich ist (v. a. von congenitalen, dysplastischen und blauen Naevi).
Die elektrokaustische Abtragung von papillomatösen Compound- und dermalen NZN aus kosmetischen Gründen **setzt voraus, daß ein derartiger Naevus klinisch unzweifelhaft als gutartiger NZN diagnostiziert wird und eine histologische Kontrolle erfolgt.** Kann ein frühes Melanom nicht mit Sicherheit ausgeschlossen werden, ist die Exzision mit histologischer Untersuchung obligat, kann aber knapp im Gesunden erfolgen.

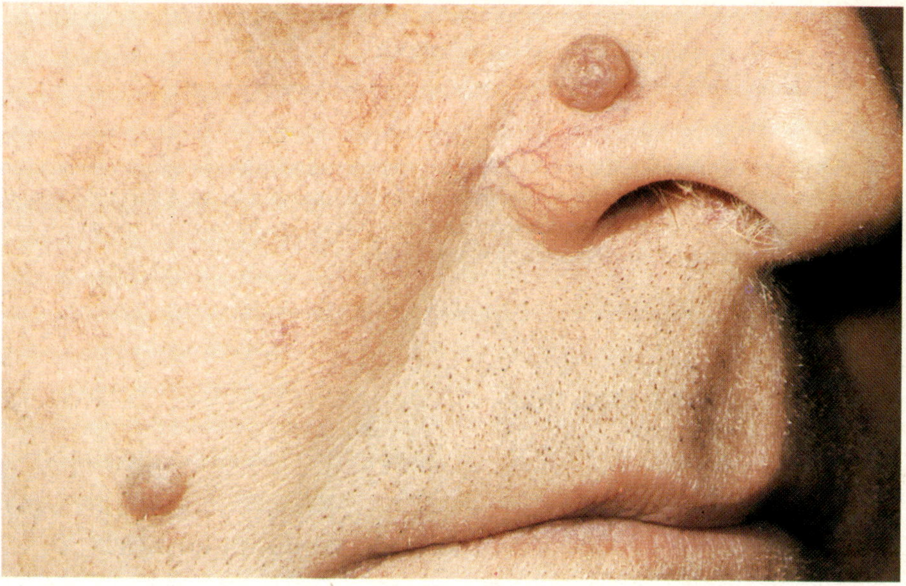

Abb. 88 Dermaler Naevuszellnaevus. Im Bild zwei weiche, hellrote, erbsengroße Naevi.

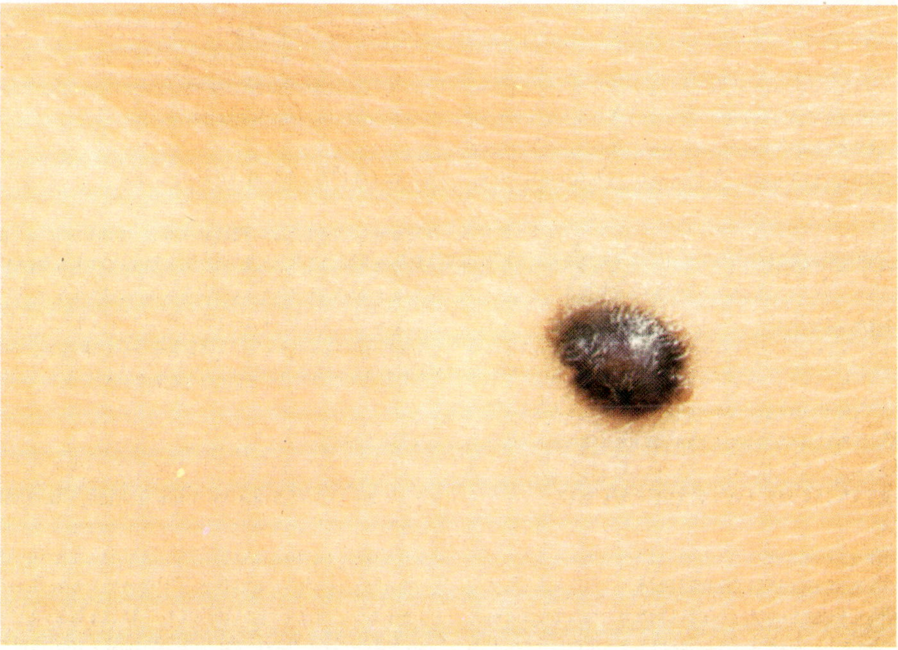

Abb. 89 Naevuszellnaevus vom Compoundtyp. Leicht erhabene, einheitlich dunkelbraune bis schwarze Papel. Die Ränder sind nur geringfügig unregelmäßig.

Halo-Naevus

Diese Läsion ist ein Naevuszellnaevus (NZN), der von einem ringförmigen Leukoderm umgeben ist. Das Leukoderm beruht auf einem Verschwinden der Melanozyten an der dermo-epidermalen Grenze in der den Naevus umgebenden Haut. Die Halo-Naevi verschwinden oft spontan, wobei sich meist zuerst der zentrale Pigmentnaevus zurückbildet.

Synonym: Sutton-Naevus, Leucoderma acquisitum centrifugum.

EPIDEMIOLOGIE UND ÄTIOLOGIE

Alter Die ersten drei Dekaden.

Rasse und Geschlecht Alle Rassen, keine Geschlechtspräferenz.

Häufigkeit Bei Patienten mit Vitiligo in 1 bis 50 % der Fälle.

Familienanamnese Halo-Naevi kommen bei Geschwistern und mit einer Familienanamnese von Vitiligo vor.

Begleitkrankheiten Vitiligo.

»Halo«-förmige Depigmentation rund um andere Läsionen Blauer Naevus, kongenitaler Tierfellnaevus, Spitz-Naevus, Verruca plana, primäres Melanom, Dermatofibrom und Neurofibrom.

ANAMNESE

Drei Stadien

1. Entwicklung (innerhalb von Monaten) eines Halo rund um einen vorhandenen NZN.
2. Rückbildung (Monate bis Jahre) des NZN.
3. Repigmentation (Monate bis Jahre) des Halo.

KLINISCHE UNTERSUCHUNG

Hautläsionen

TYPISCHE EFFLORESZENZ

Papulöser brauner NZN (5 mm) mit einem Halo von scharf begrenzter Hypomelanose (Abb. 90)

FORM Runde oder ovale Hypomelanose.

ANORDNUNG Verstreute, einzelstehende Läsionen (1–90).

VERTEILUNG Stamm (Verteilung wie NZN).

DERMATOPATHOLOGIE UND ELEKTRONENMIKROSKOPIE

Naevuszellnaevus Dermaler oder Compound-Naevus, umgeben von einem lymphozytären Infiltrat (Lymphozyten und Histiozyten) um und zwischen den Naevuszellen. Die Naevuszellen zeigen Anzeichen von Zellschädigung und verschwinden.

Epidermis des Halo Verminderung oder Abwesenheit von Melanin und Melanozyten bzw. Verschwinden der Melanozyten (elektronenmikroskopisch nachweisbar).

PATHOPHYSIOLOGIE

Immunologische Phänomene sind für den Prozeßablauf durch die Wirkung zirkulierender zytotoxischer Antikörper und/oder zytotoxischer Lymphozyten verantwortlich (die Pathomechanismen müssen mit modernen Methoden besser aufgearbeitet werden).

THERAPIE

Keine. Die Läsionen bilden sich spontan zurück. Naevuszellnaevi müssen immer auf klinische Anzeichen der Malignität untersucht werden (unregelmäßige Pigmentverteilung und unregelmäßige Grenzen), da ein Halo sich gelegentlich rund um ein primäres malignes Melanom entwickeln kann.

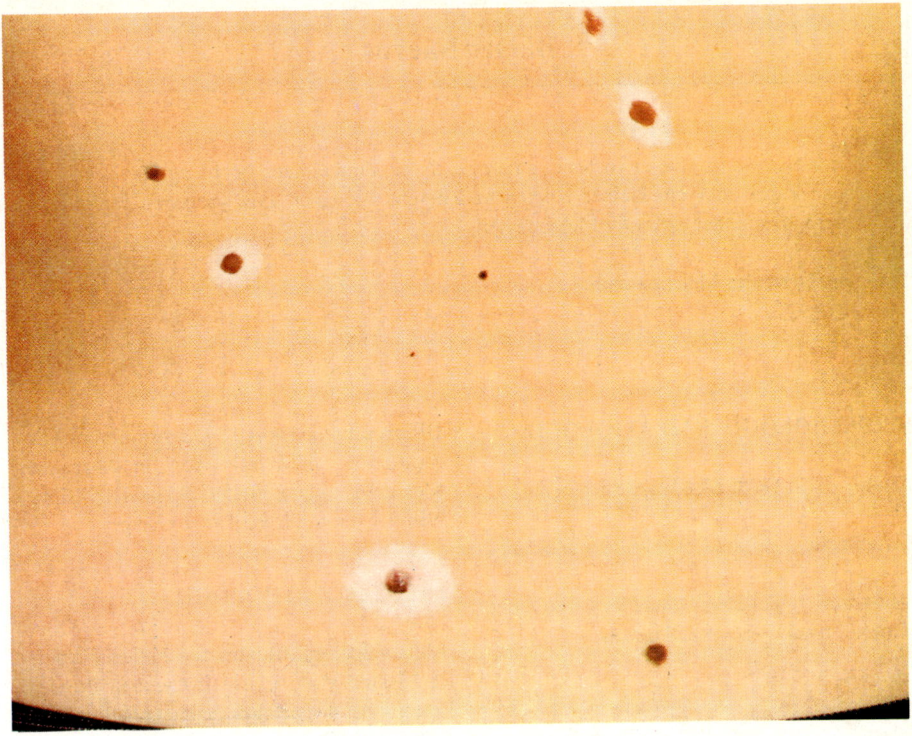

Abb. 90 **Halo-Naevus.** Verstreut über den Rücken sind 8 ähnlich aussehende, braune, pigmentierte Läsionen von 2 bis 5 mm Durchmesser. Die Naevi sind leicht erhaben mit glattem Rand, 4 von ihnen sind von einem scharf begrenzten weißen Hof umgeben.

Blauer Naevus

Ein blauer Naevus ist eine erworbene, gutartige, derbe, dunkelblaue bis blaugraue, scharf umschriebene Papel oder ein kleiner Knoten und beruht auf einer umschriebenen Proliferation melaninproduzierender *dermaler* Melanozyten.

Synonym: Dermales Melanozytom.

EPIDEMIOLOGIE UND ÄTIOLOGIE

Alter Tritt bei älteren Jugendlichen auf.

Geschlecht Keine Geschlechtspräferenz.

Varianten Zellulärer blauer Naevus, kombinierter blauer Naevuszellnaevus.

ANAMNESE

Fast immer asymptomatisch, gelegentlich kosmetisch störend. Auftreten allmählich und oft von Patienten oder Eltern nicht bemerkt.

KLINISCHE UNTERSUCHUNG

Hautläsionen

TYPISCHE EFFLORESZENZEN
Papeln oder Knötchen, meistens unter 10 mm im Durchmesser (Abb. 91).

FARBE Blau, blaugrau, schwarzblau, gelegentlich schießscheibenartig pigmentiert.

FORM Üblicherweise rund bis oval.

PALPATION Derb.

PRÄDILEKTIONSSTELLEN Am häufigsten an Hand- und Fußrücken, kann aber an jeder Körperstelle auftreten.

DIAGNOSE UND DIFFERENTIALDIAGNOSE

Diagnose Üblicherweise klinisch, eventuell Exzision und histologische Untersuchung.

Differentialdiagnose Dermatofibrom, Glomustumor, primäres oder metastatisches Melanom, pigmentierter Spindelzell-(Spitz) Naevus, traumatische Tätowierung.

DERMATOPATHOLOGIE

Melaninhaltige, fibroblastenähnliche, dermale Melanozyten sind in irregulären Bündeln gruppiert, dazwischen melaninhaltige Makrophagen. Überschießende Bindegewebsproduktion in der oberen retikulären Dermis, die Epidermis ist normal.

PATHOGENESE

Wahrscheinlich handelt es sich um ektope Absiedelungen von melaninproduzierenden Melanozyten in der Dermis während deren Migration von der Neuralleiste in die Haut.

VERLAUF UND PROGNOSE

Die meisten blauen Naevi bleiben unverändert, sie können sich aber spontan rückbilden.

THERAPIE

Blaue Naevi, die kleiner sind als 10 mm im Durchmesser und über viele Jahre unverändert bleiben, brauchen nicht exzidiert zu werden. Bei plötzlichem Auftreten oder Veränderung eines anscheinend blauen Naevus ist unbedingt die Exzision und histologische Untersuchung angezeigt.

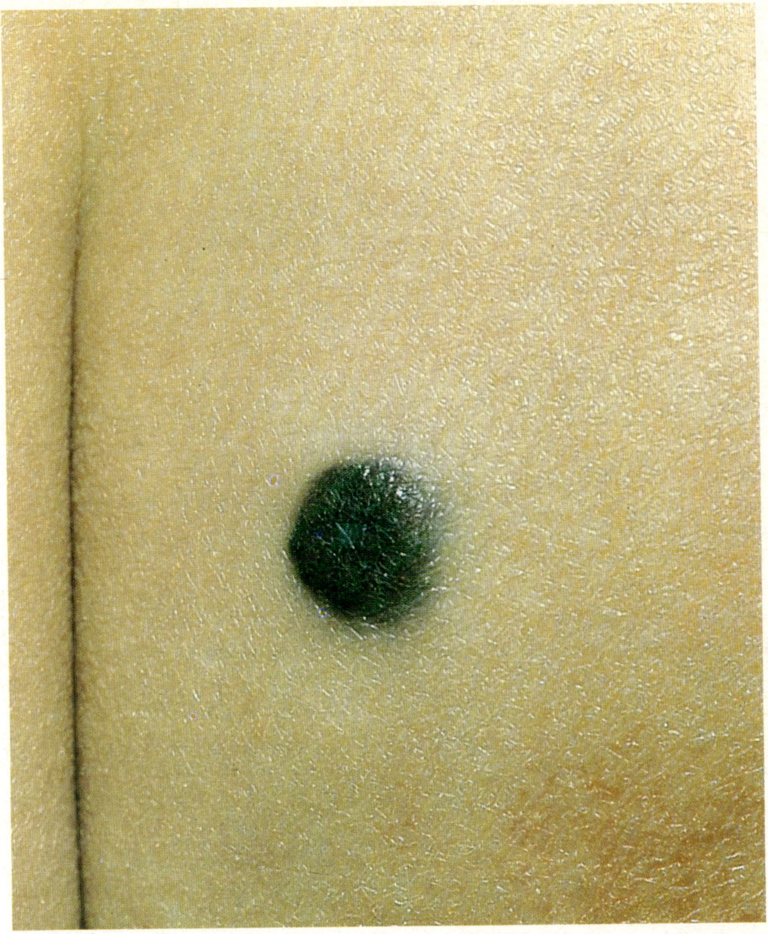

Abb. 91 Blauer Naevus. Solitärer, asymptomatischer blauer bis blaugrauer Knoten.

Naevus flammeus

Der Naevus flammeus ist eine unregelmäßig begrenzte, rote oder livide makulöse Mißbildung dermaler Blutgefäße, die von Geburt an besteht und niemals spontan verschwindet (Ausnahme siehe unten). Die Mißbildung ist üblicherweise auf die Haut beschränkt, kann aber mit Gefäßmißbildungen am Auge und an den Leptomeningen einhergehen (Sturge-Weber-Syndrom).

Synonym: Feuermal.

EPIDEMIOLOGIE

Alter Angeboren.

Klinische Varianten
Naevus flammeus nuchae (Storchenbiß) ist bei etwa einem Drittel der Säuglinge zu beobachten und neigt zu spontaner Rückbildung. Ähnliche Veränderungen kommen auch an den Augenlidern und an der Glabella vor.

Sturge-Weber-Syndrom ist die Assoziation eines Naevus flammeus, meist einseitig im Trigeminusbereich, mit Gefäßmißbildungen am Auge und an den Leptomeningen, sowie oberflächlichen Verkalkungen des Gehirns.

Klippel-Trénaunay-Weber-Syndrom kann mit einem Naevus flammeus assoziiert sein, der über den tiefen Gefäßmißbildungen der Weichteile und der Knochen liegt.

Naevus flammeus in der Rückenmitte kann mit einer zugrunde liegenden arteriovenösen Mißbildung am Rückenmark assoziiert sein.

ANAMNESE

Hautsymptome Keine.

Systemische Symptome Das Sturge-Weber-Syndrom kann mit kontralateraler Hemiparese, muskulärer Hemiatrophie, Epilepsie, geistiger Behinderung, Glaukom und Augenmuskellähmungen einhergehen.

KLINISCHE UNTERSUCHUNG

Hautläsionen
TYPISCHE EFFLORESZENZEN
Bei Säuglingen und Kleinkindern ist der Naevus flammeus makulös. Mit zunehmendem Alter des Patienten entwickeln sich manchmal Papeln oder Knötchen, die sehr entstellend sein können.
FARBE Verschiedene Farbtöne von rosa bis düsterlividrot (Abb. 92).
FORM Unregelmäßig, große Läsionen folgen in ihrer Verteilung einem Dermatom und überschreiten nur selten die Mittellinie.
VERTEILUNG Am häufigsten im Gesicht, können aber an jeder Körperstelle auftreten. Beim Sturge-Weber-Syndrom entspricht der Naevus flammeus dem Versorgungsgebiet des N. trigeminus, meist des oberen und mittleren Astes. Conjunctiva und Mundschleimhaut können involviert sein.
VERTEILUNGSMUSTER Dem Dermatom entsprechend beim Sturge-Weber-Syndrom.

DIAGNOSE

Aufgrund der klinischen Befunde.

LABOR- UND SPEZIALUNTERSUCHUNGEN

Dermatopathologie Durch eine Entwicklungsstörung kommt es zu einer Erweiterung von Kapillaren. Keine Proliferation von Endothelzellen.

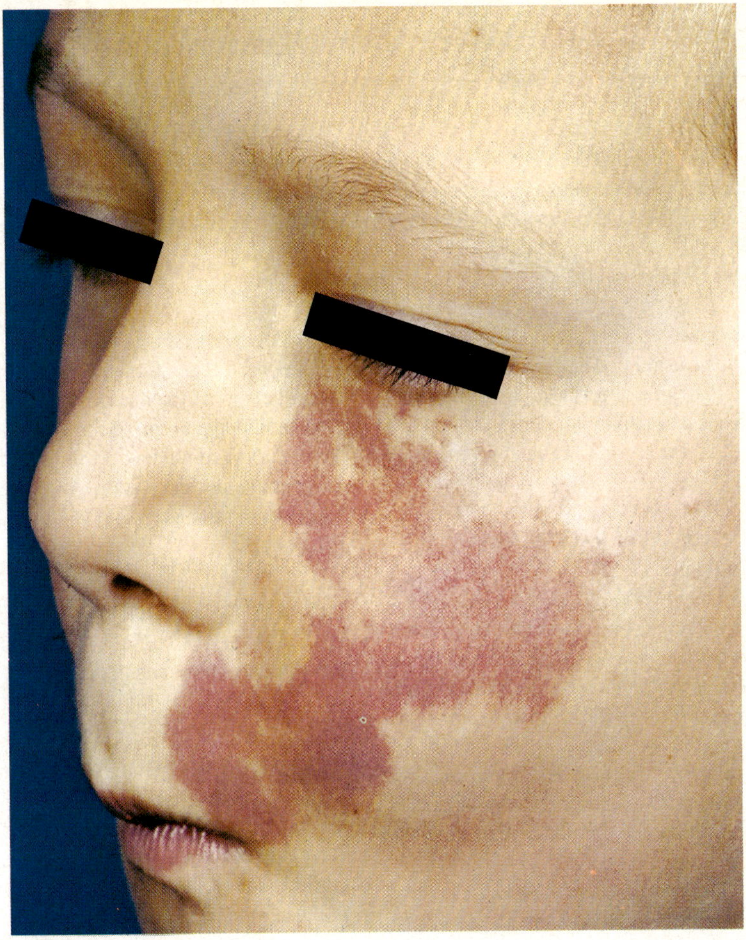

Abb. 92 Naevus flammeus. Auf der linken Wange besteht eine ausgedehnte, rein makulöse, rote bis purpurrote Läsion, die sich mit dem Glasspatel ausdrücken läßt. Bei genauerer Betrachtung sieht man zahlreiche Teleangiektasien.

Röntgenuntersuchung Beim Sturge-Weber-Syndrom findet man im Schädelröntgen charakteristische Verkalkungen von Angiomen oder umschriebene lineare Kalzifikationen entlang der Gehirnwindungen. Ein CT-Scan sollte durchgeführt werden.

VERLAUF UND PROGNOSE

Der Naevus flammeus bildet sich nicht spontan zurück. Das betroffene Areal neigt zum Wachstum entsprechend der Größe des Kindes. Im Erwachsenenalter wird der Naevus flammeus oft eleviert mit papulösen und nodulären Elementen, die zu einer signifikanten, progressiven kosmetischen Beeinträchtigung führen.

THERAPIE

Während der makulösen Phase kann der Naevus flammeus mit Make-up, wie Covermark, abgedeckt werden.
Erfolgversprechend ist die Behandlung mit Tunable-Dye-Laser oder Kupferdampflaser.

Kapilläres infantiles Hämangiom

Das kapilläre infantile Hämangiom (KIH) ist ein weiches, hellrotes bis dunkelviolettes, flaches oder höckriges Gefäßknötchen oder ein Knoten, der sich zum Zeitpunkt der Geburt oder kurz danach entwickelt und spontan meist bis zum 5. Lebensjahr zurückbildet.

Synonym: Erdbeerangiom.

ANAMNESE

Dauer der Läsion Die Läsion tritt bei den meisten Patienten innerhalb des ersten Lebensmonats und immer vor dem 9. Monat auf und wächst im ersten Lebensjahr manchmal rasch.

KLINISCHE UNTERSUCHUNG

Hautläsionen

TYPISCHE EFFLORESZENZEN

Knötchen, Plaque, 1 bis 8 cm. Mit Beginn der spontanen Rückbildung (Fibrosierung) treten im Zentrum der Läsion weißlich-graue Areale auf. Bei sehr rascher Rückbildung kann es zu Ulzeration und konsekutiv zu Sekundärinfektion kommen. Multiple KIH können mit Hämangiomen des Zentralnervensystems, des Gastrointestinaltrakts und/oder der Leber assoziiert sein.

FARBE Das oberflächliche KIH ist hellrot (Abb. 93 a), das tieferliegende ist dunkelrot und gelappt.

PALPATION Weich oder mäßig derb, je nach dem Anteil vaskulärer und fibröser Elemente. Mit der Diaskopie läßt sich das KIH nicht komplett ausdrücken.

VERTEILUNG Lokalisiert oder ausgedehnt über eine größere Region (Abb. 93 a).

PRÄDILEKTIONSSTELLEN Gesicht, Stamm, Beine, Mund und Vaginalschleimhaut.

DIAGNOSE UND DIFFERENTIALDIAGNOSE

Diagnose Klinisch.

Differentialdiagnose Die Unterscheidung zwischen einem *KIH* und einem *Angioma cavernosum* beruht auf Farbe und Tiefe. Gemischte Angiome (sowohl oberflächlich als auch tief) kommen vor.

DERMATOPATHOLOGIE

Proliferation von Endothelzellen in unterschiedlichem Ausmaß in der Dermis und/oder dem Subkutangewebe. Beim oberflächlichen Typ ist die endotheliale Proliferation stärker ausgeprägt, bei den tiefen Angiomen findet man wenig oder gar keine endotheliale Proliferation.

PATHOPHYSIOLOGIE

Das KIH beruht auf einer umschriebenen Proliferation von angioblastischem Mesenchym.

VERLAUF UND PROGNOSE

Das KIH bildet sich bis zum 5. Lebensjahr spontan zurück, nur ein geringer Prozentsatz verschwindet erst um das 10. Lebensjahr. Im Bereich des rückgebildeten Angioms bleiben praktisch keine Hautveränderungen zurück (80 %) (siehe Abb. 93 a und 93 b). Bei den restlichen 20 % findet man narbige Atrophie, Depigmentation und Infiltration. Tiefere Läsionen, besonders die an den Schleimhäuten, bilden sich unter Umständen nicht vollständig zurück. Befall der Synovia kann mit einer Arthropathie, die der bei Hämophilie ähnlich ist, einhergehen. Große KIH sind meistens mit kavernösen Hämangiomen assoziiert, in denen ausgedehnte Thrombosen zu bedrohlicher Thrombopenie und Verbrauchskoagulopathie führen können (Kasabach-Merritt-Syndrom, siehe Seite 752).

THERAPIE

Bei jeder gegebenen Läsion muß individuell entschieden werden, ob überhaupt und wenn, wie therapeutisch vorgegangen werden soll.

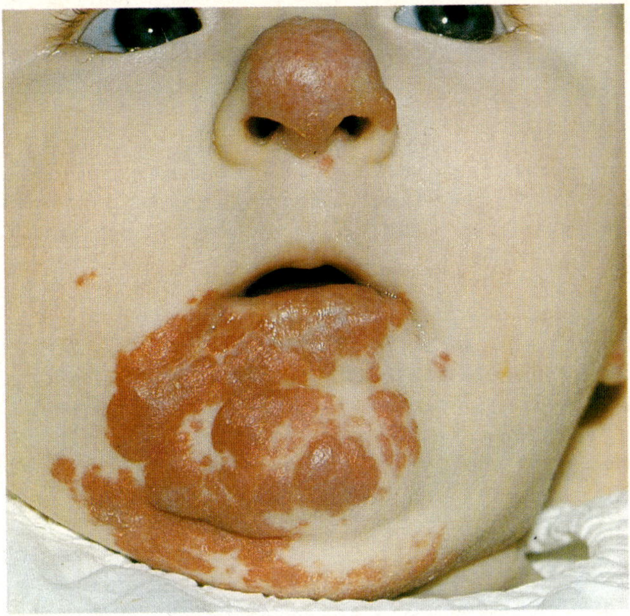

Abb. 93a **Kapilläres infantiles Hämangiom.** Hellrote, noduläre Läsionen mit glatter Oberfläche an Nase, Kinn und Hals eines 12 Monate alten Kindes.

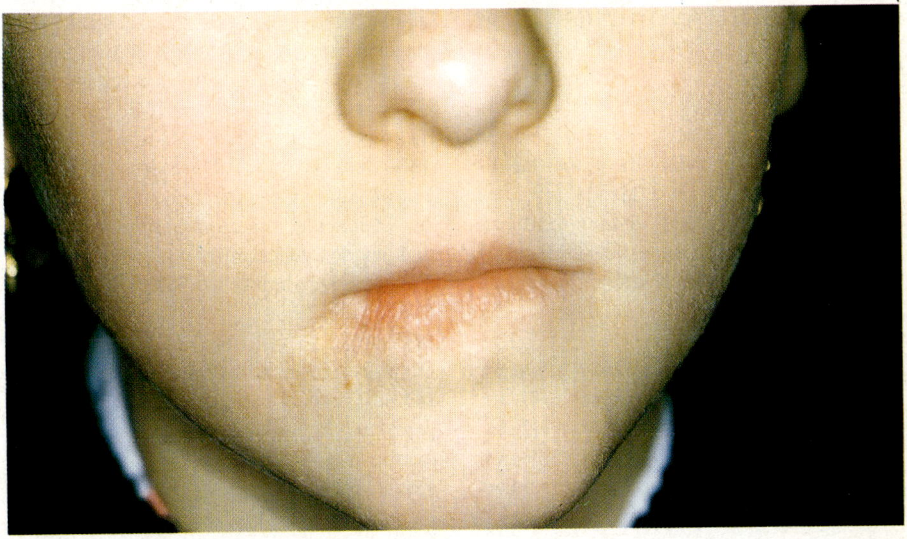

Abb. 93b **Kapilläres infantiles Hämangiom.** Derselbe Patient mit 5 Jahren. Es ist zu einer praktisch vollständigen Regression ohne Narbe an der Nase und nur geringfügiger Narbenbildung an der rechten Seite der Unterlippe und des Kinns gekommen.

Chirurgische bzw. medizinische Interventionen umfassen Laser-Chirurgie oder Kryotherapie. Wenn irgend möglich, sollte überhaupt keine therapeutische Intervention erfolgen, da die spontane Rückbildung die besten kosmetischen Resultate ergibt.

Kavernöses Hämangiom

Das kavernöse Hämangiom ist eine tiefe Gefäßmißbildung, charakterisiert durch eine weiche, eindrückbare Schwellung in tiefen Gewebsschichten, die manchmal mit oberflächlichen Gefäßerweiterungen, arteriovenösen Shunts oder Naevus flammeus-artigen Veränderungen einhergeht.

ÄTIOLOGIE UND EPIDEMIOLOGIE

Alter Die Läsionen sind bei der Geburt noch nicht sichtbar und treten erst im Kindesalter in Erscheinung.

ANAMNESE

Die Läsionen sind – mit Ausnahme der kosmetischen Störung – meist asymptomatisch. Eine konkomitante Extremitätenhypertrophie kann aber funktionelle Auswirkungen haben.

KLINISCHE UNTERSUCHUNG

Hautbefund

TYPISCHE EFFLORESZENZEN
Halbkugelige oder knotige Weichteilschwellung (Abb. 94), kann mit einem oberflächlichen kapillären Angiom assoziiert sein, das dem kavernösen Knoten aufgepfropft ist. Wenn die Gefäßmißbildung bis an die Epidermis reicht, kann die Hautoberfläche verrukös werden. Die Grenzen sind unscharf, die Größe variabel.

FARBE Oft normale Hautfarbe, noduläre Anteile sind bläulich bis livid (Abb. 94), ein assoziiertes kapilläres Hämangiom ist hellrot.

PALPATION Leicht komprimierbar, füllt sich sofort wieder bei Nachlassen des Drucks. Manche Läsionen können druckempfindlich sein.

Varianten

VASKULÄRE HAMARTOME Dabei handelt es sich um kavernöse Hämangiome mit tiefer Weichteilbeteiligung und daraus resultierender Schwellung oder diffuser Vergrößerung der Extremität. Die zugehörigen Skelettmuskeln können atrophieren. An kutanen Veränderungen findet man erweiterte, gewundene Venen und arteriovenöse Fisteln.

KLIPPEL-TRENAUNAY-WEBER-SYNDROM Lokale Hyperplasie von Weichteilen und Knochen führen zu einer Vergrößerung einer Extremität. An der Haut findet man dabei Phlebektasien, arteriovenöse Aneurysmen und Naevus flammeus-artige kutane Teleangiektasien. Assoziierte Mißbildungen sind der Naevus unius lateris, Syndaktylie und Polydaktylie.

»BLUE RUBBER BLEB NEVUS« Spontan schmerzhafte und/oder druckempfindliche, eindrückbare, weiche, blaue Schwellung in der Dermis und im Subkutangewebe. Die Größe variiert von wenigen Millimetern bis mehreren Zentimetern. Manchmal besteht über dem zugrunde liegenden kavernösen Hämangiom eine umschriebene Hyperhidrosis. Läsionen kommen oft multipel am Stamm und an den Oberarmen vor, aber auch im Gastrointestinaltrakt, wo sie zu Blutungen führen können.

MAFFUCCI-SYNDROM Kavernöses Hämangiom assoziiert mit Chondrodysplasie, die sich klinisch als harte Knötchen an den Fingern und Zehen und Knochendeformitäten manifestiert. Manche der kavernösen Hämangiome können auch vom Typ des »blue rubber bleb nevus« sein.

DIAGNOSE

Die klinische Diagnose kann durch Arteriographie bestätigt werden.

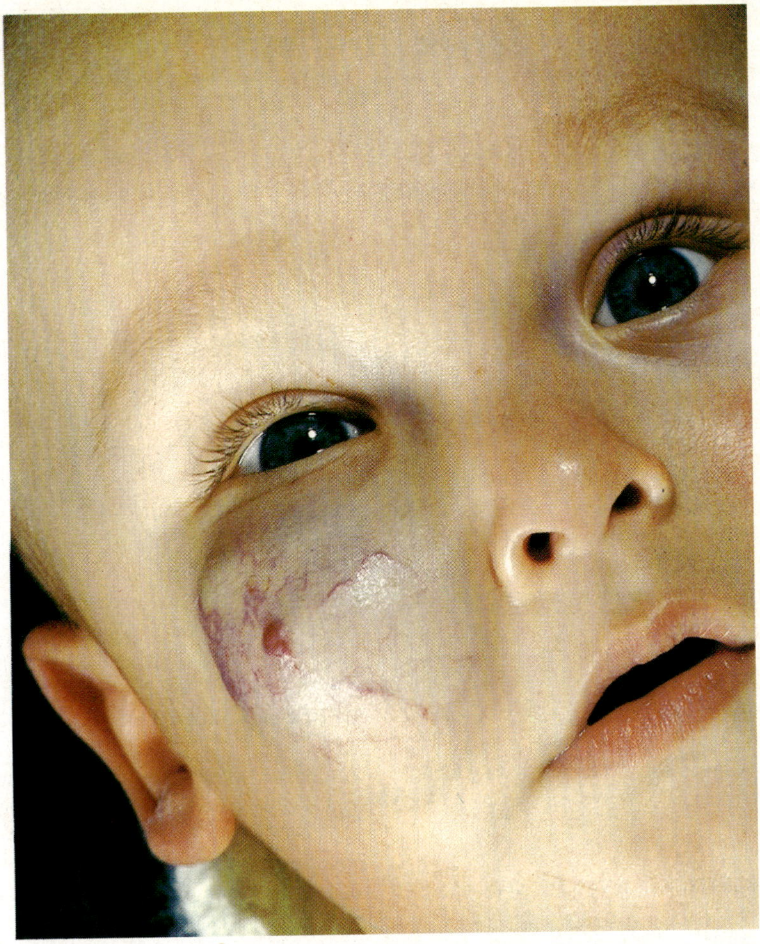

Abb. 94 Kavernöses Hämangiom. Große, weiche, halbkugelige Schwellung mit glatter Oberfläche bei einem 6 Monate alten Kind. Die Farbe variiert von blaß bis düsterrot, im Zentrum ein kleines Hämangiom. Als das Kind 8 Jahre alt war, war die Läsion ohne Narbe und Farbunterschied verschwunden.

LABOR- UND SPEZIALUNTERSUCHUNGEN

Dermatopathologie Erweiterte, blutgefüllte Gefäßräume, die von abgeflachten Endothelzellen ausgekleidet sind. Die Gefäße können kavernöse, kapilläre, venöse oder lymphatische Gefäße sein.

VERLAUF UND PROGNOSE

Als Komplikationen der kavernösen Hämangiome können Exulzeration und Blutung, Vernarbung, Sekundärinfektion und Rechtsherzüberlastung bei großen Läsionen auftreten. In Riesenhämangiomen kann es durch Abfangen, Aggregation und Zerstörung von Thrombozyten zu lebensbedrohlichen Thrombozytopenien kommen (Kasabach-Merritt-Syndrom, siehe Seite 752).

Seniles Hämangiom

Senile Angiome kommen sehr häufig vor und sind rote, halbkugelige Gefäßläsionen am Stamm, die ab dem mittleren Lebensalter auftreten und ausschließlich kosmetische Bedeutung haben.

Synonyme: Haemangioma senile, Rubinfleck.

EPIDEMIOLOGIE UND ÄTIOLOGIE

Alter Mittleres und höheres Alter.

Geschlecht Keine Geschlechtspräferenz.

Ätiologie Unbekannt. Zunahme im Alter.

ANAMNESE

Hautsymptome Üblicherweise asymptomatisch, können nach Traumatisierung bluten und verkrusten.

KLINISCHE UNTERSUCHUNG

Hautbefund

TYPISCHE EFFLORESZENZEN Halbkugelige, stecknadelkopf- bis linsengroße Papel (Abb. 95) mit matter oder glänzender Oberfläche; kaum sichtbar, bis 8 mm Durchmesser.
FARBE Hellrot bis dunkellivid (Abb. 95).
FORM Meist halbkugelig, kalottenförmig.
PALPATION Weich, komprimierbar, oft komplett ausdrückbar.
PRÄDILEKTIONSSTELLEN Stamm, proximale Extremitätenanteile.

DIAGNOSE UND DIFFERENTIALDIAGNOSE

Diagnose Klinisch.

Differentialdiagnose Angiokeratom (besonders im Genitalbereich), Lippenrand-Angiom, Granuloma pyogenicum.

DERMATOPATHOLOGIE

Zahlreiche, mäßig erweiterte Kapillaren, die von abgeflachten Endothelzellen ausgekleidet sind. Das Stroma ist ödematös mit Homogenisierung des Kollagens, die Epidermis verdünnt.

VERLAUF UND PROGNOSE

Beginn im mittleren Erwachsenenalter, werden mit zunehmendem Alter häufiger.

THERAPIE

Elektro- oder Laserkoagulation bei kosmetischer Indikation.

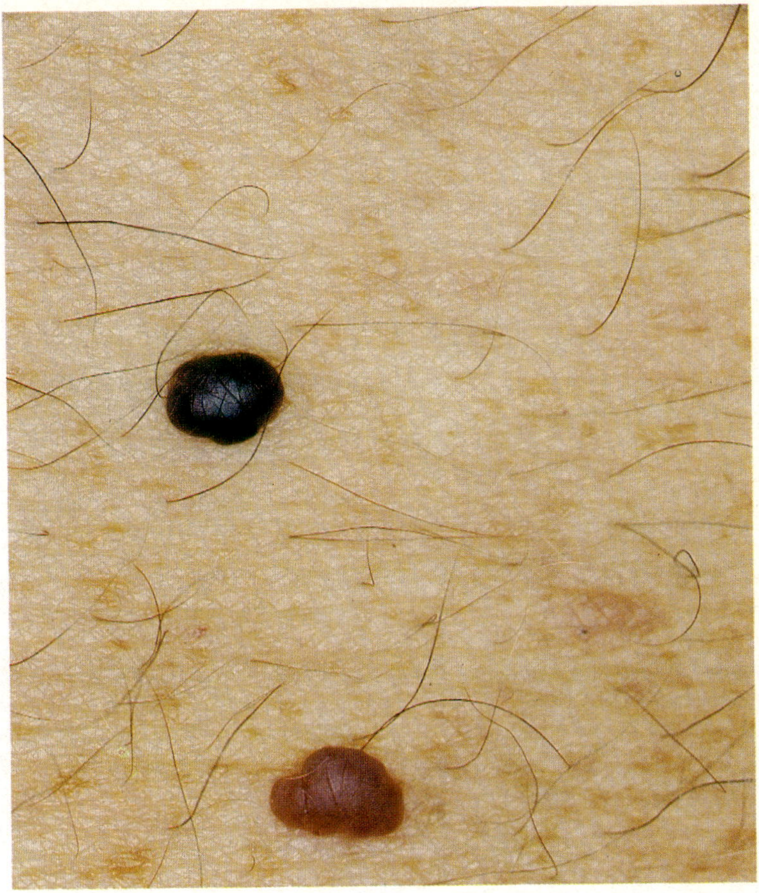

Abb. 95 Seniles Hämangiom. Hellrote bis dunkellivide, weiche, eindrückbare, halbkugelige Papeln.

Lippenrandangiom

Das Lippenrandangiom ist eine angiomatöse, dunkelblaue bis violette Gefäßerweiterung am Lippenrand, aber auch im Gesicht und an den Ohren älterer Patienten.

Synonym: »Venous lake«.

EPIDEMIOLOGIE UND ÄTIOLOGIE

Alter Meist über 50 Jahre.

Geschlecht Keine Geschlechtspräferenz.

Ätiologie Unbekannt.

ANAMNESE

Hautsymptome Asymptomatisch, Blutung nach Traumatisierung.

KLINISCHE UNTERSUCHUNG

Hautbefunde

TYPISCHE EFFLORESZENZEN

Papel oder Knötchen (Abb. 96). Die Oberfläche kann unregelmäßig pflastersteinartig sein.

FARBE Dunkelblau bis violett (Abb. 96) mit gewissen Farbunterschieden.

FORM Rund oder oval.

PALPATION Weich, vollkommen ausdrückbar.

PRÄDILEKTIONSSTELLEN Lippen, Ohren, Gesicht.

DIAGNOSE UND DIFFERENTIALDIAGNOSE

Diagnose Klinisch.

Differentialdiagnose Granuloma pyogenicum, noduläres Melanom.

DERMATOPATHOLOGIE

In der oberen Dermis findet man entweder einen hochgradig ausgeweiteten oder mehrere miteinander kommunizierende erweiterte Hohlräume, die mit roten Blutkörperchen gefüllt, von einer einfachen Lage abgeflachter Endothelzellen ausgekleidet und von einer dünnen Bindegewebsschicht umgeben sind.

VERLAUF UND PROGNOSE

Nach mehreren Jahren hören die Läsionen zu wachsen auf. Keine Spontanregression.

THERAPIE

Bei kosmetischer Indikation Elektro- oder Laserkoagulation oder Exzision.

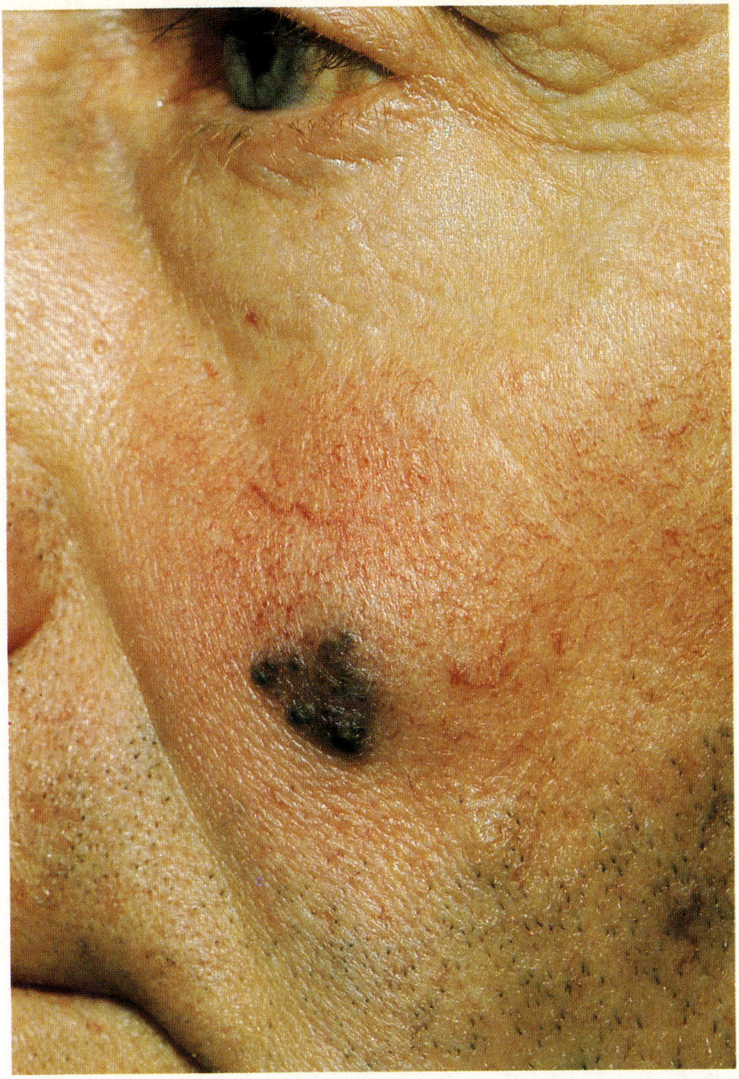

Abb. 96 **»Venous lake«.** Unregelmäßig begrenztes, pflastersteinartiges, blaurotes Knötchen an der Wange.

Naevus araneus

Der Naevus araneus ist ein umschriebenes Netzwerk erweiterter Kapillaren, die von einer zentralen Arteriole radiär ausstrahlen und sowohl bei gesunden Menschen, aber auch assoziiert mit Schwangerschaft oder (selten) Lebererkrankungen auftreten kann.

Synonyme: Spider-Naevus, Spider-Angiom, Spinnennaevus.

EPIDEMIOLOGIE UND ÄTIOLOGIE

Alter Von Kindheit bis ins hohe Alter, am häufigsten bei jungen Erwachsenen.

Geschlecht Häufiger bei Frauen als bei Männern.

Häufigkeit Vorkommen bei bis zu 15 % der Normalbevölkerung, einen oder mehrere Spider-Naevi findet man bei zwei Dritteln der schwangeren Frauen.

Ätiologie Kann mit hyperöstrogenen Zuständen assoziiert sein, wie bei Schwangerschaft oder Lebererkrankungen (subakute und chronische Virushepatitis und alkoholische Zirrhose) oder bei Östrogen-Therapie, z. B. oralen Kontrazeptiva.

KLINISCHE UNTERSUCHUNG

Hautbefunde

TYPISCHE EFFLORESZENZEN

Kleine zentrale Papel an der Stelle der afferenten Arteriole mit radiär ausstrahlenden teleangiektatischen Gefäßen (Abb. 97). Durchmesser bis zu 1,5 cm. Meist als Einzelläsion, in der Schwangerschaft und bei Leberkrankheiten auch multiple Läsionen.

FARBE Rot.

FORM Rund oder oval.

PALPATION Bei der Diaskopie kann man die Teleangiektasien ausdrücken, die zentrale Arterie kann pulsieren.

PRÄDILEKTIONSSTELLEN Oberhalb der Brustwarzenlinie, besonders Gesicht, Unterarme und Hände.

DIAGNOSE UND DIFFERENTIALDIAGNOSE

Diagnose Aufgrund des klinischen Befundes.

Differentialdiagnose Familiäre hämorrhagische Teleangiektasie, Ataxia teleangiectatica, progressive systemische Sklerose, CREST-Syndrom.

VERLAUF UND PROGNOSE

Naevi aranei, die in der Kindheit oder Schwangerschaft auftreten, können sich spontan zurückbilden.

THERAPIE

Verödung des zentralen Gefäßes mit Elektro- oder Laser-Chirurgie.

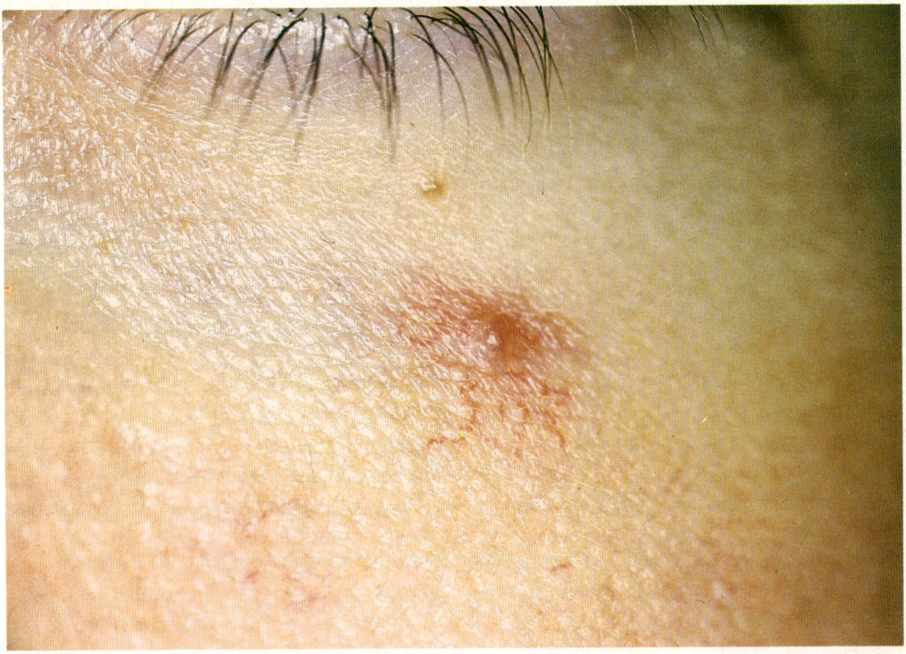

Abb. 97 **Naevus araneus.** Eine rote Läsion mit einer punktförmigen Papel im Zentrum an der Stelle der afferenten Arterie mit radiär ausstrahlenden Teleangiektasien. Mit der Diaskopie kann man sehen, daß die zentrale Arterie pulsiert.

Teleangiektasien am lateralen Nasenrücken

Die Teleangiektasien am lateralen Nasenrücken erscheinen als erweiterte parallele Gefäße, die während des mittleren Lebensalters auftreten.

EPIDEMIOLOGIE UND ÄTIOLOGIE

Alter Mittleres Alter und älter.

Geschlecht Häufiger bei Männern.

Ätiologie Unbekannt, häufig familiär.

Prädisponierende Faktoren Häufiger bei Hellhäutigen, nach chronischer Sonnenexposition und bei Rosacea.

ANAMNESE

Hautsymptome Keine. Die Läsionen können aber ziemlich groß werden und kosmetisch störend sein.

KLINISCHE UNTERSUCHUNG

Hautläsionen

TYPISCHE EFFLORESZENZEN

Zahlreiche erweiterte Blutgefäße verlaufen meist parallel am lateralen Nasenrücken (siehe Abb. 98) nahe der Wangengrenze. Die Gefäße können vorspringend und gewunden sein.

FARBE Rot bis violett.

ANORDNUNG Meistens parallel im rechten Winkel zur Grenze zwischen Nase und Wange.

THERAPIE

Lasertherapie ist erfolgreich anwendbar und relativ schmerzlos.

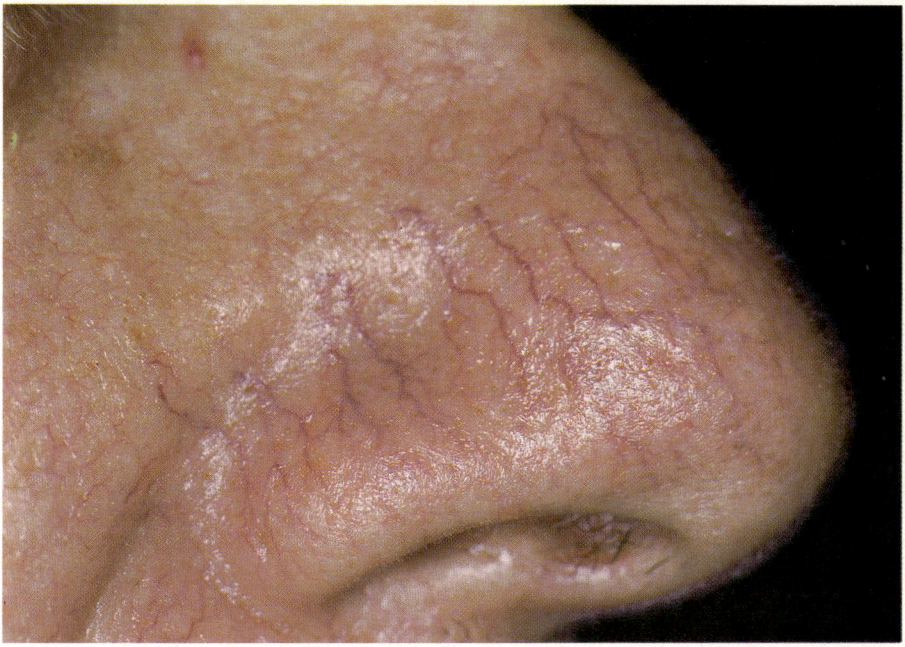

Abb. 98 Teleangiektasien auf der Nase. Zahlreiche parallel verlaufende Teleangiektasien bei einem 56jährigen Mann.

Granuloma pyogenicum

Das Granuloma pyogenicum ist ein rasch wachsendes, hellrotes, livides oder blauschwarzes Knötchen, das mit einem malignen Melanom verwechselt werden kann.

Synonym: Granuloma teleangiectaticum.

EPIDEMIOLOGIE

Alter Meistens Kinder oder Menschen unter 30 Jahren.

Geschlecht Keine Geschlechtspräferenz.

ANAMNESE

Dauer der Läsionen Wochen.

Symptome Keine, wiederholte Blutungen sind möglich.

KLINISCHE UNTERSUCHUNG

Hautläsionen Siehe Abb. 99.
TYPISCHE EFFLORESZENZ
Knötchen mit glatter, meist erosiver, gelegentlich warziger Oberfläche mit oder ohne Krusten, meist weich.
FARBE Hellrot, düsterrot, livid oder braunschwarz.
GRÖSSE UND FORM Weniger als 1,5 cm im Durchmesser. Meist ist die Läsion gestielt, an der Basis leicht eingeschnürt oder auch breitbasig aufsitzend.
VERTEILUNG Isolierte Einzelläsion.
PRÄDILEKTIONSSTELLEN Finger, Lippen, Mund, Stamm, Zehen.

DIFFERENTIALDIAGNOSE

Noduläres malignes Melanom (besonders amelanotisches), *Plattenepithelkarzinom, Glomustumor, noduläres Basaliom, Karzinommetastase, bazilläre Angiomatose.*

DERMATOPATHOLOGIE

Lokalisation Dermis mit sekundärer Einbeziehung der Epidermis.

Pathologischer Prozeß Proliferation von Kapillaren mit geschwollenen Endothelzellen in einem ödematösen, lockeren Stroma.

VERLAUF UND PROGNOSE

Die Läsion bildet sich nicht spontan zurück und muß zur histologischen Diagnose und aus therapeutischer Indikation entfernt werden.

THERAPIE

Zur histologischen Untersuchung muß das Gewebe, am besten mit der Elektroschlinge, abgetragen werden. Laser-Behandlung ist erfolgreich, besonders mit dem Tunable-Dye-Laser, sollte jedoch unterlassen werden, da dadurch die histologische Verifizierung unmöglich wird.

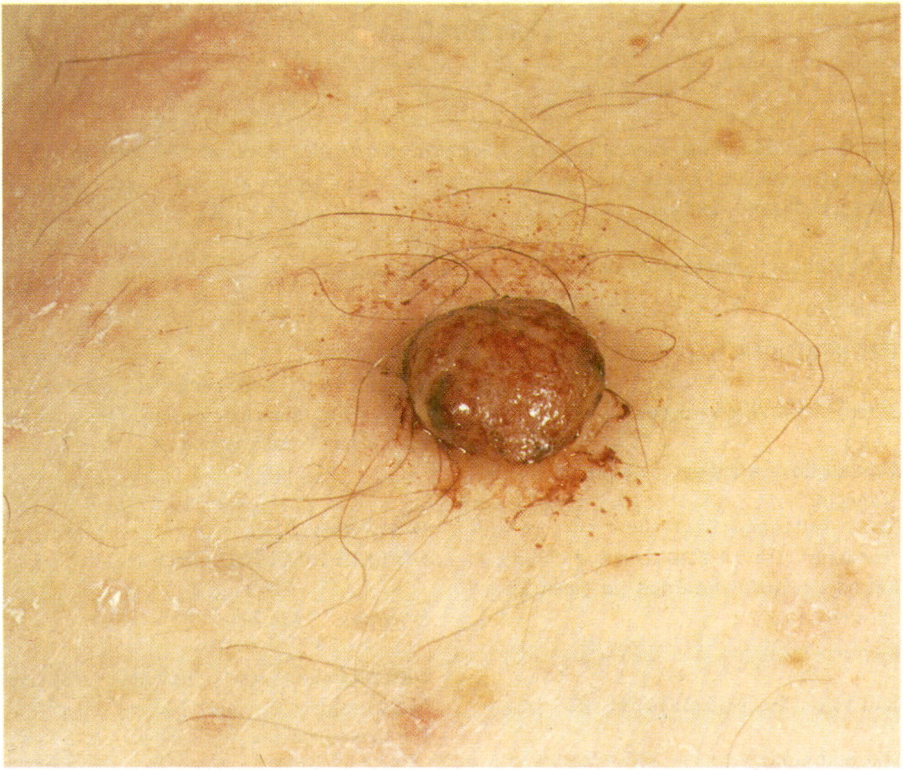

Abb. 99 Granuloma pyogenicum. Nodulärer, scharf begrenzter, erodierter Tumor, 8 mm im Durchmesser, mit teilweise hämorrhagischer Oberfläche. Die Basis ist leicht eingeschnürt. Die Läsion muß histologisch untersucht werden, um mit Sicherheit ein (amelanotisches) malignes Melanom ausschließen zu können.

Dermatofibrom

Das Dermatofibrom ist ein sehr häufiger, knopfartiger, dermaler fibromatöser Tumor, der meist an den Extremitäten lokalisiert ist und kosmetisch störend sein oder aber mit anderen Läsionen verwechselt werden kann.

Synonyme: Solitäres Histiozytom, sklerosierendes Hämangiom.

EPIDEMIOLOGIE UND ÄTIOLOGIE

Alter Alle Altersgruppen.

Geschlecht Häufiger bei Frauen als bei Männern.

Ätiologie Unbekannt, kann eine chronisch histiozytär fibröse Reaktion auf einen Insektenstich sein.

KLINISCHE UNTERSUCHUNG

Hautbefunde

TYPISCHE EFFLORESZENZEN
Papel oder Knötchen (Abb. 100), 3 bis 10 mm im Durchmesser. Die Oberfläche ist unterschiedlich stark halbkugelig vorgewölbt, kann aber auch unter dem Niveau der umgebenden Haut liegen. Die Oberfläche kann matt glänzend oder schuppend sein, Verkrustung und Vernarbung sind auf Exkoriationen oder Rasierverletzungen zurückzuführen. Die Begrenzung ist unscharf mit allmählichem Übergang in die normale Haut.

FARBE Unterschiedlich: Hautfarben, rosa, braun, rotbraun, dunkel schokoladebraun. Meist dunkel im Zentrum mit allmählichem Übergang in die normale Hautfarbe. Manchmal besteht im Zentrum eine postinflammatorische Hypo- oder Hyperpigmentation als Folge von wiederholten Traumen.

PALPATION Derbe dermale, knopf- oder erbsenähnliche Papel oder Knötchen. *Grübchenzeichen:* Laterale Kompression zwischen Daumen und Zeigefinger führt zu einer Einsenkung oder einem »Grübchen« im Zentrum.

VERTEILUNG Beine → Arme → Stamm. Selten am Kopf, den Handtellern und Fußsohlen. Meist einzelne Läsion, gelegentlich multipel, in Zufallsverteilung.

DIAGNOSE UND DIFFERENTIALDIAGNOSE

Diagnose Klinisch.

Differentialdiagnose Primäres malignes Melanom, Narbe, blauer Naevus, Pilarzyste, Karzinommetastase, M. Kaposi.

DERMATOPATHOLOGIE

Wirbelförmig angeordnete Bündel von Spindelzellen mit länglichen Zellkernen und einem schmalen Zytoplasmasaum. Unterschiedliche Zunahme der Vaskularisation. Die darüberliegende Epidermis ist oft hyperplastisch.

VERLAUF UND PROGNOSE

Die Läsionen erscheinen allmählich im Verlauf von mehreren Monaten, können Jahre und Jahrzehnte unverändert bestehen bleiben und können sich spontan zurückbilden.

THERAPIE

Die chirurgische Entfernung ist gewöhnlich nicht indiziert, da das Dermatofibrom kosmetisch meist weniger stört als die Exzisionsnarbe. Operationsindikationen sind chronische Traumatisierungen, erhebliche kosmetische Störung oder unsichere Diagnose.

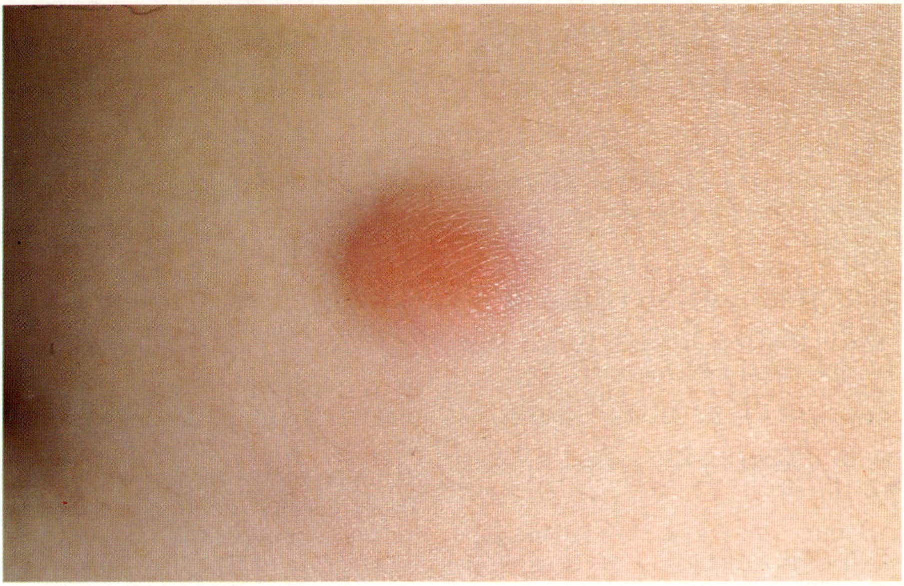

Abb. 100 Dermatofibrom. Halbkugeliges, hell-erythematöses Knötchen von knopfartiger, derber Konsistenz. Laterale Kompression zwischen Daumen und Zeigefinger führt zu einer Einsenkung oder einem »Grübchen«.

Hypertrophe Narben und Keloide

Hypertrophe Narben und Keloide bestehen aus überschießendem Narbengewebe. Eine hypertrophe Narbe bleibt auf den Bereich der ursprünglichen Narbe beschränkt, während das Keloid sich über diesen Bereich hinaus ausdehnt.

EPIDEMIOLOGIE UND ÄTIOLOGIE

Alter Maximum in der 3. Dekade, Vorkommen in allen Altersgruppen.

Geschlecht Keine Geschlechtspräferenz.

Rasse Wesentlich häufiger bei Schwarzen als bei Weißen.

Ätiologie Unbekannt. Meist im Anschluß an eine Hautverletzung, z. B. chirurgische Narbe, Rißwunde, Abschürfung, Kryotherapie, Elektrokoagulation, aber auch Vakzination, Akne etc. Kann auch spontan auftreten ohne vorangegangene Verletzung, besonders prästernal (Spontankeloid).

ANAMNESE

Symptome Meist asymptomatisch, kann auch jucken oder druckschmerzhaft sein. Meist kosmetisch störend.

KLINISCHE UNTERSUCHUNG

Hautbefunde

TYPISCHE EFFLORESZENZEN
Papeln oder Knötchen (Abb. 101) bis zu großen knotigen Tumoren.

FARBE Gewöhnlich normale Hautfarbe oder rötlich, Teleangiektasien.

FORM Kann linear sein (Abb. 101), im Anschluß an ein Trauma oder chirurgische Intervention, oder rundlich, oval z. B. nach Akne. Hypertrophe Narben können kuppelförmig sein und bleiben ungefähr auf den Ort der ursprünglichen Verletzung beschränkt, während Keloide mit krebsscherenartigen Ausläufern weit über eine ursprünglich vorhandene geringfügige Verletzung hinausreichen.

PALPATION Derb bis hart, Oberfläche glatt.

PRÄDILEKTIONSSTELLEN Ohrläppchen, Schultern, oberer Rücken, Brust.

DIAGNOSE UND DIFFERENTIALDIAGNOSE

Diagnose Klinisch; Biopsie nicht angezeigt, außer wenn klinische Zweifel bestehen, weil die Biopsie zu zusätzlicher hypertropher Narbenbildung führen kann.

Differentialdiagnose Narbe, Dermatofibrom, Dermatofibrosarcoma protuberans, Desmoid-Tumor, Narbensarkoidose, Fremdkörpergranulom.

DERMATOPATHOLOGIE

Hypertrophe Narbe: Wirbel von zellreichem jungen Bindegewebe und Fibroblasten in wahlloser Anordnung. *Keloid:* Zusätzlich dicke, eosinophile, zellfreie Kollagenbündel.

VERLAUF UND PROGNOSE

Hypertrophe Narben tendieren zur Rückbildung und werden mit der Zeit flacher und weicher. Keloide hingegen können über Jahrzehnte weiter wachsen.

THERAPIE

Intraläsionale Injektion von Triamcinolon-Acetonid (10 bis 40 mg/ml) 1x monatlich kann den Pruritus oder die Schmerzempfindlichkeit der Narbe reduzieren und auch zur Rückbildung und Abflachung führen. Oft ist aber das therapeutische Ansprechen enttäuschend. Eine Kombination von intraläsionalem Triamcinolon-Acetonid und Kryotherapie kann etwas bessere Resultate bringen. Nach chirurgischer Exzision treten oft Rezidive auf, die größer sind als die ursprüngliche Läsion.

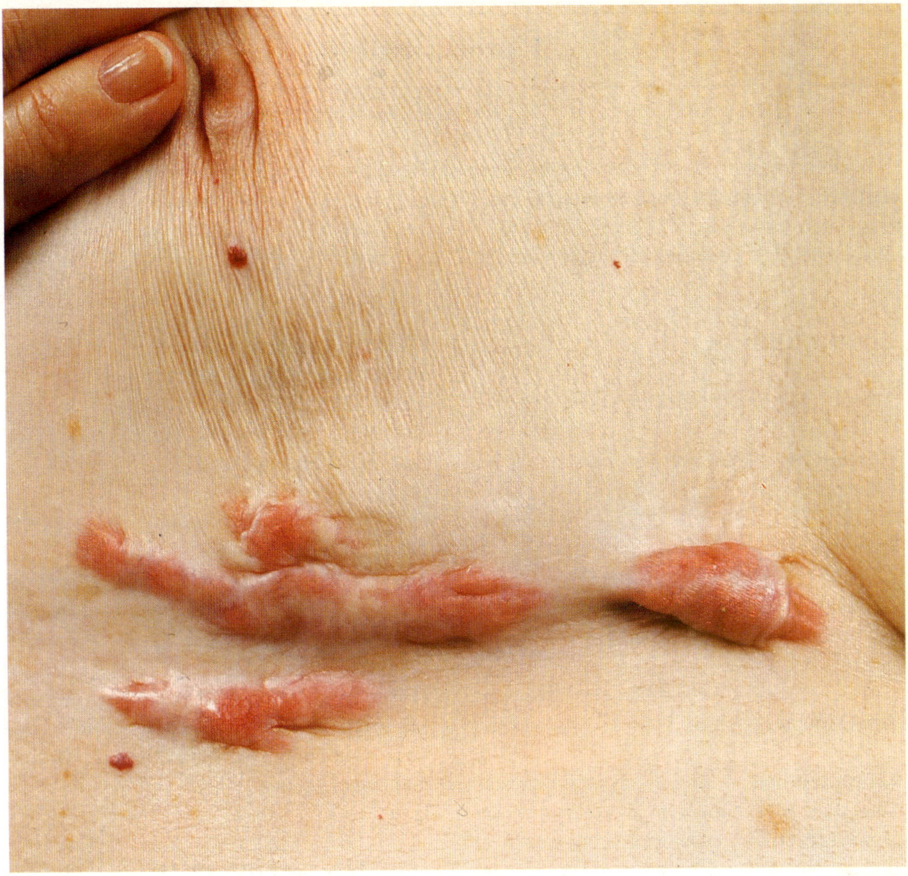

Abb. 101 **Keloid.** Lineare, hypertrophe Läsion, die über die Ausdehnung der ursprünglichen Narbe hinausgeht.

Fibroma molle

Das Fibroma molle ist ein hautfarbenes, gestieltes Papillom, das an intertriginösen Körperstellen auftritt und nur kosmetische Bedeutung hat.

Synonyme: Fibroma pendulans, Akrochordon.

EPIDEMIOLOGIE

Alter Mittleres bis höheres Lebensalter.

Geschlecht Häufiger bei Frauen als bei Männern.

Inzidenz Sehr häufig.

Ätiologie Unbekannt, oft familiär, häufiger bei fettleibigen Menschen.

ANAMNESE

Hautsymptome Meist asymptomatisch, kann aber sehr lästig sein, besonders in der Anogenitalregion. Gelegentlich entzündet und schmerzhaft nach Traumatisierung oder Torsion.

KLINISCHE UNTERSUCHUNG

Hautbefunde
TYPISCHE EFFLORESZENZ
Gestieltes Papillom, meist an der Basis eingeschnürt, oft multipel. Größe zwischen weniger als 1 mm bis zu über 10 mm (Abb. 102). Nach Traumatisierung können die Läsionen verkrustet oder hämorrhagisch sein. Bei fettleibigen Personen sind sie oft mit Akanthosis nigricans assoziiert.
FARBE Hautfarben, rotbraun oder braun, abhängig von der genetisch determinierten Pigmentierung des Patienten.
FORM Meist rund oder oval.
PALPATION Weich, verschieblich.
PRÄDILEKTIONSSTELLEN Augenlider (oberes häufiger als unteres), Hals, Axilla, inframammär, Leistengegend.

DIAGNOSE UND DIFFERENTIALDIAGNOSE

Diagnose Klinisch.

Differentialdiagnose Gestielte Verruca seborrhoica, Naevuszellnaevus vom dermalen oder Compoundtyp, Neurofibrom, Molluscum contagiosum.

DERMATOPATHOLOGIE

Die Epidermis ist verdünnt, lockeres bindegewebiges Stroma.

VERLAUF UND PROGNOSE

Die Läsionen werden im Verlauf der Zeit größer und zahlreicher, besonders während der Schwangerschaft. Nach spontaner Torsion kann es zu Autoamputation kommen.

THERAPIE

Abschneiden mit einem Scherenschlag oder Elektrodesiccation.

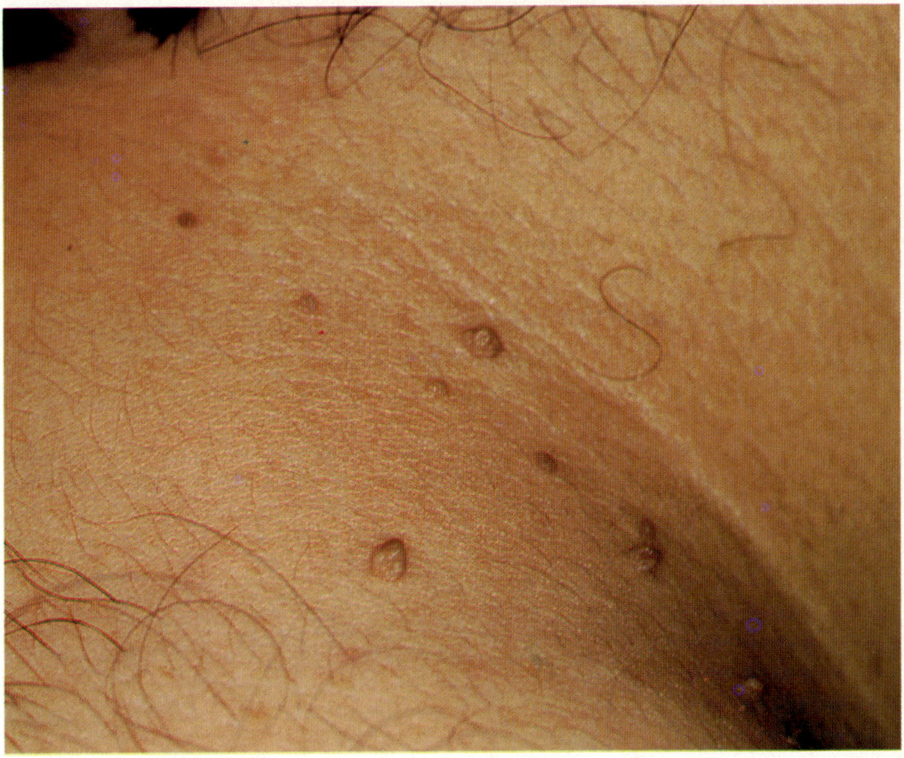

Abb. 102 Fibroma molle. Eine Gruppe von kleinen, papillomatösen, hautfarbenen Läsionen.

Mukokutane Zysten und Pseudozysten

Eine echte mukokutane Zyste ist ein rundum verschlossener Sack, der von einem Epithel ausgekleidet ist, das von der Epidermis oder den Adnexen abstammt und flüssiges oder halbfestes Material enthält, das von diesem Epithel abstammt. Verschiedene Pseudozysten, die in der Dermis vorkommen, haben keine epitheliale Auskleidung.

Epidermoidzyste

Die Epidermoidzyste ist die häufigste Zyste der Haut und entsteht in der Dermis aus verlagerter Epidermis oder Follikelepithel. Von diesem Epithel werden in das Lumen keratinisierte Zellen abgeschilfert und Lipide sezerniert, wodurch eine Zyste entsteht, die mit Keratin und lipidreichen Zerfallsprodukten gefüllt ist. Da die Wand relativ dünn ist, kommt es häufig zur Ruptur, was zu akuter, schmerzhafter Entzündung führt.

Synonyme: »Atherom«, Talgzyste, Epithelzyste, Steatom.

EPIDEMIOLOGIE UND ÄTIOLOGIE

Alter Erwachsene in jungem bis mittlerem Lebensalter.

Geschlecht Häufiger bei Männern als bei Frauen.

Histogenese Zyste mit epidermoidalem Zystenbalg.

KLINISCHE UNTERSUCHUNG

Klinisches Bild In der Dermis oder Subkutis gelegenes Knötchen, das oft durch einen keratingefüllten Porus mit der Hautoberfläche verbunden ist. Der Zysteninhalt ist weißlich-gelblich, teigig (Abb. 103) und riecht nach ranzigem Käse. Bei Schwarzen können die Zysten dunkel pigmentiert sein.
Größe: 0,5 bis 5 cm.
Zahl: Meist einzeln, können aber auch multipel sein. Skrotale Epidermoidzysten können verkalken.

Verteilung Gesicht, Hals, obere Stammpartie, Scrotum.

PATHOLOGIE

Zysteninhalt Hornmaterial.

Zystenwand Geschichtetes verhornendes Plattenepithel mit gut ausgebildetem Stratum granulosum.

VERLAUF

Die Wand der Zyste ist relativ dünn. Wenn sie platzt, verursacht der höchst irritierende Zysteninhalt eine entzündliche Reaktion, wodurch es zu einer erheblichen Vergrößerung der Läsion kommt. Diese entzündeten Zysten sind sehr schmerzhaft. Geplatzte Zysten werden oft als infiziert fehldiagnostiziert. In seltenen Fällen entwickelt sich in der Zystenwand ein Morbus Bowen, ein invasives Plattenepithelkarzinom oder Basaliom.

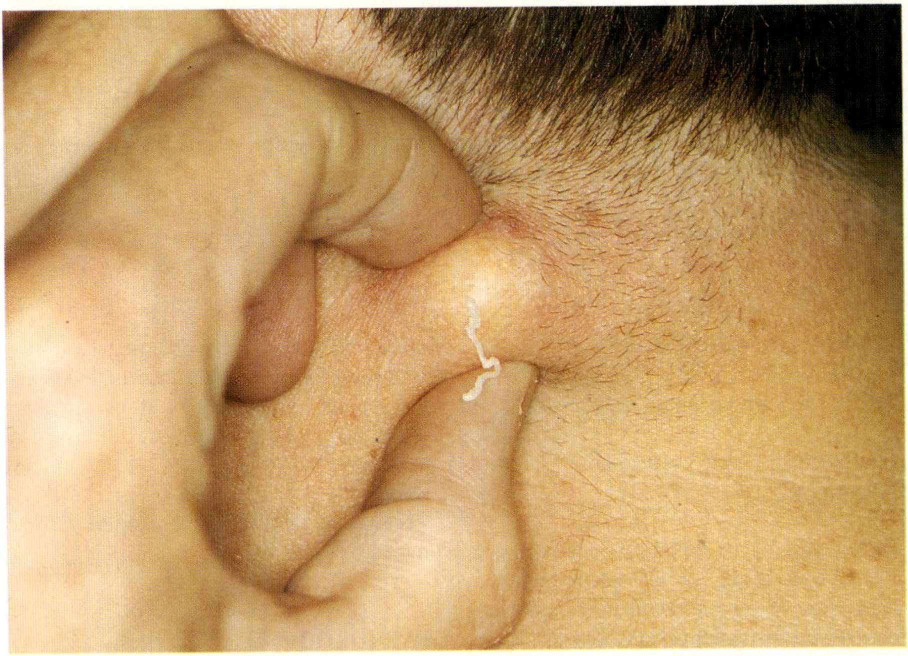

Abb. 103 Epidermoidzyste. Dermales Knötchen mit keratingefülltem Porus, aus dem nach Druck weißgelbes, teigiges, ranziges, käsiges Material austritt.

Tricholemmalzyste

Die Tricholemmalzyste ist die zweithäufigste Form der Hautzysten, kommt am häufigsten am Capillitium vor, tritt oft familiär und oft multipel auf.

Synonyme: Atherom, Grützbeutel.

EPIDEMIOLOGIE UND ÄTIOLOGIE

Alter Erwachsene mittleren Alters.

Geschlecht Häufiger bei Frauen als bei Männern.

Histogenese Abkömmling der äußeren Haarwurzelscheide von normalem anagenen Haar. Kann autosomal dominant vererbt werden. Tritt meist multipel auf und hat keine Verbindung zur Epidermis.

KLINISCHE UNTERSUCHUNG

Klinisches Bild Glatte, derbe, halbkugelige Knötchen oder Tumoren (Abb. 104). *Es fehlt der zentrale Porus*, den man bei Epidermoidzysten finden kann. Die Haare sind meistens normal. Wenn die Zyste groß ist, ist die darüberliegende Haut atrophisch, dann sind auch die Haare dünner oder können fehlen. *Größe:* 0,5 bis 5 cm. Wenn die Zyste platzt, kommt es zu Inflammation mit starken Schmerzen.

Verteilung 90 % im Bereich des Capillitiums.

PATHOLOGIE

Zysteninhalt Keratin, oft verkalkt.

Zystenwand Meist dick, kann intakt ausgeschält werden. Geschichtetes Plattenepithel mit Palisadenbildung in der äußersten Schicht, ähnlich wie bei der äußeren Wurzelscheide des Haarfollikels. Kein Stratum granulosum, im Zentrum homogen, gefüllt mit Keratinmassen, Cholesterinspalten.

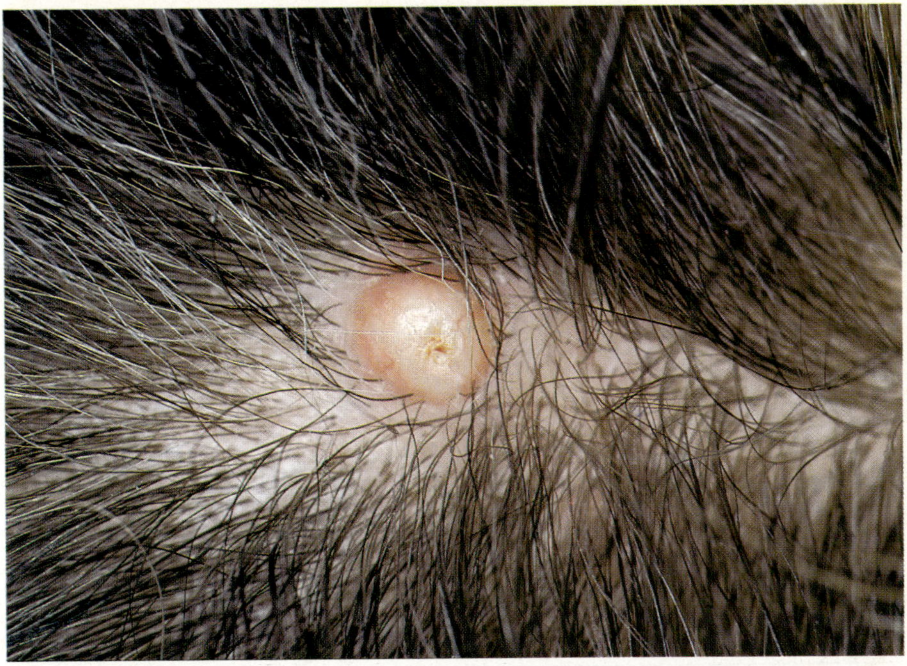

Abb. 104 Tricholemmalzyste (Pilarzyste). Ein dickwandiges, halbkugeliges Knötchen ohne zentralen Porus.

Traumatische Epithelzyste

Traumatische Epithelzysten entwickeln sich nach Verletzungen durch Implantation von Epidermis in die Dermis, wo die traumatisch implantierte Epidermis weiterwächst und das von ihr produzierte Keratin im Zystenlumen akkumuliert.

KLINISCHE UNTERSUCHUNG

Klinisches Bild Dermales Knötchen (Abb. 105).

Verteilung Am häufigsten Handflächen und Fußsohlen, Finger.

PATHOLOGIE

Zysteninhalt Dichtes Keratin.

Zystenwand Geschichtetes, verhornendes Plattenepithel mit einem wohlausgebildeten Stratum granulosum.

Milium

Ein Milium ist eine 1 bis 2 mm große, oberflächliche, weiße bis gelbliche epidermale Zyste, die Keratin enthält. Meist multipel.

EPIDEMIOLOGIE UND ÄTIOLOGIE

Alter Säuglinge bis Erwachsene.

Geschlecht Gleich häufig bei Männern und Frauen.

Histogenese Entsteht aus pluripotentiellen Zellen der Epidermis oder des Epithels der Adnexe, entweder *de novo* oder bei verschiedenen Dermatosen mit subepidermaler Blasen- oder Bläschenbildung (Pemphigoid, Porphyria cutanea tarda, bullöser Lichen planus, Epidermolysis bullosa, Lichen sclerosus et atrophicus) und Traumata (Abschürfungen, Verbrennungen, Dermabrasio, Bestrahlungstherapie).

KLINISCHE UNTERSUCHUNG

Klinisches Bild 1 bis 2 mm große, weiße bis gelbliche Knötchen (Abb. 106).

Verteilung Tritt entweder in normaler Haut, z. B. spontan periorbital an den Wangen, an der Stirne, oder an den Stellen von Traumen oder Dermatosen auf, z. B. bei der Porphyria cutanea tarda am Handrücken, beim bullösen Pemphigoid und Epidermolysis bullosa, hereditaria am Stamm und den Extremitäten.

PATHOLOGIE

Zysteninhalt Besteht aus kompakt geschichtetem Hornmaterial.

Zystenwand Verhornendes Plattenepithel, das nur ein paar Zellagen dick ist.

THERAPIE

Inzision und Expression des Inhalts.

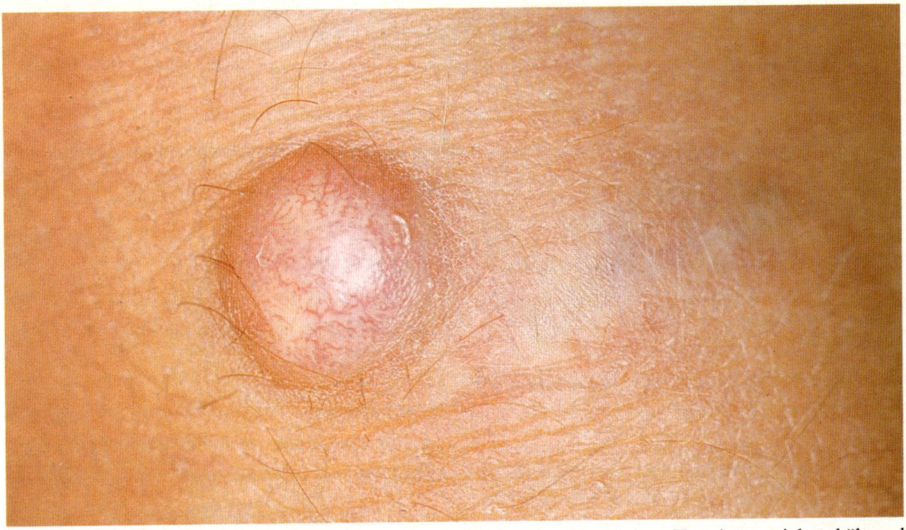

Abb. 105 Traumatische Epithelzyste. Ein dermales Knötchen, das dichtes Keratinmaterial enthält und sich in einer Narbe gebildet hat.

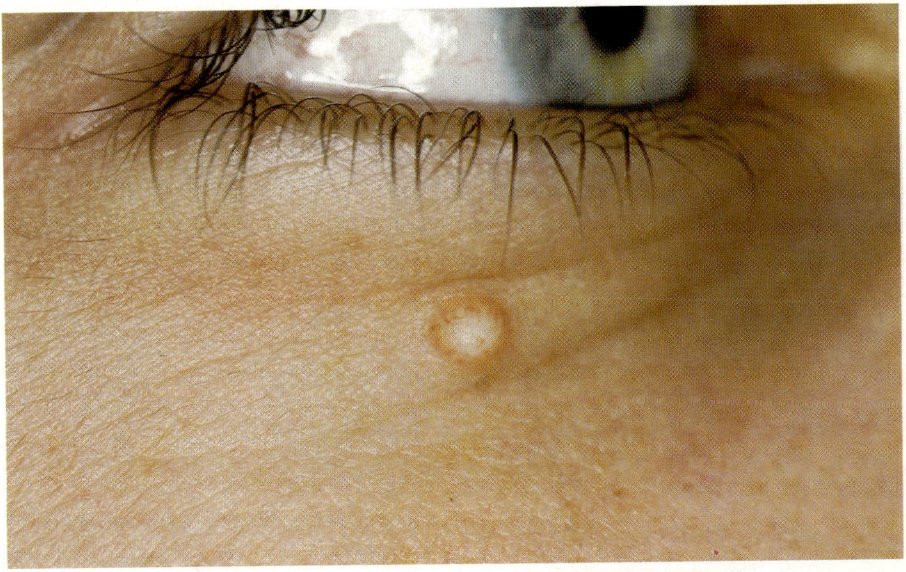

Abb. 106 Primäres Milium. Ein 3 mm großes, hartes, sagokornartiges, weißes Knötchen.

Digitale Mukoidzyste

Die digitale Mukoidzyste ist eine Pseudozyste, die über dem distalen Interphalangealgelenk auftritt.

EPIDEMIOLOGIE UND ÄTIOLOGIE

Alter Mittleres bis höheres Lebensalter.

Geschlecht Häufiger bei Frauen als bei Männern.

Histogenese Austritt von Synovialflüssigkeit aus dem darunterliegenden Gelenksspalt.

KLINISCHE UNTERSUCHUNG

Klinisches Bild Einzelstehende Zyste, gummiartig, derb, durchscheinend (Abb. 107), manchmal bläulich.

Verteilung Dorsal oder lateral über dem distalen Interphalangealgelenk des Fingers, seltener der Zehe.

PATHOLOGIE

Zysteninhalt Klares, gallertiges Material.

Zystenwand Keine wirkliche Zystenwand. Das Muzin kann das angrenzende Bindegewebe komprimieren.

VERLAUF

Kann Nageldystrophie verursachen.

THERAPIE

Kompression über mehrere Wochen kann zu Regression führen, bei Rezidiv oder Progredienz dermatochirurgisch.

Mukozele

Eine Mukozele ist eine Pseudozyste unter der oralen Mukosa der Unterlippe als Folge einer Ruptur einer kleinen Speicheldrüse.

EPIDEMIOLOGIE UND ÄTIOLOGIE

Alter Junges bis mittleres Erwachsenenalter.

Histogenese Entsteht im Anschluß an die Ruptur eines kleineren Schleimdrüsenausführungsganges.

KLINISCHE UNTERSUCHUNG

Klinisches Bild Einzelstehender, weicher Knoten von durchscheinend bläulicher Farbe (Abb. 108).

Lokalisation Schleimhautoberfläche der Unterlippe.

PATHOLOGIE

Zysteninhalt Klare, visköse gallertige Flüssigkeit.

Zystenwand Komprimiertes Bindegewebe und granulomatöse Entzündung.

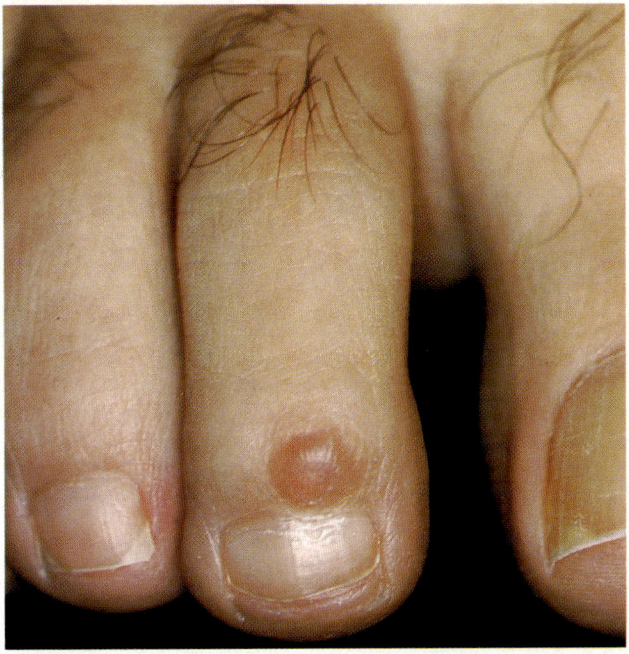

Abb. 107 **Digitale Mukoidzyste.** Es handelt sich um einzelstehende, derbe, gummiartige, durchscheinende Zysten über dem distalen Interphalangealgelenk.

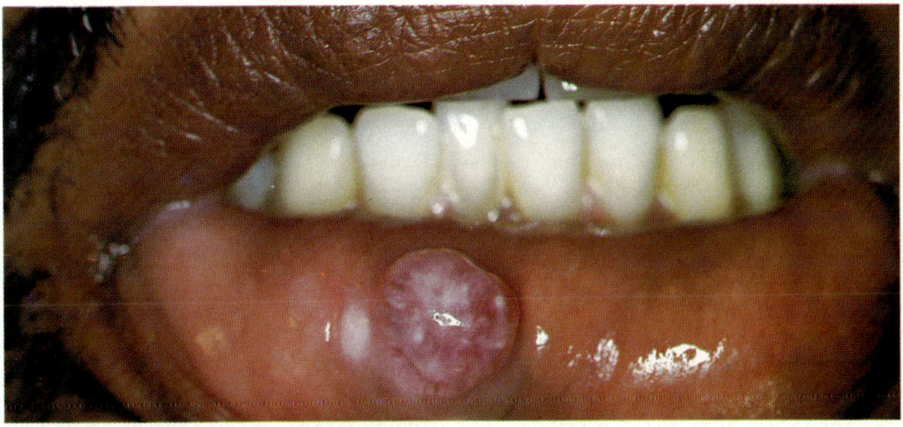

Abb. 108 **Mukozele.** Eine einzelstehende, runde, weiche, durchscheinende, leicht bläuliche Zyste an der Schleimhautoberfläche der Unterlippe.

Sektion 10

Krankheiten der Haare

Das Haarwachstum am Kopf erfolgt in Zyklen von wechselnder Aktivität. Wachstumsperioden und Ruheperioden folgen aufeinander. Die Phase des aktiven Wachstums (Jahre), die *Anagenphase,* wird normalerweise von einer kurzen Übergangsphase, der *Katagenphase*, gefolgt, in der das Wachstum plötzlich aufhört. Dann treten die Follikel in die Ruhe- oder *Telogenphase* ein. Am Ende der Telogenphase (beim Menschen 3 bis 4 Monate) fällt das Haar aus.

Alopecia areata

Die Alopecia areata ist ein meist herdförmiger Haarverlust in einem runden oder ovalen Areal ohne sichtbare Entzündung der Kopfhaut oder anderen Hautsymptomen. Gelegentlich kann es zu einem Verlust sämtlicher Körperhaare kommen.

EPIDEMIOLOGIE UND ÄTIOLOGIE

Alter Oft sind junge Erwachsene (unter 25 Jahre) und Kinder betroffen.

Geschlecht Keine Geschlechtspräferenz, aber: In Italien und Spanien ist das Verhältnis von Männern zu Frauen 2:1.

Rasse Bei allen Rassen, in 20 % der Fälle positive Familienanamnese.

Andere Faktoren Die Alopecia areata ist kein Anzeichen einer Multisystemkrankheit, kann aber mit anderen Autoimmunkrankheiten, wie Vitiligo, familiärem Polyendokrinopathiesyndrom, Autoimmunthyreoiditis (Hashimoto) in Zusammenhang stehen. Emotionale Probleme, besonders Lebenskrisen, können einen Schub auslösen.

ANAMNESE

Dauer des Haarausfalls Wochen, Monate, Jahre, schubhafter Verlauf.

Hautsymptome Keine, im Frühstadium eventuell Druckempfindlichkeit.

KLINISCHE UNTERSUCHUNG

Hautläsionen Keine, eventuell Erythem im haarlosen Areal, das durch Fehlen der Haarbulbi eingesunken sein kann.

Haar Alopezie (Abb. 109), kreisrunde, scharf begrenzte kahle Stellen. Haarfollikelöffnungen bleiben erhalten, gelegentlich sieht man die diagnostischen abgebrochenen zugespitzten Haare *(»Rufzeichenhaare«).*

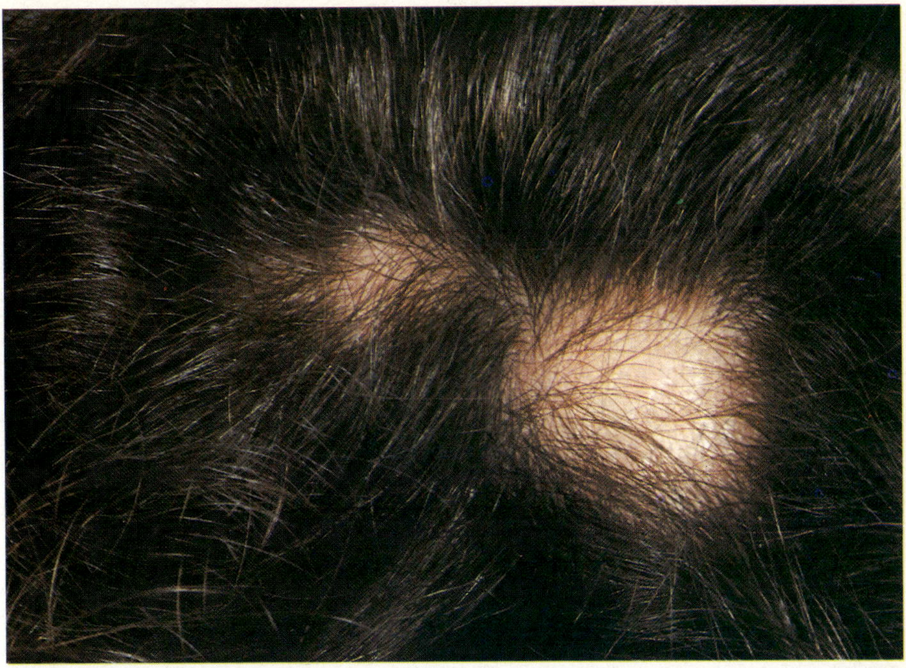

Abb. 109 **Alopecia areata.** Über der Scheitelregion zwei scharf begrenzte alopezische Areale. Die Haut zeigt weder Schuppung, noch Erythem, noch Atrophie.

ANORDNUNG Verstreute, umschriebene alopezische Herde, die sich vergrößern, konfluieren und schließlich zur Alopecia areata totalis (Verlust aller Kopfhaare) führen können.
VERTEILUNG Lokalisiert oder generalisiert mit totalem Haarverlust am ganzen Körper (Alopecia areata universalis) (Abb. 110).
PRÄDILEKTIONSSTELLEN Capillitium, Augenbrauen, Wimpern, Schambehaarung, Bart.

Nägel Dystrophische Veränderungen (20%), feine Tüpfelung wie »gehämmertes Messing« (Abb. 110).

DIFFERENTIALDIAGNOSE

Sekundäre Syphilis: Kleinfleckiger »Mottenfraß-ähnlicher« Haarausfall im Bereich des Bartes und Capillitiums; *Tinea capitis*: mit Entzündung und/oder Schuppung. Durch Fluoreszenz und KOH-Nativpräparat nachweisbar.

DERMATOPATHOLOGIE

Die Follikel sind verkleinert, in der Anagenphase arretiert und liegen hoch oben in der Dermis; perifollikuläres lymphozytäres Infiltrat mit Involution der Blutgefäße, die die Haarpapille versorgen. Zunahme der Telogenhaare (normalerweiser weniger als 20%) auf 25 bis 40%.

VERLAUF

Ein Einzelherd kann Monate unverändert bestehen bleiben und sich spontan zurückbilden. Multiple Herde können sich rasch ausbreiten und konfluieren. Konfluenz der Herde okzipital (Ophiasis) ist prognostisch ungünstig.
Tritt die Alopecia areata nach der Pubertät auf, so wachsen die Haare bei 80% der Patienten wieder nach. Nach dem ersten Schub der Alopecia areata kommt es in etwa 33% der Fälle zu einem kompletten Nachwachsen der Haare innerhalb eines Jahres.
Rezidive sind aber häufig. Wiederholte Schübe, Nagelveränderungen und Alopecia areata totalis vor der Pubertät sind prognostisch ungünstige Zeichen. Alopecia areata universalis ist prognostisch ebenfalls ungünstig, aber selten.

THERAPIE

Clobetasolpropionat-Salbe lokal über 6 Wochen, aber nicht länger, da die Gefahr der Hautatrophie besteht.
Kleine, einzelstehende Flecken können mit intraläsionalem Triamcinolonacetonid vorübergehend erfolgreich behandelt werden (z. B. Augenbrauen, Bartregion).
Sensibilisierungsbehandlung mit Quadratsäure oder DNCB.
Systemische Kortikosteroide sind zu vermeiden.

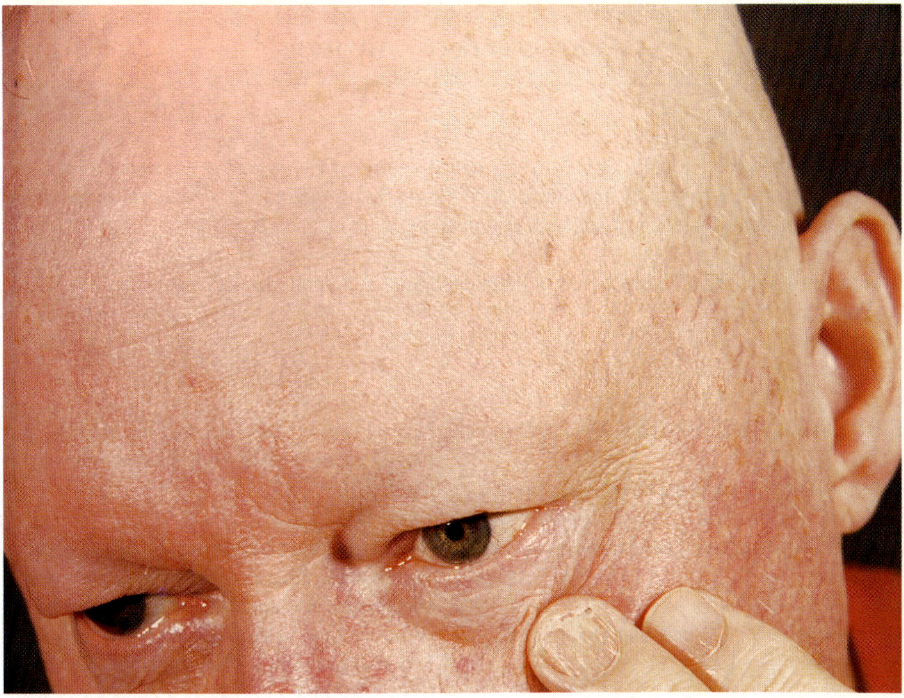

Abb. 110 **Alopecia areata totalis.** Verlust des Kopfhaares, der Augenbrauen und Wimpern sowie dystrophische Nagelveränderungen.

Androgenetische Alopezie

Die androgenetische Alopezie (AGA) ist die häufigste Form des progredienten Haarausfalls, die genetisch determiniert ist und sich durch die Wirkung meist qualitativ und quantitativ normaler Androgene auf die Haarfollikel am Kopf manifestiert.

Synonyme: Androgeneffluvium, male pattern baldness, male pattern alopecia, männliche Glatzenbildung.

EPIDEMIOLOGIE UND ÄTIOLOGIE

Alter Kann irgendwann nach der Pubertät beginnen, auch schon in der 2. Dekade. Beginn bei Frauen später, bei etwa 40 % in der 6. Dekade.

Geschlecht Wesentlich häufiger bei Männern als bei Frauen.

Rasse Tritt bei allen Rassen auf.

Erblichkeit Polygen oder autosomal dominant vererbt bei Männern, autosomal rezessiv bei Frauen.

Ätiologie Einwirkung von Androgen auf genetisch entsprechend prädisponierte Haarfollikel.

ANAMNESE

Symptome Die meisten Patienten klagen über allmählich schütterer werdendes Haar oder Glatzenbildung. Bei Männern weicht der vordere Haaransatz zurück, besonders in der Schläfenregion, was zu einer M-förmigen Konfiguration führt. Später kann in der hinteren Scheitelregion ein Bereich schütteren Haarwuchses (»Tonsur«) auftreten. Wenn die androgenetische Alopezie rasch progredient ist, klagen die Patienten auch über merklich vermehrten Haarausfall. Bei Frauen ist die Alopezie im Parietal- und Temporalbereich weniger deutlich ausgeprägt, ein massiver Haarverlust ist eher selten. Die AGA ist für viele Patienten ein großes kosmetisches Problem.

Allgemeinuntersuchungen Bei jungen Frauen sollte ein massives Androgeneffluvium als Hinweis auf einen Androgenüberschuß gewertet werden, ebenso wie Akne, Hirsutismus, Klitorishypertrophie oder andere Virilisierungserscheinungen. Bei den meisten Frauen mit AGA sind die endokrinologischen Befunde aber im Bereich der Norm.

KLINISCHE UNTERSUCHUNG

Hautläsionen Mit Ausnahme der AGA keine Hautveränderungen. Immer sollte auch nach Hinweisen auf therapierbare Formen des Haarausfalls gesucht werden, wie z. B. Dermatitis seborrhoica.

Haare Bei der AGA werden die Haare an den Prädilektionsstellen progredient feiner, also sowohl kürzer als auch dünner. Nach einiger Zeit werden sie zu Vellushaaren und verschwinden schließlich komplett. Bei kompletter Alopezie ist die Kopfhaut glatt und glänzend, die Follikelöffnungen sind mit freiem Auge kaum sichtbar.
VERTEILUNG Männer haben meistens ein typisches Verteilungsmuster des Haarausfalls im Frontotemporal- und Scheitelbereich (Abb.111). Als Endzustand kann schließlich ein temporo-okzipitaler Haarkranz bestehen bleiben. Paradoxerweise haben Männer mit

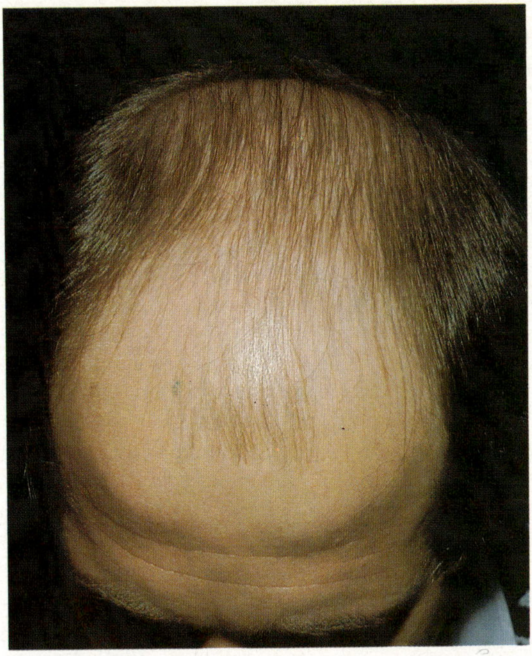

Abb. 111 Androgenetische Alopezie bei einem Mann. Haarverlust im frontotemporalen und Scheitelbereich.

ausgeprägterAGA eine besonders üppige sekundäre Sexualbehaarung in den Axillen, im Brust- und Bartbereich und am Mons pubis. Hamilton teilte die androgenetische Alopezie in Stadien ein: Typ I, Haarverlust entlang der Stirnhaargrenze; Typ II, zunehmender Verlust der frontalen Haare und Beginn der Alopezie am Vertex; Typ III, IV und V, fortschreitender Haarausfall in beiden Regionen, der schließlich zur Konfluenz und zur kompletten Glatzenbildung im Scheitel- und Parietalbereich unter Aussparung eines temporalen und okzipitalen Randes führt.

Frauen, auch mit normalen endokrinologischen Befunden, verlieren ebenfalls Kopfhaar nach Art der androgenetischen Alopezie, der Haarausfall ist aber nicht so ausgeprägt (Abb. 112).

Allgemeinbefunde Bei jungen Frauen mit AGA sollte nach Zeichen der Virilisation gesucht werden (siehe oben).

DIAGNOSE UND DIFFERENTIALDIAGNOSE

Diagnose Klinische Diagnose aufgrund der Anamnese, besonders der familiären Belastung und des Verteilungsmusters der Alopezie.

Differentialdiagnose Diffuse Alopezien kommen auch vor z. B. bei Alopecia areata, Telogeneffluvium, sekundärer Syphilis, SLE, Eisenmangel, Hypothyreoidismus, Hyperthyreoidismus und Trichotillomanie.

LABOR- UND SPEZIALUNTERSUCHUNGEN

Trichogramm Das Trichogramm dient zur Bestimmung der Relation von Anagen- zu Telogenhaaren. Es werden 50 oder mehr Haare aus der Kopfhaut, z. B. mit einem Nadelhalter, ausgerissen und die Anzahl der Anagenhaare (wachsende Haare mit einer langen rundumlaufenden Haarscheide) und der Kolben- oder Telogenhaare (ruhende Haare mit einer inneren Wurzelscheide und Wurzeln, die an der Basis am größten sind) bestimmt. Normalerweise sind 80 bis 90 % der Haare in der Anagenphase. Bei der AGA findet man als früheste Veränderungen eine prozentuelle Zunahme der Telogenhaare.

Dermatopathologie Überwiegen von Follikeln in der Telogenphase und hoch im Corium liegenden, kleinen und schließlich atrophischen Haarfollikeln.

PATHOPHYSIOLOGIE

Der Wirkungsmechanismus der Androgene auf die physiologischen Abläufe im Follikel, die zur AGA führen, ist unklar, in den meisten Fällen handelt es sich aber um ein lokales Phänomen (gesteigerte Expression von Androgenrezeptoren, Abweichungen im Androgenmetabolismus) in den Follikeln des Capillitiums. Dementsprechend sind die endokrinologischen Befunde der meisten Patienten (sowohl männliche als auch weibliche) im Normbereich. Die Terminalfollikel verwandeln sich in vellusartige Follikel, die in weiterer Folge atrophisieren. In folgenden Haarzyklen werden die nachwachsenden Haare immer kürzer und dünner. Andererseits bewirken die Androgene bei der sekundären Sexualbehaarung eine Umwandlung von Vellus- zu Terminalhaarfollikeln. Eunuchen und Männer, die vor oder während der Pubertät kastriert wurden, entwickeln auch bei starker genetischer Belastung keine AGA. Werden sie mit Androgenen substituiert, so entwickeln sie eine Glatze, die aber nicht fortschreitet, wenn das Androgen entzogen wird. Dihydrotestosteron bewirkt einerseits ein Wachstum von androgenabhängigem Haar (z. B. Schambehaarung, Bart), andererseits den Verlust des nicht androgenabhängigen Kopfhaares. Bei Männern stammt der Hauptanteil des produzierten Testosterons aus den Testes. Bei Frauen sind Androstendion und Dehydroepiandrostenon-Sulfat die wichtigsten peripheren Androgene, und diese beiden Hormone werden in der Effektorzelle durch 5-alpha-Testosteron-Reduktase in Dihydrotestosteron umgewandelt. Die Serumtestosteronspiegel der Männer sind wesentlich höher als die der Frauen, und auch die Gewebsspiegel sowie die Konversionsrate in Dihydrotestosteron sind höher.

VERLAUF

Die AGA schreitet meist sehr langsam über Jahre und Jahrzehnte fort.

THERAPIE

Es gibt keine befriedigende Therapie, die die Progredienz der AGA verzögern könnte. Lokaltherapie mit 2 % Minoxidil reduziert das Ausmaß des Haarausfalles und führt bei 40 % der Patienten innerhalb von 4 bis 12 Monaten

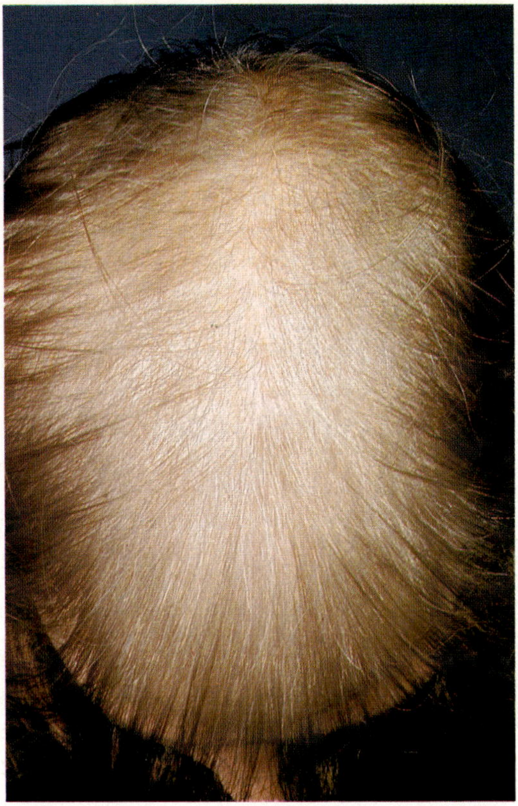

Abb. 112 Androgenetische Alopezie bei einer Frau. Der Haarverlust ist im wesentlichen auf den Scheitelbereich begrenzt.

zu einem teilweisen Nachwuchs. Bei Frauen ist die Wirksamkeit von Minoxidil bisher noch nicht in größerem Rahmen systematisch untersucht worden. Kombinationen höherer Konzentrationen von Minoxidil mit lokaler Retin-A-Säure könnten die Wirksamkeit steigern.

Antiandrogene wie Spironolacton, Cyproteron-Acetat, Flutemid und Cimetidin, die an Androgenrezeptoren binden und die Wirkung von Dihydrotestosteron blockieren, sind zur Behandlung der AGA bei Frauen mit erhöhten Nebennierenrinden-Androgenspiegeln geeignet. Man kann sie natürlich nicht bei Männern verwenden.

Die Haartransplantationen, bei denen multiple Stanztransplantate von Follikeln aus androgenunempfindlichen Bereichen des Capillitiums (periphere okzipitale und parietale Partien) in kahle, androgenempfindliche Regionen des Capillitiums transplantiert werden, können bei manchen Patienten mit AGA durchgeführt werden. Diese Mikrotransplantate sind geeignet, manchen Patienten ein »normaleres« Aussehen zu verleihen, sind jedoch als solche erkennbar.

Telogeneffluvium

Das Telogeneffluvium ist ein Haarausfall normaler Kolbenhaare (Telogen) aus ruhenden Follikeln infolge eines beschleunigten Überganges von der Anagen-(Wachstums-)Phase in die Katagen- und Telogen-(Ruhe-)Phase, was klinisch zu einem gesteigerten täglichen Haarverlust und in schweren Fällen zu einer Lichtung des Kopfhaares führt.

EPIDEMIOLOGIE UND ÄTIOLOGIE

Alter Jedes Lebensalter.

Geschlecht Häufiger bei Frauen.

Ätiologie Faktoren, die das Follikelwachstum beeinflussen und zu Telogeneffluvium führen, umfassen Schwangerschaft, gefolgt von entweder Abortus oder Entbindung, Unterbrechung oder Wechsel des oralen Kontrazeptivums, größere chirurgische Eingriffe, schwere Unfallverletzungen, rigorose Diäten mit erheblichem Gewichtsverlust innerhalb kurzer Zeit, schwere Allgemeinkrankheiten (besonders mit hohem Fieber), Eisenmangel.

ANAMNESE

Hautsymptome Der Patient klagt über verstärkten Haarausfall, der mit unterschiedlicher Lichtung des Haares einhergeht. Die meisten Patienten sind sehr besorgt, weil sie fürchten, daß sie kahl werden könnten. Oft bringen die Patienten zum Arzt Plastiksäckchen mit den ausgefallenen Haaren mit. Das auslösende Ereignis geht dem Telogeneffluvium 6 bis 16 Wochen voraus.

KLINISCHE UNTERSUCHUNG

Hautläsionen Die Kopfhaut ist völlig normal.

Haare Diffuser Haarausfall. Wenn man mit den Fingern durch die Haare des Patienten fährt, bleiben einem jedesmal mehrere bis viele Haare zwischen den Fingern hängen. Diese Haare sind Telogen- oder Kolbenhaare.
VERTEILUNG Der Haarausfall erstreckt sich über das gesamte Capillitium (Abb. 113). Wenn der Haarausfall so stark ist, daß es zu einem Schütterwerden des Haares kommt, läßt sich der Haarverlust am gesamten Capillitium feststellen. Kurze nachwachsende Haare sieht man nahe der Hautoberfläche. Diese Haare sind feiner als ältere Haare und haben zugespitzte Enden. Bei Patienten mit subklinischer androgenetischer Alopezie kann der Haarverlust im Scheitelbereich deutlicher ausgeprägt sein.
PRÄDILEKTIONSSTELLE Kopfhaut.

Nägel Die auslösende Ursache für das Telogeneffluvium kann auch das Nagelwachstum beeinflussen, was zu Beauschen Linien, querverlaufenden Linien oder Furchen in der Nagelplatte, führt.

DIAGNOSE UND DIFFERENTIALDIAGNOSE

Diagnose Klinische Befunde und Trichogramm.

Differentialdiagnose Nicht vernarbende und nicht entzündliche Alopezien, androgenetische Alopezie, diffuse Form der Alopecia areata, Hyperthyreose, Hypothyreose, SLE, Lues II.

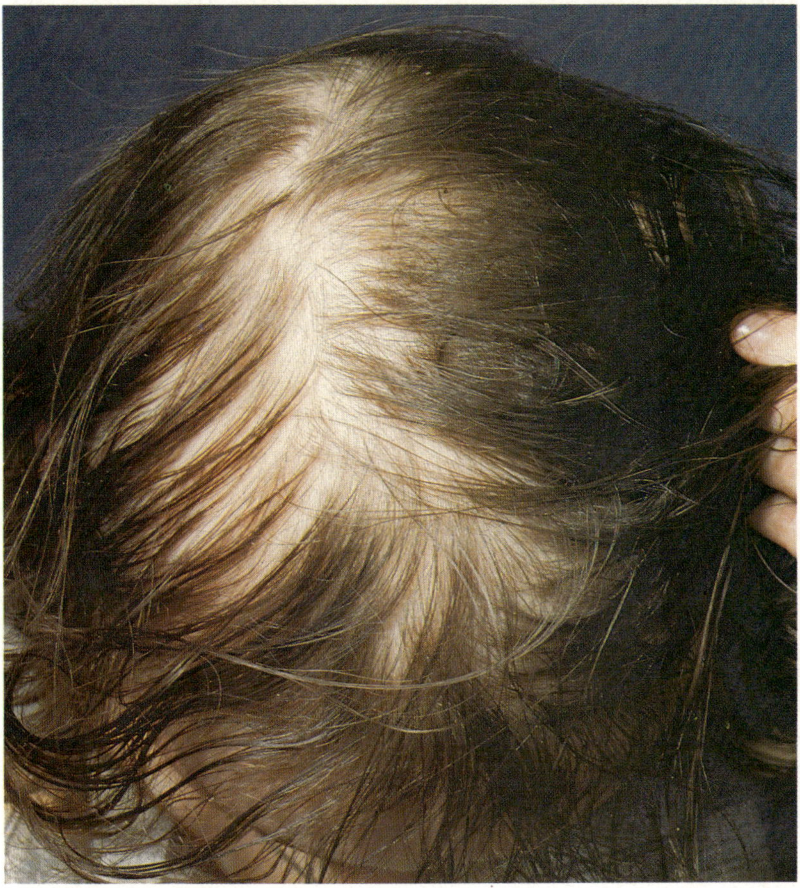

Abb. 113 Telogeneffluvium. Verminderte Dichte der Haarfollikel ohne pathologische Veränderungen der Kopfhaut.

LABOR- UND SPEZIALUNTERSUCHUNGEN

Hämatologie Blutbild, Schilddrüsentests, Serum-Eisen. Ausschluß anderer, organischer Ursachen des Haarverlusts.

Trichogramm Das Telogeneffluvium ist durch einen verminderten Prozentsatz von Anagenhaaren charakterisiert, der mit der Intensität des Haarausfalls variiert. Siehe Seite 194 zur Erklärung des Trichogramms.

Histopathologie Keine Abnormitäten mit Ausnahme einer relativen Vermehrung der Follikel in der Telogenphase.

PATHOPHYSIOLOGIE

Die auslösende Ursache für das Telogeneffluvium führt zu einem frühzeitigen Übergang des Anagenfollikels in die Telogenphase, die durch Kolben- oder ruhende Haare charakterisiert ist. Wenn ein neuer Anagenzyklus anfängt, werden die alten ruhenden Telogenhaare von dem neuen Anagenhaar aus dem Follikel hinausgeschoben. Normalerweise werden 50 bis 100 Haare pro Tag abgestoßen. Beim Telogeneffluvium liegt diese Anzahl wesentlich höher.

VERLAUF UND PROGNOSE

Normalerweise wachsen die Haare vollkommen nach. Beim postpartalen Telogeneffluvium kommt es vor, daß bei massivem Haarausfall und Rezidiven bei nachfolgenden Schwangerschaften der Nachwuchs nie mehr komplett ist. Das Telogeneffluvium kann bis zu einem Jahr nach der auslösenden Ursache anhalten.

THERAPIE

Eigentlich ist keine Therapie erforderlich. Der Patient sollte darin bestärkt werden, daß der Haarausfall Teil eines normalen Zyklus von Haarwachstum und Haarausfall ist und daß in den meisten Fällen ein vollständiges Nachwachsen der Haare zu erwarten ist. Bei Eisenmangel: Eisensubstitution, bei anderen organischen Ursachen Behandlung der Grundkrankheit.

Sektion 11

Verhornungsstörungen

Ichthyosiforme Dermatosen

Die ichthyosiformen Dermatosen sind eine Gruppe von Erbkrankheiten, die charakterisiert sind durch eine übermäßige Akkumulation von Hornmaterial an der Hautoberfläche und deren Schweregrad von sehr leichten, asymptomatischen bis zu lebensbedrohlichen Formen variiert.

KLASSIFIKATION

Ichthyosis vulgaris
X-chromosomale Ichthyose
Lamelläre Ichthyose

ANAMNESE

Alle drei Formen der Ichthyose verschlechtern sich während der trockenen kalten Wintermonate und bessern sich während des heißen feuchten Sommers. Patienten können unter tropischen Klimabedingungen eventuell symptomfrei sein, die Ichthyose kann aber klinisch manifest werden und sich verschlechtern, wenn diese Patienten in ein gemäßigtes Klima übersiedeln.

DIAGNOSE

Meist aufgrund der klinischen Befunde.

PATHOPHYSIOLOGIE

Bei der lamellären Ichthyose findet man eine Hyperplasie des Stratum germinativum und eine beschleunigte Passage der Keratinozyten durch die Epidermis (Proliferationshyperkeratose). Bei der Ichthyosis vulgaris und X-chromosomalen Ichthyose wird die Verdickung des Stratum corneum durch eine verstärkte Adhäsion der Zellen des Stratum corneum und/oder mangelnde Abschilferung hervorgerufen (Retentionshyperkeratose). Die Ausbildung eines abnormen Stratum corneum führt zu transepidermalem Wasserverlust unterschiedlichen Ausmaßes.

THERAPIE

Hydratisierung des Stratum corneum Die Geschmeidigkeit des Stratum corneum ist eine Funktion seines Wassergehalts. Die beste Hydratisierung erreicht man durch ein Bad und anschließendes Auftragen von Vaseline. Ureahältige Externa helfen ebenfalls, Wasser im Stratum corneum zu binden.
Keratolytika, Propylenglykol, Glycerin und Milchsäuremischungen sind ohne Okklusion wirksam. Ebenso 6 % *Salicylsäure in Propylenglykol und Alkohol* unter Okklusion. Alpha-Hydroxysäuren, wie Milchsäure, binden Wasser oder kontrollieren die Schuppung. Ureahältige Präparationen (2 bis 20 %) sind ebenfalls wirksam. Manche Präparate enthalten sowohl Urea als auch Milchsäure.
Systemische Retinoide, wie Isotretinoin und Etretinat, sind bei Ichthyosen, jedoch nur bei schweren Fällen, indiziert; wegen der Toxizität sind sorgfältige Kontrollen notwendig. In schweren Fällen kann eine Intervalltherapie über lange Zeit notwendig sein.

Ichthyosis vulgaris

Die Ichthyosis vulgaris ist charakterisiert durch eine milde, generalisierte Hyperkeratose mit Xerose, am deutlichsten an den Unterschenkeln, und eine perifollikuläre Hyperkeratose (Keratosis pilaris). Häufig assoziiert mit Atopie.

EPIDEMIOLOGIE

Manifestationsalter Kindheit.

Geschlecht Keine Geschlechtspräferenz.

Erbgang Autosomal dominant.

Häufigkeit Sehr häufig.

ANAMNESE

Häufig assoziiert mit dem atopischen Symptomenkomplex, also atopischer Dermatitis, allergischer Rhinitis, endogenem Asthma. Xerose und Pruritus nehmen im Winter zu. Keratosis pilaris und auch Xerose werden von den Patienten als kosmetisch störend empfunden.

KLINISCHE UNTERSUCHUNG

Hautläsionen

TYPISCHE EFFLORESZENZEN
Xerodermie (trockene Haut) mit feiner, sägemehlartiger Schuppung. Follikuläre Keratose (Ichthyosis follicularis, Keratosis pilaris), verstärkte Linienzeichnung an Handtellern und Fußsohlen.

FARBE Normale Hautfarbe (im Gegensatz zur X-chromosomalen Ichthyose).

FORM Schuppung sägemehlartig, in schweren Fällen fischschuppenartige Zeichnung, besonders über den Schienbeinen (Abb. 114).

VERTEILUNG Diffus mit einer Betonung über den Schienbeinen, an den Armen und am Rücken, *ausgespart sind die Axillen, die Ellenbeugen, die Kniekehlen* und *das Gesicht* (siehe Abb. X). Die follikulären Keratosen (Keratosis pilaris) bevorzugen die Außenseiten der Oberarme (Abb. 115), das Gesäß, die lateralen Seiten der Oberschenkel. Bei Kindern kann die Keratosis pilaris an den Wangen am auffallendsten sein.

Augenveränderungen Keratopathie (selten).

DIFFERENTIALDIAGNOSE

Eine erworbene Ichthyose im höheren Lebensalter kann ein paraneoplastisches Syndrom sein und muß von der dominanten Ichthyosis vulgaris differenziert werden.

LABOR- UND SPEZIALUNTERSUCHUNGEN

Dermatopathologie Orthohyperkeratose, verschmälertes oder fehlendes Stratum granulosum, Stratum germinativum abgeflacht.

VERLAUF UND PROGNOSE

Besserung im Sommer, Regressionstendenz im Erwachsenenalter. Die Keratosis pilaris, die bei Kindern an den Wangen besonders deutlich sein kann, verschwindet gewöhnlich mit zunehmendem Alter.

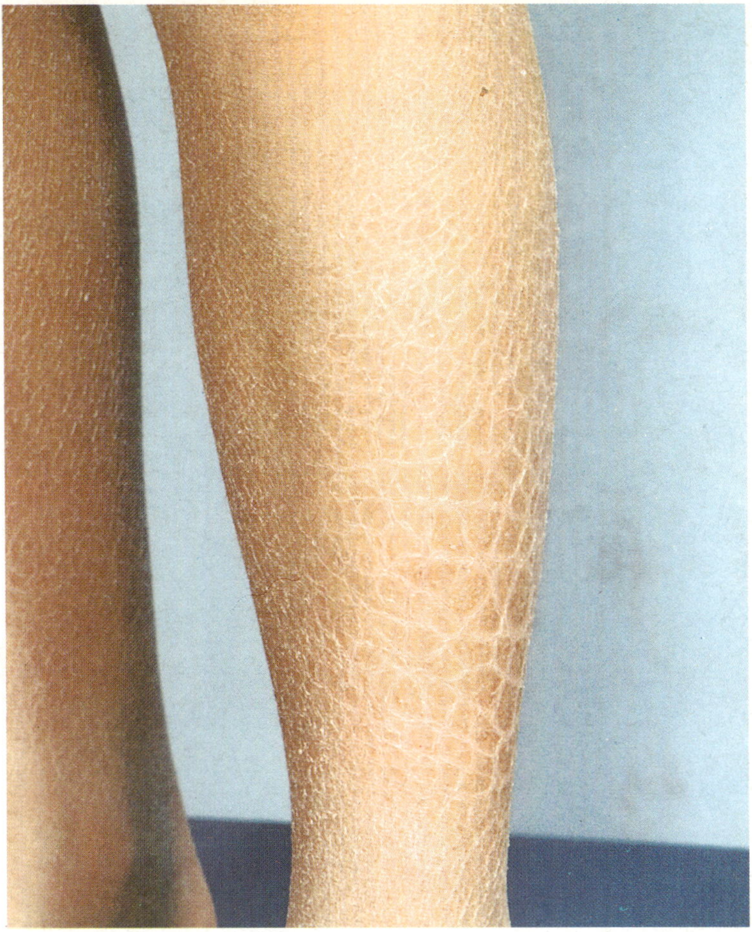

Abb. 114 Ichthyosis vulgaris. Hyperkeratotische Schuppung, vor allem im Bereich der Flanken, an den Armen und Unterschenkeln. Die Haut der Ellenbeugen, der Axillen und der Kniekehlen ist ausgespart.

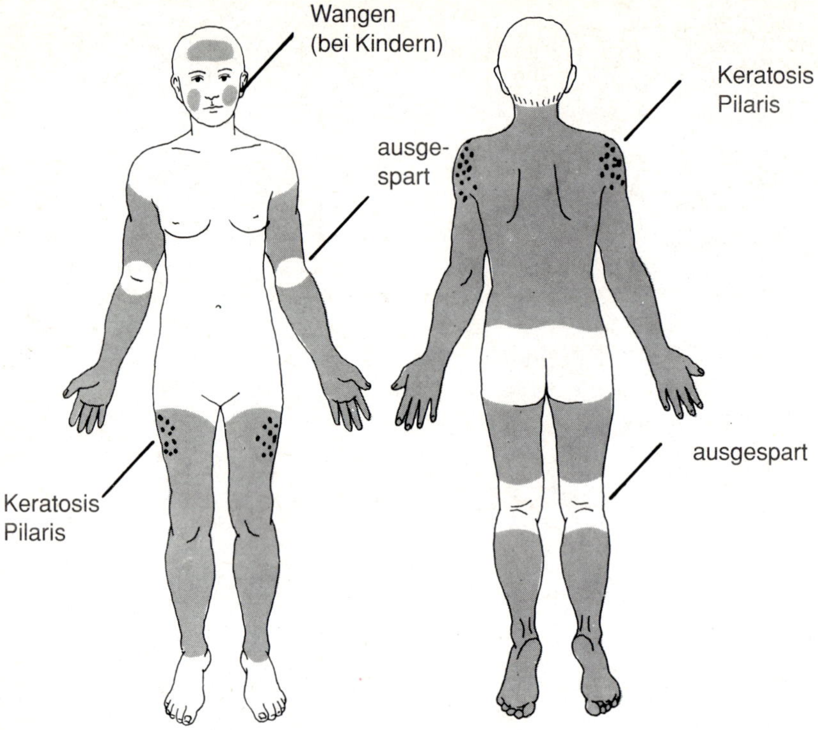

Abb. X Ichthyosis vulgaris (autosomal dominant).

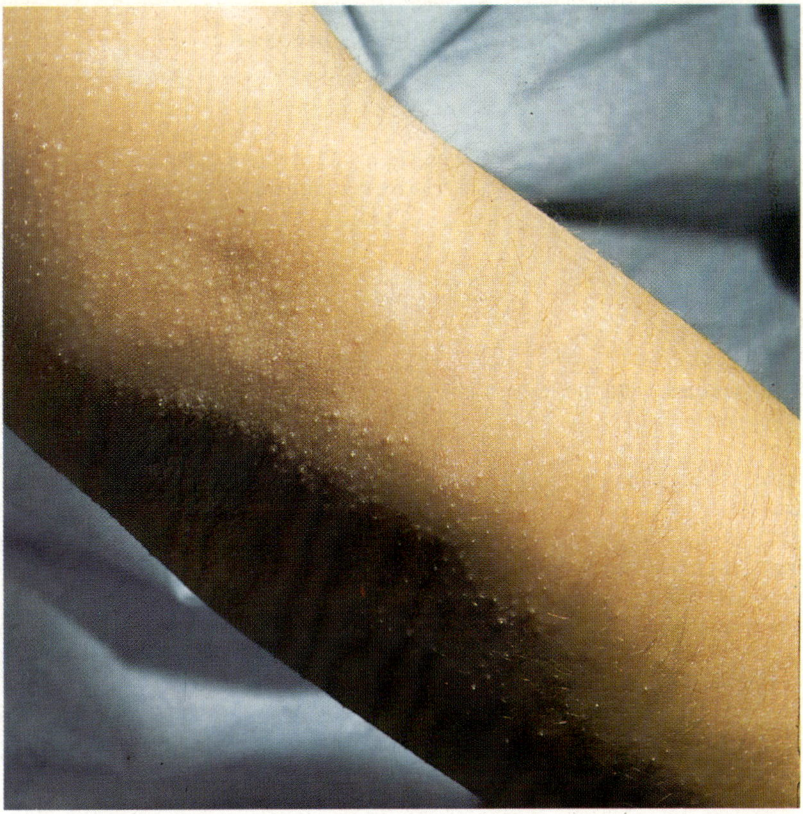

Abb. 115 Keratosis pilaris. Die typischen Läsionen sind einzelstehende, keratotische, follikuläre Papeln.

X-chromosomale Ichthyose

Die X-chromosomale Ichthyose kommt nur bei Männern vor und ist charakterisiert durch ausgeprägte schmutzig-braune Schuppen, die am Nacken, den Extremitäten, am Stamm und am Gesäß auftreten.

EPIDEMIOLOGIE

Manifestationsalter Bei der Geburt oder im Säuglingsalter.

Geschlecht Nur beim männlichen Geschlecht.

Erbgang X-chromosomal rezessiv, das Gen ist geklont worden, eine pränatale Diagnose ist daher möglich.

Genetischer Defekt Steroidsulfatase-Mangel.

Vorkommen Selten.

ANAMNESE

Zusätzlich zu den Mißempfindungen infolge der Xerose sind die schmutzig-braunen Schuppen am Hals, den Ohren, am Kopf und den Armen kosmetisch entstellend, da der Patient schmutzig aussieht. Häufig Assoziation mit pituitärem Hypogonadismus und verspätetem Descensus testis.

KLINISCHE UNTERSUCHUNG

Hautläsionen

TYPISCHE EFFLORESZENZEN
Große Schuppen (nicht sägemehlartig wie bei Ichthyosis vulgaris).
FARBE Die Schuppen erscheinen braun oder schmutzig (Abb. 116 a und 116 b).
FORM Reptilienhaut oder fischschuppenartig, besonders über den Schienbeinen.
VERTEILUNG (Siehe Abb. 116 a) Laterale Halspartien (Abb. 116 b), Außenseite der Oberarme, Brust, Abdomen, die Ellenbeugen und Kniekehlen sind befallen, starke Schuppung am Capillitium ist möglich. Handteller und Fußsohlen sind normal, keine follikulären Keratosen.

Augenläsionen Hornhauttrübungen (an der Descemetschen Membran) entwickeln sich in der 2. bis 3. Dekade und beeinträchtigen gewöhnlich das Sehvermögen nicht. Diese Veränderungen findet man auch bei heterozygoten Überträgerinnen der X-chromosomalen Ichthyose.

LABOR- UND SPEZIALUNTERSUCHUNGEN

Dermatopathologie Hyperkeratose, Stratum granulosum vorhanden.

PATHOGENESE

Es besteht eine Steroidsulfatase-Defizienz, die zu einer gestörten Abschilferung von Hornschüppchen und klinisch zum Bild der Hyperkeratose führt (Retentionshyperkeratose).

VERLAUF UND PROGNOSE

Keine Regressionstendenz im Lauf des Lebens.

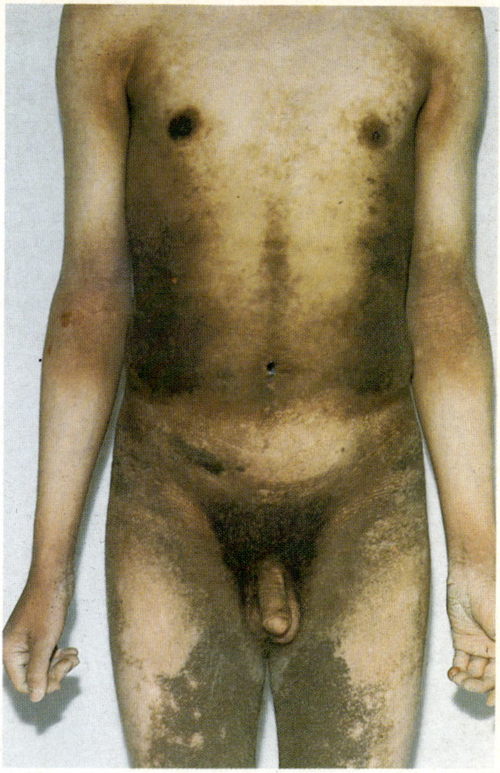

Abb. 116 a **X-chromosomale Ichthyose.** Die Schuppen sind groß und dunkel und am deutlichsten in den Beugen zu sehen. Die Handflächen und Fußsohlen sind normal, keine Keratosis pilaris.

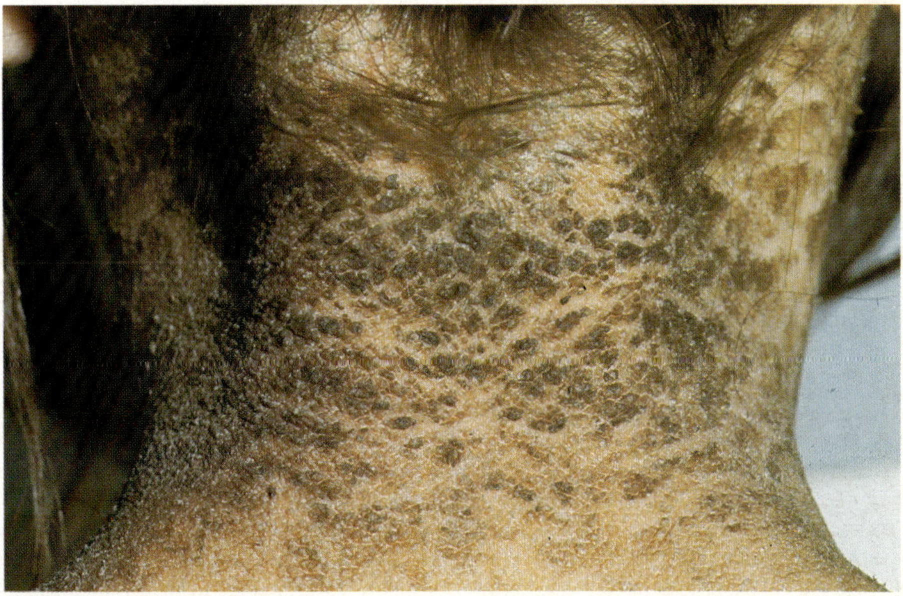

Abb. 116 b **X-chromosomale Ichthyose.** Die Schuppen sind groß, dunkel und schmutzig graubraun.

Lamelläre Ichthyose

Die lamelläre Ichthyose manifestiert sich häufig bei der Geburt dadurch, daß das Neugeborene von einer kollodiumartigen Membran überzogen ist (»Collodion-baby«), die wenige Tage später einreißt und abgestoßen wird. Kurze Zeit später bilden sich am gesamten Integument, einschließlich der Körperbeugen, der Handflächen und Fußsohlen große, grobe Schuppen.

EPIDEMIOLOGIE

Manifestationsalter Bei der Geburt.

Geschlecht Keine Geschlechtspräferenz.

Erbgang Autosomal rezessiv.

Vorkommen Selten.

ANAMNESE

Bei körperlicher Anstrengung und heißem Wetter kann es infolge einer Unfähigkeit zu schwitzen zu Hyperpyrexie kommen. Fissuren im Stratum corneum können zu Flüssigkeitsverlust und Dehydratation führen. Kleinkinder haben wegen der hohen Wachstumsrate der Epidermis und der hochgradigen Schuppenbildung einen erhöhten Kalorienbedarf. Fissuren an Händen und Füßen sind schmerzhaft.

KLINISCHE UNTERSUCHUNG

Hautläsionen

TYPISCHE EFFLORESZENZEN Das Kind kommt als Kollodium-Baby zur Welt, überzogen von einer kollodiumähnlichen Membran, die nach 10 bis 14 Tagen abgestoßen wird. Anschließend oder nach einem unterschiedlich langen erscheinungsfreien Intervall entwickeln sich an der gesamten Körperoberfläche pergamentartige Schuppen (Abb. 117); zahlreiche Sprünge in den hyperkeratotischen Platten ergeben ein mosaikartiges Aussehen (Abb. 118). Die Schuppen sind groß und sehr dick. Fissuren an den Händen und Füßen sind häufig. Die Hyperkeratose führt zu einem Verschluß der ekkrinen Schweißdrüsenausführungsgänge und dadurch zu verminderter Schweißsekretion. Sekundäre pyogene Infektionen.

VERTEILUNG Generalisiert. Die Hyperkeratosen um die Gelenke können verrukös sein.

HAARE UND NÄGEL Das Haarwachstum ist durch die Schuppen beeinträchtigt, häufige Infektionen führen zu einer narbigen Alopezie an den Nägeln, Leisten und Furchen.

SCHLEIMHÄUTE Gewöhnlich ausgespart.

Augenläsionen Ektropion durch Befall der Augenlider. Das Ektropion kann durch Sekundärinfektionen kompliziert sein.

LABOR- UND SPEZIALUNTERSUCHUNGEN

Dermatopathologie Hyperkeratose, Stratum granulosum vorhanden, unterschiedlich ausgeprägte Akanthose.

VERLAUF UND PROGNOSE

Der Zustand des »collodion-baby« ist in den ersten Lebenstagen lebensbedrohlich. Meist ist eine Behandlung im Inkubator mit hoher Luftfeuchtigkeit notwendig. Die pergamentähnliche Membran wird nach 10 bis 14 Tagen abgestoßen, die Dermatose persistiert aber während des ganzen Lebens ohne Aussicht auf Besserung im Alter.

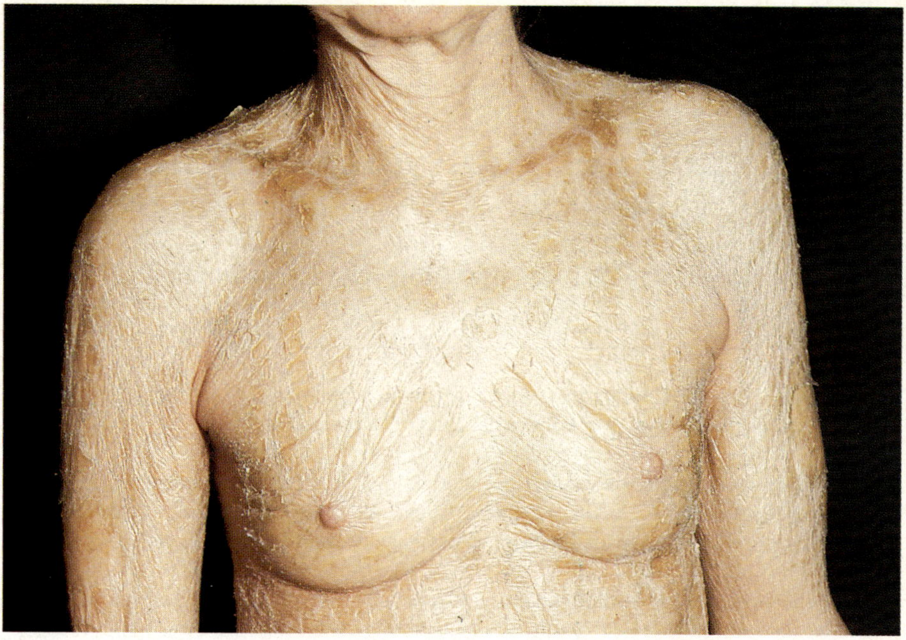

Abb. 117 Lamelläre Ichthyose. Große, pergamentartige Schuppen am ganzen Körper. Bei der Patientin bestand auch ein Ektropion.

Abb. 118 Lamelläre Ichthyose. Mosaikartige Schuppen.

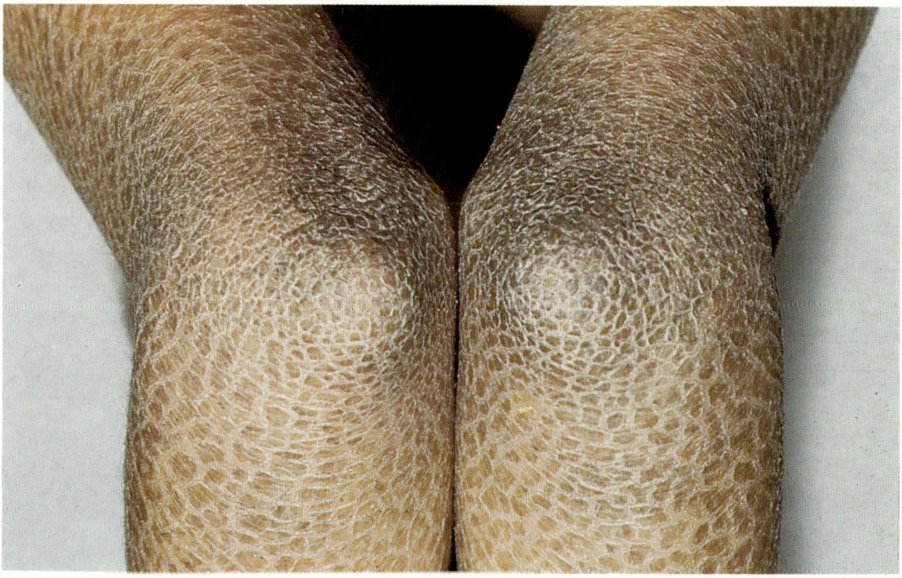

Sektion 12

Reaktion der Haut auf Sonnenlicht

Photosensibilität: Wichtige pathologische Reaktionen auf Licht

Der Terminus »Photosensibilität« beschreibt eine abnorme Reaktion auf Licht, meistens Sonnenlicht. Im wesentlichen gibt es zwei Formen der akuten Photosensibilität:

1. Eine *»sonnenbrandartige«* Reaktion mit morphologischen Hautveränderungen, die einem normalen Sonnenbrand ähneln: Erythem, Ödem, Bläschen und Blasen. Beispiele sind phototoxische Reaktionen nach Medikamenteneinnahme oder die Phytophotodermatitis.

2. Eine *»exanthematische«* Reaktion auf Lichteinwirkung mit verschiedenen morphologischen Manifestationen: Makulöse, papulöse, plaqueförmige, ekzematöse, urtikarielle Effloreszenzen. Beispiele dafür sind die polymorphe Lichtdermatose, Lichturticaria und ekzematöse Reaktionen auf Sulfonamide.

Langdauernde, häufige Sonnenexposition führt im Lauf der Zeit zu Hautveränderungen, die als *Dermatoheliose* bezeichnet werden (siehe Seite 214).
Die Reaktion der Haut auf Lichteinwirkung ist streng auf die exponierten Hautareale beschränkt und meistens scharf begrenzt. Die lichtexponierten Körperteile bei Männern und Frauen sind in Abb. XI und XII dargestellt. Die Aussparung gewisser Hautareale kann der entscheidende Hinweis auf das Bestehen einer Photosensibilität sein, so z. B. die oberen Augenlider, die Haut der Oberlippe und unter dem Kinn (Submentalregion), ein Dreieck hinter den Ohren, unter dem Uhrband oder der Bereich, der von einem Büstenhalter bedeckt ist, in Körperfalten, im Nacken und an der seitlichen Halspartie oder bei fettleibigen Menschen am Abdomen (siehe Abb. XI und XII). Während das Verteilungsmuster lichtabhängiger abnormer Reaktionen in Abb. XI und XII dargestellt ist, sollte nicht außer acht gelassen werden, daß UV und sichtbares Licht die Kleidung durchdringen können; die wichtigste Eigenschaft eines Stoffes, was die Permeabilität für UV und sichtbares Licht betrifft, ist die Dichte des Gewebes, nicht aber die Farbe oder das Material.

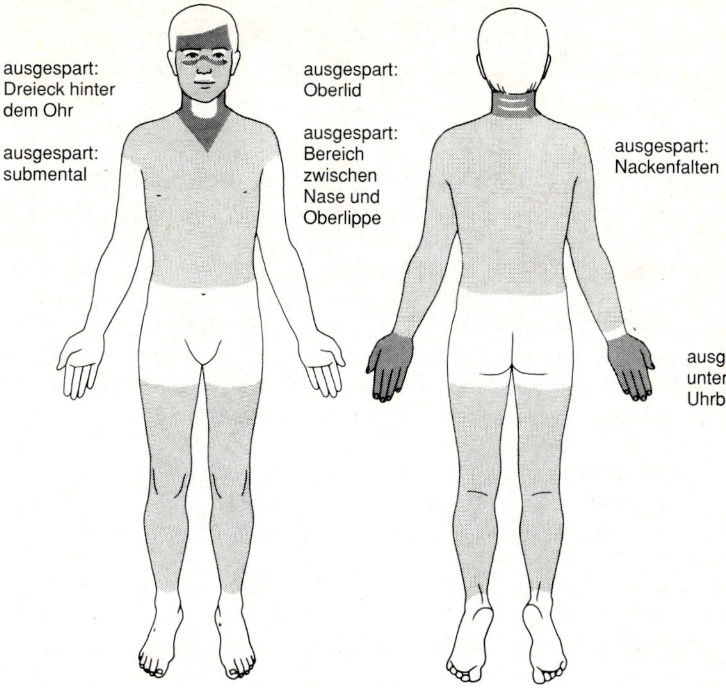

Abb. XI Unterschiedliche Sonnenexposition verschiedener Körperstellen: Männer.

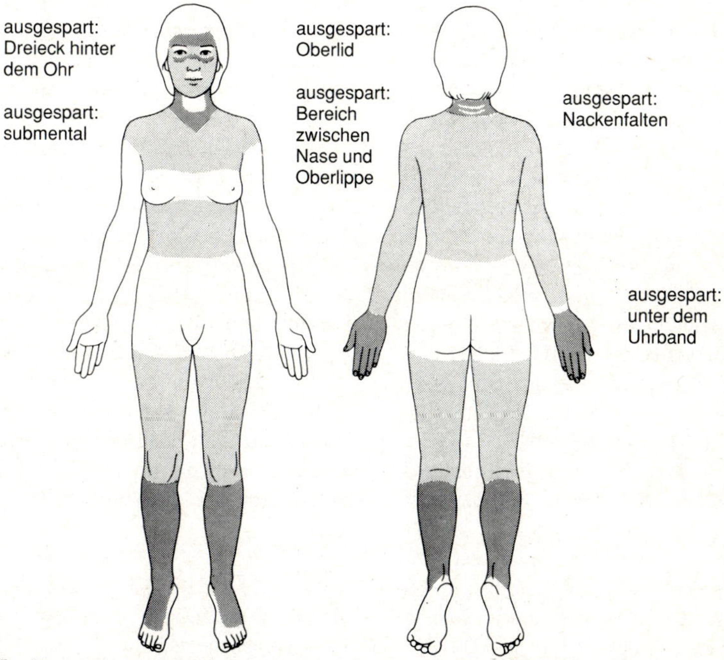

Abb. XII Frauen. ▭ selten oder nie exponiert (inklusive doppelt bedeckter Areale); ▭ oft exponiert; ▬ regelmäßig exponiert.

Erythema solare (Sonnenbrand)

Der Sonnenbrand ist eine akute, verzögerte und passagere entzündliche Reaktion der Haut, die durch UV-Strahlung aus Sonnenlicht oder künstlichen Lichtquellen hervorgerufen ist. Der Sonnenbrand ist charakterisiert durch Erythem und in schwereren Fällen Ödem, Bläschen, Blasen, Berührungsempfindlichkeit und Schmerzen. Beim normalen Sonnenbrand fehlt eine exanthematische Komponente, z. B. skarlatiniforme Maculae, Papeln oder Plaques, wie sie bei abnormen Reaktionen auf UV-Strahlen auftritt. In der Photomedizin wird die UV-Strahlung in zwei Grundtypen eingeteilt: UVB (290 bis 320 nm), das »Sonnenbrandspektrum«, und UVA (320 bis 400 nm). Die relevante Maßeinheit ist die *minimale Erythemdosis* (MED), die definiert ist als die minimale UV-Bestrahlungsenergie, die nach einer einzigen Exposition ein scharf begrenztes Erythem an der bestrahlten Stelle hervorruft. Die MED wird als Engergiemenge pro Flächeneinheit angegeben: mJ/cm^2 (UVB) oder J/cm^2 (UVA). Die MED für UVB bei Weißen beträgt 20 bis 40 mJ/cm^2 (entsprechend etwa 20 Minuten Sonnenbestrahlung in nördlichen Breiten zu Mittag im Juni) und für UVA 15 bis 20 J/cm^2 (ungefähr 120 Minuten Sonnenbestrahlung in nördlichen Breiten zu Mittag im Juni). Das UVB-Erythem entwickelt sich 12 bis 24 Stunden nach der Exposition und klingt innerhalb von 72 bis 120 Stunden ab. Das Maximum des UVA-Erythems wird nach 4 bis 16 Stunden erreicht und klingt innerhalb von 48 bis 120 Stunden ab.

EPIDEMIOLOGIE

Inzidenz und Hautphototypen Den Sonnenbrand findet man am häufigsten bei Weißen, die eine begrenzte Fähigkeit zur *fakultativen* Melaninpigmentierung (Sonnenbräunung) nach UV-Exposition haben. Die *konstitutive* (rassische) Melaninpigmentierung ist für die Hautfarbe verantwortlich, die als weiß, braun oder schwarz definiert wird. Nicht alle Angehörigen der kaukasischen Rasse haben die gleiche Fähigkeit der Sonnenbräunung; darauf beruht die Klassifikation in 4 *Hautphototypen* (HPT). Der HPT beruht auf der *subjektiven Beurteilung* der Neigung zu Sonnenbrand und Bräunung des Befragten. Bei Menschen des HPT I tritt unabhängig von ihrem Phänotyp (Haar- und Augenfarbe) schon nach kurzer Sonnenexposition (30 Minuten) ein Sonnenbrand auf, ohne daß sie jemals bräunen. Angehörige der HPT-IV-Population bräunen leicht und bekommen nach kurzen Expositionen keinen Sonnenbrand. Angehörige des HPT II sind eine Untergruppe von HPT I, die leicht einen Sonnenbrand bekommen, nur schwer, aber trotzdem geringfügig bräunen, während der HPT III zwar nach kurzen Expositionen einen Sonnenbrand bekommen kann, aber immer deutlich bräunt. Schätzungen zufolge gehören etwa 25% der weißen Bevölkerung der Vereinigten Staaten dem HPT I und II an, in Zentraleuropa sind HPT I und II weniger häufig. Menschen mit konstitutiv brauner Haut werden als HPT V, mit schwarzer Haut als HPT VI bezeichnet.

Rasse Menschen mit brauner und schwarzer Hautfarbe können nach langer Exposition ebenfalls einen Sonnenbrand erleiden. Wenn auch die Häufigkeit den HPT bei verschiedenen Rassen noch nicht bestimmt worden ist, weiß man doch, daß es Asiaten und Hispano-Amerikaner gibt, die dem HPT I und II entsprechen.

Alter Sehr kleine Kinder und ältere Menschen scheinen eine geringere Fähigkeit zum Sonnenbrand zu haben.

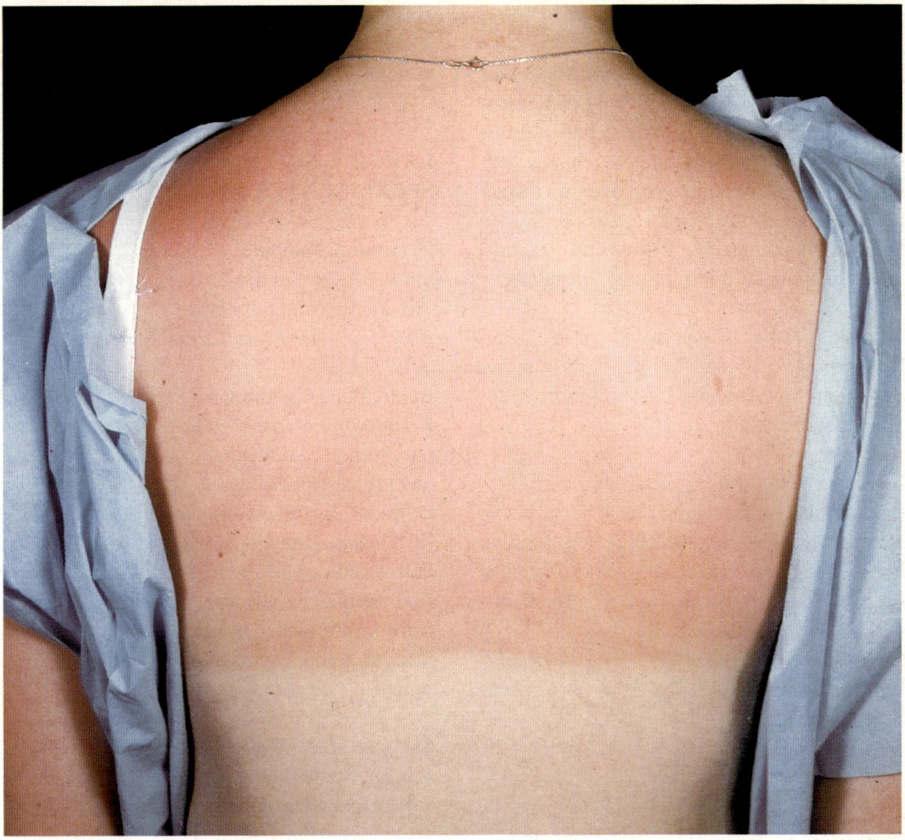

Abb. 119 Akuter Sonnenbrand. Der obere Teil des Rückens ist hellrot, leicht ödematös und empfindlich mit scharfer Abgrenzung gegen die nicht sonnenexponierte Haut.

ANAMNESE

Beziehung zwischen Sonnenbrand und Arzneimitteln Eine übermäßige Sonnenbrandreaktion kommt bei Menschen vor, die phototoxische Medikamente einnehmen: Sulfonamide, Tetracycline (besonders Demethylchlortetracyclin), Chlorothiazide, Doxycyclin, Phenothiazine, Furosemid, Nalidixinsäure, Amiodaron, Naproxen, Psoralene.

Hautsymptome Manchmal selbst bei leichtem Sonnenbrand heftiger Pruritus; bei schwerem Sonnenbrand Berührungsempfindlichkeit und Schmerzen.

Allgemeinsymptome Kopfschmerzen, Frösteln, Fiebergefühl und Schwäche sind bei schwerem Sonnenbrand nicht selten. Bei den HPT I und II können schon nach kurzer Exposition Kopfschmerzen und Übelkeit auftreten.

Familienanamnese Die HPT sind genetisch determiniert.

KLINISCHE UNTERSUCHUNG

Aussehen des Patienten Bei schwerem Sonnenbrand ist der Patient »toxisch« mit Fieber, Schwäche und Mattigkeit, hochfrequenter Puls.

Haut
TYPISCHE LÄSIONEN Konfluierendes Erythem (Abb. 119), Ödem, Bläschen und Blasen sind auf die exponierte Haut beschränkt, kein »Ausschlag«.
FARBE Hellrot.
PALPATION Ödematöse Bezirke sind geschwollen und berührungsempfindlich.
VERTEILUNG DER LÄSIONEN Scharf begrenzt auf die exponierte Haut, Sonnenbrand kann je nach dem Ausmaß der Exposition und dem HPT des Betreffenden auch an bedeckten Hautarealen auftreten.

Schleimhäute In seltenen Fällen kann bei Bergsteigern ein Sonnenbrand der Zunge auftreten, wenn sie den Mund offen haben um zu »hecheln«, häufig kommt er an der Hautschleimhautgrenze der Lippen vor.

LABOR- UND SPEZIALUNTERSUCHUNGEN

Dermatopathologie
LICHTMIKROSKOP *Lokalisation* Epidermis, Dermis und Subkutis.
Pathologischer Prozeß Entzündung.
Zelltypen
Epidermis: »Sunburn«-Zellen (geschädigte Keratinozyten), daneben Exozytose von Lymphozyten, Vakuolisierung von Melanozyten und Langerhanszellen.
Dermis: Endothelzellschwellung in oberflächlichen Blutgefäßen und im subkutanen Fettgewebe. Die dermalen Veränderungen sind deutlicher ausgeprägt beim UVA-Erythem mit einem dichteren mononukleären Infiltrat und schwereren Gefäßveränderungen.

Spezialuntersuchungen Elektronenmikroskopie: Spaltbildung zwischen Endothelzellen, geschädigte Perizyten, Thrombozytenaggregationen und perivaskuläre Fibrinablagerungen.

Blutbefunde
ANA im Serum, um einen SLE auszuschließen.
HÄMATOLOGISCHE UNTERSUCHUNG Bei SLE kann eine Leukopenie vorliegen.

Beleuchtung (Dunkeladaptation eintreten lassen)
Teilweise abgedunkelter Raum – die Eruption wird besser sichtbar, da der Kontrast verstärkt wird.
Völlig verdunkelter Raum – schräge Beleuchtung: Man beleuchtet die Läsion von der Seite her mit einer Taschenlampe, um geringe Oberflächenveränderungen (Ödem) besser zu erkennen.

Untersuchungen mit Wood-Licht Das Erythem wird deutlicher.

DIAGNOSE UND DIFFERENTIALDIAGNOSE

Diagnose Aufgrund der Vorgeschichte einer UV-Bestrahlung und der Lokalisation an exponierten Körperstellen.

Differentialdiagnose Anamnestisch müssen Medikamente, die ein phototoxisches Erythem auslösen können, ausgeschlossen werden; der *SLE* kann ein sonnenbrandähnliches Erythem verursachen; die *erythropoetische Protoporphyrie* verursacht Erythem, Ödem, Bläschen und Purpura.

PATHOGENESE

Die Chromophoren (Moleküle, die UV-Strahlen absorbieren) für das UVB-Sonnenbranderythem sind unbekannt, möglicherweise ist aber eine Schädigung der DNA das auslösende Ereignis. Zu den Mediatoren, die das Erythem verursachen, gehört Histamin und zwar sowohl beim UVA- als auch UVB-Erythem, beim UVB-Erythem kommen andere Mediatoren wie Serotonin, Prostaglandine, lysosomale Enzyme und Kinine hinzu. Systemsymptome (Fieber) sind auf Freisetzung von IL-1 aus der Epidermis zurückzuführen.

BEDEUTUNG

Die Anamnese von Sonnenbränden mit Blasen in der Jugend ist eindeutig ein Risikofaktor für die Entwicklung eines malignen Melanoms der Haut in späteren Jahren. Wiederholte Sonnenbrände führen im Lauf der Zeit zur Dermatoheliose oder »Photoaging«.

VERLAUF

Im Gegensatz zu thermischen Verbrennungen wird der Sonnenbrand nicht in erst-, zweit- oder drittgradig eingeteilt. Narbenbildung ist selten, wenn überhaupt, als Folge von Sonnenbrand zu beobachten. Als unangenehmste Spätfolge kann eine permanente Hypomelanose zurückbleiben (wahrscheinlich durch Zerstörung der Melanozyten).

VORBEUGUNG

Es gibt viele hochwirksame, lokal anzuwendende chemische Filter (Sonnenschutzmittel) in Form von Lotionen, Gelen und Cremes.
Menschen des HPT I oder II sollten Sonnenbäder überhaupt vermeiden, besonders zwischen 11.00 und 14.00 Uhr.

THERAPIE

Mittelschwerer Sonnenbrand
LOKAL Kühle Umschläge, lokale Kortikosteroide.
SYSTEMISCH Acetylsalicylsäure, Indomethacin.

Schwerer Sonnenbrand Bettruhe. In sehr schweren Fällen wird ein »toxischer« Patient am besten in einer Spezialabteilung für Verbrennungen mit Flüssigkeitsersatz, Infektionsprophylaxe usw. behandelt.
LOKALTHERAPIE Feuchtkühle Umschläge, lokale Kortikosteroide.
SYSTEMISCH Meist werden orale Kortikosteroide gegeben, ihr Wert ist aber in kontrollierten Studien nicht sicher bewiesen.

Dermatoheliose (»Photoaging«)

Chronische Sonnenschädigung über viele Jahre kann zu einem Hautsyndrom führen, das Dermatoheliose genannt wird. Die Dermatoheliose beruht auf den kumulativen Effekten übermäßiger und/oder prolongierter Sonnen- oder UV-Bestrahlung der Haut seit der Kindheit. Der Begriff umschreibt eine polymorphe Reaktion der verschiedenen Hautanteile, besonders der Zellen in der Epidermis, dem Gefäßsystem und dermalen Bindegewebe. Der Schweregrad der Dermatoheliose hängt grundsätzlich von der Dauer und Intensität der Sonnenexposition, der angeborenen Hautfarbe (konstitutive Pigmentierung) und der Bräunungskapazität (fakultative Melaninpigmentierung) ab. Man beobachtet sie fast ausschließlich bei Weißen, besonders aber bei HPT I und II (HPT, siehe Seite 210).

Synonym: Elastosis solaris oder senilis.

EPIDEMIOLOGIE

Vorkommen Bei Menschen des HPT I bis V, die über lange Zeit dem Sonnenlicht oder UV-Strahlen aus künstlichen Lichtquellen ausgesetzt waren. Besonders empfindlich sind die HPT I und II.
Alter Am häufigsten jenseits des 40. Lebensjahres. Dermatoheliose wurde aber auch bei weißen Kindern (Alter 10 Jahre) beobachtet, die im südlichen Borneo leben (kühles Klima mit hoher UV-Einstrahlung).
Hautphototyp HPT I und II sind am empfindlichsten, aber auch III und IV und sogar V (braune Hautfarbe) können Dermatoheliose entwickeln.
Geschlecht Häufiger bei Männern.
Beschäftigung Bauern (»Landmannshaut«), Telefonbauarbeiter, Matrosen (»Seemannshaut«), Bauarbeiter, Strandwächter, Schwimmlehrer, Sportler und »Beach Bums«.
Geographische Verbreitung Dermatoheliose ist deutlicher ausgeprägt bei Weißen, die in Gegenden mit hoher solarer UV-Einstrahlung leben (in großer Meereshöhe, in äquatornahen Breitegraden).

ANAMNESE

Persönliche Anamnese Vorgeschichte einer intensiven Sonnenexposition in der Jugend (in den ersten 35 Lebensjahren). Die Sonnenexposition kann aber auch auf die späteren Lebensjahre beschränkt gewesen sein.
Familienanamnese Die HPT sind genetisch determiniert, daher oft positive Familenanamnese.

KLINISCHE UNTERSUCHUNG

Aussehen des Patienten Faltig, runzlig, lederig, »frühzeitig gealtert« (Abb. 120 und 121) oder »sieht alt aus, ist aber jung«. Menschen mit brauner und schwarzer Haut sehen trügerisch jung aus, weil sie praktisch keine Dermatoheliose entwickeln. Schwarzhäutige Menschen, die Albinos sind, können eine Dermatoheliose und UV-induzierte Hautkrebse entwickeln.

Haut

EPIDERMIS *Keratinozyten*
Atrophie: Die Haut ist stärker durchscheinend.
Solare Keratosen (siehe Abb. 120).
Xerose (Trockenheit).
Melanozyten
Lentigo solaris (Abb. 120 und 121).
Epheliden (Sommersprossen) des »höheren Alters« (weniger saisonal abhängig als juvenile Epheliden).
Hypomelanosis guttata.
DERMIS *Gefäßsystem*
Permanente Gefäßerweiterung (Teleangiektasien).
Purpura, Hämatomneigung.

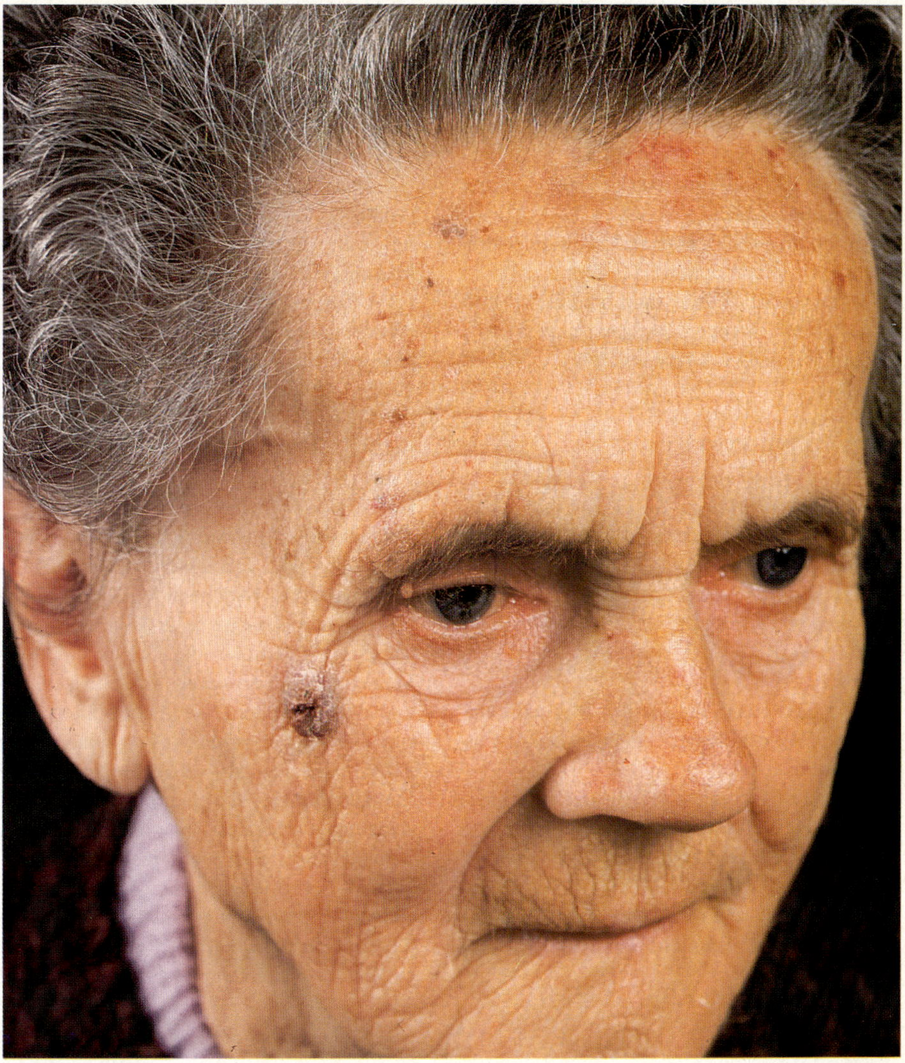

Abb. 120 **Dermatoheliose.** Man findet Lentigines solares, Teleangiektasien, starke Faltenbildung und solare Keratosen. In der rechten Jochbeingegend ein Basaliom.

Bindegewebe Faltenbildung (glatte Oberfläche, tiefe Falten), Rauheit und Elastose (kleine Knötchen, Elastizitätsverlust), fahlgelbliche Färbung der Haut.
Follikel-Talgdrüsen Komedonen (besonders periorbital: M. Favre-Racouchot).
VERTEILUNG Exponierte Haut (siehe Abb. 120 und 121).
Capillitium (bei männlichen Glatzenträgern).
Nackenregion: Cutis rhomboidalis (»Rotnacken« mit rhombenförmigen Furchen).
Periorbital: Falten (»Krähenfüße«).

DERMATOPATHOLOGIE

Epidermis
Akanthose der Epidermis, Verdickung des Stratum corneum.
Abflachung der Dermoepidermalgrenze.
Atypien von Keratinozyten.

Dermis
Deutliche Veränderungen der Mikrozirkulation mit Verlust kleiner Gefäße in den dermalen Papillen.
Elastose: Degeneration des elastischen Bindegewebes mit Ausbildung grober amorpher, basophiler Massen und einer Zunahme der Glykosaminoglykane.
Vermehrung von Fibroblasten, aber Verminderung von Kollagen und Zunahme von Elastin.

DIFFERENTIALDIAGNOSE

Beim Xeroderma pigmentosum treten schon in jungen Jahren eine schwere Dermatoheliose und zusätzlich multiple Hautkarzinome auf (Plattenepithelkarzinome, Basaliome, Melanome, Fibrosarkome, Angiosarkome). Bei der *Progerie* findet man wenig oder keine Faltenbildung, wohl aber eine Atrophie der Haut und Subkutis mit einer deutlichen Zunahme der Transparenz der Epidermis. Keine Pigmentveränderungen, keine Xerose der Haut, keine solaren Keratosen.

PATHOGENESE

Wenn auch UVB die offensichtlich deutlichsten Schäden hervorruft, ist es bekannt, daß UVA in hohen Dosen Bindegewebsveränderungen bei Mäusen hervorrufen kann. Auch sichtbare (400 bis 700 nm) und infrarote (1.000 bis 1.000.000 nm) Strahlen sind beteiligt, z. B. wurde gezeigt, daß Infrarot die Ausbildung einer Elastose durch UVB bei Meerschweinchen und Mäusen begünstigt. Das Aktionsspektrum, das für die Dermatoheliose verantwortlich ist, ist nicht sicher bekannt.

BEDEUTUNG

Aufgrund von Fallstudien gibt es Hinweise, daß schwere Sonnenbrände in der Jugend zwei oder drei Jahrzehnte später zur Entwicklung eines malignen Melanoms führen können. Die Ursache dafür könnten sonneninduzierte Mutationen des Gens sein, das die Melanozyten in erworbenen Naevuszellnaevi und dysplastischen Naevi kontrolliert. Tritt eine Dermatoheliose auf, so erscheinen relativ junge Menschen als »alt«. Prophylaxe von Hautkarzinomen und Dermatoheliose: Verwendung von Sonnenschutzmitteln, geänderte Verhaltensweisen an der Sonne und durch eine lokale Chemotherapie, die zur Rückbildung einiger der Veränderungen der Dermatoheliose führen kann (solare Keratosen, solare Lentigo, Gefäß- und Bindegewebsveränderungen).

VERLAUF UND PROGNOSE

Die Dermatoheliose ist unaufhaltsam fortschreitend und irreversibel, wenn sich auch manche Bindegewebsveränderungen bessern, wenn die Haut geschützt wird. Andere Vorgänge, die zu Dermatoheliose führen, schreiten aber fort, selbst, wenn die Sonnenexposition im späteren Leben einschneidend reduziert wird: Solare Keratosen und Lentigines entwickeln sich auch dann, wenn die sonnengeschädigte Haut generell oder durch Sonnenschutzmittel vor Sonne geschützt ist. Es gibt

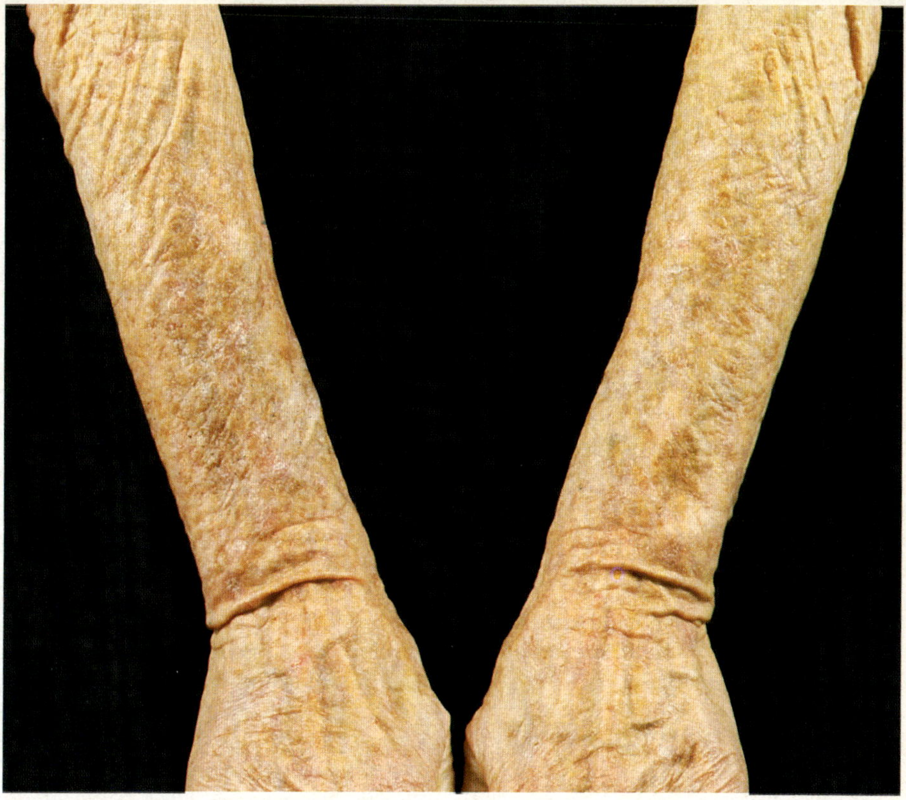

Abb. 121 Dermatoheliose. Veränderungen wie in Abb. 120.

aber doch auch dokumentierte Fälle einer spontanen Rückbildung von solaren Keratosen und solaren Lentigines.

THERAPIE UND VORBEUGUNG

Lokaltherapie

1. Tretinoin in Form von Lotionen, Gels und Cremen (0,01 bis 0,05 %) in verschiedenen Konzentrationen hat in kontrollierten Studien eine Rückbildung (klinisch und histologisch) mancher Veränderungen der Dermatoheliose herbeigeführt, besonders die Bindegewebs- und Gefäßveränderungen. Es gibt Hinweise, daß lokales Tretinoin das Fortschreiten beginnender epithelialer Hautkarzinome verhindert.
2. 5-Fluorouracil (5 %) in Lotionen und Cremes ist hervorragend wirksam zur Beseitigung solarer Keratosen.

Vorbeugung Menschen mit HTP I und II sollten frühzeitig identifiziert und dahingehend beraten werden, daß sie eine besondere Neigung zur Entwicklung der Dermatoheliose und von Hautkarzinomen, einschließlich Melanom, haben. Diese Menschen sollten nicht sonnenbaden und von Kindheit an im Sommer wirksame lokale Sonnenschutzlotionen, Gels oder Cremes anwenden. Je nach geographischer Breite und Seehöhe sollten Menschen des HPT I und II die Stunden der höchsten UVB-Intensität im Freien meiden, das sind die 2 Stunden vor und nach dem Sonnenhöchststand (12 Uhr mittags Normalzeit).

Lentigo solaris

Die Lentigo solaris ist eine umschriebene 1 bis 3 cm große, braune, makulöse Läsion, die aus einer umschriebenen Proliferation von Melanozyten besteht und auf chronische Sonnenexposition zurückzuführen ist.

EPIDEMIOLOGIE UND ÄTIOLOGIE

Alter Meist über 40 Jahre, kann aber in sonnigen Gegenden auch schon früher auftreten.

Geschlecht Keine statistischen Angaben verfügbar, wahrscheinlich keine Geschlechtspräferenz.

Rasse Am häufigsten bei Weißen, wird aber auch bei Ostasiaten gefunden.

Prädisponierende Faktoren Generell korrelierbar mit den HPT I bis III und der Dauer und Intensität der Sonnenexposition.

KLINISCHE UNTERSUCHUNG

Hautläsionen

TYP Rein makulös (Abb. 122), 1 bis 3 cm, gelegentlich größere Läsionen bis 5 cm.

FARBE Hellgelb, hellbraun (Abb. 122) oder dunkelbraun (Abb. 123), bunte Mischung von braun, nicht uniform gefärbt wie die Café-au-lait-Flecken.

FORM Rund, oval mit etwas unregelmäßigem Rand.

ANORDNUNG Oft verstreute, einzelstehende Läsionen.

VERTEILUNG Ausschließlich an sonnenexponierten Körperstellen, Stirn, Wangen, Nase, Handrücken, Unterarme, obere Rückenpartie und Brust.

DERMATOPATHOLOGIE

Ort Epidermis.

Pathologischer Prozeß Proliferativ. Kolbenförmige, elongierte Reteleisten mit Hypermelanose und Vermehrung der Melanozyten im Stratum basale.

DIFFERENTIALDIAGNOSE UND THERAPIE

Flache, erworbene, braune Läsionen der exponierten Gesichtshaut, die bei oberflächlicher Betrachtung ähnlich aussehen können, haben ganz bestimmte Eigenschaften:

Lentigo solaris, die am häufigsten beobachtete Läsion, ist mittelbraun und vollkommen flach ohne irgendwelche Anzeichen einer epidermalen Veränderung, selbst bei Betrachtung mit der Lupe und schräg einfallendem Licht. Die Läsionen können allmählich größer werden bis zu 3 oder 4 cm oder mehr, sie verschwinden vollkommen, wenn man sie ganz kurz (10 Sekunden) mit einem Wattebausch mit flüssigem Stickstoff touchiert.

Verruca seborrhoica ist in ihren Frühstadien unter Umständen nicht von der Lentigo solaris zu unterscheiden, gewöhnlich bestehen aber gerade noch sichtbare epidermale Veränderungen bei Untersuchung mit der Lupe und schräger Beleuchtung.

Pigmentierte Keratosis solaris wird auch als »spreading pigmented actinic keratosis« bezeichnet und ist von einer frühen Verruca seborrhoica nicht zu unterscheiden. Eine ganz kleine Stanzbiopsie sichert die Diagnose. Diese eher ungewöhnliche Läsion ist eine Mischung aus einem atypischen Keratinozyten- und atypischen Melanozyten-Proliferationsprozeß. Die Läsion reagiert gut auf lokales Fluorouracil: 10 Tage 5 % 5-Fluorouracil in Salbengrundlage bringt die Läsion zum Verschwinden.

Lentigo maligna ist vollkommen flach und ohne irgendwelche epidermalen Veränderungen; ähnelt der Lentigo solaris mit Ausnahme einer besonderen Vielfarbigkeit: braun, dunkelbraun und Spritzer von schwarz. Diese Läsionen sollten immer biopsiert und, wenn die Diagnose histologisch gesichert ist, exzidiert werden. Je nach der Größe kann eine Lappenplastik oder Spalthauttransplantation notwendig sein.

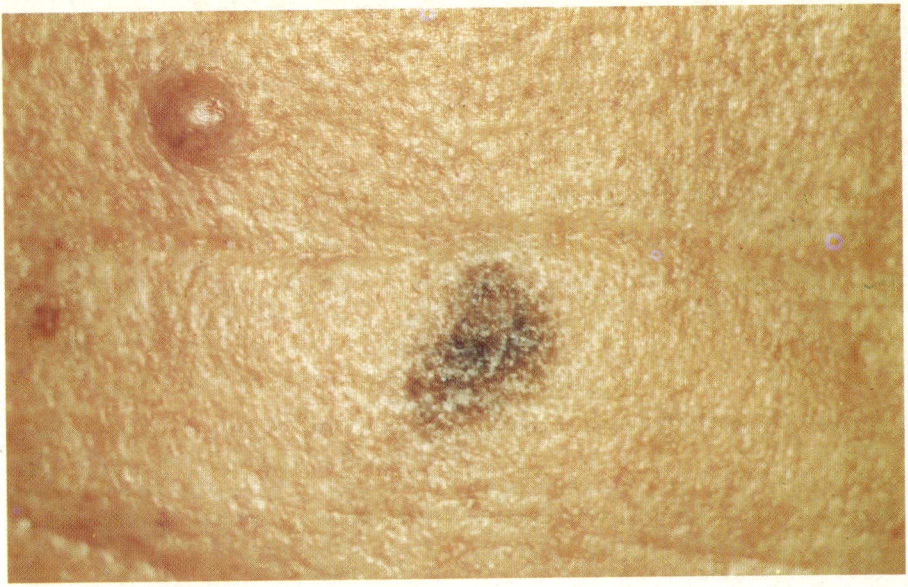

Abb. 122 Lentigo solaris. Dunkelbraune, etwas fleckig pigmentierte Macula. Links oben ein dermaler Naevus.

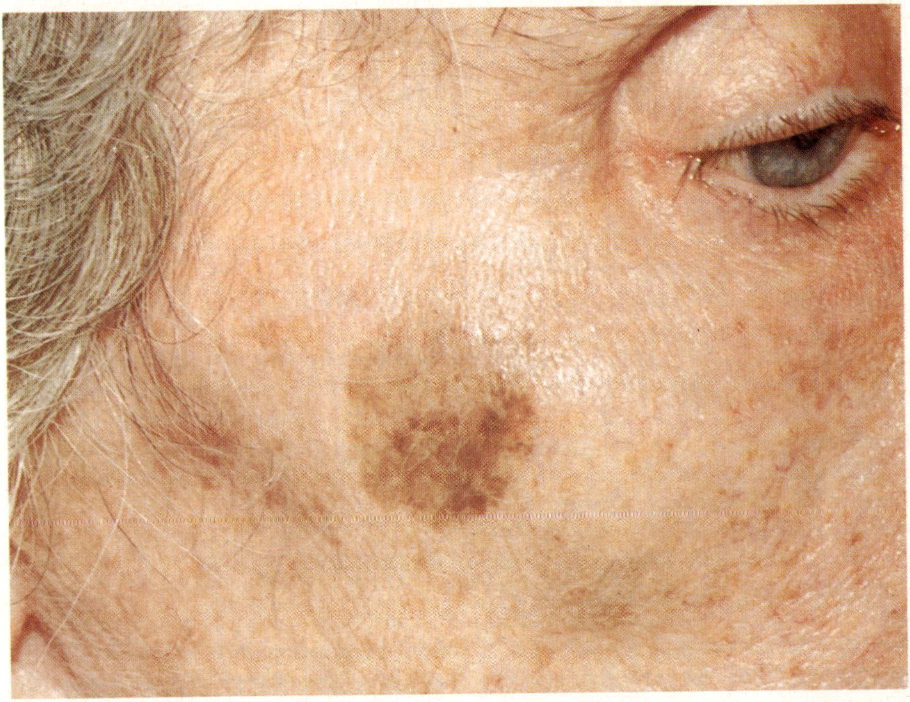

Abb. 123 Lentigo solaris. In der rechten Jochbeinregion eine runde, hell- bis dunkelbraun gefärbte, scharf begrenzte Macula. Die umgebende Haut zeigt fleckige Hyperpigmentierung und Teleangiektasien, wie man sie nach lebenslanger Sonnenexposition sieht.

Keratosis solaris

Diese solitären oder multiplen, einzelstehenden, trockenen, rauhen, mit festhaftenden Schuppen bedeckten Läsionen kommen im Bereich der chronisch sonnenexponierten Haut von Erwachsenen vor.

Synonym: Aktinische Keratose.

EPIDEMIOLOGIE UND ÄTIOLOGIE

Alter Mittleres Lebensalter, in Australien und in den südwestlichen Vereinigten Staaten können solare Keratosen bei Menschen unter 30 Jahren vorkommen.
Geschlecht Häufiger bei Männern.
Rasse HPT I, II und III, selten bei HPT IV und fast nie bei Schwarzen oder Indern.
Beruf Menschen, die sich viel im Freien aufhalten, wie z.B. Arbeiter (vor allem Bauern, Viehzüchter, Matrosen) und Sportler (Tennis, Golf, Bergsteigen, Tiefseefischen).

ANAMNESE

Dauer der Läsionen Monate.
Hautsymptome Manche Läsionen können druckempfindlich sein.

KLINISCHE UNTERSUCHUNG

Hautläsionen
TYPISCHE EFFLORESZENZEN
Festhaftende, hyperkeratotische Schuppe auf makulösem oder papulösem Grund (Abb. 124), die schwer und nur mit Schmerzen entfernt werden kann.
FARBE Hautfarben, gelbbraun (Abb. 125) oder braun, oft mit rötlichem Farbton.
PALPATION Rauh, wie grobes Sandpapier (Abb. 124).
GRÖSSE UND FORM Meistens unter 1 cm, oval oder rund.
VERTEILUNG Isolierte Einzelläsionen oder verstreute, einzelstehende Läsionen.
PRÄDILEKTIONSSTELLEN Gesicht (Stirn, Nase, Wangen, Schläfen, Hautschleimhautgrenze, Unterlippe), Ohren (bei Männern), Hals (Seiten), Unterarme und Handrücken.

DIFFERENTIALDIAGNOSE

Flache, solare Keratosen, besonders wenn sie rötlich sind, können mit einem diskoiden Lupus erythematosus verwechselt werden. Biopsie zur Abklärung.

DERMATOPATHOLOGIE

Ort Epidermis.

Pathologischer Prozeß Proliferativ und neoplastisch. Große, sich hell anfärbende Keratinozyten mit leichtem bis mäßigem Pleomorphismus im Stratum basale, Parakeratose und atypische (dyskeratotische) Keratinozyten.

PATHOPHYSIOLOGIE

Langdauernde und wiederholte Sonnenexposition bei empfänglichen Personen (HPT I, II und III) führt zu kumulativer Schädigung der Keratinozyten durch UV-Strahlung und zwar überwiegend, wenn auch nicht ausschließlich, UVB (290 bis 320 nm).

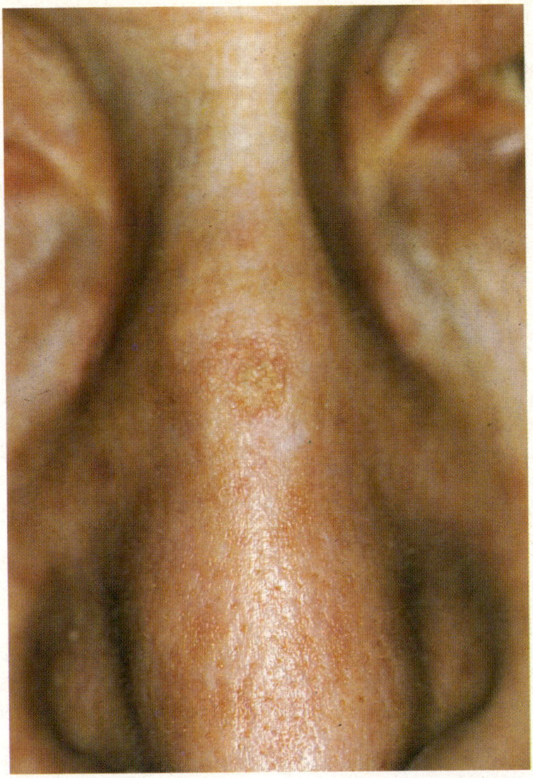

Abb. 124 **Keratosis solaris.** Die Läsion an der Nase an typischer Stelle ist unscharf begrenzt und trägt eine festhaftende Hornschuppe. Kratzen der Läsion ist unangenehm oder schmerzhaft.

VERLAUF UND PROGNOSE

Solare Keratosen können sich spontan zurückbilden, im allgemeinen bestehen sie jahrelang. Die tatsächliche Häufigkeit von Plattenepithelkarzinomen auf der Basis von solaren Keratosen ist unbekannt, es wird aber geschätzt, daß sich jährlich aus 1000 solaren Keratosen ein Plattenepithelkarzinom entwickelt.

THERAPIE UND VORBEUGENDE MASSNAHMEN

Die meisten solaren Keratosen sprechen gut auf die lokale Anwendung von 5%iger 5-Fluorouracil-Creme über mehrere Tage oder Wochen an; sie werden erosiv und verschwinden. Kurze Applikation von flüssigem Stickstoff allein oder 3 Tage später gefolgt von lokaler 5%iger 5-Fluorouracil-Creme ist besonders erfolgreich. Die zuletzt genannte Behandlung verhindert Depigmentationen, die bei der alleinigen Anwendung von flüssigem Stickstoff vorkommen.

Noduläre Läsionen sollten exzidiert werden. Zur Vorbeugung verwendet man hochwirksame UVB-UVA-Sonnenschutzmittel, die während des Sommers täglich auf das Gesicht und die Ohren aufgetragen werden, besonders von Personen der HTP I, HPT II und HPT III, die über längere Zeit der Sonne ausgesetzt sind.

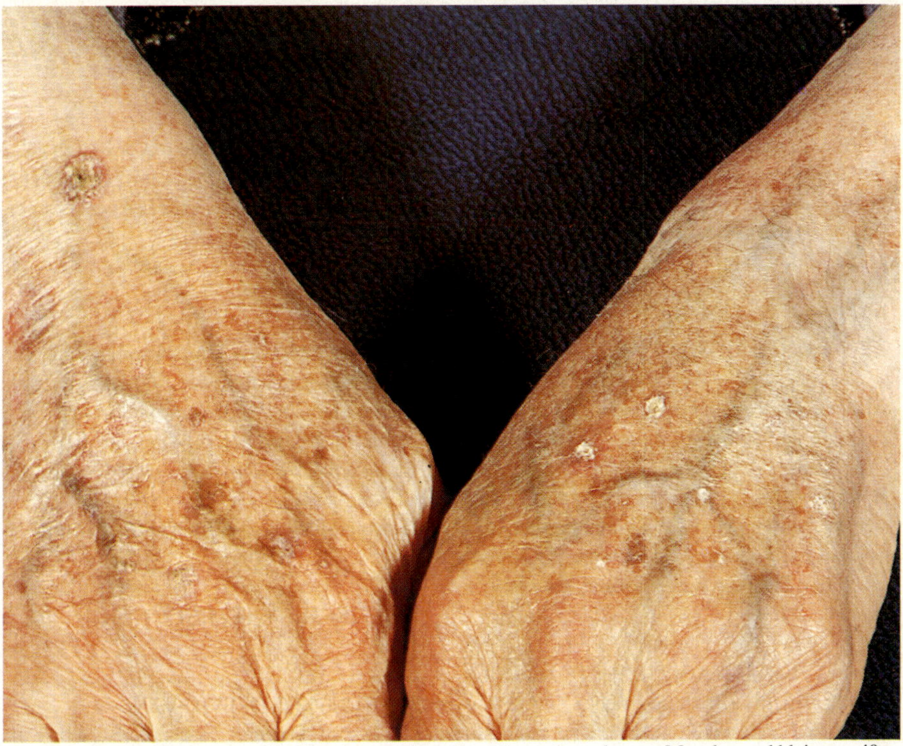

Abb. 125 **Solare Keratosen.** Die Haut ist atroph und runzlig, mehrere braune Maculae und kleine, weiße, keratotische Flecken, die sich rauh anfühlen.

Phytophotodermatitis (Pflanze und Licht = Dermatitis)

Die Phytophotodermatitis (PPD) ist eine Entzündung der Haut durch Kontakt mit gewissen Pflanzen vor oder während einer Sonnenexposition. Der Entzündungsprozeß ist eine phototoxische Reaktion auf photosensibilisierende Substanzen, die in mehreren Pflanzenfamilien vorkommen.

EPIDEMIOLOIGE

Alter Die PPD kann in jedem Alter auftreten.

Rasse Alle Hautfarben, braun- und schwarzhäutige Menschen können unter Umständen nur eine dunkle, fleckige Pigmentierung ohne Erythem oder bullöse Läsionen entwickeln.

Beruf Landarbeiter, Gärtner (Kontakt mit den grünen Pflanzenteilen von Sellerie, Karotten und anderen Pflanzen), aber auch andere Berufe, z. B. Barkeeper (Kontakt mit Zitrusfrüchten).

ANAMNESE

Vorgeschichte Der Patient gibt anamnestisch Kontakt mit gewissen Pflanzen an (Limetten, Zitronen, wilde Petersilie, Sellerie, Scharfgarbe, Pastinaken, das Grüne von Karotten, Feigen). Limettensaft ist häufig die Ursache, z. B. beim Zubereiten von Getränken oder Haarspülungen mit Limettensaft. Frauen, die Parfums mit Bergamottöl (das Bergapten und 5-Methoxypsoralen enthält) verwenden, können eine Berloque-Dermatitis (frz. *berloque* »Anhänger«) entwickeln, das sind streifige Hyperpigmentationen an den Stellen, wo das Parfum aufgetragen worden ist, besonders seitlich am Hals, im oberen Brustbereich und an den Gelenken. Bei Strandwanderungen kann es durch Kontakt mit Rispengras (enthält Agrimone) zu einer Phytophotodermatitis an den Unterschenkeln kommen.

Relation zwischen Hautläsionen und Jahreszeit Am häufigsten während der Sommermonate in nördlichen Breiten oder während des ganzen Jahres in tropischen Regionen.

Hautsymptome Ausgeprägter Pruritus.

KLINISCHE UNTERSUCHUNG

Haut

TYPISCHE EFFLORESZENZEN
Im akuten Stadium Erythem, Bläschen und Blasen (Abb. 126), aber kein Ekzem wie bei der *Rhus*-Dermatitis. Bizarr geformte Restpigmentierungen (Abb. 127).

FORM DER EINZELLÄSIONEN Bizarre Streifen, artifizielle Muster, die einen Einfluß von außen erkennen lassen.

VERTEILUNG UND ANORDNUNG VON MULTIPLEN LÄSIONEN Verstreute Läsionen an den Kontaktstellen, besonders den Armen und Beinen.

SPEZIALUNTERSUCHUNGEN

Wood-Licht Die betroffenen Areale werden durch die Betonung des Erythems und der Pigmentation deutlicher sichtbar.

DIAGNOSE

Leicht, wenn Verteilungsmuster und Form richtig interpretiert und eine sorgfältige Anamnese aufgenommen wird.

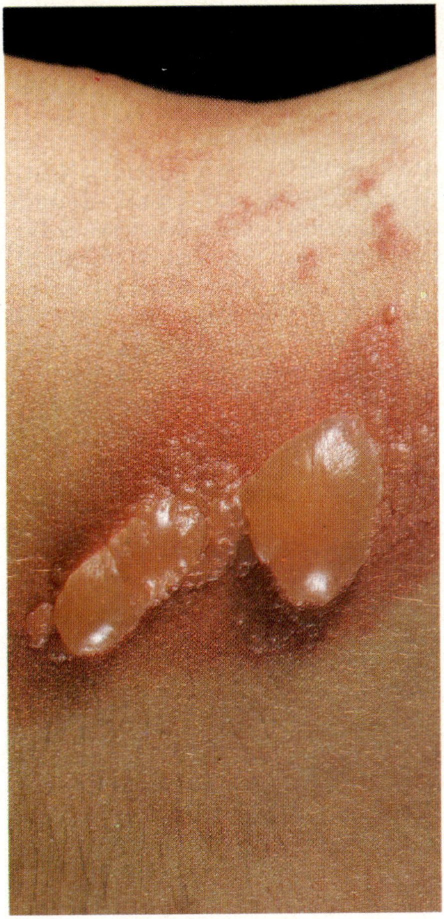

Abb. 126 Phytophotodermatitis. Bläschen und Blasen durch Kontakt mit wilder Sellerie, die Furocoumarine enthält.

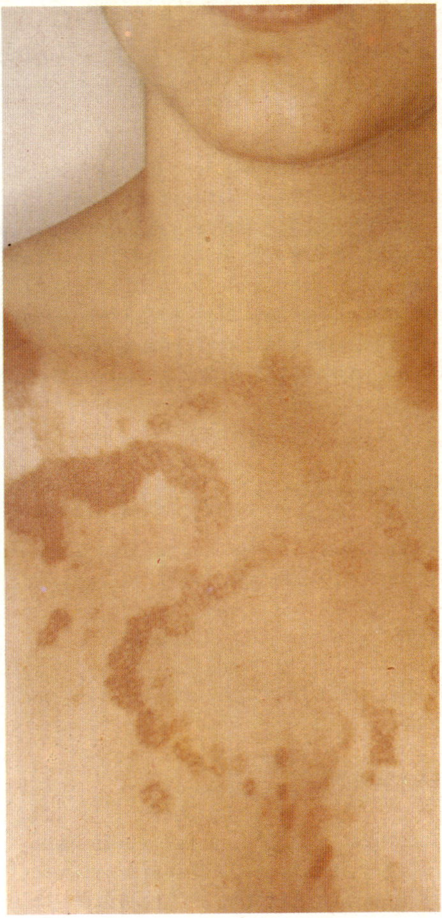

Abb. 127 Phytophotodermatitis. Wirbelförmige Pigmentationen an Stellen, wo ein Bergamotte-hältiges Parfum aufgetragen worden war. Bergamotteöl enthält 5-Methoxypsoralen.

ÄTIOLOGIE

Die phototoxische Reaktion wird durch photoaktive Chemikalien, meist Psoralene, die in den Pflanzen enthalten sind, hervorgerufen.

BEDEUTUNG

Kann ein schwerwiegendes berufliches Problem sein, wie z. B. bei Selleriepflückern.

VERLAUF

Die akute Eruption bildet sich spontan zurück, die Pigmentation kann aber Wochen und länger anhalten.

THERAPIE

Im akuten Bläschenstadium feuchte Umschläge, lokale Kortikosteroide.

Medikamentös induzierte Photosensibilität: Phototoxische Reaktion

Die medikamentös induzierte Photosensibilität ist eine krankhafte Reaktion der Haut, die auf die Interaktion bestimmter chemischer Substanzen im Körper (Zufuhr per os, parenteral oder durch lokale Applikation) und Bestrahlung mit UV-Licht oder sichtbarem Licht zurückzuführen ist. Der Kontakt mit den chemischen Substanzen kann medizinisch, kosmetisch, industriell oder durch Tätigkeit in der Landwirtschaft bedingt sein. Es gibt zwei Typen der Reaktion: (1) »phototoxisch«, *kann* bei allen Menschen auftreten und läuft in Form einer überschießenden Sonnenbrandreaktion ab (Erythem, Ödem, Bläschen usw.) und (2) »photoallergisch«, dabei läuft ein immunologischer Prozeß ab, die klinische Manifestation ist ekzematös oder exanthematisch (siehe Seite 228).

EPIDEMIOLOGIE

Vorkommen Phototoxische Arzneimittelreaktionen sind häufiger als photoallergische.

Alter Kann in jedem Alter auftreten.

Rasse Alle Hauttypen: schwarz, weiß und braun.

ANAMNESE

Anamnese Es gibt drei Formen der phototoxischen Reaktion: (1) Sofort auftretendes Erythem und Urticaria, (2) verzögerte sonnenbrandähnliche Verlaufsform, die innerhalb von 16 bis 24 Stunden oder später auftritt (48 bis 72 Stunden bei phototoxischen Reaktionen im Zusammenhang mit Psoralenen) oder (3) verzögerte (72 bis 96 Stunden) Melaninhyperpigmentierung.

Hautsymptome Brennen oder Stechen.

KLINISCHE UNTERSUCHUNG

Haut Die Hautläsionen sind die eines intensiven Sonnenbrandes mit Erythem, Ödem (Abb. 128), Bläschen- und Blasenbildung (z. B. Pseudoporphyrie), aber kein ekzematöses Reaktionsmuster. Im Lauf der Eruption kann eine starke braune epidermale Melaninpigmentierung auftreten; durch bestimmte Medikamente (Chlorpromazin und Amiodaron) entwickelt sich eine graue dermale Melaninhyperpigmentierung. Nach wiederholten Expositionen kann die Haut leicht schuppen und lichenifiziert werden.

VERTEILUNG DER LÄSIONEN Ausnahmslos beschränkt auf freigetragene Körperpartien (siehe Verteilungsmuster von lichtinduzierten Eruptionen, Abb. XI und XII).

Nägel Durch gewisse Medikamente kann es zu Photo-Onycholyse kommen (Psoralene, Demethylchlortetracyclin und Benoxaprofen).

LABORUNTERSUCHUNGEN

Dermatopathologie Entzündung, »sunburn cells« in der Epidermis, epidermale Nekrobiose, intraepidermale und subepidermale Bläschenbildung, keine ekzematösen Veränderungen.

DIAGNOSE UND DIFFERENTIALDIAGNOSE

Diagnose Wesentlich: Genaue Anamnese mit Schwerpunkt auf Kontakt mit Medikamenten oder Chemikalien, exakte Definition der morphologischen Hautveränderungen, die bei phototoxischen medikamentösen Eruptionen charakteristisch sind: Konfluierendes Erythem, Ödem, Bläschen und Blasen.

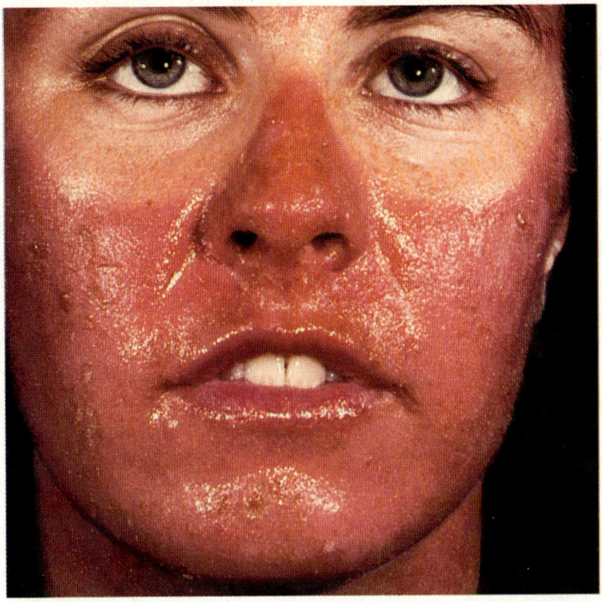

Abb. 128 Medikamentös-induzierte phototoxische Reaktion. Die Patientin wurde wegen Akne mit Demethylchlortetracyclin behandelt und fuhr 3 Stunden Ski. Es besteht eine exzessive Sonnenbrandreaktion mit Exsudation und Ödem.

Differentialdiagnose Phototoxische Reaktionen auf Akkumulation von endogenen Porphyrinen (siehe Porphyrien, Sektion 22), Photosensibilität aufgrund anderer Krankheiten, z. B. SLE.

LICHTTESTUNG

Bei Verdacht auf eine phototoxische Reaktion werden zur Verifizierung mehrere Testareale mit steigenden Dosen von UVA bestrahlt (phototoxische Reaktionen sind fast immer durch UVA bedingt), während der Patient unter dem Einfluß des fraglichen Medikaments oder der chemischen Substanz steht: die UVA-MED (siehe Seite 210) wird viel niedriger sein als bei normalen Kontrollpersonen desselben HPT. Nach Ausscheidung der inkriminierten Substanz und ihrer Elimination aus der Haut zeigt ein neuerlicher UVA-Phototest einen Anstieg der UVA-MED. Dieser Test kann differentialdiagnostisch wichtig sein, wenn der Patient mit mehreren, potentiell phototoxischen Medikamenten behandelt wird.

ÄTIOLOGIE

Amiodaron, Thiazide, Teer und Teerderivate, Doxycyclin, Furosemid, Nalidixinsäure, Demethylchlortetracyclin, Oxytetracyclin, Phenothiazine, Piroxicam, Psoralene (Furocumarine), Sulfonamide.

PATHOGENESE

Bildung von toxischen Photoprodukten, wie z. B. freie Radikale oder reaktive Sauerstoffspaltprodukte, wie z. B. naszierender Sauerstoff. Die Schädigung läuft in erster Linie an der nukleären DNA oder an den Zellmembranen ab (Plasma-, lysosomal, mitochondrial, mikrosomal). Das Aktionsspektrum ist UVA.

BEDEUTUNG

Die phototoxische Reaktion auf Medikamente kann die Anwendung hochwirksamer Therapeutika begrenzen oder ausschließen: Diuretika, Antihypertensiva, Psychopharmaka etc. Warum manche Menschen phototoxische Reaktionen auf ein bestimmtes Medikament zeigen und andere nicht, ist unbekannt.

VERLAUF UND PROGNOSE

Die phototoxischen Reaktionen klingen nach Absetzen des Medikaments ab.

Medikamentös induzierte Photosensibilität: Photoallergische Reaktion

Bei der photoallergischen Reaktion auf Medikamente absorbiert die chemische Substanz (Medikament) in der Haut Photonen und bildet ein Photoprodukt, das dann an ein lösliches oder membrangebundenes Protein bindet und damit ein Antigen bildet. Da die Photoallergie von der individuellen immunologischen Reaktionsbereitschaft abhängt, tritt sie nur bei einem kleinen Prozentsatz von Menschen auf, die sowohl dem Medikament als auch Licht ausgesetzt sind.

EPIDEMIOLOGIE

Häufigkeit Photoallergische Reaktionen treten viel seltener auf Medikamente auf als phototoxische Reaktionen.

Alter Wahrscheinlich häufiger bei Erwachsenen.

Rasse Alle Hautfarben, schwarz, weiß und braun.

ANAMNESE

Anamnese Die Anamnese kann recht schwierig sein, da die auslösende Sensibilisierung eine Überempfindlichkeitsreaktion vom verzögerten Typ hervorruft und die Eruption erst bei nachfolgender Exposition auftritt. Lokale Photosensibilisatoren sind die häufigste Ursache für photoallergische Eruptionen, z. B. halogenierte Salicylanilide (in Seifen, Deodorants und bakteriostatischen und fungistatischen Haushaltsprodukten), Benzocain oder Moschus-Ambrette, das in Rasierwässern verwendet wird.

Hautsymptome Juckreiz.

KLINISCHE UNTERSUCHUNG

Haut Die Morphologie der Hautreaktion ist völlig anders als die bei der medikamentös-phototoxischen Reaktion. Akute photoallergische Reaktionsmuster ähneln (1) der allergischen Kontaktdermatitis (Abb. 129), wie der Rhus-Dermatitis, oder sind (2) Lichen planus-artig. Die chronisch-medikamentöse Photoallergie geht mit Schuppung, Lichenifikation und ausgeprägtem Juckreiz einher und kann eine atopische Dermatitis oder ein chronisches Kontaktekzem imitieren.

Verteilung der Läsionen Ursprünglich auf lichtexponierte Körperstellen beschränkt (siehe Verteilungsmuster der Photosensibilität, Abb. XI und XII), können sie sich auf angrenzende, nicht exponierte Haut ausdehnen. Sie sind daher nicht so eng umschrieben wie bei phototoxischen Reaktionen.

LABORUNTERSUCHUNGEN

Dermatopathologie Akute und chronische Überempfindlichkeitsreaktion vom verzögerten Typ: epidermale Spongiose mit Lymphozyteninfiltration (siehe Seite 18).

DIAGNOSE

Wesentliche Kriterien sind die Anamnese des Medikamentenkontakts und die für die medikamentös-photoallergischen Reaktionen charakteristischen morphologischen Veränderungen der Haut vom Typ eines Kontaktekzems. Phototoxische Medikamentenausschläge imitieren hingegen einen exzessiven Sonnenbrand.

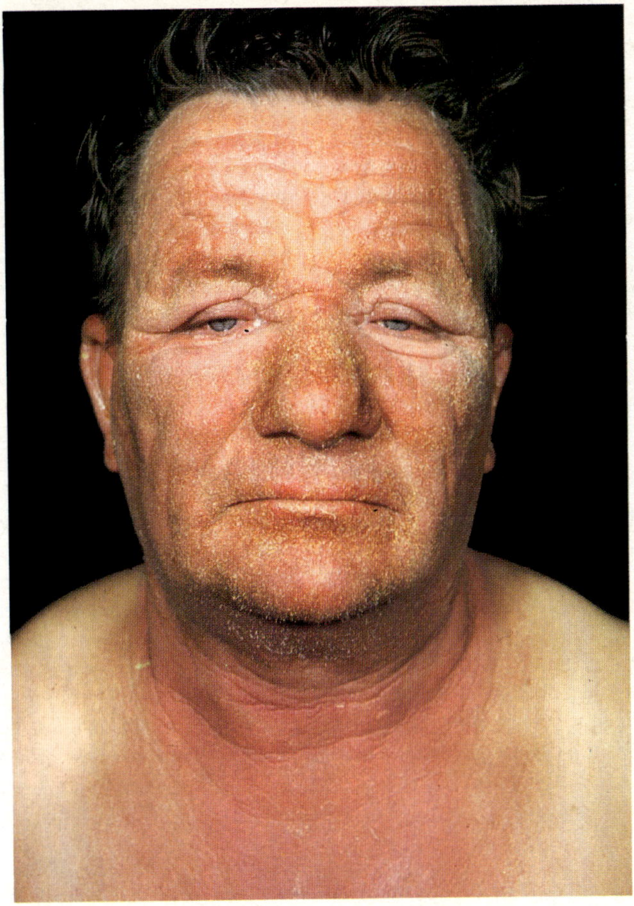

Abb. 129 Medikamentös induzierte photoallergische Reaktion. Beachte das chronisch ekzematöse Aussehen.

ÄTIOLOGIE

Halogenierte Salicylanilide, Phenothiazine, Sulfonamide, PABA-Ester, Benzocain, Neomycin, Benzophenone und 6-Methyl-Cumarin in Sonnenschutzmitteln; Moschus-Ambrette in Rasierwässern; Stilbene in Aufhellern.

PATHOGENESE

Bildung eines Photoprodukts, das sich an ein Protein bindet und so zu einem Antigen wird. Das wirksame Aktionsspektrum ist UVA.

BEDEUTUNG

Photoallergische Reaktionen auf Medikamente sind schwer zu diagnostizieren und müssen mit Epicutan- und Photopatchtest verifiziert werden. Photopatchtests müssen doppelt durchgeführt werden, da Photoallergene auch eine Kontaktsensibilisierung verursachen können. Wie bei den Epicutantests bei Kontaktsensibilisierung werden die Photoallergene auf die Haut aufgetragen und abgedeckt. Nach 24 Stunden wird die eine Hälfte der doppelten Testareale mit UVA bestrahlt, während die andere abgedeckt bleibt; die Reaktion in den Testarealen wird nach 48 und 96 Stunden abgelesen. Eine ekzematöse Reaktion in den bestrahlten Arealen, nicht aber in den nicht bestrahlten Arealen beweist eine Photoallergie auf eine bestimmte getestete Substanz.

VERLAUF UND PROGNOSE

Die photoallergische Kontaktdermatitis kann Monate bis Jahre bestehen bleiben (Abb. 130 und 131). Diese »persistent light reaction« wurde das erste Mal bei Soldaten im Zweiten Weltkrieg beobachtet, die mit Sulfonamiden lokal behandelt worden waren. »Persistent light reactions« sind auch seit langem bei Chlorpromazin-Photoallergie bekannt und als klassische generalisierte Formen durch Kontakt mit Salicylaniliden. Bei »persistent light reactors« erweitert sich das Aktionsspektrum gewöhnlich und schließt UVB ein.

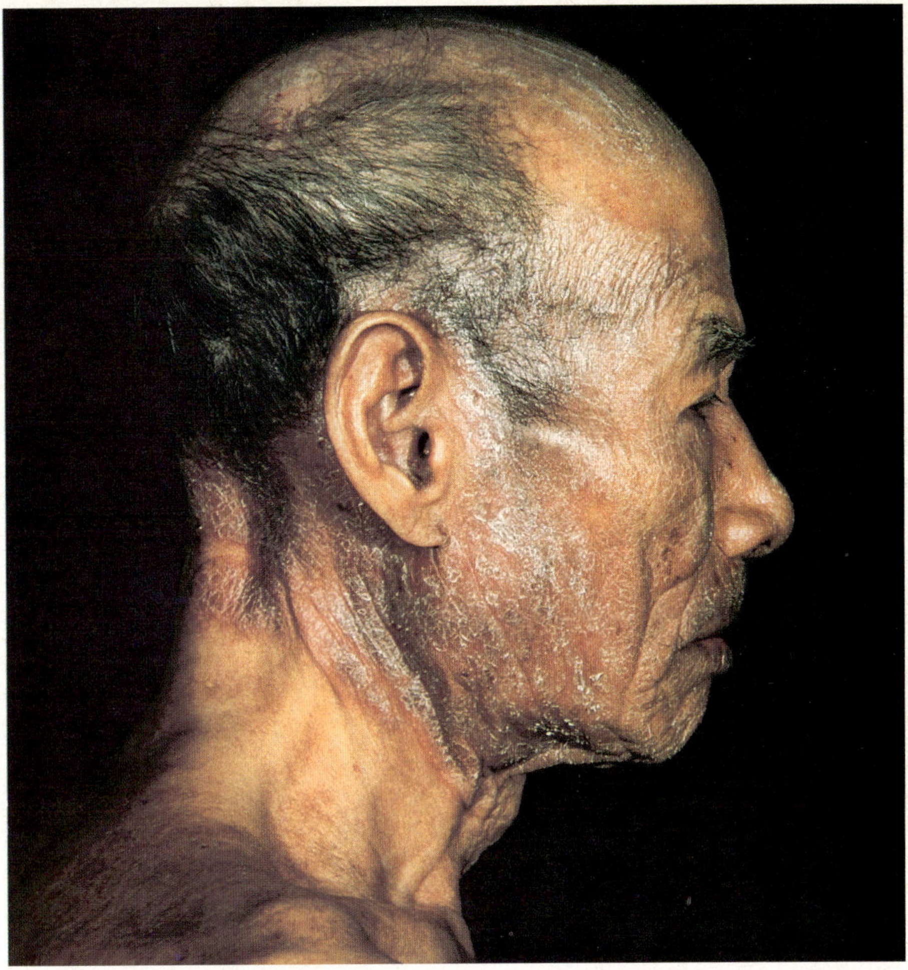

Abb. 130 Persistent light reaction. Die Haut ist verdickt, lichenifiziert und schuppend, die Falten am Hals und die bedeckten Körperpartien sind ausgespart.

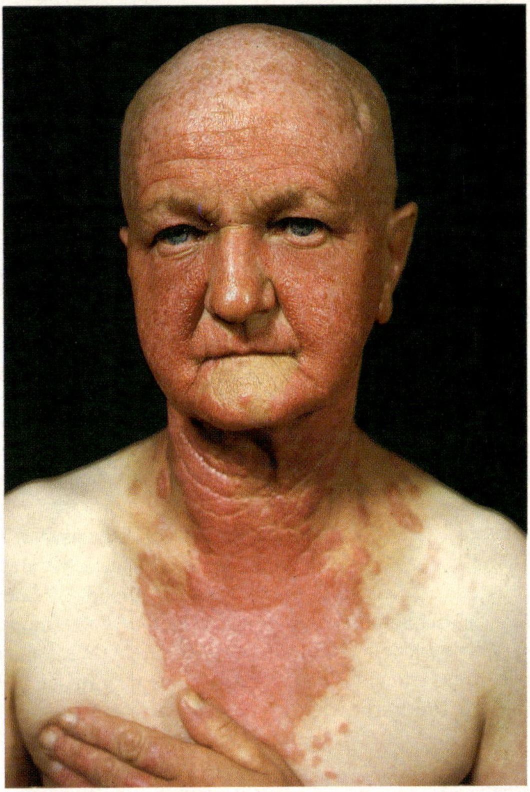

Abb. 131 Persistent light reaction. Erythematöse Eruption mit Verdickung der Haut im Gesicht, am Hals und dem V-förmigen Halsausschnitt, die aber die Bereiche, die von der Nase beschattet sind, ausspart.

Polymorphe Lichtdermatose

Als polymorphe Lichtdermatose (PMLD) wird eine heterogene Gruppe von idiopathischen, erworbenen, akut rezidivierenden Lichtdermatosen bezeichnet, die mit einer Latenz von bis zu 1 bis 2 Tagen nach UV-Bestrahlung auftreten. Die klinischen Manifestationen sind sehr variabel und umfassen erythematöse Maculae, Papeln, Plaques und Bläschen. Allerdings ist meist beim einzelnen Patienten die Eruption gleichbleibend monomorph. Die häufigsten morphologischen Formen sind papulöse und papulo-vesikulöse Eruptionen.

EPIDEMIOLOGIE

Häufigkeit Die häufigste Lichtdermatose.

Alter Durchschnittliches Alter bei der Erstmanifestation 23 Jahre.

Rasse Alle Rassen, einschließlich der braunen und schwarzen. Bei Indianern (Nord- und Südamerika) gibt es eine erbliche Form der PMLD, die als aktinische Prurigo bezeichnet wird.

Hautphototypen (HPT) Am häufigsten bei den HPT I, II, III und IV.

Geschlecht Wesentlich häufiger bei Frauen.

Geographie Die PMLD ist seltener in Gebieten, die das ganze Jahr über eine hohe Sonneneinstrahlung haben. Die PMLD tritt erstmals häufig bei Menschen aus nördlichen Breiten auf, die während des Winters kurze Urlaubsreisen in den Süden machen.

ANAMNESE

Auftreten und Dauer der Läsionen Die PMLD beginnt im Frühling oder Frühsommer und rezidiviert gegen Ende des Sommers nicht mehr, was auf eine gewisse Gewöhnung (»hardening«) hinweist. Die Eruption tritt plötzlich Minuten bis Tage nach der Sonnenbestrahlung auf, meist 18 bis 24 Stunden nach Insolation, und bleibt dann 7 bis 10 Tage bestehen, wodurch der Aufenthalt des Urlaubers an der Sonne erheblich beschränkt wird.

Besondere Eigenschaften Die Eruption tritt meist nach UVA-Bestrahlung auf, kann aber auch durch UVB oder eine Kombination der beiden hervorgerufen sein. Da UVA Fensterglas durchdringt, kann die PMLD auch bei Autofahrten auftreten. Bei Patienten, bei denen die Eruption an Orten mit hoher Sonneneinstrahlung, z. B. in der Karibik, auftritt, ist es möglich, daß sich die PMLD in nördlichen Breiten auch im Sommer nicht manifestiert. Vermutlich wird die »Schwelle« für den Ausbruch durch die höhere UV-Intensität überschritten. Hautareale, die üblicherweise freigetragen werden (Gesicht und Hals), sind oft ausgespart, obwohl Arme, Stamm und Beine massiv befallen sind.

Hautsymptome Juckreiz (kann dem Exanthem vorausgehen) und Parästhesien (Kribbeln).

Allgemeinuntersuchung Negativ.

Familienanamnese Die PMLD bei Indianern ist erblich.

KLINISCHE UNTERSUCHUNG

Typ der Läsionen Am häufigsten papulös und papulo-vesikulös, wesentlich seltener Plaques. Die Läsionen sind rosa bis rot.

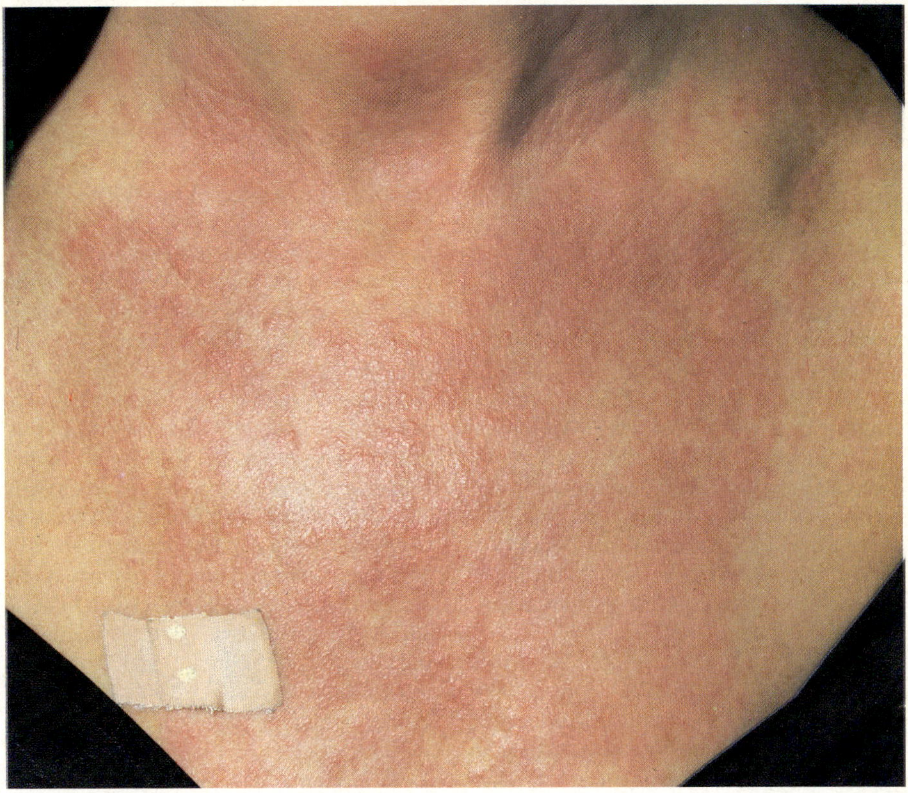

Abb. 132 **Polymorphe Lichtdermatose.** Gruppen von Papulovesikeln im »V«-Bereich an Hals und Decolleté.

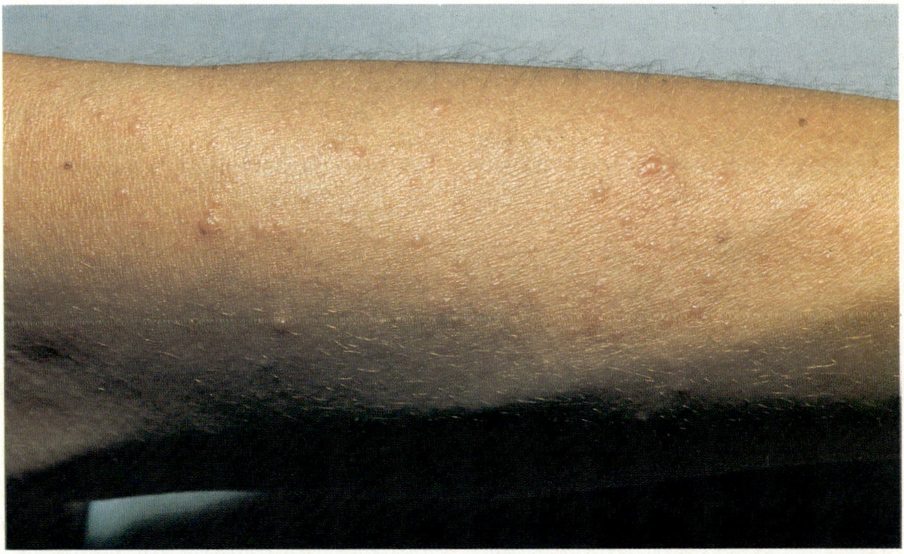

Abb. 133 **Polymorphe Lichtdermatose.** Papulovesikulöse Eruption am Unterarm.

Verteilung Die Eruption spart oft das Gesicht aus und ist am häufigsten an den Unterarmen und im »V«-Bereich des Halses lokalisiert. Am Stamm kommen Läsionen an Stellen vor, die vorher nicht exponiert waren.

LABOR- UND SPEZIALUNTERSUCHUNGEN

Dermatopathologie (Charakteristisch, aber nicht diagnostisch)
LICHTMIKROSKOPIE In papulösen und ekzematösen Läsionen findet man ein Ödem der Epidermis, Spongiose, Bläschenbildung und geringfügige Liquefaktionsdegeneration im Stratum basale ohne Atrophie und ohne Verdickung der Basalmembran; in der Dermis ein dichtes, lymphozytäres Infiltrat, gelegentlich Neutrophile; Ödem im Papillarkörper, Endothelzellschwellung.
DIREKTE IMMUNFLUORESZENZ Negativ.
SPEZIALUNTERSUCHUNGEN Immunpathologische Untersuchungen mit monoklonalen Antikörpern zeigen, daß die mononukleären Zellen vorwiegend T-Zellen sind.
Blutuntersuchungen
SEROLOGIE ANA negativ.
HÄMATOLOGIE Keine Leukopenie.
Beleuchtung (Untersuchung nach erfolgter Dunkeladaptation)
Abgedunkelter Raum – die Eruption ist besser zu sehen, da der Kontrast verstärkt wird.
Vollkommen verdunkelter Raum – schräge Beleuchtung: Eine Taschenlampe wird seitlich an die Läsion gehalten, wodurch geringfügige Oberflächenveränderungen und Veränderungen des Hautniveaus besser zur Darstellung kommen.
Wood-Licht Wegen des Erythems wird die Eruption deutlicher sichtbar.

DIAGNOSE UND DIFFERENTIALDIAGNOSE

Diagnose Die Diagnose ist nicht schwer: Verzögertes Auftreten, charakteristische Morphologie, histopathologische Veränderungen, die den Lupus erythematodes ausschließen und die Anamnese, daß die Läsionen innerhalb von Tagen verschwinden. *Lichttestung mit UVB und UVA*: Die Teststellen werden täglich über eine Woche bis 10 Tage exponiert, beginnend mit 2 MED sowohl von UVB als auch UVA mit steigender UV-Dosis. Eine PMLD-ähnliche Eruption in den Testarealen bestätigt die Diagnose, tritt aber nur bei 50 % der Patienten auf. Durch diese Testanordnung läßt sich klären, ob das Aktionsspektrum UVB, UVA oder UVA + UVB ist.

Differentialdiagnose Als wichtigste Krankheit muß der Lupus erythematosus (SLE) ausgeschlossen werden. Bei PMLD mit Plaque-Bildung muß eine serologische Untersuchung auf ANA und antizytoplasmatische Antikörper (anti-Ro und anti-La) durchgeführt werden; ebenso eine Biopsie und Immunfluoreszenzuntersuchung. Phototoxische und photoallergische Eruptionen durch systemische oder lokale Medikamente und Kosmetika werden klinisch und durch die Anamnese ausgeschlossen.

PATHOGENESE

Aufgrund der Morphologie der Läsionen und dem histologischen Reaktionsmuster, das eine Infiltration mit T-Zellen zeigt, erscheint pathogenetisch eine Überempfindlichkeitsreaktion vom verzögerten Typ auf ein Antigen, ausgelöst durch UV-Bestrahlung möglich. Immunologische Untersuchungen waren bisher enttäuschend.

BEDEUTUNG

Die PMLD ist ein unangenehmes Problem, das die Sonnenexposition in der Freizeit oder aus beruflichen Gründen erheblich beschränkt.

VERLAUF UND PROGNOSE

Der Verlauf ist chronisch und rezidivierend und kann mit jedem Sommer schwerer werden. Obwohl manche Patienten gegen das Ende des Sommers eine »Toleranz« entwickeln, rezidiviert die Eruption üblicherweise im folgenden Frühling und/oder bei Reisen in sonnige Gegenden im Winter. Allerdings ist auch eine spontane Besserung oder dauernde Remission nach Jahren möglich.

THERAPIE

Lokal Sonnenschutzmittel, sogar die hochwirksamen UVA-UVB-Sonnenschutzmittel sind kaum wirksam, sollten aber zunächst einmal bei jedem Patienten ausprobiert und auch parallel zu systemischer Behandlung oder Photochemotherapie angewendet werden.

Systemisch Beta-Karotin ist nicht sehr effektiv, kann aber versucht werden; Antimalariamittel (Hydroxychloroquin und Chloroquin) sind bei manchen Patienten wirksam und sollten bei ausgewählten Patienten versucht werden, die mit lokalen Sunblocks oder oralem Beta-Karotin nicht das Auslangen finden.

PUVA-Photochemotherapie Diese Behandlung induziert, wenn sie im Frühling durchgeführt wird, »Toleranz« für den kommenden Sommer. Die PUVA-Behandlung wird 3x wöchentlich über 4 Wochen durchgeführt. Es ist nicht bekannt, ob die Wirkung auf einer gesteigerten »Filter«-Kapazität der Epidermis beruht (Verdickung des Stratum corneum und erhöhter Melaningehalt in der Epidermis) oder auf einem Effekt von PUVA auf die T-Zellen. PUVA ist die derzeit verläßlichste prophylaktische Behandlung der PMLD.

Lichturticaria

Die Lichturticaria ist eine urtikarielle Reaktion, die innerhalb von Minuten nach Bestrahlung mit Sonnenlicht oder mit künstlichem UV-Licht auftritt und innerhalb weniger Stunden abklingt.

EPIDEMIOLOGIE

Vorkommen Selten.

Geschlecht Häufiger bei Frauen.

Alter Alle Altersgruppen von Kindheit bis über 80 Jahre. In einer Serie von 15 Patienten war das durchschnittliche Alter 25 Jahre.

ANAMNESE

Anamnese Bei Sonnenbestrahlung treten innerhalb von Minuten Juckreiz und Brennen auf, gefolgt von Erythem und Quaddeln, die auf die bestrahlte Haut beschränkt bleiben. Die Quaddeln verschwinden innerhalb von Stunden wieder.

Allgemeinbefunde Manchmal Schwindel, Nausea und Kopfschmerzen, in seltenen Fällen Bronchospasmus. Plötzliche Bestrahlung von großen Teilen der Körperoberfläche kann zu generalisierter Urticaria und zu einer anaphylaxieartigen Reaktion führen.

KLINISCHE UNTERSUCHUNG

Hautbefunde

TYPISCHE EFFLORESZENZEN
Quaddeln (Abb. 134), meist mit einem peripheren reflektorischen Erythem.
VERTEILUNG DER LÄSIONEN Die Quaddeln treten bevorzugt an den üblicherweise bedeckten Körperpartien (Arme, Beine, Stamm) auf und seltener an den sonnenexponierten Körperstellen (Gesicht und Handrücken).

LABORUNTERSUCHUNGEN

Dermatopathologie Nicht diagnostisch.

Stuhluntersuchung Bei allen Patienten sollte zum Ausschluß der erythropoetischen Protoporphyrie der Protoporphyrinspiegel untersucht werden. Quaddeln sind bei der EPP allerdings extrem selten.

SPEZIALUNTERSUCHUNGEN

Lichttestung zur Bestimmung der auslösenden Wellenlängen und als Hilfsmittel bei der Behandlung (siehe Abb. 135). Das auslösende Aktionsspektrum der Lichturticaria kann UVB, UVA und sichtbares Licht oder jede beliebige Kombination davon sein und liegt meist zwischen 320 und 400 nm (sogenannter Typ II) oder 400 bis 500 nm (sogenannter Typ III).

DIAGNOSE

Die Anamnese ist typisch, Verwechslungen sind möglich mit einer seltenen Form der polymorphen Lichtdermatose (PMLD), bei der die Läsionen innerhalb weniger Minuten auftreten. Bei der PMLD verschwinden die Läsionen aber nicht innerhalb von Stunden, sondern bleiben tagelang bestehen.

PATHOGENESE

Bei einigen Patienten mit Lichturticaria ist der passive Transfer mit einem Serumfaktor ge-

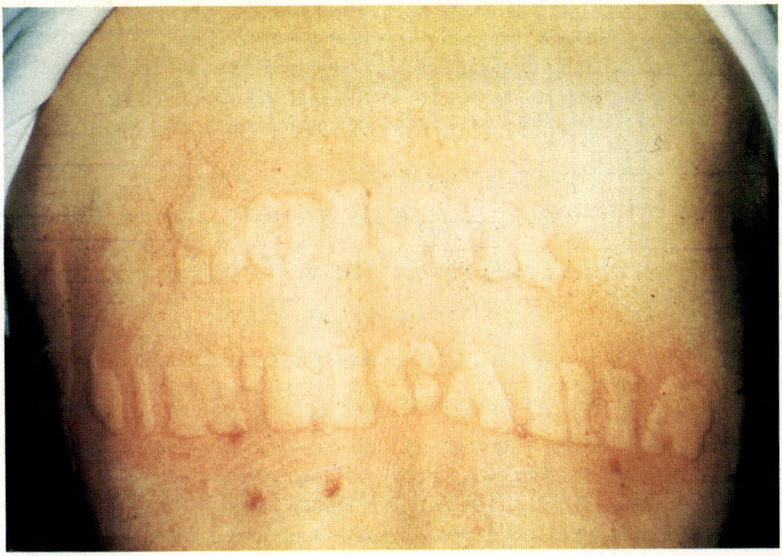

Abb. 134 Lichturticaria. Die urtikariellen Läsionen bei diesem Patienten wurden dadurch provoziert, daß der Patient 10 Minuten lang hinter Fensterglas an der Sonne saß.

lungen, der verschiedene Eigenschaften eines Immunglobulins der IgE-Klasse hat. In einigen Fällen ist nach UV-Bestrahlung ein Anstieg des Histaminspiegels beobachtet worden.

VERLAUF UND PROGNOSE

Spontanremissionen kommen nach einer Krankheitsdauer von 5 bis 8 Jahren vor.

THERAPIE

Lokal Sunblocks können bei Patienten mit der seltenen Form der Licht-Urticaria, die durch UVB ausgelöst wird (290 bis 320 nm), sinnvoll sein. Manchmal hilft orales Beta-Karotin.

Systemisch Antihistaminika. Manche Patienten können durch Plasmapherese gegen Sonnenbestrahlung vorübergehend unempfindlich gemacht werden, wahrscheinlich durch Entfernung eines oder mehrerer für die Eruption verantwortlicher Serumfaktoren.

Phototherapie Eine »Desensibilisierung« wird mit den spezifischen auslösenden Wellenlängen möglichst unter ärztlicher Aufsicht durchgeführt, der Patient kann aber durch Behandlung mit einfachen Lichtquellen zu Hause symptomfrei erhalten werden. Auch für die Behandlung der Typ-II-Urticaria (320 bis 400 nm) gibt es UVA-Heimgeräte. Auch PUVA-Photochemotherapie schützt Patienten mit Lichturticaria, ebenso wie Patienten mit PMLD. Eine prophylaktische PUVA-Behandlung muß aber ausnahmslos unter ärztlicher Aufsicht erfolgen.

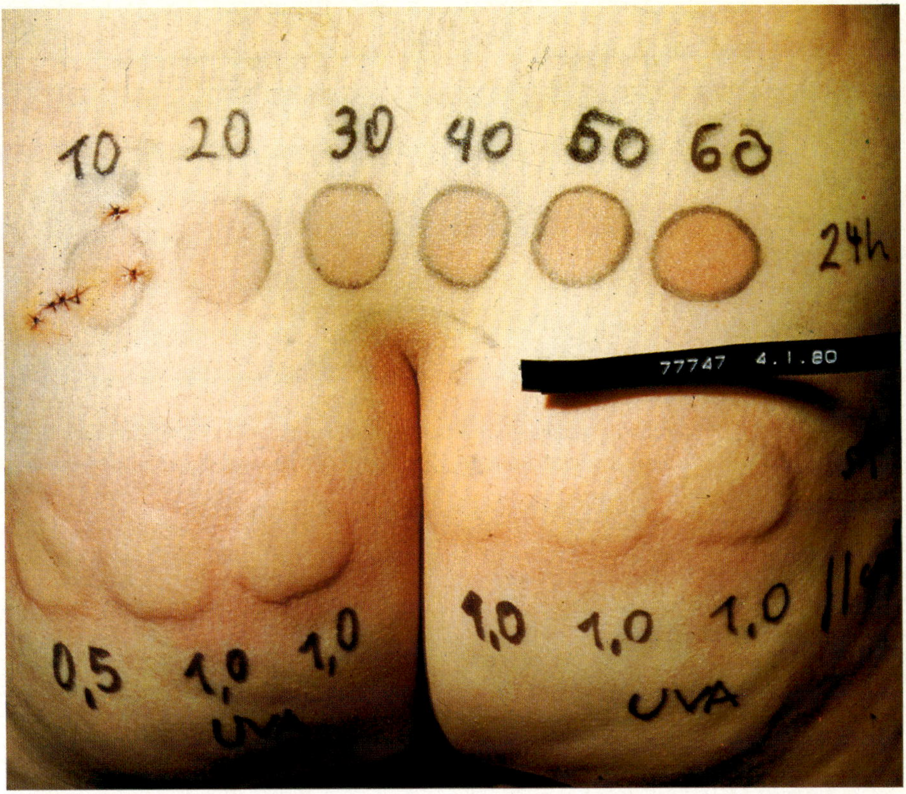

Abb. 135 **Lichturticaria.** Die Testareale demonstrieren die dosisabhängige Reaktion der Haut bei einem Patienten mit Lichturticaria. Beachte die urtikarielle Reaktion auf extrem niedrige UVA-Dosen (Quaddelbildung auf 0,5 J/cm^2; normalerweise läge die MED auf UVA bei diesem HPT bei etwa 40 bis 60 J/cm^2).

Sektion 13

Nichtinfektiöse entzündliche Hautkrankheiten

Lichen planus

Diese akute oder chronische Entzündung von Haut und Schleimhäuten ist charakterisiert durch flache (lat. *planus* »flach«), livide, glänzende, juckende Knötchen auf der Haut und milchigweiße Papeln im Mund.

EPIDEMIOLOGIE UND ÄTIOLOGIE

Alter 30 bis 60 Jahre.

Geschlecht Häufiger bei Frauen als Männern.

Andere Faktoren Die Ätiologie ist unbekannt, schwere psychische Belastungen können einen Schub auslösen. Medikamente können Lichen planus-ähnliche Eruptionen hervorrufen.

ANAMNESE

Dauer der Läsionen Akut (Tage) oder allmähliches Auftreten im Laufe von Wochen.

Symptome
HAUT Juckreiz, der heftig sein oder komplett fehlen kann.
SCHLEIMHAUT Schmerzhaft, besonders bei ulzeröser Form.

KLINISCHE UNTERSUCHUNG

Hautläsionen
TYPISCHE EFFLORESZENZEN
Papeln, 1 bis 10 mm, glänzend, polygonal, scharf begrenzt.
FARBE Livid mit weißen Linien (Wickhamsche Streifen, Abb. 136), die man am besten nach Auftragen eines Tropfens Mineralöl mit der Lupe erkennen kann.
FORM Polygonal oder oval.
ANORDNUNG Gruppiert, linear (isomorpher Reizeffekt), anulär oder disseminierte, verstreute Einzelläsionen.
VERTEILUNG Beugeseiten der Handgelenke (Abb. 136), Lumbalregion, Augenlider, Schienbeine (dicke, hyperkeratotische Läsionen) und Capillitium. Männliches Genitale. Der Lichen planus actinicus tritt an sonnenexponierten Hautstellen auf.

Schleimhäute Bei 40 bis 60 % der Patienten (Abb. 137).
PRÄDILEKTIONSSTELLEN Zunge, Lippen, Wangenschleimhaut.
LÄSIONEN Milchig-weiße Papeln mit weißem Netzwerk an der Wangenschleimhaut. In extrem seltenen Fällen kann nach jahrzehntelangem Verlauf in Mundschleimhautläsionen ein Karzinom auftreten (Kausalzusammenhang?).

Haare und Nägel
CAPILLITIUM Atrophie der Kopfhaut mit Alopezie.
NÄGEL Bei 10 % der Patienten betroffen. Destruktion des Nagelfalzes und des Nagelbetts, besonders an der großen Zehe.

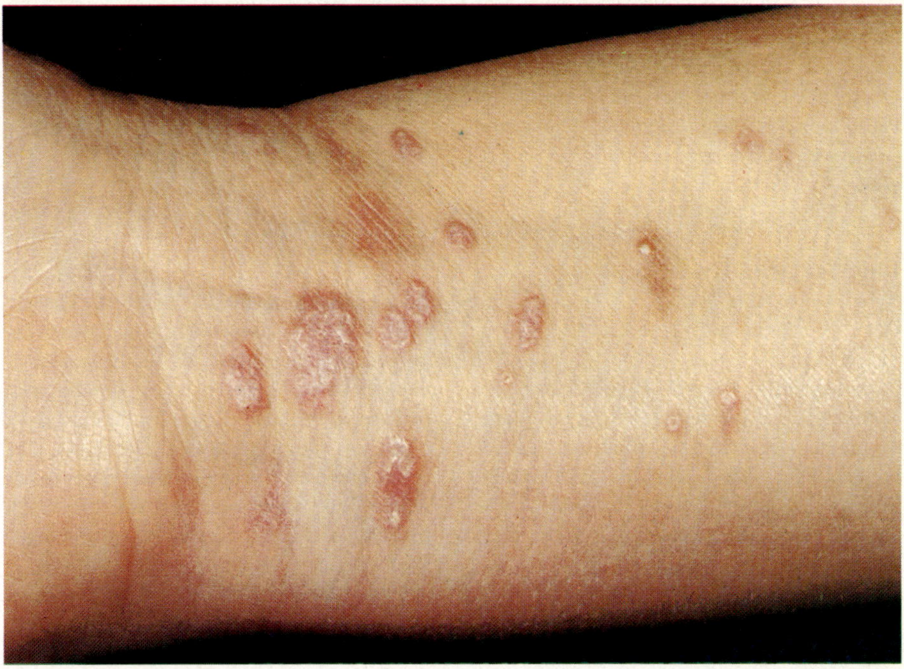

Abb. 136 Lichen planus. Flache Papeln an der Beugeseite des Handgelenks, die zum Teil einzeln stehen, teils konfluiert sind. Die Farbe ist livid mit netzartigen Linien (Wickhamsche Streifen).

DIFFERENTIALDIAGNOSE

Lichenoide Exantheme durch Kontakt mit Chemikalien, die bei der Entwicklung von Farbfilmen verwendet werden; *Chloroquin, Goldsalze, lichenoide (chronische) Graft-versus-Host-Reaktion.*

DERMATOPATHOLOGIE

Ort Epidermis und Dermis.

Pathologischer Prozeß Entzündung mit Hyperkeratose, verbreitertes Stratum granulosum, unregelmäßige Akanthose, Liquefaktionsdegeneration der Basalzellschicht, bandartiges, lymphozytäres Infiltrat in der Dermis, das die Epidermis nach oben drängt.

VERLAUF

Spontane Rückbildung innerhalb von Wochen ist möglich, die Veränderungen können aber auch jahrelang bestehen, besonders über den Schienbeinen und im Mund.

THERAPIE

Lokale Kortikosteroide unter Okklusion. Prednison per os wird selten und wenn nur kurzdauernd angewandt. PUVA-Photochemotherapie kann in generalisierten oder therapieresistenten Fällen als Ersatz für Prednison per os angewendet werden. Orale Retinoide sind beim erosiven Lichen planus der Mundschleimhaut wirksam. Bei sehr therapieresistenten oralen Läsionen Mundspülungen mit Cyclosporin A.

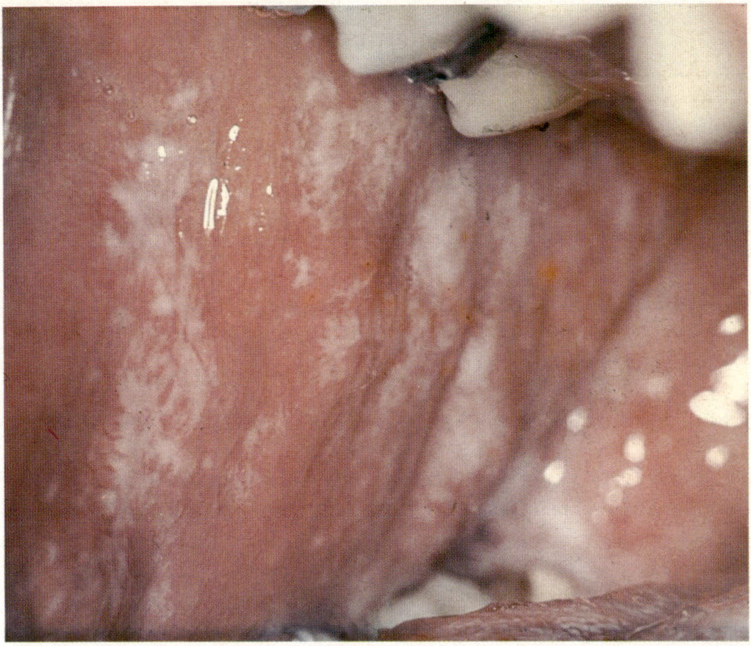

Abb. 137 **Lichen planus.** An der Mundschleimhaut unregelmäßig begrenzte, weißliche Areale, die weder eleviert noch induriert sind. Die Oberfläche ist glatt, und man sieht ein spitzenartiges Muster, das für den oralen Lichen planus charakteristisch ist.

Granuloma anulare

Das Granuloma anulare ist eine selbstlimitierte chronische Entzündung der Dermis, die durch Papeln in anulärer Anordnung charakterisiert ist.

EPIDEMIOLOGIE UND ÄTIOLOGIE

Alter Kinder und junge Erwachsene.

Geschlecht Häufiger bei Frauen (2:1).

Andere Faktoren Die Ätiologie ist unbekannt. Die Läsionen sind manchmal von der Necrobiosis lipoidica klinisch nicht zu unterscheiden. Das generalisierte Granuloma anulare kann in seltenen Fällen mit Diabetes mellitus assoziiert sein.

ANAMNESE

Dauer der Läsionen Wochen, Monate.

Hautsymptome Meist asymptomatisch, selten juckend.

KLINISCHE UNTERSUCHUNG

Hautläsionen

TYPISCHE EFFLORESZENZEN
Derbe, dermale Papeln, 1 bis 5 cm, selten epidermale Veränderungen (sogenanntes perforierendes Granuloma anulare) (siehe Abb. 138). Subkutane Knötchen.
FARBE Hautfarben, erythematös oder livid.
FORM Halbkugelig.
ANORDNUNG Geschlossener Kreis (anulär) oder halbkreisförmig (arciform, circinär).
VERTEILUNG Isolierte Läsionen (Abb. 138), multiple Läsionen in umschriebenen Bereichen oder generalisiert (bei älteren Patienten).
PRÄDILEKTIONSSTELLEN
Dermale Papeln Handrücken, Finger, Füße, Streckseiten der Arme und Beine, Stamm.
Subkutane Knötchen und Knoten Handflächen, Füße, Gesäß, Capillitium.

DIFFERENTIALDIAGNOSE

Papulöse Läsionen: Necrobiosis lipoidica, papulöses Sarkoid, Lichen planus, »lymphocytic infiltration« (Jessner-Kanof); subkutane Knötchen: rheumatische Knötchen.

DERMATOPATHOLOGIE

Ort Dermis oder Subcutis.

Pathologischer Prozeß Herdförmige, chronisch entzündliche, histiozytäre Infiltrate in der oberflächlichen und mittleren Dermis mit unvollständiger und reversibler Nekrobiose des Bindegewebes, umgeben von palisadenartig angeordneten Histiozyten und vielkernigen Riesenzellen.

VERLAUF

Bei 75 % der Patienten remittiert die Dermatose innerhalb von 2 Jahren, Rezidive sind aber häufig (40 %).

THERAPIE

Intraläsionales Triamcinolonacetonid 3 mg/ml oder lokale Kortikosteroide mit Okklusion. Kortikosteroidhaltige Pflaster. Oberflächliche Läsionen reagieren auf Behandlung mit flüssigem Stickstoff, es kann aber zu Atrophie kommen. Gelegentlich Spontanheilung nach Biopsie. Behandlung des generalisierten Granuloma anulare mit PUVA oder Sulfonen.

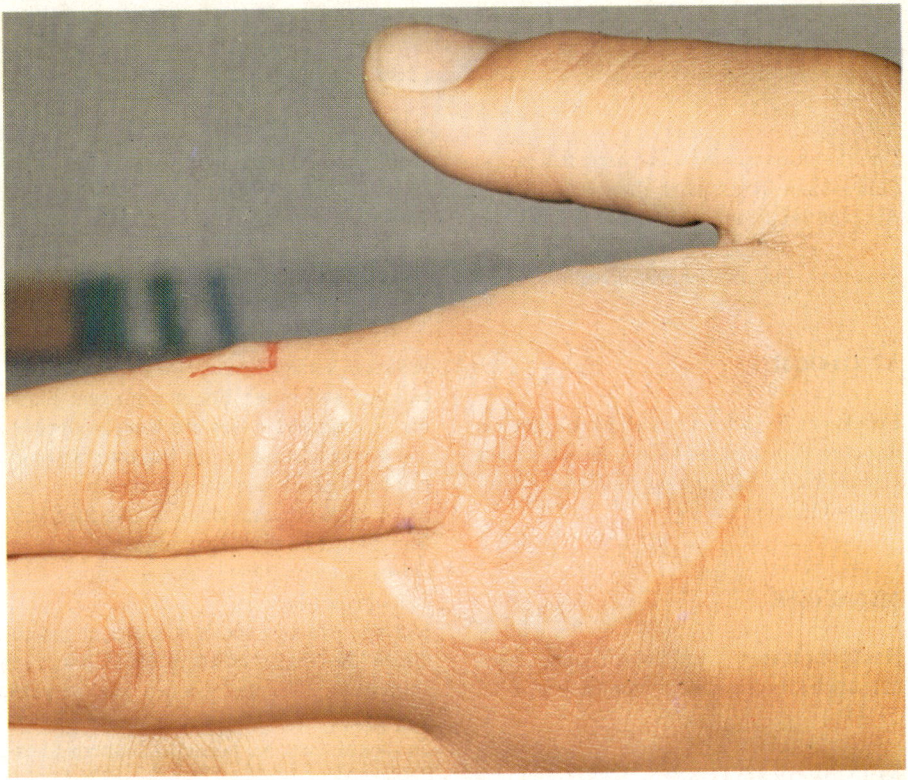

Abb. 138 Granuloma anulare. Konfluierende, perlweiße, derbe Papeln, die zwei Ringe von 1 und 5 cm Durchmesser bilden. Keine Schuppung.

Morphaea

Die Morphaea ist eine lokalisierte kutane Sklerose, die durch Plaques charakterisiert ist, die im Frühstadium livid, später elfenbeinweiß sind und einzeln, linear, generalisiert und selten von Atrophie des darunterliegenden Gewebes begleitet sein können.

Synonyme: Lokalisierte Sklerodermie, Sclerodermia circumscripta.

ÄTIOLOGIE

Unbekannt. Es mehren sich Hinweise, daß bei manchen Patienten mit klassischer Morphaea eigentlich eine Sklerose durch *Borrelia burgdorferi*-Infektion vorliegt.

ANAMNESE

Hautsymptome Gewöhnlich keine. Anamnestisch kein Raynaud-Syndrom.

KLINISCHE UNTERSUCHUNG

Haut-, Haar- und Nagelläsionen

KLASSIFIKATION NACH DEM VERTEILUNGSMUSTER

Zirkumskripte oder lokalisiert herdförmige Morphaea Plaques oder bandförmige Läsionen.

Lineare Morphaea Extremitäten.

Frontoparietale Morphaea (en coup de sabre) Lineare Morphaea am Kopf mit oder ohne Hemiatrophie des Gesichtes.

Generalisierte Plaques

Pansklerotische Form Meist generalisierter Befall von Dermis, Fettgewebe, Faszien, Muskeln, Knochen (Stamm, Extremitäten mit Aussparung der Fingerspitzen und Zehen, Gesicht, Capillitium). Schweres Krankheitsbild.

TYPISCHE EFFLORESZENZEN

Plaques Zu Beginn verhärtete, unscharf begrenzte Areale, 2 bis 15 cm im Durchmesser (Abb. 139). Mit der Zeit wird die Hautoberfläche glatt und glänzend, die Haarfollikel und Schweißdrüsenöffnungen verschwinden. Im weiteren Verlauf können *Purpura, Teleangiektasien* und selten Blasen auftreten. Befall der tieferliegenden Gewebe kann zu Muskel- und Knochenatrophie mit Wachstumsstörungen bei Kindern und Beugekontrakturen führen. Pseudo-Ainhum-ähnliche Läsionen können zirkulär an einer Extremität mit distalem Ödem auftreten. Befall des Capillitiums führt zu narbiger Alopezie.

FARBE Anfangs braunrot, später elfenbeinfarben mit fliederfarbenem Rand. Plötzlich auftretende Läsionen können auch erythematös sein. Nach Monaten bis Jahren können die betroffenen Körperstellen hyperpigmentiert sein.

FORM Rund oder oval.

PALPATION Induriert, hart; eventuell Hypästhesie. Selten werden Läsionen atroph und hyperpigmentiert, ohne durch ein sklerotisches Stadium zu gehen (*Atrophoderma Pasini-Pierini*).

ANORDNUNG Meist multipel, bilateral, asymmetrisch. An den Extremitäten und am Capillitium auch linear.

HAARE UND NÄGEL Narbige Alopezie bei Morphaea vom Plaque-, generalisierten oder frontoparietalen Typ am Capillitium. Nageldystrophie bei linearen Läsionen an den Extremitäten und bei der pansklerotischen Morphaea.

VERTEILUNG *Zirkumskript* Stamm, Extremitäten, Gesicht, Genitale. Seltener Axillen, Perineum, Areolae.

Linear Meist an einer Extremität.

Frontoparietal Capillitium und Gesicht.

Generalisiert Ursprünglich am Stamm (obere Stammpartie, Brüste, Abdomen) (Abb. 140), Oberschenkel.

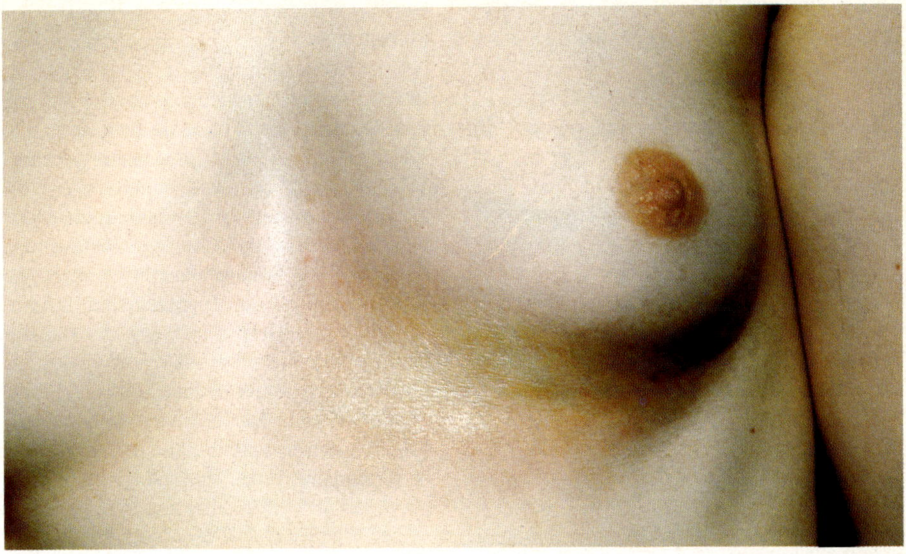

Abb. 139 **Morphaea.** Indurierte, unscharf begrenzte Plaque unter der linken Brust. Die Läsion ist vielfärbig mit einem zentralen, gelblichen, wachsartigen Areal, das von einem fliederfarbenen Rand umgeben ist.

SCHLEIMHÄUTE Mit der linearen Morphaea am Kopf kann eine Hemiatrophie der Zunge einhergehen.

Allgemeinuntersuchung Lokalisation in der Umgebung der Gelenke kann zu Beugekontrakturen, besonders der Hände und Füße, Beteiligung der Weichteile zu Atrophie und Fibrose der Muskeln führen. Ausgedehnter Befall kann die Atmung behindern. Bei der linearen Morphaea am Kopf kann gleichzeitig eine Atrophie im Bereich des Auges und des Knochens bestehen.

DIAGNOSE UND DIFFERENTIALDIAGNOSE

Diagnose Klinisch, manchmal bestätigt durch Hautbiopsie.

Differentialdiagnose Sklerotische Plaques bei *Borrelia burgdorferi*-Infektion, progressive systemische Sklerodermie, Lichen sclerosus et atrophicus, eosinophile Fasciitis, Eosinophilie-Myalgie-Syndrom durch L-Tryptophan-Zufuhr, Acrodermatitis chronica atrophicans, Skleroedem.

LABOR- UND SPEZIALUNTERSUCHUNGEN

Serologie Serologische Untersuchung zum Ausschluß einer *Borrelia burgdorferi*-Infektion.

Dermatopathologie
EPIDERMIS Normal bis atrophisch mit Verlust der Reteleisten.
DERMIS Anfangs ödematös mit Schwellung und Degeneration von Kollagenfasern, die später homogen und eosinophil werden. Schütteres Infiltrat aus Lymphozyten, Plasmazellen und Makrophagen perivaskulär oder diffus. Später ist die Dermis verdickt, wenige Fibroblasten, homogenisierte, vergrößerte Kollagenfaserbündel. Entzündliches Infiltrat an der Grenze Dermis/Subkutis, die Hautanhangsgebilde in der Dermis verschwinden allmählich. In pansklerotischen Läsionen Fibrose und Schwund des Subkutangewebes, fibröse Verbreiterung und Sklerose der Faszie. Silberfärbungen dienen zum Ausschluß einer *Borrelia burgdorferi*-Infektion.

VERLAUF

Kann langsam progredient sein, Spontanremissionen sind möglich.

THERAPIE

Es gibt keine wirksame Behandlung für die Morphaea, wenn nötig symptomatische Behandlung. Bei manchen Patienten im frühen Verlaufsstadium kommt es durch Behandlung mit hochdosiertem Penicillin oder Ceftriaxon parenteral in mehreren Behandlungszyklen, eventuell unterstützt durch systemisch verabreichte Kortikosteroide, im Verlauf von Monaten zu einer Rückbildung der Sklerose.

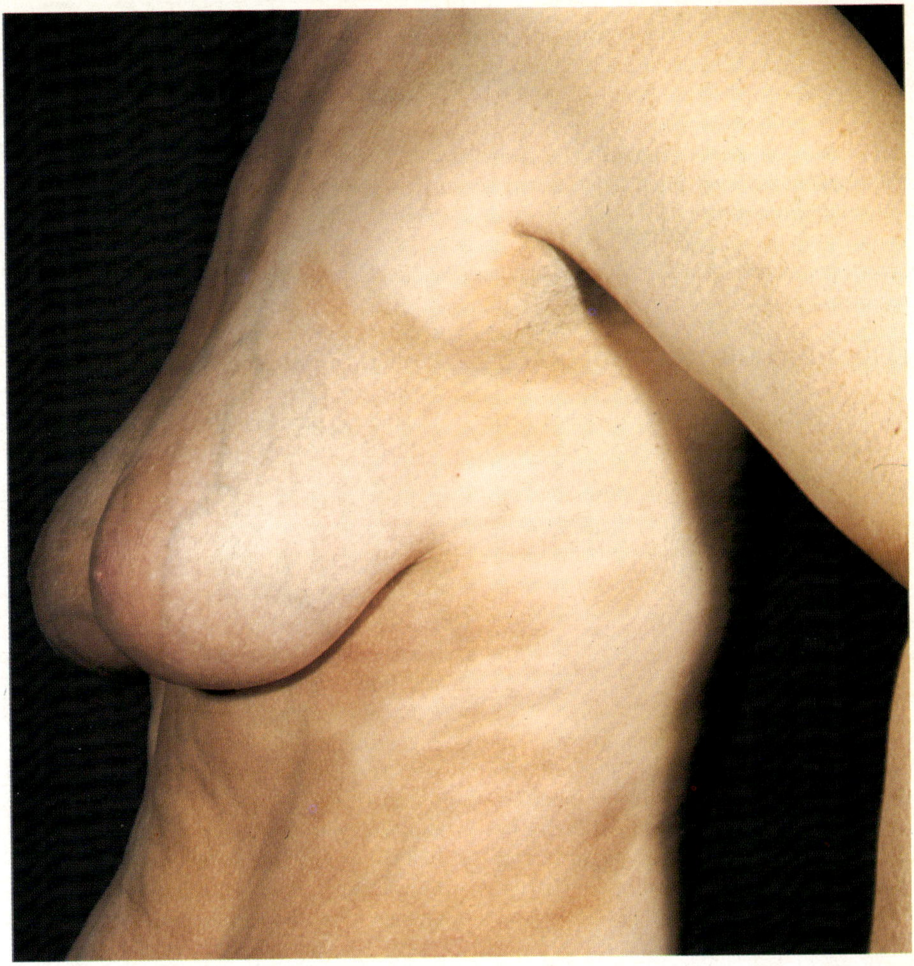

Abb. 140 Morphaea. Multiple zirkumskripte, hellbraune Läsionen an der Brust, die man besser als indurierte Plaques tasten als sehen kann.

Lichen sclerosus et atrophicus

Der Lichen sclerosus et atrophicus (LSA) ist eine chronische, atrophisierende, mukokutane Dermatose, charakterisiert durch weiße, scharf begrenzte derbe Papeln und Plaques und manchmal follikuläre Hornpfröpfe.

Synonyme: Lichen sclerosus, Morphaea guttata, Weißfleckenkrankheit.

EPIDEMIOLOGIE UND ÄTIOLOGIE

Alter Kommt bei Kindern zwischen 1 und 13 Jahren vor. Durchschnittsalter 50 Jahre bei Frauen, 43 bei Männern.

Geschlecht Wesentlich häufiger bei Frauen als bei Männern (10:1).

Ätiologie Unbekannt.

ANAMNESE

Dauer der Läsionen Kann vor der Entdeckung jahrelang bestehen. Wird oft vom Gynäkologen oder Internisten bei einer Untersuchung im Beckenbereich entdeckt; bei Knaben kann sie bei der histologischen Untersuchung des Präputiums nach der Zirkumzision entdeckt werden.

Symptome

EXTRAGENITAL Meistens asymptomatisch.
GENITAL Oft asymptomatisch, selbst bei erheblichen klinischen Veränderungen. Bei Frauen können Läsionen an der Vulva beim Gehen Beschwerden machen; Pruritus; Erosionen sind schmerzhaft; Dysurie, Dyspareunie; bei Männern erworbene Phimose, rezidivierende Balanitis.

KLINISCHE UNTERSUCHUNG

Hautläsionen

TYPISCHE EFFLORESZENZEN
Maculae und Papeln: Weißliche, scharf begrenzte, einzelstehende Läsionen können konfluieren und *Plaques* bilden. Die Oberfläche der Läsionen kann erhaben oder im Hautniveau sein. Erweiterte Haarfollikel oder Schweißdrüsenausführungsgänge sind mit Keratinpfröpfen gefüllt. Bei starker Pfropfbildung kann die Oberfläche warzig erscheinen, sonst aber meist glatt-glänzend. *Blasen* und *Erosionen* können mit Milien abheilen. Häufig *Purpura*; *Teleangiektasien.* An der Vulva können hyperkeratotische Plaques mazeriert werden. Durch Atrophie und Schrumpfung der Vulva, besonders der Clitoris und der Labia minora kann der Introitus vaginae verengt sein. Bei nicht zirkumzidierten Männern wird das Präputium sklerotisch und kann nicht retrahiert werden, was man früher *Balanitis xerotica obliterans* genannt hat. In seltenen Fällen kann es in einem genitalen LSA zur Entwicklung eines *Plattenepithelkarzinoms* kommen, vor allem bei Frauen.

FARBE Elfenbeinweiß oder porzellanweiß (Abb. 141), perlmuttartig durchscheinend.

ANORDNUNG Schlüssellochfiguren oder Achterfiguren im Anogenitalbereich bei Frauen.

VERTEILUNG *Extragenital* Stamm, besonders obere Rückenpartie, Nacken, periumbilikal, Hals, Axillen; Beugeseiten der Handgelenke; selten Handflächen und Fußsohlen. *Genital* Frauen: Vulva und Perianalregion, Perineum, Inguinalfalte. Männer: Innenseite des Präputiums und penis Glans (Abb. 142).

MUNDSCHLEIMHAUT Bläulich-weiße Plaques an der Wangen- und Gaumenschleimhaut, Zunge. Oberflächliche Erosionen. Hyperkeratotische, mazerierte Läsionen kön-

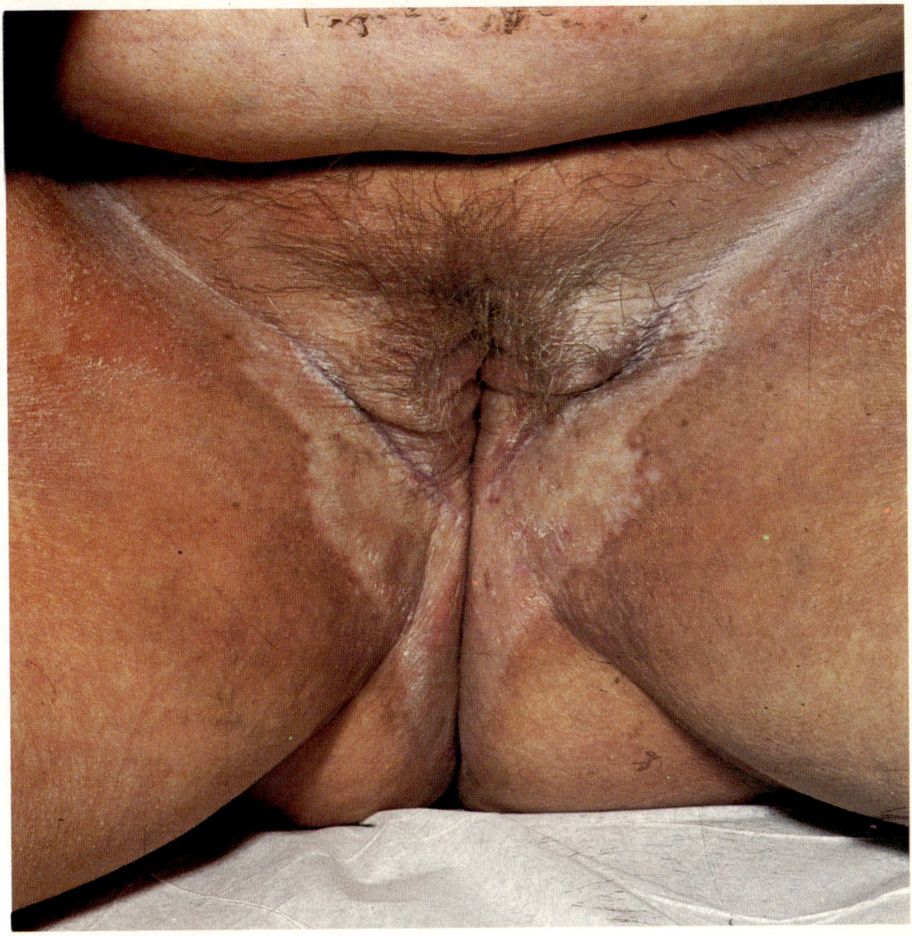

Abb. 141 Lichen sclerosus et atrophicus. Der Krankheitsprozeß involviert den Inguinalbereich, die Vulva, das Perineum und die Perianalregion. Die Farbe ist elfenbein- oder porzellanweiß, perlmuttartig. Als Folge der Krankheit sind Clitoris und Labia minora verschwunden.

nen eine netzförmige Zeichnung haben (ähnlich dem Lichen planus).

DIAGNOSE UND DIFFERENTIALDIAGNOSE

Diagnose Klinisch, eventuell durch Biopsie verifiziert.

Differentialdiagnose Morphaea, Lichen simplex chronicus, diskoider Lupus erythematosus, Leukoplakie, Lichen planus, intraepitheliale Neoplasie (bowenoide Papulose), extramammärer Morbus Paget, Intertrigo, Candidiasis.

LABOR- UND SPEZIALUNTERSUCHUNGEN

Dermatopathologie *Epidermis:* In frühen Läsionen unterschiedlich verdickt, hyperkeratotisch, follikuläre Pfropfbildung, später ist die Epidermis atroph.
Dermis: Bandförmige Homogenisation des dermalen Kollagens unterhalb der Epidermis; unstrukturiert, ödematös. Bandförmiges lymphozytäres Infiltrat subepidermal in frühen Läsionen, später unter der ödematösen, unstrukturierten subepidermalen Zone. Erweiterte Kapillaren, Blutungen.

VERLAUF UND PROGNOSE

Kommt und geht. Bei Mädchen sind spontane Remissionen möglich. Manchmal bestehen gleichzeitig Läsionen von Morphaea und Vitiligo. Frauen mit genitalen Läsionen sollten wegen der Möglichkeit eines Plattenepithelkarzinoms der Vulva alle 12 Monate kontrolliert werden.

THERAPIE

Symptomatisch; keine kurative Therapie. Lokalanästhetika für empfindliche oder schmerzhafte Läsionen bringen Erleichterung. Kortikosteroide lokal (Triamcinolonacetonid) oder intraläsional sind hochwirksam und machen sklerotische Läsionen weicher. Testosteronpropionat-Salbe 2,5 % zur Behandlung atropher Areale. Lokale antiseptische Präparate, wie Silbersulfadiazin oder orale Antibiotika bei Sekundärinfektionen. Bei Männern bessern sich nach Zirkumzision die Symptome der Phimose. Systemisch: Chloroquin 250 mg/die.

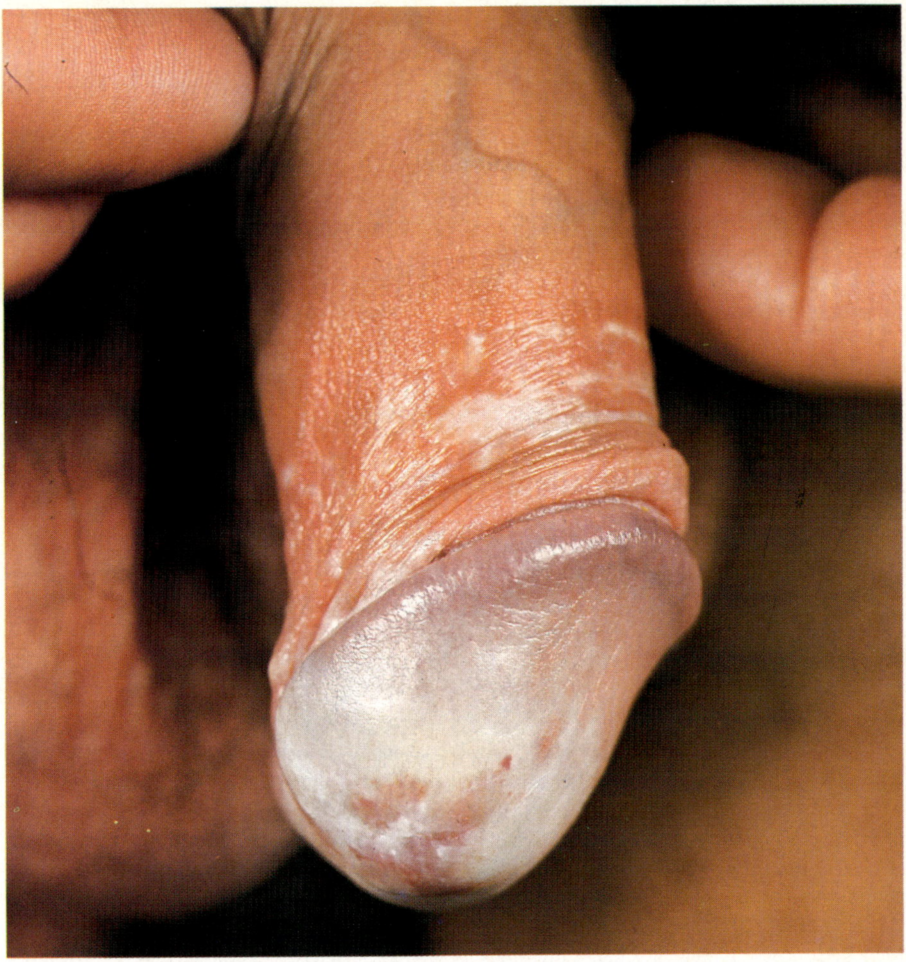

Abb. 142 Lichen sclerosus et atrophicus am Penis. Der pathologische Prozeß erstreckt sich auf die Glans und den distalen Schaft. An der Penisspitze, rund um den Meatus, besteht die charakteristische Purpura, daneben ein kleines Geschwür.

Pityriasis lichenoides

Die Pityriasis lichenoides (PL) ist eine selbstlimitierte Eruption unbekannter Ursache, klinisch charakterisiert durch Schübe von Läsionen unterschiedlichster Morphologie, z. B. Maculae, Papeln, Bläschen, Pusteln und Krusten bei der akuten Form und rotbraune Papeln mit festhaftender zentraler Schuppe bei der chronischen Form.

Synonym: Parapsoriasis guttata.

EPIDEMIOLOGIE UND ÄTIOLOGIE

Alter Jugendliche und junge Erwachsene.

Geschlecht Präferenz des männlichen Geschlechts.

Ätiologie Unbekannt.

Klassifikation Die Pityriasis lichenoides wird eingeteilt in eine akute Form, die Pityriasis lichenoides et varioliformis acuta (PLEVA) (M. Mucha-Habermann) und eine chronische Form, die Pityriasis lichenoides chronica (PLC) (Parapsoriasis guttata). Die Mehrzahl der Patienten hat allerdings gleichzeitig Läsionen von PLEVA und PLC.

ANAMNESE

Dauer der Läsionen Die Läsionen treten in Schüben über Wochen oder Monate auf.

Symptome In seltenen Fällen klagen Patienten mit akutem Krankheitsbeginn über Symptome einer akuten Virusinfektion mit Fieber, Krankheitsgefühl und Kopfschmerzen. Hautläsionen sind gewöhnlich asymptomatisch, können aber jucken oder berührungsempfindlich sein. Bei schwarzen Patienten kann die Abheilung mit beträchtlicher Narbenbildung und postinflammatorischer Hyperpigmentation einhergehen.

KLINISCHE UNTERSUCHUNG

Hautläsionen

TYPISCHE EFFLORESZENZEN
Anfangs ödematöse Papeln (d. h. lichenoides), seltener Bläschen oder Blasen, zentrale Nekrose und hämorrhagische Kruste (d. h. varioliformis) (Abb. 143 und 144). Bei der chronischen Form findet man schuppende Papeln (Abb. 145). Nach Abheilung oft postinflammatorische Hypo- oder Hyperpigmentation. Abheilung mit eingesunkener oder erhabener Narbe.

FARBE Akute Läsionen sind hellrosa bis erythematös, chronische Läsionen rötlich braun. Narben können hypo- oder depigmentiert sein.

ANORDNUNG Regellos.

VERTEILUNG Am häufigsten am Stamm und proximal an den Extremitäten. Läsionen können aber generalisiert auftreten, einschließlich der Handflächen und Fußsohlen.

MUND- UND GENITALSCHLEIMHAUT Entzündliche und nekrotische Läsionen kommen vor.

DIAGNOSE UND DIFFERENTIALDIAGNOSE

Diagnose Klinisch, verifiziert durch Hautbiopsie.

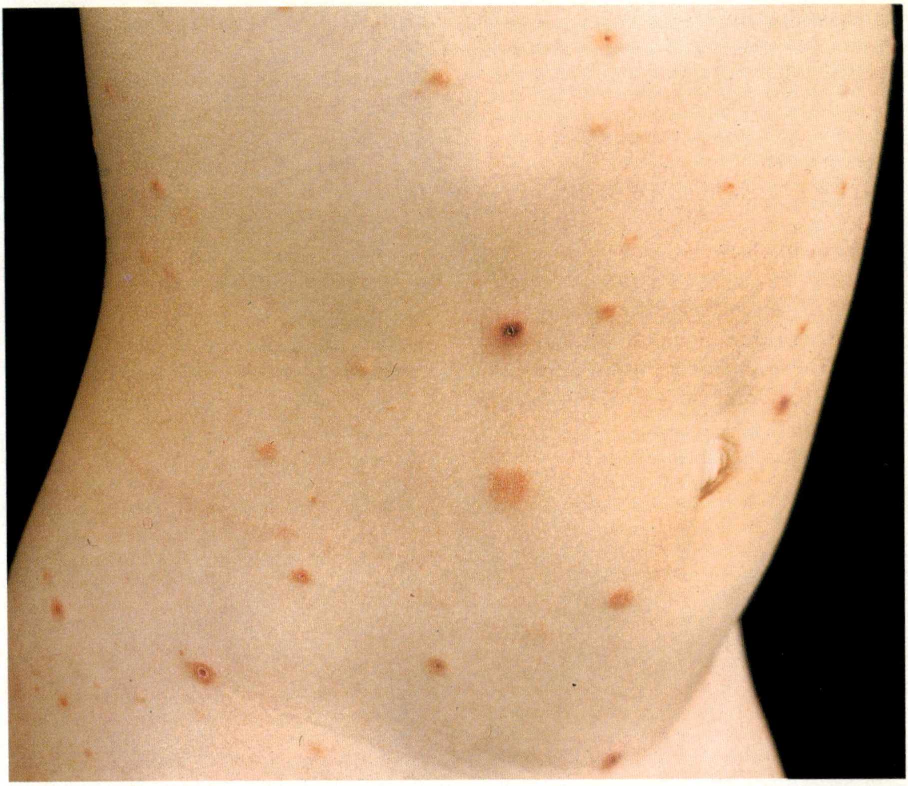

Abb. 143 Pityriasis lichenoides, akute Form (PLEVA). Erythematöse Papeln, Knötchen und verkrustete Läsionen sind über den Stamm verteilt.

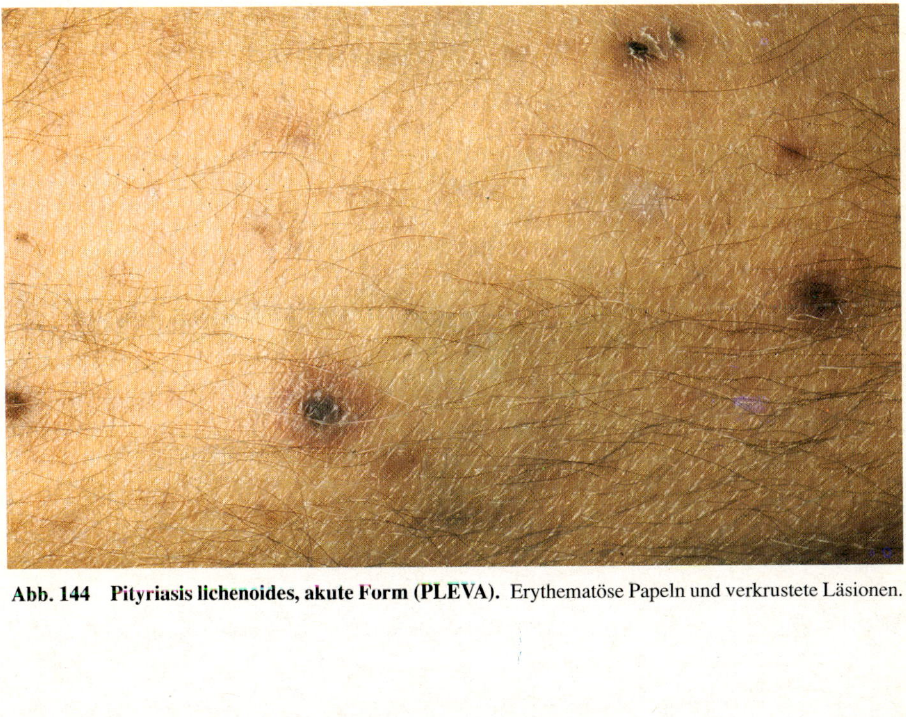

Abb. 144 Pityriasis lichenoides, akute Form (PLEVA). Erythematöse Papeln und verkrustete Läsionen.

Differentialdiagnose Varizellen, Lichen planus, Psoriasis guttata, Prurigo nodularis, lymphomatoide Papulose.

LABOR- UND SPEZIALUNTERSUCHUNGEN

Dermatopathologie

Epidermis: Spongiose, Nekrose von Keratinozyten, Bläschenbildung, Ulzeration, Erythrozytenextravasate in der Epidermis.

Dermis: Ödem, chronisch entzündliches Infiltrat, das keilförmig in die tiefe retikuläre Dermis eindringt. Blutungen, Blutgefäße, Schwellung der Endothelzellen.

VERLAUF UND PROGNOSE

Neue Läsionen treten in Schüben auf. Die Pityriasis lichenoides neigt zur Spontanremission nach 6 bis 12 Monaten. In manchen Fällen Rezidive nach Monaten oder Jahren.

THERAPIE

Bei den meisten Patienten ist keine Therapie notwendig. Sowohl lokale Kortikosteroide als auch orales Erythromycin und Tetracyclin waren in manchen Fällen wirksam. Auch UV-Bestrahlung, und zwar sowohl natürliches Sonnenlicht als auch künstliches UVB oder PUVA ist wirksam.

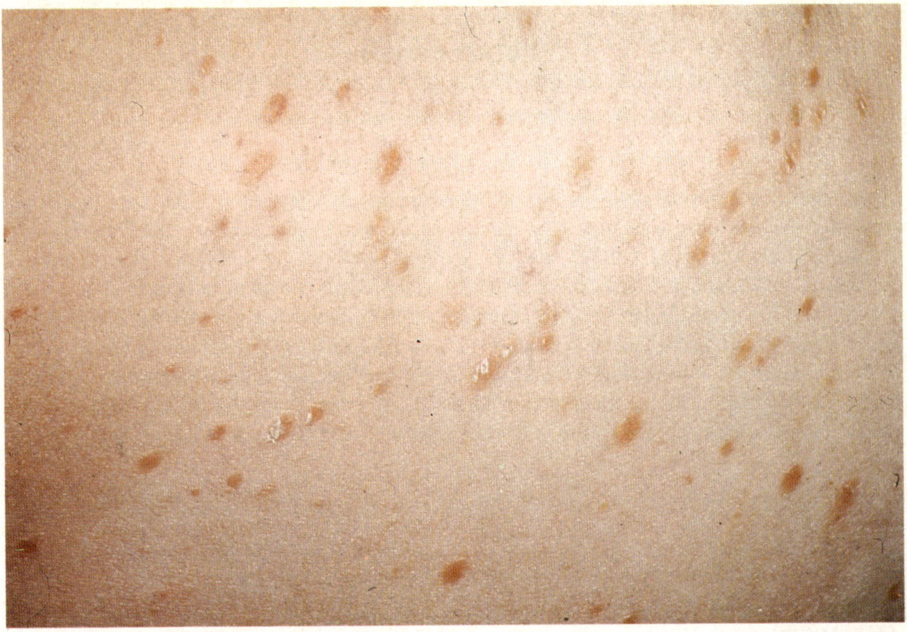

Abb. 145 Pityriasis lichenoides chronica. Polymorphe Eruption von runden, ovalen, hellroten Papeln, von denen manche Schuppen tragen.

Parapsoriasis

Man unterscheidet zwei Formen: (1) Die *»kleinfleckige« Parapsoriasis* (*Synonyme:* Parapsoriasis digitiformis, »fingerprint« parapsoriasis, »chronic superficial dermatitis«, Xanthoerythrodermia perstans). Die Läsionen sind rund oder oval, etwa 2,5 cm im Durchmesser, oft wie Fingerabdrücke, und können leicht gelblich sein. Sie schuppen geringfügig und haben eine zigarettenpapierartig gefältelte Oberfläche. Die kleinfleckige Parapsoriasis wird nicht als prämaligne Form der Mycosis fungoides (cutanes T-Zell-Lymphom, CTCL) betrachtet. (2) *»Großfleckige« Parapsoriasis en plaque*. Die Läsionen sind größer, unregelmäßiger geformt und weniger scharf begrenzt als bei der kleinfleckigen Parapsoriasis. Die großfleckige Parapsoriasis muß sorgfältig beobachtet werden, auch mit wiederholten Biopsien, um einen Übergang in eine frühe Mycosis fungoides auszuschließen. Die folgende Übersicht bezieht sich auf die großfleckige Parapsoriasis.

EPIDEMIOLOGIE

Alter Mittleres Lebensalter.

ANAMNESE

Dauer der Läsionen Allmähliche Entwicklung über Monate und Jahre, ausgehend von 1 oder 2 Plaques.

Jahreszeitliche Schwankungen Die Läsionen können nach Sonnenbestrahlung verschwinden.

Hautsymptome Selten Pruritus.

KLINISCHE UNTERSUCHUNG

Hautbefunde (großfleckige Parapsoriasis)

TYPISCHE EFFLORESZENZ
Kaum erhabene Plaque (Abb. 146) mit oder ohne leichte Atrophie.

FARBE Erythematös, düsterrot, manchmal mit gelblichem Farbton.

PALPATION Keine tastbare »Infiltration«.

OBERFLÄCHE Glatt oder geringfügig schuppend.

GRÖSSE Über 10 cm.

FORM DER EINZELLÄSIONEN Rund oder unregelmäßig begrenzt.

ANORDNUNG MULTIPLER LÄSIONEN Regellos verstreut (Abb. 147).

VERTEILUNG DER LÄSIONEN Stamm, Gesäß, Brüste bei Frauen; alle anderen Körperstellen.

LABORUNTERSUCHUNGEN

Dermatopathologie

LICHTMIKROSKOPIE *Ort* Epidermis und Dermis.

Pathologischer Prozeß Anfangs unspezifisches, später bandförmiges, lymphohistiozytäres Infiltrat in der Dermis und Kapillarerweiterung; Atrophie der Epidermis und Vakuolisierung der Basalzellen. Keine atypischen Lymphozyten.

DIAGNOSE UND DIFFERENTIALDIAGNOSE

Die großfleckige Parapsoriasis kann leicht mit dem »prämykotischen« Stadium der CTCL (Mycosis fungoides) mit parapsoriasis-ähnlichen Läsionen verwechselt werden. Eine tastbare Infiltration der Läsionen, Atrophie und poikilodermatische Veränderungen sind Hinweise auf eine frühe Mycosis fungoides. Wiederholte Biopsien können notwendig sein, um ein Lymphom-Vorstadium zu erkennen.

VERLAUF UND PROGNOSE

Die Läsionen bleiben lebenslang bestehen.

THERAPIE

Lokal Vorübergehende Remission mit lokalen Kortikosteroiden.

Phototherapie Gutes Ansprechen auf PUVA-Photochemotherapie und manchmal auf UVB.

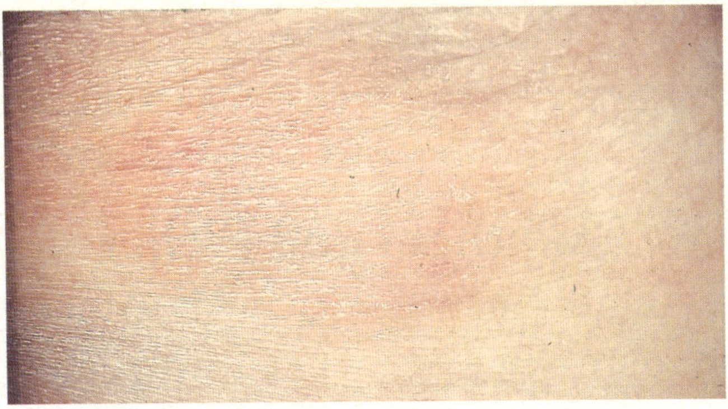

Abb. 146 Großfleckige Parapsoriasis. Die typische Läsion ist eine ovale, kaum elevierte, erythematöse-Plaque mit feiner Schuppung. Dieser Typ von Läsionen muß regelmäßig beobachtet und öfters biopsiert werden, um ein cutanes T-Zell-Lymphom auszuschließen.

Abb. 147 Großfleckige Parapsoriasis. Multiple, kaum erhabene, erythematöse Plaques, von denen manche leicht atrophisch sind, regellos am Stamm verstreut.

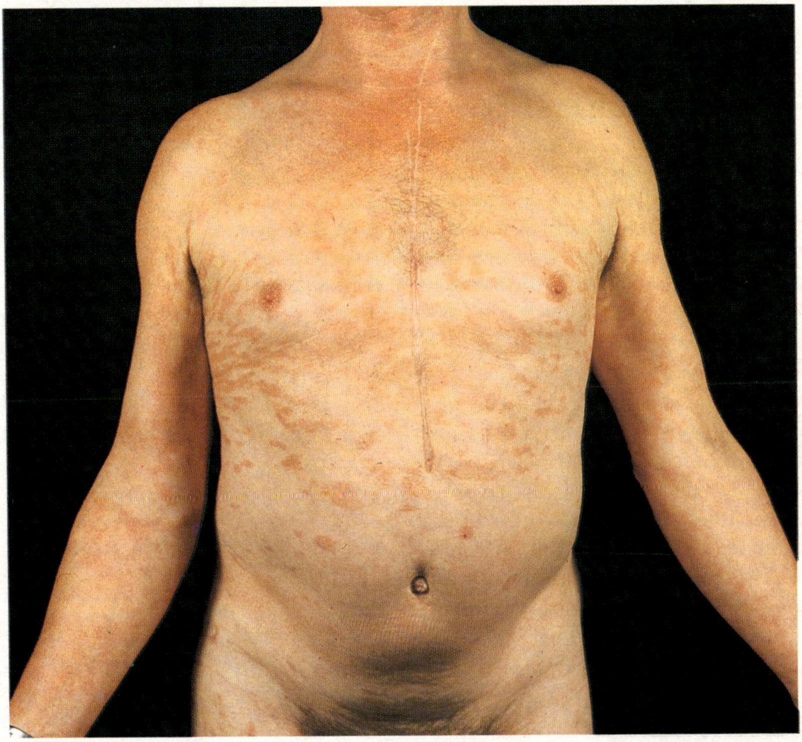

Sektion 14

Exanthem und Fieber

Eine Zusammenfassung der Differentialdiagnose von Exanthemen mit Fieber finden Sie in Appendix D.

Infektiöse Exantheme

Ein infektiöses Exanthem ist ein generalisierter Hautausschlag, der mit einer primären systemischen Infektion einhergeht. Er ist oft von Mundschleimhautläsionen, also einem Enanthem, begleitet.

EPIDEMIOLOGIE UND ÄTIOLOGIE

Alter Meist jünger als 20 Jahre.

Ätiologie Adenoviren, *Borrelia burgdorferi*, Cytomegalie-Virus (CMV), Enteroviren (z. B. Coxsackie-Viren, Echovirus), Epstein-Barr-Virus (EBV), Flavivirus (Dengue), Hepatitis-B-Virus, humanes Herpes-Virus 6 (Exanthema subitum, Roseola infantum), humanes Immundefizienz-Virus, *Legionellen, Leptospiren, Listerien,* Meningokokken, Mykoplasmen, Orbiviren (Colorado-Zeckenfieber), Paramyxovirus (Masern), Parvovirus B19 (Erythema infectiosum), Reoviren, respiratorisches synzitiales Virus, Rhinovirus, *Rickettsien* (Rocky Mountain spotted fever, Rickettsien-Pocken, Ratten- und epidemisches Fleckfieber), Rotaviren, Rubella-Virus, *Staphylokokken* (toxisches Schocksyndrom), *Streptokokken* (Scharlach), *Strongyloides, Toxoplasma, Treponema pallidum.*

Übertragung Über Respirationstrakt, Nahrungsmittel, sexuellen Kontakt, Blut.

Jahreszeit Enterovirus-Infektionen während der Sommermonate.

Geographische Verbreitung Weltweit.

ANAMNESE

Inkubationszeit Meist weniger als 3 Wochen, beim Hepatitis-B-Virus mehrere Monate.

Prodrome Fieber, Krankheitsgefühl, Schnupfen, Halsschmerzen, Übelkeit, Erbrechen, Diarrhoe, Bauchschmerzen, Kopfschmerzen.

KLINISCHE UNTERSUCHUNG

Hautbefunde

TYPISCHE EFFLORESZENZEN
Erythematöse Maculae und/oder Papeln (Abb. 148a und 148b), seltener Bläschen und Petechien.

FARBE DER LÄSIONEN Rosa bis rot.

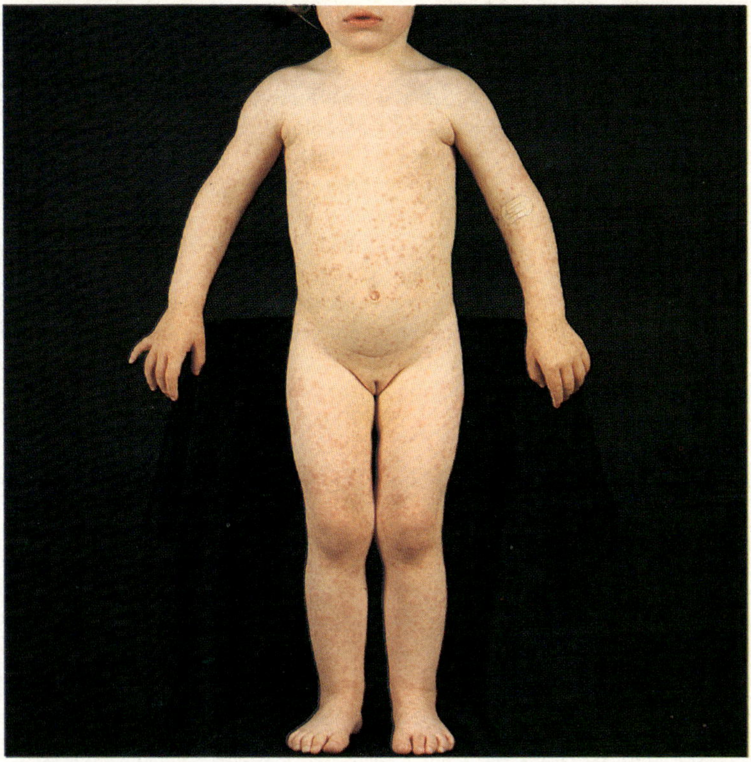

Abb. 148 a **Infektiöses Exanthem.** Generalisiertes, morbilliformes, hellrotes, makulopapulöses Exanthem, dessen Morphologie auf eine infektiöse Genese hinweist.

VERTEILUNG DER LÄSIONEN Meist zentral, das heißt Kopf, Hals, Stamm, proximale Extremitäten (Abb. 148 a). Diffuses Erythem der Wangen, z. B. »ohrfeigenähnlich« beim Erythema infectiosum. Handflächen und Fußsohlen sind gewöhnlich ausgespart, außer bei der Maul- und Klauenseuche (verursacht durch Coxsackie A16) und bei der Lues II.

SCHLEIMHÄUTE Koplikische Flecken bei den Masern; ulzeröse Läsionen bei der Herpangina durch Coxsackie-Virus A; Petechien am Gaumen beim Mononucleosis-Syndrom durch Epstein-Barr-Virus (EBV) oder Cytomegalie-Virus (CMV); Conjunctivitis.

Allgemeinuntersuchung Lymphknotenvergrößerung, Hepatomegalie, Splenomegalie.

DIAGNOSE UND DIFFERENTIALDIAGNOSE

Diagnose Meist aufgrund der Anamnese und der klinischen Befunde.

Differentialdiagnose Arzneimittelexanthem.

LABOR- UND SPEZIALUNTERSUCHUNGEN

Kulturen Wenn durchführbar.
Serologie Titer im akuten Stadium und während der Rekonvaleszenz helfen bei der Spezifizierung der Diagnose.

PATHOPHYSIOLOGIE

Hautläsionen können sowohl direkt durch die Vermehrung des Erregers in den infizierten Zellen verursacht sein als auch durch die Reaktion des Wirts auf den Erreger oder durch das Zusammenwirken dieser beiden Phänomene.

VERLAUF UND PROGNOSE

Abheilung meist in weniger als 10 Tagen. Patienten mit primärer EBV- oder CMV-Infektion entwickeln oft ein generalisiertes Exanthem nach der Verabreichung von Ampicillin oder Amoxicillin.

THERAPIE

Symptomatisch. Spezifische antimikrobielle Therapie wenn angezeigt.

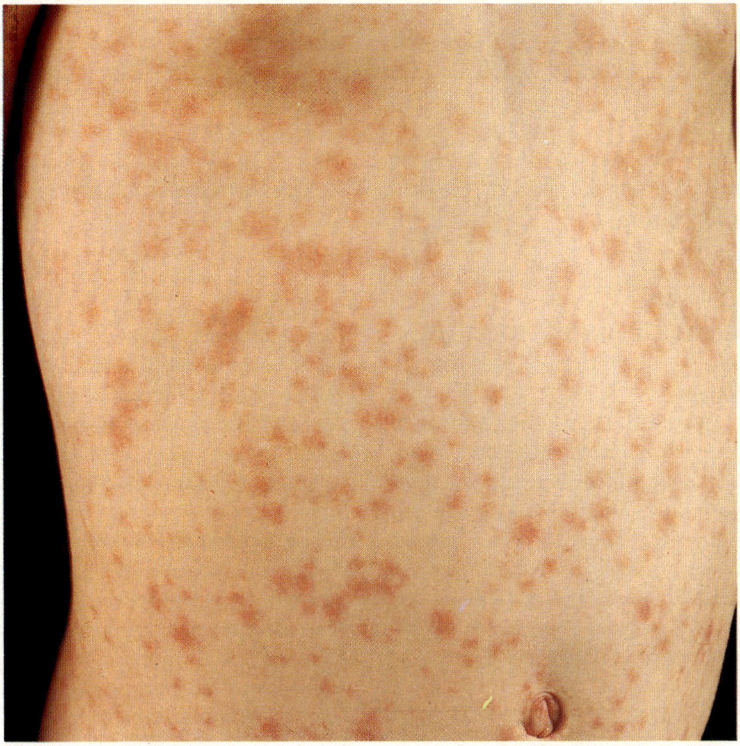

Abb. 148 b Infektiöses Exanthem. Stärkere Vergrößerung, morbilliforme Läsionen.

Bakterielle Endocarditis

Die bakterielle Endocarditis (BE) ist eine bakterielle Infektion, die sich an den Herzklappen oder am Endocard der Ventrikel etabliert. Sie ist charakterisiert durch Fieber, Klappenzerstörung und periphere Embolien.

EPIDEMIOLOGIE UND ÄTIOLOGIE

Klassifikation

AKUTE BAKTERIELLE ENDOCARDITIS (ABE) Verursacht durch aggressive Mikroorganismen, die auch das normale Endocard der Klappen oder Ventrikelwände angreifen können. *Erreger: Staphylococcus aureus, Streptococcus pneumoniae* (Alkoholiker mit Pneumonie), *Streptokokken* der Gruppe A, *Neisseria gonorrhoeae, Salmonellen, Pseudomonas aeruginosa* (intravenös Drogenabhängige).

SUBAKUTE BAKTERIELLE ENDOCARDITIS (SBE) Dauert definitionsgemäß länger als 6 Wochen. Verursacht durch eine Reihe weniger virulenter Bakterien, meistens Bakterien, die der körpereigenen Flora angehören. Charakteristischerweise etabliert sich die Infektion an vorgeschädigten Klappen. *Erreger: Streptokokken* der Mundhöhle, des Verdauungs- und Urogenitaltrakts, Organismen der *Hämophilus*-Gruppe, *Staphylococcus epidermidis.*

Ätiologie Am häufigsten bakterielle Infektion: (1) *Streptococcus viridans*, Enterokokken und andere Streptokokken sind für etwa 50 % der Infektionen verantwortlich. (2) *Staphylococcus aureus, Staphylococcus epidermidis*: 20 %. (3) In 15 bis 20 % kann kein Erreger isoliert werden. (4) Der Rest entfällt auf ungewöhnliche Bakterien- und Pilzinfektionen. Staphylokokken, Pilze und gramnegative Bakterien sind häufig bei intravenös Drogenabhängigen, wie auch polymikrobielle BE. Staphylococcus aureus ist der häufigste Erreger bei normalen Herzklappen. Daneben auch Pilze, Rickettsien und Chlamydien.

Übertragung Voraussetzung ist eine transiente Bakteriämie: Zahnbehandlungen, intravenöse Drogen, verschiedene Infektionen, Abtreibungen, Intrauterinpessare, temporäre Schrittmacher, langdauernde Infusionsbehandlung, endoskopische Prozeduren.

Prädisponierende Faktoren

1. Zugrunde liegende Herzkrankheit: (a) erworbene Herzkrankheiten: 70 % (rheumatische Klappenentzündungen, kalzifizierende Stenose, Insuffizienz der Mitral- oder Aortenklappen, Mitralklappenprolaps, idiopathische hypertrophe subaortale Stenose, verkalkter Mitralklappenring), (b) angeborene Herzkrankheiten (Ventrikelseptumdefekt, offener Ductus arteriosus, Pulmonalklappe bei der Fallotschen Tetralogie).
2. Prothesenmaterial (Herzklappenprothesen aus bioprothetischem oder künstlichem Material, Xenotransplantate, Gefäßprothesen).
3. Intravenöser Drogenmißbrauch.

ANAMNESE

Krankheitsverlauf

ABE Plötzlicher Beginn mit hohem Fieber und Schüttelfrost, rascher Verfall.

SBE Fieber, Schweißausbrüche, Schwäche, diffuse Myalgien, Arthralgien und Arthritis, Krankheitsgefühl, leichte Ermüdbarkeit, Inappetenz, Gewichtsverlust, zerebrovaskuläre Ausfallserscheinungen, Frösteln, Husten. In der Anamnese kurz zurückliegende Zahnextraktionen oder Zahnsteinentfernung, Zystoskopie, rektale Eingriffe, Tonsillektomie.

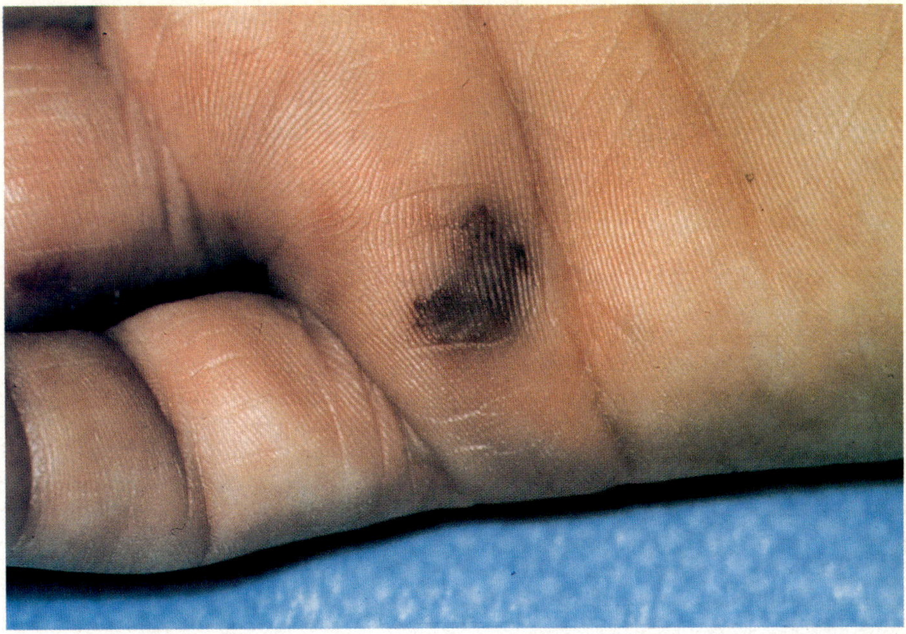

Abb. 149 a **Infektiöse Endocarditis.** Janeway-Läsionen an der Hand. Es sind dies schmerzlose, hämorrhagische, infarzierte Maculae an den Handflächen und Fußsohlen. Dieser Patient hatte eine akute Staphylococcus aureus-Endocarditis (freundlicherweise überlassen von Dr. David N. Silvers).

Intravenöser Drogenmißbrauch Häufigkeit: bei 0,2 bis 2 % der intravenös Drogenabhängigen, wobei die rechtsventrikuläre BE häufiger ist als die linksventrikuläre. Erreger ist in 50 % der Fälle Staphylococcus aureus, in 5 % Mischinfektion. Häufig septische Embolien.

KLINISCHE UNTERSUCHUNG

Bei jedem Patienten mit Fieber und Herzgeräuschen sollte eine infektiöse Endocarditis differentialdiagnostisch erwogen werden.

Hautbefunde

TYPISCHE EFFLORESZENZEN

Janeway-Läsionen (Abb. 149 a und 149 b). – Kleine erythematöse oder hämorrhagische, schmerzlose Flecken oder Knötchen an Handtellern oder Fußsohlen. Häufiger bei der ABE, kommen aber auch bei der SBE vor.

Oslersche Knötchen – Druckempfindliche bis schmerzhafte, dunkelrote, erbsengroße, subkutane Knötchen an den Spitzen der Finger und/oder Zehen und an Thenar und Hypothenar. Flüchtig, verschwinden innerhalb weniger Tage (5 % der Patienten). Bei der ABE sind sie assoziiert mit winzigen infektiösen Embolien. Durch Aspiration gelingt es manchmal, den Erreger zu isolieren, z. B. *Staphylococcus aureus*. Bei der SBE sind sie assoziiert mit Immunkomplexen und einer Vasculitis der kleinen Hautgefäße.

Subunguale Splitterblutungen – Linear in der *Mitte* des Nagelbettes (SBE). Distale Blutungen sind traumatisch.

Petechiale Läsionen – Kleine, nicht ausdrückbare, rotbraune Flecken an den Extremitäten, der oberen Brustpartie, den Schleimhäuten (Conjunctiven, Gaumen). Treten in Schüben auf; verschwinden nach wenigen Tagen (20 bis 40 % der Patienten).

Trommelschlegelfinger – Werden nach prolongiertem Verlauf einer unbehandelten SBE beobachtet (15 %).

Extremitäten-Gangrän – Als Folge von Embolien.

Pustulöse Petechien, purulente Purpura – Bei Staphylococcus aureus-Infektionen.

Allgemeine Untersuchung

HERZ Bei SBE haben 90 % der Patienten Herzgeräusche, bei ABE nur 66 %, die sich verändern können; Herzversagen.

AUGE Petechiale und flammenförmige Blutungen in der Retina, Baumwollexsudate am Fundus, *Rothsche Flecken* (ovale oder spindelförmige, weiße Areale in der Retina, die von einer hämorrhagischen Zone umgeben sind), Endophthalmitis.

MILZ Splenomegalie (25 bis 60 % der Patienten), Milzabszesse.

GELENKE Septische Arthritis bei ABE.

THROMBOEMBOLISCHE PHÄNOMENE Schwerwiegende embolische Episoden kommen bei einem Drittel der Patienten vor und führen zu Schlaganfällen, epileptischen Anfällen, einseitiger Erblindung, Verschluß der Arteria mesenterica mit akutem Abdomen, Ileus, Melaena, Milzinfarkt, Pulmonalinfarkt, Extremitäten-Gangrän, mykotischen Aneurismen.

DIAGNOSE UND DIFFERENTIALDIAGNOSE

Diagnose Bestätigung der Diagnose durch Erregernachweis mit 4 bis 6 Blutkulturen vor Beginn der Antibiotika-Therapie.

Differentialdiagnose

ABE Meningococcensepsis, disseminierte intravaskuläre Koagulation.

SBE Akutes rheumatisches Fieber, marantische Endocarditis, Kollagen-Krankheiten mit vaskulärer Symptomatik (SLE mit kardialer Beteiligung, systemischer Vasculitis), Dysproteinämie, Atrium-Myxom, organisierter Thrombus im linken Atrium, atheromatöse Embolie, Cytomegalievirus-Infektion nach herzchirurgischen Eingriffen (Postperfusionssyndrom).

LABOR- UND SPEZIALUNTERSUCHUNGEN

Dermatopathologie Die Oslerschen Knötchen bei der SBE zeigen eine aseptische nekrotisierende Vasculitis.

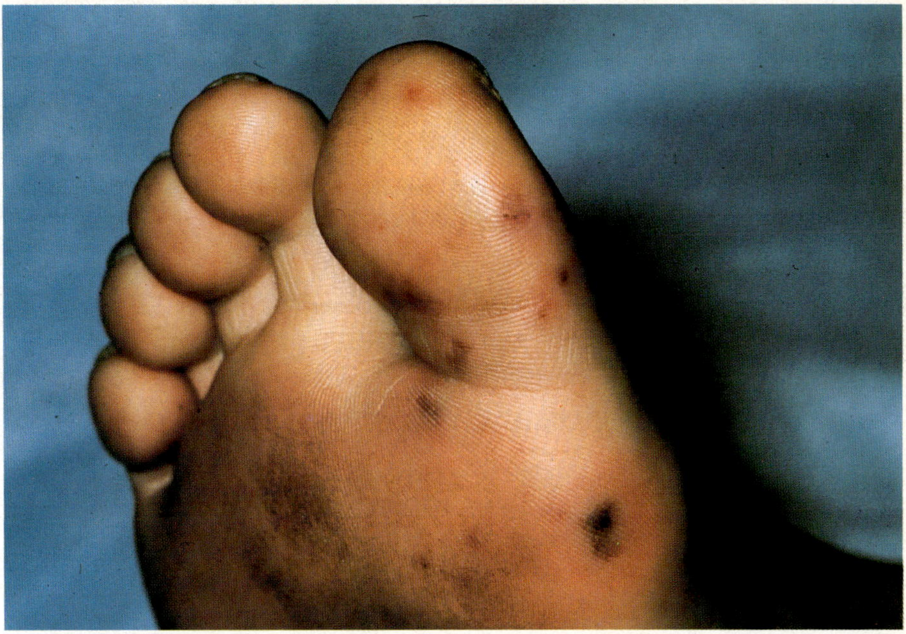

Abb. 149 b Infektiöse Endocarditis. Janeway-Läsionen am Fuß (freundlicherweise überlassen von Dr. David N. Silvers)

Laboruntersuchungen des Blutes Anämie, erhöhte Blutsenkungsgeschwindigkeit, Leukozytose bei der ABE, während bei der SBE die Leukozyten oft normal sind. Erniedrigtes Serum-Komplement, Immunkomplexe (90 %), Rheumafaktor (bei 50 % der SBE).

Blutkulturen Sichern die Diagnose, meist sind nicht mehr als 6 Kulturen notwendig.

Harnuntersuchung Hämaturie.

PATHOPHYSIOLOGIE

Während einer passageren Bakteriämie lagern sich Mikroorganismen an die Herzklappe oder das Endocard der Herzwand oder vorhandene Fibrin-Thrombozyten-Aggregate an. Die Hautmanifestationen (Oslersche Knötchen) bei der ABE sind in den meisten Fällen die Folge einer septischen Embolie. Bei der SBE sind die Veränderungen durch zirkulierende Immunkomplexe hervorgerufen.

VERLAUF UND PROGNOSE

Unterschiedlich, je nach der kardialen Grundkrankheit, dem allgemeinen Gesundheitszustand des Patienten und eventuellen Komplikationen.

THERAPIE

Nach Resistenzprüfung Bekämpfung des auslösenden Mikroorganismus durch entsprechende intravenöse antibiotische Therapie.

Disseminierte Gonokokkeninfektion

Die disseminierte Gonokokkeninfektion (DGI) ist eine systemische Infektion mit Fieber, Schüttelfrost, vereinzelten Pusteln an den Akren und septischer Polyarthritis, die durch hämatogene Aussaat des Mikroorganismus von der infizierten Mucosa in die Haut, die Sehnenscheiden und Gelenke zustandekommt.

Synonyme: Gonokokkensepsis, gonorrhoisches Arthritis-Dermatitis-Syndrom.

EPIDEMIOLOGIE UND ÄTIOLOGIE

Alter Junge, sexuell aktive Menschen.

Geschlecht Junge Frauen, homosexuelle Männer.

Rasse Häufiger bei Weißen als bei Schwarzen.

Ätiologie *Neisseria gonorrhoeae* (Gonococcus), ein gramnegativer Diplococcus.

Geographische Verbreitung Weltweit. Die Häufigkeit variiert mit dem örtlichen Vorkommen von DGI-Stämmen des Gonococcus.

Übertragung Durch sexuellen Kontakt. Bei etwa 1 % der Patienten mit unbehandelter Schleimhautgonorrhoe tritt eine DGI auf.

ANAMNESE

Inkubationsperiode 7 bis 30 Tage nach der Schleimhautinfektion (wenige Tage bis zu einem Jahr). Unterschiede durch Wirtsfaktoren (wie z. B. Menstruation) und Invasionsfähigkeit des Erregers.

Prodrome Fieber, Appetitlosigkeit, Krankheitsgefühl und/oder Schüttelfrost.

Anamnese Rezidivierende Symptome rund um die Menstruation, Gelenksbeschwerden mit wechselnder Lokalisation.

KLINISCHE UNTERSUCHUNG

Hautbefunde

TYPISCHE LÄSIONEN 1 bis 5 mm große, erythematöse Maculae, die sich innerhalb von 24 bis 48 Stunden zu hämorrhagischen Pusteln entwickeln (Abb. 150). Das Zentrum ist manchmal hämorrhagisch/nekrotisch (Abb. 150). Selten kommen große, hämorrhagische Blasen vor. Die Anzahl der Läsionen ist gering und meistens zählbar, z. B. 3 bis 20 Läsionen.

VERTEILUNG DER LÄSIONEN An den Akren, häufiger an den Armen als an den Beinen, nahe den kleinen Gelenken der Hände (Abb. 150) oder Füße. Bei schwarzen Patienten schwer zu sehen, leichter in den Interdigitalfalten. Das Gesicht ist ausgespart.

SCHLEIMHÄUTE Meist asymptomatisch. Gonokokkeninfektion im Oropharynx, Urethra, Anorectum und Endometrium möglich.

Allgemeine Untersuchung

KRANKHEITSSPEKTRUM Meist Fieber von 38 bis 39 °C, unterschiedlich schwerer Krankheitsverlauf: DGI nur mit Hautläsionen, klassische DGI mit Hautläsionen und Tenosynovitis, DGI mit septischer Arthritis, DGI mit metastatischen Infektionen anderer Körperstellen.

TENOSYNOVITIS Häufig. Eine oder wenige akrale Lokalisationen, Streck- und Beugesehnen und Sehnenscheiden an Händen und Füßen. Erythem, Schwellung, Schmerzen entlang der Sehnenscheide, die bei Bewegung der Sehnen zunehmen.

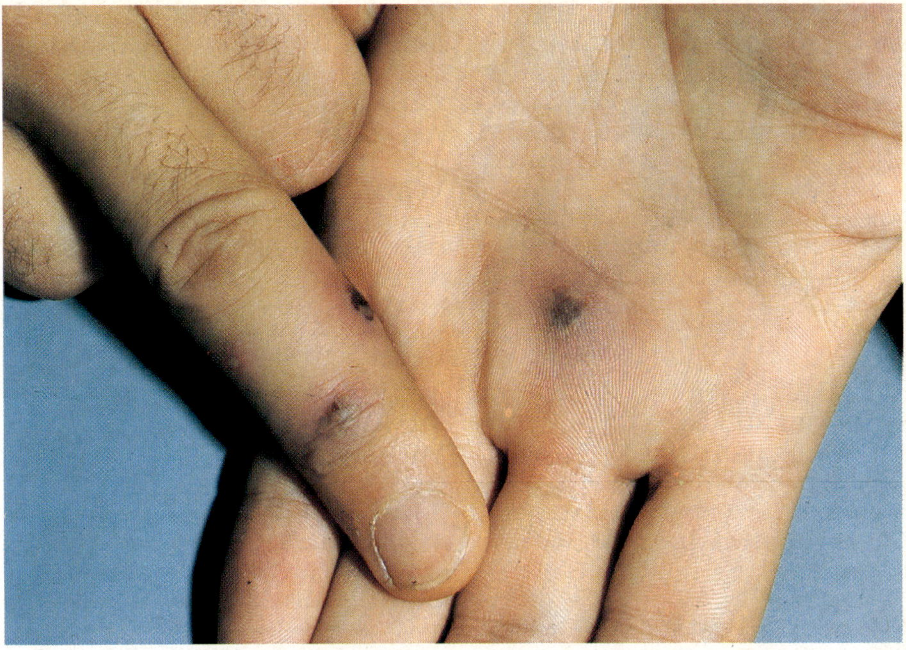

Abb. 150 **Disseminierte Gonokokkeninfektion.** An Mittelfinger und Handteller typische hämorrhagische, nekrotische, leicht druckschmerzhafte pustulöse Läsionen.

SEPTISCHE ARTHRITIS Das Gelenk ist rot, heiß und schmerzhaft mit Gelenkserguß; asymmetrisch. Am häufigsten betroffen sind Knie, Ellbogen, Sprunggelenk, Schulter, Hüfte, Metakarpophalangeal- und Interphalangealgelenke der Hand. Meistens sind nur 1 oder 2 Gelenke betroffen.
ANDERE MANIFESTATIONEN Hepatitis, Perihepatitis (Fitz-Hugh-Curtis-Syndrom), Myopericarditis, Endocarditis, Meningitis. Selten Pneumonie mit Atemnotsyndrom, Osteomyelitis.

DIAGNOSE UND DIFFERENTIALDIAGNOSE

Diagnose Nach klinischen Kriterien, verifiziert durch Gonokokkenkultur von der Schleimhaut.

Differentialdiagnose *Bakteriämie*: Meningokokkensepsis, andere Bakteriämien, Endocarditis. *Tenosynovitis/Arthritis:* Infektiöse Arthritis, infektiöse Tenosynovitis, Reiter-Syndrom, psoriatische Arthritis, SLE.

LABOR- UND SPEZIALUNTERSUCHUNGEN

Dermatopathologie Immunfluoreszenzmikroskopisch lassen sich in läsionalen Biopsien bei 60 % der Patienten Gonokokken nachweisen.

Gram-Färbung Gonokokken können in der männlichen Urethra oder der Cervix, gelegentlich auch im Pharynx nachgewiesen werden.

Kultur 80 bis 90 % positive Kulturen von der Schleimhaut. Aus Hautbiopsien, Gelenksflüssigkeit und Blut sind nur 10 bis 30 % der Kulturen positiv.

PATHOPHYSIOLOGIE

Die meisten Anzeichen und Symptome der DGI sind Manifestationen einer Immunkomplex-Bildung und -Ablagerung. Multiple Episoden von DGI können assoziiert sein mit einer Anomalie von terminalen Komplementkomponenten-Faktoren.

VERLAUF UND PROGNOSE

Ohne Behandlung können die Haut- und Schleimhautläsionen sich allmählich zurückbilden. Die Endocarditis kann zum Tode führen.

THERAPIE

Stationäre Aufnahme, besonders zu Beginn der Behandlung, ist empfehlenswert, vor allem bei Patienten, die bei Durchführung der Therapie unverläßlich sind, bei unklarer Diagnose, eitrigen Gelenksergüssen oder anderen Komplikationen. Besonderes Augenmerk muß auf jeden Fall klinischen Hinweisen auf eine Endocarditis oder Meningitis gelten.

Empfohlenes Behandlungsschema für stationäre Patienten mit DGI Ceftriaxon 1 g i. m. oder i. v. alle 24 Stunden *oder*
Ceftizoxim 1 g i. v. alle 8 Stunden *oder*
Cefotaxim 1 g i. v. alle 8 Stunden.

Behandlungsalternative für Patienten mit ß-Lactam-Allergie Spectinomycin 2 g i. m. alle 12 Stunden.
Wenn der Erreger nachweislich Penicillinempfindlich ist, kann die parenterale Behandlung auf Ampicillin 1 g alle 6 Stunden umgestellt werden.
Verläßliche Patienten mit unkompliziertem Krankheitsverlauf können 24 bis 48 Stunden nach Abklingen aller Symptome entlassen werden und können die Therapie (bis zu einer Gesamtbehandlungsdauer von einer Woche) mit oralem Cefuroxim-Axetil 500 mg 2x täglich oder Amoxicillin 500 mg mit Clavulan-Säure 3x täglich oder, wenn sie nicht gravid sind, Ciprofloxacin 500 mg 2x täglich fortsetzen.

Disseminierte Herpes-simplex-Infektion

Die disseminierte Infektion mit dem Herpes-simplex-Virus (HSV) ist potentiell lebensbedrohlich und klinisch charakterisiert durch eine generalisierte Aussaat von mukokutanen Bläschen, Pusteln, Erosionen und Ulzerationen, die einhergehen mit Symptomen von Pneumonie, Encephalitis, Hepatitis, wie auch mit Manifestationen an anderen Organsystemen. Vorkommen meist bei immunologisch geschwächten Patienten.

EPIDEMIOLOGIE UND ÄTIOLOGIE

Alter Jedes Alter.
Ätiologie Herpes-simplex-Virus (HSV) Typen 1 und 2.
Vorkommen Selten, mit steigender Tendenz im Gefolge von Organtransplantationen, AIDS und Chemotherapie.
Risikofaktoren Patienten mit geschwächtem Immunsystem durch Immundefizienz, Immunosuppression (Organtransplantation, Krebs-Chemotherapie, Kortikosteroidtherapie), maligne Erkrankungen des hämatopoetischen und lymphoretikulären Systems, Unterernährung etc., selten in der Schwangerschaft. Magensonde bei geschwächten Patienten. Eczema herpeticatum.

ANAMNESE

Anamnese Die Patienten sind meist wegen der Grundkrankheit hospitalisiert.
Hautsymptome Schmerzhafte mukokutane Erosionen.

KLINISCHE UNTERSUCHUNG

Hautbefunde

TYPISCHE EFFLORESZENZEN
Der Ausgangspunkt der systemischen Dissemination des HSV, meist eine *rezidivierende Herpes-Läsion*, kann noch vorhanden sein: gruppierte Krusten, Erosionen, Geschwüre, die groß sein können (10 bis 20 cm im Durchmesser). Bei mukokutaner Dissemination sind die Bläschen und Pusteln oft hämorrhagisch mit entzündlichem Randsaum. Sie platzen rasch und führen zu ausgestanzt aussehenden Erosionen (Abb. 151). Nekrotische Läsionen können ulzerieren und zu Geschwüren mit scharf begrenzten, polyzyklischen Rändern konfluieren, die Ränder können leicht erhaben und aufgerollt sein. Infarzierte Hautveränderungen bei gleichzeitiger Purpura fulminans.
VERTEILUNG DER LÄSIONEN Generalisiert und disseminiert (Abb. 151). Lokalisation der rezidivierenden HSV-Infektion: labial, oropharyngeal, ösophageal, genital, perianal.
SCHLEIMHÄUTE Oropharyngeale Erosionen, HSV-Tracheobronchitis mit Erosionen.
Allgemeinuntersuchung HSV-Pneumonie, HSV-Hepatitis.

DIAGNOSE UND DIFFERENTIALDIAGNOSE

Diagnose Die klinische Verdachtsdiagnose wird verifiziert durch Tzanck-Test, »negative stain« Elektronenmikroskopie und HSV-Kulturen.
Differentialdiagnose Eczema herpeticatum, Varizellen, disseminierter Zoster, Eczma vaccinatum, Vaccinia disseminata bei immunsupprimierten Patienten (in der U.S. Armee wird noch immer gegen Pocken geimpft).

LABOR- UND SPEZIALUNTERSUCHUNGEN

Tzanck-Test Vielkernige Riesenzellen in Abstrichen von mukokutanen Erosionen oder Tracheobronchialspülflüssigkeit.
Elektronenmikroskopie Wenn möglich, sollte von einem Abstrich einer frühen Läsion ein »negative stain« gemacht werden, wo-

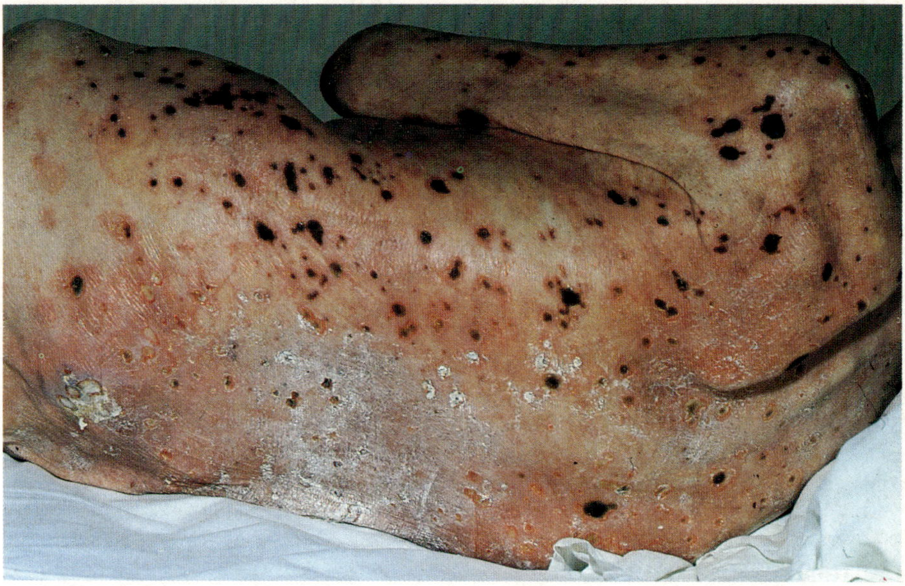

Abb. 151 Disseminierte Herpes-simplex-Infektion. Generalisierte Bläschen und Pusteln mit Blutungen und Nekrosen. Rupturierte Bläschen und abgestoßene Nekrosen hinterlassen Erosionen und Ulzerationen.

durch HSV innerhalb von weniger als 30 Minuten nachgewiesen werden kann.
Kulturen Positive HSV-Kulturen von befallenen Körperstellen.
Harnuntersuchung Hämaturie durch HSV-Cystitis.

PATHOPHYSIOLOGIE

Bei 60 bis 80 % der HSV-seropositiven Patienten, die organtransplantiert oder wegen maligner hämatologischer Krankheiten chemotherapeutisch behandelt wurden, kommt es zu einer Reaktivierung von HSV. Im Anschluß an eine Virämie kann es zu einer disseminierten kutanen oder viszeralen HSV Infektion kommen. Die entscheidenden Faktoren, warum es entweder zu einer schweren lokalen Erkrankung, zur kutanen oder zur viszeralen Dissemination kommt, sind nicht genau bekannt.

VERLAUF UND PROGNOSE

In schweren Fällen kann es zu einer viszeralen Dissemination von HSV in die Leber, Lungen, Nebennieren, Gastrointestinaltrakt, Zentralnervensystem kommen. Kann durch disseminierte intravaskuläre Koagulation kompliziert sein. Die Letalität der unbehandelten disseminierten HSV-Infektion mit Organbeteiligung bei Neugeborenen liegt bei 50 bis 80 %.

THERAPIE

Acyclovir-Prophylaxe Für seropositive Patienten bei Knochenmarkstransplantation, Induktionstherapie bei Leukämie und Organtransplantation: Acyclovir 5 mg/kg Körpergewicht i. v. alle 8 Stunden oder 200 mg p. o. alle 6 Stunden, vom Tag der Konditionierung, Induktion oder Transplantation an über 4 bis 6 Wochen.
Disseminierte HSV-Infektion
Acyclovir 10 mg/kg Körpergewicht i. v. alle 8 Stunden durch 10 bis 14 Tage oder
Vidarabin 15 mg/kg Körpergewicht i. v. tgl. durch 10 bis 14 Tage.

Eczema herpeticatum

Das Eczema herpeticatum ist eine Infektion mit Herpes-simplex-Virus Typ 1 und 2 auf vorgeschädigter Haut, am häufigsten bei atopischer Dermatitis. Es ist charakterisiert durch eine generalisierte Aussaat von Bläschen und später Erosionen und kann sowohl als Primärmanifestation oder sekundär bei rezidivierendem Herpes simplex auftreten.

Synonym: Varicelliforme Eruption Kaposi.

EPIDEMIOLOGIE UND ÄTIOLOGIE

Alter Häufiger bei Kindern als bei Erwachsenen.

Ätiologie *Herpes-Virus hominis* (HSV) Typ 1, seltener 2.

Übertragung Meist Inokulation von einem Herpes labialis der Eltern.

Risikofaktoren Am häufigsten atopische Dermatitis; besonders schwere Infektionen bei der erythrodermischen atopischen Dermatitis. Auch bei Morbus Darier, Verbrennungen, Pemphigus vulgaris, Ichthyosis vulgaris, Mycosis fungoides.

ANAMNESE

Dauer der Läsionen Die Läsionen beginnen auf vorgeschädigter Haut und können sich während der Primärinfektion mehrere Wochen lang peripher ausdehnen.

Anamnese Das primäre Eczema herpeticatum geht oft einher mit hohem Fieber, Krankheitsgefühl, Reizbarkeit. Bei rezidivierendem Verlauf gibt es ähnliche Episoden in der Anamnese, die systemischen Symptome sind meist leichter.

Hautsymptome Primäre Manifestationen können jucken. Das Auftreten des Eczema herpeticatum geht mit Schmerzen und Berührungsempfindlichkeit einher.

KLINISCHE UNTERSUCHUNG

Hautbefunde

TYPISCHE EFFLORESZENZEN Genabelte Bläschen entwickeln sich zu »ausgestanzten« Erosionen (Abb. 152). Die Bläschen sind anfangs auf die ekzematöse Haut beschränkt und im Gegensatz zu primären oder rezidivierenden HSV-Eruptionen nicht gruppiert, sondern disseminiert. Die Erosionen können konfluieren, wodurch große Epitheldefekte entstehen. Größere verkrustete Läsionen und follikuläre Pusteln sind die Folge einer Staphylokokken-Superinfektion. Im weiteren Verlauf können Schübe frischer Bläschen auftreten.

FORM DER EINZELLÄSION Das Bläschen ist halbkugelig mit Nabelung.

ANORDNUNG DER LÄSIONEN Disseminiert.

VERTEILUNG DER LÄSIONEN Prädilektionsstellen: Gesicht, Hals, Stamm, Ellbeugen, Kniekehlen.

Allgemeinuntersuchung Bei Primärinfektion oft Fieber und Lymphadenopathie.

DIAGNOSE UND DIFFERENTIALDIAGNOSE

Diagnose Klinisch verifiziert durch Tzanck-Test, »negative stain« und HSV-Kultur.

Differentialdiagnose Varizellen, Zoster mit Dissemination, disseminierte (systemische) HSV-Infektion, ausgedehnte Impetigo bullosa, Staphylokokken-Folliculitis, Pseudomonas-Folliculitis (»hot-tub«-Folliculitis), *Candida*-Folliculitis, varicelliforme Eruption Kaposi, hervorgerufen durch Varizellen- oder Vaccinia-Virus.

LABOR- UND SPEZIALUNTERSUCHUNGEN

Tzanck-Test In einem nach Wright gefärbten Ausstrich von Blasenflüssigkeit findet man vielkernige epidermale Riesenzellen.

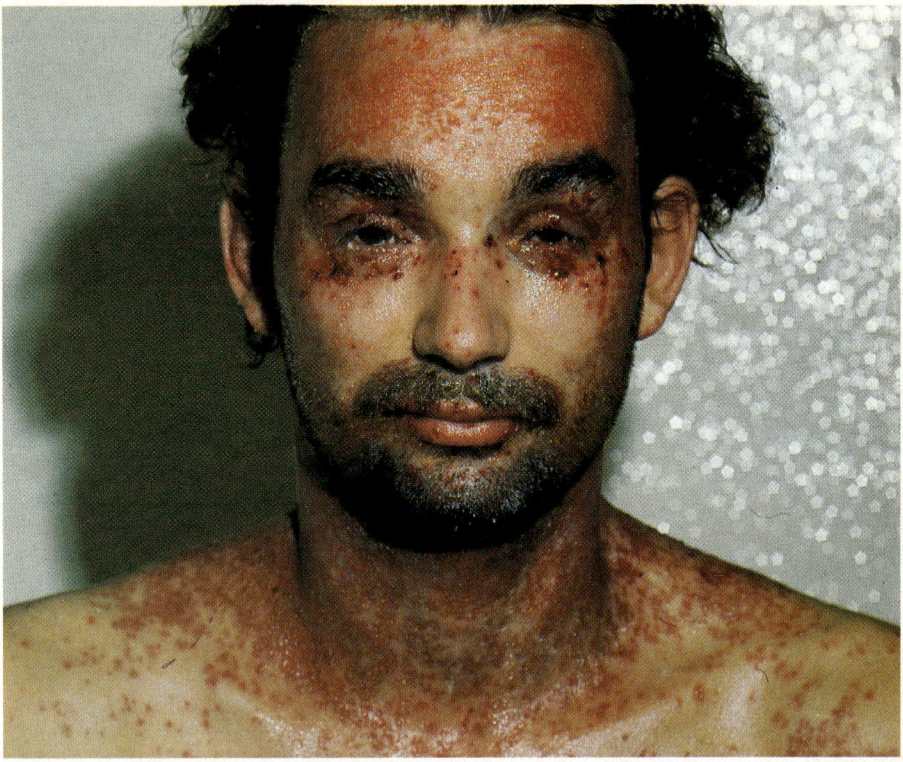

Abb. 152 Eczema herpeticatum. Konfluierende Bläschen, Pusteln und Erosionen bei atopischer Dermatitis.

Elektronenmikroskopie Im »negative stain«-Präparat von Ausstrichen sind Partikel vom Herpes-Virus-Typ nachweisbar.

Virus- und Bakterienkultur von Hautabstrichen HSV positiv. Häufig besteht eine Superinfektion mit *Staphylococcus aureus*/*Streptococcus pyogenes*.

Serologie Der Großteil der humoralen Immunantwort auf HSV ist gegen allgemeine antigene Determinanten gerichtet, was die Identifikation von HSV-2-Antikörpern erschwert, wenn früher eine HSV-1-Infektion durchgemacht wurde und, vice versa, HSV-1-Antikörper nach vorangegangener HSV-2-Infektion.

PATHOPHYSIOLOGIE

Siehe »extragenitale HSV-Infektion« (Sektion 5).

VERLAUF UND PROGNOSE

Episoden von primärem Eczema herpeticatum heilen nach 2 bis 6 Wochen ab. Rezidivierende Episoden verlaufen milder und oft ohne Allgemeinsymptome. Eine systemische Aussaat ist möglich, besonders bei immungeschwächten Patienten; selten tödlicher Ausgang.

THERAPIE

Die meisten Fälle verlaufen mild und lokalisiert und brauchen unter Umständen keine spezifische Therapie. In schwereren Fällen (meist Primärinfektion) Behandlung mit Acyclovir i. v. 10 mg/kg alle 8 Stunden, in leichteren Fällen mit Acyclovir per os über 7 Tage. Bei Impetiginisation mit *Staphylococcus aureus* Behandlung mit Erythromycin oder Dicloxacillin.

Meningokokkeninfektion

Die systemische Meningokokkeninfektion wird durch eine Streuung von Meningokokken aus dem Nasopharynx ausgelöst und verläuft entweder akut, eventuell als fulminante Meningokokkensepsis (Waterhouse-Friderichsen-Syndrom), als Meningokokkenmeningitis oder als chronische Meningokokkenbakteriämie. Charakteristisch sind Fieber, petechiale oder purpurische Läsionen, Blutdruckabfall, Meningitis, hohe Morbidität und Letalität.

EPIDEMIOLOGIE

Alter Am häufigsten bei Kindern zwischen 6 und 12 Monaten, selten jenseits des 20. Lebensjahres.

Risikogruppen Säuglinge, Patienten nach Splenektomie. Alkoholiker. Patienten mit Komplementdefizienz, besonders C5 bis C8.

Ätiologie *Neisseria meningitidis* (Meningococcus), ein gramnegativer Coccus. 5 bis 15 % der Bevölkerung sind asymptomatische Träger.

Übertragung Mensch zu Mensch durch Tröpfcheninfektion mit infiziertem Nasopharyngealsekret.

Jahreszeit Am häufigsten im Winter und zu Beginn des Frühjahrs, am seltensten im Hochsommer.

Geographische Verbreitung Weltweit. Auftreten epidemisch oder sporadisch.

ANAMNESE

Prodrome Husten, Kopfschmerzen, Halsschmerzen, Übelkeit/Erbrechen. Kann sehr kurz dauern.

Verlaufsformen
AKUTE MENINGOKOKKENSEPSIS Hohes, remittierendes Fieber, Schüttelfrost, Gelenkschmerzen, Muskelschmerzen. Nackensteife, Blutdruckabfall und hämorrhagische Läsionen können bei der fulminanten Meningokokkensepsis wenige Stunden nach den ersten Symptomen auftreten.
CHRONISCHE MENINGOKOKKEN BAKTERIÄMIE Intermittierende Fieberschübe, Exanthem, Myalgien, Arthralgien, Kopfschmerzen, Appetitlosigkeit.

KLINISCHE UNTERSUCHUNG

Allgemeineindruck Der Patient ist offenbar akut krank und deutlich geschwächt.

Systemische Symptome Hohes Fieber, Tachypnoe, Tachykardie, mäßige Hypotonie.

Hautbefunde
TYPISCHE EFFLORESZENZEN
Charakteristisch sind petechiale Läsionen – klein, unregelmäßig, »verschmiert«, oft erhaben, mit blaßgrauem, vesikulärem Zentrum. Transiente urtikarielle, makulöse/papulöse Läsionen (Abb. 153). Verstreute, vereinzelte rosa Maculae/Papeln/Petechien (1 bis 3 mm) (Abb. 154), die einen helleren Hof haben können, bei 75 % der Patienten. Bei fulminantem Verlauf mit disseminierter intravaskulärer Koagulation (Abb. 155): Purpura, Ekchymosen und konfluierende, oft bizarr geformte, gräuliche bis schwarze Nekrosen.
VERTEILUNG DER LÄSIONEN Am häufigsten am Stamm, den Extremitäten, können

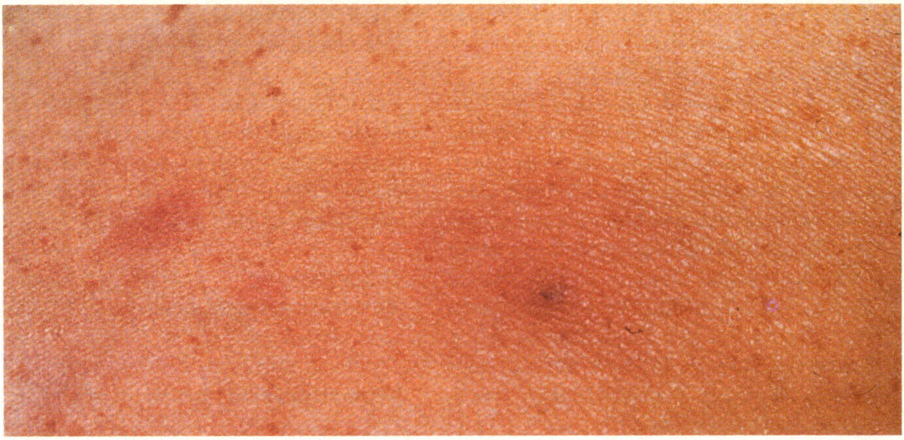

Abb. 153 Akute Meningokokkensepsis. Flüchtige makulo-papulöse Läsionen.

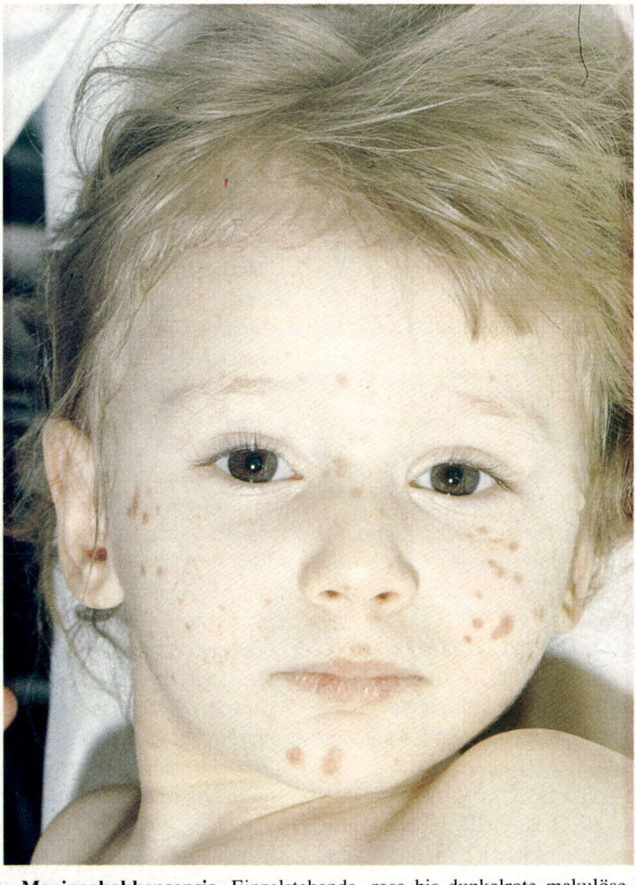

Abb. 154 Akute Meningokokkensepsis. Einzelstehende, rosa bis dunkelrote makulöse, papulöse und purpurische Läsionen im Gesicht eines kleinen Kindes. Diese Läsionen sind Ausdruck einer beginnenden disseminierten intravaskulären Koagulation.

aber überall, einschließlich der Handflächen und Fußsohlen, auftreten.
SCHLEIMHÄUTE Petechien.
CHRONISCHE MENINGOKOKKENBAKTERIÄMIE Läsionen treten in intermittierenden Schüben auf: makulöse und papulöse Läsionen, die bevorzugt in der Umgebung eines oder mehrerer schmerzhafter Gelenke oder über Druckstellen lokalisiert sind; Erythema nodosum-ähnliche Läsionen an den Waden; Petechien, die sich zu Bläschen oder Pusteln entwickeln können; winzige Blutungen mit hellem Hof; purpurische Herde mit blaß blaugrauem Zentrum; hämorrhagische druckschmerzhafte Knötchen.

ALLGEMEINUNTERSUCHUNG

MENINGITIS 50 bis 88 % der Patienten mit Meningokokkenbakteriämie entwickeln eine Meningitis mit meningealen Reizerscheinungen, Bewußtseinsstörungen, erregtem, verwirrtem Verhalten; Anzeichen intrakranieller Drucksteigerung.
SELTEN Septische Arthritis, purulente Pericarditis, bakterielle Endocarditis.
SONDERFORMEN Fulminante Meningokokkensepsis mit Nebennierenblutung (Waterhouse-Friderichsen-Syndrom).
CHRONISCHE MENINGOKOKKENBAKTERIÄMIE Intermittierendes Fieber, Arthritis, Arthralgien.

DIAGNOSE UND DIFFERENTIALDIAGNOSE

Diagnose Verifizierung der klinischen Diagnose durch Kulturen.

Differentialdiagnose
AKUTE MENINGOKOKKENSEPSIS UND MENINGITIS Andere akute Bakteriämien und Endocarditis, akute allergische Vasculitis, Enterovirus-Infektionen, Rocky Mountain spotted fever, toxisches Schocksyndrom.
CHRONISCHE MENINGOKOKKENBAKTERIÄMIE Subakute bakterielle Endocarditis, akutes rheumatisches Fieber, Purpura Schoenlein-Henoch, Rattenbißfieber, Erythema multiforme, Gonokokken-Sepsis.

LABOR- UND SPEZIALUNTERSUCHUNGEN

Dermatopathologie Bei der chronischen Meningokokkenbakteriämie sind histologisch keine Erreger nachweisbar. Mononukleäres perivaskuläres Infiltrat. Die Läsionen sind wahrscheinlich immunmediiert.

Gram-Färbung In Abstrichen von papulösen Läsionen sind gramnegative Diplokokken nachweisbar.

Blutuntersuchung Leukozytose.

Bakterienkulturen *Blut:* Bei der akuten Meningokokkensepsis positive Meningokokkenkulturen in nahezu 100 %, bei der Meningitis in 33 % positiv. Liquor cerebrospinalis: meist positiv, Hautbiopsie: bis zu 85% positiv.

PATHOPHYSIOLOGIE

Ausgangspunkt ist meist eine subklinische Infektion des Nasopharynx. Durch hämatogene Aussaat kommt es zu Befall der Haut und der Hirnhäute. Es wird angenommen, daß ein Endotoxin für den Blutdruckabfall und den Gefäßkollaps verantwortlich ist. Bei der fulminanten Meningokokkensepsis tritt eine disseminierte intravaskuläre Koagulation wie bei einer Shwartzman-Reaktion auf. Meningokokken findet man dabei sowohl in Endothelzellen als auch in polymorphkernigen Leukozyten. Lokale Endothelschädigung, Thrombose und Gefäßwandnekrose führen zu Ödem, Infarkt der darüberliegenden Haut und Erythrozytenextravasaten, die die charakteristischen makulösen, papulösen, petechialen, hämorrhagischen und bullösen Läsionen hervorrufen. Ähnliche Gefäßläsionen etablieren sich auch in den Hirnhäuten und in anderen Geweben. Hämorrhagische Hautmanifestationen sind bei Meningokokkeninfekten wesentlich häufiger und ausgeprägter als bei Infekten mit anderen gramnegativen Organismen, was vielleicht auf einen besonders schädigenden Effekt und/oder spezifische Wirkungen des Meningokokkenendotoxins auf die dermalen Gefäße zurückzuführen ist. Andererseits ist

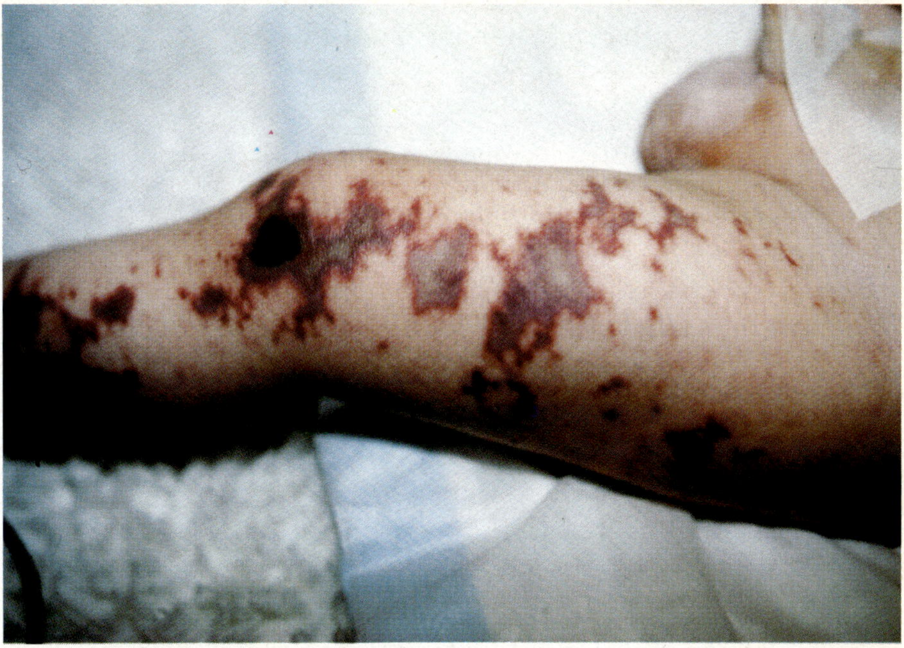

Abb. 155 Akute Meningokokkensepsis. Landkartenlandartige, graue bis schwärzliche Hautinfarkte bei einem Kind mit disseminierter intravaskulärer Koagulation.

die Wirkung der Lipopolysaccharid-Endotoxine von Meningokokken und von *Escherichia coli* bei der Auslösung des generalisierten Shwartzman-Phänomens und der Letalität bei Mäusen durchaus identisch. Bei chronischer Meningokokkenbakteriämie können Meningokokken vor allem während der Fieberanfälle, des Exanthems und der Gelenksmanifestationen aus dem Blut isoliert werden. Ausschlaggebend für diese persistierende Infektion ist eine ungewöhnliche Beziehung zwischen Erreger und Wirt.

VERLAUF UND PROGNOSE

Akute Meningokokkensepsis Verläuft in unbehandelten Fällen letal, während die Heilungsrate von Meningitis oder Meningokokkensepsis bei entsprechender Behandlung über 90 % beträgt. Bei schweren Verlaufsformen oder beim Waterhouse-Friderichsen-Syndrom ist die Letalität nach wie vor sehr hoch. Die Prognose ist ungünstig, wenn zum Zeitpunkt der Diagnose bereits Purpura und/oder Ekchymosen bestehen.

Chronische Meningokokkenbakteriämie Rezidiviert unbehandelt über wenige Wochen bis zu 8 Monate, im Durchschnitt 6 bis 8 Wochen. Kann in eine akute Meningokokken-Sepsis, Meningitis, Endocarditis übergehen. Durch antibiotische Therapie 100% Heilungschancen.

THERAPIE

Penicillin G oder Ampicillin i.v. über 10 Tage.

Rocky Mountain Spotted Fever

Das Rocky Mountain Spotted Fever (RMSF), die schwerste Form des Rickettsien-Fleckfiebers, ist charakterisiert durch plötzliches Auftreten von Fieber, heftigen Kopfschmerzen, Myalgien und einem charakteristischen Exanthem an den Akren. Die Mortalität ist hoch.

EPIDEMIOLOGIE UND ÄTIOLOGIE

Alter und Geschlecht Überwiegend bei jungen Männern.

Ätiologie Erreger: *Rickettsia rickettsii*.

Übertragung Durch den Biß einer infizierten Zecke oder durch Kontamination von Kratzwunden mit Faeces oder Gewebsflüssigkeit von Zecken. Reservoir und Überträger sind die Waldzecke *Dermacentor andersoni* in den westlichen Vereinigten Staaten und die Hundezecke *Dermacentor variabilis* im Osten. Die Patienten leben meist in endemischen Gebieten oder haben sich kurz vorher dort aufgehalten. Nur 62% der Patienten können sich an einen rezenten Zeckenbiß erinnern.

Jahreszeit 95 % der Patienten erkranken zwischen dem 1. April und 30. September.

Geographische Verbreitung Vorkommen nur in der westlichen Hemisphäre. Die Endemiegebiete in den Vereinigten Staaten sind die Gegenden von Virginia, North Carolina, South Carolina, Georgia, Kansas, Oklahoma, Texas, aber auch New York City.

ANAMNESE

Inkubationszeit Zwischen 3 und 14 Tagen (durchschnittlich 7 Tage).

Prodromalsymptome Appetitlosigkeit, Reizbarkeit, Krankheitsgefühl, Frösteln, Fiebrigkeit.

Anamnese Beginn meist plötzlich mit Fieber (94 %), starken Kopfschmerzen (94 %), generalisierter Myalgie (besonders Rücken- und Beinmuskeln) (87 %), plötzlichen Schüttelkrämpfen, Photophobie, Schwächegefühl und Übelkeit mit gelegentlichem Erbrechen im Lauf der ersten beiden Tage. Allerdings ist der Beginn manchmal weniger dramatisch, die Symptome ähnlich denen vieler anderer akuter Infektionskrankheiten, was die richtige Diagnose in den ersten Tagen verschleiert. Das charakteristische Exanthem (87 %), das das beste diagnostische Hilfsmittel ist, tritt am vierten Krankheitstag auf (zwischen 2 und 6 Tagen), manchmal aber erst später (10 %) oder überhaupt nicht (13 %).

KLINISCHE UNTERSUCHUNG

Hautbefunde Die zeitliche Sequenz bei der Entwicklung der Effloreszenzen erleichtert die Diagnose.

TYPISCHE EFFLORESZENZEN

Frühe Läsionen sind 2 bis 6 mm große, rosa, mit dem Glasspatel ausdrückbare Maculae, die sich innerhalb von 1 bis 3 Tagen zu dunkelroten Papeln entwickeln. Nach 2 bis 4 Tagen werden sie hämorrhagisch und sind nicht länger ausdrückbar (Abb. 156 a und 156 b). Selten findet man einen Schorf (rundes, verkrustetes Geschwür bei akuter Rickettsien-Infektion) an der Stelle des Zeckenbisses. Bei disseminierter intravaskulärer Koagulation treten Hautinfarkte (Gangrän) auf.

FARBE Rosa, in weiterer Folge dunkelrot, dann dunkellivid.

VERTEILUNG DER LÄSIONEN *Charakteristischerweise beginnt das Exanthem an den*

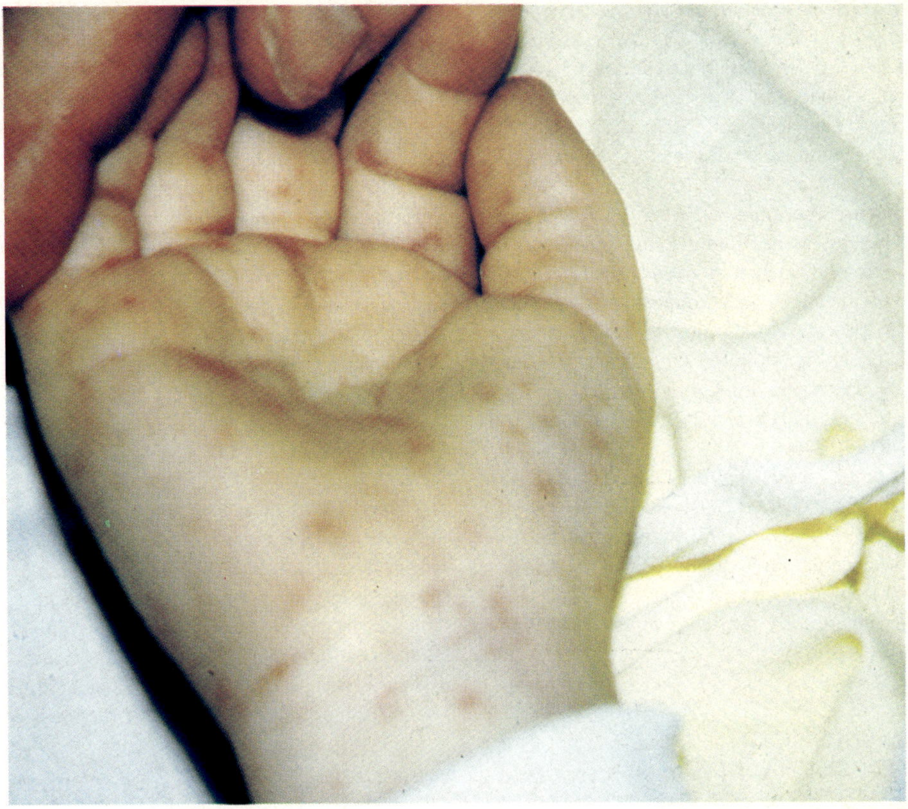

Abb. 156 a **Rocky Mountain Spotted Fever.** Erythematöse und hämorrhagische Maculae und Papeln, die ursprünglich an den Handgelenken und später an den Handflächen, Fußsohlen und am Stamm aufgetreten sind (freundlicherweise überlassen von Dr. Richard L. Dobson).

Handgelenken, Unterarmen und Sprunggelenken und etwas später an den Handtellern und Fußsohlen. Innerhalb von 6 bis 18 Stunden schreitet der Ausschlag zentripetal auf Arme, Oberschenkel, Stamm und Gesicht fort. Gangrän an den Akren.

Allgemeinbefunde Fieber bis 40° C, im weiteren Verlauf Blutdruckabfall und Schocksyndrom. Daneben können Hepatomegalie, Splenomegalie, gastrointestinale Blutungen, Bewußtseinsstörungen, vorübergehende Taubheit, Inkontinenz, Oligurie und sekundäre bakterielle Infektionen der Lunge, des Mittelohrs und der Parotis auftreten.

SONDERFORMEN

»Spotless fever« 13 % der Fälle. Höhere Letalität, da die richtige Diagnose übersehen wird.

Abdominales Syndrom Kann ein akutes Abdomen, akute Cholezystitis oder akute Appendizitis imitieren.

Thrombotische thrombozytopenische Purpura.

DIAGNOSE UND DIFFERENTIALDIAGNOSE

Diagnose Muß klinisch gestellt und später konfirmiert werden.

Differentialdiagnose Meningokokkensepsis, *Staphylococcus-aureus*-Sepsis, andere Rikkettsiosen (Ehrlichiosis, Mäusefleckfieber, epidemisches Fleckfieber, Rickettsien-Pocken), Leptospirose, Typhus, Virusexantheme (Masern, Varizellen, Rubeolen, Enterovirus), Arzneimittelexantheme, Immunkomplexvasculitis.

LABOR- UND SPEZIALUNTERSUCHUNGEN

Hautbiopsie

HÄMATOXILIN-EOSIN Nekrotisierende Vasculitis. Gelegentlich können innerhalb von Endothelzellen Rickettsien dargestellt werden.

DIREKTE IMMUNFLUORESZENZ Spezifisches *Rickettsia-rickettsii*-Antigen in Endothelzellen nachweisbar.

Serodiagnose Durch Immunofluoreszenz-Antikörpertest (IFA) können sowohl der IgG- als auch IgM-Antikörper bestimmt werden. Ein vierfacher Titeranstieg zwischen dem akuten und Rekonvaleszenzstadium ist diagnostisch.

PATHOPHYSIOLOGIE

Nach der Inokulation und zunächst lokalen Vermehrung der Rickettsien in Endothelzellen erfolgt die hämatogene Dissemination. Herdförmige Infektionen der glatten Gefäßmuskulatur bewirken eine generalisierte Vasculitis. Blutdruckabfall, lokale Nekrose, Gangrän und disseminierte intravaskuläre Koagulation können folgen. Das Exanthem ist die Folge von Erythrozytenextravasaten nach Gefäßnekrose.

VERLAUF UND PROGNOSE

Die Letalität liegt in unbehandelten Fällen bei 20 %, in behandelten Fällen bei 3 % (6 % bei Patienten über 40 Jahre). Bei einer positiven Zeckenbißanamnese beträgt die Letalität 1,5 %, wenn kein Zeckenbiß erinnerlich ist 6,6 %.

THERAPIE

Tetracyclin oder Chloramphenicol 2g/die für Erwachsene, sobald die Diagnose klinisch gestellt ist. Bei manchen Patienten ist eine Schocktherapie erforderlich.

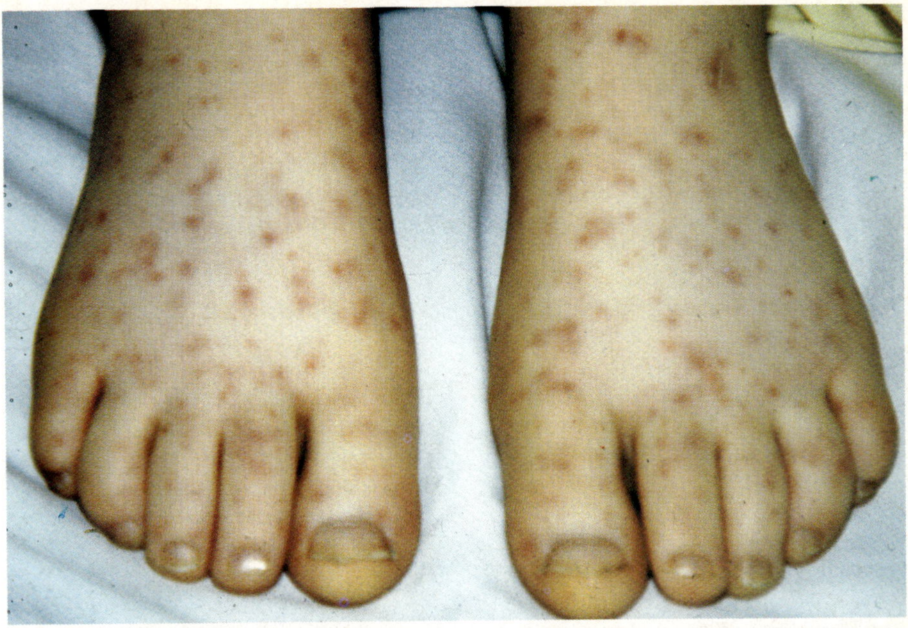

Abb. 156 b **Rocky Mountain Spotted Fever.** Frühe maculo-papulöse Läsionen an den Füßen (dankenswerterweise überlassen von Dr. Richard L. Dobson).

Rubeolen

Die Rubeolen sind eine häufige, harmlose infektiöse Kinderkrankheit mit einem charakteristischen Exanthem und Lymphadenopathie. Bei Erkrankung einer Schwangeren können sie zum kongenitalen Rubeolen-Syndrom (Röteln-Embryopathie) mit schwerer chronischer Infektion des Fetus und Mißbildungen führen.

Synonym: Röteln (im angelsächsischen Sprachraum rubella, german measles).

EPIDEMIOLOGIE UND ÄTIOLOGIE

Alter Vor den großangelegten Impfaktionen vor allem Kinder unter 15 Jahren, jetzt eher junge Erwachsene.

Ätiologie Röteln-Virus.

Berufliche Exposition Junge Erwachsene in Spitälern, Schulen, Gefängnissen, geburtshilflichen Ambulanzen.

Übertragung Tröpfcheninfektion, mäßig kontagiös, 10 bis 40 % der Fälle verlaufen asymptomatisch. Die Patienten sind vom Ende der Inkubationsperiode bis zum Verschwinden des Exanthems infektiös.

Häufigkeit Nach den großangelegten Impfaktionen seit 1969 ist die Inzidenz um 99 % gesunken.

Risikofaktoren Fehlende aktive Immunisierung, fehlende natürliche Infektion.

Jahreszeit Vor 1969 traten in den Vereinigten Staaten alle 6 bis 9 Jahre Epidemien auf, vorzugsweise im Frühling.

Geographische Verbreitung Weltweit. Auffallende Abnahme der Häufigkeit in den Industrieländern als Folge der Impfung.

ANAMNESE

Inkubationsperiode 14 bis 21 Tage.

Prodrome Fehlen häufig, besonders bei kleinen Kindern. Bei Jugendlichen und jungen Erwachsenen Appetitlosigkeit, Krankheitsgefühl, Conjunctivitis, Kopfschmerzen, subfebrile Temperaturen, leichte katarrhalische Symptome.

Anamnese Arthralgien, besonders bei erwachsenen Frauen nach der Impfung.

Immunlage Bei Frauen beobachtet man oft ein Rubeolen-ähnliches Krankheitsbild nach Verabreichung eines attenuierten Rötelvirus-Impfstoffs.

KLINISCHE UNTERSUCHUNG

Hautbefunde

TYPISCHE EFFLORESZENZEN
Rosa Maculae oder Papeln. Die Läsionen am Stamm können konfluieren, wodurch ein scarlatiniformes Bild entsteht.

VERTEILUNG DER LÄSIONEN *Beginn an der Stirn mit absteigender Ausbreitung auf das Gesicht (Abb. 157a), den Stamm (Abb. 157b) und die Extremitäten im Verlauf des ersten Tages. Am zweiten Tag blaßt das Exanthem im Gesicht ab. Am dritten Tag verschwindet das Exanthem auch am übrigen Körper ohne Pigmentierung oder Schuppung.*

SCHLEIMHÄUTE Petechien am weichen Gaumen (Forchheimersches Zeichen) während des Prodromalstadiums (kommt auch bei infektiöser Mononucleose vor).

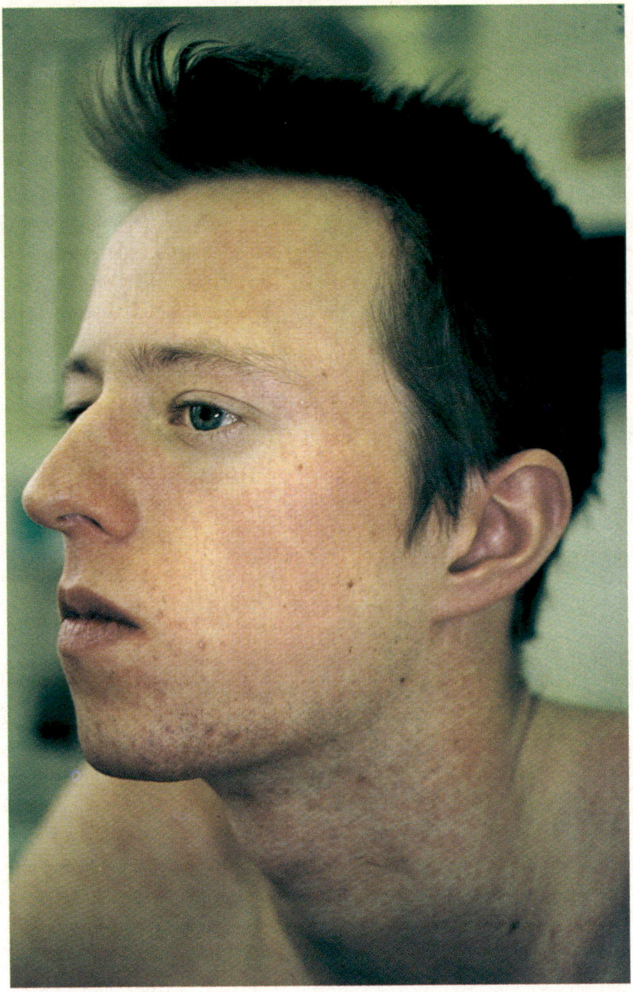

Abb. 157 a **Rubeolen.** Erythematöse Flecken und Papeln, die zuerst im Gesicht auftreten und sich meist innerhalb der ersten 24 Stunden absteigend auf den Stamm und die Extremitäten ausbreiten.

Allgemeinuntersuchung

LYMPHKNOTEN Vergrößerung im Prodromalstadium. Die retroaurikulären, subokzipitalen und hinteren Halslymphknoten sind vergrößert und manchmal druckschmerzhaft. Eventuell leichte generalisierte Lymphadenopathie. Die Lymphknotenvergrößerung besteht meist eine Woche, kann aber auch monatelang anhalten.

MILZ Kann vergrößert sein.

GELENKE Arthritis bei Erwachsenen, Ergüsse sind möglich.

DIAGNOSE UND DIFFERENTIALDIAGNOSE

Diagnose Klinisch, kann serologisch verifiziert werden.

Differentialdiagnose *Exanthem:* Virale und medikamentöse Exantheme, Scharlach; *Arthritis*: akutes rheumatisches Fieber, rheumatoide Arthritis.

LABOR- UND SPEZIALUNTERSUCHUNGEN

Serologie Der Rubeolen-Antikörpertiter sollte zwischen dem akuten und Rekonvaleszenzstadium zumindest auf das Vierfache ansteigen.

Kultur Das Virus kann aus dem Rachen und aspirierter Gelenksflüssigkeit isoliert werden.

VERLAUF UND PROGNOSE

Bei den meisten Menschen sind die Rubeolen eine leichte, harmlose Infektionskrankheit. Bei Erkrankung einer Graviden im ersten Trimenon kann die Infektion transplacentar auf den Fetus übertragen werden. Etwa 50% der Neugeborenen, die im ersten Trimenon mit dem Rubeolen-Virus infiziert werden, kommen mit Anzeichen intrauteriner Fruchtschädigung durch das Virus auf die Welt. Mißbildungen beim kongenitalen Rubeolen-Syndrom (Embryopathia rubeolica) sind angeborene Herzmißbildungen, Katarakte, Mikrophthalmus, Innenohrtaubheit, Mikrocephalus, Hydrocephalus.

THERAPIE

Prophylaxe Spezifische Prophylaxe durch Impfung. Eine durchgemachte Rötelinfektion sollte bei jungen Frauen dokumentiert werden. Bei negativem Röteln-Antikörpertiter sollte eine Rötelimpfung durchgeführt werden.

Akute Infektion Symptomatisch.

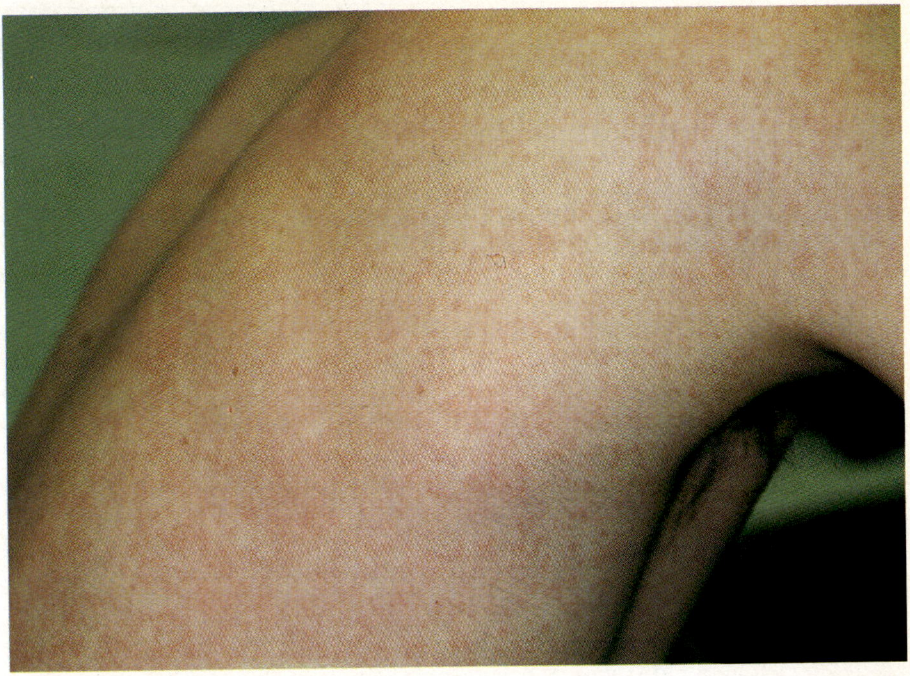

Abb. 157 b **Rubeolen.** Exanthem am Stamm.

Masern

Die Masern sind eine hochkontagiöse virale Infektionskrankheit, die charakterisiert ist durch Fieber, Schnupfen, Husten, Conjunctivitis, ein pathognomonisches Enanthem (Kopliksche Flecken) und ein Exanthem. Sie können sowohl akut als auch chronisch durch schweren Krankheitsverlauf und tödlichen Ausgang kompliziert werden.

Synonym: Morbilli.

EPIDEMIOLOGIE UND ÄTIOLOGIE

Alter Vor der Masern-Impfung lag das Durchschnittsalter in den Vereinigten Staaten zwischen 5 und 9 Jahren. In Entwicklungsländern treten bis zu 45 % der Fälle innerhalb der ersten 9 Lebensmonate auf.

Ätiologie Masernvirus, ein Paramyxovirus.

Häufigkeit *In den Vereinigten Staaten:* Mehr als vervierfacht zwischen 1988 und 1989. *Weltweit:* Hyperendemisch in vielen Entwicklungsländern mit mehr als 1,5 Millionen Todesopfern jährlich.

Risikofaktoren Seit 1963 mit großangelegten Impfaktionen begonnen wurde, ist die Häufigkeit um 98 % zurückgegangen. Endemien in den Vereinigten Staaten brechen jetzt unter ungeimpften Stadtkindern im Vorschulater, Kindern im Schulalter, die als Säuglinge geimpft worden sind und Einwanderern aus. Endemien beobachtet man in Kinderkrippen, Kindergärten, Schulen und Internaten.

Übertragung Tröpfeninfektion beim Niesen und Husten. Die Patienten sind bereits mehrere Tage vor Auftreten des Exanthems infektiös und bleiben es bis zu 5 Tage nach dem Abklingen desselben. Die Infektion geht bei 90 bis 100 % der empfänglichen Kontaktpersonen an. Asymptomatische Infektionen sind selten.

Jahreszeit Bevor der Großteil der Bevölkerung durch die Schutzimpfung erfaßt wurde, traten alle 2 bis 3 Jahre Epidemien im Spätwinter und zu Frühlingsbeginn auf.

Geographische Verbreitung Weltweit.

ANAMNESE

Inkubationsperiode 10 bis 15 Tage.

Anamnese Katarrhalische Symptome mit Schnupfen, trockenem, bellendem Husten, Photophobie, Krankheitsgefühl und hohem Fieber. Innerhalb von 3 bis 4 Tagen breitet sich das Exanthem aus, dann klingen die systemischen Symptome ab und das Exanthem blaßt ab.

KLINISCHE UNTERSUCHUNG

Hautbefunde

TYPISCHE EFFLORESZENZEN

Exanthem: Am vierten Fiebertag treten erythematöse Flecken und Papeln auf. *Die ursprünglich einzelstehenden Läsionen können konfluieren, besonders im Gesicht* (Abb. 158), *am Hals und den Schultern. Die Läsionen blassen allmählich in der Reihenfolge des Auftretens ab und hinterlassen gelblich-bräunliche Fleckchen oder eine geringfügige Schuppung. Das Exanthem bildet sich innerhalb von 4 bis 6 Tagen zurück.* Im Prodromalstadium findet man ein periorbitales Ödem.

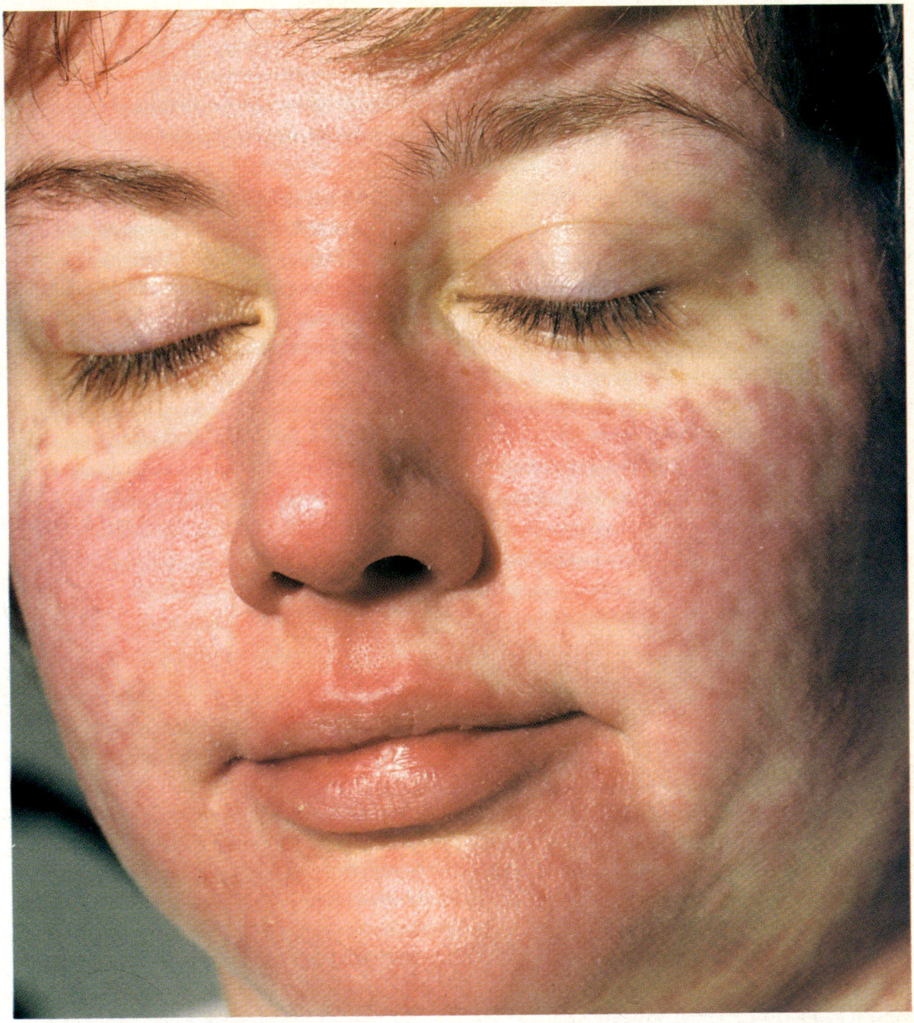

Abb. 158 **Masern.** Erythematöse Flecken und Papeln, die konfluieren und als erstes im Gesicht auftreten.

FARBE Ursprünglich erythematös, bei Rückbildung gelblich-bräunlich.
VERTEILUNG DER LÄSIONEN Beginn an der Stirnhaargrenze und hinter den Ohren, von dort Ausbreitung zentrifugal auf das Gesicht, den Stamm und die Extremitäten, wobei die Füße am dritten Tag erreicht werden.
SCHLEIMHÄUTE Kopliksche Flecken: Gruppen von winzigen blau-weißen Papeln mit erythematösem Randsaum, die am oder nach dem zweiten Tag des Fiebers an der Wangenschleimhaut gegenüber den Prämolaren auftreten. Conjunctivitis bulbae.

Allgemeinuntersuchung
Meist generalisierte Lymphadenopathie, sonst keine Besonderheiten.

DIAGNOSE UND DIFFERENTIALDIAGNOSE

Diagnose Klinisch.

Differentialdiagnose Der zeitliche Ablauf der Röteln (3 Tage) gegenüber den Masern (6 Tage) ist unterschiedlich, wenn auch beide sich vom Kopf zu den Zehen ausbreiten; andere virale Exantheme; sekundäre Syphilis; Scharlach; medikamentöse Exantheme.

LABOR- UND SPEZIALUNTERSUCHUNGEN

Kulturen Virus-Isolierung aus Blut, Harn und Rachenabstrich.

Serologie Nachweis eines vierfachen Anstiegs des Masern-Antikörpertiters.

PATHOPHYSIOLOGIE

Das Virus dringt in Zellen des Respirationstrakts ein, vermehrt sich lokal, gelangt in die regionalen Lymphknoten und wird hämatogen in die Haut und die Schleimhäute disseminiert. Virusvermehrung auch in der Haut und Schleimhaut.

VERLAUF UND PROGNOSE

Bei den meisten Patienten handelt es sich um eine Infektion von kurzer Dauer. Komplikationen sind häufiger bei unterernährten Kindern aus der Dritten Welt, bei nicht Geimpften und bei Menschen mit einer kongenitalen Immundefizienz oder Leukämie. Akute Komplikationen (9,8 % der Fälle): Otitis media, Pneumonie (bakteriell oder Masernpneumonie), Diarrhoe, Masernencephalitis (1:800 bis 1000 Fälle), Thrombozytopenie. Bei nicht geimpften, HIV-infizierten Kindern wurde eine letale Masernpneumonie ohne Exanthem beobachtet. Chronische Komplikation: Subakute, sklerosierende Panencephalitis.

THERAPIE

Vorbeugung Prophylaktische Impfung.
Akute Infektion Symptomatisch.
Sekundäre bakterielle Infektionen Anwendung geeigneter Antibiotika.

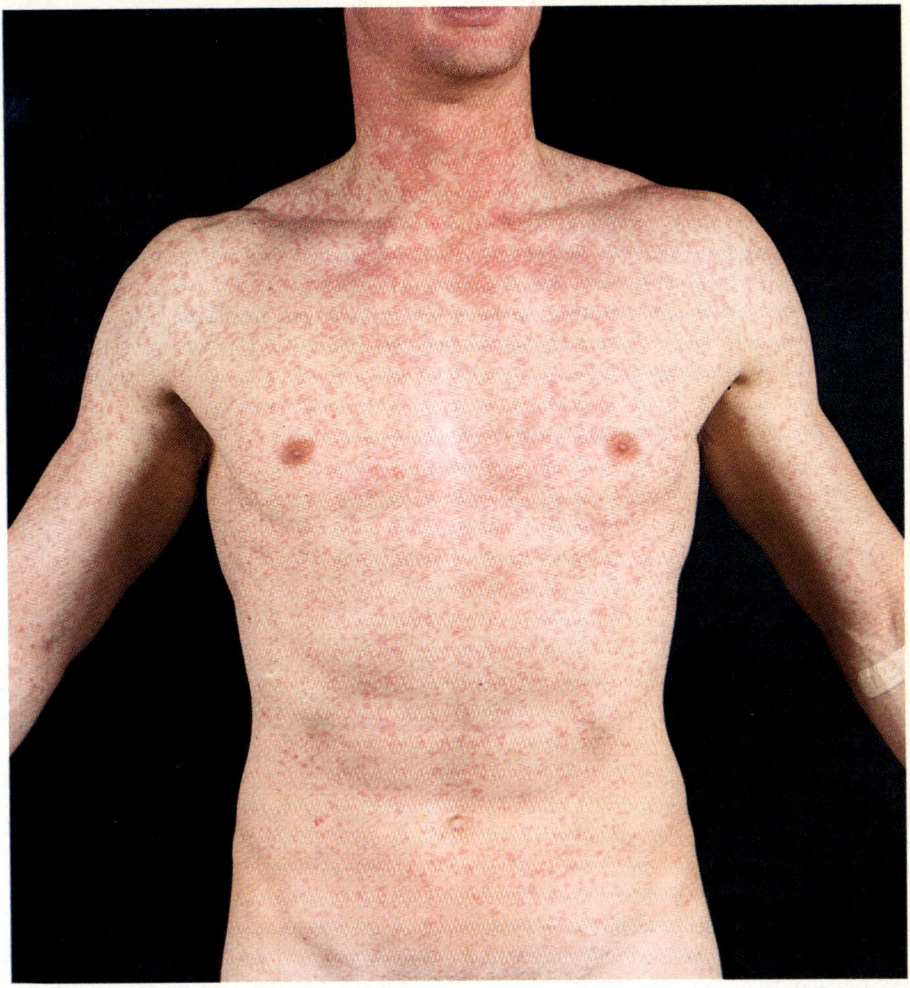

Abb. 159 **Masern.** Das Exanthem breitet sich innerhalb von 2 bis 3 Tagen aus, während Röteln sich vom Kopf bis zu den Zehen innerhalb eines Tages ausbreiten.

Staphylococcal Scalded-Skin Syndrome (Syndrom der verbrühten Haut)

Das Staphylococcal Scalded-Skin Syndrome (SSSS) ist eine toxinmediierte, epidermolytische Dermatose, die durch Erythem und ausgedehnte Ablösung der oberflächlichen Epidermislagen charakterisiert ist, wodurch sich eine Ähnlichkeit mit verbrühter Haut ergibt. Es kommt in erster Linie bei Neugeborenen und Kindern unter 2 Jahren vor. Der Schweregrad reicht von der lokalisierten Form der bullösen Impetigo bis zu einer generalisierten Form mit ausgedehnter Epidermolyse und Desquamation. Das klinische Spektrum des SSSS umfaßt (1) die bullöse Impetigo, (2) die bullöse Impetigo mit Generalisation, (3) das scarlatiniforme Syndrom und (4) das generalisierte Scalded-Skin Syndrome.

Synonyme: Dermatitis exfoliativa, M. Ritter von Rittershain, »Syndrom der verbrühten Haut«.

EPIDEMIOLOGIE UND ÄTIOLOGIE

Alter Säuglinge und Kleinkinder.

Ätiologie *Staphylococcus aureus* der Phagengruppe II, meist Typ 71.

ANAMNESE

Immunstatus Erwachsene mit Immunosuppression oder Nebennierenrinden-Insuffizienz können an SSSS erkranken.

Hautsymptome Bei generalisiertem SSSS: Frühe erythematöse Läsionen sind sehr berührungsempfindlich.

KLINISCHE UNTERSUCHUNG

Hautbefunde

TYPISCHE EFFLORESZENZEN
Bullöse Impetigo: Intakte, schlaffe, purulente Blasen, oft gruppiert. Die Ruptur der Blasen führt zu feuchten, roten und/oder verkrusteten, erosiven Läsionen (siehe Abb. 44). *Generalisiertes SSSS:* Anfangs berührungsempfindliches, unscharf begrenztes Erythem (Abb. 160 a). Mit beginnender Epidermolyse erscheint die Epidermis verknittert. Abhebung der Epidermis führt zu Erosionen mit rotem, feuchtem Grund (Abb. 160 b). *Scarlatiniformes Syndrom:* Wie Scharlach (siehe Seite 298), aber ohne Pharyngitis, Tonsillitis oder Himbeerzunge.

PALPATION Durch leichten seitlichen Druck läßt sich die oberflächliche Epidermis abscheren (positives Nikolski-Zeichen).

ANORDNUNG VON MULTIPLEN LÄSIONEN Bei der Impetigo bullosa sind die Läsionen oft in den intertriginösen Regionen gruppiert.

VERTEILUNG DER LÄSIONEN *Impetigo bullosa*: In den intertriginösen Bereichen. *Generalisiertes SSSS:* Anfangs periorifiziell im Gesicht, am Hals, in den Axillen und Leisten, Ausbreitung innerhalb von 24 bis 48 Stunden. Sowohl das anfängliche Erythem als auch später die Ablösung der Epidermis sind am ausgeprägtesten periorifiziell im Gesicht (Abb. 160 a) und in den Beugen (Hals, Axillen, Leisten, Ellenbeugen) und an Druckstellen (Rücken) (Abb. 160 b). *Scarlatiniformes Syndrom:* Wie Scharlach.

SCHLEIMHÄUTE Meist nicht betroffen.

Allgemeinbefunde Leichtes Fieber, Reizbarkeit.

DIAGNOSE UND DIFFERENTIALDIAGNOSE

Diagnose Klinisch, Zytologie des Nikolski-Testareals: akantholytische Zellen.

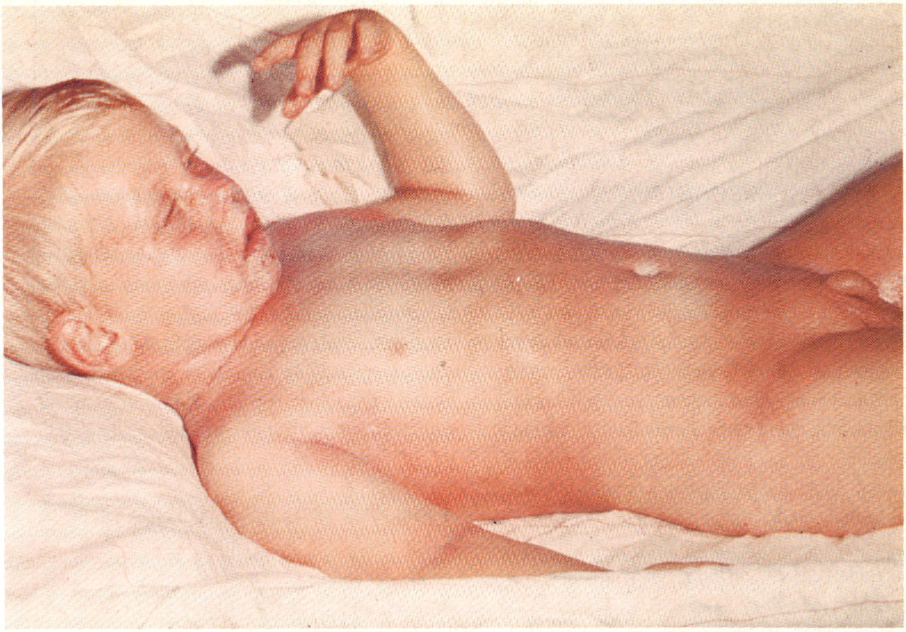

Abb. 160 a **Staphylococcal Scalded-Skin Syndrome.** Berührungsempfindliche, erythematöse Hautareale, von denen sich die oberflächliche Epidermis großflächig abstreifen läßt. Auch die Axillen sind befallen.

Differentialdiagnose Erythema multiforme, medikamentös-toxische epidermale Nekrolyse.

LABOR- UND SPEZIALUNTERSUCHUNGEN

Gram-Färbung *Bullöse Impetigo:* Im Ausstrich von Blaseneiter findet man Klumpen von grampositiven Kokken in polymorphonukleären Leukozyten und akantholytische Zellen. *Generalisiertes SSSS:* Grampositive Kokken *nur* in primären Impetigoläsionen, *nicht* im Bereich der Epidermolyse.
Tzanck-Test (Zytologie): akantholytische Epidermalzellen.

Bakterienkultur *Impetigo bullosa: Staphylococcus aureus. Generalisiertes SSSS:* Nur an der Stelle der Ansiedlung der Infektion, wie z. B. dem Nabelstumpf, der Conjunctiva oder dem äußeren Gehörgang. Kultiviert man abgelöste Haut oder Blaseninhalt epidermolytischer Haut nach Desinfektion der Hautoberfläche, so lassen sich *keine* pathogenen Keime nachweisen.

PATHOPHYSIOLOGIE

Bei Neugeborenen und Säuglingen siedelt sich *Staphylococcus aureus* in der Nase, den Konjunktiven oder dem Nabelstumpf an, ohne eine klinisch manifeste Infektion hervorzurufen und produziert dort ein Exotoxin (Exfoliatin, Epidermolysin), das auf dem Blutweg in die Haut transportiert wird. Die Toxinbildung kann aber auch von einer eitrigen Conjunctivitis, Otitis media oder okkulten Nasen-Rachen-Infektion aus erfolgen. Das exfoliative Toxin führt zu Akantholyse und intraepidermaler Spaltbildung innerhalb des Stratum granulosum. Eine umschriebene Toxin-Wirkung verursacht die Impetigo bullosa, die durch Resorption des Toxins von einem leichten scarlatiniformen Exanthem begleitet sein kann. Andererseits können die lokalen Effekte des Toxins bei systemischer Absorption mit dadurch hervorgerufenem Staphylokokken-Scharlach fehlen. Die Ablösung der oberflächlichen Epidermis beim generalisierten SSSS ist Ausdruck einer schweren toxischen Schädigung der Epidermis durch massive systemische Ausschwemmung des Exfoliatins. Die wenigen Fälle von SSSS, die bei Erwachsenen beobachtet wurden, waren mit Immundefizienz oder Niereninsuffizienz assoziiert.

VERLAUF UND PROGNOSE

Nach entsprechender antibiotischer Behandlung heilen die oberflächlich denudierten Areale innerhalb von 3 bis 5 Tagen mit einer generalisierten groblamellös-fetzigen Abhäutung.

THERAPIE

Neugeborene Stationäre Aufnahme und Behandlung mit intravenösem Oxacillin 200 mg/kg Körpergewicht/die möglichst in fraktionierten Dosen alle 4 Stunden. Stationär aufgenommen werden sollten vor allem Säuglinge mit ausgedehnter Ablösung der Haut oder wenn die Verläßlichkeit der Eltern bei der Durchführung der Therapie nicht gewährleistet ist. In fortgeschrittenen, schweren Fällen Flüssigkeitssubstitution wie bei Verbrühung. Bei leichtem Verlauf und verläßlicher Durchführung der Therapie zu Hause kann Dicloxacillin 30 bis 50 mg/kg Körpergewicht/die p. o. gegeben werden.
Lokalbehandlung Bäder oder Kompressen, Mupirocin-Salbe, Bacitracin oder Silber-Sulfadiazin.

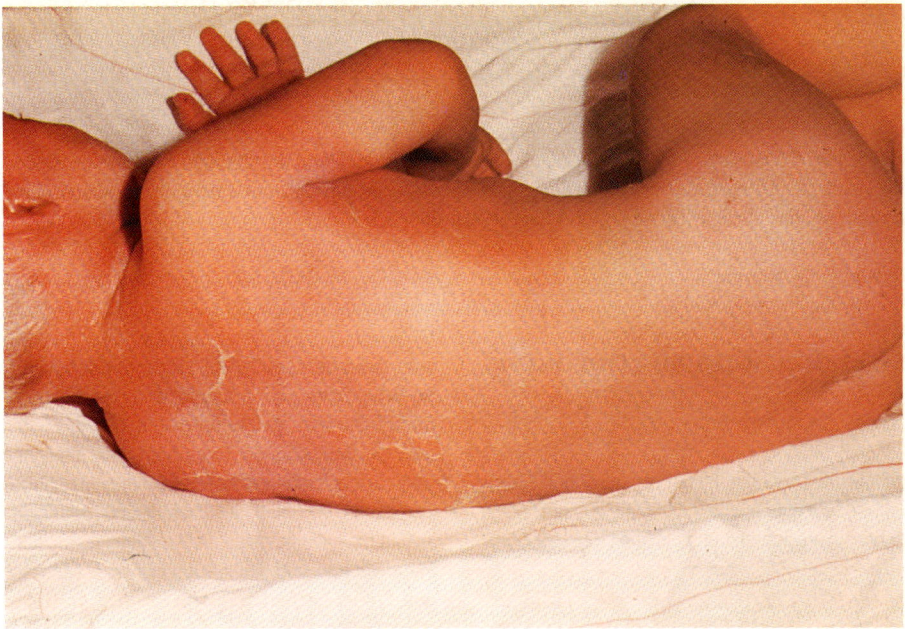

Abb. 160 b **Staphylococcal Scalded-Skin Syndrome.** Rücken des Patienten von Abb. 160 a.

Scharlach

Der Scharlach ist eine akute Infektion der Tonsillen oder der Haut durch einen Stamm von Streptokokken der Gruppe A, der ein erythrogenes Exotoxin produziert, mit einem charakteristischen Exanthem, das durch dieses Exotoxin hervorgerufen wird.

Synonym: Scarlatina.

EPIDEMIOLOGIE UND ÄTIOLOGIE

Alter Kinder.

Ätiologie Meist ß-hämolysierender *Streptococcus pyogenes* der Gruppe A. Selten ein exotoxinproduzierender *Staphylococcus aureus.*

ANAMNESE

Inkubationsperiode Der Ausschlag tritt innerhalb von 2 bis 3 Tagen nach der Infektion auf.

Infektionsquelle Ein Familienmitglied kann Streptokokken-Träger sein.

KLINISCHE UNTERSUCHUNG

Hautbefunde

TYPISCHE EFFLORESZENZEN
Zartes Exanthem aus stecknadelkopfgroßen Papeln, zuerst am oberen Stamm. Das Gesicht ist gerötet mit perioraler Blässe (Abb. 161). Die anfangs punktförmigen Läsionen konfluieren und werden deutlich erythematös, also scarlatiniform. In den Körperfalten findet man lineare Petechien (Pastiasches Zeichen). Die Intensität des Exanthems ist sehr unterschiedlich und variiert von geringfügigem bis mäßigem Erythem, das auf den Stamm beschränkt bleibt (Abb. 162), bis zu einem ausgedehnten Exanthem mit Purpura. Das Exanthem blaßt innerhalb von 4 bis 5 Tagen ab und wird gefolgt von starker Schuppung am Körper und den Extremitäten und großflächiger Abhäutung an den Handflächen und Fußsohlen. Bei subklinischem oder leichtem Verlauf können Exanthem und Pharyngitis unbemerkt verlaufen. In diesen Fällen kommt es vor, daß der Patient erst den Arzt aufsucht, wenn die Abhäutung an den Handflächen und Fußsohlen einsetzt. Manchmal findet man dann infizierte chirurgische oder andere Wunden oder impetiginisierte Hautläsionen.

FARBE Rosa bis scharlachfarben.

PALPATION Sandpapierartige Oberfläche bei Beginn der Desquamation.

VERTEILUNG DER LÄSIONEN Das Erythem tritt zuerst an der Brust auf, von wo es sich auf die Extremitäten ausbreitet, und ist an Druckstellen und in Körperfalten deutlicher sichtbar. Das Pastiasche Zeichen tritt in den Ellenbeugen und Axillarfalten auf.

SCHLEIMHÄUTE Pharynx und weicher Gaumen sind düsterrot, die Zunge anfangs belegt mit verstreuten, roten, geschwollenen Papillen (weiße Erdbeerzunge). Am vierten oder fünften Tag wird der hyperkeratotische Belag abgestoßen und die Zungenoberfläche erscheint hellrot (rote Erdbeerzunge). Am Gaumen Erythem und punktförmige Petechien. Akute follikuläre oder membranöse Tonsillitis.

Sonderform Toxisches Streptokokken-Syndrom: Toxinämie, Organversagen und scarlatiniformes Exanthem in Verbindung mit Weichteilentzündungen durch Streptokokken.

Allgemeinuntersuchung Entzündliche Schwellung der vorderen Halslymphknoten.

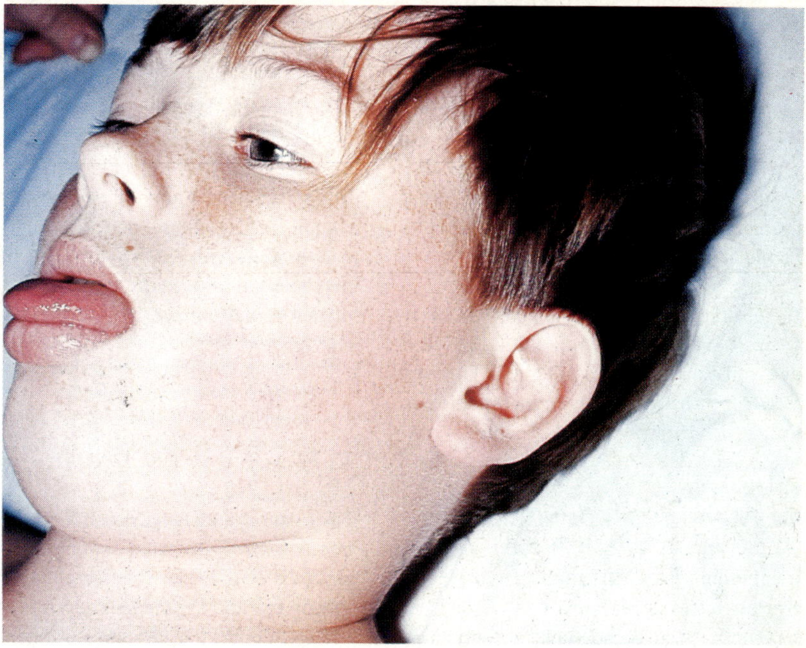

Abb. 161 **Scharlach.** Erythem (scarlatiniform), das die periorale Region ausspart und am deutlichsten in den Körperfalten ausgeprägt ist (nicht abgebildet), hellrote Erdbeerzunge (dankenswerterweise überlassen von Dr. Thomas C. Peebles).

DIAGNOSE UND DIFFERENTIALDIAGNOSE

Diagnose Verifiziert durch den Nachweis des Streptokokken-Antigens in einem Schnelltest, durch Kultur aus dem Rachenabstrich oder Wundsekret oder durch einen signifikanten Anstieg des Antistreptolysin O-Titers.

Differentialdiagnose Staphylokokken-Scharlach (Pharyngitis, Tonsillitis, Erdbeerzunge und Enanthem des Gaumens kommen nicht vor), Virusexanthem, Arzneimittelexanthem.

LABOR- UND SPEZIALUNTERSUCHUNGEN

Mikrobiologische Untersuchung von Hautmaterial Gram-Färbung von Abstrichen aus der infizierten Wunde oder von impetiginisierten Hautläsionen.

Kultur Zum Nachweis von ß-hämolysierenden Streptokokken der Gruppe A.

Serologie Mindestens vierfacher Anstieg des Antistreptolysin O-Titers.

PATHOPHYSIOLOGIE

Die Produktion des erythrogenen Toxins ist an die Anwesenheit eines temperierten Bakteriophagen gebunden. Patienten, die schon früher Kontakt mit dem erythrogenen Toxin gehabt haben, haben eine Antitoxin-Immunität und neutralisieren das Toxin. Das Scharlach-Syndrom entwickelt sich bei diesen Patienten daher nicht. Da aber verschiedene erythrogene Streptokokkenstämme infektiös sind, ist eine zweite Scharlachinfektion theoretisch möglich. Stämme von *Staphylococcus aureus* können ebenfalls ein erythrogenes Exotoxin produzieren und ein scarlatiniformes Exanthem hervorrufen.

VERLAUF UND PROGNOSE

Nach unbehandelten Streptokokkeninfektionen, können Folgekrankheiten auftreten, wie akutes rheumatisches Fieber, akute Glomerulonephritis und Erythema nodosum. Während der letzten beiden Dekaden ist die Inzidenz des akuten rheumatischen Fiebers deutlich gesunken, neuerdings steigt sie aber wieder an.

THERAPIE

Penicillin V 250 mg 4x täglich über 10 Tage; statt dessen kann Erythromycin 250 mg 4x täglich über 10 Tage gegeben werden. Für Kinder muß diese Dosierung entsprechend angepaßt werden.

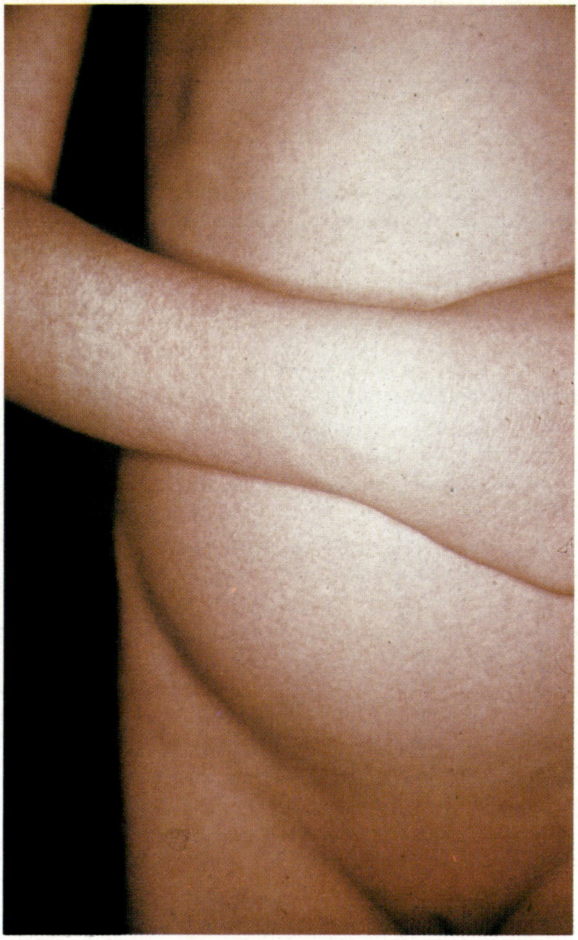

Abb. 162 Scharlach. Diffuses, scarlatiniformes Exanthem am Stamm.

Kawasaki-Syndrom

Das Kawasaki-Syndrom ist eine seltene akute, fieberhafte Krankheit bei Säuglingen und Kindern, charakterisiert durch ein Erythem und Ödem an Haut und Schleimhäuten mit nachfolgender Desquamation, zervikaler Lymphadenopathie und kompliziert durch Aneurysmen der Koronararterien.

Synonyme: Mukokutanes Lymphknoten-Syndrom, juvenile Periarteriitis nodosa.

EPIDEMIOLOGIE UND ÄTIOLOGIE

Alter Erkrankungsspitze am Ende des 1. Lebensjahres, im Durchschnitt 2,6 Jahre, selten nach dem 8. Lebensjahr.

Geschlecht Häufiger bei Knaben (1,5:1).

Rasse Vorkommen in den Vereinigten Staaten: japanische → afroamerikanische → kaukasische Kinder.

Ätiologie Idiopathisch, wahrscheinlich infektiös.

Jahreszeit Winter und Frühling.

Geographische Verbreitung Zuerst in Japan beobachtet (1961), in den Vereinigten Staaten 1971. Epidemien in Japan und auch in mehreren Städten in den Vereinigten Staaten. Selten in Europa.

ANAMNESE

Allgemeinsymptome sind Diarrhoe, Arthralgien, Arthritis, Meatitis, Tympanitis, Photophobie.

KLINISCHE UNTERSUCHUNG

Hautbefunde

TYPISCHE EFFLORESZENZEN

(Siehe Abb. 163). Scarlatiniform, morbilliform, Erythema multiforme-ähnlich. Erythem an Handflächen und Fußsohlen, Ödem an den Händen und Füßen, später Abschuppung. Perineal: Makulöse Läsionen konfluieren zu einem plaqueartigen Erythem, gefolgt von Desquamation.

PALPATION Die Läsionen können berührungsempfindlich sein.

VERTEILUNG Hände und Füße mit auffallendem indurativen Ödem. Erythem am Stamm und im Bereich des Perineums.

SCHLEIMHÄUTE Die Conjunctiva bulbi ist hyperämisch (Abb. 164); die Lippen sind rot, trocken, rissig; der Pharynx entzündlich injiziert, Erdbeerzunge (Abb. 164).

Allgemeinbefunde Meningeale Reizerscheinungen; Pneumonie; Lymphadenopthie, meist der Halslymphknoten, die über 1,5 cm groß werden können, etwas druckempfindlich und derb sind; Arthritis und Arthralgien an den Knien, Hüften, Ellbogen; perikardiale Tamponade, Arrhythmien, Reibegeräusche, linksventrikuläre Dysfunktion, Herzversagen.

DIAGNOSE UND DIFFERENTIALDIAGNOSE

Diagnose Diagnostische Kriterien sind Fieber mit oder ohne erkennbare Ursache mit Spitzen bis über 39,4 °C, das 5 Tage oder länger andauert und assoziiert ist mit 4 der folgenden 5 Kriterien: (1) Bilaterale konjunktivale Injektion; (2) wenigstens einer der folgenden Schleimhautveränderungen: Entzündlich gerötete/rissige Lippen, entzündlich

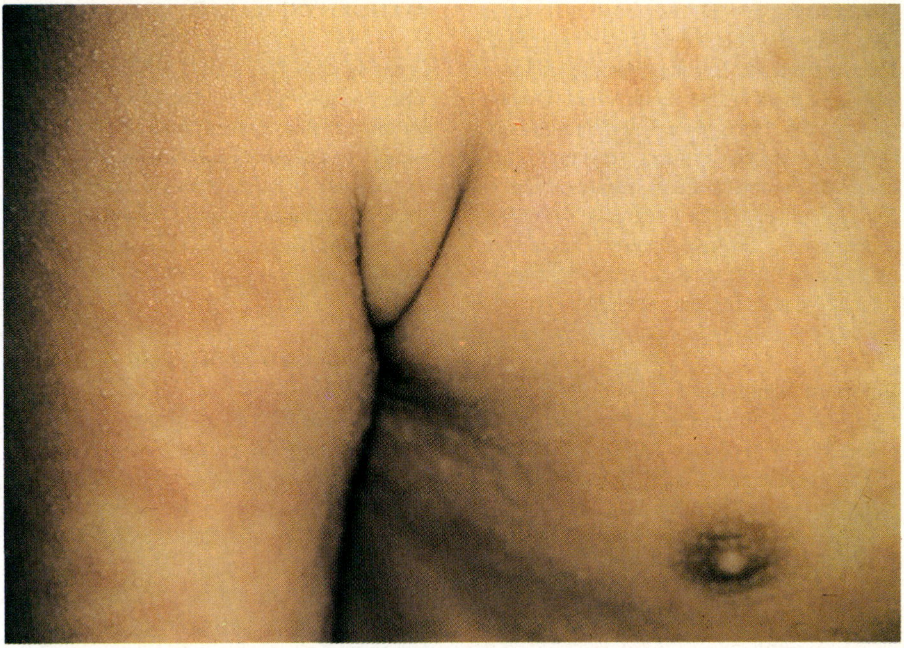

Abb. 163 **Kawasaki-Syndrom.** Fleckiges Erythem am Stamm eines Kindes.

geröteter Pharynx, Erdbeerzunge; (3) wenigstens einer der folgenden Veränderungen an den Extremitäten: Erythem der Handflächen/Fußsohlen, Ödem der Hände/Füße, Desquamation (Abb. 165), generalisierte/periunguale Desquamation; (4) diffuses scarlatiniformes Exanthem, zentral diffuses Erythem, das an den Extremitäten scharf begrenzt ist; düstererythematöses, makulopapulöses Exanthem; Irisläsionen; (5) Vergrößerung der Halslymphknoten (wenigstens ein Lymphknoten muß 1,5 cm oder mehr im Durchmesser messen).

Differentialdiagnose Juvenile, rheumatische Arthritis, infektiöse Mononukleose, Virusexantheme, Leptospirose, Rocky Mountain Spotted Fever, toxisches Schocksyndrom, Staphylococcal Scalded-Skin Syndrome, Erythema multiforme, Serumkrankheit, SLE, M. Reiter.

LABOR- UND SPEZIALUNTERSUCHUNGEN

Echokardiographie Aneurysmen der Koronararterien.

Kardiale Angiographie Indikationen: Symptome einer myokardialen Ischämie, koronare Aneurysmen in der Echokardiographie.

PATHOPHYSIOLOGIE

Generalisierte Vasculitis. Endarteriitis der Vasa vasorum schädigt die Adventitia/Intima der proximalen Koronararterien mit Erweiterung und Aneurysmabildung, Gefäßverschluß und distaler Embolie mit nachfolgendem Myokardinfarkt. Andere Gefäße: A. brachiocephalica, A. coeliaca, A. renalis, A. iliofemoralis.

VERLAUF UND PROGNOSE

Der klinische Verlauf ist triphasisch. In der Mehrzahl der Fälle erfolgt eine problemlose Abheilung. Kardiovaskuläre Komplikationen bei 20 %. Aneurysmen der Koronararterien treten innerhalb von 2 bis 8 Wochen auf. Gleichzeitig Myocarditis, Myokardischämie und Infarkt, Pericarditis, peripherer Gefäßverschluß, Dünndarmverschluß, Schlaganfall. Letalität 1%.

THERAPIE

Die Therapie ist unspezifisch und dient der Vorbeugung von kardiovaskulären Komplikationen. Aspirin und/oder hochdosiertes Gammaglobulin können das Risiko koronarer Aneurysmen einschränken.

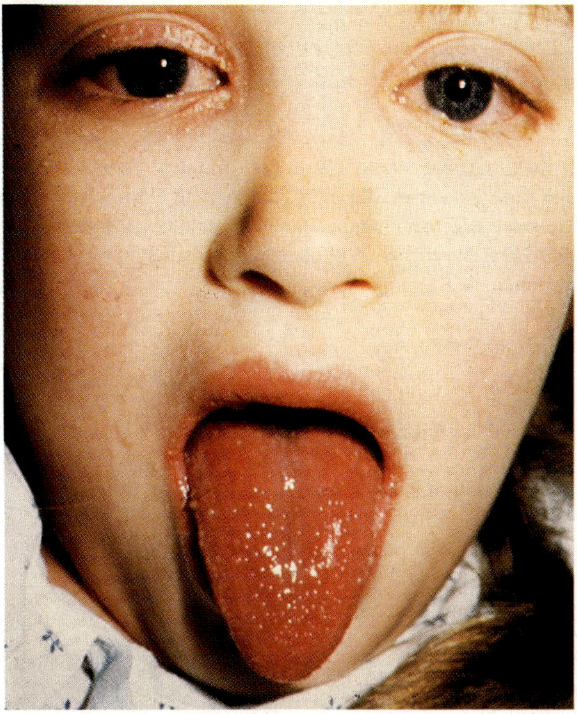

Abb. 164 Kawasaki-Syndrom. Scharlachrote Zunge und entzündliche Injektion der Conjunctiva bulbi (dankenswerterweise zur Verfügung gestellt von Dr. Arthur R. Rhodes).

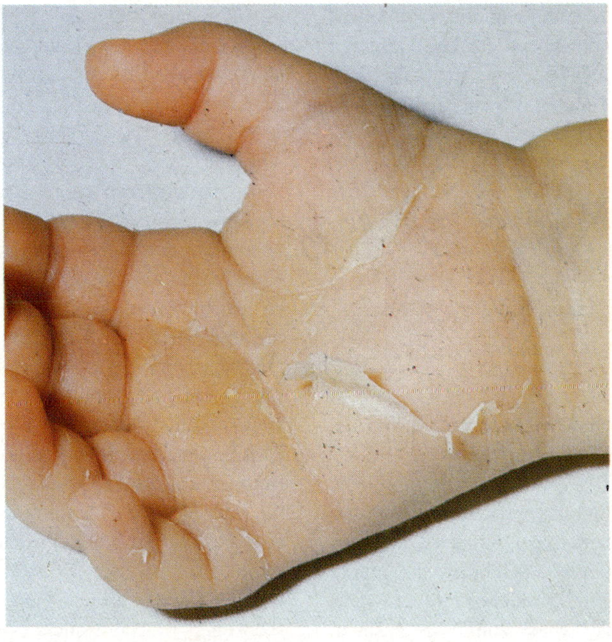

Abb. 165 Kawasaki-Syndrom. Abhäutung der Haut an der Handfläche dieses Kindes 10 Tage nach dem akuten Krankheitsbild (dankenswerterweise zur Verfügung gestellt von Dr. Arthur R. Rhodes).

Varizellen

Die Varizellen sind die hochinfektiöse Primärinfektion mit dem Varicella-Zoster-Virus, charakterisiert durch Schübe von juckenden Bläschen, die sich in Pusteln und Krusten umwandeln, manchmal narbig abheilen und meist von leichten Allgemeinsymptomen begleitet sind. Erfolgt die Primärinfektion im Erwachsenenalter, können Komplikationen wie Pneumonie, Encephalitis oder Myocarditis auftreten.

Synonyme: Varicella, Windpocken.

EPIDEMIOLOGIE UND ÄTIOLOGIE

Alter 90% der Fälle sind Kinder unter 10 Jahre, weniger als 5% Personen über 15 Jahre.

Ätiologie Varicella-Zoster-Virus (VZV), ein Herpesvirus.

Inzidenz Häufig, 3 Millionen Fälle jährlich in den Vereinigten Staaten.

Übertragung Tröpfcheninfektion und direkter Kontakt, Übertragung durch indirekten Kontakt ist unwahrscheinlich. Die Patienten sind mehrere Tage, bevor das Exanthem auftritt und bis zum letzten Bläschenschub infektiös. Die Krusten sind nicht infektiös.

Jahreszeit In städtischen Gebieten der gemäßigten Klimazonen treten Varizellenepidemien im Winter und Frühling auf.

Geographische Verbreitung Weltweit.

ANAMNESE

Inkubationsperiode 14 Tage (zwischen 10 und 23 Tagen).

Prodrome Charakteristischerweise mild oder fehlend. Selten bei Kindern, häufiger bei Erwachsenen: Kopfschmerzen, starke Rückenschmerzen, Krankheitsgefühl. Das Exanthem tritt innerhalb von 2 bis 3 Tagen auf.

Anamnese Kontakt im Kindergarten, in der Schule, mit Geschwistern oder mit Verwandten mit Zoster.

Hautsymptome Gewöhnlich starker Juckreiz.

KLINISCHE UNTERSUCHUNG

Hautbefunde Bei den meisten Kindern beginnt die Krankheit mit dem Auftreten des Exanthems, vesikulöse Läsionen erscheinen in aufeinanderfolgenden Schüben. Bei Kindern findet man nicht selten nur einzelne oder einige wenige Effloreszenzen. Dichte Aussaat bei Erwachsenen.

TYPISCHE EFFLORESZENZEN

Anfangs *Papeln* (die oft unbeobachtet bleiben), die urtikariellen Charakter annehmen können, sich rasch in *Bläschen* umwandeln und anfangs wie kleine »Wassertropfen« oder »Tautropfen auf einem Rosenblatt« aussehen (Abb. 166). Sie sind oberflächlich, dünnwandig und von einem Erythemsaum umgeben. Die Bläschen werden genabelt und entwickeln sich innerhalb von 8 bis 12 Stunden zu *Pusteln* und Krusten. In Schüben treten neue Effloreszenzen auf, sodaß die verschiedenen Entwicklungsstadien der Läsionen gleichzeitig bestehen (»Sternenhimmel«, Abb. 166), also Papeln, Vesikeln, Pusteln und *Krusten* (Abb. 167). Die Krusten fallen nach 1 bis 3 Wochen ab und hinterlassen zartrosa Fleckchen, flache Dellen oder gelegentlich charakteristische ausgestanzte Narben. In sel-

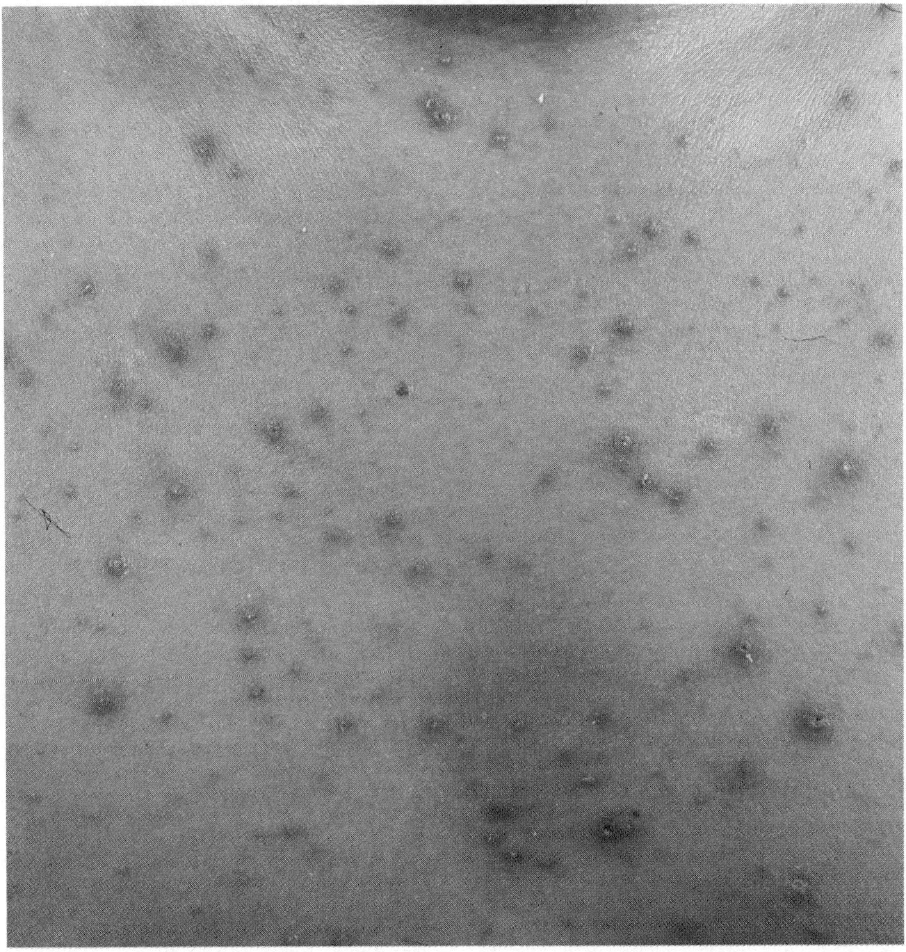

Abb. 166 Varizellen. Erythematöse Papeln, Vesikeln (»Tautropfen auf einem Rosenblatt«) und Krusten.

tenen Fällen kommt es bei gesunden Kindern zu Blutungen in die Pusteln (hämorrhagische Varizellen). Als Komplikation sind Superinfektionen mit Staphylokokken oder Streptokokken möglich: Impetigo, Furunkel, Erysipel und Gangrän.

FARBE Die Bläschen sind wäßrig gelblich; Pusteln enthalten rahmigen, weißen Eiter; Krusten sind braun-rot.

VERTEILUNG DER LÄSIONEN Die ersten Läsionen treten im Gesicht und am Capillitium auf und breiten sich absteigend auf den Stamm und die Extremitäten aus. Dichteste Aussaat an Körperstellen, die am wenigsten Druck ausgesetzt sind, und zwar am Rücken zwischen den Schulterblättern, an Flanken, Axillen, Ellenbeugen und Kniekehlen. Die meisten Effloreszenzen sind am Stamm und im Gesicht lokalisiert, weniger an den Extremitäten. Handflächen und Fußsohlen sind meist ausgespart.

SCHLEIMHÄUTE Bläschen (nicht oft sichtbar) und daraus resultierende seichte Erosionen (2 bis 3 mm), meistens am Gaumen, aber auch an der Nasenschleimhaut, den Konjunktiven, in Pharynx, Larynx, Trachea, Gastrointestinaltrakt, Harntrakt und Vagina.

Sonderformen Die Varicella gangraenosa beobachtet man bei Kindern mit Leukämie oder anderen schweren Grundkrankheiten; charakterisiert durch gangränose Ulcera. Hämorrhagische Varizellen durch Blutungen in die Pusteln kommen mit disseminierter intravaskulärer Koagulation vor (Purpura fulminans), selten auch bei gesunden Kindern.

Allgemeinuntersuchung Mäßig hohes Fieber. Vesiko-Pusteln können im Respirationstrakt, im Urogenitaltrakt und im Gastrointestinaltrakt auftreten.

DIAGNOSE UND DIFFERENTIALDIAGNOSE

Diagnose Die klinische Diagnose kann durch den Tzanck-Test bestätigt werden.

Differentialdiagnose Disseminierte Herpes-simplex-Virus-(HSV)Infektion, Zoster disseminatus, Eczema herpeticatum, Eczema vaccinatum, Vaccinia disseminata bei immunosupprimierten Patienten, Impetigo bullosa.

LABOR- UND SPEZIALUNTERSUCHUNGEN

Tzanck-Test Zytologische Untersuchung von Abstrichen von Bläschenflüssigkeit oder der Basis von Bläschen oder Pusteln zeigt ein- und vielkernige epidermale Riesenzellen (wie auch bei HSV-Infektionen).

Elektronenmikroskopie Mit »negative stain« lassen sich VZV-Partikel nachweisen, die sich aber nicht von HSV-Partikeln unterscheiden lassen.

Kulturen Die Isolation des Virus aus Hautläsionen ist wesentlich schwieriger als bei HSV.

Serologie Nachweis der Serokonversion, also eines vierfachen oder höheren Anstiegs des VZV-Titers.

PATHOPHYSIOLOGIE

Das Virus dringt durch die Mucosa des oberen Respirationstrakts und Oropharynx ein, nach lokaler Vermehrung folgt die erste Virämie. Das VZV vermehrt sich in Zellen des retikuloendothelialen Systems, durch eine zweite Virämie wird das VZV in die Haut und Schleimhäute disseminiert. Zweiterkrankungen mit Varizellen sind möglich, aber selten. Wie alle Herpesviren tritt das VZV in eine Latenzphase ein, während der es im sensorischen Ganglion ruht. Eine Reaktivierung des VZV führt zum Zoster.

VERLAUF UND PROGNOSE

Bei Kindern können sowohl die Prodrome als auch das Exanthem sehr flüchtig sein, während bei Erwachsenen üblicherweise Prodromalsymptome auftreten und oft sehr schwer verlaufen. Das Exanthem kann eine Woche oder länger bestehen, die Rekonvaleszenzphase verzögert sein.
Bei Erwachsenen ist auch die primäre Varizellen-Pneumonie häufig: bei 16 % der Patienten nur röntgenologisch faßbar, bei etwa 4 % auch klinisch manifest. Seltener tritt bei Erwachsenen eine VZV-Encephalitis als Komplikation auf.
In der Schwangerschaft können mütterliche Varizellen während des ersten Trimenons zum fetalen Varizellen-Syndrom führen. Bei Varizellen Neugeborener ist die Wahrscheinlichkeit einer Varizellenpneumonie und -encephalitis größer als bei älteren Kindern. Bei immungeschwächten oder Kortikosteroid-behandelten Patienten kann es zu Dissemination, Hepatitis, Encephalitis und zu hämorrhagischen Komplikationen kommen. Wenn Varizellen zu einem sehr frühen Zeitpunkt auftreten und noch mütterliche Antikörper vorhanden sind, kann der Patient später nochmals an Varizellen erkranken. Bei HIV-infizierten Patienten kann eine Reaktivierung des VZV zu chronischen, schmerzhaften, ekthymatösen Varizellen führen.

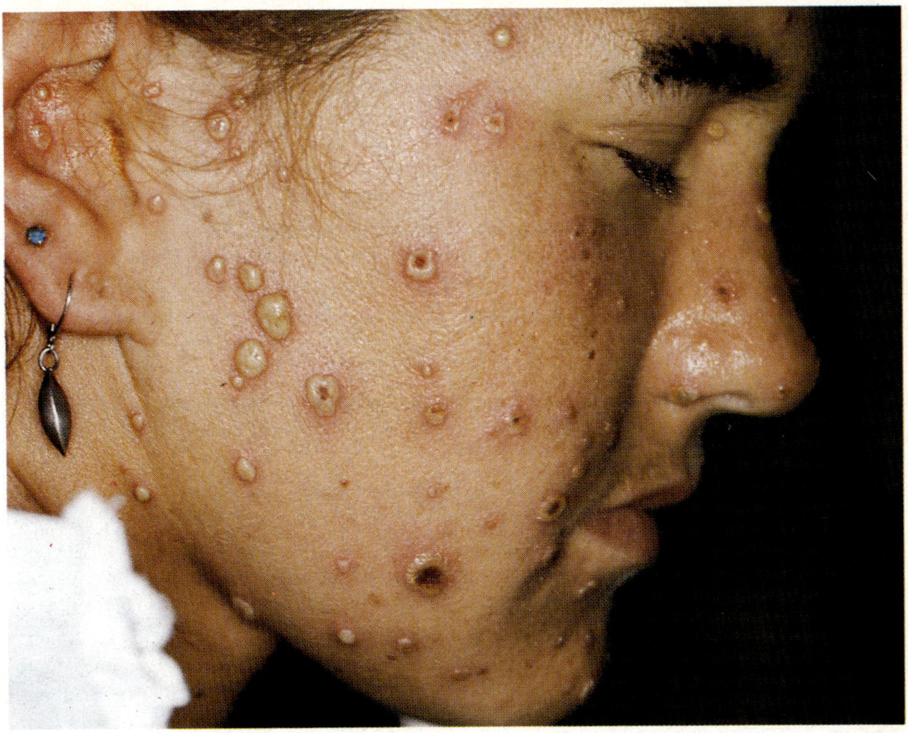

Abb. 167 Varizellen. Man sieht gleichzeitig einzelstehende Bläschen, Pusteln und verkrustete Läsionen.

THERAPIE

Bei gesunden Patienten: Symptomatische Behandlung des Pruritus und Behandlung von bakteriellen Superinfektionen. Bei der Anwendung von Antipyretika muß beachtet werden, daß möglicherweise ein Zusammenhang zwischen Acetylsalicylsäure und dem Reye-Syndrom bei Kindern mit Varizellen besteht.

Bei Kindern verlaufen die Varizellen üblicherweise leicht, eine spezifische antivirale Therapie ist nicht indiziert. Bei Erwachsenen kann die Schwere des Krankheitsverlaufes kupiert werden durch die Anwendung von Acyclovir p. o. 1000 mg alle 6 Stunden über 5 Tage, Therapiebeginn innerhalb der ersten 24 Stunden der Erkrankung. Die Wirksamkeit gegen Komplikationen, wie Pneumonie und Encephalitis, sind noch nicht gesichert. Schwere Varizellen, Varizellenpneumonie, Varizellenencephalitis oder Varizellen bei immungeschwächten Patienten werden mit Acyclovir oder Vidarabin i. v. behandelt.

Varicella-Zoster-Immunglobulin ist bei Patienten mit den folgenden Grundkrankheiten oder Zuständen nach Kontakt mit VZV indiziert: Leukämie und Lymphome; zelluläre Immundefizienz; immunosuppressive Behandlung; Neugeborene, deren Mutter weniger als 6 Tage vor oder weniger als 2 Tage nach der Entbindung an Varizellen erkrankt ist; Frühgeborene (mehr als 28 Schwangerschaftswochen), deren Mutter eine negative Varizellenanamnese hat; Frühgeborene (unter 28 Schwangerschaftswochen oder unter 1000 g), unabhängig von der mütterlichen Anamnese; schwangere Frauen.

Generalisierte akute pustulöse Psoriasis (Typ von Zumbusch)

Es handelt sich um eine potentiell lebensbedrohliche, plötzlich auftretende Dermatose. Die Hautmanifestationen beginnen charakteristisch mit brennenden Sensationen und einem feuerroten Erythem, das sich innerhalb von Stunden über große Areale ausbreitet. Auf diesem Erythem treten winzige gruppierte Pusteln auf, wodurch die rote Haut wie gepfeffert aussieht. Durch Konfluenz der Pusteln entstehen »Seen«, die mit eitriger Flüssigkeit gefüllt sind. Begleitsymptome bei fast allen Patienten sind Fieber, allgemeine Schwäche, schweres Krankheitsgefühl und Leukozytose.

EPIDEMIOLOGIE UND ÄTIOLOGIE

Alter Erwachsene, selten Kinder.

Auslösende Faktoren Unbekannt, der Patient kann, muß aber nicht, eine stabile Plaquepsoriasis gehabt haben. Die pustulöse akrale Psoriasis vom Typ Hallopeau kann manchmal in eine generalisierte akute pustulöse Psoriasis vom Typ von Zumbusch übergehen.

ANAMNESE

Dauer der Läsionen Die Entwicklung des feuerroten Erythems mit der nachfolgenden Ausbildung von Pusteln und »Seen« erfolgt in weniger als einem Tag. Neue Pustelschübe folgen wellenförmig aufeinander; während die einen abtrocknen, kommen andere nach.

Hautsymptome Ausgeprägtes Brennen und Berührungsempfindlichkeit.

Allgemeinsymptome
BEI AKUTEM VERLAUF Kopfschmerzen, Schüttelfrost, Fiebrigkeit, starke Müdigkeit und schweres Krankheitsgefühl.

Andere Organe Arthralgie.

KLINISCHE UNTERSUCHUNG

Allgemeineindruck des Patienten Verschreckt, »toxisch«.

Systemische Symptome Tachykardie, Tachypnoe, (hohes) Fieber.

Hautläsionen
TYPISCHE EFFLORESZENZEN
Zunächst tritt ein feuerrotes, brennendes Erythem auf, auf dem Gruppen von winzigen, nicht follikulären und sehr oberflächlichen Pusteln aufschießen, die bald konfluieren und Eiterseen bilden (Abb. 168 a und 168 b). Nach Entfernung der Pusteldecke resultieren oberflächliche, nässende Erosionen und Krusten.
ANORDNUNG MULTIPLER LÄSIONEN Dichtstehende Gruppen kleiner interfollikulärer Pusteln, zirzinäre Läsionen, isolierte Pusteln.
VERTEILUNG DER LÄSIONEN Generalisiert mit einer Bevorzugung der Körperbeugen und der Anogenitalregion.
SCHLEIMHÄUTE Pusteln, besonders auf der Zunge.
HAARE UND NÄGEL Die Nägel sind verdickt, Onycholyse; subunguale Eiterseen führen zu einer Abstoßung der Nägel. Innerhalb von 2 bis 3 Monaten kann sich ein Telogeneffluvium entwickeln.

Allgemeinuntersuchung Entzündliche Polyarthritis.

LABORUNTERSUCHUNGEN

Dermatopathologie
LICHTMIKROSKOPIE Große, spongiforme Pusteln entstehen durch die Migration von

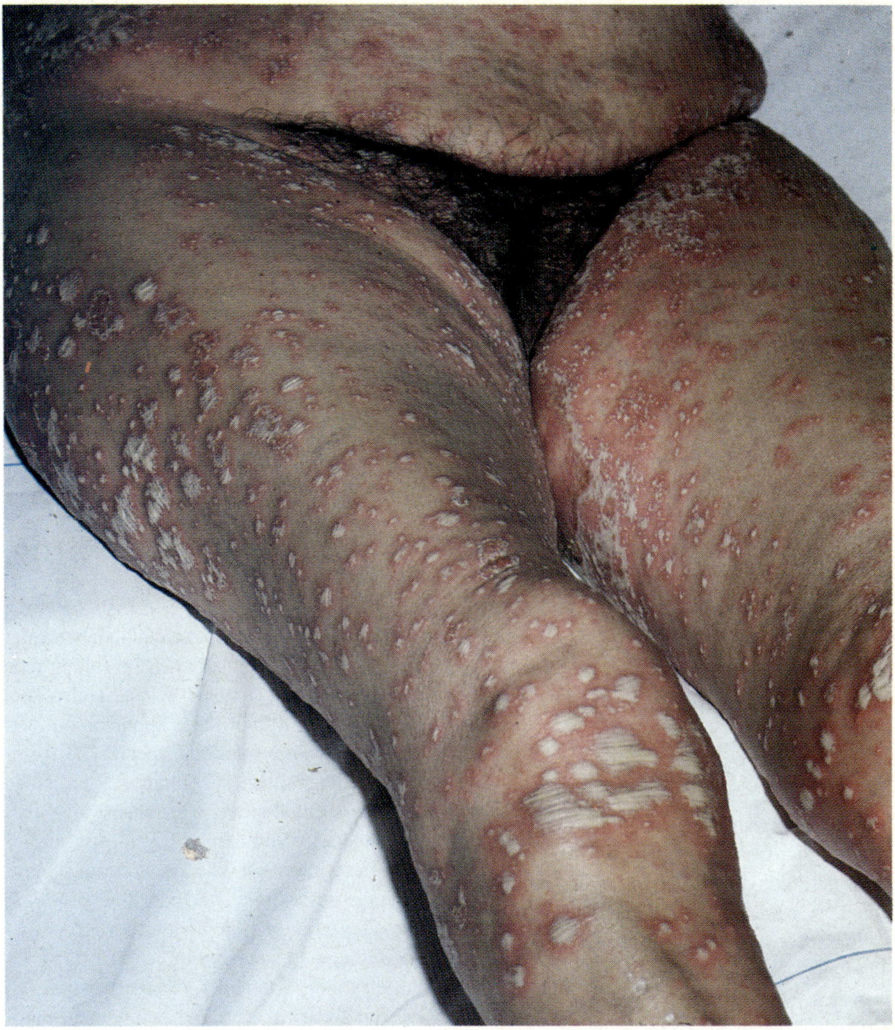

Abb. 168 a Generalisierte pustulöse Psoriasis (Typ von Zumbusch). Die pustulösen Läsionen entwickeln sich auf einem feuerroten Erythem. Stecknadelspitzgroße Pusteln konfluieren zu Eiterseen.

Neutrophilen aus den Kapillaren in den dermalen Papillen in das obere Stratum malpighii, wo sie sich in den Interzellularräumen zwischen degenerierten und abgeflachten Keratinozyten ansammeln.

Mikrobiologische Untersuchung von Hautmaterial

KULTUR VON GEWEBE ODER EXSUDAT Keine pathologischen Mikroorganismen kultivierbar.

Blutuntersuchungen

BAKTERIOLOGISCH Blutkulturen sind negativ.

HÄMATOLOGISCH Polymorphonukleäre Leukozytose mit bis zu 20.000 Leukozyten.

BLUTCHEMIE Plasma-Albumin, Zink und Calcium können niedrig sein. BSG deutlich erhöht.

DIAGNOSE UND DIFFERENTIALDIAGNOSE

Der plötzliche Beginn und die typische Entwicklung von Erythem und Pustulation sind sehr charakteristisch. Trotzdem sollten wegen der Möglichkeit einer Superinfektion, besonders mit Staphylokokken, immer Blutkulturen angelegt werden. Der generalisierte Herpes simplex hat genabelte Bläschen, der Tzanck-Test und Viruskulturen sichern die Diagnose. Impetigo herpetiformis: Psoriasis pustulosa mit Hypokalzämie bei Schwangeren.

PATHOGENESE

Fieber und Leukozytose sind wahrscheinlich auf die Anhäufung von polymorphonukleären Leukozyten zurückzuführen, die in die Dermis einwandern und ihre chemischen Mediatoren freisetzen. Dadurch kommt es zur Entzündung und Zellnekrose (Leukozyten und Keratinozyten).

BEDEUTUNG

Diese Patienten werden oft in Notfallsambulanzen eingeliefert, wo sich die schwerwiegende Verdachtsdiagnose einer massiven Bakteriämie aufdrängt, bis nachgewiesenermaßen die Blutkulturen negativ sind.

VERLAUF UND PROGNOSE

Jahrelang Wechsel von Schüben und Remissionen. Übergang in Psoriasis vulgaris möglich.

THERAPIE

Der Patient sollte stationär aufgenommen und wie eine ausgedehnte Verbrennung behandelt werden: Bettruhe, Isolierung, Flüssigkeitsersatz, wiederholte Blutkulturen.

Systemisch Bei manchen Patienten erfolgt eine schnelle Spontanremission ohne jede Therapie. Bei einem neuerlichen Schub kann, wenn schon früher eine Spontanremission eingetreten ist, oft auf eine spezifische systemische Behandlung verzichtet werden. Neue Patienten erhalten meist zunächst bis zum Einlangen der Blutkultur intravenöse Antibiotika. Die wichtigsten Therapeutika bei generalisierter pustulöser Psoriasis sind Etretinat oder Acitretin oral 0,5 bis 1 mg/kg Körpergewicht/die, die zu einem raschen Stillstand der Pustelschübe führen, zur Vermeidung von Rezidiven aber über geraume Zeit weiter verabreicht werden müssen. Auch PUVA-Photochemotherapie ist hochwirksam, ist aber oft bei einem toxischen Patienten mit Fieber schwer durchzuführen. Es wird daher mit Etretinat kombiniert, sobald die systemischen Symptome abgeklungen sind. Das Therapeutikum der zweiten Wahl ist *parenterales* Methotrexat 15 bis 25 mg 1x wöchentlich. Systemische Kortikosteroide sollen vermieden werden und können nur eventuell in der initialen toxischen Phase der Eruption indiziert sein.

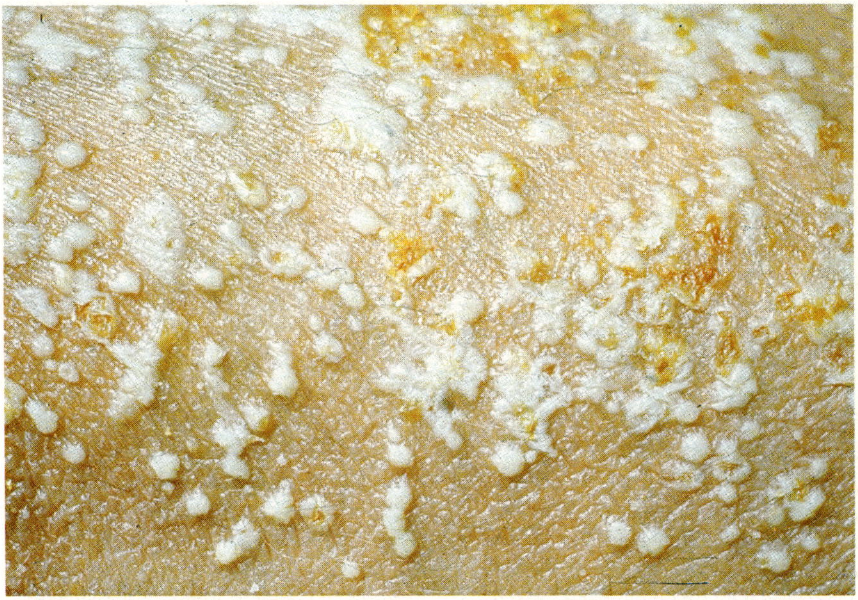

Abb. 168 b Generalisierte pustulöse Psoriasis (Typ von Zumbusch). Konfluierende oberflächliche Pusteln bilden Eiterseen.

Toxische epidermale Nekrolyse

Die toxische epidermale Nekrolyse (TEN) ist eine medikamentös induzierte oder idiopathische Reaktionsform der Haut, charakterisiert durch Berührungsempfindlichkeit und Erythem von Haut und Schleimhäuten mit nachfolgender ausgedehnter Haut- und Schleimhautexfoliation. Sie kann durch universelle Ausdehnung und Multi-Organbeteiligung lebensbedrohlich sein.

Synonym: Lyell-Syndrom.

EPIDEMIOLOGIE UND ÄTIOLOGIE

Alter Erwachsene über 40 Jahre.
Geschlecht Keine Geschlechtspräferenz.
Ätiologie *Am häufigsten Arzneimittel*: Sulfonamide, Antibiotika, Allopurinol, Barbiturate, Hydantoine, Pyrazolon-Derivate (Phenylbutazon), Sulfone. *Andere Ursachen:* Infektionen (viral, Pilzinfektionen, bakterielle Sepsis), Impfungen, Leukämie, Lymphom, Graft-versus-Host-Reaktion. *Idiopathisch.*

ANAMNESE

Prodrome Treten bei den meisten Patienten auf: Leichte bis mäßige Berührungsempfindlichkeit der Haut, Fieber, Krankheitsgefühl, Kopfschmerzen, Brennen oder Jucken der Konjunktiven, Myalgien, Arthralgien, Übelkeit und Erbrechen und/oder Diarrhoen.
Medikamenteneinnahme Tritt innerhalb von Tagen nach der Einnahme von Medikamenten auf. Neue Medikamente sind am ehesten verdächtig.
Hautsymptome Deutliche Empfindlichkeit im Bereich des Exanthems, Schmerzen, Juckreiz, Parästhesien.

KLINISCHE UNTERSUCHUNG

Hautbefunde

TYPISCHE EFFLORESZENZEN
Prodromalexanthem: Morbilliformes, Erythema multiforme-artiges Exanthem, das rasch konfluiert. Schmerzhaftes Erythem, in dem sich kleine Blasen ausbilden, die unregelmäßig konfluieren, positives Nikolski-Phänomen auf der erythematösen Haut. Die Epidermis wird in voller Dicke nekrotisch und läßt sich in großen Fetzen abziehen, nur selten bilden sich große Blasen. Die Abhebung der Epidermis kann generalisiert sein, wodurch große, denudierte Flächen entstehen, die einer zweitgradigen Verbrühung ähneln (Abb. 169). Bei der idiopathischen Form geht meist kein Exanthem voraus, sondern sie beginnt mit einem Erythem, das rasch von Abhebung und Ablösung der Epidermis gefolgt ist. Die Nägel, Wimpern, Haare können ausfallen.
VERTEILUNG DER LÄSIONEN Das Exanthem beginnt im Gesicht und am Stamm, später an den Extremitäten und konfluiert innerhalb von Stunden bis Tagen. Die Denudation ist am ausgeprägtesten an Druckstellen (Rücken, Gesäß). Capillitium, Handflächen und Fußsohlen können weniger schwer befallen oder ausgespart sein, manchmal aber wird auch hier die gesamte Epidermis abgestoßen.
SCHLEIMHÄUTE Erythem und Abhebung der Schleimhaut der Lippen, der Wangenschleimhaut, Conjunctiva, der Genital- und Analhaut.
Allgemeinbefunde Meist klare Bewußtseinslage, aber beeinträchtigt durch starke Schmerzen. Akutes Nierenversagen; Erosionen kommen auch im unteren Respirationstrakt und im Darm vor.

DIAGNOSE UND DIFFERENTIALDIAGNOSE

Diagnose Klinisch, verifiziert durch Biopsie; differentialdiagnostisch wichtig zum SSS-Syndrom: im Tzanck-Test *keine* akantholytischen Zellen (siehe Seite 294).

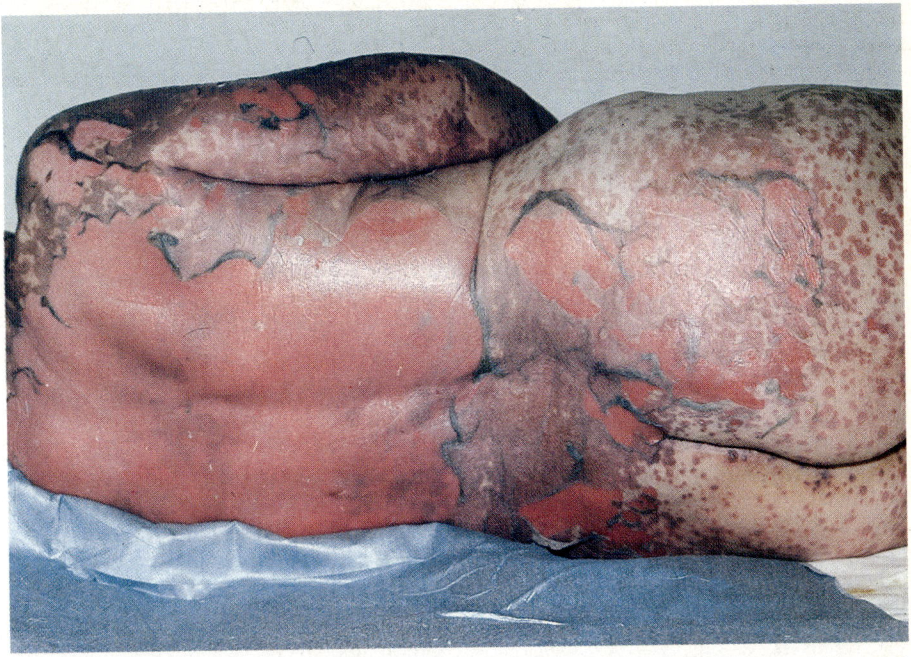

Abb. 169 **Toxische epidermale Nekrolyse.** Ausgedehnte Veränderungen mit Bläschen und Blasen, die durch Konfluenz zu flächenhafter Abhebung der Epidermis und großen denudierten Arealen führen.

Differentialdiagnose *Im Frühstadium*: Arzneimittelexantheme, Scharlach, phototoxische Exantheme, toxisches Schocksyndrom, Erythema multiforme, Graft-versus-Host-Reaktion.
Vollbild: Staphylococcal Scalded-Skin Syndrome, Erythema multiforme, generalisiertes, bullöses, fixes Arzneimittelexanthem, Graft-versus-Host-Reaktion.

LABOR- UND SPEZIALUNTERSUCHUNGEN

Biopsie *Im Frühstadium:* Vakuolisierung und Nekrose von basalen Keratinozyten und Einzelzellnekrosen in der gesamten Epidermis. *Vollbild:* Nekrose der gesamten Epidermis mit subepidermaler Spaltbildung oberhalb der Basalmembran. Wenig oder kein entzündliches Infiltrat in der Dermis.

PATHOPHYSIOLOGIE

Pathogenese unbekannt. Ablauf wie bei einer zweit- oder drittgradigen Verbrennung.

VERLAUF UND PROGNOSE

Die Letalität ist derzeit 25%, hauptsächlich bei älteren Menschen. Todesursachen sind Sepsis, gastrointestinale Blutungen, Flüssigkeits- und Elektrolytverlust. Wenn der Patient die erste Episode von TEN überlebt, kann ein neuerlicher Kontakt mit dem auslösenden Medikament zu einem Rezidiv innerhalb von Stunden und Tagen führen, das schwerer als die ursprüngliche Episode verläuft.

THERAPIE

Stationäre Behandlung wie bei einer ausgedehnten Verbrennung. Kortikosteroide: Wirksamkeit nicht geklärt. Intravenöser Flüssigkeitsersatz: Wasser, Elektrolyte, Albumin, Plasma. Débridement: Nur eindeutig nekrotisches Gewebe sollte entfernt werden, Anzeichen einer Sepsis müssen beachtet werden (Fieber, Blutdruckabfall, Änderung der Bewußtseinslage). Bindehäute: Erythromycin-Salbe. Häufige Absaugung bei Mund-Rachen-Beteiligung, um eine Aspirationspneumonie zu vermeiden.

Katzenkratzkrankheit

Die Katzenkratzkrankheit (KKK) ist eine harmlose, selbstlimitierte Infektion, bei der im Anschluß an eine Kratzwunde durch oder Kontakt mit einer Katze eine primäre Haut- oder Bindehautläsion und später eine schmerzhafte regionale Lymphadenopathie auftritt.

Synonyme: Benigne Lymphoretikulose, »cat-scratch disease«, »maladie des griffes de chat«.

EPIDEMIOLOGIE UND ÄTIOLOGIE

Alter Unter 21 Jahre.
Geschlecht Häufiger bei männlichen als weiblichen Patienten.
Ätiologie KKK-Bazillus, ein pleomorphes, gramnegatives Stäbchen. Obwohl über die Erfüllung der Kochschen Postulate berichtet wurde, gibt es neuerdings Zweifel, ob der »KKK-Bazillus« tatsächlich das ätiologische Agens ist.
Übertragung In 95 % der Fälle Katzenkontakt in der Anamnese (Kratzer bis Lecken).
Jahreszeit Spätherbst, Winter oder Frühlingsbeginn in kühleren Gegenden, im Juli und August in wärmeren Gegenden.
Geographische Verbreitung Weltweit.

ANAMNESE

Inkubationsperiode 1 bis 8 Wochen.
Dauer der Läsionen Bei der Hälfte der Patienten tritt eine lokale Primärläsion innerhalb von 2 Wochen an der Stelle des Kratzers oder der Verletzung auf.
Prodrome Leichtes Fieber und Krankheitsgefühl bei weniger als der Hälfte der Patienten. Schüttelfrost, allgemeine Schmerzen und Übelkeit sind selten.

KLINISCHE UNTERSUCHUNG

Hautbefunde

TYPISCHE EFFLORESZENZEN
Harmlos aussehende, kleine (1,5 cm) Papel, Knötchen (Abb. 170), Bläschen oder Pustel an der Stelle der Inokulation; kann exulzerieren. Oft sind Reste des linearen Kratzers sichtbar.

FARBE Hautfarben oder rosa bis rot.

PALPATION Derb, manchmal druckschmerzhaft.

VERTEILUNG DER LÄSIONEN Primärläsionen an der exponierten Haut des Kopfes, Halses und der Extremitäten.

SCHLEIMHÄUTE Wenn die Eintrittspforte die Conjunctiva ist, findet man ein 3 bis 5 mm großes, weißlich-gelbes Knötchen an der Conjunctiva palpebralis und assoziiert damit druckempfindliche präaurikuläre und/oder zervikale Lymphknoten. Dieses klinische Bild wird als *okuloglanduläres Syndrom von Parinaud* bezeichnet.

ANDERE HAUTBEFUNDE Urticaria, flüchtige makulopapulöse Eruption, vesikulopapulöse Läsionen, Erythema nodosum.

HIV-INFIZIERTE PATIENTEN Können eine bazilläre Angiomatose (siehe Seite 440) entwickeln, kutane Hämangiome, die dem Kaposi-Sarkom ähnlich sind. Die Anzahl der Läsionen variiert von einzelnen verstreuten bis zu Hunderten von generalisierten Läsionen. Die Identität des Erregers dieser HIV-assoziierten Angiomatose mit dem der KKK ist angenommen worden, aber nicht bewiesen.

Allgemeinuntersuchung Wenige Tage bis Wochen nach der Primärläsion tritt eine regionale Lymphadenopathie auf, wobei meist einzelne Lymphknoten befallen sind, die mäßig druckschmerzhaft, frei beweglich und *sehr groß sein können.* Sie können auch einschmelzen. Eine generalisierte Lymphadenopathie oder ein Befall von Lymphknoten über die regionalen hinaus ist ungewöhnlich. Selten kommen auch Encephalitis, Pneumonie, Thrombozytopenie, Osteomyelitis, Hepatitis, Leber- und Milzabszesse vor.

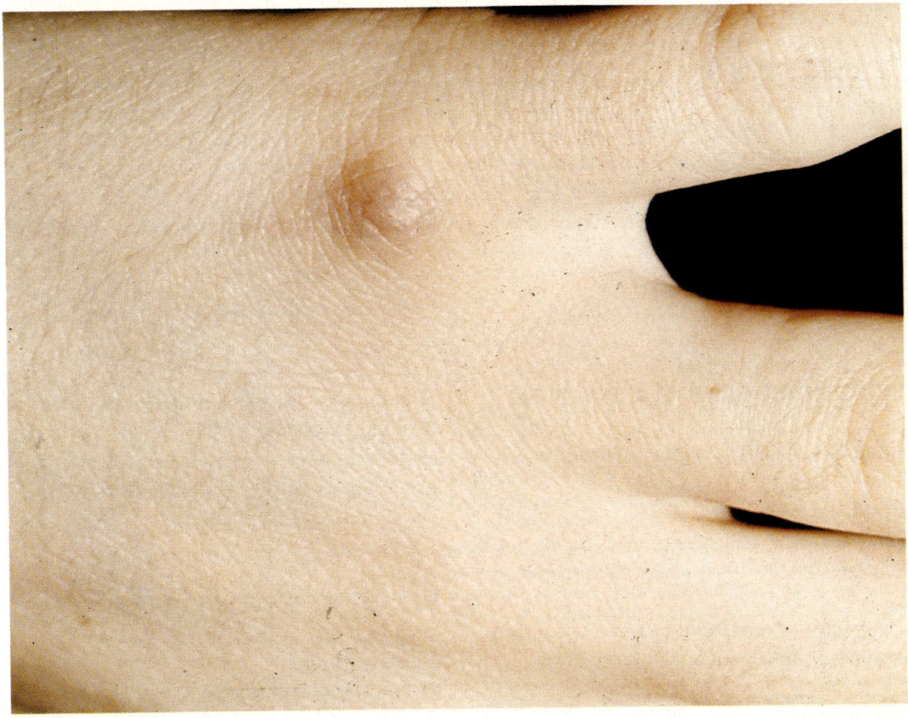

Abb. 170 Katzenkratzkrankheit. Erythematöses Knötchen am Handrücken, an der Stelle einer Kratzwunde durch eine Katze.

DIAGNOSE UND DIFFERENTIALDIAGNOSE

Diagnose Durch den Nachweis von kleinen, pleomorphen Bazillen in Schnitten von primären Hautläsionen, Conjunctiva oder Lymphknoten, die nach Warthin-Starry gefärbt sind.

Differentialdiagnose Lymphknoten: Regionale, eitrige, bakterielle Lymphadenitis, atypische Mykobakteriose, Sporotrichose, Tularämie, Toxoplasmose, infektiöse Mononukleose, Tumoren, Sarkoidose, Lymphogranuloma venerum, Coccidioidomykose. Große einzelne Lymphknoten mit einer kleinen papulösen Primärläsion können irreführend sein. Ausschluß eines M. Hodgkin durch Lymphknotenbiopsie.

LABOR- UND SPEZIALUNTERSUCHUNGEN

Dermatopathologie Primärläsion: In der mittleren Dermis findet man kleine nekrotische Areale, die von Nekrobiose und palisadenbildenden Histiozyten umgeben sind. Daneben vielkernige Riesenzellen und Eosinophile.

Kultur Der KKK-Bazillus kann mit speziellen Techniken aus der Primärläsion und aus dem Lymphknoten kultiviert werden.

Laboruntersuchungen des Blutes Leukozyten normal, BSG meistens erhöht.

VERLAUF UND PROGNOSE

Selbstlimitiert, Abheilung innerhalb von 1 bis 2 Monaten. Ein prolongierter Krankheitsverlauf mit anhaltend hohem Fieber, eitriger Lymphadenitis und schweren systemischen Symptomen ist ungewöhnlich.

THERAPIE

In den meisten Fällen rein symptomatisch, evtl. chirurgische Drainage des vereiterten Lymphknotens. Das Medikament der Wahl ist Erythromycin, das auch zur Behandlung der bazillären Angiomatose geeignet ist, die offenbar von einem KKK-ähnlichen Mikroorganismus hervorgerufen wird.

Tularämie

Die Tularämie ist eine akute Infektion, die übertragen wird durch direkten oder indirekten Kontakt mit infizierten Tierprodukten oder infizierten Arthropoden. Es gibt je nach Übertragungsmodus vier klinische Verlaufsformen: die ulzeroglanduläre Form, die okuloglanduläre Form, die typhoide Form und die pulmonale Form.

Synonyme: Hasenpest, »deerfly fever«.

EPIDEMIOLOGIE UND ÄTIOLOGIE

Alter, Geschlecht Junge Männer.

Beruf Hasenjäger, Schlächter, Köche, Landarbeiter, Fallensteller, Schäfer und Schafscherer, Pelztierzüchter, Laborpersonal.

Ätiologie *Francisella tularensis*, ein pleomorpher, gramnegativer Kokkobazillus.

Übertragung (1) Kleine Abschürfung oder Stichwunde, Manipulation von infiziertem Fleisch oder Tierprodukten, Bisse von infizierten Zecken, Bremsen und anderen Arthropoden; (2) Inokulation in die Conjunctiva; (3) Genuß von infiziertem Fleisch; (4) Inhalation. Als Tierreservoir fungieren Kaninchen, Füchse, Eichhörnchen, Stinktiere, Moschusratten, Wühlmäuse, Biber. Überträgerinsekten sind Zecken (*Ixodes, Dermacentor*), Körperläuse, Bremsen.

Jahreszeit Am häufigsten im Sommer (Zeckensaison) und Zeit der Hasenjagd.

Geographische Verbreitung Gesamte nördliche Hemisphäre. In den Vereinigten Staaten: Im Sommer im Mittelwesten; östlich des Mississippi im Winter.

ANAMNESE

Inkubationsperiode 2 bis 10 Tage.

Prodrome Kopfschmerzen, Krankheitsgefühl, Muskelschmerzen, hohes Fieber.

Anamnese Etwa 48 Stunden nach der Inokulation entwickelt sich an der Stelle der Verletzung oder des Insektenstichs eine jukkende Papel, gefolgt von einer Vergrößerung der regionalen Lymphknoten.

KLINISCHE UNTERSUCHUNG

Hautsymptome

TYPISCHE EFFLORESZENZEN

An der Stelle der Inokulation: Erythematöses, druckempfindliches Knötchen, später Vesiko-Pustel, die sich zu einem verkrusteten Geschwür mit aufgeworfenen, scharf begrenzten Rändern entwickelt (96 Stunden) (Abb. 171). Das eingesunkene Zentrum ist oft von einem schwarzen Schorf bedeckt (schankriform). *Nachfolgende Bakteriämie:* Makulöses, papulöses, petechiales Exanthem; *Erythema multiforme;Erythema nodosum.*

VERTEILUNG DER LÄSIONEN Primärläsion am Finger oder an der Hand, an der Stelle einer Verletzung oder eines Insektenstiches. In der Leiste oder Achsel nach einem Zekkenbiß. Exanthem am Stamm und den Extremitäten.

SCHLEIMHÄUTE Bei der okuloglandulären Tularämie wird *Francisella tularensis* in die Conjunctiva inokuliert und führt zu einer eitrigen Conjunctivitis mit Fremdkörpergefühl, Ödem und Gefäßerweiterung. An der Conjunctiva treten kleine, gelbliche Knötchen auf, die später exulzerieren.

Allgemeinbefunde Fieber bis zu 40 und 41° C.

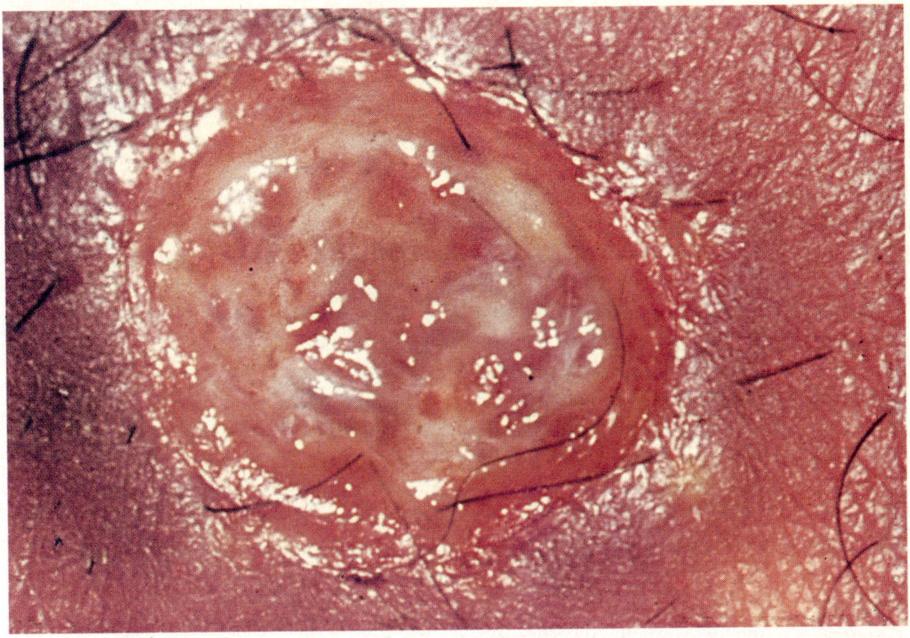

Abb. 171 **Tularämie.** Ein schankriformes Geschwür am Handrücken mit Vergrößerung der axillären Lymphknoten. Der Patient war eine Laborkraft und hatte mit Kaninchen zu tun.

REGIONALE LYMPHKNOTEN Während der Entwicklung des Ulcus werden die Lymphknoten größer und druckschmerzhaft (schankriformes Syndrom). Unbehandelt kommt es zur Einschmelzung. Pulmonale Infiltration, Splenomegalie, generalisierte Lymphadenopathie und Hepatomegalie können hinzukommen.
SONDERFORM Die typhoide Form tritt nach peroraler Aufnahme von *Francisella tularensis* auf, wodurch es zu einer ulzerösen oder exsudativen Pharyngotonsillitis mit Vergrößerung der zervikalen Lymphknoten und typhusähnlichen gastrointestinalen Symptomen kommt. Die tularämische Pneumonie ist die Folge einer Bakteriämie oder seltener Inhalation von *Francisella tularensis*.

DIAGNOSE UND DIFFERENTIALDIAGNOSE

Diagnose Klinische Diagnose bei einem Patienten mit schankriformem Syndrom mit entsprechendem Tier- oder Insektenkontakt und systemischen Manifestationen. Verifizierung serologisch.

Differentialdiagnose *An der Inokulationsstelle:* Furunkel, Paronychie, Ekthyma, Anthrax. Infektion mit *Pasteurella multocida*, Sporotrichose, *Mycobacterium marinum*-Infektion. *Schmerzhafte regionale Lymphadenopathie (schankriform)*: Pest, Katzenkratz-Krankheit, Melioidose, Lymphogranuloma venerum.

LABOR- UND SPEZIALUNTERSUCHUNGEN

Kulturen Auf gewöhnlichen Nährböden ist *Francisella tularensis* aus klinischem Material nicht züchtbar.

Serologie Die Diagnose wird gewöhnlich verifiziert durch die Demonstration eines vierfachen Anstiegs des *Francisella tularensis*-Antikörpertiters zwischen akutem und Rekonvaleszenzstadium.

PATHOPHYSIOLOGIE

Im Anschluß an die Inokulation vermehrt sich *Francisella tularensis* lokal und gelangt über die Lymphwege in die Lymphknoten und in den Blutstrom.

VERLAUF UND PROGNOSE

Unbehandelt ist die Letalität bei der ulzeroglandulären Form 5 %, bei der typhoiden und pulmonalen Verlaufsform 30 %.

THERAPIE

Das Medikament der Wahl ist Streptomycin 1 bis 2 g/die. Alternativen sind Gentamycin, Tetracyclin und Chloramphenicol.

Sektion 15

Systemische Infektionen und Infestationen

Nordamerikanische Blastomykose

Die Blastomykose ist eine chronische systemische Mykose, die charakterisiert ist durch eine primär pulmonale Infektion mit hämatogener Dissemination, bei der in seltenen Fällen eine chronische Infektion der Haut oder anderer Körperstellen erfolgen kann.

Synonyme: M. Gilchrist, Chicago-Krankheit.

EPIDEMIOLOGIE UND ÄTIOLOGIE

Alter Junges bis mittleres Lebensalter.

Geschlecht 6 bis 10x häufiger bei Männern als Frauen.

Ätiologie *Blastomyces dermatitidis*, ein dimorpher Pilz.

Beruf Beruf oder Nebenberuf im Freien, wie Landarbeiter, Handwerker.

Übertragung Meistens führt die Inhalation von Sporen zu primärer Pneumonie. Eine zufällige Inokulation an der Haut ist ungewöhnlich. Die meisten Fälle sind Einzelfälle, selten Epidemien.

Geographische Verbreitung Nordamerika: Endemisch im Bereich der Kanadischen Seenplatte und der großen Flüsse; in den südöstlichen Vereinigten Staaten.

ANAMNESE

Inkubationsperiode Schätzungsweise durchschnittlich 45 Tage.

Symptome Die primäre pulmonale Infektion ist meist asymptomatisch. Hautgeschwüre sind schmerzlos.

KLINISCHE UNTERSUCHUNG

Hautbefunde

TYPISCHE EFFLORESZENZEN
Die initiale Läsion ist ein entzündliches Knötchen, das sich vergrößert und exulzeriert (Abb. 172); subkutanes Knötchen ± viele kleine Pusteln an der Oberfläche. Später entsteht eine verruköse/verkrustete Plaque mit scharfem, serpiginösem Rand. Der Rand dehnt sich nach einer Seite hin aus, sodaß das Aussehen eines Halb- oder Dreiviertelmondes zustande kommt. Bei Abheben der Kruste entleert sich Eiter. Zentrale Abheilung mit atropher, unregelmäßig geformter Narbe.
FORM DER EINZELLÄSION Kann serpiginös sein.
VERTEILUNG DER LÄSIONEN Meistens symmetrisch am Stamm, aber auch im Gesicht, an den Händen und Armen. Bei der Hälfte der Patienten multiple Läsionen.
SCHLEIMHÄUTE 25 % der Patienten haben orale oder nasale Läsionen, von denen etwa die Hälfte kontinuierlich in die Hautläsion übergeht. Kehlkopfinfektion.

Allgemeine Untersuchung

LUNGEN Infiltrate, Miliaria oder kavernöse Läsionen.

KNOCHEN 50 % Befall. Osteomyelitis in den thorakolumbalen Wirbeln, in Becken, Kreuzbein, Schädel, Rippen, langen Röhrenknochen. Kann sich ausbreiten und zu großen subkutanen Abszessen führen. Kann auch in Zusammenhang mit einem Hautgeschwür auftreten. Septische Arthritis.

LYMPHKNOTEN Die regionalen Lymphknoten sind nur bei der Inokulationsblastomykose vergrößert.

UROGENITALTRAKT Prostata, Nebenhoden.

DIAGNOSE UND DIFFERENTIALDIAGNOSE

Diagnose Die klinische Verdachtsdiagnose wird durch Erregerkultur aus Hautbiopsie, Sputum, Pus oder Harn verifiziert.

Differentialdiagnose Verruköse Hautläsionen: Plattenepithelkarzinom, Pyoderma gangraenosum, Tumorstadium der Mycosis fungoides, Ekthyma, Tuberculosis verrucosa cutis, Aktinomykose, Nokardiose, Myzetom, syphilitisches Gumma, Granuloma inguinale, Lepra, Bromoderm.

LABOR- UND SPEZIALUNTERSUCHUNGEN

Dermatopathologie Pseudoepitheliomatöse Hyperplasie. Man muß nach Sproßpilzen mit dicken Wänden und breitbasig aufsitzenden Sprossen suchen.

Pilzbefund im KOH-Nativpräparat Im Eiter findet man große (8 bis 15 μm), einzelne Sproßzellen mit einer dicken, »doppelkonturierten« Wand.

Kultur Aus Sputum, Eiter von Hautläsionen oder Biopsiematerial oder Prostatasekret.

PATHOPHYSIOLOGIE

Blastomyces dermatitidis wird mit Staub inhaliert. Die asymptomatische primäre pulmonale Infektion bildet sich meist spontan zurück. Eine hämatogene Dissemination ist möglich in die Haut, in das Skelettsystem, in das Urogenitalsystem und die Lungen. Eine Reaktivation ist sowohl in der Lunge als auch an den Stellen der Dissemination möglich. Akzidentelle Inokulation in die Haut durch Trauma (Laborpersonal).

VERLAUF UND PROGNOSE

Die Mehrzahl der Fälle verläuft asymptomatisch und selbstlimitiert. Die Haut ist der häufigste Sitz einer hämatogenen Dissemination.

THERAPIE

Amphotericin B. Als Alternative: Ketoconazol bei Patienten mit guter Immunlage und leichtem bis mäßig schwerem Verlauf ohne Beteiligung der Meningen (800 mg/die).

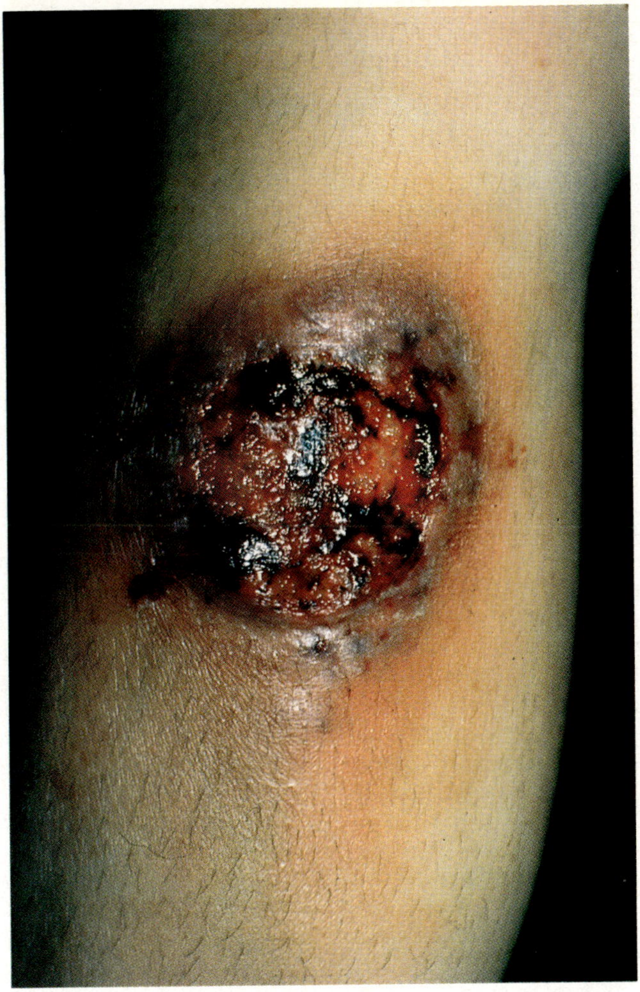

Abb. 172 Nordamerikanische Blastomykose. Entzündliche Plaque mit Exulzeration, die ähnlich einem Pyoderma gangraenosum aussieht (dankenswerterweise überlassen von Dr. Elizabeth M. Spiers).

Coccidioidomykose

Die Coccidioidomykose ist eine systemische Mykose, charakterisiert durch eine primär pulmonale Infektion, die sich üblicherweise spontan zurückbildet, die aber hämatogen streuen und zu einer chronischen, progredienten, granulomatösen Infektion der Haut, Lungen, Knochen und Meningen führen kann.

Synonyme: San-Joaquin-Valley-Fieber, Wüstenfieber.

EPIDEMIOLOGIE UND ÄTIOLOGIE

Rasse Schwarze, Philippinos.
Geschlecht Die Gefahr der Dissemination ist größer bei Männern und schwangeren Frauen.
Häufigkeit Ungefähr 100.000 Fälle in den USA pro Jahr, meist asymptomatisch.
Geographische Verbreitung Südkalifornien (San Joaquin Valley), Süden von Arizona, Utah, New Mexico, Nevada, südwestliches Texas; angrenzende Gegenden von Mexiko, Zentral- und Südamerika.
Ätiologie *Coccidioides immitis*; ein dimorpher Pilz.
Jahreszeit In der trockenen Jahreszeit, vom späten Frühling bis zum Herbst.
Übertragung Inhalation von Sporen führt zur primären pulmonalen Infektion. Selten perkutan.
Risikofaktoren Farbige, Schwangerschaft, Immunosuppression, HIV-Krankheit.

ANAMNESE

Inkubationsperiode 1 bis 4 Wochen.
Vorgeschichte Die primäre pulmonale Infektion wird von grippeähnlichen Symptomen wie Fieber, Frösteln, Krankheitsgefühl, Appetitlosigkeit, Muskelschmerzen und pleuritischen Brustschmerzen begleitet. Bei disseminierter Infektion Kopfschmerzen und Knochenschmerzen.
Reiseanamnese Die Erkrankten leben in einem Endemiegebiet oder haben sich dort aufgehalten.

KLINISCHE UNTERSUCHUNG

Hautbefunde

TYPISCHE EFFLORESZENZEN
Primäre Infektion Toxisches Erythem (diffuses Erythem, morbilliform, Urticaria); Erythema nodosum; Erythema multiforme.
Hämatogene Streuung in die Haut Anfangs entwickelt sich eine Papel, dann Pusteln, Plaques und Knötchen (Abb. 173); abszedierende Entzündung mit Ausbildung multipler Fisteln und Geschwüre; Entzündung des Subkutangewebes; verruköse Plaques; granulomatöse Knötchen; Narben.
Primäre Inokulation an der Haut (selten) Ein Knötchen, das erodiert und exulzeriert, kann zu einer Sporotrichose-ähnlichen Lymphangitis und regionalen Lymphadenitis führen.
VERTEILUNG DER LÄSIONEN Zentral im Gesicht, besonders in der Nasolabialfalte; an den Extremitäten.
SCHLEIMHÄUTE Enanthem im Rahmen der Primärinfektion.

Allgemeine Untersuchung

KNOCHEN Osteomyelitis. Drainierende Abszesse in der Psoas-Gegend.
ZENTRALNERVENSYSTEM Meningitische Reizerscheinungen.

DIAGNOSE UND DIFFERENTIALDIAGNOSE

Diagnose Nachweis von *Coccidioides-immitis*-Sporangien, die die typischen Sporan-

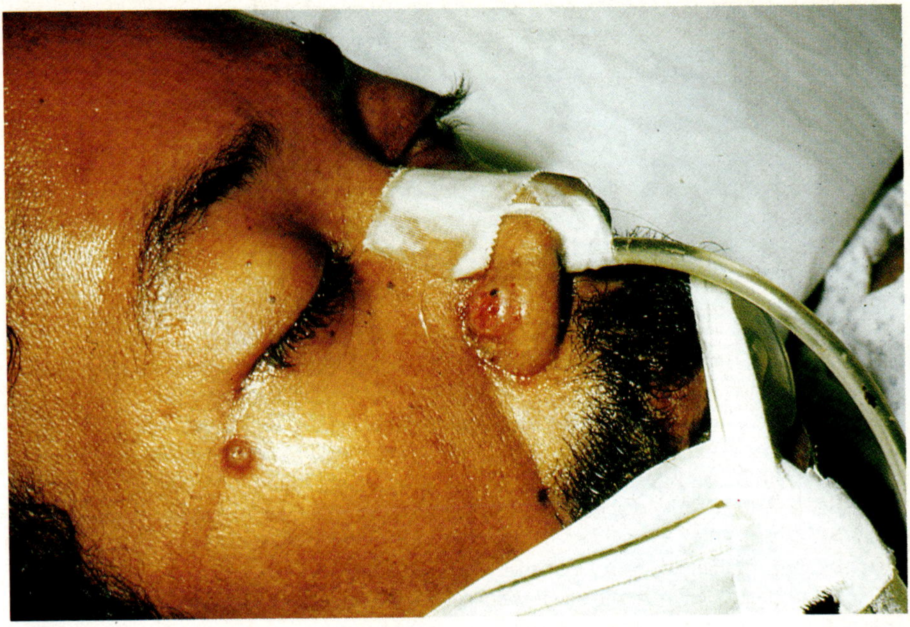

Abb. 173 Coccidioidomykose, Aussaat in die Haut. Noduläre, ulzeröse Läsionen am Nasenflügel.

giosporen enthalten, in Sputum und Pus; Kultur; Hautbiopsie.

Differentialdiagnose *Hautläsionen:* Warzen, Furunkel, Ekthyma, Bromoderm, Rosacea, Lichen simplex chronicus, Prurigo nodularis, Keratoakanthom, Blastomykose, Kryptokokkose, Tuberkulose, tertiäre Syphilis, bakterielle Infektion. *Bei HIV-infizierten Patienten:* Kann einer Folliculitis oder Molluscum contagiosum ähnlich sehen.

LABOR- UND SPEZIALUNTERSUCHUNGEN

Dermatopathologie Granulomatöse Entzündung, Nachweis von Arthrokonidien im Gewebe.

Kultur Eiter. Der Nachweis gelingt am besten, wenn das Gewebsstück zerkleinert und auf Sabouraudschem Agar kultiviert wird.

PATHOPHYSIOLOGIE

Die Inhalation von Sporen führt zu einer primären pulmonalen Infektion, die asymptomatisch ist oder mit katarrhalischen Symptomen einhergeht. Hämatogene Dissemination in verschiedene Organe.

VERLAUF UND PROGNOSE

Die meisten Infektionen bei Bewohnern der endemischen Gebiete heilen spontan. Die spezifische Meningitis hat schlechte Heilungsaussichten.

THERAPIE

Amphotericin B. Als Alternative: Ketoconazol 400 mg/die.

Kryptokokkose

Die systemische Kryptokokkose ist eine Systemmykose, die über den Respirationstrakt erworben wird. Vom primären Infektionsherd in den Lungen erfolgt gelegentlich eine hämatogene Dissemination, charakteristischerweise in die Hirnhäute, gelegentlich in die Nieren und in die Haut.

Synonyme: Torulose, europäische Blastomykose.

EPIDEMIOLOGIE UND ÄTIOLOGIE

Alter Häufiger jenseits des 40. Lebensjahres.
Geschlecht Männer 2x häufiger als Frauen.
Ätiologie *Cryptococcus neoformans*, ein Hefepilz.
Übertragung Inhalation von Organismen mit dem Staub. Assoziiert mit Taubenexkrementen.
Risikofaktoren Eingeschränkte Wirtsabwehr: AIDS, Diabetes mellitus, Lymphom, Morbus Hodgkin, Sarkoidose.
Geographische Verbreitung Weltweit.

ANAMNESE

Kopfschmerzen sind das häufigste Symptom (80 %), geistige Verwirrung, gestörtes Sehvermögen über 2 bis 3 Monate; pulmonale Symptome sind ungewöhnlich.

KLINISCHE UNTERSUCHUNG

Hautbefunde Bei 10 bis 20 % der Patienten. *Papeln und Knötchen* mit erythematösem Randsaum, die gelegentlich exulzerieren und dann ein flüssiges, muzinöses Material abgeben. *Akneiforme* Läsionen. *Kryptokokken-Zellulitis:* Imitiert bakterielle Weichteilinfektionen. Rote, heiße, druckempfindliche, ödematöse Plaques an den Extremitäten, manchmal auch an mehreren, nicht zusammenhängenden Stellen. Die Abwehrlage des Patienten ist immer beeinträchtigt. *Herpetiforme* vesikulöse Läsionen. *Molluscum contagiosum*-ähnliche Läsionen treten meist bei HIV-infizierten Patienten mit disseminierter Kryptokokkose im Gesicht auf (Abb. 174). Beachte: Alle Läsionen können exulzerieren.
Allgemeinbefunde Meningitis.

DIAGNOSE UND DIFFERENTIALDIAGNOSE

Diagnose Verifizierung durch Hautbiopsie und Pilzkulturen.
Differentialdiagnose Pyodermien, andere bakterielle oder Pilzinfektionen der Haut, Blastomykose, Histoplasmose.

LABOR- UND SPEZIALUNTERSUCHUNGEN

Liquor Bei Meningitis findet man in Tuschepräparaten in 40 bis 60 % der Fälle große, knospende Zellen mit deutlich sichtbarer Kapsel. Lymphozytäre Pleozytose, Protein erhöht, Glukose vermindert.
Kultur Aus Liquor und Hautbiopsien.
Serologie Der Kryptokokken-Antigen-Latex-Agglutinations-System-Test ist bei 100 % der Patienten mit Kryptokokkenmeningitis positiv. Die meisten Patienten haben auch eine Antigenämie. Der Nachweis eines Antikryptokokken-Antikörpers ist unverläßlich.

PATHOPHYSIOLOGIE

Cryptococcus neoformans wird mit Staub eingeatmet und verursacht einen primär pulmonalen Infektionsherd mit nachfolgender hämatogener Dissemination in die Meningen,

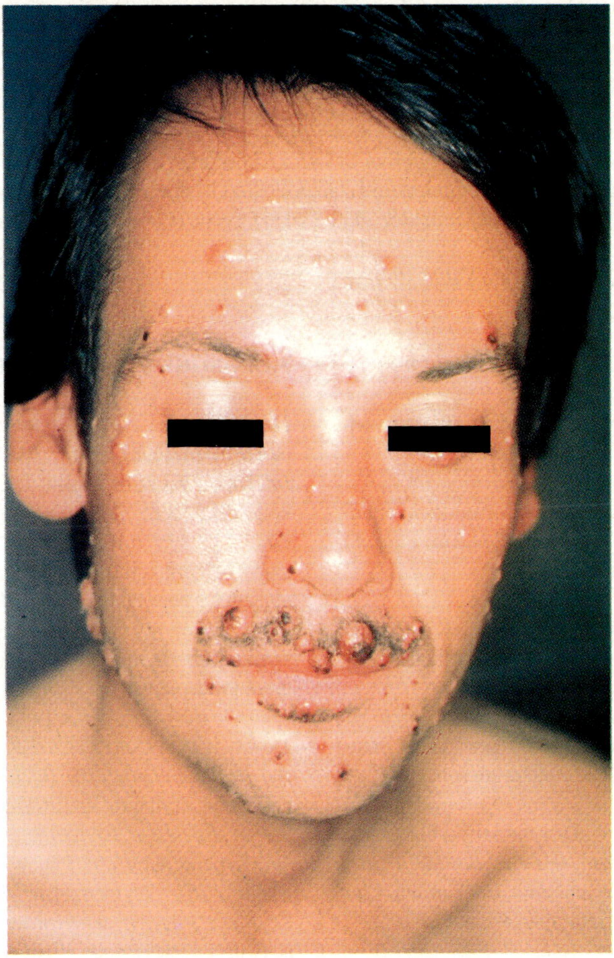

Abb. 174 Disseminierte Kryptokokkose bei einem Patienten mit AIDS. Multiple, einzelstehende, hautfarbene Papeln und Knötchen, die Mollusca contagiosa ähnlich sehen (dankenswerterweise überlassen von Dr. Loic Vailland).

Nieren und Haut. 10 bis 20 % der Patienten haben Hautläsionen. Bei vielen Patienten spielt eine bestehende Immundefizienz ein wesentliche pathogenetische Rolle.

VERLAUF UND PROGNOSE

Die akute primäre Kryptokokkose verläuft üblicherweise leicht. Chronische Formen mit Kavernenbildung führen zu eingeschränkter Atemfunktion. Die progressive, disseminierte Kryptokokkose bei Patienten mit eingeschränkter Immunabwehr (AIDS) ist in 80 % der Fälle letal.

THERAPIE

Amphotericin B. Alternativen sind Flucytosin, Ketoconazol, Miconazol, Fuconazol.

Histoplasmose

Die Histoplasmose ist eine relativ häufige Systemmykose mit primär pulmonaler Infektion, die aber nur selten hämatogen disseminiert und charakterisiert ist durch eine chronische Infektion der Schleimhäute, der Haut und der retikuloendothelialen Organe (Leber, Knochenmark, Milz).

Synonyme: M. Darling, »Ohio Valley disease«.

EPIDEMIOLOGIE UND ÄTIOLOGIE

Alter Disseminierte Infektion bei sehr alten und sehr jungen Menschen.

Ätiologie *Histoplasma capsulatum*, ein dimorpher Pilz. In Afrika *Histoplasma capsulatum variatio duboisii.*

Beruf Bauern, Bauarbeiter, Kinder und Berufsgruppen, die im Freien arbeiten.

Übertragung Inhalation von Sporen aus Erdreich, das mit Vogel- (besonders Stare) oder Fledermauskot kontaminiert ist.

Risikofaktoren Dissemination bei gestörter Immunabwehr (HIV-Infektion, Organtransplantierte, Lymphome, Leukämien, Chemotherapie) und sehr alten Patienten.

Geographische Verbreitung Nordamerika: Östliche und zentrale Vereinigte Staaten, besonders die Flußtäler des Ohio und Mississippi River; in manchen Gegenden sind 80% der Bevölkerung Histoplasmin-positiv. Äquatorialafrika.

ANAMNESE

Inkubationsperiode Akute Infektion: 7 bis 14 Tage.

Anamnese *Akute Primärinfektion*: 90 % der Patienten sind asymptomatisch. Nach Inhalation großer Mengen von Sporen können Influenza-ähnliche Symptome auftreten. *Dissemination:* Symptome einer chronischen Krankheit.

KLINISCHE UNTERSUCHUNG

Hautbefunde Treten unter zwei verschiedenen Bedingungen auf: *Akute pulmonale Infektion* assoziiert mit Überempfindlichkeitsreaktionen; *disseminiertes Krankheitsbild* assoziiert mit Gewebsinfektion. Dabei sind Schleimhautläsionen wesentlich häufiger als solche der Haut. Bei HIV-Infektion allerdings haben 10 % der Patienten mit disseminierter Histoplasmose Hautläsionen, bei nierentransplantierten Patienten 4 bis 6 %.

TYPISCHE EFFLORESZENZEN
Bei akuter pulmonaler Infektion: Erythema nodosum, Erythema multiforme. *Bei disseminierter Infektion:* Erythematöse, nekrotische und hyperkeratotische Papeln und Knötchen (Abb. 175). Erythematöse Maculae; Folliculitis ± Pustel ± akneiforme Läsionen; Geschwüre; vegetierende Plaques; Panniculitis; Erythrodermie. Bei HIV-infizierten Patienten können multiple, schuppende Plaques auftreten, die einer Psoriasis guttata oder einem nummulären Ekzem ähnlich sehen. Diffuse Hyperpigmentation mit Morbus Addison bei Nebennierenrindeninfektion.

VERTEILUNG DER LÄSIONEN Gesicht, Extremitäten, Stamm.

SCHLEIMHÄUTE *Am häufigsten betroffen*; Knötchen, vegetierende Läsionen, schmerzhafte Ulcera am weichen Gaumen, Oropharynx und Epiglottis, Vestibulum nasi, Oesophagus.

Allgemeinuntersuchung Bei disseminierter Histoplasmose: Hepatosplenomegalie, Lymphadenopathie.

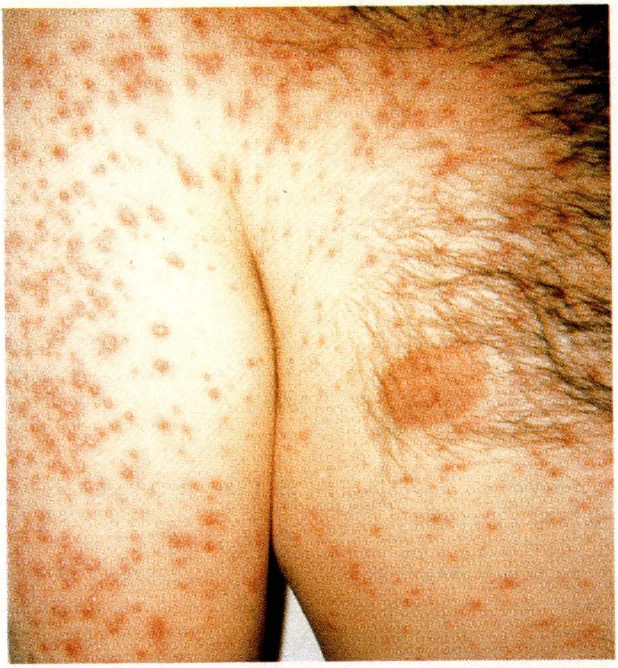

Abb. 175 Coccidioidomykose mit Aussaat in die Haut. Noduläre, ulzeröse Läsion am Nasenflügel.

DIAGNOSE UND DIFFERENTIALDIAGNOSE

Diagnose Bei klinischem Verdacht Verifizierung der Diagnose durch Kultur oder Nachweis von *Histoplasma capsulatum* in einer Hautbiopsie.

Differentialdiagnose Der disseminierten Histoplasmose: Miliartuberkulose, Coccidioidomykose, Kryptokokkose, Leishmaniose, Lymphom.

LABOR- UND SPEZIALUNTERSUCHUNGEN

Dermatopathologie Identifikation von *Histoplasma capsulatum* im Gewebe aufgrund seiner Größe und Färbeeigenschaften. Differenzierung von *Coccidioides immitis, Blastomyces dermatitidis, Leishmania donovani und Toxoplasma gondii.*

Kultur Isolierung von *Histoplasma capsulatum* aus bioptischem Material von Haut-, Mundschleimhautläsionen, aus Knochenmark, Sputum, Blut, Harn, Lymphknoten und Leber.

VERLAUF UND PROGNOSE

Die primäre Infektion bildet sich in den meisten Fällen spontan zurück. Die unbehandelte progrediente, disseminierte Form hat eine hohe Letalität. 80 % der Patienten sterben innerhalb eines Jahres. Die Prognose hängt wesentlich von der Grundkrankheit ab. Oft ist eine chronische Erhaltungstherapie notwendig.

THERAPIE

Amphotericin B. Als Alternative bei normaler Immunitätslage: Ketoconazol.

Sporotrichose

Die Sporotrichose ist eine lokalisierte Pilzinfektion, bei der es charakteristischerweise zur Ausbildung eines Knötchens und Ulcus an der Stelle der Inokulation, einer chronischen nodulären Lymphangitis und einer regionalen Lymphadenitis kommt.

EPIDEMIOLOGIE UND ÄTIOLOGIE

Geschlecht Häufiger bei Männern als bei Frauen, besonders die disseminierte Form.

Ätiologie *Sporotrix schenckii*, ein dimorpher Pilz, der im Erdreich vorkommt.

Beruf Berufliche Exposition ist wesentlich: Gärtner, Bauern, Floristen, Rasenarbeiter, Landarbeiter, Waldarbeiter, Arbeiter in der Papierindustrie, Goldgräber, Labor.

Übertragung Gewöhnlich erfolgt die subkutane Inokulation durch einen kontaminierten Dorn, Haken, Splitter oder einen anderen scharfen Gegenstand (Laboratorium). Inhalation, Aspiration oder Aufnahme per os sind selten und verursachen eine systemische Infektion. Die meisten Fälle treten isoliert auf, Epidemien kommen aber vor.

Geographische Verbreitung Weltweit, häufiger in gemäßigten und tropischen Zonen. Der Erreger findet sich an Rosen- und Berberitzendornen, Holzsplittern, Torf, Moos, Stroh, Sumpfheu, Erdreich.

Prädisponierende Faktoren Für die disseminierte Krankheitsform: HIV-Infektion, Karzinom, hämatologische und lymphoproliferative Krankheiten, Diabetes mellitus, Alkoholismus, immunosuppressive Therapie.

ANAMNESE

Inkubationsperiode 3 Wochen (zwischen 3 Tagen bis 12 Wochen) nach einem Trauma oder einer Verletzung an der Stelle der Läsion. Die Läsionen sind relativ asymptomatisch, bei Sekundärinfektion schmerzhaft; afebril.

KLINISCHE UNTERSUCHUNG

Hautbefunde

TYPISCHE EFFLORESZENZEN

Lokale kutane Form (schankriformer Typ) (40 %) Die initiale Läsion beginnt mit einer Papel, Pustel oder einem Knötchen, das an der Stelle der Inokulation mehrere Wochen nach einer Verletzung auftritt. Die umgebende Haut ist leicht gerötet bis düsterrot. Nach einiger Zeit verwächst die Haut mit dem darunterliegenden Gewebe. Es kann sich ein schmerzloses, induriertes Ulcus bilden, der sogenannte Sporotrichoseschanker, dessen Rand zerklüftet und unterminiert ist. Die regionalen Lymphknoten schwellen an und schmelzen ein.

Chronische lymphangitische Form (sporotrichoide Form) (60 %) Folgt als lymphogene Ausbreitung der lokalen kutanen Form (Abb. 176). Es handelt sich um knotige Infiltrate, die von der Primärläsion bis zu den regionalen Lymphknoten reichen, die dazwischenliegenden Lymphgefäße werden induriert, nodulär und verdickt.

Fixe kutane Sporotrichose Verkrustete Geschwüre, ekthymatöse, verruköse Plaques (Abb. 177), Pyoderma gangraenosum-artige infiltrierte Papeln und Plaques.

ANORDNUNG MULTIPLER LÄSIONEN Der primäre Schanker mit nodulärer, linearer lymphogener Ausbreitung und vergrößerten regionalen Lymphknoten wird als »sporotrichoid« bezeichnet.

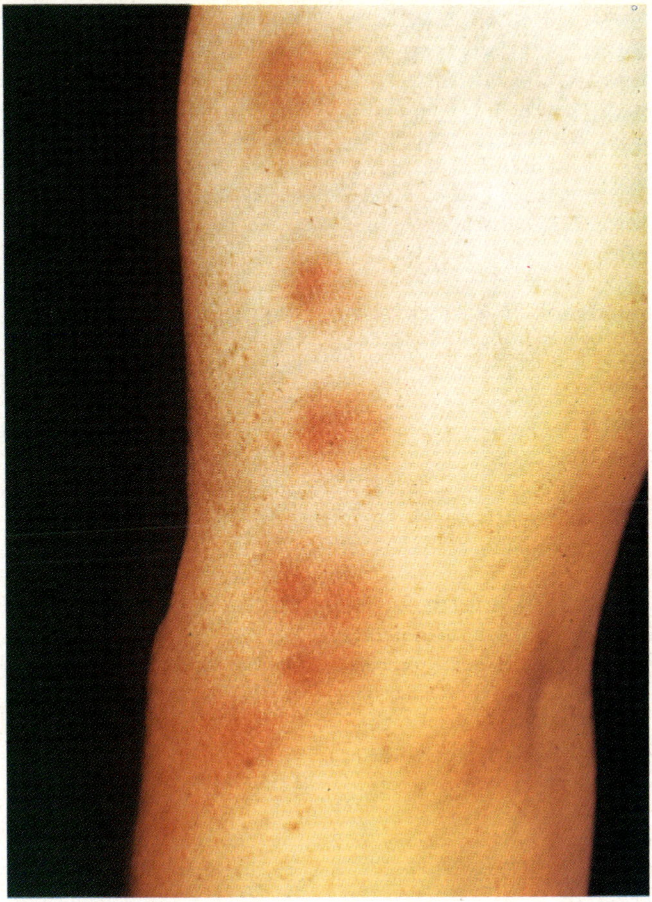

Abb. 176 **Sporotrichose.** Chronisch lymphangitische Form. Die Knötchen folgen dem Lymphabfluß der lokalen kutanen Läsion.

VERTEILUNG DER LÄSIONEN Primärläsionen: am häufigsten am Hand- oder Fingerrücken mit der am Arm aufwärts aufsteigenden chronisch nodulären Lymphangitis. Fixe kutane Form: Bei Kindern im Gesicht, bei Erwachsenen an den oberen Extremitäten. Die Dissemination kutaner Läsionen kann einer hämatogenen Dissemination oder Autoinokulation folgen.

Allgemeinuntersuchung Hämatogene Aussaat führt zu Knochen-, Muskel-, Gelenks-, Darm- und zentralnervösen Läsionen.

DIAGNOSE UND DIFFERENTIALDIAGNOSE

Diagnose Klinischer Verdacht und Isolierung des Erregers in der Kultur.

Differentialdiagnose Tuberkulose, atypische mykobakterielle Infektion, Anthrax, Tularämie, Katzenkratzkrankheit, primäre Syphilis, Leishmaniose, Herpes-simplex-Virus-Infektion, Staphylokokken-Lymphangitis, Histoplasmose, Coccidioidomykose, Blastomykose, Kryptokokkose.

LABOR- UND SPEZIALUNTERSUCHUNGEN

Dermatopathologie Granulomatöse Entzündung, Riesenzellen vom Langhans-Typ, pyogene Mikroabszesse. Erreger sind selten und schwer darzustellen.

Kultur Die besten Resultate erzielt man aus infiziertem Gewebe, das zerkleinert und kultiviert wird. Sabouraud Dextrose Agar; cremefarbene bis dunkelbraun-lederartige Kulturen. Gelegentlich Inokulation in Versuchstiere (Ratten, Mäuse, Hamster) intratestikulär oder intraperitoneal.

PATHOPHYSIOLOGIE

Nach subkutaner Inokulation wächst *Sporotrix schenckii* lokal und breitet sich langsam entlang der drainierenden Lymphgefäße aus. Sekundäre Hautläsionen entwickeln sich entlang der Lymphgefäße.

VERLAUF UND PROGNOSE

Geringe Tendenz zur Spontanheilung.

THERAPIE

Die traditionelle Behandlung ist die mit einer gesättigten Lösung von Kaliumjodid 3 bis 4 g 3x täglich. Amphotericin B i. v. für Patienten, die Kaliumjodid nicht vertragen und bei Lungen- und disseminierter Infektion. Alternative: Ketoconazol, Fluconazol. Lokaltherapie unwirksam.

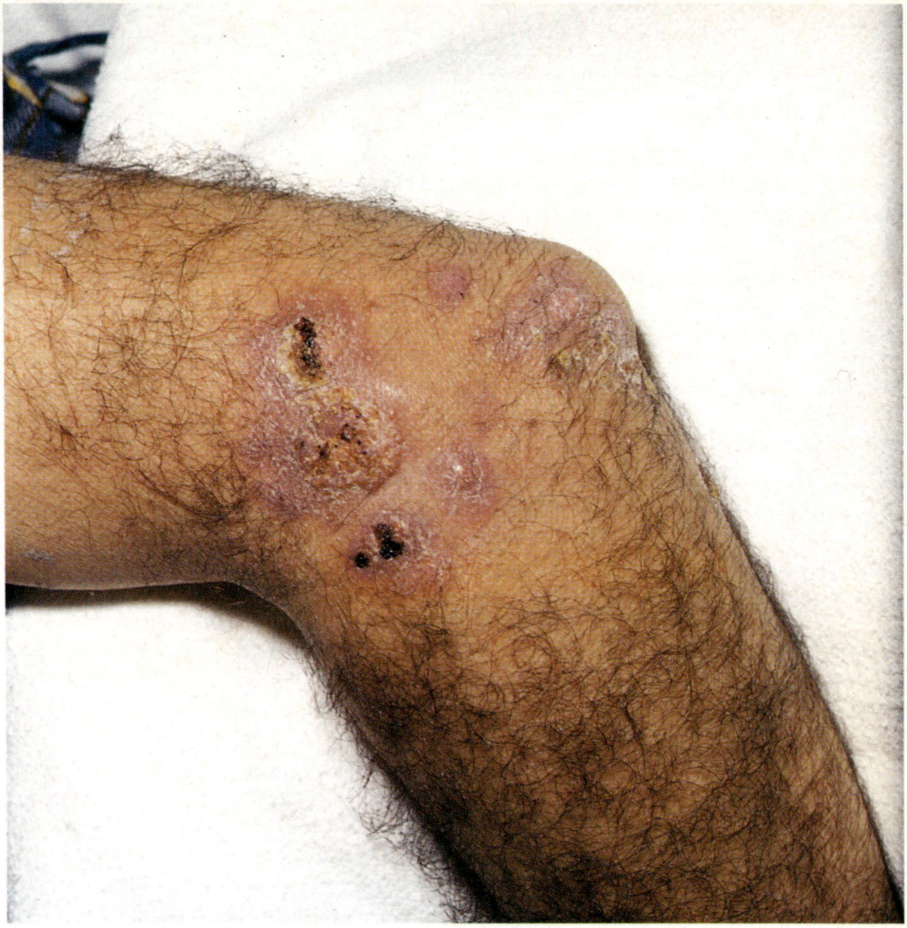

Abb. 177 Fixe kutane Sporotrichose. Verkrustete, ekthymatöse, verruköse Plaques.

Lepra

Die Lepra ist eine chronische, granulomatöse Krankheit, hervorgerufen durch *Mycobacterium leprae*, das vorwiegend während der Kindheit oder im jungen Erwachsenenalter akquiriert wird. Die Haut, die Schleimhaut des oberen Respirationstraktes und, bei allen Formen der Lepra, die peripheren Nerven sind die bevorzugten Zielorgane der Infektion. Die klinischen Manifestationen, der natürliche Ablauf und die Prognose der Lepra hängen von der Wirtsreaktion ab, und die verschiedenen Formen der Lepra (tuberkuloid, lepromatös etc.) spiegeln das Spektrum der Immunantwort des Wirts wider (zellmediierte Immunität).

Synonym: M. Hansen.

KLINISCH-PATHOLOGISCHE KLASSIFIKATION DER LEPRA

Einteilung aufgrund von klinischen, immunologischen und bakteriologischen Befunden.

Tuberkuloide Lepra Der Befall ist auf die Haut und/oder den peripheren Nerven beschränkt, in Hautbiopsien finden sich nur wenige Erreger.

Lepromatöse Lepra Generalisierter Befall, einschließlich der Haut, der Schleimhaut des oberen Respirationstraktes, des retikuloendothelialen Systems, der Nebennieren und Testes. Im Gewebe sind viele Erreger nachweisbar.

Borderline (oder »dimorphe«) Lepra Hat Eigenschaften sowohl der tuberkuloiden als auch der lepromatösen Lepra. Meist sind viele Erreger nachweisbar, die Hautläsionen sind unterschiedlich: Maculae, Plaques; Übergang entweder in die tuberkuloide oder im ungünstigen Fall in die lepromatöse Lepra.

Undeterminierte und Übergangsformen (Siehe Pathophysiologie.)

EPIDEMIOLOGIE UND ÄTIOLOGIE

Erreger und Übertragung Der Erreger, das *Mycobacterium leprae*, ist ein schlankes, gerades oder leicht gebogenes, säurefestes Stäbchen von 3x0,5 µm. Das Gürteltier kann experimentell mit *Mycobacterium leprae* menschlicher Provenienz inokuliert werden, und die Hälfte der inokulierten Tiere entwickelt eine progrediente Leprainfektion, an der sie zugrundegehen. In Louisiana hat man wilde Gürteltiere entdeckt, die eine lepraähnliche Hautinfektion durch einen Mikroorganismus haben, der *Mycobacterium leprae* sein dürfte. Die Übertragung der Lepra auf Menschen ist noch immer nicht ganz geklärt – ob durch Tröpfcheninfektion von Nasensekret, durch Verbände, Wäsche oder Arthropoden.

Lepra als Weltgesundheitsproblem Die Lepra ist ein universelles Gesundheitsproblem mit über 12 Millionen Erkrankten. Derzeit überwiegen die Krankheitsfälle in heißem und feuchtem Klima (Afrika, Südostasien, Süd- und Zentralamerika). Neue Läsionen können während der heißen Regenzeit erstmals auftreten oder plötzlich aufflammen. Die Krankheit kommt endemisch in Texas, im südlichen Louisiana, Hawaii und Kalifornien vor, Immigranten mit Lepra sieht man aber nicht selten in Florida und New York City. Am Festland der Vereinigten Staaten gibt es etwa 2.500 Patienten mit Lepra, und jedes Jahr werden etwa 35 neue Fälle endemischer Lepra gemeldet.

Geschlecht Möglicherweise mehr Männer als Frauen.

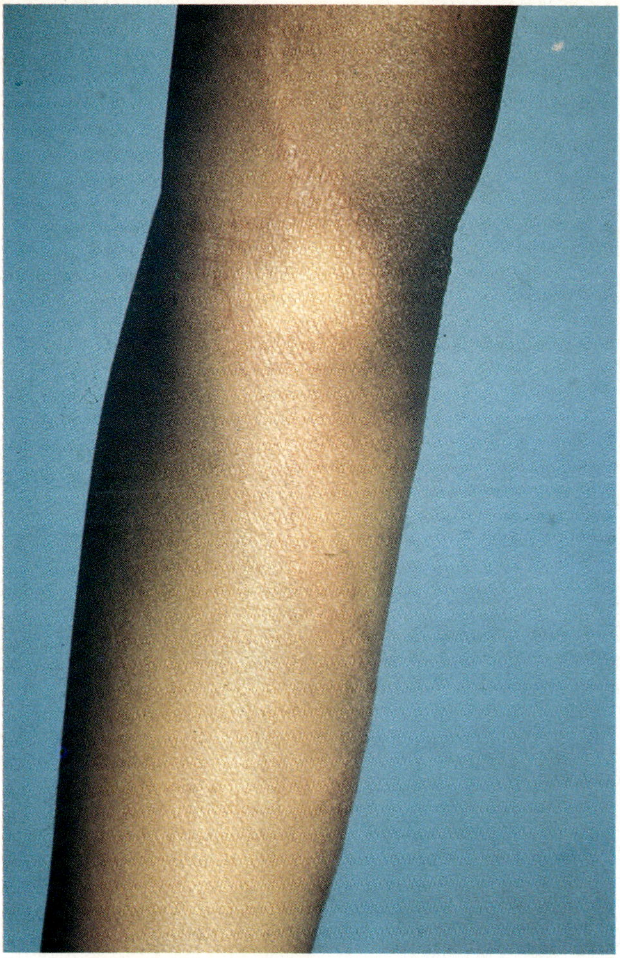

Abb. 178 Lepra, tuberkuloider Typ. Gut begrenzte, hypopigmentierte, anästhetische Macula.

Rasse Es scheint eine inverse Beziehung zwischen der Hautfarbe und der Schwere des Krankheitsverlaufs zu geben. Bei den schwarzen Afrikanern ist die Empfänglichkeit groß, es überwiegen aber mildere Formen der Krankheit, nämlich die tuberkuloide über die lepromatöse Form.

Prädisponierende oder Risikofaktoren (1) Lebensbereich in einem Endemiegebiet, (2) Blutsverwandte mit Lepra, (3) Armut (Unterernährung?), (4) Kontakt mit infizierten Gürteltieren.

ANAMNESE

Beginn Schleichend und schmerzlos, befällt zuerst das periphere Nervensystem mit persistierenden oder rezidivierenden Parästhesien und Gefüllosigkeit ohne irgendwelche sichtbare klinische Manifestationen. In diesem Stadium können flüchtige makulöse Hautveränderungen sichtbar sein.

Systemische Beteiligung Nervenbefall führt zu Muskelschwäche, Muskelatrophie, schweren neuritischen Schmerzen und Kontrakturen der Hände und Füße.

KLINISCHE UNTERSUCHUNG

Tuberkuloide Lepra

TYPISCHE EFFLORESZENZEN

Wenige, scharf umschriebene, hypopigmentierte *anästhetische Flecken* (Abb. 178) mit erhabenen Rändern in einer Größe von wenigen Millimetern bis zu sehr großen Läsionen, die den ganzen Stamm bedecken können.

FARBE Erythematöser oder dunkelroter Randsaum, hypopigmentiertes Zentrum.

RAND Der Rand der Läsion kann ein verdickter Nerv sein. Eine Verdickung großer peripherer Nerven ist häufig (Nervus ulnaris).

FORM Oft anulär.

VERTEILUNG An irgendeiner Körperstelle, einschließlich Gesicht.

Lepromatöse Lepra

TYPISCHE EFFLORESZENZEN

Kleine, erythematöse oder hypopigmentierte Maculae, die *anästhetisch* sind. Später treten Papeln, Plaques, Knötchen (Abb. 179) und eine diffuse Verdickung der Haut auf mit Verlust der Haare (Augenbrauen und Wimpern).

FARBE Hautfarben, erythematös oder etwas hypopigmentiert.

VERTEILUNG Bilateral symmetrisch mit Befall der Ohrläppchen, des Gesichts, der Arme, Gesäßbacken oder seltener des Stamms und der unteren Extremitäten.

Borderline Lepra Die Läsionen liegen zwischen denen der tuberkuloiden und der lepromatösen Lepra und bestehen aus Maculae, Papeln und Plaques. Auffallend in diesen Läsionen sind Anästhesie und verminderte Schweißsekretion.

DIAGNOSE

Ein Patient mit makulösen, hypopigmentierten Läsionen oder erythematösen Papeln und Plaques, der anamnestisch einen längerdauernden Aufenthalt in einem Endemiegebiet angibt, sollte genau nach Verdickung peripherer Nerven untersucht werden (N. ulnaris, Nervus tibialis posterior). Zusätzlich sollten zum Ausschluß einer Anästhesie mit einem kleinen Wattebausch die Berührungsempfindlichkeit sowie die Unterscheidungsfähigkeit von Hitze und Kälte in den Läsionen untersucht werden. Eine Hautbiopsie mit Suche nach säurefesten Stäbchen ist in jedem Verdachtsfall unumgänglich, der Nachweis derselben ist diagnostisch beweisend. Auch die Nasenschleimhaut und die Ohrläppchen können mikrobiologisch (Abstrich) untersucht werden.

LABOR- UND SPEZIALUNTERSUCHUNGEN

Mikrobiologische Untersuchung von Haut und Nasenschleimhaut Die Identifikation von *Mycobacterium leprae* in Abstrichen mit

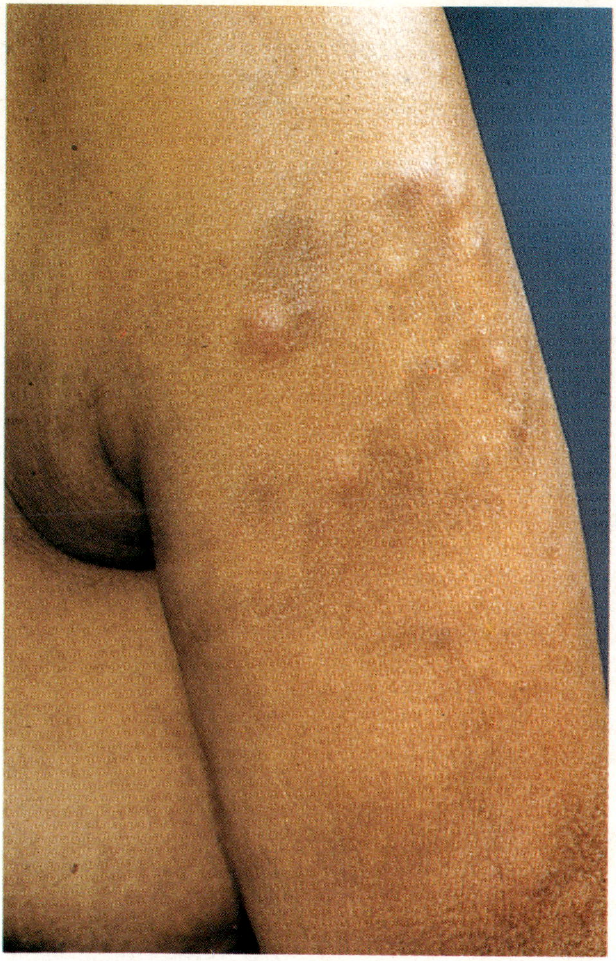

Abb. 179 Lepra, lepromatöser Typ. Papeln und Knötchen.

Hilfe der Dopa-Oxidase ist eine etablierte Methode. Die Pyridin-Extraktion (Beseitigung) der säurefesten Färbung (Abb. 180) und das Wachstum in der Mäusepfote, nicht aber auf Loewenstein-Jensen-Medium, scheint nur für das *Mycobacterium leprae* typisch zu sein.

PATHOPHYSIOLOGIE

Subklinische Infektionen mit Lepra sind bei Bewohnern endemischer Gegenden häufig. Vermutlich werden subklinische Infektionen prompt durch die zellmediierte Immunantwort des Wirts bekämpft. Klinisches Anzeichen der *Lepraerkrankung* ist die Entwicklung eines Granuloms, und der Patient kann einen »reaktiven Zustand« entwickeln, der in der einen oder anderen Form bei über 50 % bestimmter Gruppen von Patienten auftritt. Das granulomatöse Spektrum der Lepra besteht aus: (1) einer tuberkuloiden Antwort (TT) bei hoher Resistenz; (2) einer lepromatösen Form bei geringer oder fehlender Resistenz (LL); (3) einem dimorphen oder Borderline-Bereich (BB) und zwei dazwischenliegenden Bereichen: (4) dem Borderline-lepromatösen (BL) und (5) dem Borderline-tuberkuloiden (BT). Das Spektrum, geordnet nach abnehmender Resistenz, ist TT, BT, BB, BL und LL.

VERLAUF UND PROGNOSE

Nach den ersten Jahren der medikamentösen Therapie stellt die Behandlung der Sekundärveränderungen durch neurologische Defekte, Kontrakturen und trophische Veränderungen an den Händen und Füßen das größte Problem dar und erfordert ein Team von medizinischem und paramedizinischem Personal: Orthopäden, Hand- und Fußchirurgen, Ophthalmologen, Neurologen, Spezialisten für physikalische Medizin und Rehabilitation usw.

THERAPIE

Die am häufigsten verwendeten Therapeutika sind Dapson, Rifampin und Clofazimin. Die Therapie der an Erregern reichen Lepraformen erfordert alle drei Medikamente (Dapson, Rifampin und Clofazimin), während für erregerarme Lepra zwei (Dapson und Rifampin) ausreichen. Die Dauer der Therapie reicht von 3 Jahren bis lebenslang. Erregerreiche Krankheitsformen (BB, BL und LL) sollten wegen der hohen Rezidivrate auch bei klinischer Remission lebenslang behandelt werden. Die rein tuberkuloide (TT) Lepra erfordert wahrscheinlich wenig oder gar keine Behandlung, im allgemeinen werden aber 3 Jahre empfohlen. Die BT-Lepra ist eine inhomogene Krankheitsgruppe und umfaßt sowohl Patienten, deren Krankheit spontan remittiert als auch solche, deren Krankheit ohne Behandlung in die BL-Lepra übergehen würde. Entscheidend auch physiotherapeutische und Rehabilitationsmaßnahmen bei neurologischen Ausfällen, einschließlich Plastische Chirurgie.

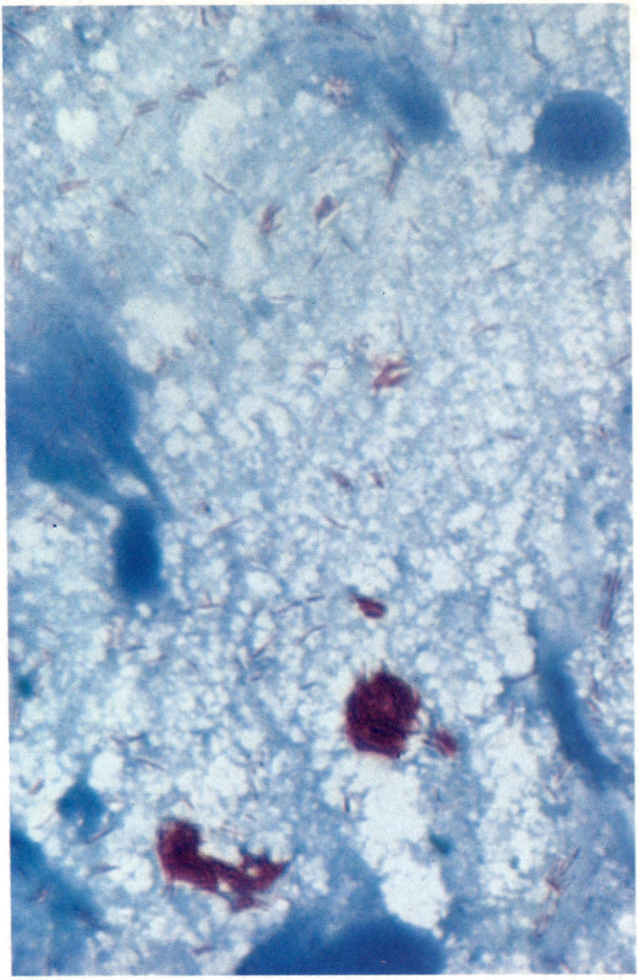

Abb. 180 Lepra *Mycobacterium leprae*. Typische zigarrenförmige, sich rot anfärbende, säurefeste Stäbchen.

Hauttuberkulose

Die Hauttuberkulose (HTb) verläuft klinisch je nach dem Immunstatus des Patienten und dem Inokulationsweg der Mykobakterien in die Haut höchst unterschiedlich.

KLASSIFIKATION DER HAUTTUBERKULOSE

Exogene Infektion

Primäre Inokulationstuberkulose (PITb): Durch perkutane Inokulation an der Inokulationsstelle bei einem nicht immunen Wirt.

Tuberculosis verrucosa cutis (TbVC): Durch perkutane Inokulation an der Inokulationsstelle als Reinfektion bei Menschen, die bereits eine tuberkulöse Infektion durchgemacht haben.

Endogene Ausbreitung

Lupus vulgaris (LV)
Skrofuloderm (SD)
Metastatischer tuberkulöser Abszeß (MTbA)
Akute Miliartuberkulose (AMTb)
Orifizielle Tuberkulose (OTb)

Tuberkulose nach BCG-Impfung

ÄTIOLOGIE UND EPIDEMIOLOGIE

Alter Die AMTb ist häufiger bei Säuglingen und bei Erwachsenen mit fortgeschrittener Immundefizienz. Die PITb ist häufiger bei Säuglingen. Das SD ist häufiger bei Jugendlichen und älteren Menschen. Der LV tritt bei allen Altersgruppen auf.

Geschlecht Der LV ist häufiger bei Frauen, die TbVC häufiger bei Männern.

Rasse Bei Schwarzen hat die Tuberkulose im allgemeinen eine schlechtere Prognose als bei Weißen.

Beschäftigung TbVC: Früher bei Ärzten, Medizinstudenten und Pathologen als Verruca necrogenica, Leichentuberkel; bei Schlächtern und Bauern durch *Mycobacterium bovis* als Schlachtertuberkel.

Ätiologie Die obligaten menschenpathogenen Mykobakterien sind *Mycobacterium tuberculosis, Mycobacterium bovis* und gelegentlich der Bacillus Calmette-Guérin (BCG).

Häufigkeit Die HTb nimmt parallel zur Abnahme der Lungentuberkulose weltweit ständig ab. In den Vereinigten Staaten war sie im Vergleich zu Europa immer selten. Die Häufigkeit der verschiedenen Typen der HTb variiert geographisch: LV und SD sind die häufigsten Typen in Europa; LV und verruköse Läsionen sind häufiger in den tropischen Gegenden; TbVC ist in Ländern der Dritten Welt häufig. Neuerdings beobachtet man wieder einen Anstieg der HTb, oft assoziiert mit AIDS.

Epidemiologie Prädisponierende Faktoren für die Tuberkulose sind Armut, große Bevölkerungsdichte, HIV-Infektion. Die Entwicklung einer bestimmten klinischen Form der Läsion hängt von der Eintrittspforte der kutanen Infektion und dem Immunstatus des Wirtes ab. Beim nicht immunen Wirt führt die kutane Inokulation zu einem tuberkulösen Schanker (PITb), beim immunen Wirt aber zu einer TbVC. Durch endogene Ausbreitung kann die Haut auf verschiedene Weise affiziert werden: Direkte Ausbreitung von einer tieferliegenden tuberkulösen Infektion, z. B. Lymphadenitis oder Tuberkulose der Knochen und Gelenke, führt zum SD. Lymphogene Ausbreitung in die Haut führt zum LV, hämatogene Dissemination entweder zu AMTb, LV oder MTbA.

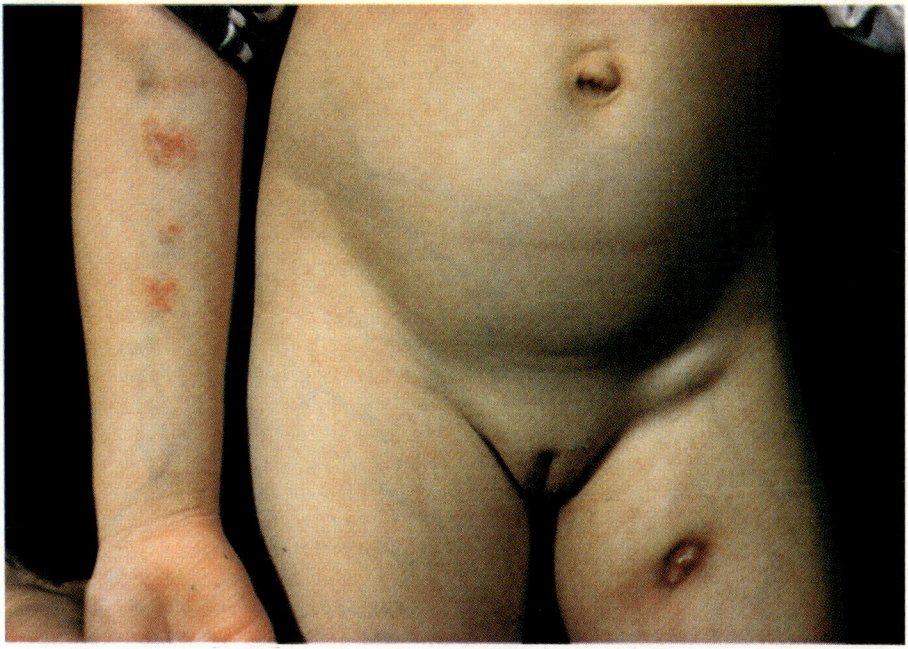

Abb. 181 **Primäre Hauttuberkulose.** Erodiertes Knötchen an der Stelle der Inokulation am Oberschenkel mit regionaler Lymphadenopathie. Am Arm sieht man einen positiven Tuberkulintest.

Infektionsweg Exogen durch Autoinokulation oder endogen (per continuitatem, lymphogen, hämatogen).

KLINISCHE UNTERSUCHUNG

Primäre Inokulationstuberkulose (PITb)

TYPISCHE EFFLORESZENZEN
An der Inokulationsstelle tritt 2 bis 4 Wochen nach der Verletzung eine Papel auf, die sich vergrößert und zu einem schmerzlosen Geschwür einschmilzt (Abb. 181), dem tuberkulösen Schanker (bis zu 5 cm Größe), dessen flacher, granulärer Grund von vielen winzigen Abszessen oder von einer dicken Kruste bedeckt ist. Die Ränder sind unterminiert. Ältere Geschwüre sind induriert und dick verkrustet. Tiefere Inokulation führt zu subkutanen Abszessen, intraorale Inokulation zu Geschwüren an der Gingiva oder am Gaumen. Innerhalb von 3 bis 8 Wochen tritt eine regionale Lymphadenopathie auf.

FARBE Die Ulcusränder sind bläulichrot.

VERTEILUNG Am häufigsten an exponierten Körperstellen, an der Stelle kleiner Verletzungen. Orale Läsionen sind die Folge der Aufnahme von *M. bovis* mit nicht pasteurisierter Milch. Früher kamen Läsionen bei männlichen Säuglingen am Penis nach ritualer Zirkumzision vor (Zirkumzisions-Tuberkulose).

Tuberculosis verrucosa cutis (TbVC) (Abb. 182)

TYPISCHE EFFLORESZENZEN
Anfangs Papel mit lividrotem Halo, die sich zu einer hyperkeratotischen, warzigen, derben Plaque entwickelt. Aus Spalten und Fissuren können Pus und keratotisches Material ausgedrückt werden. Der Rand ist oft unregelmäßig, die Läsionen sind meist einzelstehend, multiple Läsionen kommen vor. Keine Lymphadenopathie.

FARBE Die Basis ist braunrot bis dunkelrot.

VERTEILUNG Am häufigsten dorsolateral an den Händen und Fingern. Bei Kindern an den unteren Extremitäten und Knien.

Lupus vulgaris (LV) (Abb. 183)

TYPISCHE EFFLORESZENZEN
Die initiale flache Papel ist unscharf begrenzt, weich und entwickelt sich zu einer scharf begrenzten, unregelmäßig geformten Plaque. Die Konsistenz ist charakteristischerweise weich, sodaß man mit einer Sonde durch die Epidermis einbricht. Die Oberfläche ist anfangs glatt oder schuppt geringfügig, kann aber hyperkeratotisch werden. Hypertrophe Formen führen zu weichen, tumorösen Knötchen und Knoten. Ulzeröse Formen erscheinen als ausgestanzte, oft serpiginöse Geschwüre, die von einem weichen, bräunlichen Infiltrat umgeben sind. Mitbeteiligung des darunterliegenden Knorpels aber nicht Knochens führt zu dessen Destruktion (Ohren, Nase). Die Narbenbildung ist ausgeprägt, charakteristischerweise treten in den atrophen Narben bräunliche Rezidivinfiltrate auf.

FARBE Rötlich-braun. Mit der Diaskopie (Druck mit dem Glasspatel auf die involvierte Haut) erkennt man eine »apfelgeleeartige« (gelblich-braune) Farbe des Infiltrats.

VERTEILUNG Meist einzeln, kann aber auch an mehreren Stellen auftreten. Die meisten Läsionen findet man am Kopf und Hals, am häufigsten an der Nase, den Ohren oder am Capillitium. Läsionen am Stamm und den Extremitäten sind selten. Disseminierte Läsionen kommen nach schweren Virusinfektionen (Masern) vor.

Skrofuloderm (SD) (Abb. 184)

TYPISCHE EFFLORESZENZEN
Derbes, subkutanes Knötchen, das anfangs frei beweglich ist. Die Läsion wird dann teigig und entwickelt sich zu einer unregelmäßig begrenzten, tiefsitzenden Plaque oder Knoten, die einschmelzen und perforieren. Aus Ulcera und unregelmäßigen Fisteln, meist linear oder serpiginös angeordnet, entleeren sich Eiter oder käsiges Material. Die Ränder sind unterminiert, aufgerollt; gekammerte, subkutane Taschen bestehen neben weichen, fluktuierenden Infiltraten und Brückennarben.

FARBE Blaurot, bräunlich.

VERTEILUNG Das Skrofuloderm ist meistens in der Gegend der Parotis, submandibulär, supraclaviculär, axillär oder lateral am

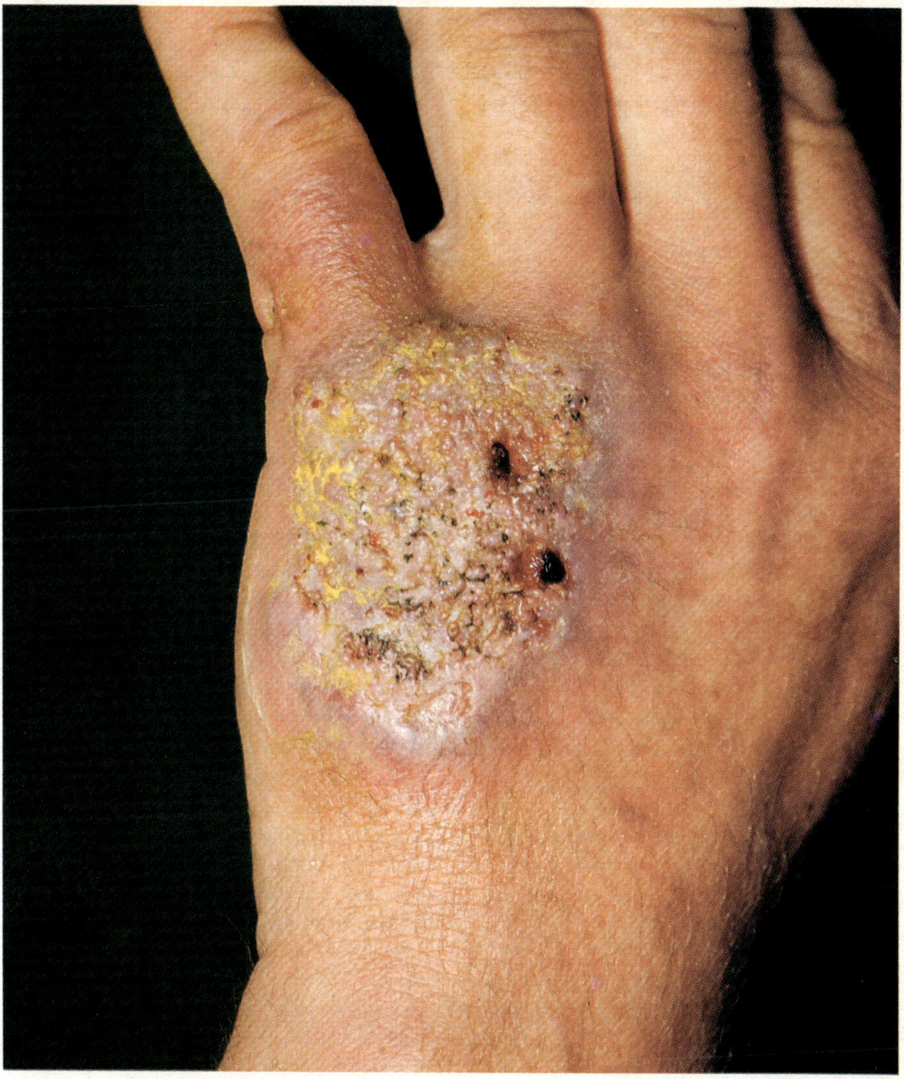

Abb. 182 **Tuberculosis verrucosa cutis.** Verkrustete, keratotische Plaque an der Stelle der Inokulation. Keine Assoziation mit regionaler Lymphadenitis.

Hals lokalisiert. Meist handelt es sich um eine kontinuierliche Ausbreitung des tuberkulösen Prozesses von affizierten Lymphknoten oder tuberkulösen Herden in den Knochen (Phalangen, Sternum, Rippen) oder Gelenken.

Metastatischer tuberkulöser Abszess (MTbA)

TYPISCHE EFFLORESZENZEN

Auch als tuberkulöses Gumma bezeichnet. Subkutaner »kalter« Abszeß, nicht druckempfindlich, fluktuierend. Verwächst mit der darüberliegenden Haut, nach Einschmelzung kommt es zu Fistelbildung und Ulzeration.

FARBE Anfangs normale Hautfarbe, später rötlich-blau.

VERTEILUNG Einzelne oder multiple Läsionen, oft an der Stelle eines vorangegangenen Traumas.

Akute Miliartuberkulose (AMTb)

TYPISCHE EFFLORESZENZEN

Exanthem. Die disseminierten Läsionen sind winzige Flecken, Papeln oder purpurische, manchmal auch vesikulöse und verkrustete Läsionen. Nach Entfernung der Kruste sind die Papeln oft genabelt.

FARBE Rot bis düsterrot.

VERTEILUNG Disseminiert über alle Körperpartien, besonders am Stamm.

Orifizielle Tuberkulose (OTb)

TYPISCHE EFFLORESZENZEN

Kleines, gelbliches Knötchen auf der Mucosa, das einschmilzt, wodurch schmerzhafte kreisrunde oder unregelmäßig geformte Ulcera mit unterminierten Rändern, pseudomembranösem Material, gelblichen Tuberkeln und erodierten Gefäßen an seiner Basis entstehen. Die Mucosa in der Umgebung ist geschwollen, ödematös und entzündet.

FARBE Ursprünglich gelblich. Das Ulcus ist rot, hämorrhagisch und eitrig.

VERTEILUNG Da die OTb durch Autoinokulation von Mykobakterien von einer offenen Tuberkulose der inneren Organe zustande kommt, findet man die OTb meist an der Mund- oder Rachenschleimhaut (Lungentuberkulose), Vulva- (Urogenitaltuberkulose) oder Analhaut (intestinale Tuberkulose). Die Läsionen können einzeln oder multipel sein und sind im Mund am häufigsten auf der Zunge, am weichen und harten Gaumen oder an den Lippen lokalisiert. Eine OTb kann auch an der Stelle einer Zahnextraktion auftreten.

DIFFERENTIALDIAGNOSE

PITb, TbVC, SD, *Mycobacterium marinum*-Infektion, andere schankriforme Syndrome (Syphilis, Tularämie, Katzenkratzkrankheit, Sporotrichose, diskoider Lupus erythematosus).

LABOR- UND SPEZIALUNTERSUCHUNGEN

Dermatopathologie *PITb:* Anfangs unspezifische Entzündung, nach 3 bis 6 Wochen Epitheloidzellen, Langhanssche Riesenzellen, Lymphozyten, Verkäsung. *AMTb:* Unspezifische Entzündung und Vaskulitis. Alle *anderen Formen* der HTb zeigen eine mehr oder weniger typische tuberkulöse Histopathologie. Die TbVC ist charakterisiert durch eine massive pseudoepitheliomatöse Hyperplasie der Epidermis und Abszesse. Mykobakterien findet man bei der PITb, beim SD, bei der AMTb, beim MTbA, bei der OTb, aber nur mit Mühe oder überhaupt nicht bei LV und TbVC.

Kultur Mykobakterien sind auch aus Läsionen von LV und TbVC kultivierbar.

Hauttestung *PITb:* Der intradermale Hauttest konvertiert während der ersten Wochen nach der Infektion von negativ zu positiv. *AMTb:* Meist negativ. *SD, MTbA und OTb:* Kann je nach Immunstatus negativ oder positiv sein. *LV und TbVC:* Positiv.

PATHOPHYSIOLOGIE

Die klinischen Manifestationen an der Haut hängen davon ab, ob der Wirt schon früher

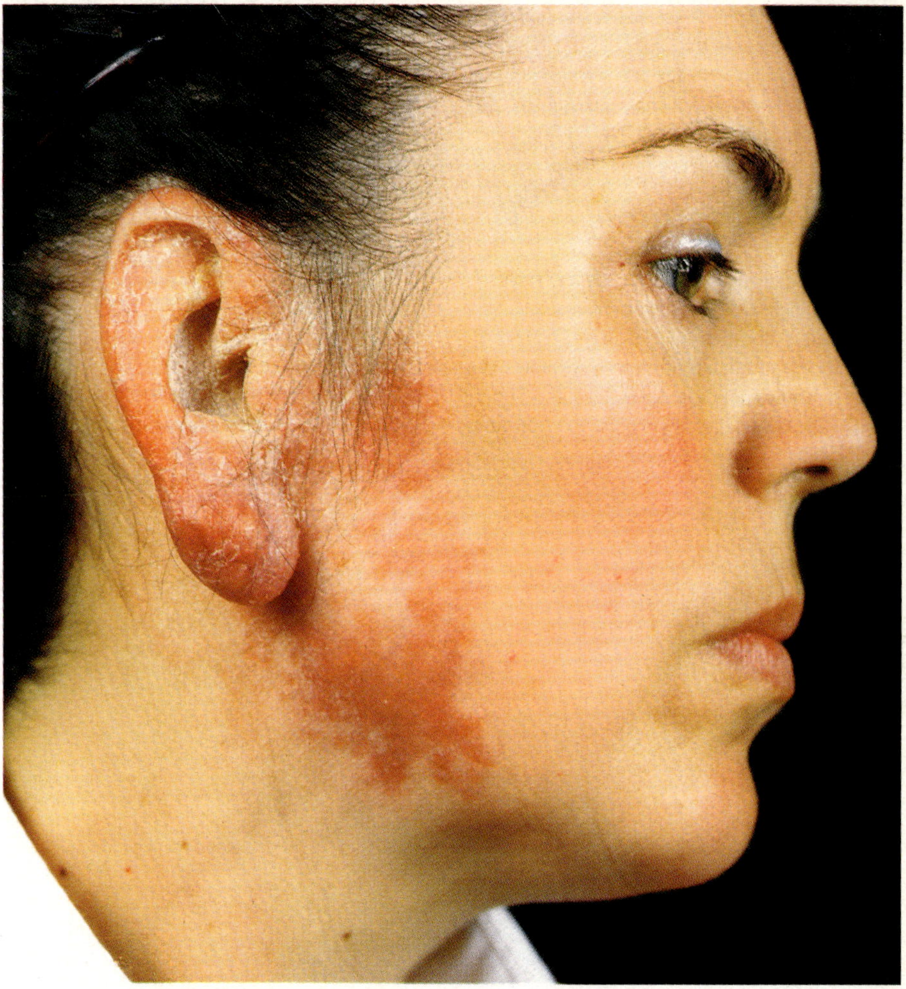

Abb. 183 **Lupus vulgaris.** Rötlich-braune Plaque, in deren Bereich mit der Diaskopie der diagnostische gelbbraune Farbton dargestellt werden kann. Beachte Befall des ganzen Ohres mit knotiger Anschwellung des Ohrläppchens; atrophische Narbe im Zentrum der Läsion am Kieferwinkel.

eine Infektion mit *Mycobacterium tuberculosis* durchgemacht und daher eine Überempfindlichkeit vom verzögerten Typ gegen den Organismus entwickelt hat, sowie der Infektionsweg und die Art der Ausbreitung.

VERLAUF UND PROGNOSE

Der Verlauf der HTb ist ziemlich unterschiedlich, je nach dem Übertragungsmodus, der Menge der übertragenen Erreger, Schweregrad der extrakutanen Infektion, Alter des Patienten, Immunitätslage des Wirtes und Therapie. PITb: Ohne Therapie meist Rückbildung innerhalb von 12 Monaten mit Narbenbildung. Selten entwickelt sich an der Stelle des PITb ein LV. Impftuberkulose nach BCG-Impfung hängt vom allgemeinen Immunstatus ab. Sie kann die Morphologie und den Verlauf einer PITb, eines LV oder SD annehmen. Bei reduzierter Abwehrlage kann sie zu MTbA oder zu AMTb führen.

THERAPIE

Eine prolongierte tuberkulostatische Therapie mit mindestens zwei Medikamenten ist für alle Fälle von Hauttuberkulose indiziert.

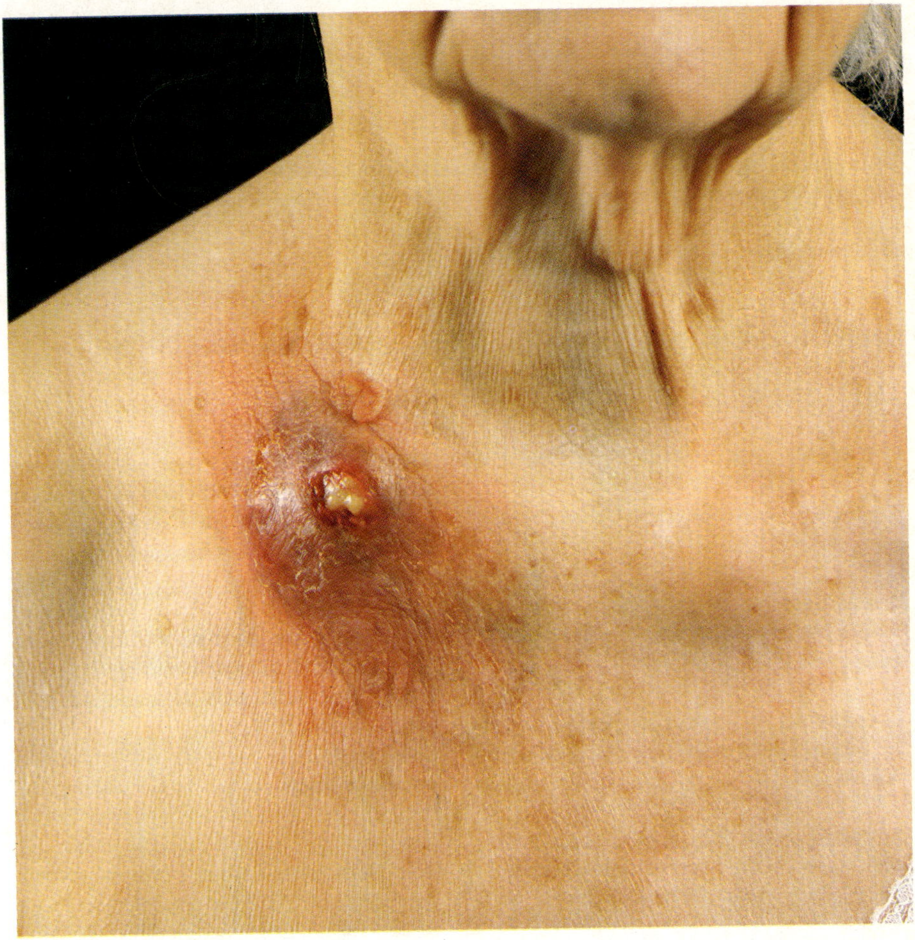

Abb. 184 **Skrofuloderm.** Großer, düsterlivider Abszeß mit regionaler, zervikaler Lymphadenitis. Die Läsion entsteht durch Ausbreitung per continuitatem vom Lymphknoten auf die Haut, durch die es zur Ulcusbildung kommt.

Hautinfektionen mit atypischen Mykobakterien

Die sogenannten atypischen Mykobakterien findet man im Erdreich und in Gewässern, sie haben nur geringe Pathogenität und werden niemals von Mensch zu Mensch übertragen.

Synonyme: Schwimmbadgranulom, Fischtankgranulom.

EPIDEMIOLOGIE UND ÄTIOLOGIE

Alter 2. bis 4. Dekade.

Geschlecht Männer häufiger als Frauen.

Ätiologie Am häufigsten *Mycobacterium marinum.*

Beschäftigung Beschäftigung oder Nebenbeschäftigung rund um Wasser, Instandhaltung von Fischtanks.

Übertragung Traumatische Inokulation in die Haut während einer Tätigkeit in oder mit Wasser.

Jahreszeit Das Schwimmbadgranulom beginnt meist im Sommer, beim Fischtankgranulom gibt es keine saisonale Spitze.

ANAMNESE

Inkubationsperiode Sehr unterschiedlich, meist wenige Wochen bis Monate nach der Inokulation.

Dauer der Läsionen Monate bis Jahre.

Anamnese An der Stelle einer Verletzung während einer Aktivität im Wasser kommt es zur Ausbildung einer Hautläsion, die meist asymptomatisch verläuft. Kein Fieber, kosmetisch störend, manchmal lokal schmerzhaft, Bewegungseinschränkung, wenn die Läsion über einem Gelenk liegt, Juckreiz, schmerzhaft beim Anschlagen.

KLINISCHE UNTERSUCHUNG

Hautbefunde

TYPISCHE EFFLORESZENZEN
An der Stelle der Inokulation entwickelt sich eine oder mehrere Papeln, die zu einem entzündlichen Knötchen oder Plaque von 1 bis 4 cm Durchmesser heranwachsen. Oberflächliche Schuppung (Abb. 185), Verkrustung, Ulzeration ± serös-hämorrhagischer oder eitriger Absonderung. Mit der Zeit entwickeln sich kleine Satellitenpapeln, drainierende Fisteln und nach spontaner Rückbildung atrophische Narben.
Sporotrichoide Verlaufsform Subkutane oder intradermale zystenähnliche Schwellung, 1,5 bis 2 cm im Durchmesser, in einiger Entfernung proximal von der ursprünglichen Läsion. Tiefsitzende Knötchen in linearer Konfiguration an der Hand und am Unterarm ähneln in der Ausbreitung der Sporotrichose. Eine teigige entzündliche Reaktion kann eine Bursitis, Synovitis oder Arthritis am Ellbogen, Handgelenk oder an den Interphalangealgelenken vortäuschen.
Disseminierte Hautinfektion Sehr selten.
VERTEILUNG DER LÄSIONEN Meist einzeln, über einem Knochenvorsprung, kann aber auch multipel sein. Tritt meist nach einem Trauma beim Schwimmen auf, am häufigsten an Ellbogen, Finger, Knie; seltener am Sprunggelenk, an der Zehe oder am Fuß, Bein oder Hals. Nach einer Verletzung im Aquarium: am häufigsten an der rechten Hand.

Allgemeinuntersuchung

LYMPHKNOTEN Regionale Lymphadenopathie und Lymphangitis.

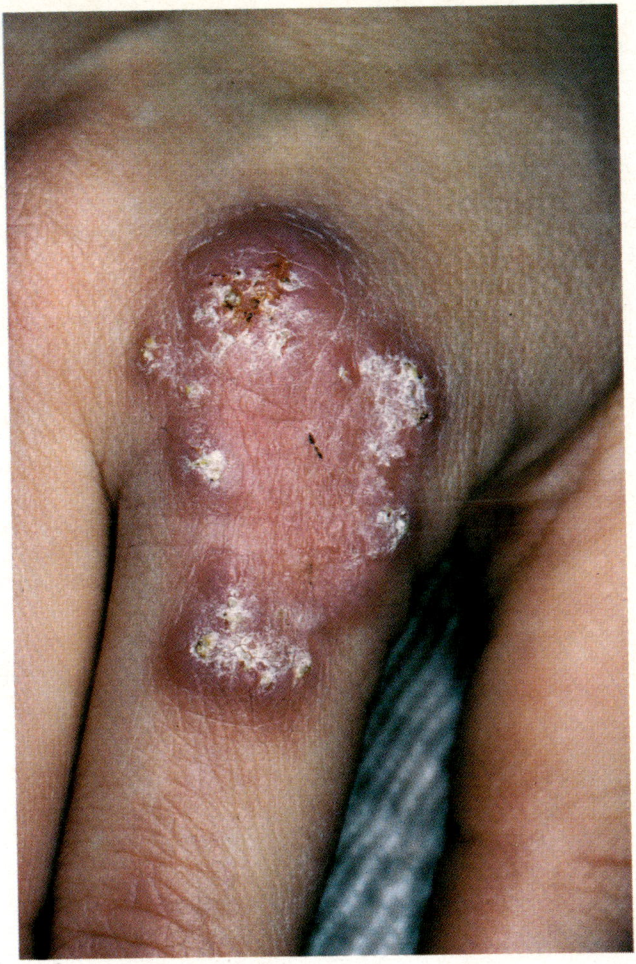

Abb. 185 **Fischtankgranulom.** Verruköse, dunkellivide Plaque mit zentraler spontaner Rückbildung an der Stelle einer Abschürfung, die der Patient in einem Fischtank erlitten hat. Der Erreger war *Mycobacterium marinum*.

DIAGNOSE UND DIFFERENTIALDIAGNOSE

Diagnose Verifiziert durch den Nachweis von atypischen Mykobakterien in der Kultur aus bioptischem Material oder Exsudat.

Differentialdiagnose Sporotrichose, Blastomykose, Histoplasmose, Coccidioidomykose, Erysipeloid, Tularämie, *Mycobacterium tuberculosis* (Tuberculosis verrucosa cutis), Nokardiose, Leishmaniose, Syphilis, Frambösie, Iododerm, Bromoderm, Fremdkörperreaktion auf Seeigel oder Entenmuschelverletzungen, gutartige oder bösartige Hauttumoren.

LABOR- UND SPEZIALUNTERSUCHUNGEN

Hauttests Der Intradermaltest mit Purified Protein Derivative-Standard (PPD-S) ist oft positiv.

Hautbiopsie Verdächtig, aber nicht pathognomonisch. *Im Frühstadium:* dermale entzündliche Reaktion mit Lymphozyten, polymorphkernigen Leukozyten, Histiozyten. Epidermale Hyperkeratose und Akanthose möglich. *Ältere Läsionen:* typisch tuberkuloide Struktur mit Epitheloidzellen und Langhansschen Riesenzellen. Keine typische Verkäsungsnekrose.

Färbungen zum Nachweis säurefester Stäbchen Bioptisches Material: säurefeste Stäbchen selten. Ausstriche von Eiter oder Exsudaten: wenige verstreute, säurefeste Stäbchen, man kann sie aber in bis zu 50 % der Präparate nachweisen.

Kultur Kultur bei 32°C. Das bioptische Material wird im Mörser in physiologischer Kochsalzlösung zerstoßen oder es wird Abstrichmaterial auf Loewenstein-Jensen-Medium übertragen und inkubiert bei 32°C, 37°C und Zimmertemperatur. Das *Mycobacterium marinum* wächst nicht bei 37°C, geht aber nach 2 bis 4 Wochen bei 32°C an und ist photochromogen. Aus frühen Läsionen gehen viele Kolonien an, während aus Läsionen, die 3 Monate oder älter sind, nur wenige Kolonien angehen.

VERLAUF UND PROGNOSE

Meist harmlos und selbstlimitiert, kann aber für lange Zeit aktiv bleiben. Einzelne papulonoduläre Läsionen bilden sich spontan innerhalb von 3 Monaten bis 3 Jahren zurück, während die sporotrichoide Form bis zu 45 Jahre bestehen kann.

THERAPIE

Im Frühstadium Doxycyclin oder Minocyclin 100 mg 2x täglich oder Sulfamethoxazol-Trimethoprim. Ist das *Mycobacterium marinum* isoliert, sollte eine Resistenzprüfung durchgeführt werden. Je nach Empfindlichkeit des Erregers kann die Initialbehandlung fortgesetzt werden oder, wenn der Erreger resistent ist, kann bei 90 % der Patienten Rifampin (600 mg 4x täglich)-Ethambutol (800 mg 4x täglich) mit Erfolg angewendet werden. Diese Therapie wird auch bei der sporotrichoiden Form der Infektion durchgeführt.

Ecthyma gangraenosum

Das Ecthyma gangraenosum ist eine Hautinfektion, die charakterisiert ist durch hämorrhagische Blasen, die sich rasch zu gangränösen Ulcera entwickeln. Das Ecthyma gangraenosum tritt bei Patienten mit schlechter Abwehrlage und/oder Neutropenie auf und ist meist assoziiert mit einer *Pseudomonas aeruginosa*-Bakteriämie.

EPIDEMIOLOGIE UND ÄTIOLOGIE

Ätiologie Am häufigsten *Pseudomonas aeruginosa*, ein gramnegatives Stäbchen. Aber auch *Staphylococcus aureus, Serratia marcescens, Escherichia coli, Neisseria meningitidis, Aeromonas hydrophila* und Pilze der *Aspergillus*- und *Rhizopus*-Gruppe.

Übertragung Häufig führt eine Hospitalismusinfektion zur Bakteriämie. Eintrittspforten für die Erreger sind Verletzungen, Fremdkörper (intravenöse oder Harnkatheter), Aspiration oder Aerosolbehandlung des Respirationstrakts, Decubitus, Hautgeschwüre, Verbrennungen.

Risikofaktoren Spitalsaufenthalt, eingeschränkte Immunlage, Neutropenie, Chemotherapie, Kortikosteroide, Antibiotika, Katheter (intravenös, urethral), Karzinome, allgemeine Schwäche. Die Gefahr der Besiedelung mit Pseudomonas steigt mit der Länge des Spitalsaufenthaltes und antibiotischer Behandlung.

ANAMNESE

Symptome Hohes Fieber, Schüttelfrost.

Immunstatus Oft beeinträchtigte Abwehrlage.

KLINISCHE UNTERSUCHUNG

Hautbefunde

TYPISCHE EFFLORESZENZEN
Ecthyma gangraenosum (Abb. 186): Beginnt als erythematöse Macula und entwickelt sich rasch zu einer Blase oder Pustel. Die Blasendecke reißt schließlich ein; der dermale Blasengrund wird induriert, was zu einem metallisch grauen, derben, relativ schmerzlosen Geschwür mit erythematösem Rand führt.
Andere Läsionen, die bei der Pseudomonas-Sepsis auftreten: Der »Typhusrose« ähnliche Läsionen, erythematöse Maculae und/oder Papeln am Stamm, treten bei *Pseudomonas*-Infektion des Gastrointestinaltrakts auf, dabei Diarrhoe, Kopfschmerzen, hohes Fieber (Shanghai-Fieber). Schmerzhafte gruppierte, papulo-vesikulöse bis bullöse Effloreszenzen entsprechen kleinen embolischen Läsionen.
FARBE Anfangs erythematös, später hämorrhagisch düsterrot (blaurot). Beim vollausgebildeten Ecthyma gangraenosum: Schwärzliche, zentrale Nekrose mit erythematösem Halo. Ulzeration.
PALPATION Häufig druckempfindlich.
VERTEILUNG DER LÄSIONEN Axillen, Leistengegend, perianal; kann aber überall auftreten, einschließlich Lippen und Zunge.
SCHLEIMHÄUTE Kann auch im Mund auftreten.

Allgemeinuntersuchung Wie bei septischem Schock.

DIAGNOSE UND DIFFERENTIALDIAGNOSE

Diagnose Die klinische Verdachtsdiagnose wird durch Kulturen aus Blut, Hautexsudat oder bioptischem Material verifiziert.

Differentialdiagnose Allergische Vasculitis, Kryoglobulinämie, fixes Arzneimittelexanthem, Polyarteriitis nodosa.

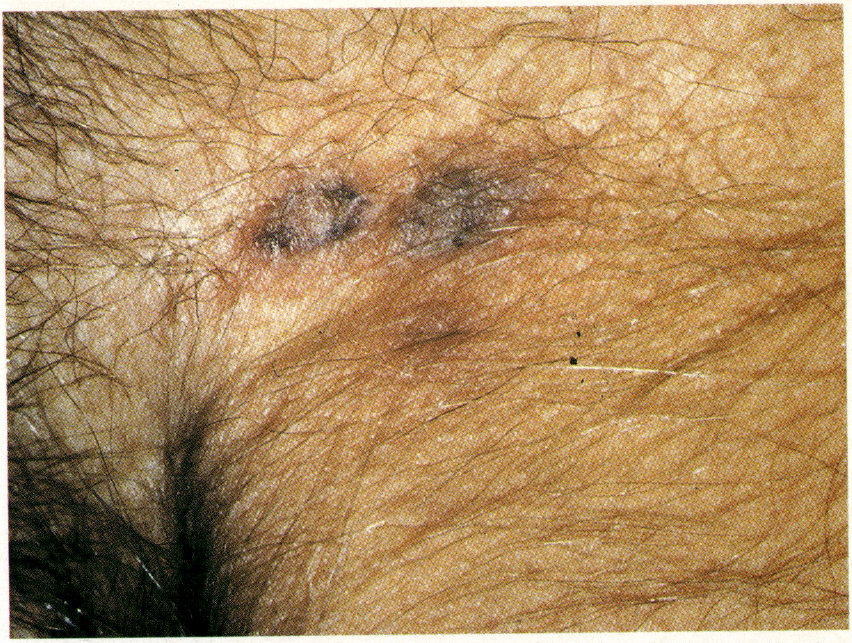

Abb. 186 Ecthyma gangraenosum. Metallisch-graue, schmerzlose, infarzierte Läsionen mit erythematösem Randsaum, die im weiteren Verlauf exulzerieren.

LABOR- UND SPEZIALUNTERSUCHUNGEN

Kulturen In den meisten Fällen kann *Pseudomonas aeruginosa* aus dem Blut und aus den ekthymatösen Hautläsionen kultiviert werden. Das Ecthyma gangraenosum kann aber auch ohne systemische Infektion auf die Haut beschränkt sein. In diesem Fall läßt sich *P. aeruginosa* nur aus Kulturen von Exsudat oder läsionalem Biopsiematerial nachweisen.

Dermatopathologie Vasculitis ohne Thrombose. Wenig Neutrophile an der Stelle der Infektion. Der Erreger läßt sich in der Media und Adventitia, meist aber nicht in der Intima von Gefäßen nachweisen.

PATHOPHYSIOLOGIE

Im allgemeinen ist das Ecthyma gangraenosum ein Hinweis auf eine Pseudomonas-Bakteriämie/Sepsis mit kutaner Aussaat und vaskulitischer Hautinfektion. In selteneren Fällen entwickelt sich das Ecthyma gangraenosum durch lokale Inokulation des Keims in die Haut. Das Angehen der Infektion hängt mehr von der verminderten Widerstandskraft des Wirtsorganismus als von einer Ausbreitung von Individuum zu Individuum oder einer gesteigerten Pathogenität des Erregers ab.

VERLAUF UND PROGNOSE

Wenn dem Ecthyma gangraenosum eine *Pseudomonas*-Bakteriämie zugrundeliegt, ist die Prognose für den Patienten schlechter (Letalität über 50 %). Eine lokale Infektion ohne Bakteriämie hat eine wesentlich günstigere Prognose.

THERAPIE

Intravenöse Kombinationsbehandlung mit Gentamycin-Piperacillin. Antibiotikum und Dosierung müssen eventuell nach den Ergebnissen von Kultur und Resistenzprüfung variiert werden.

Kutane und mukokutane Leishmaniose

Die Leishmaniose ist eine parasitäre Infektion, die durch viele Spezies des Protozoons *Leishmania* hervorgerufen wird und sich klinisch als eines von vier größeren Syndromen manifestieren kann: die kutane Leishmaniose in der altweltlichen und neuweltlichen Form, die mukokutane Leishmaniose, die diffuse kutane Leishmaniose und die viszerale Leishmaniose. Die kutane Leishmaniose ist charakterisiert durch die Entwicklung einer oder mehrerer Papeln an der Stelle eines Sandfliegenbisses, die sich oft zu Knötchen und Geschwüren entwickeln und mit einer eingesunkenen Narbe spontan abheilen.

Synonyme: Altweltliche Leishmaniose: Baghdad-, Delhi-, Orient-, Aleppo-Beule. Bouton d'Orient. *Mukokutane Leishmaniose:* Espundia. *Viszerale Leishmaniose:* Kala-Azar.

KLASSIFIKATION

(1) Altweltliche Leishmaniose: (a) Urbane Gegenden; trockene, rezidivierende Form; (b) Rurale Gegenden; feuchte Form. (2) Neuweltliche/amerikanische Leishmaniose: (a) Rein kutane Leishmaniose; (b) Mukokutane Leishmaniose; (c) disseminiert kutane Leishmaniose.

EPIDEMIOLOGIE UND ÄTIOLOGIE

Häufigkeit Weltweit sind schätzungsweise 12 Millionen Menschen infiziert.

Ätiologie ALTWELTLICHE KUTANE LEISHMANIOSE *L. tropica major* verursacht die feuchte (rurale), *L. t. minor* die trockene (urbane) Form.

NEUWELTLICHE/AMERIKANISCHE KUTANE LEISHMANIOSE *L. mexicana*-Komplex (*L. m. mexicana, L. m. amazonensis*); *L. brasiliensis guyanensis, L. b. peruviana.* Mukokutane Leishmaniose: *L. b. brasiliensis, L. b. panamensis, L. b. guyanensis.*

DIFFUSE KUTANE LEISHMANIOSE *L. m. pifanoi* (Venezuela), *L. m. amazonensis* (Brasilien), Erreger des *L. mexicana*-Komplex (Dominikanische Republik), *L. aethiopica* (Afrika).

Lebenszyklus Die *Leishmania* ist dimorph. Im Säugerwirt kommt die amastigote (Leishmanien-)Form vor: sie ist 2 bis 3 μm lang, oval/rund, geißellos; lebt intrazellulär in Zellen des retikulo-endothelialen Systems. Im Gastrointestinaltrakt der Sandfliege und in der Kultur kommt die promastigote (leptomonadische) Form vor, die 10 bis 15 μm lang, spindelförmig, begeißelt und extrazellulär lokalisiert ist. Spezifizierung: Isoenzymmuster, Dichte der Kinetoplasten-DNA, spezifische Überträgerfliegen, monoklonale Antikörper, DNA-Hybridisierung, DNA-Restriktions-Endonuklease-Fragmentanalyse.

Reservoir Abhängig von der geographischen Lage und Leishmanien-Art. Die Zoonose involviert Nagetiere und Hunde. Reservoirs sind an der Mittelmeerküste vor allem Hunde, im Süden der Gemeinschaft Unabhängiger Staaten Erdhörnchen.

Vektoren Weibliche Sandfliegen des Genus *Phlebotomus* (Alte Welt) und *Lutzomyia* und *Psychodopygus* (Neue Welt). Vermehrung in Mauerritzen, Schutt, Abfall, Bauten von Nagetieren, Termitenhügeln, faulen Pflanzen. Sie sind schlechte Flieger und bleiben nahe dem Boden in der Nähe ihrer Brutstätte. Wenn sie an infizierten Säugetieren saugen, nehmen sie Amastigoten auf, die sich im Darm der Sandfliege in Promastigoten umwandeln und dann vermehren.

Übertragung Die Promastigoten gelangen auf der Wirtshaut in einen kleinen See von Blut, das durch den Stich der Sandfliege austritt.

Jahreszeit *Leishmania tropica major* – Epidemien im Sommer bis Herbst. *Leishmania tropica minor* – das ganze Jahr über. *Amerikanische kutane Leishmaniose* – Regenzeit.

Geographische Verbreitung Alle bewohnten Kontinente mit Ausnahme von Australien.

ALTWELTLICHE KUTANE LEISHMANIOSE Kleinasien, Mittlerer Osten, südliche GUS-

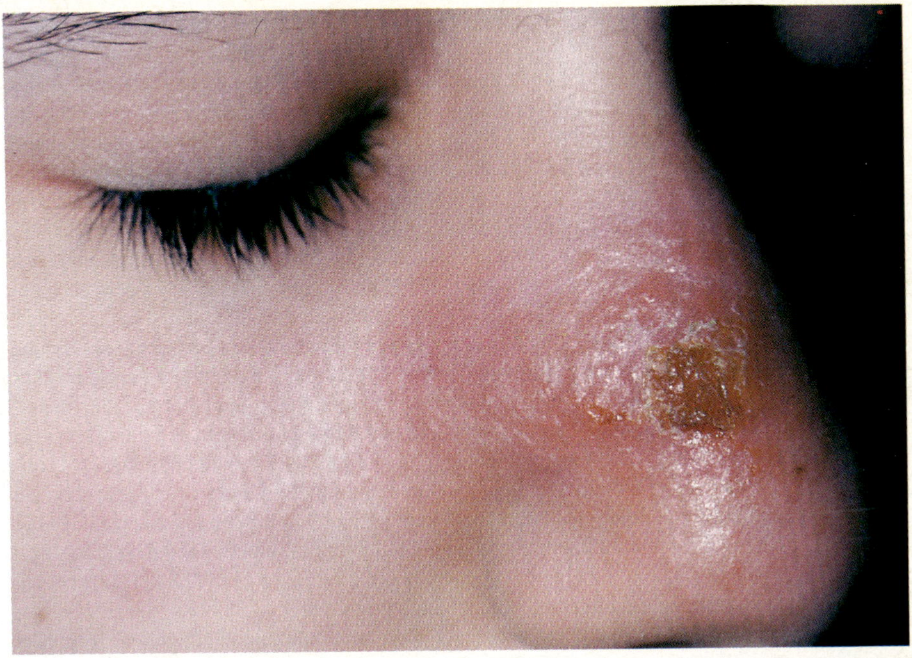

Abb. 187 Altweltliche kutane Leishmaniose. Einzelne Plaque an der Nase mit einem verkrusteten Ulcus.

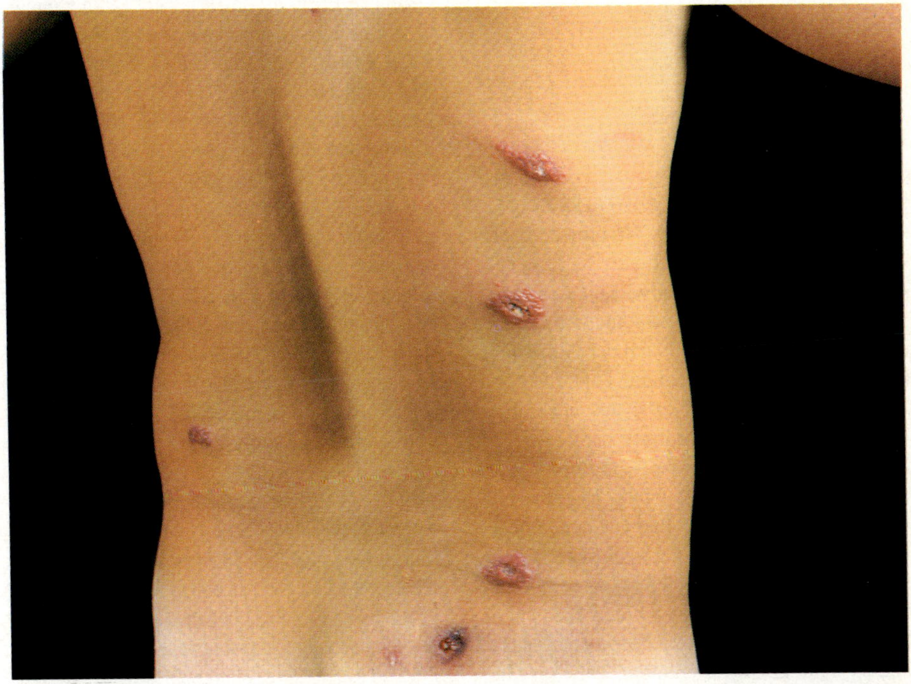

Abb. 188 Altweltliche kutane Leishmaniose. Multiple noduläre, ulzeröse Läsionen an der Stelle von Sandfliegenstichen.

Staaten, China, Mittelmeerküste, Indien, Afrika (Sudan, Äthiopien, Kongo).
AMERIKANISCHE KUTANE LEISHMANIOSE, MUKOKUTANE LEISHMANIOSE Wälder von Süd- und Zentralamerika. Die *Leishmania mexicana* ist endemisch im südlichen bis zentralen Texas.
DISSEMINIERTE KUTANE LEISHMANIOSE Südamerika, Dominikanische Republik, Afrika.

ANAMNESE

Inkubationsperiode Umgekehrt proportional zur Größe des Inoculums; kürzer bei Besuchern in Endemiegebieten.
ALTWELTLICHE KUTANE LEISHMANIOSE *Leishmania tropica major*, 1 bis 4 Wochen; *Leishmania tropica minor*, 2 bis 8 Monate; *AMERIKANISCHE KUTANE LEISHMANIOSE* 2 bis 8 Wochen oder mehr.
Symptome Die nodulo-ulzerativen Läsionen sind meist asymptomatisch, können aber durch sekundäre bakterielle Infektion schmerzhaft werden.

KLINISCHE UNTERSUCHUNG

Hautbefunde

TYPISCHE EFFLORESZENZEN
Die Primärläsionen treten an der Stelle des Sandfliegenbisses auf.
ALTWELTLICHE KUTANE LEISHMANIOSE
Leishmania tropica minor – verursacht ein einzelnes, trockenes Geschwür. Beginnt mit einer Papel im Gesicht, entwickelt sich langsam (Abb. 187) und heilt nach mehr als einem Jahr mit einer Narbe ab. Nach der Abheilung können in der Peripherie kleine Papeln auftreten und sich von der Narbe aus ausbreiten (rezidivierende Leishmaniose).
Leishmania tropica major – multiple, nässende Geschwüre (Abb. 188). Beginnt mit einer oder mehreren erythematösen Papeln, von denen sich manche zurückbilden, andere sich zu einer kutanen Leishmaniose weiterentwickeln. Aus den Papeln werden Knötchen, die Kuppe des Knötchens verkrustet, nässt und zerfällt zentral zu einem seichten Geschwür mit schwammiger Basis. »Vulkanzeichen«: Das Knötchen ist vulkanähnlich mit abfallenden Seiten und einem seichten Krater an der Spitze, der von einer Kruste bedeckt ist. »Eisbergknötchen«: Knötchen mit subkutaner, endophytischer Komponente. Satellitenpapeln: multiple, entzündliche Papeln, 2 bis 5 mm im Durchmesser ohne Spitze oder Kruste in der Umgebung des Primärknötchens (Entfernung bis zu 2 cm), treten spät im Lauf der Entwicklung auf. Die Läsion ist monatelang stationär. Die Abheilung beginnt zentral und schreitet zentrifugal unter Narbenbildung fort. Die Narbe ist atroph, hyperpigmentiert und unregelmäßig (cribriform). Die rezidivierende kutane Leishmaniose tritt Monate bis Jahre nach Abheilung der Primärläsion auf: Am Rand der Narbe oder im Narbenbereich treten derbe Papeln oder Knötchen auf. Dauer 60 Jahre und länger.
AMERIKANISCHE (NEUWELTLICHE) KUTANE LEISHMANIOSE
Leishmania mexicana: Chiclero-Ulcus oder »bay sore«. Beginn mit einer kleinen, erythematösen, derben Papel, die meistens ulzeriert und verkrustet. Das Ulcus erreicht eine Größe von 3 bis 12 cm, erhabener Rand. Nicht ulzerierte Knötchen können verrukös werden, ± Lymphangitis, ± regionale Lymphadenopathie. Isolierte Läsionen an der Hand oder am Kopf ulzerieren meistens nicht, sondern heilen spontan. Läsionen am Ohr können jahrelang bestehen und den Knorpel zerstören.
MUKOKUTANE LEISHMANIOSE
Leishmania brasiliensis Beginnt mit einer oder mehrerer Läsionen an den unteren Extremitäten, die exulzerieren und spontan abheilen. Nach Monaten bis Jahren können metastatische Läsionen im Nasopharynx und/oder am Perineum auftreten. Assoziiert mit Verschluß der Nasenpassage, Epistaxis und schmerzhaften, mutilierenden Ulcerationen (Espundia) (Abb. 189).
DIFFUSE KUTANE LEISHMANIOSE
Ähnelt der lepromatösen Lepra (Abb. 190).
FORM DER EINZELLÄSION Kann länglich sein mit der Längsachse entlang einer Hautfalte.
VERTEILUNG DER LÄSIONEN *Leishmania tropica major* – exponierte Körperteile, besonders die Sprunggelenke und Beine, nur bei Kindern das Gesicht.

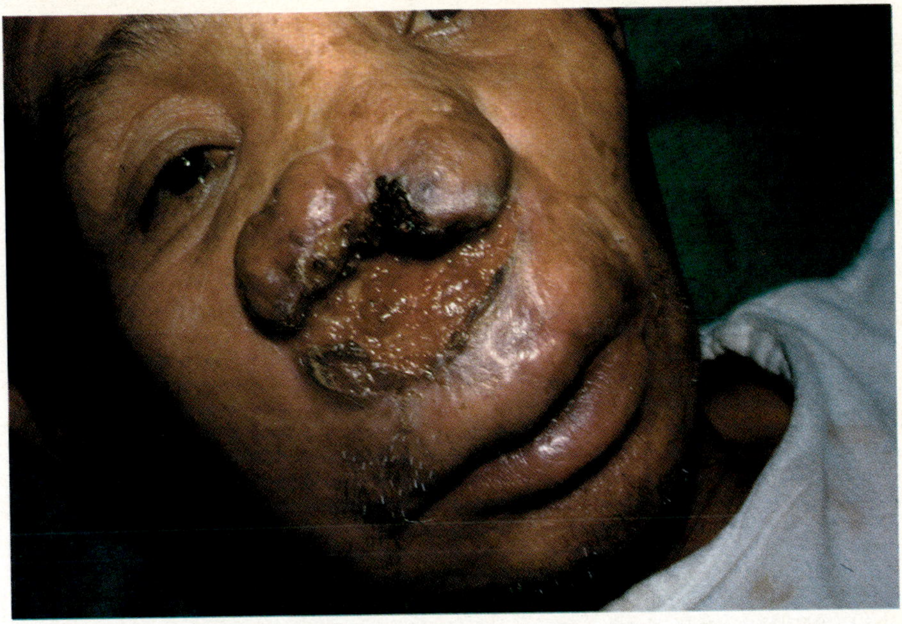

Abb. 189 Südamerikanische mukokutane Leishmaniose. Schmerzhafte, mutilierende Ulzeration mit einer Zerstörung von Teilen der Nase (dankenswerterweise überlassen von Dr. Eric Kraus).

SCHLEIMHÄUTE Die mukokutane Leishmaniose tritt 3 bis 10 Jahre nach einer primären amerikanischen kutanen Leishmaniose bei einem Drittel der Patienten auf. Die Nasenschleimhaut ist entzündet, ödematös und exulzeriert; assoziiert mit Schnupfen und Epistaxis, Septumperforation. Ulzeration mit Destruktion der Nasenflügel, der Schleimhaut und des Knorpels. Lippen, Pharynx, Tonsillen, Mundboden und Zunge können befallen sein, Ausdehnung auf Larynx, Trachea und Bronchien ist möglich. Die Mucosa ist verdickt, granulomatös und blutet leicht. Als Komplikation findet man Schwierigkeiten beim Atmen, Essen, Schlucken und als Folge Unterernährung.

Allgemeine Untersuchung Altweltliche kutane Leishmaniose: Häufig regionale Lymphadenopathie.

DIAGNOSE UND DIFFERENTIALDIAGNOSE

Diagnose Die klinische Verdachtsdiagnose wird verifiziert durch die Demonstration von Amastigoten in Abstrichen oder in bioptischem Material von Haut oder von Promastigoten in der Kultur von aspiriertem Material oder Gewebe.

Differentialdiagnose *Akute kutane Leishmaniose:* Insektenbiß, Furunkel, Karbunkel, Ekthyma, Anthrax, Orf, Melkerknoten, Tularämie, Schwimmbadgranulom, Tuberculosis cutis, syphilitisches Gumma, Frambösie, Sporotrichose, Blastomykose, Kerion, Myiasis, Drakunkulose, Molluscum, Granuloma pyogenicum, Ulcus tropicum, Fremdkörpergranulom, Keratoakanthom, Plattenepithelkarzinom, Metastasen, Lymphom, Leukämie. *Chronische kutane Leishmaniose und rezidivierende kutane Leishmaniose:* Lupus vulgaris, Lepra, Sarkoidose, Granuloma faciale, »lymphocytic infiltration« Jessner-Kanof, Lymphocytoma cutis, diskoider Lupus erythematosus, Phlegmone, Wegenersche Granulomatose.

LABOR- UND SPEZIALUNTERSUCHUNGEN

Leishmanin- (Montenegro) Hauttest Sinnlos in Endemiegebieten. Negativ bei der disseminierten kutanen Leishmaniose.

Serologie Unspezifisch.

Dermatopathologie Große Makrophagen, gefüllt mit 2 bis 4 μm großen Amastigoten (Leishman-Donovan-Körperchen); gemischt lymphozytär plasmozytäres Infiltrat. In Präparaten, die nach Wright oder Giemsa gefärbt sind, erscheint das Zytoplasma der Amastigoten blau, der Kern ist relativ groß und rot, der deutlich sichtbare Kinetoplast stabförmig und färbt sich intensiv rot.

Tupfpräparat Dunkler, leicht abgeflachter Kern und stabförmiger Kinetoplast sichtbar.

Kultur Züchtung auf Novy-MacNeal-Nicolle-Medium bei 22° bis 28°C: Innerhalb von 21 Tagen vermehren sich bewegliche Promastigoten.

PATHOPHYSIOLOGIE

Der Verlauf hängt von der zellulären Immunität des Wirts und der Spezies der *Leishmania* ab. *Mukokutane Leishmaniose:* Die Gewebszerstörung durch metastatische Läsionen beruht auf einer Überempfindlichkeit gegen Parasiten-Antigene. *Disseminierte kutane Leishmaniose:* Die Patienten haben eine negative Leishmanin-Reaktion, es besteht eine selektive Anergie.

VERLAUF UND PROGNOSE

Kutane Leishmaniose Selbstlimitiert bei Infektion mit *Leishmania tropica* und *Leishmania mexicana.* Die Narbenbildung wird verstärkt durch bakterielle Sekundärinfektion.

Mukokutane Leishmaniose Kann sich auf sekundäre Lokalisationen ausbreiten. Sekundärinfektionen sind häufig. Todesfälle durch Pneumonie.

Disseminierte kutane Leishmaniose Progressiv; therapieresistent; Ausheilung selten.

THERAPIE

Es gibt keine Chemoprophylaxe für Reisende. *Altweltliche kutane Leishmaniose:* Eine spezifische Behandlung soll hinausgezögert werden, bis es zur Exulzeration kommt, damit sich eine schützende Immunität entwickelt, außer, wenn die Läsionen entstellend sind, die

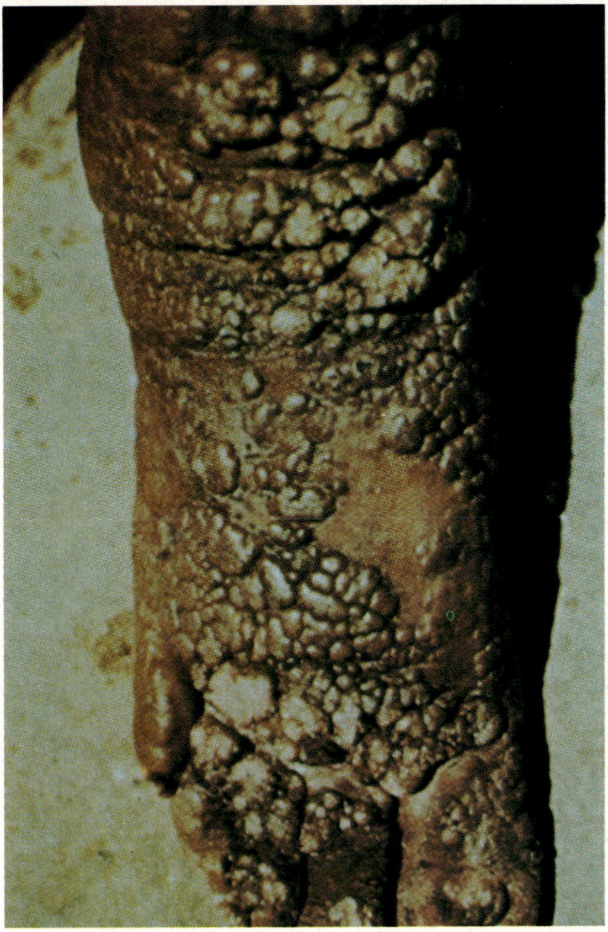

Abb. 190 Disseminierte (anergische) Leishmaniose. Konfluierende Knötchen am Fuß, die einer lepromatösen Lepra ähnlich sehen. Daneben bestand noch eine generalisierte Hautbeteiligung (dankenswerterweise überlassen von Dr. David Wyler).

Funktion einschränken oder über 6 Monate bestehen.

Behandlung der Läsion Lokale Injektion von Antimon-Derivaten mit oder ohne Steroide, Kryotherapie, Ultraschall-induzierte Hyperthermie, Exzision, Elektrochirurgie. Lokal 15%iges Paramomycin-Sulfat, 12%iges Methylbenzethonium-Chlorid in weißer Vaseline 2x täglich über 10 Tage.

Systemische Therapie Für ausgewählte Fälle von kutaner Leishmaniose, mukokutaner Leishmaniose und disseminierter kutaner Leishmaniose. *Natriumstibogluconat* – i.v. oder i.m. in einer einzelnen Tagesdosis von 10 mg/kg Körpergewicht für Erwachsene und 20 mg/kg Körpergewicht für Patienten unter 18 Jahren für 10 Tage. *Megluminantimonat* – 20 mg/kg Körpergewicht täglich für 10 Tage. EKG-Kontrollen notwendig. *Amphotericin B* oder *Pentamidin* oder *Natriumstibogluconat plus Interferon gamma* für therapieresistente Fälle. Ketoconazol.

Kombinierte Immuntherapie Leishmanien-Antigen in BCG.

Lyme-Borreliose

Die Lyme-Borreliose ist eine Spirochäten-Infektion, die auf den Menschen durch den Biß einer infizierten Zecke übertragen wird. Das Lyme-Syndrom ist im Frühstadium der Infektion charakterisiert durch ein pathognomonisches Erythem, das Erythema migrans, und das Lymphocytoma cutis; im Spätstadium werden die Haut, die Gelenke, das Zentralnervensystem und das Herz befallen. Die chronische Lyme-Borreliose der Haut tritt im Spätstadium als Acrodermatitis chronica atrophicans mit sklerotischen Plaques und Knötchen in Erscheinung.

EPIDEMIOLOGIE UND ÄTIOLOGIE

Alter Kinder (unter 15 Jahre), Erwachsene (20 bis 45 Jahre und älter).

Erreger *Borrelia burgdorferi*.

Übertragung Vektoren sind im Nordosten und Mittelwesten der Vereinigten Staaten *Ixodes dammini*, im Nordwesten *Ixodes pacifica*, in Europa *Ixodes ricinus*. Die Zecken hängen an Bäumen und Sträuchern und sind besonders zahlreich im Unterholz und bewaldeten und grasbewachsenen Lebensräumen, nicht aber an offenen sandigen Stränden. *Borrelia burgdorferi* wird auf den Menschen durch den Biß und das Saugen der Zecke oder der Nymphe übertragen.

Vorkommen 1988 wurden in den Vereinigten Staaten 4.700 Fälle registriert, seither kam es jedes Jahr zu einer Verdoppelung.

Jahreszeit Später Mai bis früher Herbst (80 % der frühen Lyme-Borreliosen beginnen im Juni oder Juli) im Mittelwesten und in den östlichen Vereinigten Staaten und Europa; Januar bis Mai im pazifischen Nordwesten.

Geographische Verbreitung Fallberichte liegen aus mindestens 19 Ländern in drei Kontinenten vor. In den *Vereinigten Staaten* liegen Berichte aus 50 Staaten vor. In den meisten Fällen wurde die Infektion lokal akquiriert mit einer Konzentration an der Nordostküste (Massachusetts, Rhode Island, Connecticut, New York, New Jersey, Pennsylvania, Delaware, Maryland), im Mittelwesten (Minnesota, Wisconsin) und Nordwesten (Kalifornien, Oregon, Nevada, Utah). Die geographische Verbreitung nimmt zu. In *Kanada* wurden 1988 30 Fälle in 5 von 10 Provinzen berichtet. In *Europa* weite Verbreitung über den gesamten Kontinent, vor allem Skandinavien, Mittel- und Osteuropa und Großbritannien. *Australien*.

Stadien der Lyme-Borreliose

Stadium I Akutes Stadium
Systemische Symptome (Fieber, Frösteln, Myalgien, Kopfschmerzen, Schwächegefühl, Photophobie)
Erythema migrans
Lymphozytom

Stadium II Zwischenstadium
Carditis
Meningitis, Neuritis der Hirnnerven, Radikuloneuropathie
Gelenks- und Muskelschmerzen

Stadium III Chronisches Stadium
Arthritis
Acrodermatitis chronica atrophicans
Encephalomyelitis

ANAMNESE

Inkubationsperiode Durchschnittlich 9 Tage (1 bis 36 Tage).

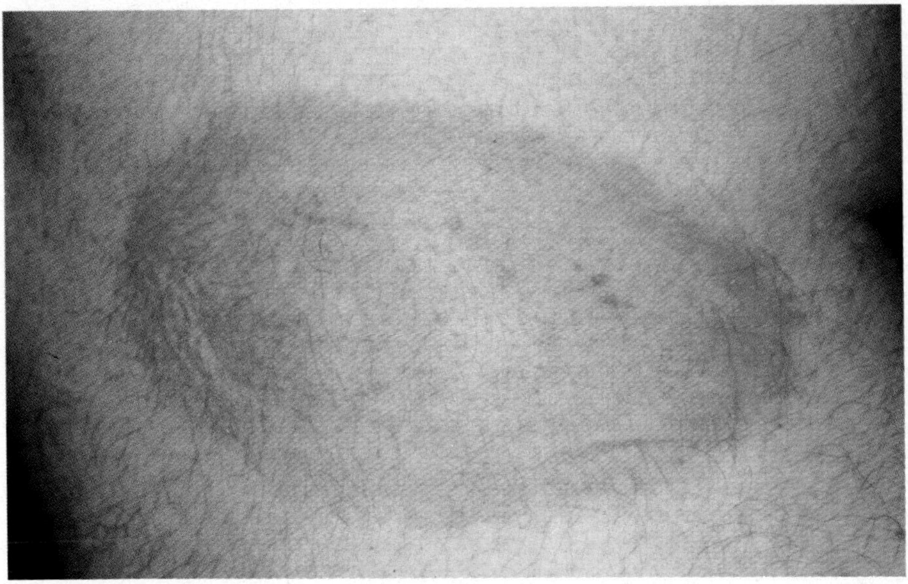

Abb. 191 Lyme-Borreliose, Erythema migrans. Solitäre, ringförmige Läsion lateral am Oberschenkel an der Stelle eines asymptomatischen Zeckenbisses.

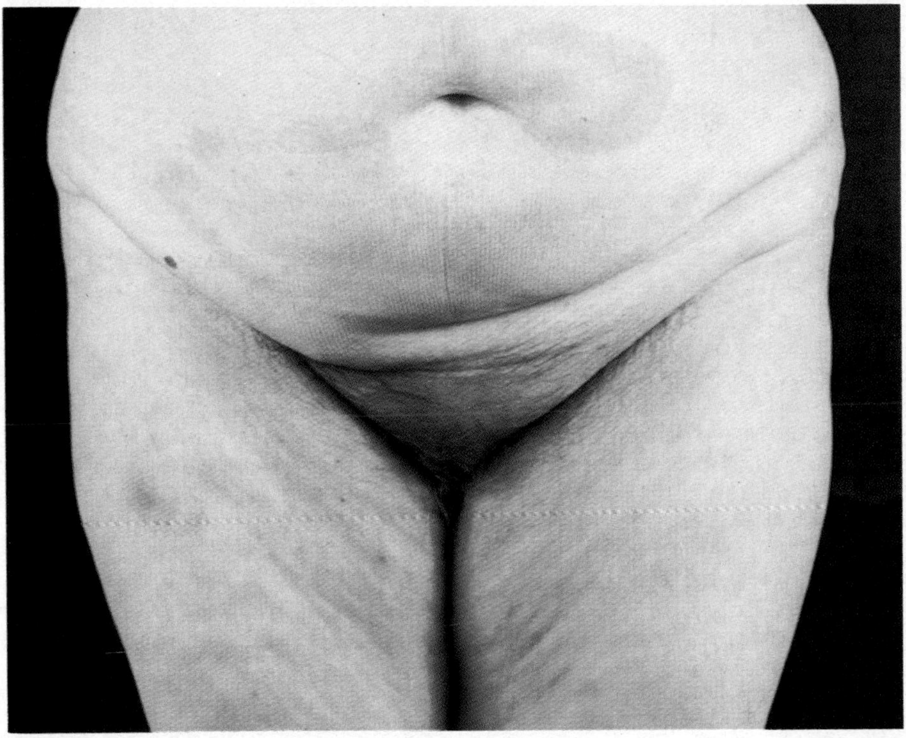

Abb. 192 Lyme-Borreliose, Erythema migrans. Multiple, anuläre Läsionen am Abdomen und Bein.

Prodromalsymptome Krankheitsgefühl, Müdigkeit, Lethargie, Kopfschmerzen, Fieber, Frösteln, Nackensteifigkeit, Gelenksschmerzen, Muskelschmerzen, Inappetenz, Halsschmerzen, Übelkeit, Empfindungsstörungen, Erbrechen, Bauchschmerzen, Photophobie.

Anamnese Zeckenbisse sind asymptomatisch. Nur etwa 14 % der Patienten mit Lyme-Borreliose erinnern sich an einen Zeckenbiß. Die Übertragung kann auch durch Nymphen erfolgen, die sehr klein sind (1 mm) und daher häufig nicht bemerkt werden. Entfernt man die stecknadelkopfgroße Zecke innerhalb von 18 Stunden nach dem Biß, so kann eine Übertragung ausbleiben. 75 % der Patienten mit Lyme-Borreliose erkranken an Erythema migrans, das Brennen, Jucken oder Schmerzen verursachen kann.

KLINISCHE UNTERSUCHUNG

Hautbefunde bei der frühen Lyme-Borreliose

Erythema migrans

TYPISCHE EFFLORESZENZEN
Zunächst tritt an der Bißstelle eine Macula oder Papel auf, die sich peripher ausbreitet und sich im Zentrum teilweise wieder rückbildet, sodaß eine anuläre Läsion mit erythematösem Randsaum entsteht (Abb. 191 und 192). Der durchschnittliche Durchmesser beträgt 15 cm (zwischen 3 und 68 cm). Das Zentrum kann sich auch verhärten, vesikulös oder nekrotisch werden. Manchmal bilden sich mehrere konzentrische Ringe. Bei Läsionen am Capillitium kann im Gesicht oder am Hals nur ein linearer Streifen sichtbar sein.
Sekundärläsionen 17% der Patienten entwikkeln multiple (2 bis über 100) anuläre Sekundärläsionen, die dem Erythema migrans ähnlich sehen, die aber kleiner sind, weniger peripherwärts wandern und zentral nicht indurieren.
Andere Hautveränderungen Exanthem an den Wangen, Urticaria, subkutane Knötchen (Panniculitis).
FARBE Erythematös, übergehend in einen lividen Ton.
VERTEILUNG DER LÄSIONEN Erythema migrans: Am häufigsten am Stamm und den proximalen Extremitäten, besonders der Axillar- und Inguinalregion. Sekundärläsionen überall mit Ausnahme der Handflächen und Fußsohlen; können auch konfluieren.
SCHLEIMHÄUTE Rachenschleimhaut gerötet, Conjunctivitis.
Die Lyme-Borreliose kann in seltenen Fällen auch ohne Erythema migrans oder Sekundärläsionen auftreten und sich nur mit Spätsymptomen präsentieren. Spätsymptome kommen auch trotz einer Behandlung der frühen Lyme-Borreliose mit Tetracyclin vor.

Lymphocytoma cutis (*Synonym:* Lymphadenosis cutis benigna, Pseudolymphom [Spiegler-Fendt]) Dies ist eine infiltrative Hautveränderung mit einzelstehenden (oder auch gruppierten) Knötchen oder Plaques, die gelegentlich durchscheinen, rot bis braun bis dunkellivid gefärbt und am Kopf, besonders den Ohrläppchen (Abb. 193), der Brustwarze, dem Scrotum und den Extremitäten lokalisiert sind. Durchmesser 3 bis 5 cm, meist asymptomatisch.

Hautbefunde bei langdauernder Lyme-Borreliose

Acrodermatitis chronica atrophicans

Frühes entzündliches Stadium (Monate bis Jahre) Anfangs findet man ein diffuses oder umschriebenes Erythem (Abb. 194) mit leichtem bis deutlichem Ödem, das meist an einer Extremität, an den Streckseiten und periartikulär lokalisiert ist. Asymptomatische, düsterrote, unscharf begrenzte Plaques und Knoten (Abb. 195) treten an den Extremitäten, und zwar an den Unterschenkeln und an den Unterarmen entlang der Ulna auf, breiten sich langsam im Verlauf von Monaten bis Jahren aus und bilden sich mit zentraler Atrophie zurück.
Endstadium Die Haut wird atrophisch, Venen und subkutanes Gewebe treten deutlich hervor, die Haut kann leicht abgehoben und in dünne, akkordeonartige Falten (»zigarettenpapier«- oder »seidenpapierartig«) gelegt werden (Abb. 196). Der aktive, entzündlich-

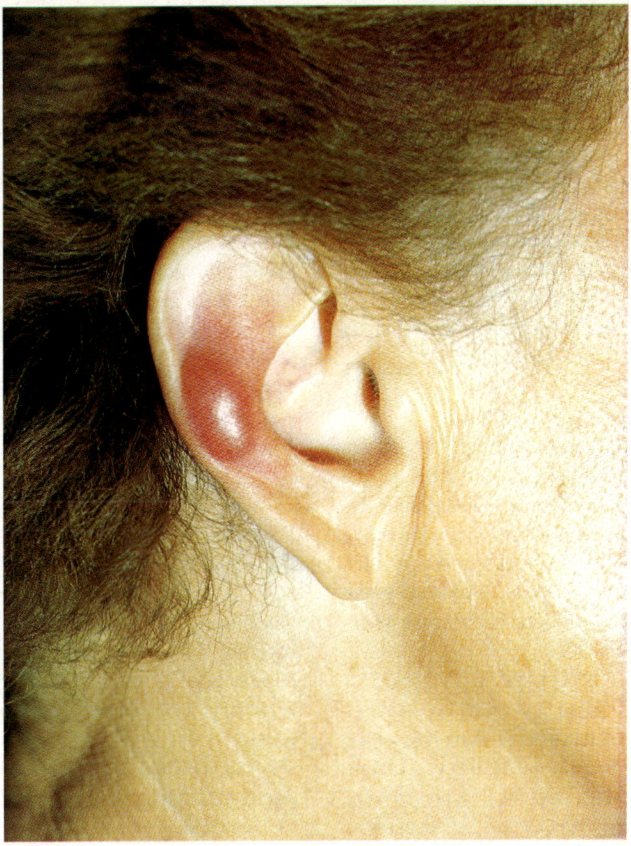

Abb. 193 Lyme-Borreliose, Lymphozytom. Solitäres, düsterrotes Knötchen an charakteristischer Stelle am Ohr.

progrediente Rand schreitet zentrifugal fort, während im Zentrum die Haut glatt, haarlos, zigarettenpapierartig atrophisch und düsterrot-poikilodermatisch wird.
Sklerotische oder fibrotische Plaques und Stränge Lokalisierte Fibrome und Plaques findet man in Form von subkutanen Knötchen rund um die Knie und Ellbogen. Sie können sich auf die Gelenkskapsel ausbreiten und zu Bewegungseinschränkung der Gelenke an den Händen, Füßen und Schultern führen oder sich wie eine lineare Morphaea vom Ellbogen bis zum Handgelenk erstrecken.

Allgemeinbefunde
AKUTE ODER PRIMÄRMANIFESTATIONEN
Fieber: Bei Erwachsenen nur gering; bei Kindern eventuell hoch und langdauernd. Regionale Lymphadenopathie, generalisierte Lymphadenopathie, Schmerzen im rechten Oberbauch, Hepatomegalie, Splenomegalie, druckempfindliches Abdomen, Arthritis, Myalgien, periorbitales Ödem.
SPÄT- ODER TERTIÄRMANIFESTATIONEN
Arthritis Tritt bei 60 % der unbehandelten Fälle Monate bis Jahre nach dem Zeckenbiß auf; plötzlicher Beginn mit Befall von einem, manchmal mehrerer Gelenke. Knie (89 %), Schulter (9 %), Hüfte (9 %), Sprunggelenk (7 %) und Ellbogen (2 %) sind am häufigsten betroffen.
Neurologische Beteiligung Tritt bei 10 bis 20 % der unbehandelten Fälle von Lyme-Borreliose auf und zwar 1 bis 6 Wochen (oder länger) nach dem Zeckenbiß. Klinisch in Form von Meningitis (heftige Kopfschmerzen, Nackensteifigkeit); Encephalitis (Schlafstörungen, Konzentrationsschwierigkeiten, Gedächtnisstörungen, Reizbarkeit, emotionale Labilität, Demenz); Neuropathie der Hirnnerven (unilateral oder bilateral mit Befall des N. opticus, N. oculomotorius, N. facialis [Bellsche Lähmung], N. acusticus [Taubheit]); sensorische und motorische radikuläre Symptome (schwere radikuläre Schmerzen, Dysästhesien, Verlust der Feinempfindung, herdförmige Muskelschwächen, Areflexie). Wird auch als Bannwarth-Syndrom oder Zekken-Meningopolyneuritis Garin-Bujadoux-Bannwarth bezeichnet.
Kardiologische Symptome Treten bei 6 bis 10 % der unbehandelten Fälle meist innerhalb von 4 Wochen auf. Symptome sind ein atrioventrikulärer Block wechselnder Intensität, Myopericarditis und linksventrikuläre Dysfunktion. Diese Veränderungen sind meist transient und haben keine Langzeitfolgen.

Sonderformen In Europa verläuft die Lyme-Borreliose meist leichter als in den Vereinigten Staaten mit deutlicheren sekundären, Erythema migrans-ähnlichen Hautveränderungen und weniger Gelenkskomplikationen, was wahrscheinlich durch Unterschiede der *Borrelia burgdorferi*-Stämme bedingt ist.

DIAGNOSE UND DIFFERENTIALDIAGNOSE

Diagnose
AKUTES STADIUM Aufgrund der charakteristischen klinischen Befunde bei einem Bewohner oder Besucher eines Endemiegebietes.
SPÄTSTADIUM Verifizierung der Diagnose durch spezifische serologische Tests. Definition des Center for Disease Control: Die Diagnose Erythema migrans wird bei einem Menschen gestellt, der die Infektion in einem geographischen Bereich mit endemischer Lyme-Borreliose akquiriert hat; oder bei Menschen, die die Infektion in einem geographischen Bereich ohne endemische Lyme-Borreliose erworben haben, wenn zusätzlich zum Erythema migrans die Infektion durch Laborbefunde nachgewiesen ist.
ACRODERMATITIS CHRONICA ATROPHICANS Verifizierung des klinischen Befundes durch Biopsie.

Differentialdiagnose
ERYTHEMA MIGRANS Tinea corporis, Plaque primaire der Pityriasis rosea, Insektenstich (z. B. braune Einsiedlerspinne), Erysipel, Urticaria, Erythema multiforme, fixes Arzneimittelexanthem. Sekundärläsionen: sekundäre Syphilis, Pityriasis rosea, Erythema multiforme, Urticaria.

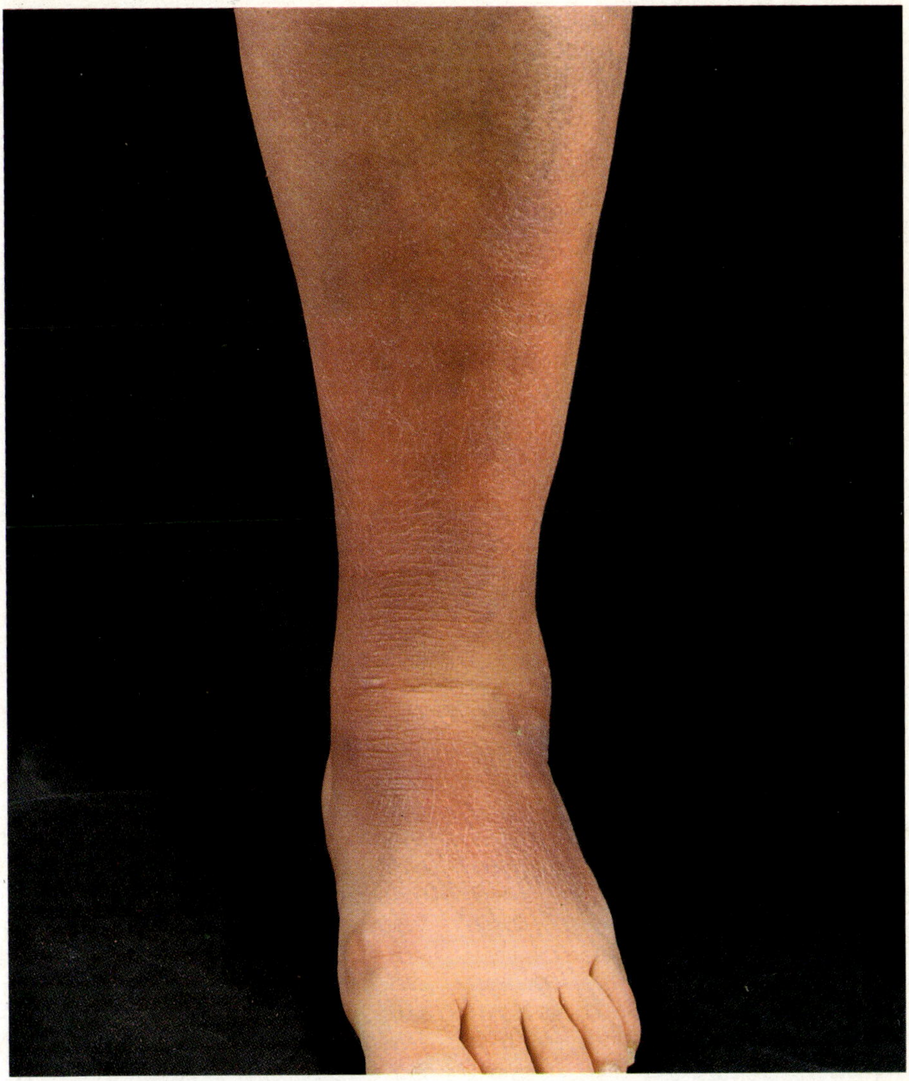

Abb. 194 **Lyme-Borreliose, Acrodermatitis chronica atrophicans.** Frühes entzündliches Stadium mit asymptomatischem Erythem und Ödem.

ACRODERMATITIS CHRONICA ATROPHICANS Arterielle Insuffizienz an den unteren Extremitäten, venöse Insuffizienz mit Stauungsdermatitis und Venenthrombose/ Thrombophlebitis.
FIBROTISCHE KNÖTCHEN Rheumatische Knötchen, Gichttophi, Erythema nodosum.

LABOR- UND SPEZIALUNTERSUCHUNGEN

Hautbiopsie

ERYTHEMA MIGRANS Tiefe und oberflächliche perivaskuläre und interstitielle lymphohistiozytäre Infiltrate mit Plasmazellen. Spirochäten können in bis zu 40 % der Biopsien von Erythema migrans nachgewiesen werden.
ACRODERMATITIS CHRONICA ATROPHICANS Im Frühstadium perivaskuläres, entzündliches Infiltrat und dermales Ödem. Später verbreitert sich das Infiltrat zu einem dichten, bandförmigen Infiltrat in der mittleren Dermis. Schließlich findet man epidermale und dermale Atrophie, erweiterte dermale Blutgefäße, Plasmazellinfiltrat und Elastin- und Kollagendefekte.

Serologie Eine Kombination von ELISA zum Nachweis von IgM und IgG-Antikörpern gegen *Borrelia burgdorferi* und ein Western Blot zur Bestätigung der ELISA-Ergebnisse (besonders bei unerwartet positiven Ergebnissen mit niedrigem Titer) gibt die größte Sensibilität und Spezifität. Zu Beginn sind IgM-Antikörper nachweisbar, gefolgt von IgG-Antikörpern. Ist im Frühstadium der Lyme-Borreliose nur ein Erythema migrans manifest, so ist nur bei etwa 50 % der Patienten die Serologie positiv. Eine ausreichende Behandlung kann die Serokonversion verhindern. Praktisch alle Fälle mit Spätmanifestationen sind seropositiv mit einem Titer von 256 oder darüber.

PATHOPHYSIOLOGIE

Die Lyme-Borreliose ähnelt in vielen Belangen dem Verlauf der Syphilis. Das Erythema migrans, ähnlich wie der syphilitische Primäraffekt, tritt an der Eintrittspforte der Spirochäte bald nach der Inokulation auf, Sekundärläsionen nach hämatogener Dissemination in die Haut. Die späten Gelenksmanifestationen scheinen durch eine Immunkomplexbildung mediiert zu sein. Die Meningitis ist die Folge einer direkten Invasion in den Liquor cerebrospinalis. Die Pathogenese der Neuropathien der Hirn- und peripheren Nerven bei der Lyme-Borreliose ist unbekannt, könnte aber auch durch Immunmechanismen hervorgerufen sein.

VERLAUF UND PROGNOSE

Das unbehandelte Erythema migrans und Sekundärläsionen klingen nach durchschnittlich 28 Tagen (zwischen 1 Tag bis 14 Monaten) ab. Sowohl das Erythema migrans als auch Sekundärläsionen können während dieser Zeit remittieren und rezidivieren. Nach ausreichender Behandlung heilen die frühen Läsionen innerhalb weniger Tage ab, Spätmanifestationen werden verhindert. Spätmanifestationen, die frühzeitig diagnostiziert werden, bilden sich nach entsprechender antibiotischer Therapie ebenfalls zurück. Wird die Diagnose nicht rechtzeitig gestellt, können bleibende Gelenks- oder neurologische Schäden eintreten.
Die Acrodermatitis chronica atrophicans läßt sich, wenn die Atrophie einmal eingetreten ist, auch durch adäquate antibiotische Behandlung kaum noch beeinflussen. Bei ausreichend behandelten Patienten findet man aber im Verlauf von 6 bis 12 Monaten fallende Titer des Antikörpers gegen *Borrelia-burgdorferi*.

THERAPIE

Frühe Lyme-Borreliose

Doxycyclin, 100 mg 2x täglich über 10 bis 21 Tage.
Amoxicillin, 500 mg 3x täglich über 10 bis 21 Tage.
Erythromycin, 250 mg 4x täglich über 10 bis 21 Tage (weniger wirksam als Doxycyclin oder Amoxicillin).

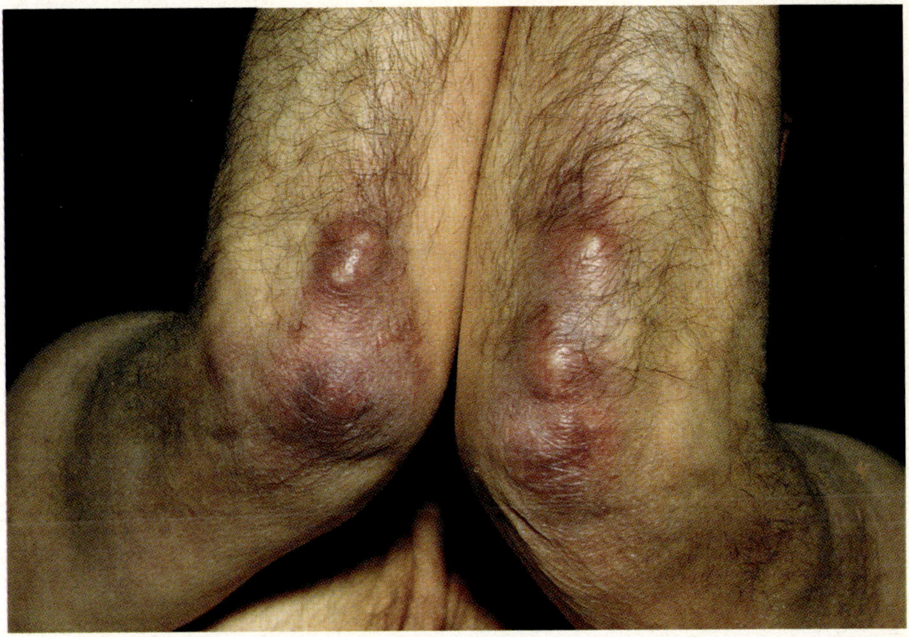

Abb. 195 Lyme-Borreliose, Acrodermatitis chronica atrophicans. Asymptomatische, lividrote Knoten an den Ellbogen.

Lyme-Carditis
Ceftriaxon, 2 g täglich i. v. über 14 Tage.
Penicillin G, 20 Mio. IE i. v. über 14 Tage.
Doxycyclin, 100 mg p. o. 2x täglich über 14 bis 21 Tage kann genügen.
Amoxicillin, 500 mg p. o. 3x täglich über 14 bis 21 Tage kann genügen.

Neurologische Symptome
FACIALISPARESE
Wenn es sich um einen isolierten Befund handelt, kann eine orale Behandlung wie für den frühen Krankheitsverlauf über mindestens 21 Tage ausreichend sein.
Geht die Facialisparese mit anderen neurologischen Manifestationen einher, so wird eine intravenöse Therapie (siehe unten) durchgeführt.
LYME-MENINGITIS
Ceftriaxon, 2g täglich als Einzeldosis über 14 bis 21 Tage.
Penicillin G, 20 Mio. IE i. v. täglich in fraktionierten Dosen über 10 bis 21 Tage.
Alternativen bei Lyme-Meningitis: Doxycyclin, 100 mg p. o. oder i. v. über 14 bis 21 Tage.
Chloramphenicol, 1 g i. v. alle 6 Stunden über 10 bis 21 Tage.

Lyme-Arthritis
Doxycyclin, 100 mg p. o. 2x täglich über 30 Tage.
Amoxicillin und Probenecid, je 500 mg p. o. 4x täglich über 30 Tage.
Penicillin G, 20 Mio. IE i. v. in fraktionierten Dosen über 14 bis 21 Tage.
Ceftriaxon, 2 g i. v. täglich über 14 bis 21 Tage.

Bei schwangeren Frauen
Bei lokalisierter früher Lyme-Borreliose Amoxicillin 500 mg 3x täglich über 21 Tage.
Bei disseminierter früher Lyme-Borreliose oder allen Spätmanifestationen der Krankheit Penicillin G 20 Mio. IE täglich über 14 bis 21 Tage.
Asymptomatische, seropositive Patientinnen brauchen nicht behandelt zu werden.

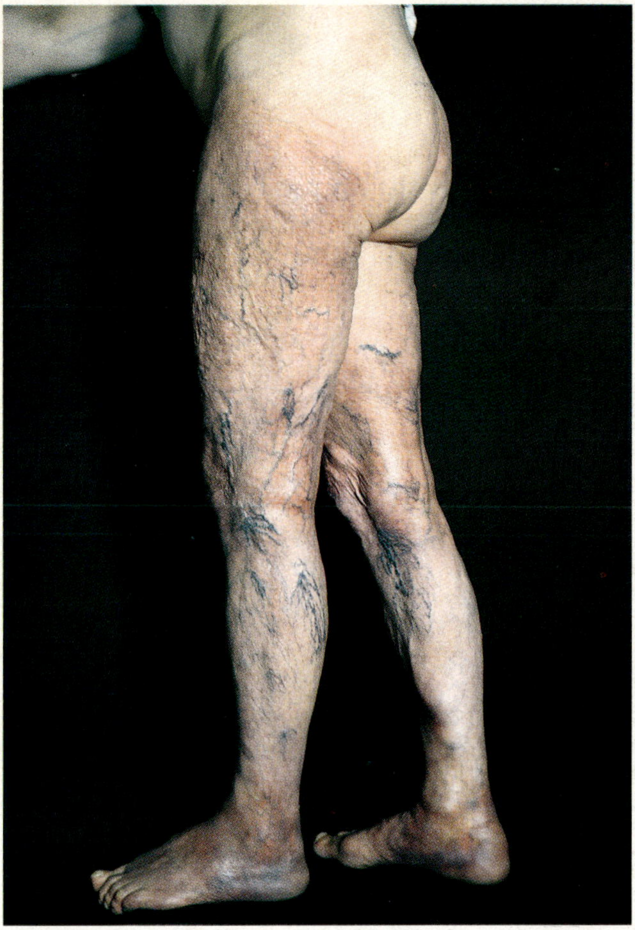

Abb. 196 Lyme-Borreliose, Acrodermatitis chronica atrophicans. Das typische Endstadium mit ausgedehnter Hautatrophie an beiden Beinen mit deutlich hervortretenden Venen.

Erysipel

Das Erysipel ist eine akute, fortschreitende Infektion der Dermis und Subcutis, charakterisiert durch einen roten, heißen, druckempfindlichen Hautbezirk, oft an der Eintrittspforte der Bakterien, und ist meistens durch ß-hämolysierende Streptokokken der Gruppe A oder *Staphylococcus aureus* hervorgerufen.

EPIDEMIOLOGIE UND ÄTIOLOGIE

Alter Kinder unter 3 Jahre, ältere Menschen.

Erreger
AM HÄUFIGSTEN *Bei Erwachsenen* ß-hämolysierender *Streptococcus pyogenes* der Gruppe A, *Staphylococcus aureus*.
Bei Kindern Haemophilus influenzae, ß-hämolysierende Streptokokken der Gruppe A, *Staphylococcus aureus*.
SELTEN *Bei Erwachsenen Haemophilus influenzae*, Streptokokken der Gruppe B, Pneumokokken. *Bei Diabetikern oder Patienten mit eingeschränkter Immunabwehr: Escherichia coli, Proteus mirabilis, Acinetobacter, Enterobacter, Pseudomonas aeruginosa, Cryptococcus neoformans.* Andere Erreger sind *Pasteurella multocida, Vibrio vulnificus; Mycobacterium fortuitum.*
Bei Kindern Pneumokokken, *Neisseria meningitidis* Gruppe B (periorbital).

Übertragung Eintrittspforten sind Hautverletzungen (Stichwunden, Rißwunden, Abschürfungen, chirurgische Eingriffe), zugrundeliegende Dermatosen (Tinea pedis, Stauungsdermatitis/Ulcus cruris), Fissuren an der Nase, Injektionsstellen bei parenteralem Drogenabusus. Bei Kindern kann die Eintrittspforte für *Haemophilus influenzae* das Mittelohr und die Nasenschleimhaut sein.
Risikofaktoren Diabetes mellitus, maligne hämatologische Krankheiten, intravenöser Drogenmißbrauch, chronisches Lymphödem (nach Mastektomie, koronarem Bypass, vorangegangenem Erysipel), eingeschränkte Immunitätslage.

ANAMNESE

Inkubationsperiode Wenige Tage.
Prodrome Seltener als man meist annimmt. Krankheitsgefühl, Appetitlosigkeit; Fieber, Frösteln können plötzlich auftreten, bevor das Erysipel klinisch manifest wird. Hohes Fieber (38,5° C) und Schüttelfrost sind meist mit Streptokokkeninfektion assoziiert; niedrigeres Fieber (37,5° C) meistens mit Staphylokokken.
Vorangegangene Behandlungen Frühere Episode(n) eines Erysipels in einem bestehenden Lymphödem.
Drogenanamnese Intravenös Drogenabhängige.
Immunstatus Patienten mit eingeschränkter Immunabwehr sind anfällig für Infektionen mit Bakterien, die sonst nur wenig pathogen sind.

KLINISCHE UNTERSUCHUNG

Hautbefunde
TYPISCHE EFFLORESZENZEN
Eintrittspforten Hautverletzungen, Ulcera, chronische Dermatose.
Plaque Ein Bereich der Haut unterschiedlicher Größe ist rot, heiß, ödematös und sehr berührungsempfindlich. Die Ränder sind scharf begrenzt, unregelmäßig und leicht erhaben; die Farbe bei Infektion mit *Haemophilus influenzae* bläulich-dunkelrot. Bläschen, Blasen, Erosionen, Abszesse, Blutungen und Nekrosen können in der Plaque auftreten. Lymphangitis.
VERTEILUNG DER LÄSIONEN *Bei Erwachsenen* Am häufigsten am Unterschenkel. Bei Lokalisation am Arm: Bei jungen männlichen

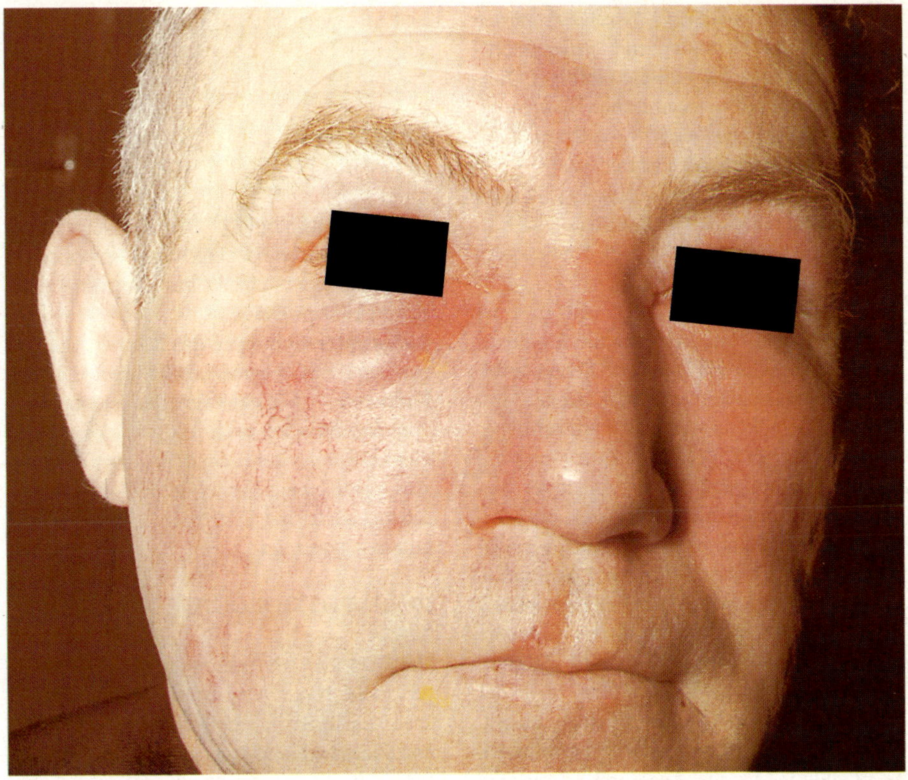

Abb. 197 Erysipel. Die Periorbitalhaut und die linke Wange sind schmerzhaft, erythematös und ödematös.

Patienten muß man an intravenösen Drogenabusus denken; bei Frauen nach Mastektomie. Am Stamm: Wunde nach chirurgischem Eingriff.

Bei Kindern Am häufigsten Wange, Periorbitalbereich, Kopf, Hals. Erreger ist meist *Haemophilus influenzae*. An den Extremitäten *Staphylococcus aureus* und ß-hämolysierende Streptokokken der Gruppe A.

LYMPHKNOTEN Die regionalen Lymphknoten können vergrößert und druckempfindlich sein.

Sonderformen

»Normales« Erysipel Erreger sind ß-hämolysierende Streptokokken der Gruppe A. Es handelt sich um eine oberflächliche Infektion mit Einbeziehung der Lymphgefäße. Der Rand der Läsion ist erhaben, scharf von der umgebenden normalen Haut abgegrenzt und oft schmerzhaft (Abb. 197). Prädilektionsstellen sind das Gesicht, die Unterschenkel (Abb. 198), ein präexistentes Lymphödem, der Nabelstumpf.

Phlegmone Tiefsitzende Infektion der Subcutis, die sich flächenhaft ausbreitet. Sehr schmerzhaft, schmilzt ein. Konsistenz teigigweich, später fluktuierend. Schlecht abgrenzbar von der Umgebung, zum Unterschied vom Erysipel eher livide oder blaß. Kann zur Nekrose und Zerstörung großer Gewebspartien führen.

Staphylokokken, gramnegative Keime. Kann mit »normalem« Erysipel kombiniert sein. Breite chirurgische Inzision, Drainage.

Haemophilus influenzae-Erysipel Wangen, Periorbitalregion (Abb. 199), Kopf und Hals sind die häufigsten Lokalisationen. Vorkommen überwiegend bei kleinen Kindern unter 3 Jahren.

Erysipeloid Erysipelothrix rhusiopathiae (Abb. 50) verursacht Weichteilentzündungen,

vor allem an den Händen, besonders an den Fingern, nach Hantieren mit Salzwasserfischen, Schalentieren, Fleisch, Geflügel, Tierhäuten. Meist keine systemischen Symptome.
Vibrio vulnificus-Cellulitis Nach Kontakt mit Meerwasser meist an den Extremitäten.
Mycobacterium fortuitum-Komplex-Cellulitis Tritt meist am Fuß auf, an der Stelle von Einstichwunden durch einen Nagel. Keine systemischen Beschwerden.
Kryptokokken-Cellulitis Dabei tritt an einer Extremität eine rote, heiße, berührungsempfindliche, ödematöse Plaque auf. Selten multiple, nicht zusammenhängende Läsionen. Immer bei Patienten mit schlechter Abwehrlage.
Gangränöses Erysipel (infektiöse Gangrän) Rasch fortschreitend mit ausgedehnter Nekrose des Subkutangewebes und der darüberliegenden Haut; die Prognose ist vorsichtig zu stellen. Je nach Erreger, Lokalisation und prädisponierenden Faktoren unterscheidet man verschiedene klinische Formen: *Nekrotisierende Fasciitis* (Abb. 200) (Streptokokken-Gangrän) (eine Sonderform, die in der Umgebung des männlichen Genitale auftritt, wird als Fourniersche Gangrän bezeichnet). *Gas-Gangrän* (Myonekrose durch Clostridien mit Anaerobier-Phlegmone), *progrediente bakterielle synergistische Gangrän, synergistische nekrotisierende Phlegmone* (Perinealphlegmone), *gangränöse Balanitis, gangränöse Phlegmone bei immunosupprimierten Patienten* und *umschriebene Hautnekrosen als Komplikation von Erysipel oder Phlegmone.*

DIAGNOSE UND DIFFERENTIALDIAGNOSE

Diagnose Klinisch; eine Verifizierung durch die Bakterienkultur ist nur bei etwa 25 % der Fälle von Patienten mit normaler Immunabwehrlage möglich. Bei Verdacht auf eine nekrotisierende Fasciitis muß sofort eine tiefe Biopsie und Gefrierschnitt-Diagnose durchgeführt werden.
Differentialdiagnose Tiefe Venenthrombose/Thrombophlebitis, frühe Kontaktdermatitis, Urticaria gigantaea, fixes Arzneimittel-Exanthem, Erythema migrans, prävesikulöser Herpes zoster. Eine nekrotisierende Fasciitis und synergistische Gangrän, die ein frühes chirurgisches Débridement erfordern, müssen ausgeschlossen werden.

LABOR- UND SPEZIALUNTERSUCHUNGEN

Dermatopathologie Diagnostisch bei der nekrotisierenden Fasciitis und synergistischen Gangrän, unterstützend zur Diagnose einer Kryptokokken-Cellulitis.
Laboruntersuchungen des Blutes Leukozyten und BSG können erhöht sein.
Kulturen Aus der Primärläsion, und zwar von Aspirat oder einer Biopsie des progredienten Randes der Entzündung, von Blut; positiv nur in einem Viertel der Fälle. Bei atypischen Fällen sind Pilz- und Mykobakterienkulturen angezeigt.

PATHOPHYSIOLOGIE

Die Bakterien vermehren sich nach Eindringen in die Haut, dabei ist die Anzahl der Mikroorganismen im Vergleich zum Ausmaß der entzündlichen Reaktion spärlich.

VERLAUF UND PROGNOSE

Eine Dissemination der Infektion auf dem Lymph- oder Blutweg mit metastatischer Absiedelung der Infektion kommt bei verspäteter Behandlung vor. Pathologisch veränderte oder synthetische Herzklappen können kolonisiert und infiziert werden. In der präantibiotischen Ära war die Sterblichkeit sehr hoch. Die nekrotisierende Fasciitis verläuft ohne chirurgisches Débridement nach wie vor tödlich.

THERAPIE

Unterstützende Maßnahmen Bettruhe, Hochlagerung, feuchte Wärme, Analgetika.
Antibiotika Da die meisten Fälle durch ß-hämolysierende Streptokokken der Gruppe A und/oder *Staphylococcus aureus* hervorgerufen werden, soll die initiale Therapie am besten gegen beide Mikroorganismen gerichtet sein.

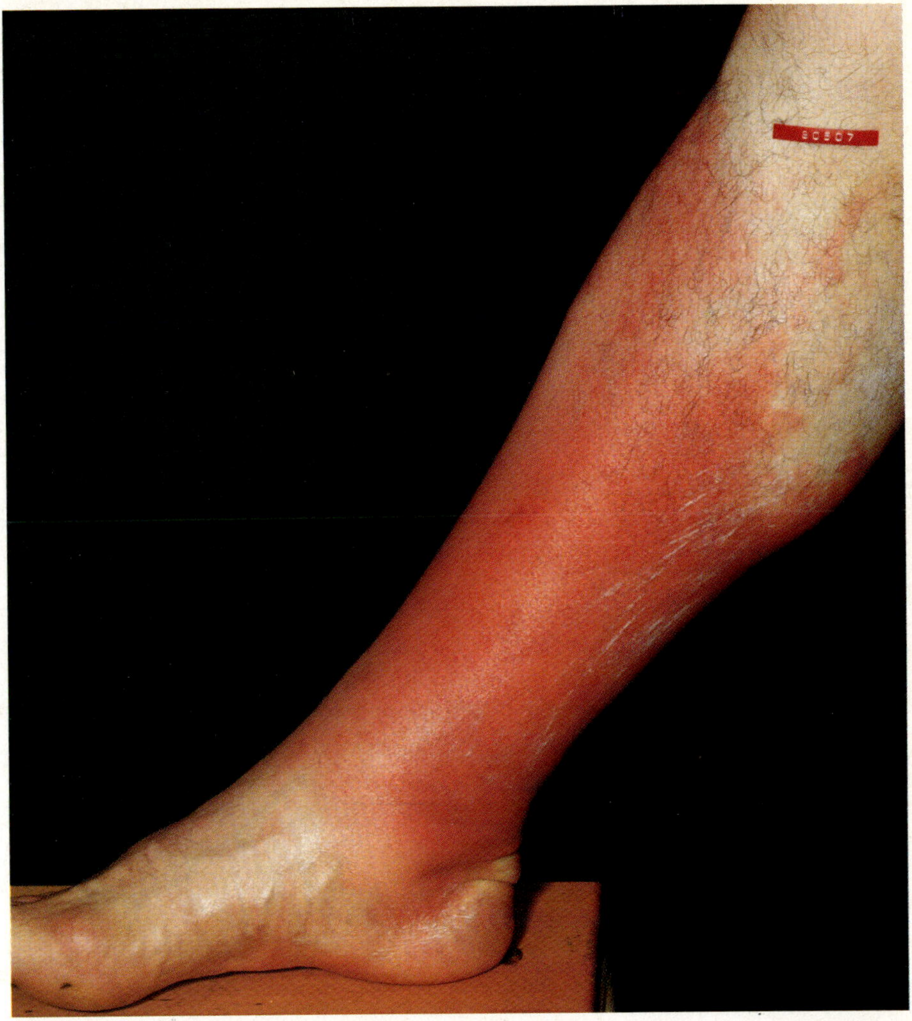

Abb. 198 Erysipel durch Streptokokken. Ausgedehntes, düsterrotes Erythem, Ödem und Schmerzen an der unteren Hälfte des Unterschenkels.

Für leichte frühe Formen des Erysipels: Wenn man Staphylokokken als Erreger vermutet oder der Erreger unbekannt ist, Dicloxacillin 0,5 bis 1 g p. o. alle 6 Stunden. Bei Patienten mit Penicillin-Allergie 0,5 g Erythromycin p. o. alle 6 Stunden.

Bei schwererer Infektion: Penicillin 10 Mio. IE plus Dicloxacillin 2 g 3x täglich i. v. Nafcillin 1 bis 1,5 g i. v. alle 4 Stunden. Bei Penicillin-allergischen Patienten Vancomycin 1 bis 1,5 g/die i. v. Die weitere antibiotische Therapie wird in Abhängigkeit vom Ansprechen auf die Behandlung und/oder dem Ergebnis der Bakterienkultur variiert.

Bei nekrotisierender Fasciitis und synergistischer Gangrän: Weite chirurgische Exzision und Débridement mit entsprechender hochdosierter intravenöser antibiotischer Behandlung.

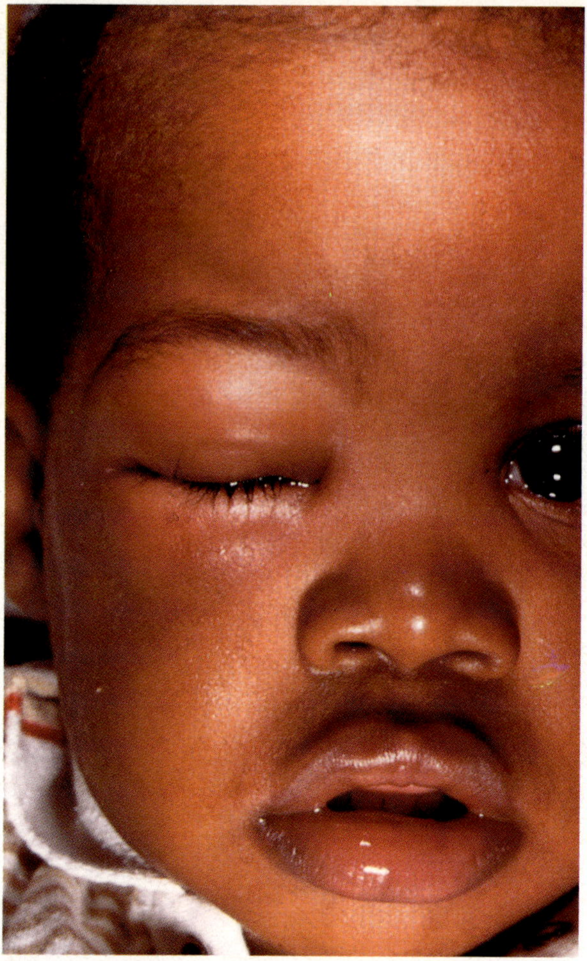

Abb. 199 Erysipel durch Haemophilus influenzae. Entzündliche Veränderungen rechts periorbital und an der rechten Wange eines zweijährigen Kindes (dankenswerterweise überlassen von Dr. Arthur R. Rhodes).

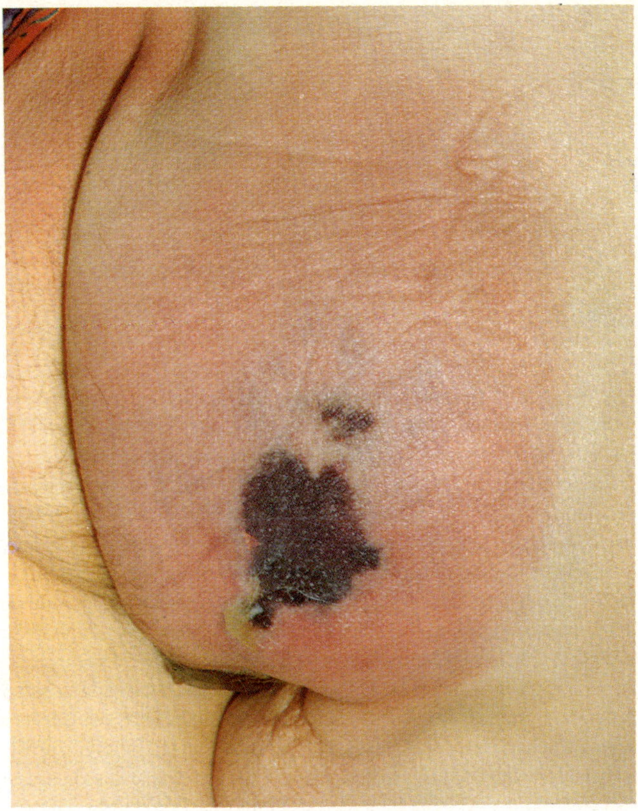

Abb. 200 **Nekrotisierende Fasciitis.** Erythematöse, ödematöse, brettharte Plaque, die die ganze Gesäßbacke einnimmt, mit rasch fortschreitender zentraler Nekrose.

Sektion 16

Sexuell übertragbare Krankheiten

Sexuell übertragbare Krankheiten

Die Epidemiologie der sexuell übertragbaren Krankheiten (sexually transmitted diseases) (STDs) hat sich in den 90er Jahren dieses Jahrhunderts gegenüber der vorangegangenen Dekade erheblich verändert. Die Häufigkeit der primären, sekundären und connatalen Syphilis, also jener STD, die am engsten in Verbindung mit der Dermatologie steht, hat sich in der letzten Dekade nahezu verdoppelt, ein Phänomen, das mit der Beschaffungsprostitution von Drogenabhängigen engstens assoziiert ist. Die Häufigkeit des Herpes genitalis ist vermutlich unverändert, allerdings ist diese STD inzwischen für Publikationen in verschiedenen Medien uninteressant geworden, und die »Herpes-Phobie« in der Bevölkerung ist daher geringer geworden. Die Zahl der Infektionen mit dem genitalen humanen Papillomvirus (HPV) ist höher als je zuvor, allein in den Vereinigten Staaten dürften 40 bis 50 Millionen Menschen betroffen sein. Das HPV verursacht genitale Warzen und steht epidemiologisch in enger Beziehung sowohl zum Carcinoma in situ als auch zu invasiven Plattenepithelkarzinomen der Anogenitalregion, einschließlich der Cervix und der Harnblase. Nur wenigen Patienten ist diese Assoziation bekannt. Die Richtlinien zur Behandlung von HPV-infizierten Patienten sind unklar, insofern, als die derzeitigen Behandlungsmethoden nicht kurativ sind. Die Epidemie mit dem humanen Immunodefizienz-Virus (HIV), die jetzt ein Jahrzehnt andauert, ist mit einer nie dagewesenen Morbidität und Mortalität assoziiert. Der Schwerpunkt der HIV-Epidemie hat sich von der männlichen homosexuellen Population zu den Obdachlosen, intravenös Drogenabhängigen und ihren Sexualpartnern und zu den Armen der Großstadtslums verlagert. In den Vereinigten Staaten, wie auch weltweit, ist eine erfolgreiche Kontrolle der STDs in den 90er Jahren eng mit der Konfrontation und Sanierung sozialer Mißstände verbunden.

Gonorrhoe

Die Gonorrhoe ist eine akute, sexuell übertragene Infektion der Schleimhautoberflächen des unteren Urogenitaltraktes, klinisch charakterisiert bei Männern durch einen eitrigen Ausfluß aus der Urethra. Bei Frauen verläuft die Infektion oft asymptomatisch. In unbehandelten Fällen kann sich die Infektion auf tiefere Gewebsstrukturen ausdehnen und zu Abszeßbildung und disseminierter Gonokokkeninfektion führen.
Synonyme: Blenorrhoe, Tripper.

EPIDEMIOLOGIE UND ÄTIOLOGIE

Alter Junge, sexuell aktive Menschen. Infektion der Conjunctiva bei Neugeborenen.

Geschlecht Symptomatische Infektionen sind häufiger bei Männern. Infektionen des Pharynx und anorektale Infektionen bei homosexuellen Männern.

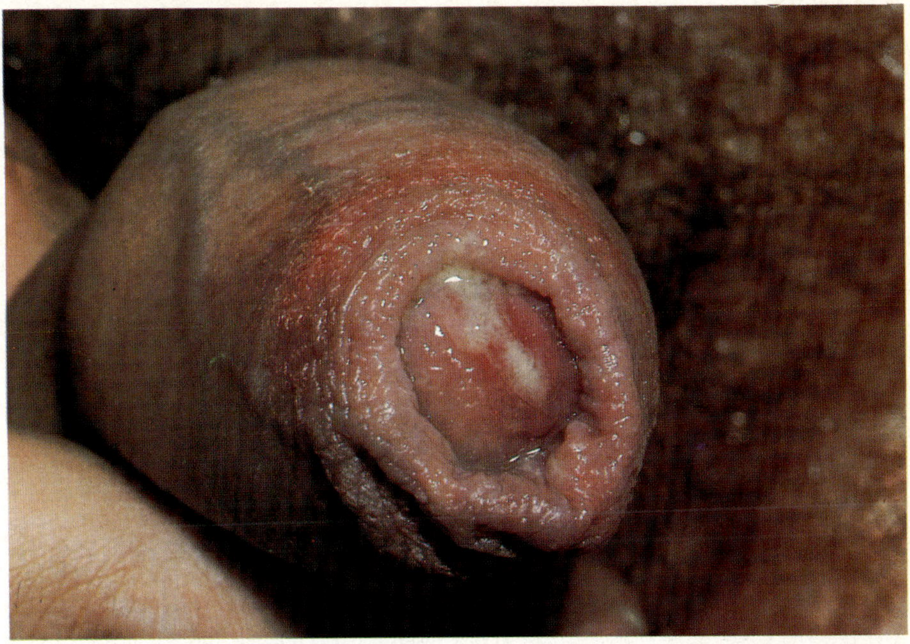

Abb. 201 Gonokokken-Urethritis. Reichlicher eitriger Harnröhrenausfluß mit Balanoposthitis.

Erreger *Neisseria gonorrhoeae*, der Gonococcus, ein gramnegativer Diplococcus.

Häufigkeit In den Vereinigten Staaten wurde 1978 1 Million Fälle angezeigt mit einer geschätzten Dunkelziffer von 2 Millionen Fällen. In Zusammenhang mit der HIV-Epidemie und der Anwendung von sogenanntem »safer sex« sind die Fallzahlen bis 1988 signifikant zurückgegangen. Derzeit sind sie allerdings wieder im Steigen. Ähnliche Entwicklung in Europa.

Übertragung Durch Sexualkontakt von einem Partner, der entweder asymptomatisch ist oder nur minimale Symptome hat. Neugeborene werden während der Passage durch den Geburtskanal mit infektiösem Sekret infiziert.

Geographische Verbreitung Weltweit.

ANAMNESE

Inkubationsperiode

MÄNNER 90 % der Männer entwickeln innerhalb von 5 Tagen nach der Exposition eine Urethritis.

FRAUEN Meist mehr als 2 Wochen in symptomatischen Fällen, allerdings sind bis zu 75% der Frauen asymptomatisch.

Symptome Ausfluß aus der Urethra, Miktionsbeschwerden. Fluor vaginalis; tiefe Becken- oder Lendenschmerzen. Starker eitriger Ausfluß aus dem Anus (bei männlichen Homosexuellen, gelegentlich Frauen); brennende oder stechende Schmerzen bei der Defäkation. Tenesmen; Blut im oder am Stuhl. Leichte Halsschmerzen.

KLINISCHE UNTERSUCHUNG

Haut- und andere Befude

TYPISCHE MANIFESTATIONEN *Männer* Ausfluß aus der Urethra, der minimal und klar bis reichlich und eitrig sein kann (Abb. 201). Ödem des Meatus, Ödem des Präputiums oder Penis. Balanoposthitis mit subpräputialem Ausfluß und eventuell Ulzerationen der Glans bei nicht zirkumzidierten Männern. Folliculitis an den Oberschenkeln oder am Abdomen. Seltene Komplikationen der Urethritis anterior umfassen Infektionen der Tysonschen Drüsen, der paraurethralen Gänge, der Littéschen Drüsen, der Lacunae Morgagni, des subepithelialen und periurethralen Gewebes der Urethra, der Raphe mediana, der Cowperschen Drüsen und Gänge, der Prostata.

Bei Frauen Periurethrales Ödem, Urethritis. Eitriger Cervix-Ausfluß, aber keine Vaginitis. Bei Mädchen vor der Pubertät Vulvovaginitis. (Pseudo-) Abszeß der Bartholinschen Drüsen.

Disseminierte Gonokokkeninfektion (siehe Sektion 14) Hämorrhagische Pusteln an den Akren.

SCHLEIMHÄUTE Pharyngitis mit Erythem (Cunnilingus, Fellatio). Bei Neugeborenen oder selten bei Erwachsenen eitrige Conjunctivitis mit reichlicher Eitersekretion.

Allgemeinuntersuchung

MÄNNER Prostatitis, Epididymitis, Vesiculitis, Cystitis.

FRAUEN Pelviperitonitis, Endocervicitis, Endosalpingitis, Endometritis.

DIAGNOSE UND DIFFERENTIALDIAGNOSE

Diagnose Die klinische Verdachtsdiagnose wird verifiziert durch Laboruntersuchungen, und zwar zunächst durch den Nachweis gramnegativer intrazellulärer Diplokokken in neutrophilen Granulozyten, bestätigt durch Bakterienkultur.

Differentialdiagnose Urethritis: Herpes genitalis mit Urethritis. Urethritis durch *Chlamydia trachomatis, Ureaplasma urealyticum* und *Trichomonas vaginalis*; Reiter-Syndrom.

LABOR- UND SPEZIALUNTERSUCHUNGEN

Gram-Färbung Gramnegative Diplokokken intrazellulär in polymorphkernigen Leukozyten im Exsudat.

Kultur Die Isolierung erfolgt auf speziellen Gonokokken-Nährböden, dem sogenannten Schokolade-Blut-Agar, Martin-Lewis-Medium, Thayer-Martin-Medium. Antimikrobielle Resistenztestung ist wegen resistenter Stämme wichtig. Material wird abgenommen: bei heterosexuellen Männern von der Urethra, vom Oropharynx; bei homosexuellen Männern von Urethra, Anus, Oropharynx; bei Frauen von Cervix, Rectum und Oropharynx.

Serologische Tests Nicht verfügbar.

PATHOPHYSIOLOGIE

Der Gonococcus hat eine Affinität für Pflasterepithel, während geschichtetes und verhornendes Epithel widerstandsfähiger sind. Der Erreger dringt zwischen die Epithelzellen ein und verursacht eine submuköse Entzündung mit massenhafter Einwanderung von polymorphkernigen Leukozyten und daraus resultierendem eitrigen Ausfluß.

VERLAUF UND PROGNOSE

Bei allen Patienten mit Gonorrhoe sollte ein serologischer Test auf Syphilis durchgeführt und ein HIV-Test angeboten werden. Die meisten Patienten, die sich in der Inkubationszeit für Syphilis befinden, können durch Antibiotika (ß-Lactame) geheilt werden. Patienten mit Gonorrhoe haben oft auch eine Chlamydieninfektion, und bei der Therapie sollte man auch diese Möglichkeit in Betracht ziehen. Die disseminierte Gonokokkeninfektion ist häufiger bei Frauen mit asymptomatischer Infektion der Cervix, des Endometrium oder der Tuben und bei homosexuellen Männern mit asymptomatischer rektaler oder Rachengonorrhoe.

THERAPIE

Unkomplizierte Infektionen der Urethra, der Endocervix oder des Rectums

BEHANDLUNGSEMPFEHLUNG Ceftriaxon 250 mg i. m. 1x *plus* Doxycyclin 100 mg p. o. 2x täglich über 7 Tage.

ALTERNATIVSCHEMA

Spectinomycin 2 g i. m. *oder* Ciprofloxacin 500 mg p. o. 1x *oder* Norfloxacin 800 mg p. o. 1x oder Cefuroxim-Axetil 1 g p. o. 1x mit Probenicid 1g *oder* Cefotaxim 1 g i. m. 1x *oder* Ceftizoxim 500 mg i. m. 1x.

Wenn der Gonococcus erwiesenermaßen nicht Penicillin-resistent ist, Amoxicillin 3 g p. o. mit 1 g Probenicid.

Alle oben angeführten alternativen Therapieschemata sollten zur gleichzeitigen Behandlung von Chlamydien nach Abschluß durch Doxycyclin 100 mg p. o. 2x täglich über 7 Tage ergänzt werden.

Gonokokkeninfektion des Pharynx Ceftriaxon 250 mg i. m. 1x oder Ciprofloxacin 500 mg p. o. 1x.

Syphilis

Die Syphilis wird durch sexuellen Kontakt übertragen und ist charakterisiert durch das Auftreten eines schmerzlosen Geschwürs oder Schankers an der Stelle der Inokulation, oft mit regionaler Lymphadenopathie. Kurz nach der Inokulation kommt es zur Generalisation mit einem charakteristischen Sekundär- und Tertiärstadium. Während der letzten Jahre ist die Häufigkeit der Syphilis deutlich angestiegen, und der klinische Verlauf und die Reaktion auf die Standardtherapie kann bei HIV-infizierten Patienten verändert sein.

EPIDEMIOLOGIE

Alter In abnehmender Häufigkeit 20 bis 39 Jahre, 15 bis 19 Jahre, 40 bis 49 Jahre.

Rasse Alle Rassen; in den Vereinigten Staaten findet man eine Zunahme bei Afroamerikanern und Hispano-Amerikanern.

Geschlecht Männer erkranken 2 bis 4x häufiger als Frauen.

Andere Faktoren Bis vor kurzem war nahezu die Hälfte aller Männer mit Syphilis in den Vereinigten Staaten homosexuell, dieser Prozentsatz ist aber aufgrund sogenannter »sicherer« Sexualpraktiken gesunken. Die Häufigkeit der Syphilis ist aber bei Angehörigen der ethnischen Minoritäten angestiegen und ist deutlich assoziiert mit der Beschaffungsprostitution von Drogenabhängigen. Parallel mit dem Anstieg der sexuell übertragenen Syphilis findet man eine deutliche Zunahme der Fälle mit connataler Syphilis. Bei HIV-Infektion oft atypischer Verlauf.

Erreger *Treponema pallidum.*

Primäre Syphilis

ANAMNESE

Inkubationsperiode 21 Tage (durchschnittlich); zwischen 10 und 90 Tagen.

KLINISCHE UNTERSUCHUNG

Hautbefunde

TYPISCHE EFFLORESZENZEN
Primäraffekt (harter Schanker): Knopfähnliche Papel, die sich zu einer schmerzlosen Erosion und später einem Geschwür mit erhabenem Rand und geringfügigem serösen Exsudat entwickelt (Abb. 202). Die Oberfläche kann verkrustet sein. Größe: Wenige Millimeter bis 1 oder 2 cm Durchmesser.
FARBE Rot, fleischfarben.
PALPATION Meist derb mit *induriertem* Rand, schmerzlos. Extragenitale Primäraffekte, besonders an den Fingern, können schmerzhaft sein. Schmerzhafte genitale Primäraffekte sind atypisch und sind oft die Folge einer Sekundärinfektion mit *Staphylococcus aureus.*
FORM DER EINZELLÄSION Rund oder oval.
ANORDNUNG Einzelläsion. Es können aber auch wenige oder multiple sein; Abklatsch-Schanker (kissing lesions) sind möglich. Multiple Primäraffekte können bei HIV-infizierten Patienten auftreten.
VERTEILUNG DER LÄSIONEN *Prädilektionsstellen* Beim Mann: Inneres Präputium, Sulcus coronarius, Penisschaft, Peniswurzel. Bei Frauen: Cervix, Vagina, Vulva, Clitoris,

Schanker werden bei Frauen seltener beobachtet, weil sie oft innerhalb der Vagina oder an der Cervix lokalisiert sind.
Extragenitale Primäraffekte Anus oder Rectum, Mund (Abb. 203), Lippen, Zunge, Tonsillen, Finger (schmerzhaft!), Zehen, Brust, Brustwarze.

Allgemeinbefunde Die Syphilis ist eine systemische Infektion. Alle Patienten sollten gründlich klinisch durchuntersucht werden. Innerhalb einer Woche tritt eine regionale Lymphadenopathie auf. Die Lymphknoten sind isoliert, derb, gummiartig, nicht druckempfindlich und meist nur einseitig befallen (Skleradenitis).

DIAGNOSE UND DIFFERENTIALDIAGNOSE

Diagnose Die klinische Verdachtsdiagnose wird verifiziert durch Dunkelfelduntersuchung und/oder Serologie.

SYPHILIS BEI HIV-INFIZIERTEN PATIENTEN
Eine HIV-Testung ist bei sexuell aktiven Patienten mit Syphilis empfehlenswert. Treten bei HIV-infizierten Menschen neurologische Symptome auf, so sollte in die Differentialdiagnose auch die Neurosyphilis einbezogen werden. Wenn aufgrund der klinischen Befunde eine Syphilis erwogen wird, die serologischen Tests aber negativ oder unklar sind, sollten alternative Untersuchungsmethoden, wie die Biopsie von Läsionen, Dunkelfelduntersuchung und eine direkte Immunfluoreszenzuntersuchung von läsionalem Material, durchgeführt werden.

Differentialdiagnose *Bei der Differentialdiagnose aller genitalen Läsionen sollte die primäre Syphilis als Verdachtsdiagnose erwogen werden, bis diese klinisch und durch spezifische serologische Testung ausgeschlossen ist.* Differentialdiagnostisch sind abzugrenzen: Ulcus molle, Herpes genitalis, fixes Arzneimittelexanthem, Lymphogranuloma venereum, Donovanosis, traumatisches Ulcus, Furunkel, Aphthe.

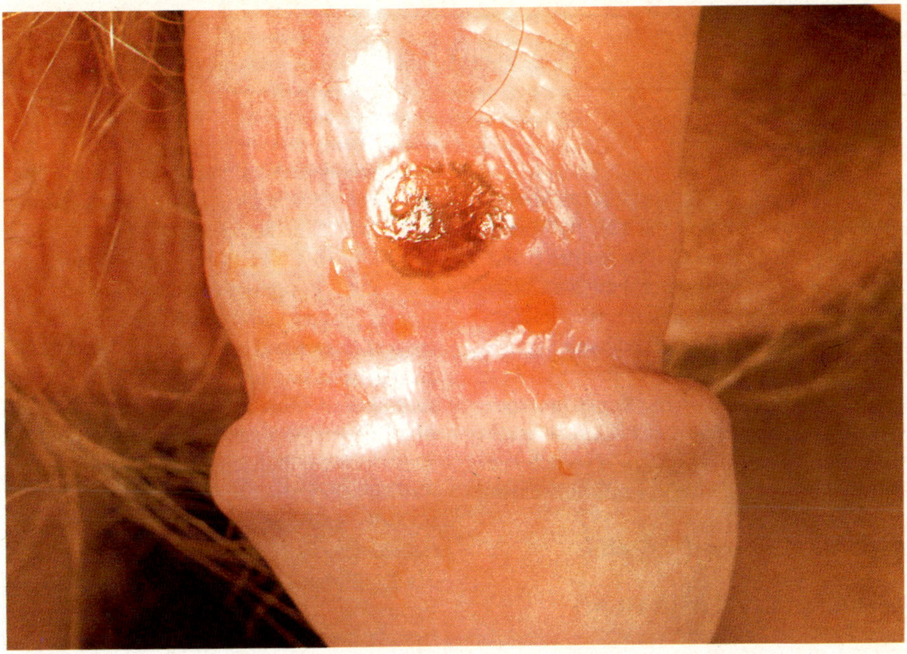

Abb. 202 **Syphilitischer Schanker.** Derbe, schmerzlose, knopfähnliche, erodierte Papel, glänzend durch ausgetretenes Sekret, an der Stelle der Inokulation von Treponemen.

Abb. 203 **Extragenitaler Primäraffekt.** Derbes, braunrotes, stark sezernierendes Ulcus.

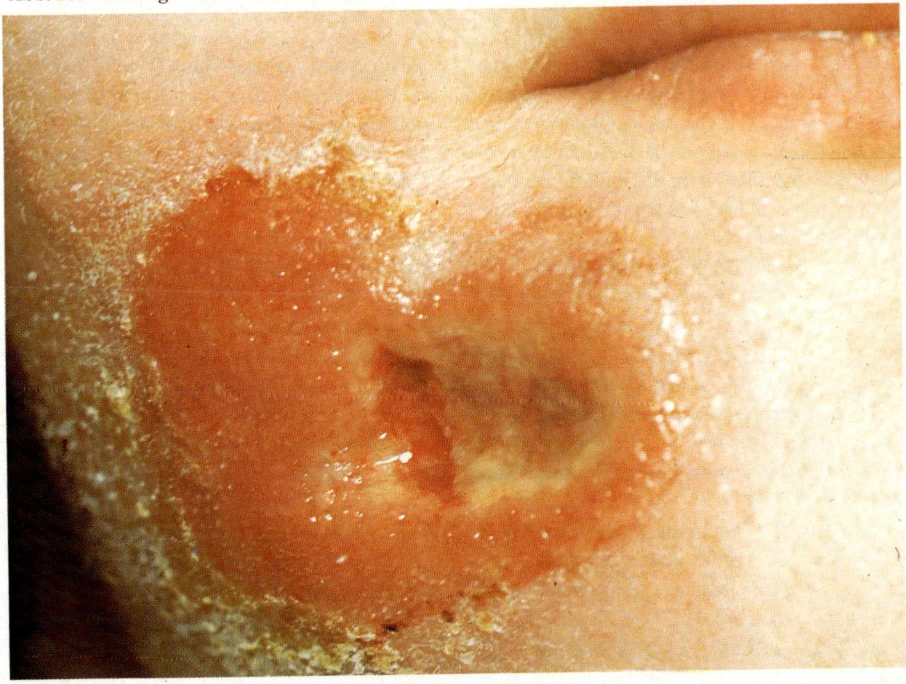

Sekundäre Syphilis

ANAMNESE

Die sekundäre Syphilis tritt 2 bis 6 Monate nach der Primärinfektion und 2 bis 10 Wochen nach dem Auftreten des Primäraffekts auf. Der Primäraffekt kann noch bestehen, wenn Sekundärläsionen auftreten. Bei HIV-Infizierten kann der Verlauf der sekundären Syphilis verändert sein. Es bestehen gleichzeitig akute Krankheitssymptome, wie Kopfschmerzen, Frösteln, Fieber, Gelenksschmerzen, Muskelschmerzen, Krankheitsgefühl, Photophobie. Die mukokutanen Effloreszenzen sind asymptomatisch.

Dauer des Exanthems Wochen.

KLINISCHE UNTERSUCHUNG

Hautbefunde

TYPISCHE EFFLORESZENZEN
Maculae und Papeln 0,5 bis 1 cm, rund bis oval (Abb. 204). Sie können aber auch papulo-squamös, pustulös oder akneiform sein. Vesiculo-bullöse Läsionen kommen nur bei der neonatalen Syphilis connata vor (Handflächen und Fußsohlen). Condylomata lata: Weiche, flache, feuchte, rötliche bis weißliche Papeln, Knötchen oder Plaques, die konfluieren können. Das Auftreten von Effloreszenzen der Lues II bei noch bestehendem Primäraffekt ist ungewöhnlich.

FARBE Papeln: Bräunlich-rot, rosa.

PALPATION Die Papeln sind derb, die Condylomata lata weich.

FORM Anulär, polyzyklisch, besonders im Gesicht bei dunkelhäutigen Patienten. Bei Rezidivexanthemen der sekundären Lues findet man zirzinäre Läsionen. Sie sind immer scharf begrenzt mit Ausnahme des makulösen Exanthems.

ANORDNUNG Verstreute, einzelstehende Effloreszenzen (Abb. 204), meist symmetrisch. Asymmetrische Anordnung bei Rezidivexanthemen.

VERTEILUNG DER EFFLORESZENZEN Generalisierte Eruption am Stamm (Abb. 204); lokalisierte Sekundäreffloreszenzen sind meist schuppend und papulös, vorzugsweise am Kopf (Haaransatz, nasolabial, Capillitium), am Hals, an den *Handflächen* (Abb. 205) und *Fußsohlen* lokalisiert. Condylomata lata (Abb. 206): Breitbasig aufsitzende, scharf begrenzte Plaques und flache Knötchen, die erosiv sind, nässen und am häufigsten in der Anogenitalregion und im Mund vorkommen, aber auch überall sonst an der Körperoberfläche, wo es zu einer Retention von Feuchtigkeit in intertriginösen Bereichen kommt, z. B. den Axillen oder Zwischenzehenräumen.

HAARE Diffuses oder fleckiges »mottenfraßähnliches« Effluvium kann im Bereich des Capillitiums und der Bartregion auftreten. Verlust der Augenwimpern und des lateralen Drittels der Augenbrauen.

SCHLEIMHÄUTE *Schleimhautplaques* (Plaques muqueuses), das sind kleine, asymptomatische, runde oder ovale, makulöse und etwas beetartige, makulopapulöse, 0,5 bis 1 cm große Effloreszenzen, die von einer hyperkeratotischen, weißlich-grauen Membran bedeckt und an der Mund- und Genitalschleimhaut lokalisiert sind. *Perlèche-ähnliche Papeln* an den Mundwinkeln.

Allgemeinuntersuchung Fieber möglich, *generalisierte Lymphadenopathie* (zervikal, subokzipital, inguinal, epitrochlear, axillär) und Splenomegalie.

NEBENBEFUNDE *Diffuse Pharyngitis, akute bakterielle Iritis, Periostitis* der langen Röhrenknochen (Nachtschmerzen) und Gelenksschmerzen oder Gelenkserguß an den Knien oder Sprunggelenken ohne röntgenologische Veränderungen. Frühsyphilitische *Meningitis cerebrospinalis* (positive Entzündungszeichen im Liquor), Hepatosplenomegalie, Herzarrhythmien, Nephritis, Cystitis, Prostatitis, Gastritis.

VERLAUF

Bei der sekundären Syphilis kann entweder ein einziges generalisiertes oder auch mehrere

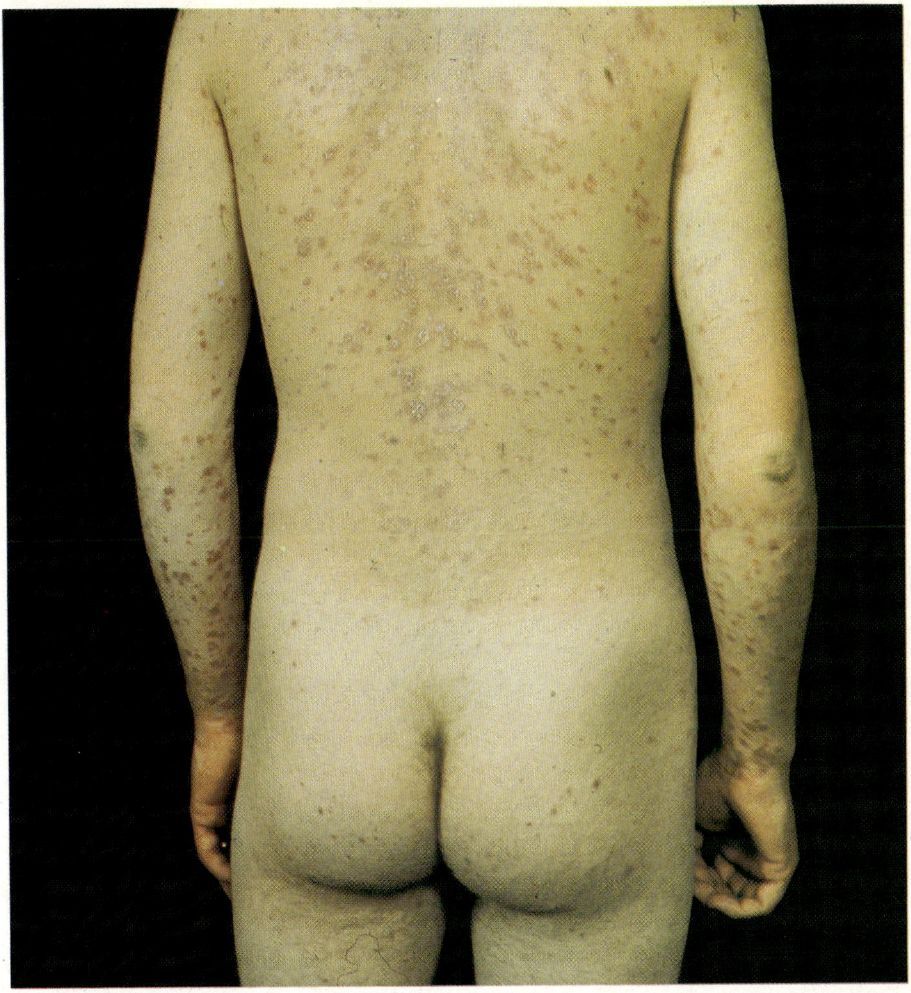

Abb. 204 **Sekundärsyphilitisches Exanthem.** Multiple, rosa bis bräunliche, kupferfarbene, makulopapulöse Effloreszenzen in Pityriasis rosea-artiger Anordnung in den Spaltlinien der Haut des Stammes, aber auch an den Extremitäten.

Rezidivexantheme nach monatelangen asymptomatischen Intervallen auftreten. Die frühsyphilitischen Exantheme sind makulös oder makulo-papulös. Die späten Exantheme sind papulös und eher lokalisiert.

DIAGNOSE UND DIFFERENTIALDIAGNOSE

Diagnose Die klinische Verdachtsdiagnose wird verifiziert durch die Dunkelfelduntersuchung und/oder Serologie. Die Dunkelfelduntersuchung ist positiv bei allen Läsionen der sekundären Syphilis mit Ausnahme des makulösen Exanthems.

Differentialdiagnose Medikamentös-toxisches Exanthem (z. B. Captopril), Pityriasis rosea, Virus-Exanthem, infektiöse Mononukleose, Tinea corporis, Tinea versicolor, Skabies, »Id«-Reaktion, Condylomata acuminata, akute Psoriasis guttata, Lichen planus.

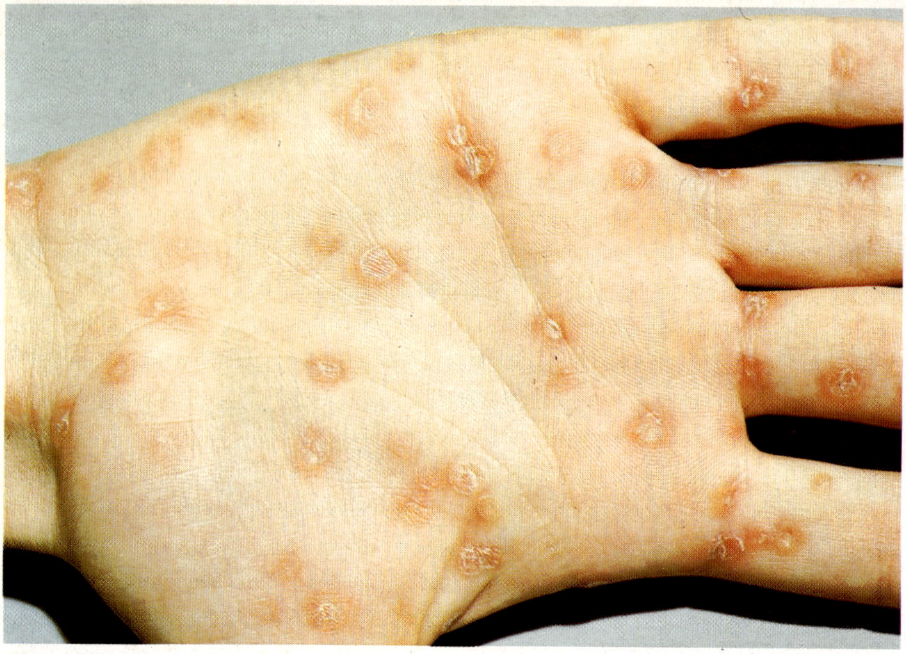

Abb. 205 Sekundäre Syphilis. Charakteristischer Befall der Handflächen mit kupferfarbenen, papulosquamösen Läsionen, sogenannten »lokalisierten Papeln«.

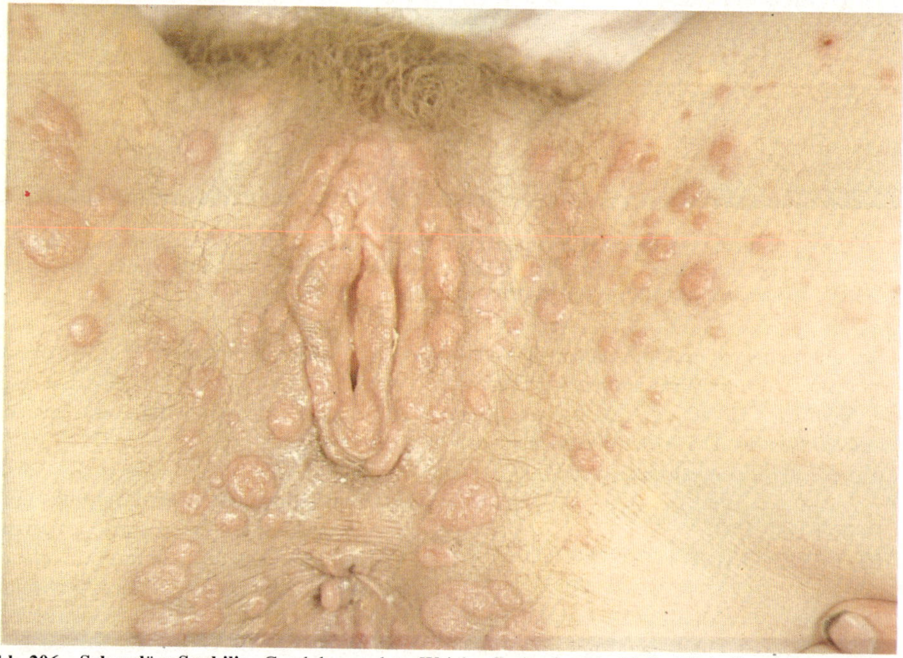

Abb. 206 Sekundäre Syphilis. Condylomata lata. Weiche, flache, feuchte, blaß-rötliche Papeln.

Lues latens

VERLAUF

Die Lues latens ist jenes Stadium, in dem sich keine klinischen Zeichen oder Symptome der Infektion nachweisen lassen. Die Diagnose wird gestellt, nachdem eine genaue Anamnese erhoben wurde und die klinische Untersuchung Symptome und Anzeichen einer aktiven Infektion ausgeschlossen hat. Die serologischen Tests auf Syphilis (STS) sind positiv. Der Liquor cerebrospinalis ist normal. Alle Patienten mit Syphilis haben irgendwann im Krankheitsverlauf eine latente Krankheitsphase. Bei manchen Patienten mit Lues latens wird die Diagnose aufgrund der positiven STS gestellt. Das Latenzstadium schließt weder Infektiosität aus noch die Entwicklung von Gummata, kardiovaskulärer Lues oder Neurosyphilis. Eine schwangere Frau mit Lues latens kann ihren Foetus infizieren.

Tertiäre Syphilis

ANAMNESE

Dauer der Läsionen Ohne *Therapie* entwickeln 15 % der Patienten eine gutartige Spätsyphilis, meistens in Form von Hautveränderungen. Die tertiäre Syphilis ist jetzt sehr selten. Früher gaben Patienten mit einer tertiären Syphilis anamnestisch eine Dauer der Hautveränderungen zwischen 3 bis 7 Jahren an (zwischen 2 bis 60 Jahren). Gummen entwickeln sich nach etwa 15 Jahren.

KLINISCHE UNTERSUCHUNG

Hautbefunde

NODULO-ULZERATIVE SYPHILIDE Ähnlich dem Lupus vulgaris.

Typische Effloreszenzen Plaques und Knötchen (Abb. 207) mit narbiger Abheilung im Zentrum mit oder ohne psoriasiforme Schuppung, mit oder ohne Exulzeration. Typischerweise und im Gegensatz zum Lupus vulgaris treten Syphilide nicht in Narben, sondern an deren Peripherie auf.

Palpation Derb (Lupus vulgaris ist weich).

Anordnung Serpiginös, anulär, polyzyklisch oder mit gezackten Rändern.

Verteilung Einzelstehende Läsionen an den Armen (Streckseiten), am Rücken oder im Gesicht.

GUMMA Die Bezeichnung *Gumma* (lat. »Gummi«) beschreibt den gummiartigen Knoten oder die tiefe granulomatöse Läsion im Subkutangewebe mit einer Tendenz zur Nekrose und Exulzeration (Abb. 208).

Typische Effloreszenz Knoten mit wie »ausgestanztem« Geschwür.

Palpation Derb.

Anordnung Isoliert.

Verteilung Überall, besonders aber am Kopf, im Gesicht, an der Brust (sternoclavicular) und an den Unterschenkeln.

Allgemeinbefunde 25 % der Patienten haben eine Neurosyphilis oder kardiovaskuläre Syphilis.

DIAGNOSE UND DIFFERENTIALDIAGNOSE

Diagnose Die klinischen Befunde werden durch die STS und die Biopsie verifiziert. Die Dunkelfelduntersuchung ist immer negativ, die Silber-Imprägnation von histologischen Schnitten zur Demonstration von Spirochäten ist nur selten positiv.

Differentialdiagnose Hauttuberkulose, atypische Mykobakterien-Infektion der Haut, Malignome, z. B. Lymphom, tiefe Pilzinfektionen, Furunkel.

LABOR- UND SPEZIALUNTERSUCHUNGEN

Serologische Untersuchungen

PRIMÄRE SYPHILIS Die Seroreaktionen werden in der 3. bis 4. Woche nach der Infektion positiv, das ist etwa gleichzeitig mit oder bis zu einer Woche nach dem Auftreten des Primäraffekts. Die unbehandelte primäre Syphilis hat 6 Wochen nach der Infektion in 91 % der Fälle einen positiven FTA-ABS- und TPHA-(*Treponema pallidum* Hämagglutination) Test. Im Vergleich dazu ist der VDRL in 88 % positiv. Die Cardiolipintests werden ein Jahr nach adäquater Behandlung negativ. Die spezifischen *Treponema*-Antigentests (FTA-ABS, TPHA) bleiben meistens mit einem niedrigen Titer positiv.

SEKUNDÄRE SYPHILIS Die nicht-treponemalen Seroreaktionen (z. B. VDRL) sind immer positiv (Titer über 1:32). Der FTA-ABS ist in 99,2 % der Fälle positiv, ebenso der TPHA. HIV-infizierte Patienten mit sekundärer Syphilis können in seltenen Fällen negative STS haben. Falsch negative STS können auf ein *Prozone-Phänomen* zurückzuführen sein (ein Übermaß an Antikörper führt zu einem Versagen der Flockungsreaktion und daher zu einem falsch negativen Test). Die nicht-treponemalen Seroreaktionen werden innerhalb von 24 Monaten nach ausreichender Behandlung negativ. Die treponemalen Seroreaktionen bleiben meistens reaktiv.

TERTIÄRE SYPHILIS Die STS sind meistens hochreaktiv, es sind aber falsch negative nicht-treponemale Tests möglich.

Beachte: Bei allen Patienten mit Syphilis sollte ein HIV-Test durchgeführt werden.

Falsch positive Seroreaktionen auf Syphilis

FALSCH POSITIVE REAKTIONEN MIT DEM FTA-ABS BERUHEN AUF FOLGENDEN KAUSALEN FAKTOREN Technischer Fehler, schlechte Qualität der Reagenzien, falsch reaktive Befunde bei gesunden Personen ohne Syphilis, Herpes simplex genitalis, Schwangerschaft, Lupus erythematosus (systemischer oder kutaner), alkoholische Zirrhose, Sklerodermie, mixed connective tissue disease.

FALSCH POSITIVE REAKTIONEN DER NICHT-TREPONEMALEN TESTS KOMMEN UNTER FOLGENDEN UMSTÄNDEN VOR *Transiente Reaktivität:* technischer Fehler (niedriger Titer), Mykoplasma-Pneumonie, Enterovirus-Infektion, infektiöse Mononukleose, Schwangerschaft, intravenöser Drogenabusus und andere seltene Ursachen (fortgeschrittene Tuberkulose, Scharlach, Virus-Pneumonie, Brucellose, Rattenbißfieber, Febris recurrens, Leptospirose, Masern, Mumps, Lymphogranuloma venereum, Malaria, Trypanosomiasis, Varizellen).

Chronische Reaktoren: Malaria, Lepra, SLE, intravenöser Drogenabusus, ältere Menschen, Autoaggressions-Thyreoiditis, rheumatoide Arthritis, Kollagenkrankheiten, Malignom des reticulo-endothelialen Systems, familiäre falsch positive Reaktoren, idiopathische Fälle.

Beachte: Wenn aufgrund der Anamnese frühsyphilitische Symptome sowie Anzeichen einer Syphilis connata fehlen und keine sexuellen Kontakte, außer mit seronegativen Partnern, nachweisbar sind, liegt wahrscheinlich eine falsch positive Reaktion vor.

Dunkelfelduntersuchung Zum Nachweis von Spirochäten verwendet man Gewebsflüssigkeit (ohne Erythrozyten) vom Primäraffekt, aus papulo-squamösen Läsionen, Condylomata lata der sekundären Syphilis oder Aspirat aus vergrößerten regionalen Lymphknoten. Das Sekret wird mit einer Glaskapillare (in der es von selbst aufsteigt!) von der gereinigten und eventuell etwas skarifizierten Läsion, die am besten vorher zwischen zwei (behandschuhten) Fingern gequetscht wird, entnommen, auf einen gereinigten Objektträger ausgeblasen, mit einem Deckglas bedeckt und sofort im Dunkelfeldmikroskop untersucht: Treponema pallidum zeigt keine Lokomotion, bewegt sich jedoch am Ort in typischer Weise: Rotation um die Längsachse, Knickbewegungen, zieharmonikaartige Kontraktionen.

Dermatopathologie Bei der primären und sekundären Syphilis findet man in der Hautbiopsie eine zentrale Verdünnung oder Ulzeration der Epidermis. Lymphozytäres und

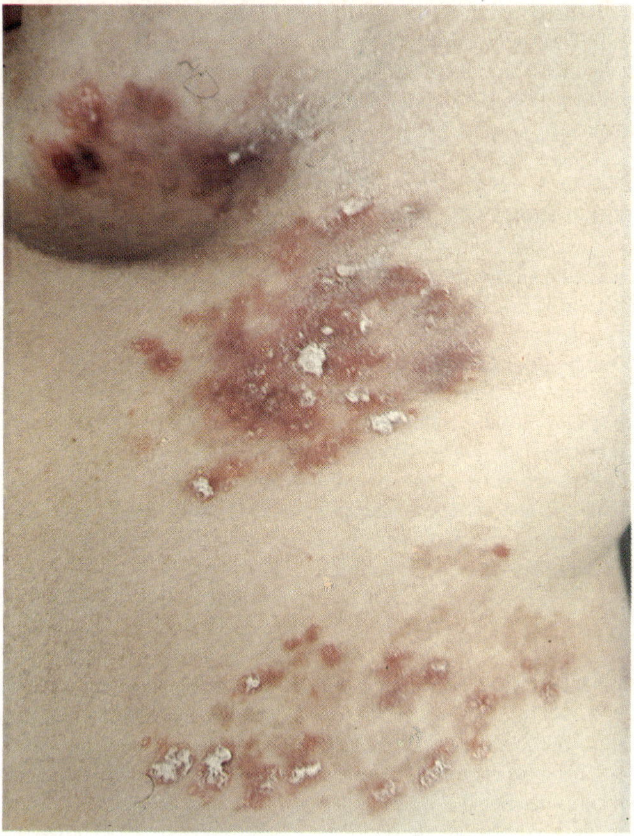

Abb. 207 **Tertiäre Syphilis.** Granulomatöse Läsionen, charakterisiert durch derbe, rötlich-braune, durchscheinende Papeln und Knötchen, z. T. mit Schuppung, die konfluieren. Abheilung mit hypo- und hyperpigmentierten Narben, Rezidive am Rand.

plasmozytäres Infiltrat in der Dermis. Proliferation von Kapillaren und Lymphgefäßen mit Endarteriitis; dadurch Thrombosen und kleine Nekrosen. Mit der Dieterle-Färbung lassen sich Spirochäten nachweisen.

PATHOPHYSIOLOGIE

Treponema pallidum dringt in die Schleimhaut oder Haut ein und vermehrt sich lokal, wodurch es zu einer entzündlichen Reaktion und Schankerbildung kommt. Meist handelt es sich um eine einzelne, manchmal mehrere Läsionen. Die spätere Syphilis ist im wesentlichen eine Gefäßkrankheit, wobei die Läsionen durch eine Endarteriitis obliterans von Endarterien und kleinen Arterien und den daraus resultierenden entzündlichen und nekrotischen Veränderungen hervorgerufen sind.

VERLAUF UND PROGNOSE

Auch ohne Behandlung heilt der Primäraffekt innerhalb von 4 bis 6 Wochen ab. Die Infektion tritt dann entweder in ein Latenzstadium ein oder es treten klinische Manifestationen der sekundären Syphilis auf, zunächst gewöhnlich in Form eines makulösen Exanthems. Die Läsionen verschwinden spontan nach Wochen und rekurrieren als makulopapulöse oder papulöse Eruptionen. Bei 20 % der unbehandelten Fälle treten innerhalb eines Jahres 3 bis 4 derartige Rezidivexantheme und darauf folgende Perioden klinischer Remission auf. Die Infektion tritt dann in ein Latenzstadium ein, in dem weder klinische Zeichen noch subjektive Krankheitssymptome bestehen. Eine unbehandelte Syphilis ist nach mehr als 4 Jahren Dauer kaum noch infektiös, außer bei schwangeren Frauen, die die Syphilis auf den Fetus übertragen können, unabhängig von der Dauer ihrer eigenen Krankheit. Gummen heilen kaum spontan ab. Noduloulzeröse Syphilide heilen spontan teilweise ab, an der Peripherie treten aber neue Läsionen auf.

THERAPIE

Primäre und sekundäre Syphilis und frühe Lues latens mit einer Krankheitsdauer von weniger als einem Jahr

EMPFOHLENE BEHANDLUNG Benzathin-Penicillin G 2,4 Mio. IE i. m. in einer einzigen Dosis. Manche Autoren empfehlen eine Wiederholung dieser Behandlung nach einer Woche.

ALTERNATIVBEHANDLUNG FÜR PENICILLIN-ALLERGISCHE PATIENTEN (KEINE SCHWANGERSCHAFT) Doxycyclin 100 mg p. o. 2x täglich über 2 Wochen oder
Tetracyclin 500 mg p. o. 4x täglich über 2 Wochen oder
Erythromycin 500 mg p. o. 4x täglich über 2 Wochen oder
Ceftriaxon 250 mg i. m. 1x täglich über 10 Tage.

JARISCH-HERXHEIMER-REAKTION Eine akute fieberhafte Reaktion, die von Schüttelfrost, Fieber, Krankheitsgefühl, Schwindel, Kopfschmerzen, Muskelschmerzen, Gelenksschmerzen begleitet sein kann und nach jeder Form der Behandlung der Syphilis auftreten kann. Kann innerhalb von Stunden nach der Therapie auftreten und klingt innerhalb von 24 Stunden ab. Häufiger bei Patienten mit früher Syphilis; eine frühe sekundäre Syphilis kann sich auf diese Weise erstmals klinisch manifestieren. Behandlung: Beruhigung des Patienten, Bettruhe, Aspirin. Bei schwangeren Patientinnen können frühzeitig Wehen einsetzen.

Späte Lues latens (mehr als 1 Jahr Krankheitsdauer), Gummen und kardiovaskuläre Syphilis

EMPFOHLENE BEHANDLUNG Benzathin-Penicillin G 7,2 Mio. IE gesamt in 3 Einzeldosen von 2,4 Mio. IE i. m. mit einwöchigen Abständen.

ALTERNATIVBEHANDLUNG BEI PENICILLIN-ALLERGISCHEN PATIENTEN (NICHT SCHWANGER) Doxycyclin 100 mg p. o. 2x täglich über 4 Wochen oder
Tetracyclin 500 mg p. o. 4x täglich über 4 Wochen.

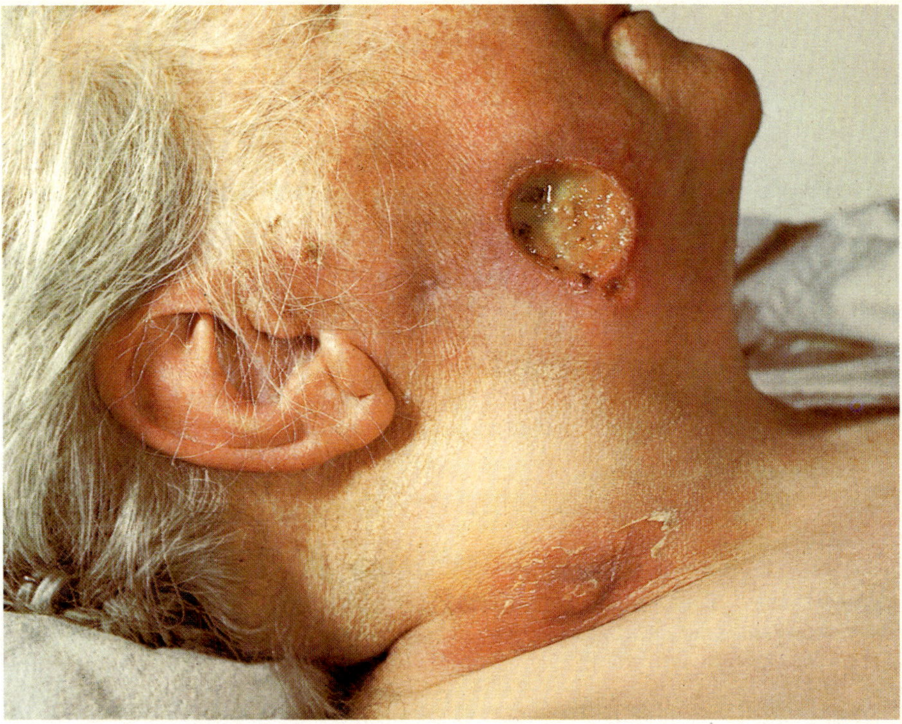

Abb. 208 **Tertiäre Syphilis (Gumma).** Zwei tief infiltrierte, rote, indolente Knoten. Der Knoten an der rechten Wange wird zum Teil von einem scharf begrenzten, ausgestanzten Ulcus mit nekrotischem Grund eingenommen.

Neurosyphilis

EMPFOHLENE BEHANDLUNG Wäßriges kristallines Penicillin G 12 bis 24 Mio. IE in Einzeldosen von 2 bis 4 Mio. IE alle 4 Stunden i. v. über 10 bis 14 Tage.

ALTERNATIVBEHANDLUNG (WENN DIE VERLÄSSLICHKEIT DES AMBULANTEN PATIENTEN GEWÄHRLEISTET IST) Procain-Penicillin 2 bis 4 Mio. IE i. m. täglich *und* Probenecid 500 mg p. o. 4x täglich, beides über 10 bis 14 Tage.

Syphilis bei HIV-infizierten Patienten

Alle Stadien der Syphilis bei HIV-infizierten Patienten sollten, wenn immer das möglich ist, mit Penicillin behandelt werden. Manche Spezialisten empfehlen eine Untersuchung des Liquor cerebrospinalis und/oder Behandlung mit einem Therapieschema, das für Neurosyphilis geeignet ist, bei allen Patienten, die sowohl mit Syphilis als auch HIV infiziert sind, unabhängig vom klinischen Stadium der Syphilis. Die Patienten sollten sowohl klinisch als auch durch quantitative Kontrollen der nicht-treponemalen Seroreaktionen (VDRL, RPR) 1, 2, 3, 6, 9 und 12 Monate nach der Behandlung kontrolliert werden. Bei Patienten mit früher Syphilis, deren Titer ansteigen bzw. nicht innerhalb von 6 Monaten um 4 Titerstufen absinken, sollte eine Untersuchung des Liquor cerebrospinalis und neuerliche Behandlung durchgeführt werden. Bei diesen Patienten können Liquorveränderungen durch die HIV-Infektion, durch Neurosyphilis oder eine Kombination der beiden hervorgerufen sein.

Ulcus molle

Das Ulcus molle ist eine akute, sexuell übertragene Infektion, die charakterisiert ist durch ein schmerzhaftes Geschwür an der Inokulationsstelle, meist am äußeren Genitale, und einer eitrigen regionalen Lymphadenopathie.

Synonyme: Weicher Schanker, chancre mou, Schankroid.

EPIDEMIOLOGIE UND ÄTIOLOGIE

Geschlecht Junge Männer. Lymphadenitis ist häufiger bei Männern.

Erreger *Haemophilus ducreyi*, ein gramnegativer Streptobazillus.

Übertragung Beim Geschlechtsverkehr mit einem Partner mit einem Genitalgeschwür durch *Haemophilus ducreyi*.

Geographische Verbreitung Selten in den Industriestaaten; Mikroepidemien werden sporadisch aus den Tropen importiert. Endemiegebiete in den tropischen und subtropischen Drittweltländern, besonders unter der Stadt- und Hafenbevölkerung.

ANAMNESE

Inkubationsperiode 4 bis 7 Tage.

Prodrome Keine.

Reiseanamnese Sexuelle Aktivität während einer Reise in ein Land, in dem das Ulcus molle endemisch ist, eventuell Kontakt mit einer Prostituierten.

KLINISCHE UNTERSUCHUNG

Hautbefunde

TYPISCHE EFFLORESZENZEN
Die Primärläsion ist ein schmerzhaftes Knötchen mit erythematösem Hof, das sich zu einer Pustel, Erosion und einem Geschwür entwickelt. Das Geschwür ist meistens ziemlich *druckempfindlich* oder *spontan* schmerzhaft. Seine Ränder sind scharf, unterminiert und nicht verhärtet (Abb. 209). Der Ulcusgrund ist matschig mit Granulationsgewebe und von graugelbem Exsudat bedeckt. Meist besteht ein Ödem des Präputiums.

FORM DER EINZELLÄSION Ein oder mehrere Ulcera, die zu großen, serpiginösen oder Riesenulcera (über 2 cm) konfluieren können.

VERTEILUNG DER LÄSIONEN Multiple Ulcera (Abb. 210) sind auf Autoinokulation zurückzuführen.
Bei Männern: Am Präputium, Frenulum, Sulcus coronarius, Glans, Penisschaft. *Bei Frauen:* Hintere Kommissur, Labien, Vestibulum, Clitoris, Scheidenwand durch direkte Ausbreitung vom Introitus, Cervix, Perianalregion. Extragenitale Läsionen kommen an der Brust, den Fingern, Oberschenkeln und der Mundschleimhaut vor.

Allgemeinuntersuchung *Schmerzhafte* Lymphadenitis inguinalis (meist unilateral) bei 50 % der Patienten 1 bis 2 Wochen nach der Primärläsion. Die Haut über Bubonen ist erythematös; Fluktuation, spontaner Durchbruch nach außen ist möglich.

DIAGNOSE UND DIFFERENTIALDIAGNOSE

Diagnose Klinisch durch Ausschluß anderer Ursachen eines Genitalgeschwürs oder von Bubonen.

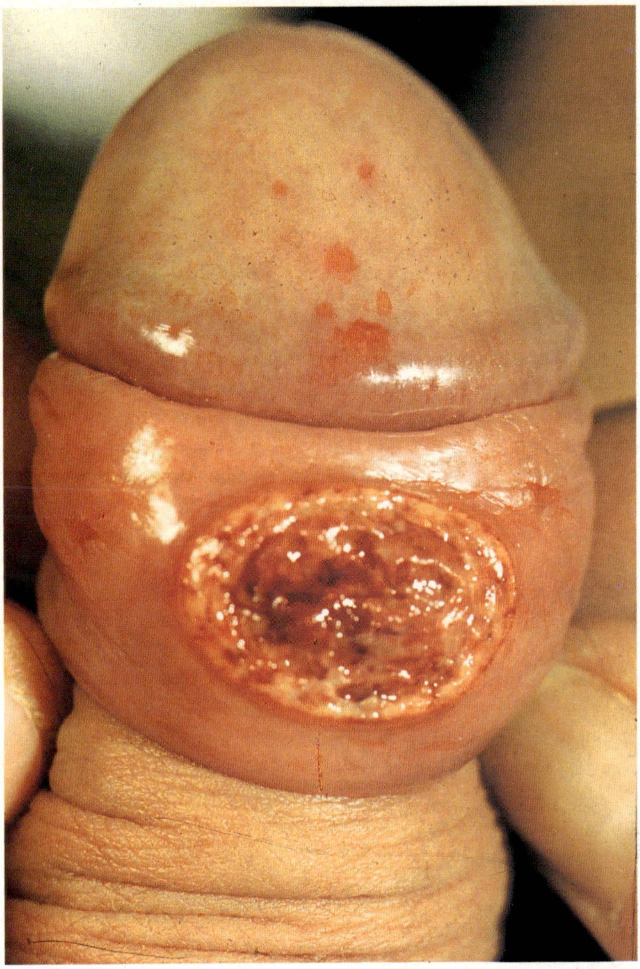

Abb. 209 **Ulcus molle.** Schmerzhaftes Ulcus mit nekrotisch-granulierendem Grund und ausgeprägtem Begleiterythem und -ödem (dankenswerterweise überlassen von Dr. Alfred Eichmann).

Differentialdiagnose *Genitalgeschwür:* Herpes genitalis, Syphilis, Donovanosis, Lymphogranuloma venereum, sekundärinfizierte Bisse oder traumatische Läsionen. *Druckschmerzhafter Knoten inguinal:* Inkarzerierte Hernie, Pest, Tularämie.

LABOR- UND SPEZIALUNTERSUCHUNGEN

Gram-Färbung In Ausstrichen von der Geschwürsbasis (am besten vom unterminierten Rand) oder von Bubonen-Eiter versucht man, kleine Haufen von parallelen Ketten gramnegativer Stäbchen nachzuweisen. Die Interpretation ist wegen der Mischinfektion mit anderen Keimen in den Geschwüren meist schwierig.

Kultur Spezielle Kulturbedingungen, die Isolierung ist schwierig.

Serologische Tests Nicht verfügbar.

Dermatopathologie Kann hilfreich sein, die Organismen sind aber selten nachweisbar.

Autoinokulation Wird wegen Unverläßlichkeit nicht mehr durchgeführt.

PATHOPHYSIOLOGIE

Wenig untersucht. *Haemophilus ducreyi* wird durch kleine Verletzungen in der Haut oder Schleimhaut inokuliert. Die primäre Infektion erfolgt an der Stelle der Inokulation, dann Lymphadenitis. Die Bubonen-Bildung erfolgt durch wenige Mikroorganismen und eine überschießende, akut entzündliche Reaktion. Welche Rolle Immunmechanismen spielen, ist unbekannt.

VERLAUF UND PROGNOSE

Innerhalb von 7 Tagen nach Beginn der Therapie kommt es zu einer subjektiven und objektiven Besserung der Ulcera mollia. Die klinische Rückbildung der Lymphadenopathie dauert länger. Da bei 10 bis 15 % der Patienten gleichzeitig eine Syphilis besteht, sollten innerhalb von 3 Monaten nach der Infektion serologische Tests auf Syphilis durchgeführt werden.

THERAPIE

Empfohlene Behandlung
Erythromycin 500 mg p. o. 4x täglich über 10 Tage *oder*
Ceftriaxon 250 mg i. m. als einmalige Dosis.

Alternativbehandlung
Trimethoprim/Sulfamethoxazol 160/800 mg p. o. 2x täglich über 7 Tage *oder*
Amoxicillin 500 mg plus Clavulan-Säure 125 mg p. o. 3x täglich über 7 Tage *oder*
Ciprofloxacin 500 mg p. o. 2x täglich über 3 Tage.

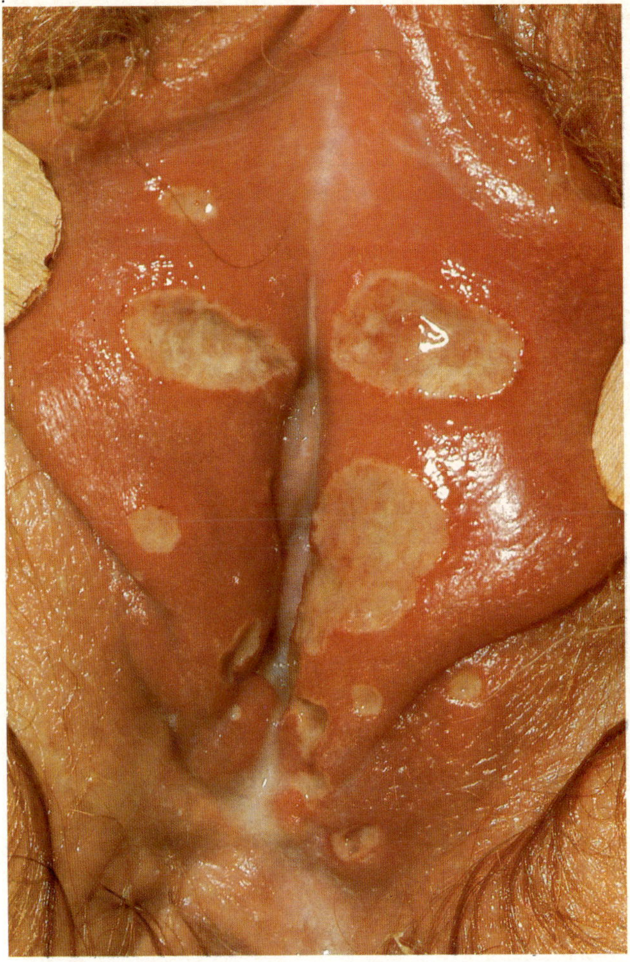

Abb. 210 **Ulcera mollia.** Multiple, schmerzhafte Geschwüre durch Autoinokulation an der Vulva. Beachte: Die Ulcera sind scharf begrenzt, zum Teil mit überhängendem Rand.

Donovanosis

Die Donovanosis ist eine chronische, progredient destruktive bakterielle Infektion der Genitalregion, charakterisiert durch Ulzeration und epitheliomatöse Hyperplasie.

Synonyme: Granuloma inguinale, Granuloma venereum.

EPIDEMIOLOGIE UND ÄTIOLOGIE

Geschlecht Junge Männer.

Erreger *Calymmatobacterium granulomatis*, ein kapselbildendes gramnegatives Stäbchen.

Übertragung Relativ wenig kontagiös. Möglicherweise sind zur Infektion multiple Expositionen notwendig. In den meisten Fällen findet man beim Sexualpartner keine entsprechenden Läsionen.

Geographische Verbreitung Endemiegebiete in tropischen und subtropischen Regionen (Indien, Karibik, Afrika, australische Aborigines). Selten in den Vereinigten Staaten, Kanada und Europa.

ANAMNESE

Inkubationsperiode 8 bis 80 Tage.

Reiseanamnese Sexueller Kontakt in einem Endemiegebiet.

Vorgeschichte Genitale Ulcera sind relativ schmerzlos.

KLINISCHE UNTERSUCHUNG

Hautbefunde

TYPISCHE EFFLORESZENZEN
Primärläsion: Knopfartige Papel (Abb. 211) oder subkutanes Knötchen, das innerhalb weniger Tage exulzeriert. Die Ulcera sind scharf begrenzt, den Ulcusgrund bildet fleischrotes Granulationsgewebe. Parallel zur Ausdehnung des Geschwürs kommt es zur Fibrosierung. In der Folge kann ein Lymphödem mit Elephantiasis des Penis, Scrotum bzw. der Vulva auftreten.

VERTEILUNG DER LÄSIONEN *Männer* Präputium oder Glans, Penisschaft, Scrotum.

Frauen Labia minora, Mons veneris, hintere Kommissur. Die Ulcera können sich dann per continuitatem oder durch Autoinokulation auf die Inguinal- und Perinealhaut ausbreiten. Extragenitale Läsionen kommen im Mund, an den Lippen, im Rachen, Gesicht, Gastrointestinaltrakt und Knochen vor.

SONDERFORMEN *Ulcerovegetative Form* Entwickelt sich aus der nodulären Form; große, fortschreitende, vegetierende Geschwüre (Abb. 212).

Noduläre Form Weiche, rote Knoten, die schließlich zu Ulcera mit hellrotem, samtartigem Grund werden.

Hypertrophe Form Proliferationsreaktion mit Ausbildung großer, vegetierender Massen.

Zikatrizierende Form Mit der Ausbreitung der Infektion kommt es zur Ausbildung von extensivem Narbengewebe.

SPÄTFOLGEN Plattenepithelkarzinom der Genitalhaut.

Allgemeine Untersuchung Selten Vergrößerung der regionalen Lymphknoten; ein großer subkutaner Knoten kann aber einen entzündeten Lymphknoten imitieren (sogenannter Pseudobubo).

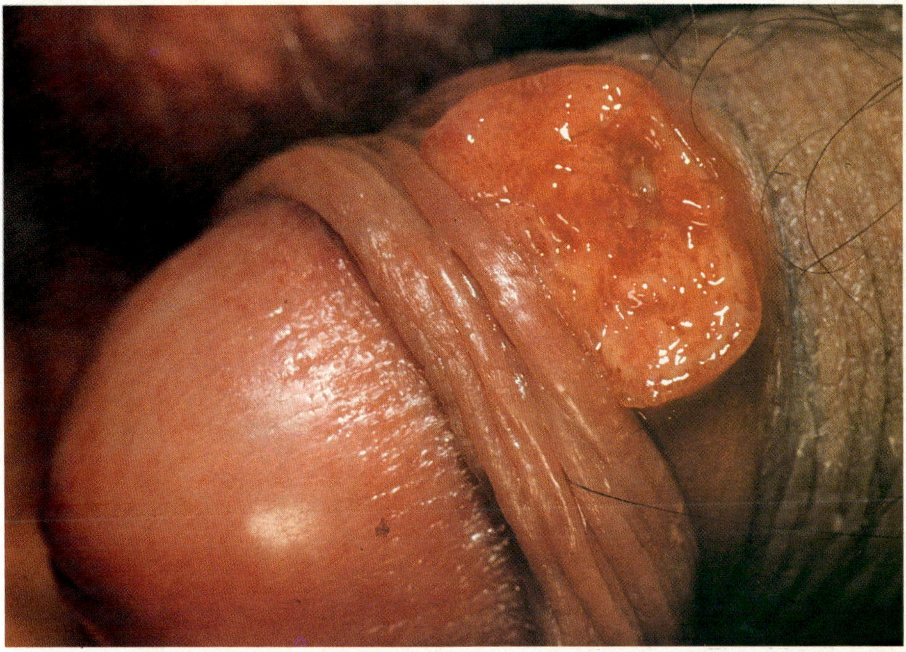

Abb. 211 **Donovanosis.** Knopfartige Papel mit zentraler Exulzeration, fleischroter Basis und scharfem Rand (dankenswerterweise überlassen von Dr. Alfred Eichmann).

DIAGNOSE UND DIFFERENTIALDIAGNOSE

Diagnose Klinische Diagnose, zum Ausschluß anderer Ursachen für Genitalgeschwüre wird ein Tupfpräparat von bioptischem Material gemacht.

Differentialdiagnose *Genitalgeschwür(e):* Herpes simplex vegetans, syphilitischer Primäraffekt, Ulcus molle, Lymphogranuloma venereum, Hauttuberkulose, Amöbiasis der Haut, Filariasis, Plattenepithelkarzinom. *Perianale hypertrophe Donovanose:* Condylomata acuminata, Condylomata lata.

LABOR- UND SPEZIALUNTERSUCHUNGEN

Tupf- oder Quetschpräparat Eine Stanzbiopsie wird nach Wright oder Giemsa gefärbt. Darstellung von Donovan-Körperchen im Zytoplasma von Makrophagen. Je nach der klinischen Form findet man eine unterschiedliche Anzahl von Erregern.

Dermatopathologie Ausgeprägte Akanthose und dichtes, hauptsächlich plasmazelluläres und histiozytäres dermales Infiltrat.

Große mononukleäre Zellen enthalten zytoplasmatische Einschlüsse (Donovan-Körperchen), bei denen es sich um *Calymmatobacterium granulomatis* handelt und die pathognomonisch sind.

Serologie Serologische Tests auf Syphilis zum Ausschluß einer Syphilis.

VERLAUF UND PROGNOSE

Geringe Spontanheilungstendenz. Nach antibiotischer Behandlung heilen die Läsionen oft mit Depigmentation der reepithelisierten Haut.

THERAPIE

Am wirksamsten ist Chloramphenicol 500 mg p. o. alle 8 Stunden *oder* Gentamycin 1 mg/kg Körpergewicht i. v. 2x täglich *oder* Tetracycline 500 mg p. o. 4x täglich über 3 bis 4 Wochen (bis die Ulcera abgeheilt sind).

Alternativen Streptomycin 1 g 2x täglich i. m.. Ampicillin 500 mg p. o. 4x täglich bis zu 12 Wochen. Erythromycin 500 mg p. o. 4x täglich. Cotrimoxazol 2 Tabletten p. o. alle 12 Stunden über 10 Tage.

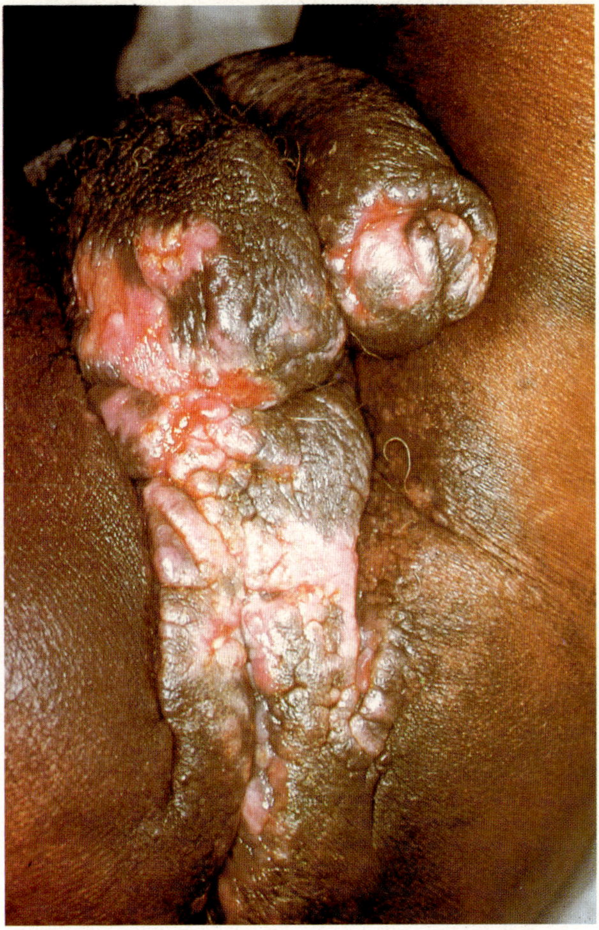

Abb. 212 Ulcerovegetative Form der Donovanosis. Ausgedehnte Granulationsgewebsbildung, Exulzeration und Vernarbung der Haut von Perineum und äußerem Genitale.

Lymphogranuloma venereum

Das Lymphogranuloma venereum ist eine sexuell übertragene Infektion, die sich mit einer oft unbemerkt verlaufenden primären Genitalläsion, sekundärer Lymphadenitis mit Bubo-Bildung und/oder Proctitis manifestiert und seltene Spätfolgen wie Fibrose, Ödem und Fistelbildung haben kann.

Synonym: Lymphogranuloma inguinale, Lymphogranulomatosis inguinalis.

EPIDEMIOLOGIE UND ÄTIOLOGIE

Alter Dritte Dekade.

Rasse Meistens bei Nichtweißen, es gibt aber wahrscheinlich keine echten rassischen Differenzen.

Geschlecht Akute Infektionen sind viel häufiger bei Männern. Das anorektale Syndrom ist häufiger bei Frauen und homosexuellen Männern.

Erreger *Chlamydia trachomatis*, Immunotypen oder Serovarianten L_1, L_2, L_3.

Übertragung Die *Chlamydien* werden mit dem eitrigen Exsudat auf die Haut oder Schleimhaut eines Sexualpartners übertragen, Eintrittspforte sind kleinste Verletzungen und Abschürfungen.

Geographische Verbreitung Sporadisch in Nordamerika, Europa, Australien und dem Großteil von Asien und Südamerika. Endemiegebiete in Ost- und Westafrika, Indien, Teilen von Südostasien, Südamerika und der Karibik.

ANAMNESE

Inkubationsperiode 3 bis 12 Tage oder länger bis zum Primärstadium. 10 bis 30 Tage (bis zu 6 Monaten) bis zum Sekundärstadium.

Reiseanamnese Die meisten Infektionen, die in Nordamerika und Europa beobachtet werden, werden durch sexuelle Kontakte in Endemiegebieten erworben.

Krankheitsverlauf
PRIMÄRSTADIUM Schmerzlose, herpetiforme Erosion oder Ulzeration.
SEKUNDÄRSTADIUM *Inguinales Syndrom* Mit den inguinalen Bubonen sind Allgemeinsymptome wie Fieber, Krankheitsgefühl assoziiert. Die Bubonen sind sehr schmerzhaft. Unterbauch- und Rückenschmerzen.
Anogenitorektales Syndrom Pruritus ani, rektaler Ausfluß und Schmerzen, Tenesmen, Obstipation, »Bleistiftstühle«, Fieber, Gewichtsverlust.

KLINISCHE UNTERSUCHUNG

Hautbefunde
PRIMÄRSTADIUM *Typische Effloreszenzen* Papel, seichte Erosion oder Geschwür, gruppierte, kleine Erosionen oder Geschwüre (herpetiform) oder unspezifische Urethritis. Bei Männern kann eine perlschnurartige Lymphangitis am Penisrücken mit lymphangitischen Knötchen (Bubonuli) auftreten. Die Bubonuli können rupturieren, was zur Ausbildung von Urethralfisteln und deformierenden Penisnarben führen kann. Bei Frauen Cervicitis, Perimetritis und Salpingitis.
Verteilung der Läsionen An der Stelle der Inokulation. *Bei Männern:* Sulcus coronarius,

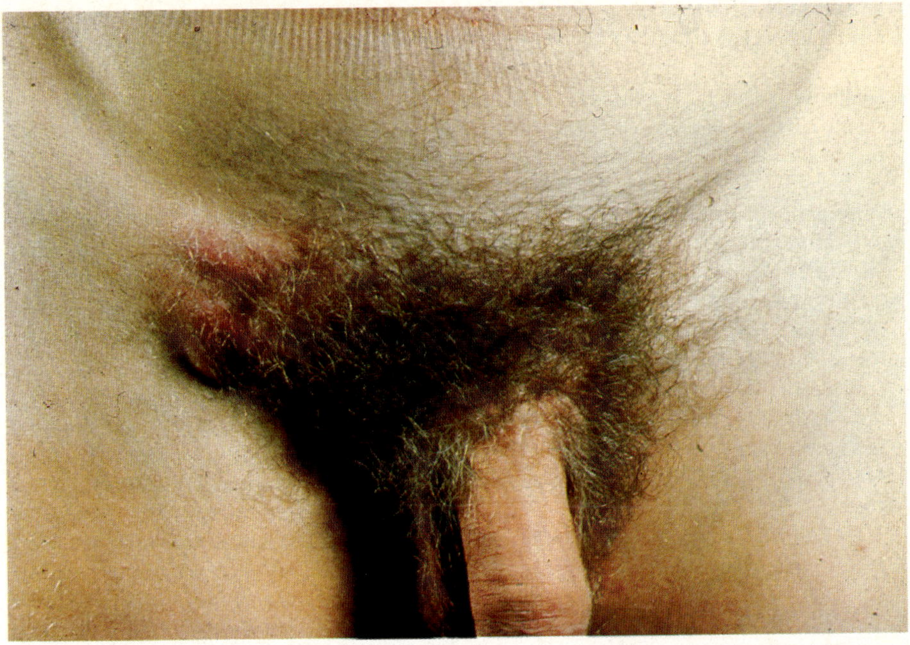

Abb. 213 Lymphogranuloma venereum. Ausgeprägte Lymphadenopathie der femoralen und inguinalen Lymphknoten, die durch eine Furche getrennt sind, die dem Poupart'schen Band entspricht (»Furchen«-Zeichen).

Frenulum, Präputium, Penis, Urethra, Glans und Scrotum. *Bei Frauen:* Hintere Scheidenwand, hintere Kommissur, hintere Cervixlippe, Vulva. Wenn die primäre Läsion intraurethral lokalisiert ist, ist das klinische Bild das einer unspezifischen Urethritis mit dünnflüssigem, schleimig-eitrigem Ausfluß.

Andere Symptome Erythema nodosum in 10 % der Fälle. Erythema multiforme, scarlatiniforme Exantheme, Urticaria. Die primäre Inokulation im Mund oder Pharynx führt zu einer Lymphadenitis submandibularis oder cervicalis.

SEKUNDÄRSTADIUM *Inguinales Syndrom* In zwei Drittel der Fälle unilaterale Bubonen. Ausgeprägtes Ödem und Erythem der darüberliegenden Haut. Ein Drittel der inguinalen Bubonen brechen nach außen durch. Zwei Drittel bilden sich langsam zurück. »Furchen«-Zeichen: Die entzündlich veränderten femoralen und inguinalen Lymphknoten können durch eine Einsenkung oder Furche, die durch das Poupartsche Ligament bedingt ist, getrennt sein (Abb. 213). Bei 75 % der Fälle sind die tiefen iliakalen Lymphknoten befallen, die größere Knoten im kleinen Becken bilden und selten eitrig einschmelzen.

Anogenitorektales Syndrom Proctocolitis und Hyperplasie des intestinalen und perirektalen lymphatischen Gewebes. In der Folge kommt es zu perirektalen Abszessen, ischiorektalen und rektovaginalen Fisteln, Analfisteln und Rektumstrikturen. Exzessive Hypertrophie des Lymphgewebes führt zu Lymphorrhoiden (ähnlich den Hämorrhoiden) oder perianalen Kondylomen.

Esthiomene Elephantiasis der Vulva, die exulzerieren kann und die 1 bis 20 Jahre nach der Primärinfektion auftritt.

Allgemeinuntersuchung

ANOGENITOREKTALES SYNDROM Tiefer Druckschmerz im unteren Abdomen. Das Colon im Bereich des kleinen Beckens ist verdickt, die perirektalen Lymphknoten vergrößert.

DIAGNOSE UND DIFFERENTIALDIAGNOSE

Diagnose Durch serologische Untersuchung oder histologische Identifikation der *Chlamydien* im Biopsiematerial.

Differentialdiagnose

PRIMÄRSTADIUM Herpes genitalis, syphilitischer Primäraffekt, Ulcus molle.

INGUINALES SYNDROM Inkarzerierte Leistenhernie, Pest, Tularämie, Tuberkulose, Herpes genitalis, Syphilis, Ulcus molle, Morbus Hodgkin.

ANOGENITOREKTALES SYNDROM Rektalstrikturen durch Rectumkarzinom, Trauma, Aktinomykose, Tuberkulose und Schistosomiasis.

ESTHIOMENE Filariasis, Mykosen.

LABOR- UND SPEZIALUNTERSUCHUNGEN

Frei-Test Hat nur noch historische Bedeutung. Hypersensibilität vom verzögerten Typ auf das standardisierte Antigen Lygranum weist auf eine alte oder frische Infektion hin. Positiv 2 bis 8 Wochen nach der Infektion. Das Frei-Antigen ist allen *Chlamydien* gemeinsam, ein positiver Test ist daher für Lymphogranuloma venereum nicht diagnostisch.

Serologische Tests Der Komplementbindungstest ist empfindlicher und früher reaktiv als der Frei-Test. Das aktive Lymphogranuloma venereum hat meist einen Titer von oder über 1:64. Der Mikroimmunfluoreszenztest ist empfindlicher und spezifischer und erlaubt die Identifikation der Serovariante des Erregers.

Kultur Die *Chlamydia trachomatis* kann in bis zu 30 % der Fälle auf Gewebekulturzellen gezüchtet werden.

Dermatopathologie Nicht pathognomonisch.

Primärstadium: Kleine, sternförmige Abszesse, die von palisadenartig angeordneten Histiozyten umgeben sind. *Spätstadium:* Epidermale Akanthose/Papillomatose. Die Dermis ist ödematös, die Lymphgefäße erweitert mit Fibrose und lymphozytär-plasmozytärem Infiltrat.

PATHOPHYSIOLOGIE

Primär eine Infektion der Lymphgefäße und Lymphknoten. Die Lymphangitis und Lymphadenitis spielen sich im Abflußbereich der Inokulationsstelle mit nachfolgender Perilymphangitis und Perilymphadenitis ab. Es treten Nekrosen, gekammerte Abszesse und Fisteln auf. Nach Abklingen der akuten Entzündung kommt es zur Fibrosierung, Verschluß des Lymphabflusses, chronischem Ödem und Strikturen. Die Inokulationsstelle ist entscheidend für die betroffenen Lymphknoten: Penis und vordere Urethra – oberflächliche und tiefe inguinale Lymphknoten; hintere Urethra – tiefe iliakale und perirektale Lymphknoten; Vulva – inguinale Lymphknoten; Vagina, Cervix – tiefe, iliakale, perirektale, retrocrurale und lumbosakrale Lymphknoten; Anus – inguinale Lymphknoten; Rectum – perirektale und tiefe iliakale Lymphknoten.

VERLAUF UND PROGNOSE

Der natürliche Verlauf ist sehr unterschiedlich, Spontanremission ist häufig.

THERAPIE

Therapie der Wahl

Doxycyclin 100 mg p. o. 2x täglich über 21 Tage.

Alternativbehandlung

Tetracycline 500 mg p. o. 4x täglich über 21 Tage *oder*

Erythromycin 500 mg p. o. 4x täglich über 21 Tage *oder*

Sulfisoxazol 500 mg p. o. 4x täglich über 21 Tage oder eine äquivalente Sulfonamid-Behandlung.

Genitale Warzen

Die genitalen Warzen sind weiche, hautfarbene, fleischige Papeln auf der anogenitalen oder oralen Mucosa oder Haut, die durch eine Infektion mit dem humanen Papillomvirus (HPV) hervorgerufen sind.

Synonyme: Condyloma acuminatum, Feigwarzen.

EPIDEMIOLOGIE UND ÄTIOLOGIE

Alter Vor allem junge, sexuell aktive Erwachsene.
Erreger HPV, ein DNA-Papovavirus, das sich im Kern infizierter Epithelzellen vermehrt: Die Typen 6 und 11 sind die häufigsten »low risk« onkogenen Typen; auch die Typen 16, 18, 31 und 33.
Übertragung Infektiös, sexuelle und nicht-sexuelle Übertragung. Von infizierten Frauen akquirieren 90 bis 100 % der Partner die Infektion. Bei Säuglingen und Kleinkindern kann die Infektion während der Geburt erfolgen.
Vorkommen Zunahme der Fälle um ein Vielfaches während der letzten beiden Jahrzehnte. Die Durchseuchung mit dem HPV bei Frauen bewegt sich zwischen 3 und 28 %, je nach der untersuchten Bevölkerungsgruppe.

ANAMNESE

Inkubationsperiode Mehrere Wochen bis Monate bis Jahre.
Dauer der Läsionen Monate bis Jahre.
Hautsymptome Meist asymptomatisch. Bei Säuglingen und Kindern können genitale Warzen ein Hinweis auf sexuellen Mißbrauch sein, obwohl das wahrscheinlich wesentlich seltener der Fall ist, als man ursprünglich annahm.

KLINISCHE UNTERSUCHUNG

Hautläsionen

TYPISCHE EFFLORESZENZEN Stecknadelkopfgroße Papeln bis zu blumenkohlartigen Massen (Abb. 214). An Penis und Vulva können sie subklinisch verlaufen und nur durch Säurebehandlung zur Darstellung kommen.
FARBE Hautfarben, rosa oder rot.
PALPATION Weich.
FORM Filiform, breitbasig aufsitzend (besonders am Penis).
VERTEILUNG Selten Einzelläsionen, meistens Gruppen von Läsionen. Perianale blumenkohlartige Läsionen können Walnuß- bis Apfelgröße erreichen.
PRÄDILEKTIONSSTELLEN *Männer* Penis und zwar Frenulum, Corona, Glans, Präputium, Fossa navicularis, Penisschaft und Scrotum (Abb. 214).
Frauen Labien (Abb. 215), Clitoris, Periurethralgegend, Perineum, Vagina, Cervix (plane Kondylome).
Bei beiden Geschlechtern Perineal, perianal (Abb. 216), Analkanal, Rectum, Urethra, Harnblase, Mundschleimhaut.

DIAGNOSE UND DIFFERENTIALDIAGNOSE

Diagnose Klinisch, gelegentlich Verifizierung durch Biopsie.

Differentialdiagnose Condylomata lata, intraepitheliale Neoplasien (bowenoide Papulose), invasives Plattenepithelkarzinom, Molluscum contagiosum, Lichen nitidus, Lichen planus, normale Talgdrüsen, Angiokeratom, pearly penile papules, Folliculitis, Muttermale, Verrucae seborrhoicae, Fibromata mollia, Pilarzysten, noduläre Skabies.

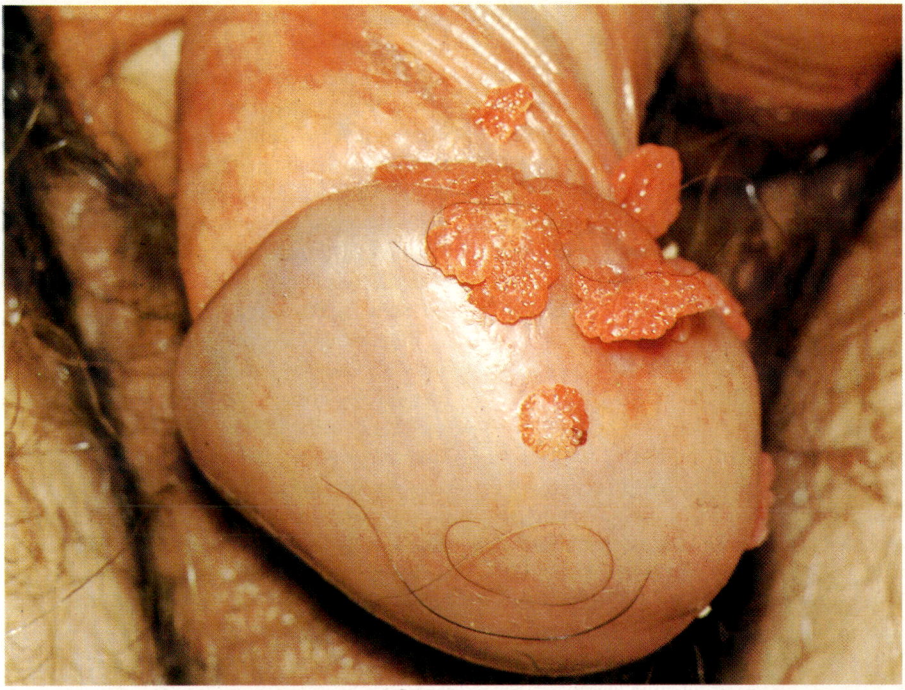

Abb. 214 **Condylomata acuminata.** Weiche, abgeflachte, filiforme Läsionen an der Glans penis und am Präputium.

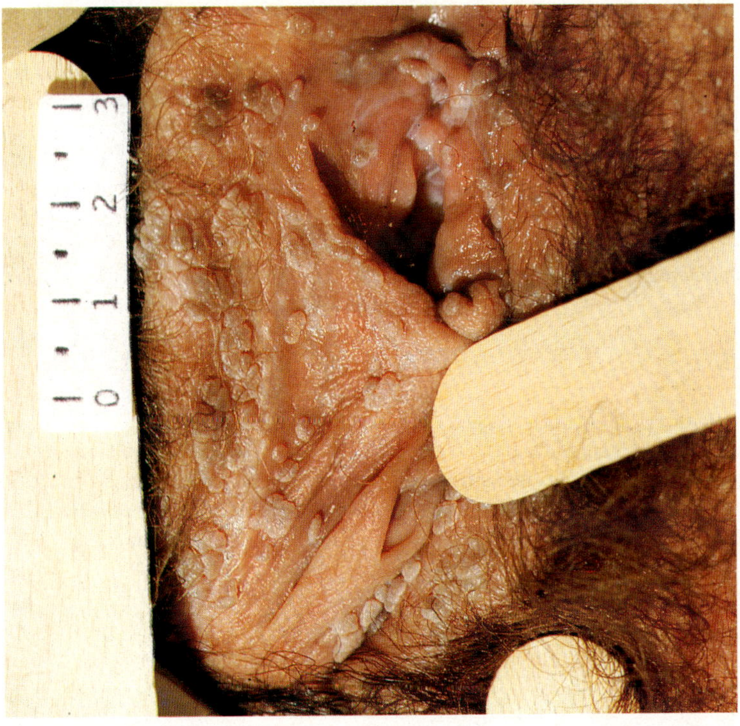

Abb. 215 **Condylomata acuminata.** Multiple, rosa-bräunliche, weiche Papeln an den Labien.

LABOR- UND SPEZIALUNTERSUCHUNGEN

Säurebehandlung Subklinische Läsionen können dadurch zur Darstellung gebracht werden, daß man den Penis für 5 Minuten mit Gaze umwickelt, die mit 5 %iger Essigsäure befeuchtet ist. Mit einer Lupe (Vergrößerung 10fach) oder dem Kolposkop erscheinen Warzen als winzige, weiße Papeln.
Serologische Tests auf Syphilis Negativ.

VERLAUF UND PROGNOSE

Condylomata rezidivieren häufig auch nach ordnungsgemäßer Therapie, da in der klinisch normalen periläsionalen Haut latente HPV vorhanden sein können. Die wesentliche Bedeutung der HPV-Infektion besteht in der Gefahr der malignen Entartung. Die HPV-Typen 16, 18, 31 und 33 sind die wichtigsten ätiologischen Faktoren für die Cervixdysplasie und das verhornende Plattenepithelkarzinom der Cervix, invasive Karzinome sowohl der Vulva als auch des Penis, sowie das anale Plattenepithelkarzinom homosexueller und bisexueller Männer. Die Notwendigkeit jährlicher Abstriche nach Papanicolaou muß besonders Frauen mit genitalen Warzen klargemacht werden.
Kinder von Müttern mit genitaler HPV-Infektion, die vaginal geboren werden, können anogenitale Kondylome entwickeln oder in späteren Jahren eine rezidivierende Papillomatose des Respirationstraktes.

THERAPIE

KONDYLOME AM ÄUSSEREN GENITALE
Kryotherapie mit flüssigem Stickstoff.
Podophyllin (10 bis 25 %) in alkoholischer Lösung. Pro Behandlungssitzung sollten nicht mehr als 0,5 ml Podophyllin-Lösung angewendet werden und die behandelte Fläche nicht größer als 10 cm^2 sein. Nach 1 bis 4 Stunden sollte das Podophyllin gründlich abgewaschen werden. Die Behandlung wird 2x wöchentlich wiederholt. Käufliche Lösungen zur Selbstbehandlung stehen zur Verfügung. Schleimhautwarzen sprechen besser auf die Behandlung an als die stark verhornten Warzen am Penisschaft, an den Gesäßbacken und in der Schambeingegend. Podophyllin ist in der Schwangerschaft kontraindiziert. Beachte: Während der Behandlung kann es zu einer unter Umständen massiven Entzündung mit Erosion der normalen Schleimhaut kommen (cave: entzündliche Phimose).
Trichloressigsäure (80 bis 90 %) Darf nur auf die Warzen aufgetragen werden; Nachbehandlung mit Talcum oder Natriumbicarbonat (Speisesoda), um ungebundene Säure zu neutralisieren. Die Behandlung sollte in wöchentlichen Intervallen wiederholt werden.
Elektrokaustische Behandlung/Laserchirurgie Hochwirksam zur Zerstörung von infiziertem Gewebe und HPV, sollte aber nur von Klinikern durchgeführt werden, die mit der Behandlung vertraut sind. Die Elektrodesikkation ist bei Patienten mit Herzschrittmachern kontraindiziert.
Intraläsionales Interferon Derzeit nur experimentelle Behandlungsmethode. Schmerzhaft.
KONDYLOME DER FOSSA NAVICULARIS Kryotherapie, Laserchirurgie. Als Alternative: Podophyllin auf die trockene Mucosa auftragen, nach 1 bis 2 Stunden abwaschen. 5-Fluorouracil-Creme.
ANALE UND PERIANALE KONDYLOME Als Alternativen: Trichloressigsäure (80 bis 90 %); elektrochirurgische Abtragung.
ORALE KONDYLOME Kryotherapie. Alternativen: Elektrodesikkation/Elektrokaustik; chirurgische Entfernung, Laser-Chirurgie.
Systemtherapie Bei ausgedehnten, rezidivierenden Kondylomen kann *zusätzlich* zur Lokaltherapie systemisch Interferon als ultima ratio verabreicht werden.

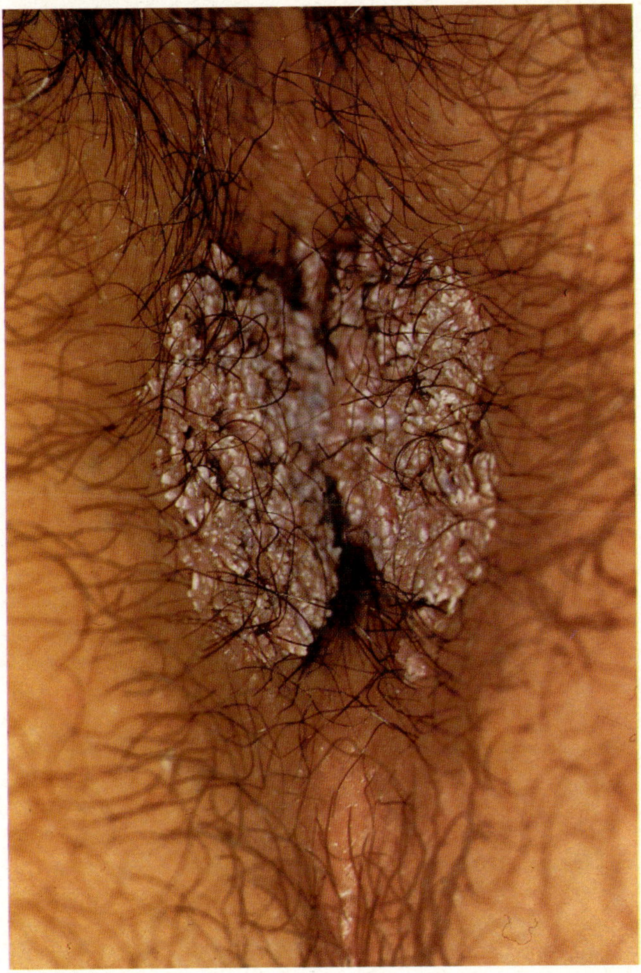

Abb. 216 Condylomata acuminata. Blumenkohlartige Masse an der Perianalhaut.

Intraepitheliale Neoplasie der Anogenitalhaut

Die intraepitheliale Neoplasie (IEN) der Anogenitalhaut ist charakterisiert durch multifokale, harmlos aussehende, makulo-papulöse Läsionen auf der Mucosa, der anogenitalen und Oberschenkelhaut mit histologischen Veränderungen, die typisch für ein bowenoides Carzinoma in situ sind, im großen und ganzen aber einen gutartigen Verlauf nehmen.

Synonyme: Bowenoide Papulose, intraepitheliale Neoplasie der Vulva, intraepitheliales Neoplasma des Penis, squamöse intraepitheliale Neoplasie.

EPIDEMIOLOGIE UND ÄTIOLOGIE

Alter Dritte bis vierte Dekade.

Erreger HPV 16, 18, 31, 33, also »high risk« onkogene Typen.

Übertragung HPV wird durch sexuellen Kontakt übertragen, weiters Autoinokulation. In seltenen Fällen wird HPV 16 von der Mutter auf das Neugeborene übertragen, was zur Entwicklung einer bowenoiden Papulose führen kann.

Vorkommen Deutlicher Anstieg während der letzten beiden Dekaden in Verbindung mit der Zunahme der sexuellen Promiskuität.

Risikofaktoren HIV-Infizierte laufen eher Gefahr, die intraepitheliale Neoplasie der Anogenitalhaut zu entwickeln, ebenso wie auch invasive Plattenepithelkarzinome.

ANAMNESE UND KLINISCHE UNTERSUCHUNG

Dauer der Läsionen Wochen bis Monate bis Jahre bis Jahrzehnte.

Inkubationsperiode Monate bis Jahre.

Zusammenhänge Vorgeschichte von Condylomata acuminata. Die weiblichen Partner von affizierten Männern können ein intraepitheliales Cervixkarzinom haben.

Hautbefunde

TYPISCHE EFFLORESZENZEN
Erythematöse Maculae, lichenoide (flach erhabene) oder pigmentierte Papeln (mehrere Millimeter); können konfluieren oder Plaques bilden. Leukoplakieähnliche Plaques. Die Oberfläche ist meist glatt oder samtig.

FARBE Hellbraun, braun, rosa, rot, livid, weiß; ältere Läsionen zum Teil sehr dunkel pigmentiert.

ANORDNUNG Charakteristische Gruppen (multifokal), aber auch einzeln.

VERTEILUNG DER LÄSIONEN *Männer:* Glans penis, Präputium (75 %) (flache, lichenoide Papeln oder erythematöse Maculae), Penisschaft (25 %) (pigmentierte Papeln) (Abb. 217). *Frauen:* Labia majora und minora (Abb. 218), Klitoris. *Beide Geschlechter:* Inguinalfalten, Perineal- und Perianalhaut (Abb. 219).

DARSTELLUNG DURCH ESSIGSÄURE Die Applikation von 3 bis 5 %iger Essigsäure auf das betroffene Areal für 5 Minuten kann die Darstellung der Läsionen erleichtern.

ANDERE BEFUNDE Es kann gleichzeitig eine Cervixdysplasie, ein intraepitheliales Cervixkarzinom oder ein verhornendes Plattenepithelkarzinom der Cervix bestehen. In seltenen Fällen kommen intraepitheliale Neoplasien an anderen Körperstellen vor, z. B. periungual oder intraoral.

DIAGNOSE UND DIFFERENTIALDIAGNOSE

Diagnose Die klinische Verdachtsdiagnose wird durch Biopsie der Läsion verifiziert.

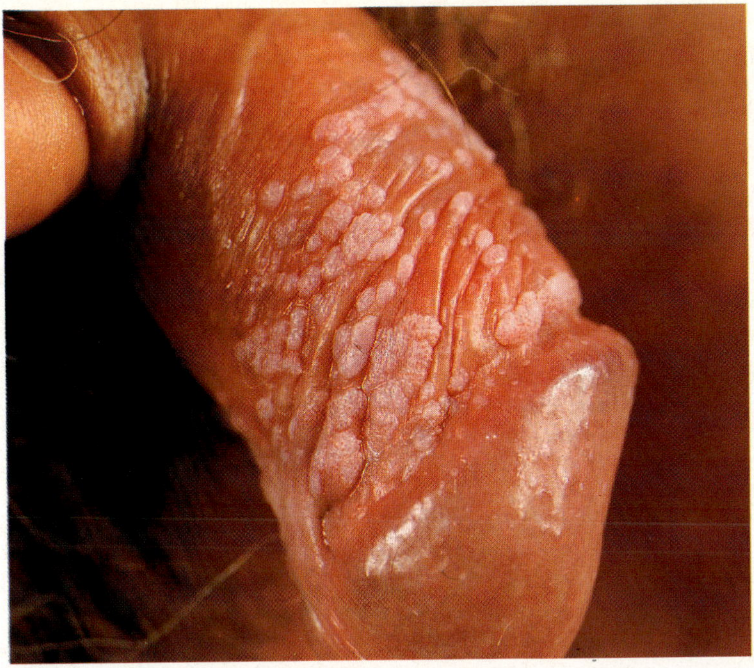

Abb. 217 **Intraepitheliale Neoplasie am Penis.** Hellrosa, flach erhabene, konfluierende Papeln mit samtiger Oberfläche, die klinisch von Condylomata acuminata nicht zu unterscheiden sind und manchmal in ein invasives Plattenepithelkarzinom übergehen können.

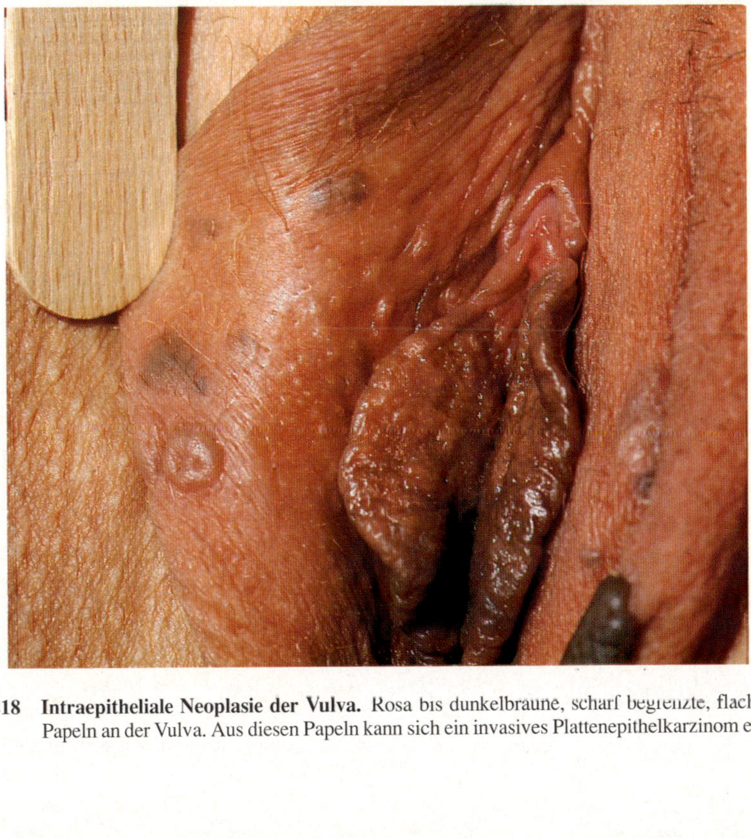

Abb. 218 **Intraepitheliale Neoplasie der Vulva.** Rosa bis dunkelbraune, scharf begrenzte, flach erhabene Papeln an der Vulva. Aus diesen Papeln kann sich ein invasives Plattenepithelkarzinom entwickeln.

Differentialdiagnose Psoriasis vulgaris, Lichen planus, Condylomata acuminata, Angiokeratome, extramammärer Morbus Paget, Morbus Bowen, also ein Plattenepithelkarzinom in situ (tritt als Einzelläsion bei älteren Menschen im Gegensatz zu den multiplen Läsionen bei jungen Menschen auf).

LABOR- UND SPEZIALUNTERSUCHUNGEN

Dermatopathologie Epidermisproliferation mit zahlreichen Mitosen, abnormen Mitosen, atypischen, pleomorphen Zellen mit großen hyperchromatischen, verklumpten Kernen, dyskeratotischen Zellen. Die Basalmembran ist intakt. Koilozytose kann vorhanden sein. Eine kurz zurückliegende Behandlung von Condylomata acuminata mit Podophyllin kann Veränderungen hervorrufen, die der intraepithelialen Neoplasie ähnlich sind.

Southern Blot Analyse Zur Identifikation des HPV-Typs.

Abstrich nach Papanicolaou Atypien von der Art der Koilozyten. Nachweis jedoch nur aus dem Schleimhautabstrich möglich.

VERLAUF UND PROGNOSE

Kann spontan abheilen oder aber jahrelang bestehenbleiben, multiple neue Läsionen können auftreten. Kann in *seltenen* Fällen in ein invasives Plattenepithelkarzinom mit oder ohne Metastasierung übergehen. Die Patienten müssen sorgfältig kontrolliert werden, besonders Frauen, und zwar sowohl das äußere Genitale als auch die Cervix (Abstrich, eventuell Biopsie).

THERAPIE

Die derzeitigen therapeutischen Möglichkeiten sind nichts weniger als optimal. Chirurgische Abtragung, Mohs-Technik, elektrokaustische Behandlung, CO_2-Laser-Behandlung, Kryotherapie, lokales 5-Fluorouracil.

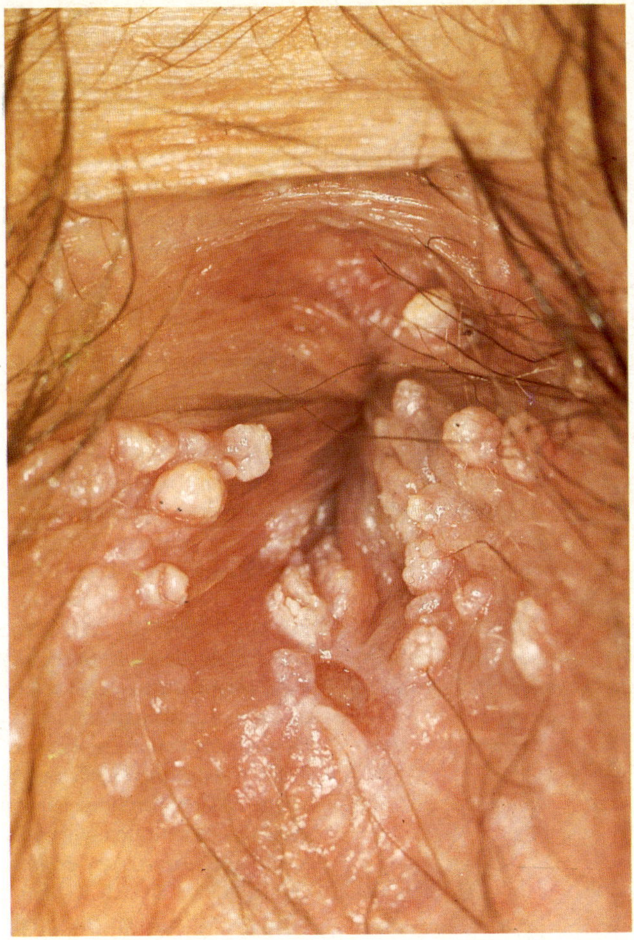

Abb. 219 Intraepitheliale Neoplasie der Perianalhaut. Diese mazerierten Läsionen lassen sich von Condylomata lata durch Biopsie und histologische Untersuchung unterscheiden und können sich zu einem invasiven Analkarzinom entwickeln.

Herpes simplex genitalis

Der Herpes simplex genitalis ist eine sexuell übertragene Virusinfektion, die charakterisiert ist durch eine Primärinfektion mit gruppierten Bläschen an der Stelle der Inokulation, regionaler Lymphadenopathie und im weiteren Verlauf lokalen Bläschenrezidiven an derselben Stelle.

Synonyme: Herpes progenitalis, Herpes genitalis.

EPIDEMIOLOGIE UND ÄTIOLOGIE

Alter Junge, sexuell aktive Erwachsene.

Erreger Herpes-simplex-Virus Typ 2 wesentlich häufiger als Typ 1. Die Anwesenheit von Antikörpern gegen HSV Typ 2 variiert mit der Sexualanamnese einzelner Individuen: Nonnen 3 %, Mittelklasse 25 %, Heterosexuelle in einer STD-Ambulanz 26 %, Homosexuelle 46 %, ärmere Bevölkerungsschichten 40 bis 60 %, Prostituierte 70 bis 80 %.

Übertragung Üblicherweise durch Haut-zu-Hautkontakt.

ANAMNESE

Inkubationsperiode 2 bis 20 Tage (im Durchschnitt 6 Tage).

Systematische Übersicht
PRIMÄRER HERPES GENITALIS
Kann mit Fieber, Kopfschmerzen, Krankheitsgefühl, Myalgien einhergehen, die ihren Höhepunkt innerhalb von 3 bis 4 Tagen nach dem Auftreten der Hautveränderungen erreichen und sich innerhalb der nächsten 3 bis 4 Tage zurückbilden. Subjektive Symptome sind je nach der Lokalisation Schmerzen, Juckreiz, Dysurie und Fluor vaginalis oder urethralis, in der zweiten und dritten Woche eine schmerzhafte inguinale Lymphadenopathie. Bei Mitbeteiligung der Beckenlymphknoten treten tiefe Schmerzen im kleinen Becken auf.
REZIDIVIERENDER HERPES GENITALIS
Prodrome sind Brennen oder Juckreiz vor Aufschießen der Bläschen.

KLINISCHE UNTERSUCHUNG

Hautläsionen
TYPISCHE EFFLORESZENZEN
Primärer Herpes genitalis Zu Beginn sieht man oft eine erythematöse Plaque, auf der gruppierte genabelte Bläschen aufschießen, die in Pusteln übergehen. Durch Ablösung der Epidermis entstehen scharf begrenzte Erosionen und Ulcera, die verkrusten oder nässen. Diese epithelialen Defekte heilen innerhalb von 2 bis 4 Wochen ab, oft unter Hinterlassung einer postinflammatorischen Hypo- oder Hyperpigmentation, selten mit Narbenbildung. Von diesen Veränderungen kann die gesamte Zirkumferenz des Penis oder aber die ganze Vulva betroffen sein (Abb. 221).
Rezidivierender Herpes genitalis Die Veränderungen sind ähnlich wie bei der Primärinfektion, aber weniger ausgeprägt (Abb. 220). Oft findet man ein 1 bis 2 cm großes, erythematöses Areal, das mit Bläschen oder Erosionen besetzt ist. Abheilung innerhalb von 1 bis 2 Wochen.
ANORDNUNG Herpetiform, das heißt gruppierte Vesikeln und Erosionen.
VERTEILUNG *Bei Männern* Primärinfektion: Glans, Präputium, Penisschaft, Sulcus coronarius; Scrotum, Oberschenkel, Gesäßbacken. Rezidive: Penisschaft.
Bei Frauen Primärinfektion: Labia majora/minora (Abb. 221), Perineum, Innenseite der Oberschenkel. Rezidive: Labia majora/minora.
Anorektale Infektion Bei männlichen Homosexuellen (oft durch HSV-1), klinisch charakterisiert durch Tenesmen, Schmerzen im Anus, Proctitis, Ausfluß und Exulzerationen bis zu 10 cm tief im Analkanal.

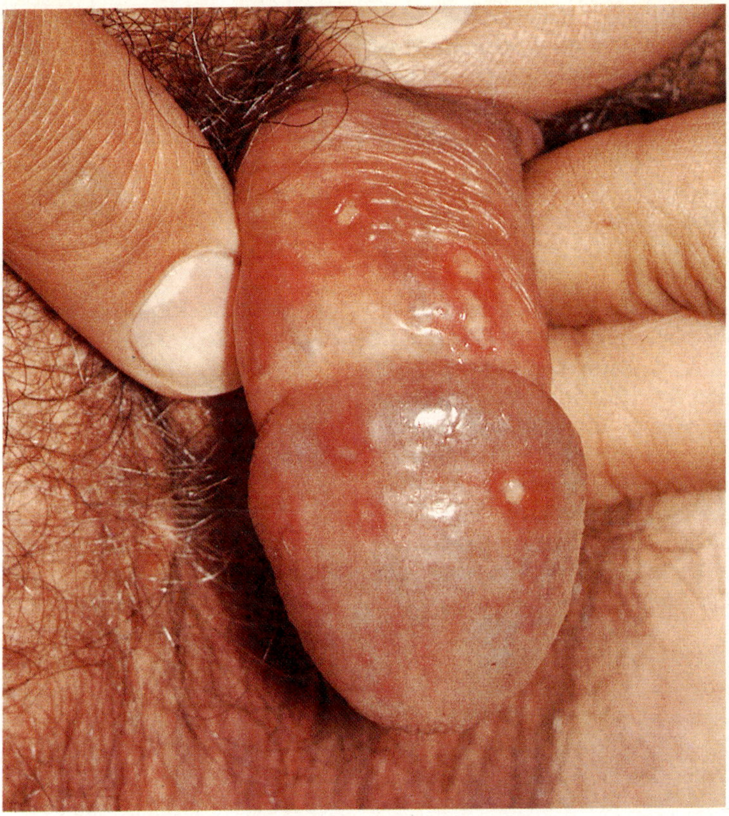

Abb. 220 Rezidivierender Herpes simplex genitalis. Charakteristische gruppierte schmerzhafte Erosionen mit nekrotischem Grund an Glans penis und Präputium.

Allgemeinbefunde Die inguinalen/femoralen Lymphknoten können vergrößert, derb und druckschmerzhaft sein, keine Fluktuation. Meist unilateral. Symptome einer aseptischen Meningitis: Kopfschmerzen, Fieber, Nackensteifigkeit, Pleozytose mit normalem Zuckergehalt im Liquor cerebrospinalis, positive HSV-Kultur aus dem Liquor cerebrospinalis.

DIAGNOSE UND DIFFERENTIALDIAGNOSE

Diagnose Die klinische Verdachtsdiagnose wird verifiziert durch den Tzanck-Test (akantholytische Riesenzellen).

Differentialdiagnose Syphilitischer Primäraffekt, fixes Arzneimittelexanthem, Ulcus molle, Erosionen bei Gonokokken-Infektion, Folliculitis, Pemphigus, Pemphigoid.

LABOR- UND SPEZIALUNTERSUCHUNGEN

Tzanck-Test Optimal ist ein dünner Ausstrich von Exsudat aus einem intakten Bläschen auf einem Objektträger, der getrocknet und entweder nach Wright oder Giemsa gefärbt wird. Der Tzanck-Test ist positiv bei Vorliegen von akantholytischen und vielkernigen epidermalen Riesenzellen. Der Befund ist in 75 % der Frühfälle positiv, sowohl bei primärem als auch rezidivierendem Herpes genitalis (siehe Abb. 37).

Elektronenmikroskopie HSV-Partikel im »Negative Stain«.

Immunpathologie Nachweis von HSV mittels monoklonaler Antikörper.

Dermatopathologie Ballonierende und retikuläre Degeneration der Epidermis, Akanthose und intraepidermale Bläschenbildung. Intranukleäre Einschlußkörperchen, vielkernige epidermale Riesenzellen, gekammerte Bläschen.

Viruskultur Zum Nachweis von HSV innerhalb von 1 bis 10 Tagen.

Serologie Serologische Tests auf Syphilis zum Ausschluß einer Syphilis. Eine primäre Infektion kann durch die typische Serokonversion der HSV-Antikörper im Serum zwischen akutem und Rekonvaleszenzstadium nachgewiesen werden. Serologisch läßt sich auch zwischen Infektionen mit HSV Typ 1 oder Typ 2 differenzieren. Bei Patienten mit rezidivierenden Genitalläsionen kann ein genitaler Herpes ausgeschlossen werden, wenn keine HSV-Antikörper nachweisbar sind.

PATHOPHYSIOLOGIE

Die Übertragung von und Infektion mit HSV erfolgt durch engen Kontakt mit einer Person, die das Virus von der Körperoberfläche, der Schleimhaut oder mit Sekreten abgibt. Das HSV wird bei Zimmertemperatur rasch inaktiviert. Die Übertragung durch Tröpfcheninfektion oder durch indirekte Übertragung ist unwahrscheinlich. Die Infektion erfolgt durch Inokulation des Virus auf eine empfängliche Schleimhautoberfläche oder in geringfügige Hautverletzungen. Im Anschluß an die primäre Infektion an der Inokulationsstelle aszendiert das HSV entlang der sensiblen Nerven bis in das sensible oder autonome Nervenwurzelganglion, wo es in eine Latenzphase eintritt. Die Latenz kann sowohl nach symptomatischem wie auch asymptomatischem Verlauf der Primärinfektion erfolgen. Neuerliche Ausbrüche können klinisch symptomatisch oder asymptomatisch verlaufen.

VERLAUF UND PROGNOSE

Bis zu 50 bis 70 % der HSV-2-Infektionen verlaufen asymptomatisch. 50 bis 80 % der Patienten mit HSV-2-Infektionen erleiden innerhalb eines Jahres Rezidive mit folgender Häufigkeit: 2 % monatliche Rezidive, 13 % alle 2 bis 11 Monate, 24 % einmal jährlich oder seltener. Als Komplikation des Herpes genitalis kann innerhalb von 1 bis 2 Wochen nach der Eruption ein Erythema multiforme auftreten.

THERAPIE

Erste klinische Episode des Herpes genitalis Acyclovir 200 mg p.o. 5x täglich über 7 bis 10 Tage oder bis zur klinischen Abheilung.

Erste klinische Episode der Herpes-Proctitis Acyclovir 400 mg p. o. 5x täglich über 10 Tage oder bis zur klinischen Abheilung.

Behandlung hospitalisierter Patienten Patienten mit schwerem Krankheitsverlauf oder Komplikationen, die eine stationäre Aufnahme notwendig machen: Acyclovir 5 mg/kg Körpergewicht i. v. alle 8 Stunden über 5 bis 7 Tage oder bis zur klinischen Abheilung.

Rezidive Die meisten Episoden des rezidivierenden Herpes werden durch die Acyclovir-Therapie nicht wesentlich beeinflußt. In schweren Fällen von rezidivierendem Herpes genitalis kann Acyclovir bei Patienten, die mit der Therapie bei Auftreten der Prodrome oder innerhalb von 2 Tagen nach Auftreten kutaner Läsionen beginnen, einen günstigen Einfluß haben. Eindeutige Beweise fehlen aber.
Acyclovir 200 mg p. o. 5x täglich über 5 Tage
oder
Acyclovir 800 mg p. o. 2x täglich über 5 Tages.

Prophylaktische (= Langzeit-)Behandlung Tägliche prophylaktische Acyclovir-Behandlung reduziert die Häufigkeit von Rezidiven um mindestens 75 % bei Patienten mit häufigen (mehr als 6 pro Jahr) Rezidiven. Nach einem Jahr kontinuierlicher täglicher suppressiver Therapie sollte die Behandlung mit Acyclovir ausgesetzt werden, um die Rezidivhäufigkeit ohne Therapie neuerlich beurteilen zu können.
Acyclovir 200 mg p. o. 2 bis 3x täglich *oder*
Acyclovir 400 mg p. o. 2x täglich.

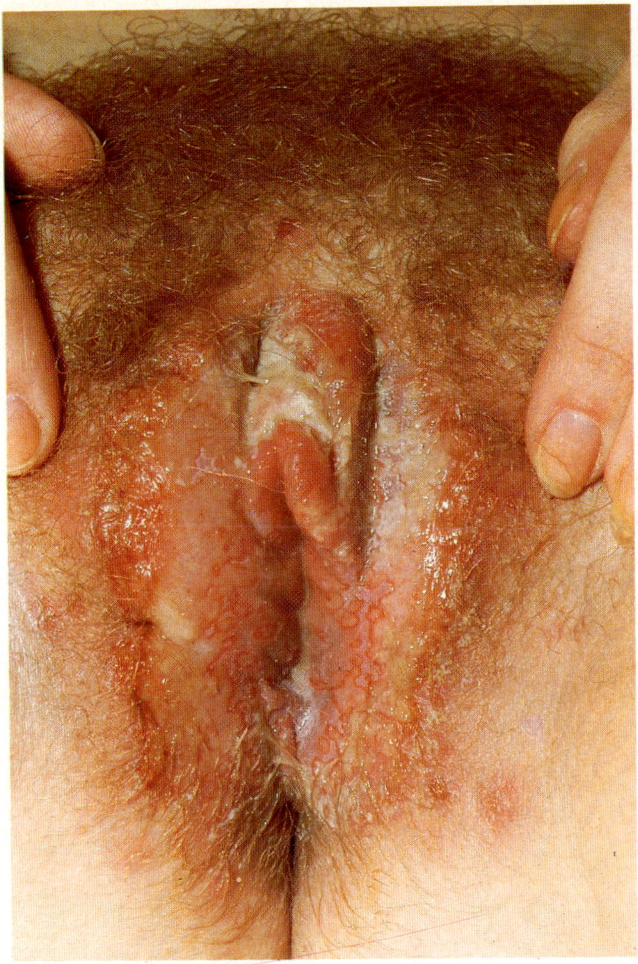

Abb. 221 Primäre Vulvitis herpetica. Konfluierende schmerzhafte Erosionen, assoziiert mit einer schmerzhaften inguinalen Lymphadenopathie. Beachte: Die Erosionen erscheinen wie ausgestanzt.

Acyclovir zur Behandlung gravider Patientinnen Die Neugeborenen-Morbidität und -Mortalität ist hoch. Frauen mit einem anamnestischen Herpes genitalis, die zu Wehenbeginn asymptomatisch sind, sollten darüber informiert werden, daß die Wahrscheinlichkeit eines HSV-Kontaktes gering ist und daß selbst, wenn ein solcher Kontakt versehentlich stattfindet, das Infektionsrisiko des Neugeborenen geringer als 8 % ist. Dieses Risiko muß abgewogen werden gegen die mütterliche und Neugeborenen-Morbidität und die hohen Entbindungskosten bei Schnittentbindung. In den letzten zwei Monaten der Schwangerschaft sollten in wöchentlichen Intervallen Viruskulturen durchgeführt werden. Bein einer primären genitalen HSV-Infektion kurz vor der Entbindung ist das Risiko, daß das Neugeborene infiziert wird, wesentlich höher. In diesem Fall ist aus Gründen der Vorsicht die Sectio caesarea vorzuziehen. Die Unbedenklichkeit von systemischem Acyclovir bei schwangeren Frauen ist nicht mit Sicherheit nachgewiesen. Wenn daher bei einer schwangeren Frau keine lebensbedrohliche Infektion vorliegt, sollte Acyclovir weder zur

Suppression genitaler Herpes-simplex-Rezidive noch als Prophylaxe einer Reaktivierung nahe dem Geburtstermin verordnet werden.

Herpes genitalis bei HIV-infizierten Patienten Weder die Notwendigkeit noch eine höhere Dosierung von Acyclovir ist bisher eindeutig nachgewiesen. Patienten mit Herpes genitalis, die nicht auf die empfohlene Dosis von Acyclovir ansprechen, behandelt man mit einer höheren oralen Dosis oder mit intravenösem Acyclovir oder bei Infektion mit einem resistenten HSV-Stamm mit intravenösem Foscarnet (Nebenwirkungen: Ulzerationen am Genitale).

Haut- und Schleimhautmanifestationen der humanen Immundefizienzvirus (HIV)-Krankheit

Haut-Schleimhautbefunde bei der HIV-Krankheit

Seit dem Beginn der humanen Immundefizienzvirus (HIV)-Epidemie im Jahr 1981 mit dem Endstadium, dem Acquired Immunodeficiency Syndrome (AIDS), hat sich das Spektrum der Dermatologie entscheidend erweitert. Man schätzt, daß um die Mitte der 1990er Jahre etwa 1,5 Millionen Menschen in den Vereinigten Staaten HIV-infiziert sind, von denen 140.000 unter AIDS leiden. Über 75.000 Patienten sind bereits an der Krankheit gestorben. Die Mehrzahl der Fälle mit HIV-Infektion in den Vereinigten Staaten – und nicht nur dort – müssen daher noch diagnostiziert werden. Die Gesamtzahl der HIV-infizierten Menschen und AIDS-Kranken in Westeuropa ist zwar geringer als in den Vereinigten Staaten, ist aber ständig im Ansteigen. Wesentlich alarmierender sind die Statistiken aus Westafrika, wo in manchen Ländern bis zu 20 % der Bevölkerung HIV-infiziert sind. Weltweit sind gegenwärtig über 600.000 Menschen an AIDS erkrankt. Die Weltgesundheitsorganisation WHO schätzt, daß in den 1990er Jahren mindestens 3 Millionen Frauen und Kinder an der HIV-Krankheit sterben werden. Nahezu alle HIV-Infizierten haben irgendein dermatologisches Problem, das dem fortschreitenden Immunversagen im Verlauf der Krankheit zuzuschreiben ist.

Zur Beherrschung der HIV-Krankheit ist aus verschiedenen Gründen die Frühdiagnose besonders wichtig. Hautveränderungen erwecken oft den Verdacht einer HIV-Infektion. Das epidemische Kaposi-Sarkom, die orale »haarige« Leukoplakie, multiple Mollusca contagiosa im Gesicht und die bazilläre Angiomatose sind pathognomonisch für die HIV-Krankheit. Andere Befunde, wie Herpes-Infektion, Herpes zoster, Dermatophytosen und viele andere verlaufen im Rahmen der HIV-Krankheit wesentlich schwerer, und ihr Nachweis sollte der Anlaß für eine HIV-Testung sein. In den 1990er Jahren sollte jeder Patient mit einer sexuell übertragenen Krankheit serologisch auf Syphilis und HIV-Infektion getestet werden.

Sobald Patienten wissen, daß sie HIV-infiziert und möglicherweise infektiös sind, verändern die meisten ihr Verhalten dahingehend, daß die Gefahr einer Übertragung von HIV vermindert oder ausgeschlossen wird. Wirksame antiretrovirale Medikamente, wie Zidovudin, verzögern die Progredienz der HIV-induzierten Immundefizienz und können Patienten mit nachgewiesener HIV-Infektion verordnet werden. Viele der opportunistischen Infektionen, die HIV-infizierte Patienten befallen, wie die *Pneumocystis carinii*-Pneumonie (PCP), behandelt man besser primär prophylaktisch, bevor sich das Krankheitsbild klinisch manifestiert. Manche Dermatosen, wie die Psoriasis vulgaris, sind bei HIV-infizierten Patienten resistenter gegenüber Standardtherapien. Bei HIV-infizierten Patienten mit Psoriasis kann es nach Behandlung mit Zidovudin zu einer Besserung kommen. Andererseits kann der Patient bei Behandlung mit Methotrexat ein Kaposi-Sarkom entwickeln (siehe CDC-Klassifikation der HIV-Infektionen, Seite 419).

Primäre humane Immundefizienzvirus-Infektion

Die primäre humane Immundefizienzvirus-(HIV)Infektion ist, wenn sie symptomatisch verläuft, charakterisiert durch ein Syndrom, das einer infektiösen Mononukleose oder aseptischen Meningitis ähnelt mit Fieber, Lymphadenopathie, Meningitis, gastrointestinalen Symptomen und Hautveränderungen wie bei einem infektiösen Exanthem oder Urticaria.

EPIDEMIOLOGIE UND ÄTIOLOGIE

Alter Meistens junge Menschen, aber alle Altersgruppen von intrauterin bis ins Greisenalter.

Geschlecht Zu Beginn in den Vereinigten Staaten und Europa wesentlich häufiger bei Männern (Überwiegen der Risikogruppe I = männliche Homosexuelle). Derzeit steigt die Häufigkeit unter Frauen durch heterosexuelle Übertragung. In Afrika ist die Inzidenz bei beiden Geschlechtern ziemlich gleich, da die Infektion durch heterosexuellen Geschlechtsverkehr erfolgt.

Erreger Nahezu alle Fälle in den Vereinigten Staaten und Westeuropa sind durch HIV-1 verursacht, manche Fälle in Westafrika durch HIV-2.

Übertragung und Risikofaktoren Sexueller Kontakt, in den Industriestaaten ist das Risiko für Homosexuelle wesentlich größer als für Heterosexuelle, ist aber etwa gleich hoch in Afrika. Intravenös Drogenabhängige, Empfänger von Blut oder Blutprodukten nach 1978, aber vor 1985. Neugeborene von Müttern mit HIV-Infektion durch Infektion intrauterin, während der Entbindung oder durch Stillen.

Geographische Verbreitung Weltweite Epidemie (Pandemie) mit vielen Fällen in den Vereinigten Staaten, Südamerika, Europa, Australien und Afrika, Südostasien.

ANAMNESE

Inkubationsperiode 3 bis 6 Wochen (von der vermutlichen Exposition bis zum Auftreten einer akuten, fieberhaften Krankheit). Unterschiede je nach dem Infektionsweg und der Menge der übertragenen Viren.

Vorgeschichte Die meisten Patienten sind asymptomatisch. Bei 10 bis 20 % der frisch Infizierten verläuft die Primärinfektion symptomatisch. Fieber, Schüttelfrost, Krankheitsgefühl, Teilnahmslosigkeit, Gelenksschmerzen, Muskelschmerzen dauern 2 bis 3 Wochen an. Daneben Bauchkrämpfe, Diarrhoen, Kopfschmerzen, Nackensteifigkeit, Photophobie.

KLINISCHE UNTERSUCHUNG

Hautbefunde

TYPISCHE EFFLORESZENZEN
Makulo-papulöses Exanthem. Urticaria (Abb. 222).

FARBE Rosa bis rot.

SCHLEIMHÄUTE Geschwüre am Gaumen und im Ösophagus, selten Candidiasis der Mundschleimhaut.

Allgemeinbefunde Akute Meningitis; akute passagere Enzephalopathie mit Verlust des Gedächtnisses, Bewußtseinsstörungen und Persönlichkeitsveränderungen; Lymphadenopathie.

DIAGNOSE UND DIFFERENTIALDIAGNOSE

Diagnose Durch die Demonstration der Serokonversion durch den ELISA und Western Blot *oder* die Isolation des HIV aus Blut oder Liquor cerebrospinalis *oder* die Demonstration des p24-Antigens.

Differentialdiagnose Febriler Patient mit Risikofaktoren für eine HIV-Infektion mit einem makulo-papulösen oder urtikariellen Exanthem. Lymphozytäre Meningitis.

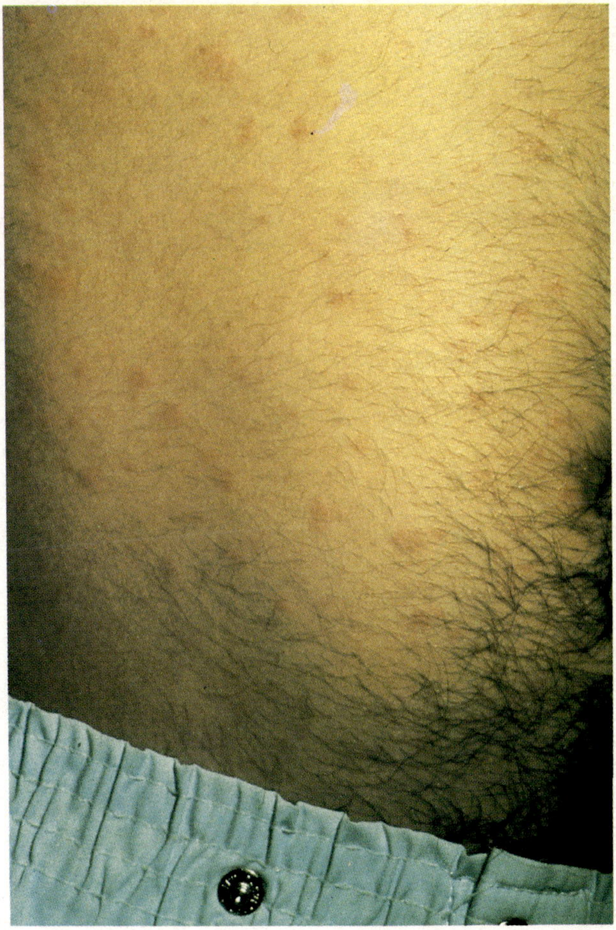

Abb. 222 Infektiöses morbilliformes Exanthem bei HIV-Infektion. Multiple makulöse und papulöse Effloreszenzen am Stamm (dankenswerterweise überlassen von Dr. Mark Drabkin).

LABOR- UND SPEZIALUNTERSUCHUNGEN

Hämatologie Leukopenie, Erhöhte BSG.

Serologie Nachweis der Serokonversion der anti-HIV-Antikörper durch den ELISA, Konfirmation durch den Western Blot.

Viruskultur Nachweis des HIV aus dem Blut oder Liquor cerebrospinalis.

Liquor cerebrospinalis Lymphozytäre Pleozytose, p24-Antigen nachweisbar.

VERLAUF UND PROGNOSE

Nach einer asymptomatischen oder symptomatischen Primärinfektion tritt die Krankheit in ein Latenzstadium ein. Manche Patienten entwickeln eine persistierende generalisierte Lymphadenopathie, die mit Allgemeinsymptomen einhergehen kann. Bei 5 bis 10 % der Patienten ist eine Reversion dieser Lymphadenopathie nach 3 bis 10 Jahren in ein asymptomatisches Stadium möglich. Sowohl bei asymptomatischen Patienten als auch Patienten mit einer persistierenden generalisierten Lymphadenopathie kann es nach Monaten oder Jahren zum Übergang in den Acquired Immunodeficiency Syndrome (AIDS)-Related Complex (ARC) kommen, der charakterisiert ist durch anhaltendes Fieber, Gewichtsverlust, andauernde Diarrhoen, orale Candidiasis, Herpes zoster in mehreren Dermatomen und orale »haarige« Leukoplakie. Die meisten Patienten mit ARC, ebenso wie eine wachsende Zahl von asymptomatischen Virusträgern und Patienten mit persistierender Lymphadenopathie, entwickeln schließlich das Vollbild von AIDS, das charakterisiert ist durch opportunistische Infektionen, Kaposi-Sarkom und B-Zell-Lymphome. Als isolierter Frühbefund kann eine Thrombozytopenie nachweisbar sein. Ein neurologisches Krankheitsbild, charakterisiert durch Enzephalopathie, Myelopathie oder periphere Neuropathie als direkte Folge der HIV-Infektion, kann unabhängig von Vorhandensein oder Fehlen von AIDS oder ARC auftreten, obwohl sich diese Krankheit am häufigsten und schwersten bei Patienten mit massiven Immundefekten manifestiert. Im Laufe der Zeit entwickeln die meisten Patienten progrediente Symptome von persistierender generalisierter Lymphadenopathie, ARC und/oder AIDS. ARC wird diagnostiziert, wenn zwei oder mehr der folgenden Symptome 3 Monate oder länger andauern und zwei oder mehr abnorme Laborbefunde vorliegen:

Symptome/Anzeichen: Fieber ≥ 38° C, Continua oder in Schüben, Gewichtsverlust ≥ 10 %, persistierende generalisierte Lymphadenopathie, Durchfall andauernd oder in Schüben, Müdigkeit, die die physische Aktivität beeinträchtigt, Nachtschweiß.

Abnorme Laborbefunde: Lymphopenie, Leukopenie, Thrombozytopenie, Anämie, verminderte Relation der T4:T8-Zellen (>2SD), Verminderung der T-Helferzellen (>2SD), reduzierte Blastogenese, Erhöhung der Gammaglobuline, kutane Anergie.

Etwa 50 % der HIV-infizierten homosexuellen Männer in San Francisco entwickelten 10 bis 11 Jahre nach der Infektion AIDS. Der Prozentsatz von HIV-Infizierten, die im weiteren Verlauf Tumore und opportunistische Infektionen entwickeln, ist unbestimmt. Die Inkubationszeit bis zur Ausbildung von AIDS nach Infektion durch Bluttransfusion oder Anti-Hämophilie-Faktor ist möglicherweise kürzer als bei den sexuell übertragenen Fällen unter männlichen Homosexuellen, wenn die Inokulation massiv war. Der positive HIV-Antikörpertest weist nur auf den Kontakt, nicht aber die Immunität gegenüber dem Virus hin.

THERAPIE

Symptomatisch. Die Wirksamkeit einer spezifischen antiretroviralen Therapie (AZT, DDI, DDC) ist zum gegenwärtigen Zeitpunkt zwar erwiesen, doch ist diese nicht kurativ.

Klassifikation der HIV-Infektionen des Center for Disease Control (1986)

Gruppe I:	Akute Infektion: 3 bis 6 Wochen Inkubationsperiode
Gruppe II:	Asymptomatische Infektion
Gruppe III:	Persistierende generalisierte Lymphadenopathie: Nach 3 bis 10 Jahren
Gruppe IV:	Andere Krankheiten: Meist erst nach etwa 11 Jahren
A.	Allgemeinsymptome Fieber > 1 Monat Gewichtsverlust > 10 % vom Ausgangswert Diarrhoe > 1 Monat
B.	Neurologische Symptome
C.	Sekundärinfektionen 1. Für AIDS diagnostische opportunistische Infektionen. 2. Andere Sekundärinfektionen (z. B. Candidiasis der Mundschleimhaut, »haarige« Leukoplakie, Tuberkulose, Herpes zoster im Bereich multipler Dermatome, rezidivierende Salmonellen-Bakteriämie)
D.	Sekundäre Krebsformen Kaposi-Sarkom Non-Hodgkin-Lymphom Primäres zerebrales Lymphom
E.	Andere Krankheitsbilder

Orale »haarige« Leukoplakie

Die orale »haarige« Leukoplakie (OHL) ist eine gutartige, virusinduzierte Hyperplasie der Mundschleimhaut, am häufigsten am seitlichen unteren Zungenrand, charakterisiert durch weiße, zerklüftete, verruköse Plaques, die bei Patienten mit progressiver HIV-induzierter Immundefizienz auftreten und pathognomonisch sind.

Synonym: Oral hairy leukoplakia, orale virale Leukoplakie.

EPIDEMIOLOGIE UND ÄTIOLOGIE

Geschlecht Weit überwiegend bei männlichen Homosexuellen.

Erreger Epstein-Barr-Virus.

ANAMNESE

Risikogruppen Tritt überwiegend bei HIV-infizierten, besonders homosexuellen Männern auf (> 50 %), kann aber bei allen HIV-Risikogruppen beobachtet werden. In seltenen Fällen bei immunsupprimierten Rezipienten von Organtransplantaten.

Inkubationsperiode Meistens länger als 5 Jahre nach der primären HIV-Infektion.

Symptome Die Läsionen sind asymptomatisch und gewöhnlich auch kein kosmetisches Problem. Das Ausmaß der Läsionen variiert von Tag zu Tag.

KLINISCHE UNTERSUCHUNG

Schleimhäute

TYPISCHE EFFLORESZENZ
Scharf begrenzte, verruköse Plaque (Abb. 223). Die Oberfläche ist unregelmäßig, zerfurcht oder sieht wie behaart aus. Oft bestehen die Läsionen bilateral, sind aber ungleich groß.

FARBE Weiß bis grauweiß.

VERTEILUNG DER LÄSIONEN Am häufigsten am lateralen unteren Zungenrand, seltener an der Wangenschleimhaut oder am weichen Gaumen.

PALPATION Die Läsion kann mit einem trockenen Gazetupfer nicht abgewischt werden.

DIAGNOSE UND DIFFERENTIALDIAGNOSE

Diagnose Klinische Diagnose. Läßt sich nicht abwischen und heilt durch Candida-spezifische antimykotische Therapie nicht ab.

Differentialdiagnose Raucherleukoplakie, Condyloma acuminatum, hyperplastische Candidiasis der Mundschleimhaut, Exfoliatio areata linguae (Lingua geographica), Lichen planus, Plaque muqueuse der Lues II, Plattenepithelkarzinome und zwar sowohl Carcinomata in situ als auch invasive Karzinome, Schleimhautveränderungen durch chronische Traumatisierung bei schlechter Okklusion.

LABOR- UND SPEZIALUNTERSUCHUNGEN

Dermatopathologie Akanthotisches Epithel mit Hyperkeratose, haarähnliche Akkumulationen von Keratin, Vorkommen von Koilozyten (ballonartige, gequollene Zellen mit klarem Zytoplasma).

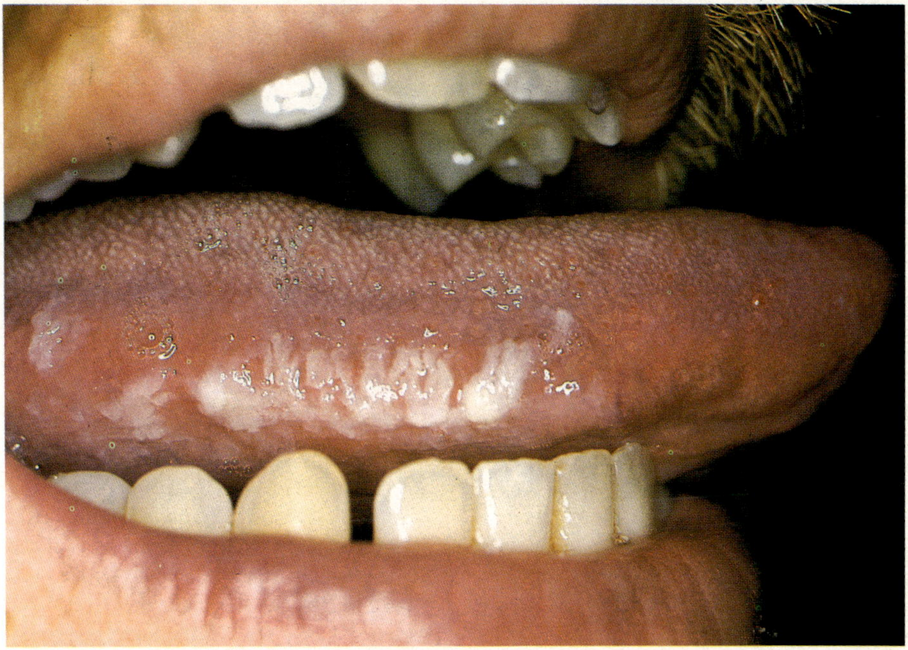

Abb. 223 Orale »haarige« Leukoplakie. Weiße, zerklüftete Plaques am lateralen unteren Zungenrand. Die Läsion kann durch Reiben mit Gaze nicht entfernt werden.

Kulturen Diagnostisch bedeutungslos. Meist wird *Candida albicans* isoliert.

Elektronenmikroskopie Herpesvirus-ähnliche Strukturen in den Epithelzellen mit positiven Markern für Epstein-Barr-Virus.

PATHOPHYSIOLOGIE

Eine Epstein-Barr-Virusinfektion scheint auslösend für die Hyperplasie der Mundschleimhaut zu sein. Die OHL tritt in einem fortgeschrittenen Stadium der Immundefizienz auf. Die Wahrscheinlichkeit der Manifestation von AIDS bei Patienten, bei denen zum Zeitpunkt des Auftretens der OHL AIDS noch nicht diagnostiziert wurde, beträgt in 48 % der Fälle 16 Monate und bei 83 % 31 Monate.

VERLAUF UND PROGNOSE

Die Ausdehnung der OHL variiert spontan von Tag zu Tag. Sie kann auch während einer Behandlung mit Zidovudin, Acyclovir (oral oder lokal), Desiclovir p. o., Ganciclovir i. v. oder Foscarnet komplett abheilen.

THERAPIE

Nicht nötig. Die Läsion ist meist asymptomatisch.

Candidiasis der Schleimhäute

Die Candidiasis der Schleimhäute ist meist charakterisiert durch weiße, topfenähnliche, abstreifbare Plaques an der Mund- oder Vaginalschleimhaut. Ihr Auftreten bei HIV-Infizierten geht parallel mit einem mäßigen Grad der Immundefizienz.

Synonyme: Soor, oropharyngeale Candidiasis, Stomatitis candidomycetica, Moniliasis.

EPIDEMIOLOGIE UND ÄTIOLOGIE

Alter Alle Altersgruppen.

Geschlecht Keine Geschlechtspräferenz.

Erreger *Candida albicans.*

Übertragung Kommt normalerweise auf den Schleimhäuten als Saprophyt vor, unter bestimmten Umständen und mit zunehmender Immundefizienz kommt es zur Vermehrung und Pathogenität.

Definition als AIDS-Symptom entsprechend dem Überwachungsprogramm des CDC (Center for Disease Control) Die Candidiasis des Ösophagus, der Trachea, der Bronchien oder Lungen ist als AIDS-diagnostisches Krankheitsbild zu werten, wenn der Patient keine andere Ursache für eine Immundefizienz aufweist und nicht über seinen HIV-Antikörperstatus informiert ist.

ANAMNESE

Inkubationsperiode Der Befall mit *Candida* tritt Jahre nach der primären HIV-Infektion mit zunehmender Immunschwäche auf.

Vorgeschichte Die meisten Patienten sind asymptomatisch, manchmal bestehen Brennen und verringerte Geschmacksempfindung. Meist kosmetisch störend wegen der weißen Beläge auf der Zunge. Schluckbeschwerden.

KLINISCHE UNTERSUCHUNG

Hautbefunde

TYPISCHE EFFLORESZENZEN

Pseudomembranöse Candidiasis (Soor): Abstreifbare, weiße Plaques irgendwo auf der Schleimhautoberfläche, deren Größe von 1 bis 2 mm bis ausgedehnt und weitverbreitet variieren kann. Nach Entfernung mit einem trockenen Mulltupfer bleibt eine erythematöse oder blutende Schleimhautoberfläche zurück (Abb. 224).

Atrophe Candidiasis: Glatte, rote, atrophe Flecken (Abb. 225).

Hypertrophe Candidiasis (Candida-Leukoplakie): Weiße Plaques, die nicht abgestreift werden können, die sich aber nach einer prolongierten Candida-spezifischen, antimykotischen Therapie zurückbilden.

Cheilitis angularis: Erythem, Fissuren am Mundwinkel.

Intertrigo: Candida-Infektion axillär, inguinal, perineal, Balanoposthitis (Abb. 66, 67). *Vaginitis* und *Vulvitis.*

FARBE *Soor:* Weiß bis rahmfarben.

PALPATION *Soor:* Läßt sich mit einem trockenen Gazetupfer entfernen.

VERTEILUNG DER LÄSIONEN *Soor:* Zungenrücken, Mundschleimhaut, harter oder weicher Gaumen, Pharynx mit Ausdehnung in den Ösophagus und den Tracheobronchialbaum. *Atrophe Candidiasis:* Harter oder weicher Gaumen, Mundschleimhaut, Zungenrücken. *Leukoplakie:* Wangenschleimhaut, Zunge, harter Gaumen.

NÄGEL *Candida*-Paronychie (Abb. 68) und Onychopathie.

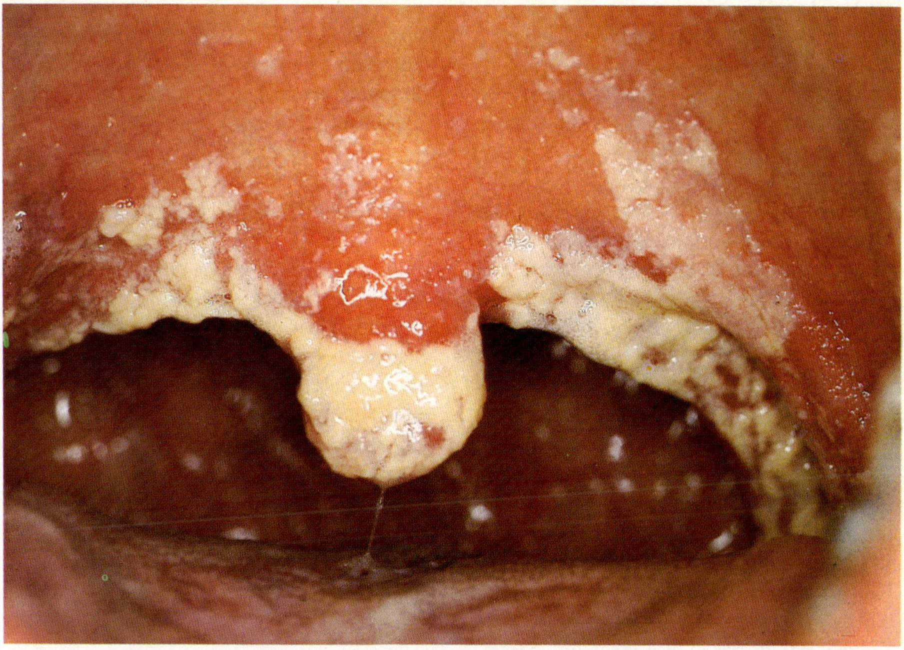

Abb. 224 Candidiasis der Mundschleimhaut. Pseudomembranöse Form (Soor). Weiße, topfige Plaques, die von Erythem umgeben sind, am weichen Gaumen und der Uvula. HIV-infizierter Patient.

DIAGNOSE UND DIFFERENTIALDIAGNOSE

Diagnose Klinische Verdachtsdiagnose verifiziert durch KOH-Nativpräparat von Schleimhautabstrichen (Abb. 69).

Differentialdiagnose Orale »haarige« Leukoplakie, Condyloma acuminatum, Lingua geographica, Haarzunge, Lichen planus, traumatische Läsionen.

LABOR- UND SPEZIALUNTERSUCHUNGEN

Pilzbefund im KOH-Nativpräparat In Material von suspekten Schleimhautveränderungen findet man *Candida*-Pseudohyphen.

Kulturen *Candida albicans* tritt saprophytär an der Schleimhaut auf; wird sie in der Kultur nachgewiesen, ist das kein diagnostischer Beweis für eine Candidainfektion.

Endoskopie Zum Nachweis eines Befalls des Ösophagus und/oder des Tracheobronchialbaums.

PATHOPHYSIOLOGIE

Candida albicans ist ein Bestandteil der normalen Mund- und Rachenflora. Eine starke Vermehrung mit klinisch manifester Schleimhaut-Candidiasis erfolgt, wenn die Immunität entweder lokal, wie durch den Gebrauch von Kortikosteroid-Aerosolen, oder durch eine schwere Immundefizienz im Zusammenhang mit der fortschreitenden HIV-Krankheit herabgesetzt ist. Das Auftreten der Candidiasis korreliert bereits mit einem mäßigen Grad der Immundefizienz bei HIV-infizierten Patienten und kündigt AIDS an.

VERLAUF UND PROGNOSE

In seltenen Fällen wurde eine Candidiasis der Mundschleimhaut und des Ösophagus im Rahmen einer primären HIV-Infektion beobachtet. Die orale Candidiasis reagiert gut auf lokale und/oder systemische Therapie; Rezidive sind aber die Regel. Sie kann der intermittierenden Therapie gegenüber resistent werden, sodaß eine tägliche Chemoprophylaxe mit topischem oder systemischem Antimykotikum notwendig ist.

THERAPIE

Lokaltherapie
Nystatin, Clotrimazol, Miconazol (Lutschtabletten oder orale Suspension, die mehrmals täglich 5 Minuten im Mund behalten und dann geschluckt werden).

Systemische Therapie
Ketoconazol: 200 bis 2 x 200 mg p. o. 1 bis 2 Wochen. Die ausreichende Absorption hängt vom Säuregrad des Magensaftes ab.
Itrokonazol: 2 x 150 mg p. o. 14 Tage.
Fluconazol: 1 x 200 mg p. o. oder i. v., danach 100 mg täglich über mindestens 2 bis 3 Wochen.
Rezidive sind die Regel, sodaß oft eine Erhaltungstherapie notwendig ist.

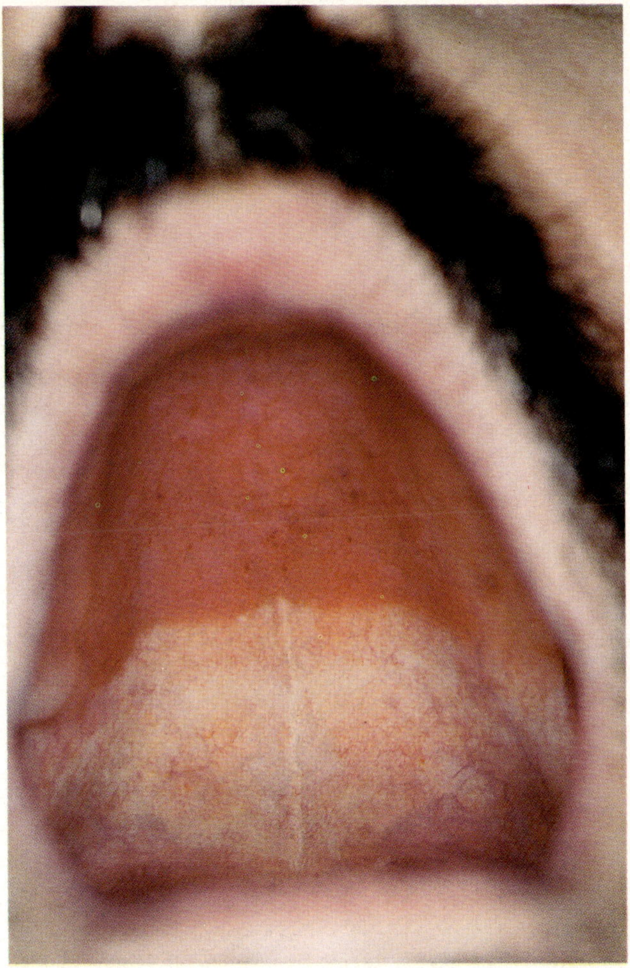

Abb. 225 Candidiasis der Mundschleimhaut, Atrophie. Erythem und Atrophie des Gaumens in dem Bereich, der von der Zahnprothese bedeckt wird. HIV-infizierter Patient.

HIV-assoziierte eosinophile Folliculitis

Die HIV-assoziierte eosinophile Folliculitis ist eine heftig juckende, papulöse und pustulöse follikuläre Eruption an oberem Stamm, Gesicht, Hals und den proximalen Extremitätenanteilen.

EPIDEMIOLOGIE UND ÄTIOLOGIE

Geschlecht Männer.

Ätiologie Unbekannt.

ANAMNESE

Vorgeschichte Mäßiger bis heftiger Juckreiz, der durch die üblichen Maßnahmen nicht zu beeinflussen ist.

Allgemeinbefunde Die meisten Patienten haben eine fortgeschrittene Immunschwäche und erfüllen die Kriterien für AIDS.

KLINISCHE UNTERSUCHUNG

Hautbefunde

TYPISCHE EFFLORESZENZEN
3 bis 5 mm große, ödematöse, follikuläre Papeln und Pusteln (Abb. 226). Die meisten Patienten haben Hunderte von Läsionen. Häufig bestehen Sekundärveränderungen, wie Exkoriationen und Verkrustung. Bei langer Krankheitsdauer findet man postinflammatorische Hyperpigmentationen.
FARBE Erythematös.
VERTEILUNG DER LÄSIONEN Gesamter Stamm → Kopf und Hals → proximale Extremitätenanteile.

DIAGNOSE UND DIFFERENTIALDIAGNOSE

Diagnose Verifizierung der klinischen Diagnose durch die Hautbiopsie und durch Kulturen zum Ausschluß von infektiösen Ursachen.

Differentialdiagnose Allergische Kontaktdermatitis, Arzneimittelexantheme, atopische Dermatitis, Skabies, Urticaria papulosa, Acne vulgaris, Dermatophytose, bakterielle Folliculitis (*Staphylococcus aureus, Pseudomonas aeruginosa*), mykotische Folliculitis (*Pityrosporum ovale, Candida albicans*), Dermatitis herpetiformis.

LABOR- UND SPEZIALUNTERSUCHUNGEN

Serologie Der HIV-ELISA und Western Blot sind positiv. Erhöhte Serum-IgE-Spiegel.

Kulturen Keine pathogenen Organismen nachweisbar.

Dermatopathologie Perifollikuläre und perivaskuläre Infiltrate mit wechselnder Dichte von Eosinophilen. Spongiose des infundibulären Follikelepithels und/oder Talgdrüsenepithels mit gemischtzelligem Infiltrat. Gelegentlich eosinophile Pusteln. Spezialfärbungen zum Nachweis von Bakterien, Pilzen und Parasiten sind negativ.

Hämatologie Die meisten Patienten haben entweder eine absolute oder relative periphere Eosinophilie. CD4 gewöhnlich < 250 Zellen/mm^3.

PATHOPHYSIOLOGIE

Unbekannt. Die Dermatose ist ähnlich der sterilen eosinophilen Pustulose (Ofuji), die hauptsächlich in Japan bei jungen Erwachsenen beobachtet wird.

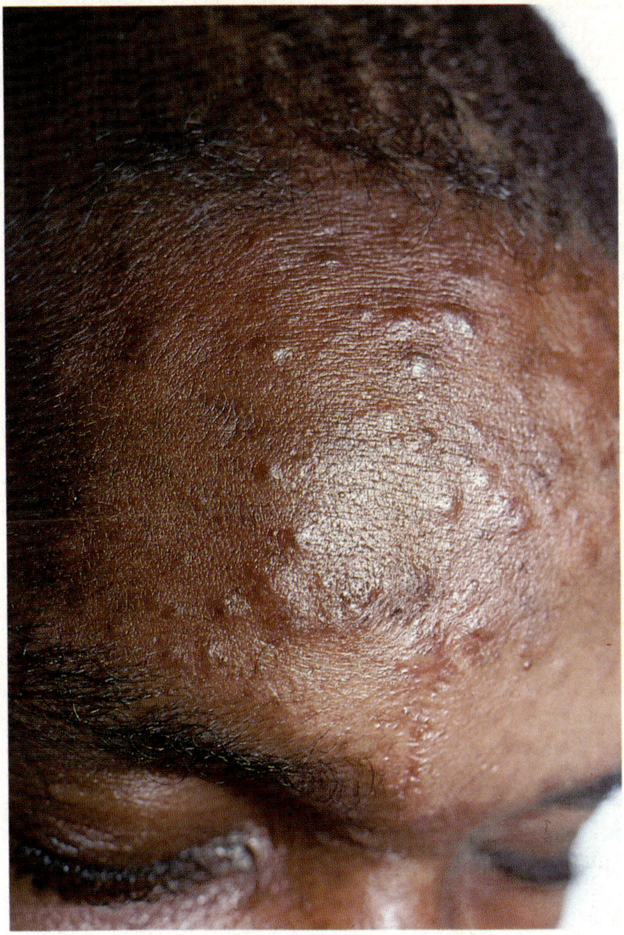

Abb. 226 Eosinophile Folliculitis bei HIV-Infektion. Ödematöse, erythematöse, follikuläre Papeln und Pusteln (dankenswerterweise überlassen von Dr. Paul Bleicher).

VERLAUF UND PROGNOSE

Neigung zur Chronizität mit spontanen Exazerbationen und Remissionen.

THERAPIE

Antihistaminika: Astemizol 10 bis 20 mg täglich.

Hochwirksame topische fluorierte Kortikosteroide, z. B. Clobetasol-Propionat 2x täglich. Orale Kortikosteroide haben zwar einen günstigen Effekt, ihre Anwendung bei Patienten mit fortgeschrittener Immunschwäche ist allerdings riskant.

Phototherapie mit natürlichem Sonnenlicht, UVB oder PUVA sind ebenfalls wirksam, doch ist auch hier wegen der immunsupprimierenden Wirkung von UV Vorsicht geboten.

Herpes simplex vegetans

Als Herpes simplex vegetans bezeichnet man sich langsam vergrößernde Geschwüre, die an Stellen von Rezidiveruptionen des Herpes simplex auftreten, meist perianal, an den Gesäßbacken oder perioral. Sie haben aufgeworfene Ränder, sind schmerzhaft und treten bei fortgeschrittener Immundefizienz auf. Siehe auch »extragenitale Herpes-simplex-Virusinfektion« (Seite 70) und »Herpes simplex genitalis« (Seite 410).

EPIDEMIOLOGIE UND ÄTIOLOGIE

Alter Junge Erwachsene.
Geschlecht Die HSV-Infektion ist deutlich häufiger bei männlichen Homosexuellen und dementsprechend tritt der Herpes simplex vegetans hauptsächlich in dieser HIV-Risikogruppe auf. 95 % der homosexuellen Männer mit AIDS haben eine latente HSV-Infektion.
Erreger HSV-Typen 1 und 2 bei gleichzeitiger Immundefizienz. Der Herpes simplex vegetans ist daher am häufigsten bei Patienten mit AIDS, kann aber auch bei anderen Immundefekten und Lymphom/Leukämie auftreten.
Definition als AIDS-Symptom entsprechend dem Überwachungsprogramm des CDC Eine HSV-Infektion, die ein mukokutanes Geschwür von mehr als einem Monat Dauer hervorruft oder eine HSV-Infektion, die bei einem Patienten Bronchitis, Pneumonie oder Ösophagitis beliebiger Dauer verursacht, ist als ein Symptom von AIDS zu werten, wenn der Patient keinen anderen Grund für die Immunschwäche hat und nicht über seinen HIV-Antikörperstatus Bescheid weiß.

ANAMNESE

Inkubationsperiode Die meisten Patienten haben schon früher eine HSV-Infektion durchgemacht. Eine Reaktivierung der Infektion ist ein häufiges Ereignis bei HIV-infizierten Patienten. Der Herpes simplex vegetans ist ein Spätsymptom der HIV-Krankheit.
Hautsymptome Die Ulcera sind gewöhnlich sehr schmerzhaft. Anorektale Ulcera gehen einher mit Schmerzen, Obstipation, Schmerzen bei der Defäkation, Tenesmen und manchmal einer Radikulopathie der Sakralnerven, Impotenz und neurogenen Blasenstörungen. Die herpetische Paronychie ist sehr schmerzhaft.

KLINISCHE UNTERSUCHUNG

Hautbefunde

TYPISCHE EFFLORESZENZEN
Die frühesten Läsionen sind gruppierte Bläschen auf erythematösem Grund. Diese Bläschen vergrößern sich, konfluieren und werden zu Ulcera, die peripher fortschreiten. Die Ränder können leicht aufgerollt und hypertroph-granulomatös-vegetierend sein. Durch Konfluenz von Ulcera entstehen in den Interglutäal- und Inguinalfalten lineare Ulcera. Der Ulcusgrund ist nekrotisch, blutend, verkrustet. Die Ulcera können einen Durchmesser von 10 bis 20 cm erreichen (Abb. 227).
PALPATION Sehr schmerzhaft.
FORM DER EINZELLÄSION Oval oder rund; polyzyklisch bei Konfluenz einzelner Geschwüre.
VERTEILUNG DER LÄSIONEN Perianal und/oder rektal → Umgebung des Genitale → perioral und im Gesicht → Finger. Selten bestehen gleichzeitig Ulcera im Gesicht und am Perineum. Ösophagus.

Allgemeinuntersuchung

ENDOSKOPIE DES ÖSOPHAGUS UND DER TRACHEA Erosionen und Ulzerationen an der Schleimhaut.
SIGMOIDOSKOPIE Die Mucosa ist leicht verletzlich, diffuse Ulzerationen, gelegentlich vesikulöse oder pustulöse Läsionen.

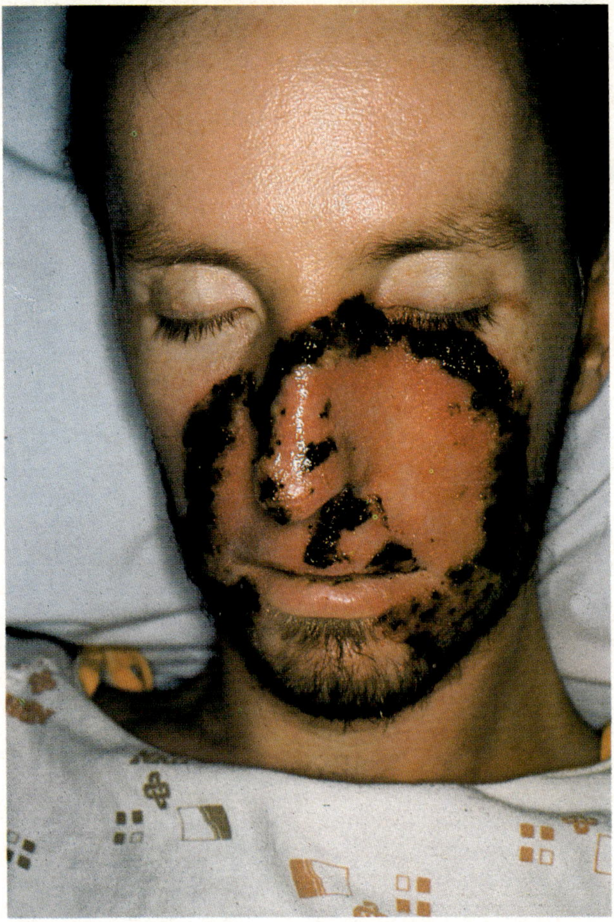

Abb. 227 **Herpes simplex vegetans.** Ausgedehntes, schmerzhaftes Geschwür, das nahezu die ganze untere Gesichtshälfte einnimmt. Die Infektion war Acyclovir-resistent (dankenswerterweise überlassen von Dr. C. Lisa Kauffman).

DIAGNOSE UND DIFFERENTIALDIAGNOSE

Diagnose Die klinische Verdachtsdiagnose wird verifiziert durch den Tzanck-Test, »Negative Stain«, die HSV-Kultur und/oder Haut- oder Schleimhautbiopsie.

Differentialdiagnose Chronisch ulzeröse Form der Cytomegalie, Impetigo, Ekthyma, Dekubitalgeschwüre, syphilitischer Primäraffekt, Ekthyma gangraenosum, tiefes mykotisches Geschwür (bei Kryptokokkose, Histoplasmose, Blasto- und Coccidioidomykose).

LABOR- UND SPEZIALUNTERSUCHUNGEN

Tzanck-Test Die zytologische Untersuchung eines Abstrichs vom Rand des Geschwürs zeigt akantholytische Epidermalzellen und vielkernige Riesenzellen. Die elektronenmikroskopische Untersuchung eines »Negative Stain«-Präparates zeigt Partikel vom Herpes-Virus-Typ.

HSV-Kultur Kultiviert wird Exsudat vom Ulcusgrund oder bioptisches Material vom Geschwür.

Dermatopathologie Vielkernige Riesenkeratinozyten mit intranukleären Viruseinschlußkörperchen. Nachweis von HSV durch Immunfluoreszenz.

PATHOPHYSIOLOGIE

Die Mehrzahl der HIV-infizierten Patienten (besonders die homosexuelle männliche Risikogruppe) haben eine latente HSV-Infektion, die durch typenspezifische IgG-Antikörper nachgewiesen werden kann. Natürlich kann auch beim HIV-Infizierten eine primäre HSV-Infektion oder Infektion mit einem unterschiedlichen HSV-Typ oder -Stamm erfolgen, die Mehrzahl der herpetischen Infektionen erfolgt aber durch Reaktivierung des latenten Virus. Mit Zunahme der Immunschwäche breitet sich das HSV in angrenzende Epidermalzellen aus, was zu einer progredienten Vergrößerung und Vertiefung der Ulcera des Herpes simplex vegetans führt.

VERLAUF UND PROGNOSE

Mit zunehmender Immundefizienz kann es dazu kommen, daß HSV-Infektionen nicht spontan oder mit niedrig dosiertem, oralem Acyclovir abheilen, sondern bestehenbleiben und über Monate hinweg fortschreiten. Durch den Verlust der Fähigkeit, das Virusenzym Thymidin-Kinase zu synthetisieren, kommt es zu einer Acyclovir-Resistenz. Fehlt die Thymidin-Kinase, so wird Acyclovir nicht zu seiner Monophosphatform aktiviert und die Wirtszellenzyme können die weitere Phosphorylierung, die zu Acyclovir-Triphosphat führt, nicht mehr katalysieren. Erosionen an den üblichen Körperstellen (perianal, im Genitalbereich, perioral und im Gesicht) werden größer und tiefer und bilden schmerzhafte Ulcera mit erhabenen Rändern. Unbehandelt können diese Ulcera konfluieren und das halbe Gesicht einnehmen oder sich zirkulär um den Anus ausbreiten. Chronische perianale Ulcera können mit einer herpetischen Colitis einhergehen und verursachen Schmerzen bei der Defäkation sowie Diarrhoen. Bei Befall des Oropharynx und Ausbreitung in den Ösophagus treten Schluckbeschwerden auf.

Ein chronischer Herpes simplex, der nicht auf Acyclovir anspricht, sollte sofort auf das Vorhandensein resistenter Viren untersucht werden. Die Ulcera sind mit schwerem Krankheitsgefühl und Schmerzen verbunden.

Ausgehend von einem Herpes simplex vegetans kann das HSV hämatogen disseminiert werden und eine HSV-Hepatitis, -Pneumonie und -Enzephalitis verursachen. Bei Dissemination in die Haut findet man eine wechselnde Anzahl gruppierter Bläschen am Stamm und den Extremitäten, die rasch erodieren und verkrusten.

THERAPIE

Der Herpes simplex vegetans ist oft mit *Staphylococcus aureus* oder *Streptococcus pyogenes* superinfiziert und sollte in diesem Fall mit geeigneten Antibiotika behandelt werden.

Lokaltherapie Acyclovir-Creme alle 3 Stunden.

Systemische Therapie Acyclovir p. o. 200 mg alle 4 Stunden über 5 bis 7 Tage; bei Fortschreiten bis zu 800 mg 5x täglich; bei schwerer mukokutaner Infektion i. v. 5 bis 10mg/kg Körpergewicht alle 8 Stunden.

Bei Acyclovir-resistenten HSV-Infektionen: Foscarnet (Trinatrium-Phosphonoformat) i. v. 50 mg/kg Körpergewicht alle 8 Stunden oder Vidarabin i. v. 10 mg/kg/die.

Epidemisches Kaposi-Sarkom

Das epidemische oder AIDS-assoziierte Kaposi-Sarkom (KS) ist ein multizentrischer, systemischer, vaskulärer Tumor, charakterisiert durch livide Knötchen und Ödem durch Lymphgefäßverschluß, der überwiegend bei männlichen Homosexuellen mit AIDS auftritt.

Synonym: Sarcoma idiopathicum multiplex haemorrhagicum, M. Kaposi.

EPIDEMIOLOGIE UND ÄTIOLOGIE

Geschlecht Homosexuelle Männer, selten bei anderen AIDS-Risikogruppen.

Ätiologie Unbekannt. Es gibt Hinweise auf ein infektiöses Agens, möglicherweise ein Retrovirus, das nicht mit dem HIV identisch ist.

Vorkommen In den frühen Phasen der HIV-Epidemie hatten 50 % der homosexuellen Männer zum Zeitpunkt der Erstdiagnose von AIDS ein KS. Derzeit beträgt die Inzidenz in dieser Risikogruppe 15 %.

Klinische Typen des KS Das endemische (klassische, europäische) KS tritt bei älteren Männern aus dem Mittelmeerraum und aschkenasischen Juden auf; das afrikanische (nicht AIDS-assoziierte) KS; KS bei iatrogener Immunsuppression, z. B. bei Transplantatempfängern; epidemisches KS bei HIV-Infektion.

Definition als AIDS-Symptom entsprechend dem Überwachungsprogramm des CDC KS bei einem Patienten unter 60 Jahren ist diagnostisch für AIDS, wenn der Patient keinen anderen Grund für eine Immundefizienz hat und nicht über seinen HIV-Antikörperstatus informiert ist.

ANAMNESE

Die Hautläsionen des KS beginnen meist als eine makulöse Läsion, die einer Ekchymose ähnelt. Die Läsionen sind gewöhnlich asymptomatisch, stellen aber ein erhebliches kosmetisches Stigma dar. Über das Plaquestadium entwickeln sich Knoten. Manchmal können die Läsionen exulzerieren und leicht bluten. Große Läsionen an den Handflächen und Fußsohlen können funktionell störend sein. Ein progredientes Ödem einer Extremität kann mit fortschreitender Fibrose, Striktur und Bewegungseinschränkung einhergehen. Läsionen in der Urethra oder im Analkanal können ein Passagehindernis darstellen. Ein Befall des Gastrointestinaltrakts verläuft meist symptomlos. Pulmonale KS-Läsionen verursachen Bronchospasmen, unbeeinflußbaren Reizhusten, fortschreitende Ateminsuffizienz und Kurzatmigkeit.

KLINISCHE UNTERSUCHUNG

Hautbefunde

TYPISCHE EFFLORESZENZEN

Flecken, Papeln, Plaques (Abb. 228, 229, 230). Die Epidermis ist gewöhnlich intakt, kann aber gelegentlich nekrotisieren und zu einer Erosion oder einem Geschwür und Verkrustung führen. Im Laufe der Zeit vergrößern sich die einzelnen Läsionen, konfluieren und bilden größere Tumormassen. Lymphödem: Durch die Konfluenz von multiplen Läsionen im Bereich einer Extremität kann es zu einem unilateralen distalen Ödem kommen. Sind die tieferen Lymphgefäße und Lymphknoten befallen, so resultiert daraus ein Ödem unterschiedlicher Intensität, meist symmetrisch und am deutlichsten an den unteren Extre-

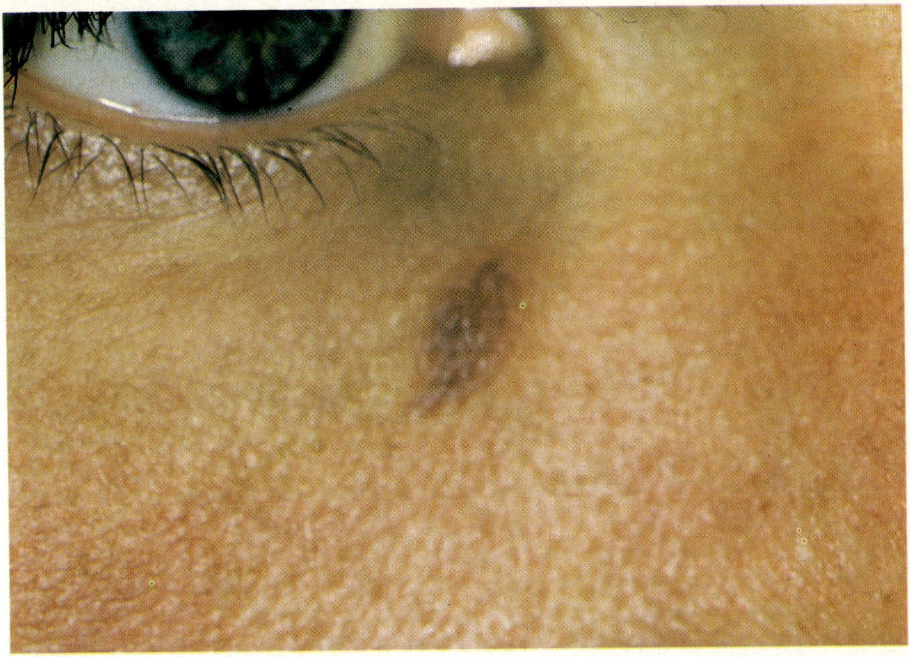

Abb. 228 Epidemisches Kaposi-Sarkom. Solitärer, ovaler, lividroter Knoten.

mitäten, am Genitale und/oder Gesicht. Als Endstadium kann es zu Atrophie und Fibrose der Extremität kommen.

FARBE Frühe Hautläsionen sind livid, rot, rosa oder rotbraun. Ältere Läsionen haben einen düster-braunroten Farbton mit einem grünlichen Hof, der von Hämosiderin herrührt.

PALPATION Fast alle Läsionen des KS sind tastbar und fühlen sich derb bis hart an. Läsionen mit typischer Farbe, die nicht tastbar sind, sind wahrscheinlich Ekchymosen, außer wenn sie am Gaumen auftreten.

FORM DER EINZELLÄSIONEN Anfangs oval.

ANORDNUNG VON MULTIPLEN LÄSIONEN Läsionen am Stamm ähneln in der Anordnung oft der Pityriasis rosea (Abb. 229). Läsionen können an traumatisierten Stellen auftreten (Koebner-Phänomen oder isomorpher Reizeffekt).

VERTEILUNG DER LÄSIONEN Weit verbreitet: Am Stamm (Abb. 230); am Kopf besonders an der Spitze der Nase, periorbital, an den Ohren und am Capillitium; Penis; Beine (Abb. 231), Handflächen und Fußsohlen.

Schleimhäute Häufig am harten Gaumen, wo sie als lividrote Verfärbung erscheinen. 15 % der KS treten erstmals in der Mundhöhle auf. Gingiva, Uvula.

Allgemeinbefunde

LUNGE Pulmonale Infiltrate.

GASTROINTESTINALTRAKT Gastrointestinale Blutungen, rektale Verschlußsymptomatik, Enteropathie mit Proteinverlust können auftreten.

DIAGNOSE UND DIFFERENTIALDIAGNOSE

Diagnose Verifiziert durch Hautbiopsie.

Differentialdiagnose Von einzelnen pigmentierten Läsionen: Malignes Melanom, Dermatofibrom, Granuloma pyogenicum, Hämangiom, bazilläre (epitheloide) Angiomatose, Naevuszellnaevus, Ekchymose, Granuloma anulare, Reaktionen auf Insektenstiche, Stauungsdermatitis.

LABOR- UND SPEZIALUNTERSUCHUNGEN

Dermatopathologie Umschriebenes, intradermales Knötchen mit Gefäßhohlräumen, die von atypischen Endothelzellen ausgekleidet sind. Dazwischen Erythrozytenextravasate mit Hämosiderinablagerungen.

Thoraxröntgen Pulmonale Infiltrate von KS sind schwer von der *Pneumocystis carinii*-Pneumonie zu unterscheiden. Bei KS sind Infiltrate in der Lunge und Pleuraergüsse häufiger.

PATHOPHYSIOLOGIE

Wahrscheinlich stammen die KS-Zellen von den Endothelien der kleinen Blut/Lymphgefäße ab. Es handelt sich nicht um einen malignen Prozeß, sondern eher um eine ausgedehnte, zellulär-proliferative Reaktion auf angiogene Substanzen. Läsionen von KS produzieren Faktoren, die sowohl ihr eigenes Wachstum fördern wie auch das Wachstum anderer Zellen.

VERLAUF UND PROGNOSE

Die Hautläsionen des KS werden allmählich größer, können tuberös werden und konfluieren. Patienten, die nur wenige Läsionen haben, die seit mehreren Monaten bestehen, anamnestisch keine opportunistischen Infektionen und CD4-Zellzahlen über 200/mm^3 haben, sprechen besser auf die Therapie an und haben wahrscheinlich insgesamt eine bessere Prognose. Medikamentöse Immunosuppression kann das Auftreten eines KS präzipitieren, das sich wieder zurückbilden kann, wenn diese Medikamente abgesetzt werden. Zum Zeitpunkt der Erstdiagnose haben 40 % der Patienten mit KS gastrointestinale Läsionen, bei der Autopsie sind es 80 %. Patienten mit gastrointestinalem Befall haben eine schlechtere Prognose quoad vitam. Patienten mit einem pulmonalen KS haben eine besonders ungünstige Prognose mit einer durchschnittlichen Überlebenszeit von weniger als 6 Monaten.

THERAPIE

Die Therapie beschränkt sich meist auf einzelne Läsionen, die kosmetisch stören oder sehr groß sind, bluten oder funktionell beeinträchtigen, wie z. B. an den Handflächen oder Fußsohlen oder Läsionen, die Lymphgefäßverschluß und Lymphödem verursachen.

Zurückhaltende (Palliativ-) Behandlung
LOKALTHERAPIE Röntgenbestrahlung (800 bis 3000 rad), Kryotherapie, Laser-Chirurgie, chirurgische Exzision.
INTRALÄSIONALE THERAPIE Vinblastin (0,2 mg/ml) alle 2 Wochen. Interferon alpha intraläsional oer s. c., 3 Mio. E, täglich oder 3x wöchentlich.

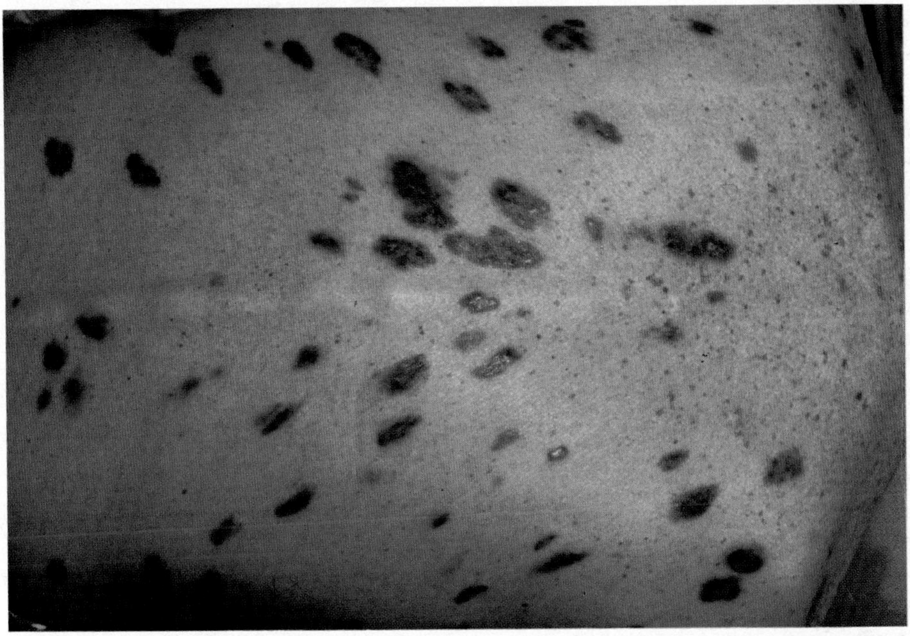

Abb. 229 Epidemisches Kaposi-Sarkom. Große, lividrote Knötchen in einer Pityriasis rosea-ähnlichen Verteilung am Stamm.

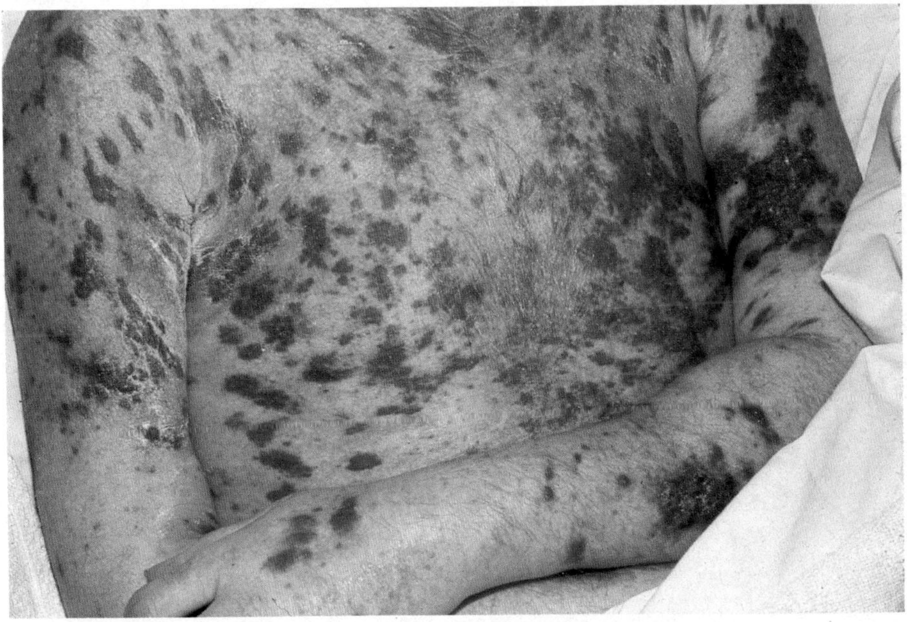

Abb. 230 Epidemisches Kaposi-Sarkom. Fulminante Form, aufgetreten innerhalb eines Monats. Gleichzeitig pulmonales KS (dankenswerterweise überlassen von Dr. Jeffrey Dover).

Aggressive Behandlung

SINGLE-AGENT CHEMOTHERAPIE Adriamycin; Vincristin, wöchentlicher intravenöser Bolus von 1,4 bis 2 mg/kg Körpergewicht; Vinblastin, wöchentlicher intravenöser Bolus 0,1 mg/kg Körpergewicht.

KOMBINATIONS-CHEMOTHERAPIE Vincristin (2 mg) + Bleomycin (15 E/m^2) + Adriamycin (20 mg/m^2) jede 2. Woche bei Patienten mit relativ fortgeschrittenem KS. Interferon alpha (15 Mio. E/die) und Zidovudin (600 mg/die).

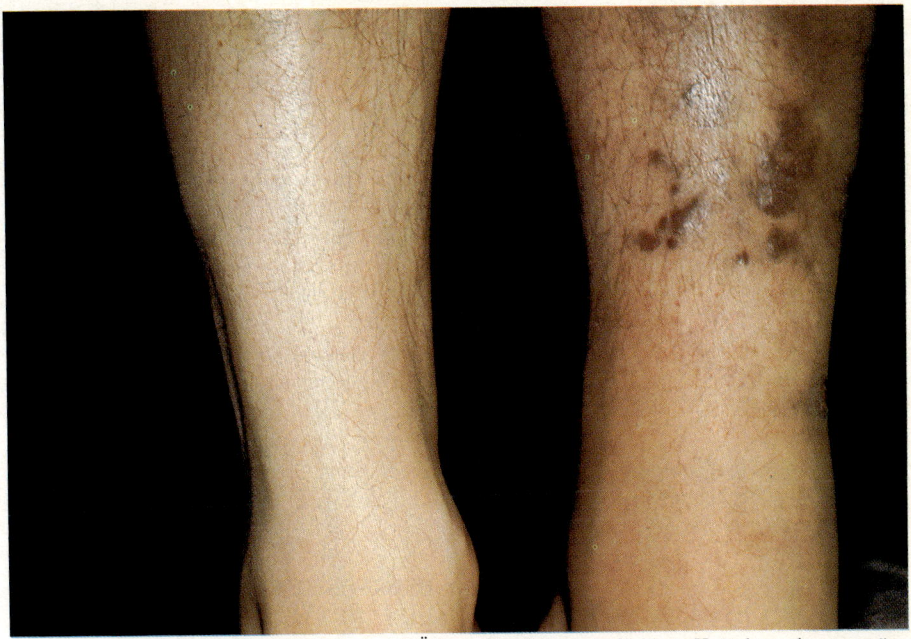

Abb. 231 Epidemisches Kaposi-Sarkom mit Ödem. Konfluierende, lividrote Knötchen mit ausgeprägtem Ödem des Unterschenkels.

Mollusca contagiosa bei der HIV-Krankheit (siehe auch Seite 68)

Mollusca contagiosa treten bei etwa 10 % der HIV-infizierten Patienten mit fortgeschrittener Immundefizienz auf und erscheinen als multiple, genabelte Papeln und Knötchen im Gesicht. Die Läsionen nehmen trotz aggressiver therapeutischer Interventionen allmählich an Zahl zu und können zu einer erheblichen kosmetischen Entstellung des Patienten führen.

ANAMNESE

Dauer der Läsionen Monate.

Symptome der Hautläsionen Meist asymptomatisch, außer bei Sekundärinfektionen mit *Staphylococcus aureus.*

KLINISCHE UNTERSUCHUNG

Hautbefunde

TYPISCHE EFFLORESZENZEN
Hautfarbene, halbkugelige, 2 bis 4 mm große Papeln, die meist zentral genabelt sind. Die Mollusca können mit *Staphylococcus aureus* superinfiziert sein, was zu Vereiterung und Verkrustung führt. Nach Behandlung mit Kryo- oder Elektrotherapie kann postinflammatorische Hyper- oder Hypopigmentation auftreten. Manchmal findet man einzelne oder vereinzelte Mollusca contagiosa, die bis zu 1cm im Durchmesser messen und Basaliomen oder Keratoakanthomen ähneln können. Bei Patienten mit mäßiger bis fortgeschrittener Immundefizienz können Hunderte von Mollusca im Gesicht auftreten.

FARBE Bei hellhäutigen Patienten meistens hautfarben, sie können leicht mit dermalen Naevi verwechselt werden. Meist sind sie bei dunkelhäutigen Patienten deutlicher sichtbar, besonders nach Behandlung und konsekutiver Hyper- oder Hypopigmentation.

ANORDNUNG Können durch Autoinokulation in eine oberflächliche Kratz- oder Schürfwunde linear angeordnet sein. Manchmal kann der Bartbereich eine konfluierende Masse von Mollusca contagiosa werden, die durch das Rasieren verbreitet wurden. Häufig sind multiple Mollusca contagiosa an den Rändern der Augenlider angeordnet.

VERTEILUNG Am häufigsten im Gesicht aber auch in Gruppen in den Axillen, Leisten oder am Gesäß.

DIAGNOSE UND DIFFERENTIALDIAGNOSE

Diagnose Klinisch; eventuell verifiziert durch Hautbiopsie.

Differentialdiagnose Bei einzelnen und großen Läsionen: Keratoakanthom, Basaliom. Bei multiplen Läsionen: multiple dermale Naevi, Verrucae planae, hämatogene Dissemination einer tiefen Mykose in die Haut, z. B. Kryptokokkose, Histoplasmose, Coccidioidomykose (vergleiche Abb. 173, 174).

VERLAUF UND PROGNOSE

Die Mollusca contagiosa bei HIV-Infizierten sprechen selbst auf aggressive Behandlungsformen schlecht an, können dadurch noch zahlreicher werden und zu erheblicher kosmetischer Entstellung führen.

THERAPIE

Kryotherapie, Exkochleation, Kaustik. Bakterielle Superinfektionen sollten mit Antibiotika behandelt werden. Die Mollusca contagiosa können sich nach Beginn einer antiretroviralen Therapie mit Zidovudin zurückbilden.

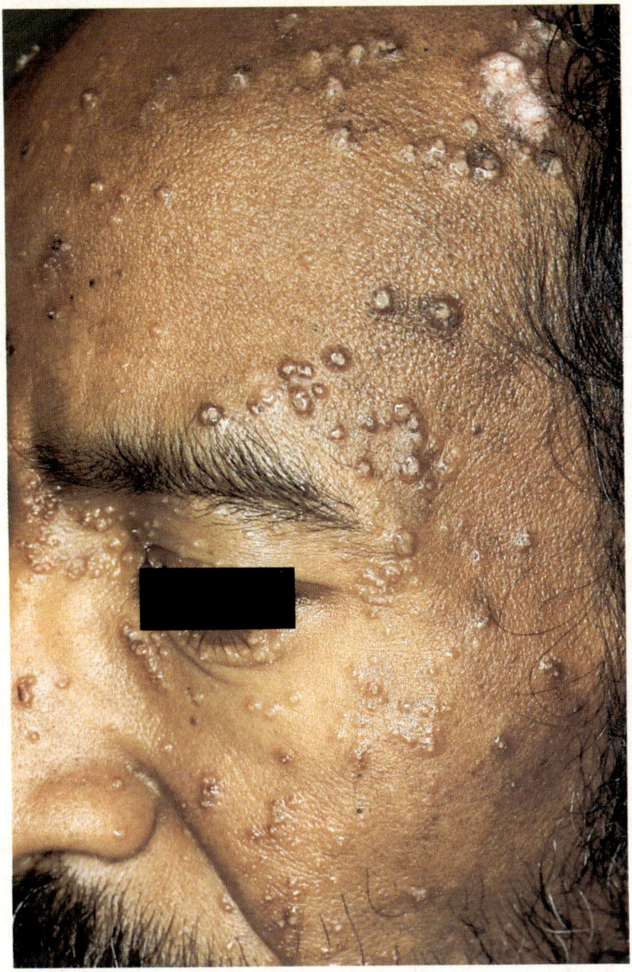

Abb. 232 Mollusca contagiosa. Die wesentlichen Charakteristika der Mollusca contagiosa bei HIV-infizierten Patienten sind die große Anzahl der Läsionen und ihr Auftreten im Gesicht.

Bazilläre Angiomatose

Die bazilläre Angiomatose ist eine Infektion bei HIV-Infizierten, charakterisiert durch kutane Gefäßtumoren, die manchmal systemisch disseminiert auftreten können.

Synonym: Bazilläre epitheloide Angiomatose.

ÄTIOLOGIE UND EPIDEMIOLOGIE

Alter HIV-Infizierte jeder Altersgruppe.

Ätiologie Ein infektiöses Agens ähnlich oder möglicherweise identisch mit dem Katzenkratzkrankheitsbazillus, der dem rickettsialen Mikroorganismus *Rochalimaea quintana* (siehe Seite 316) eng verwandt ist.

Übertragung Das Reservoir für den Erreger der bazillären Angiomatose sind vermutlich Katzen. Die Infektion erfolgt wahrscheinlich perkutan durch kleine Verletzungen der Epidermis. Eine latente Infektion oder Übertragung von Mensch zu Mensch ist nicht bekannt.

Risikofaktoren Die bazilläre Angiomatose tritt fast ausschließlich bei HIV-infizierten Patienten mit fortgeschrittener Immundefizienz auf. Berichte über Infektionen mit bazillärer Angiomatose bei immunkompetenten, nicht HIV-infizierten Menschen liegen nicht vor.

Inkubationsperiode Unbekannt, aber wahrscheinlich Tage bis Wochen.

ANAMNESE

Die Patienten geben an, eine Katze zu haben oder von einer Katze gekratzt worden zu sein. Patienten mit einer lokalisierten Infektion können frei von systemischen Symptomen sein. Es besteht weder Juckreiz noch Schmerzen. Bei ausgedehnter disseminierter Infektion treten Fieber, Krankheitsgefühl und Gewichtsverlust auf.

KLINISCHE UNTERSUCHUNG

Hautläsionen

TYPISCHE EFFLORESZENZEN
Papeln oder Knötchen, die wie Angiome aussehen von bis zu 2 oder 3 cm Durchmesser. Meist sind sie in der Dermis lokalisiert, können auch in die Subcutis reichen. Die darüberliegende Epidermis ist verdünnt, eventuell erodiert. Die Anzahl der Läsionen variiert von einzelnen Läsionen bis zu mehr als 100 und in selten Fällen über 1000 Läsionen (Abb. 233).

FARBE Rot, hellrot, lividrot oder hautfarben.

PALPATION Derb, nicht druckempfindlich, nicht ausdrückbar.

FORM Halbkugelig.

VERTEILUNG Der ganze Körper kann betroffen sein. Handflächen, Fußsohlen und die Mundhöhle sind meist ausgespart. Manchmal treten die Läsionen an der Stelle eines Katzenkratzers auf. Eine solitäre Läsion, die als Entzündung des Fingers in Erscheinung trat, wurde beschrieben.

Allgemeinbefunde Die Infektion kann hämatogen oder lymphogen disseminieren und bei systemischem Befall das Knochenmark, Knochen, Leber und Milz befallen.

DIAGNOSE UND DIFFERENTIALDIAGNOSE

Diagnose Darstellung des Erregers der bazillären Angiomatose in einem Schnitt von läsionaler Haut, der nach Warthin-Starry oder einer ähnlichen Silberfärbung gefärbt wurde.

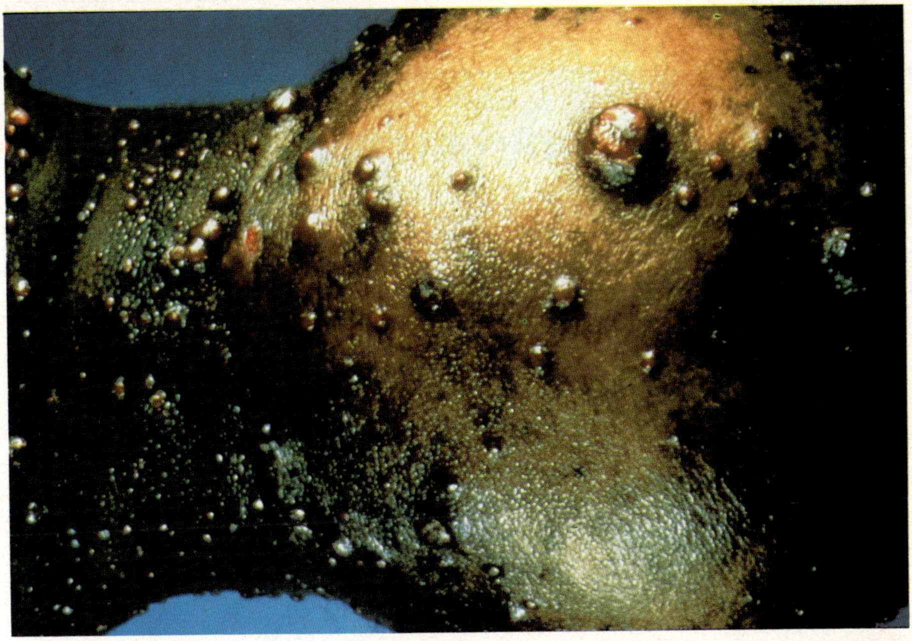

Abb. 233 **Bazilläre Angiomatose.** Hinterkopf eines Patienten mit Alopezie mit multiplen vaskulären Knoten (dankenswerterweise überlassen von Dr. Clay Cockerell).

Differentialdiagnose Kaposi-Sarkom, Granuloma pyogenicum, epitheloides (histiozytoides) Angiom, senile Angiome, sklerosierendes Hämangiom, Verruga peruana (Bartonellose), disseminierte Kryptokokkose.

PATHOPHYSIOLOGIE

Die Hautläsionen der bazillären Angiomatose ähneln der chronischen Hautinfektion mit *Bartonella bacilliformis*, der sogenannten Verruga peruana oder Bartonellose. Die Gefäßproliferation ist die Reaktion auf den Erreger der bazillären Angiomatose.

LABOR- UND SPEZIALUNTERSUCHUNGEN

Dermatopathologie Vermehrung von Gefäßhohlräumen in der Dermis, die von Endothelzellen ausgekleidet sind, typischerweise kuboidalen Zellen mit großen Kernen. Unterschiedlich stark ausgeprägtes Ödem und entzündliches Infiltrat. Innerhalb der Gefäßproliferationen findet man Haufen versilberbarer Stäbchen.

Kultur Die Isolierung der Erreger aus bioptischem Material ist gelungen, dürfte aber in den meisten mikrobiologischen Laboratorien nicht möglich sein.

VERLAUF UND PROGNOSE

Der Verlauf ist sehr unterschiedlich. Bei manchen Patienten kommt es zu einer spontanen Rückbildung der Effloreszenzen. Systemischer Befall im Rahmen der Infektion wurde beobachtet. Der Tod kann als Folge einer pulmonalen Infektion eintreten.

THERAPIE

Erythromycin 250 bis 500 mg oral 4x täglich bis zur Abheilung der Läsionen. Als Alternative: Doxycylin 100 mg 2x täglich bis zur Abheilung.

Sektion 18

Erythrodermien

Syndrom der exfoliativen Erythrodermie

Das Syndrom der exfoliativen Erythrodermie ist ein schweres, oft lebensbedrohliches Reaktionsmuster der Haut, charakterisiert durch generalisierte konfluierende Rötung, Infiltration und Schuppung der Haut, die mit systemischen Symptomen der »Toxizität«, generalisierter Lymphadenopathie und Fieber einhergeht. Zwei Stadien, das akute und chronische, können ineinander übergehen. In der akuten und subakuten Phase treten innerhalb kurzer Zeit ein universelles, hellrotes Erythem und feine, kleieförmige oder groblamellöse Schuppung auf. Der Patient fühlt sich abwechselnd heiß und kalt, fröstelt und hat Fieber. Beim chronischen Syndrom kommt es neben der universellen Rötung und Schuppung zu einer beträchtlichen Verdickung der Haut, palmoplantaren Hyperkeratosen, zu einem Verlust des Kopf- und Körperhaars, die Nägel werden verdickt und lösen sich vom Nagelbett ab (Onycholyse); zudem kann es zu Hyperpigmentationen oder herdförmigem Pigmentverlust bei Patienten kommen, deren normale Hautfarbe braun oder schwarz ist. Bei etwa 50 % der Patienten läßt sich in der Anamnese eine präexistente Dermatose nachweisen: Ekzem (atopisches, Kontaktekzem), Psoriasis, Lymphom und Leukämie, medikamentöses Exanthem und Pityriasis rubra pilaris. Bei 10 bis 20 % der Patienten läßt sich die Ursache der Erythrodermie weder durch die Anamnese noch die Histologie klären (siehe auch »Sézary-Syndrom«, Sektion 26).

EPIDEMIOLOGIE

Alter Über 50 Jahre. Bei Kindern treten exfoliative Erythrodermien bei Pityriasis rubra pilaris oder atopischer Dermatitis auf.

Geschlecht Häufiger Männer als Frauen.

ANAMNESE

Dauer der Läsionen Je nach der Ätiologie kann sich die akute Phase sehr rasch entwickeln, wie bei der medikamentös induzierten Form, beim Lymphom oder Ekzem. In diesem frühen Stadium läßt sich die präexistente Dermatose identifizieren (Psoriasis, Mycosis fungoides etc.).

Hautsymptome Pruritus.

Allgemeinsymptome Müdigkeit, Schwäche, Appetitlosigkeit, Gewichtsverlust, Krankheitsgefühl, Frösteln.

KLINISCHE UNTERSUCHUNG

Aussehen des Patienten Verschreckt, rot, »toxisch«.

Hautbefunde
TYPISCHE LÄSIONEN Schuppende Dermatitis, die konfluiert und diffus ohne erkennbare Grenze das Integument einnimmt (universeller Befall) (Abb. 234 und 235), außer bei der Pityriasis rubra pilaris, wo die Erythrodermie scharf begrenzte Areale normaler Haut ausspart (Abb. 236). Ödem der Unterschenkel und Fußgelenke.
FARBE DER LÄSIONEN Hellrot.

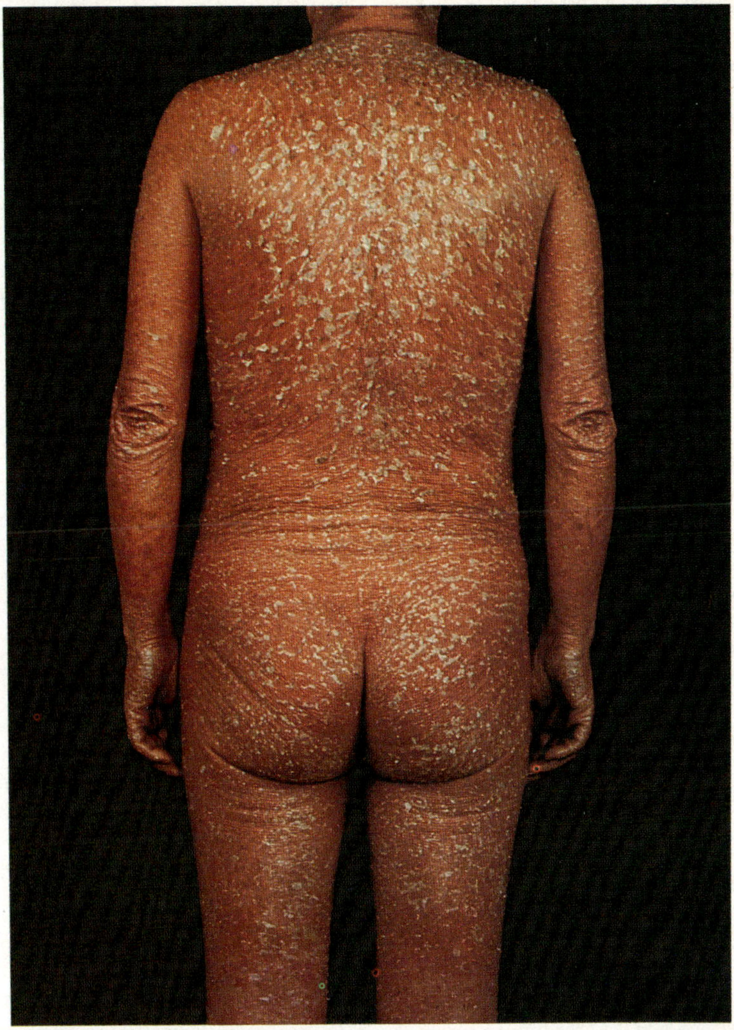

Abb. 234 **Psoriatische Erythrodermie.** Dieser Patient mit einer universellen Psoriasis zeigt neben der Rötung eine massive Verdickung der Haut (siehe Faltenbildung an Ellbogen und Rücken) und massive Schuppung.

HANDFLÄCHEN UND FUSSOHLEN Meist befallen mit massiver Hyperkeratose und tiefen Fissuren bei Pityriasis rubra pilaris, Sézary-Syndrom und Psoriasis.
HAARE Alopezie.
NÄGEL Onycholyse, Abstoßung der Nägel.

Allgemeinuntersuchung Generalisierte Beteiligung der Lymphknoten, die gummiartig, aber meist klein sind.

LABORUNTERSUCHUNGEN

Dermatopathologie

LICHTMIKROSKOPIE Je nach der Grundkrankheit. Parakeratose, inter- und intrazelluläres Ödem, Akanthose mit Verlängerung der Reteleisten und Exozytose von Entzündungszellen. Ödem in der Dermis und chronisch entzündliches Infiltrat.

Laboruntersuchung des Blutes

CHEMISCH Niedriges Serumalbumin und Anstieg der Gammaglobuline.
BLUTKULTUR Sollte durchgeführt werden.
KNOCHENMARK Punktion oder Biopsie zum Ausschluß eines Lymphoms.

BILDGEBENDE VERFAHREN

Ausschluß von Lymphom durch CT-Scan.

DIAGNOSE UND DIFFERENTIALDIAGNOSE

Diagnose Nicht einfach, die Anamnese einer vorangegangenen Dermatose kann der einzige Hinweis sein. Pathognomonische Zeichen und Symptome einer präexistenten Dermatose sind hilfreich, z. B. die typischen Nagelveränderungen der Psoriasis; Lichenifikation, Erosionen und Exkoriationen bei der atopischen Dermatitis und beim Ekzem; diffuse, relativ wenig schuppende palmoplantare Hyperkeratosen mit Fissuren beim kutanen T-Zell-Lymphom und Pityriasis rubra pilaris; scharf begrenzte Areale normaler Haut innerhalb der Erythrodermie bei Pityriasis rubra pilaris; massive hyperkeratotische Schuppung des Capillitiums, meist ohne Haarausfall bei der Psoriasis; Haarausfall beim kutanen T-Zell-Lymphom und Pityriasis rubra pilaris, eventuell auch Ektropion.

Differentialdiagnose Zusätzlich zu den bereits erwähnten Dermatosen kann eine exfoliative Erythrodermie auch beim Lichen planus, Pemphigus foliaceus, bei der ichthyosiformen Erythrodermie und bei der akuten Graft-versus-Host-Disease auftreten.

PATHOGENESE

Die metabolische Reaktion auf die exfoliative Dermatitis kann tiefgreifend sein. Große Mengen warmen Blutes befinden sich wegen der Kapillardilatation in der Haut, und es kommt zu einem erheblichen Wärmeverlust durch Flüssigkeitsverlust und Konvektion, ferner Herzkreislaufprobleme durch Versacken des Blutes in der Peripherie. Auch der Verlust von Schuppen durch Abschilferung kann beträchtlich sein und bis zu 9 g/m^2 Körperoberfläche pro Tag betragen. Der resultierende Eiweißverlust kann zur Verminderung des Serumalbumins und Ödem der unteren Extremitäten beitragen, die man oft bei diesen Patienten beobachtet.

BEDEUTUNG

Es handelt sich um ein wichtiges medizinisches Problem, das in einer modern ausgestatteten Abteilung mit entsprechend geschultem Personal behandelt werden muß.

PROGNOSE

Zurückhaltend. Trotz der größten Aufmerksamkeit in allen Belangen können die Patienten Infektionen erliegen oder bei kardiologischen Problemen einem Herzversagen (»high output«-Herzversagen) oder aber den Nebenwirkungen der oft erforderlichen prolongierten Kortikosteroid-Therapie.

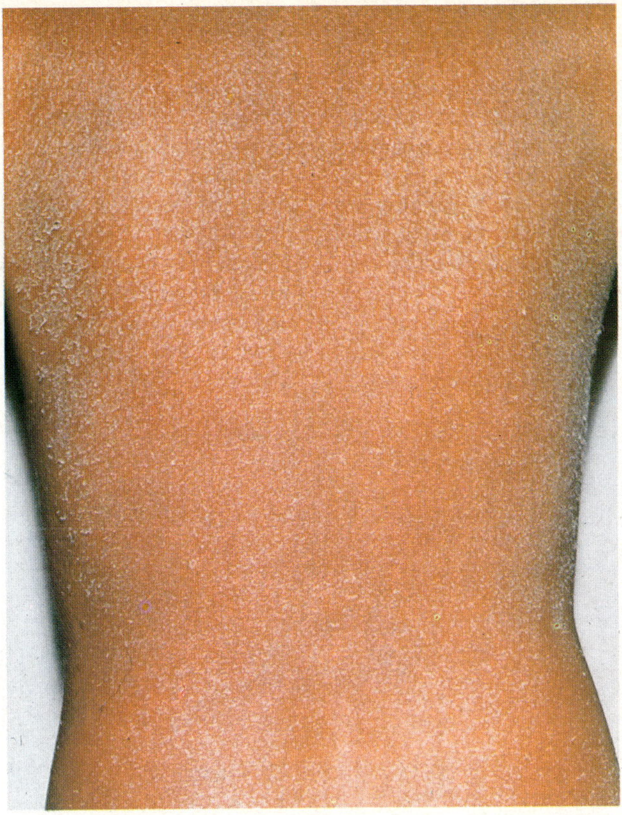

Abb. 235 Medikamentös induzierte Erythrodermie. Es handelt sich um eine Reaktion auf Gold mit diffusem Erythem und Schuppung des gesamten Integuments.

THERAPIE

Der Patient sollte in einem Einzelzimmer hospitalisiert werden, wenigstens zu Beginn der Durchuntersuchung und der Festlegung eines Therapieprogramms. Die Temperatur im Krankenzimmer sollte an die Bedürfnisse des Patienten angepaßt werden. Meist brauchen diese Patienten ein warmes Zimmer und viele Decken.

Lokaltherapie Wasserbäder mit Badeölen, anschließend blande Pflegecremen.

Systemische Therapie

Orale Kortikosteroide bis zum Eintreten einer Remission und als Erhaltungstherapie. Systemische und Lokaltherapie, wie sie die jeweilige Grundkrankheit erfordern.

Zusätzlich symptomatische Therapie (kardiale Stützung, Flüssigkeits-, Elektrolyt- und Proteinersatz, Diuretika) nach Bedarf. Patienten mit Erythrodermien neigen zu Infektionen und Sepsis. Daher Blutkulturen (Bakterien, Candida) und entsprechende antibiotische Therapie.

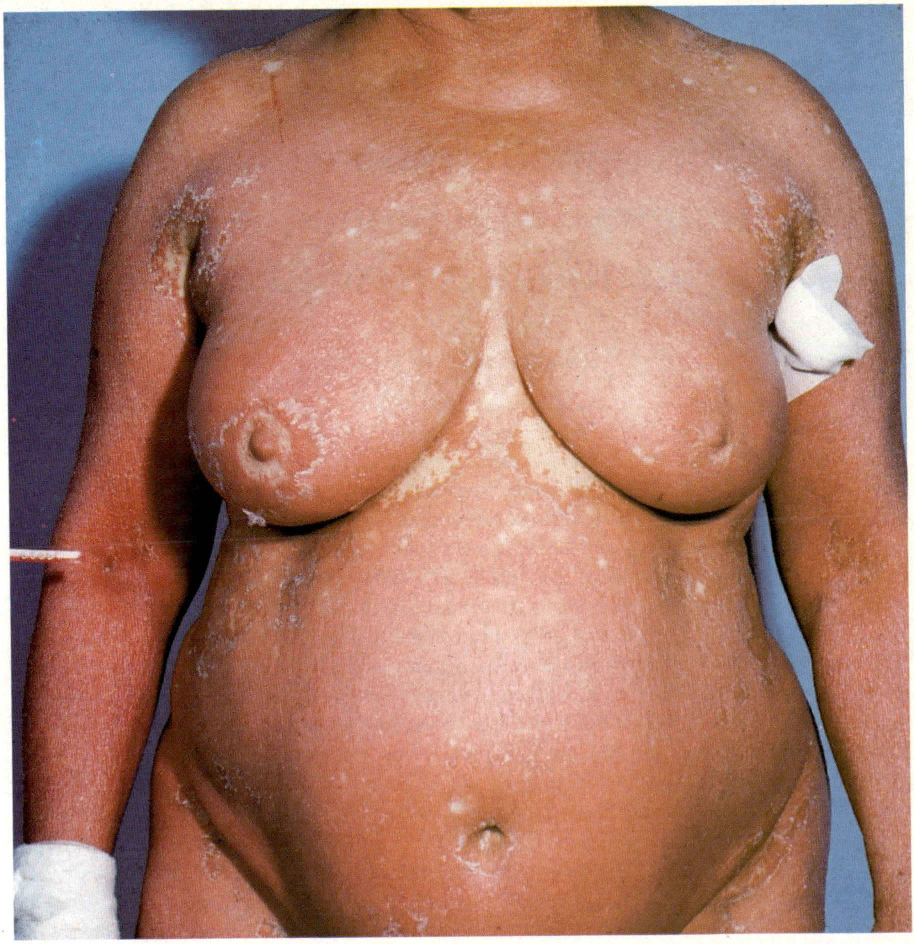

Abb. 236 **Erythrodermie.** Diese Patientin hat eine Pityriasis rubra pilaris. Es besteht ein fast universelles Erythem mit Schuppung und eine Verdickung der Haut durch konfluierende Papeln. Beachte die ausgesparten Areale normaler Haut, wo die papulösen Effloreszenzen noch erkennbar sind. Das ist typisch, aber nicht beweisend für die Pityriasis rubra pilaris.

Hautmanifestationen von Immun-, Autoimmun- und rheumatischen Krankheiten

Systemische Amyloidose

Unter Amyloidose versteht man die extrazelluläre Ablagerung von Amyloid in verschiedenen Geweben, das aus fibrillären Proteinen und einem nicht fibrillären Protein, der Amyloid-P-Komponente (AP), besteht. Eine dem AP identische Komponente kommt im Serum vor und wird SAP genannt. Diese Amyloidablerungen können die normalen Körperfunktionen beeinträchtigen. Die *erworbene systemische Amyloidose* (*Amyloidose AL*), früher als *primäre Amyloidose* bezeichnet, tritt bei Patienten mit B-Zell- oder Plasmazelldyskrasie auf, bei denen Fragmente von monoklonalen Immunglobulin-Leicht-Ketten Amyloid-Fibrillen bilden. Die AL-Amyloidose findet man auch assoziiert mit dem multiplen Myelom. Die *AA* oder *sekundäre Amyloidose* tritt bei Patienten infolge chronisch entzündlicher Krankheiten auf, bei denen das fibrilläre Protein von einem Lipoprotein abstammt, das in der akuten Phase zirkuliert und als *Serum-Amyloid A* bekannt ist. Klinische Symptome beruhen auf einer Kombination von Makroglossie, kardialer, renaler, hepatischer und gastrointestinaler Beteiligung, wie auch einem Karpaltunnelsyndrom. Hautveränderungen findet man bei 30 % der Patienten mit Amyloidose AL (primäre Amyloidose), und da sie frühzeitig im Verlauf der Krankheit auftreten, sind sie ein wichtiger Hinweis auf die Diagnose. Bei der Amyloidose AA (sekundäre Aymloidose) gibt es nur wenige oder keine charakteristischen Hautveränderungen.

Zwei gar nicht seltene Sonderformen der lokalisierten Amyloidose ohne Beziehung zur systemischen Amyloidose sind die *lichenoide Amyloidose* (einzelstehende, stark juckende, bräunlich-rötliche Papeln an den Beinen) und die *makulöse Amyloidose* (juckende, graubraune, netzartig gezeichnete, makulöse Läsionen, die vorwiegend am oberen Rücken auftreten; die Läsionen haben oft eine typisch »wellige« Anordnung). Die nachfolgende Zusammenfassung behandelt nur die (primäre) Amyloidose AL.

EPIDEMIOLOGIE

Alter 6. Dekade.

Geschlecht Keine Geschlechtspräferenz.

Auslösende Faktoren Multiples Myelom bei vielen Patienten mit Amyloidose AL.

Systemische Beteiligung Chronische Allgemeinsymptome wie Müdigkeit, Schwäche, Inappetenz, Gewichtsverlust, Krankheitsgefühl, Dyspnoe, kardiale und renale Ödeme und Parästhesien im Zusammenhang mit dem Karpal-Tunnel-Syndrom.
Schwierigkeiten beim Essen und Sprechen durch Makroglossie.

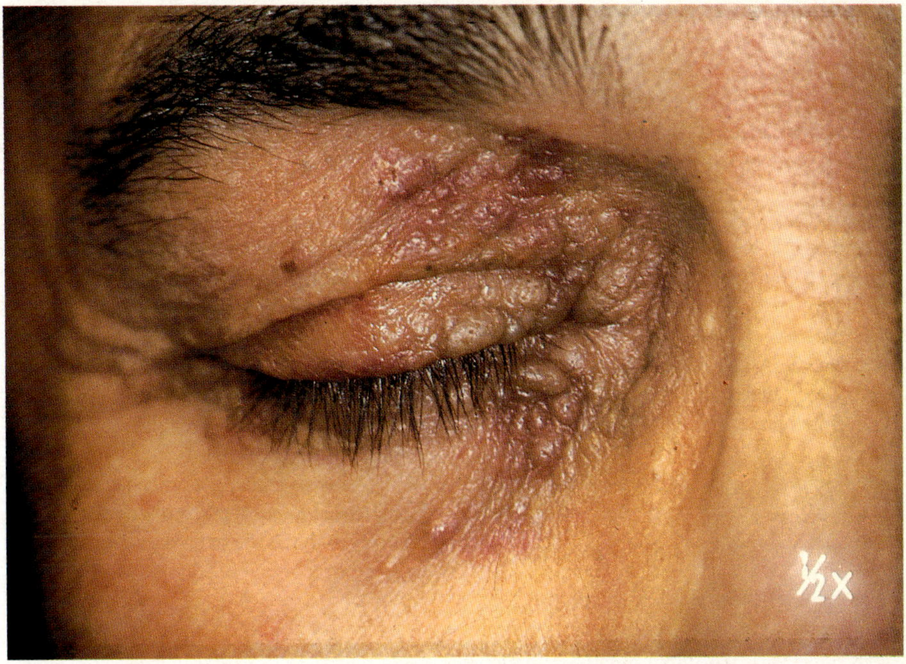

Abb. 237 Primäre systemische Amyloidose (AL-Amyloidose). Der Patient hat multiple Papeln rund um die Augen. Sie sind flach, nicht druckempfindlich und jucken nicht. Ein Teil von ihnen zeigt Blutungen (»Kneifpurpura«, da man sie durch Kneifen der Läsionen herbeiführen kann).

KLINISCHE UNTERSUCHUNG

Hautbefunde

TYPISCHE EFFLORESZENZEN

Purpura nach Trauma, »Kneif«-Purpura (Abb. 237) im Gesicht und besonders rund um die Augen.

Papeln: Glatt, wachsartig mit (Abb. 237) oder ohne Purpura, können manchmal große Körperpartien einnehmen.

Knötchen.

VERTEILUNG DER LÄSIONEN Purpura rund um die Augen, in der Gesichtsmitte, in den Körperfalten, Axillen, im Nabel und im Anogenitalbereich

Schleimhäute Makroglossie: Die Zunge ist diffus vergrößert und derb, »hölzern« (Abb. 238).

Allgemeinbefunde Niere: Nephrose; Nervensystem: periphere Neuropathie, Karpaltunnelsyndrom; kardiovaskuläres System: partieller Herzblock, Herzversagen; Leber: Hepatomegalie.

LABORUNTERSUCHUNGEN

Dermatopathologie

LICHTMIKROSKOPIE *Lokalisation* Dermis und Subcutis.

Pathologischer Prozeß Akkumulation von schwach eosinophilen Amyloidmassen nahe der Epidermis, in den Schweißdrüsen, rund um und in Blutgefäßwänden.

Spezialfärbungen Nach Färbung mit Kongorot läßt sich mit Polarisation eine apfelgrüne Fluoreszenz darstellen.

DIAGNOSE

Die Kombination von Purpura, wachsartigen Papeln, Makroglossie, Karpal-Tunnel-Syndrom und kardiologischen Symptomen sind diagnostische Zeichen. Die Diagnose kann durch die Hautbiopsie verifiziert werden. Eine Szintigraphie nach Injektion von Jod^{123} SAP steht jetzt zur Verfügung und dient zur Beurteilung des Ausmaßes der Ablagerung und als Leitfaden für die Therapie.

PATHOGENESE

Die verschiedenen Manifestationen der Krankheit sind auf die Störungen von Organfunktionen durch die extrazelluläre Ansammlung großer Mengen von Amyloid zurückzuführen.

PROGNOSE

Schlecht, besonders bei Nierenbeteiligung. Die AL-Amyloidose bei multiplem Myelom hat eine besonders schlechte Prognose mit einer Lebenserwartung von 18 bis 24 Monaten.

THERAPIE

Zytotoxische Medikamente können den Verlauf der AL-Amyloidose bei multiplem Myelom beeinflussen.

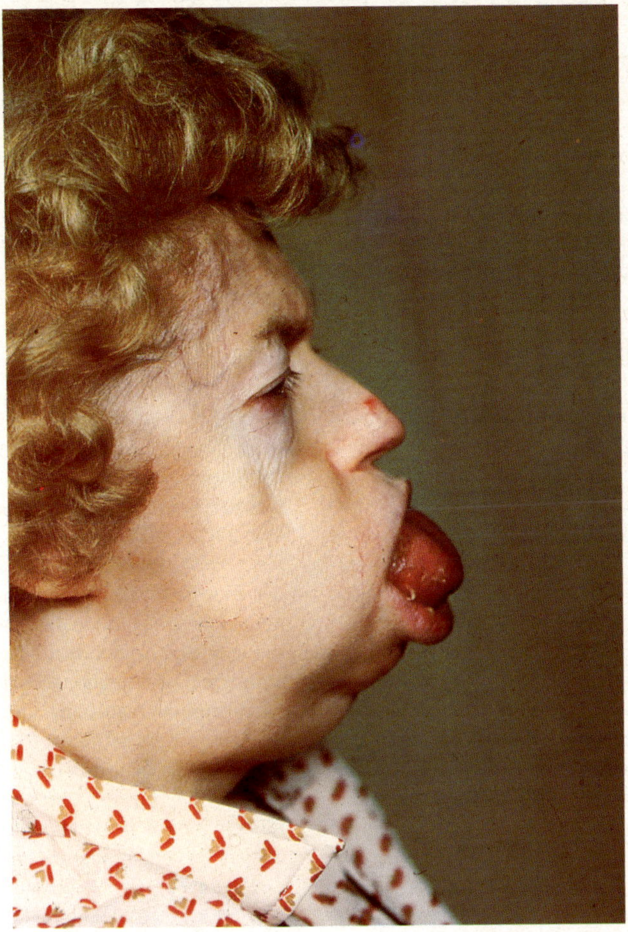

Abb. 238 **Primäre systemische Amyloidose.** Diese Patientin hat eine auffallende Makroglossie (dankenswerterweise überlassen von Dr. Evan Calkins).

Urticaria und Angiödem

Urticaria und Angioödem bestehen aus flüchtigen Quaddeln (ödematöse Papeln und Plaques, die meist jucken) und aus größeren, ödematösen Arealen, die die Dermis und das Subkutangewebe involvieren (Angioödem). Urticaria und/oder Angioödem können akut oder chronisch rezidivierend auftreten. Es gibt einige Syndrome mit Angioödem, bei denen kaum urtikarielle Effloreszenzen vorkommen (z. B. beim hereditären Angioödem).

ÄTIOLOGIE

Angioödem und Urticaria können klassifiziert werden als IgE-mediiert, hypokomplementämisch, durch physikalische Reize hervorgerufen (Kälte, Wärme, Sonnenlicht, Druck) oder idiosynkrasisch. Das *Angioödem-Urticaria-Eosinophilie-Syndrom* steht in Zusammenhang mit der Wirkung des major basic protein aus Eosinophilen.

Spezielle Formen

IMMUNOLOGISCHE FORMEN *IgE-mediiert* Oft mit atopischer Disposition. Antigene: Nahrungsmittel (Milch, Eier, Weizen, Schalentiere, Nüsse), Therapeutika, Medikamente (Penicillin!), Parasiten.

Komplement-mediiert Über Aktivierung von Komplement durch Immunkomplexe und Freisetzung von Anaphylatoxinen, die zur Mastzelldegranulation führen. Z. B. Serumkrankheit, Vollbluttransfusion, Immunglobuline.

PHYSIKALISCHE URTICARIA

Dermographismus Obwohl 4,2 % der Normalbevölkerung einen positiven Dermographismus haben, ist der symptomatische Dermographismus sehr unangenehm. Klingt innerhalb von 30 Minuten ab.

Kälte-Urticaria Gewöhnlich bei Kindern oder jungen Erwachsenen. Der Eiswürfeltest bestätigt die Diagnose.

Urticaria solaris Aktionsspektrum 290 bis 500 nm, einer der Mediatoren ist Histamin.

Cholinergische Urticaria Körperliche Anstrengung bis zum Schweißausbruch produziert typische (kleine papulöse) Läsionen und verifiziert die Diagnose.

Vibrations (Druck)-Angioödem Der Patient berichtet anamnestisch von Schwellungen durch Druck (Schwellung der Gesäßbacken beim Sitzen, Schwellung der Hand durch Hämmern, Schwellung des Fußes nach dem Gehen). Keine pathologischen Laborbefunde, kein Fieber. Antihistaminika sind wirkungslos, aber Kortikosteroide helfen manchmal. In der Biopsie findet man ein ausgeprägtes mononukleäres Infiltrat in der tiefen Dermis. Zusätzlich zum Angioödem kann eine Urticaria auftreten. Das Vibrations (Druck)-Angioödem kann familiär (autosomal dominant vererbt) oder sporadisch auftreten. Man glaubt, daß es auf eine Histaminfreisetzung aus Mastzellen durch Vibrationsreize hervorgerufen wird – Reiben mit einem Handtuch am Rücken produziert Läsionen, aber direkter Druck (ohne Bewegungen) führt zu keiner Reaktion.

URTICARA DURCH MASTZELLDEGRANULIERENDE SUBSTANZEN Urticaria /Angioödem und sogar Anaphylaxie-ähnliche Syndrome können mit Röntgenkontrastmitteln und als Intoleranzreaktion auf Salizylate, Azofarbstoffe und Benzoate auftreten.

HEREDITÄRES ANGIOÖDEM Schwere, autosomal dominant vererbte Krankheit, die zu Angioödem des Gesichtes und der Extremitäten, Episoden von Larynxödem, akuten Bauchschmerzen und Angioödem der Darmwand führt. Dabei tritt keine Urticaria auf, eventuell aber eine Erythema marginatum-ähnliche Eruption. Pathologische Laborbefunde betreffen das Komplementsystem: Verminderte Spiegel von C1-Inaktivator (85 %) oder dysfunktionellem Inhibitor (15 %), niedriger C4-Wert bei normalen C1- und C3-Spiegeln. Das Angioödem ist die Folge einer Bra-

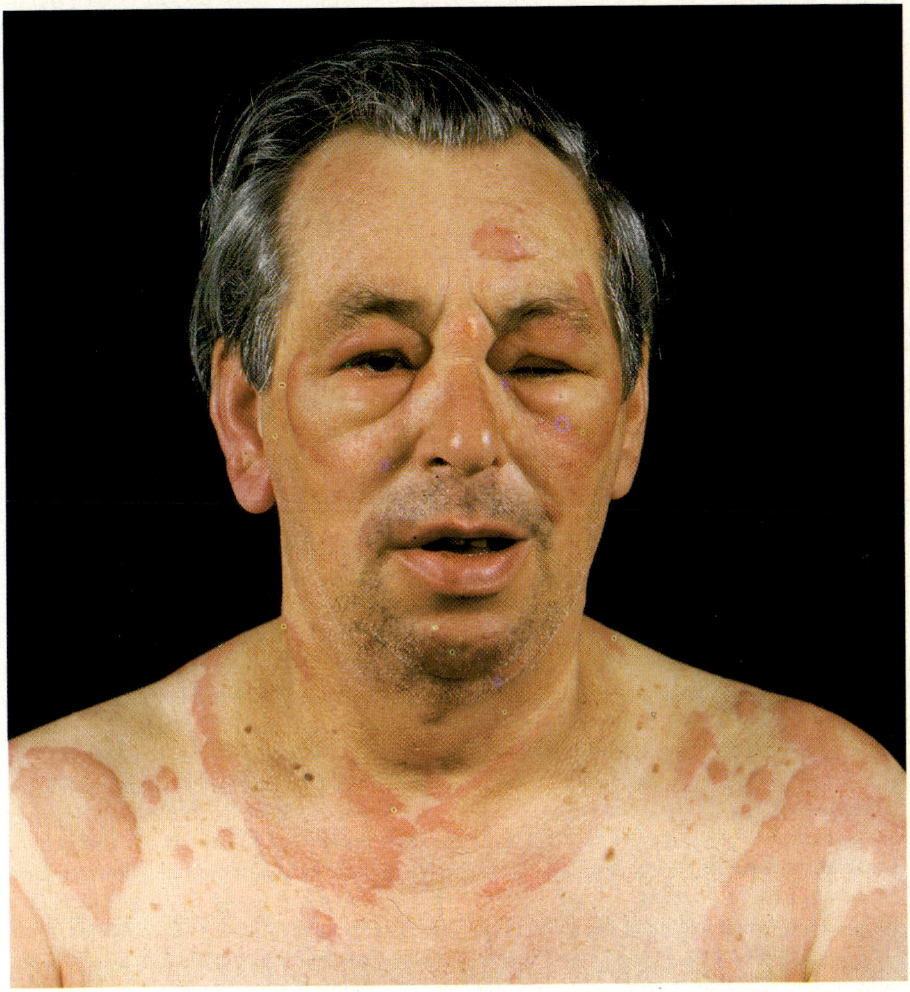

Abb. 239 **Urticaria.** Dieser Patient hat großflächige Quaddeln, die halsbandartig und rund um die Augen lokalisiert sind, sich zentral rückbilden und peripher ausbreiten. Zusätzlich Angioödeme, besonders am linken Auge und an der Unterlippe.

dykininbildung, da der C1-Inaktivator auch der wichtigste Inhibitor des Hageman-Faktors und des Kallikreins ist, der beiden Enzyme, die für die Kininbildung notwendig sind.

ANGIOÖDEM-URTICARIA-EOSINOPHILIE-SYNDROM Schweres Angioödem mit juckender Urticaria im Gesicht, am Hals, den Extremitäten und am Stamm, das 7 bis 10 Tage andauert. Gleichzeitig Fieber und auffallende Gewichtszunahme (10 bis 18 %) durch Flüssigkeitsretention. Es sind keine anderen Organe betroffen. An pathologischen Laborbefunden findet man eine auffallende Leukozytose (20.000 bis 70.000/µL) und Eosinophilie (60 bis 80 % Eosinophile), je nach dem Schweregrad der Episode. Keine einschlägige Familienanamnese. Die Prognose ist gut.

Übliche Verlaufsformen

AKUTE URTICARIA (< 30 Tage) Oft IgE-abhängig mit atopischem Hintergrund.

CHRONISCHE URTICARIA (über 30 Tage) Selten IgE-abhängig; die Ätiologie ist in 80 bis 90 % der Fälle unbekannt. Emotionaler Stress scheint oft zu Exazerbationen zu führen. Häufig Salizylat-Intoleranz.

ANAMNESE

Dauer der Läsionen Stunden.

Hautsymptome Pruritus, Schmerzen beim Gehen (bei Beteiligung der Füße), Gesichtsröte und Brennen.

Allgemeinsymptome Fieber bei der Serumkrankheit und beim Angioödem-Urticaria-Eosinophilie-Syndrom. Beim Angioödem Heiserkeit, Stridor, Atemnot.

Systemische Beteiligung Arthralgien, Serumkrankheit, nekrotisierende Vasculitis, Hepatitis.

KLINISCHE UNTERSUCHUNG

Hautläsionen

TYPISCHE EFFLORESZENZEN

Flüchtige papulöse Quaddeln – viele kleine (1 bis 2 mm) sind typisch für die cholinergische Urticaria); Juckreiz.

Quaddeln – kleine (1 cm) oder große (8 cm) erythematöse Plaques (Abb. 239).

Angioödem – hautfarbene Schwellung von Teilen des Gesichtes (Augenlider, Lippen, Zunge) (Abb. 239, 240 a) oder einer Extremität.

FARBE Rosa. Größere Läsionen sind zentral weiß (Abb. 239), von einem erythematösen Halo umgeben.

FORM Oval, zirzinär, anulär, polyzyklisch (Abb. 239), serpiginös und bizarre Formen.

DAUER Flüchtig, Stunden.

VERTEILUNG Lokalisiert, regional oder generalisiert.

PRÄDILEKTIONSSTELLEN Druckstellen, exponierte Körperpartien (Urticaria solaris), Stamm, Hände und Füße, Lippen, Zunge, Ohren.

DIAGNOSE UND DIFFERENTIALDIAGNOSE

Diagnose Die Quaddeln bei Urticaria verschwinden üblicherweise innerhalb von 24 Stunden oder noch rascher, während eine persistierende Urticaria (über 72 Stunden) auf einen nekrotisierende Vasculitis (urtikarielle Vasculitis) hinweist. In diesen Fällen sollte eine Biopsie gemacht werden. Die *cholinergische Urticaria* kann am leichtesten diagnostiziert werden durch körperliche Anstrengung bis zum Schweißausbruch oder/und intrakutane Injektion von Acetylcholin oder Mecholyl, das zur Quaddelbildung (mikropapulös) führt. Die *Urticaria solaris* wird verifiziert durch Testung mit UV- und sichtbarem Licht. Das *Angioödem-Urticaria-Eosinophilie-Syndrom* hat einige ungewöhnliche Charakteristika: Fieber, hohe Leukozytose (hauptsächlich Eosinophile), auffallende Zunahme des Körpergewichtes und zyklischer Verlauf mit Rezidiven über Jahre.

LABOR- UND SPEZIALUNTERSUCHUNGEN

Zur allgemeinen Durchuntersuchung und um bei der chronischen Urticaria eine Systemkrankheit auszuschließen (SLE, nekrotisierende Vasculitis, Lymphom).

Dermatopathologie *Lokalisation:* Dermis. Ödem der Dermis und des Subkutangewebes

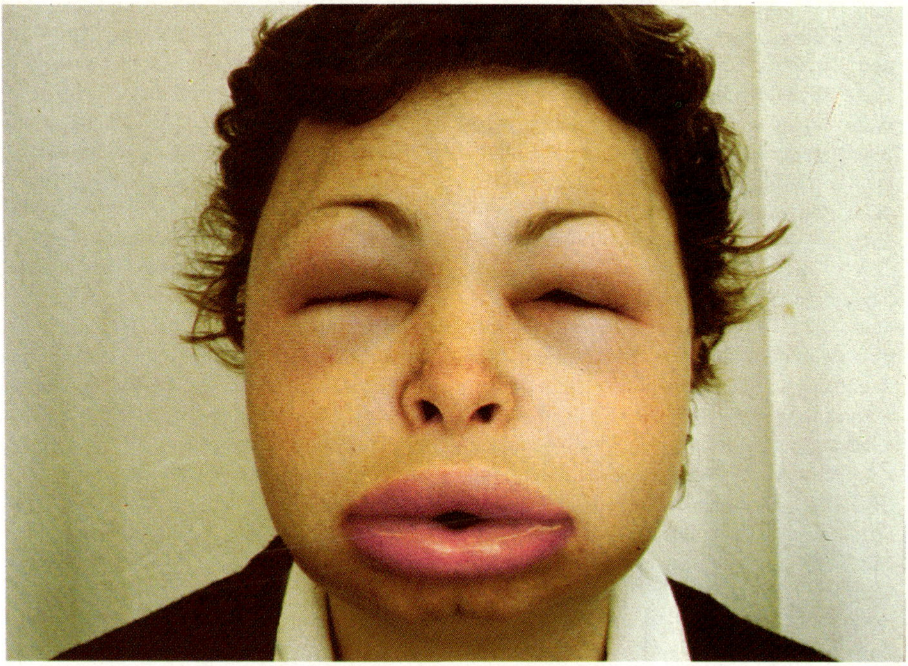

Abb. 240 a Hereditäres Angioödem. Diese groteske Schwellung steht im krassen Gegensatz zum normalen Aussehen der Patientin in Abb. 240 b.

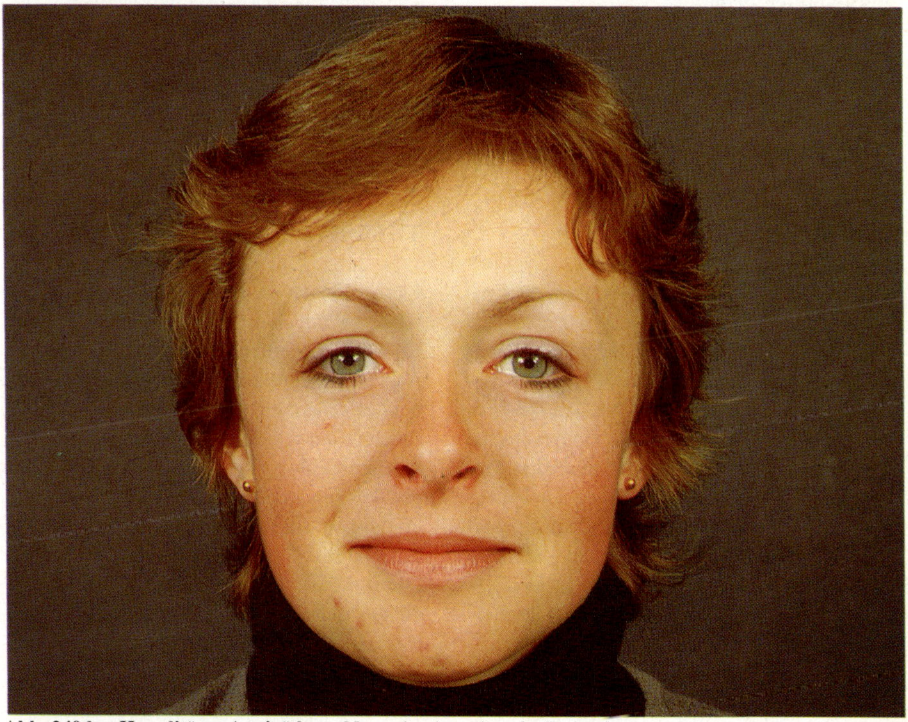

Abb. 240 b Hereditäres Angioödem. Normales Aussehen der Patientin.

mit einer Erweiterung kleiner Venen und Mastzelldegranulation. Bei der nekrotisierenden Vasculitis ist die Biopsie diagnostisch. Beim Angioödem-Urticaria-Eosinophilie Syndrom findet sich das major basic protein außerhalb der Eosinophilen rund um Blutgefäße und Kollagenbündel. Es besteht ein dermales Ödem mit perivaskulären lymphozytären und diffusen eosinophilen Infiltraten.

Allgemeine Laborbefunde

SEROLOGISCH Untersuchung auf Hepatitis-assoziiertes Antigen, Bestimmung des Komplementsystems sowie der spezifischen IgE-Antikörper durch den RAST.

HÄMATOLOGISCH Bei der persistierenden Urticaria (nekrotisierende Vasculitis) ist die BSG oft erhöht und es kann Hypokomplementämie bestehen. Bei Urticaria als Überempfindlichkeitsreaktion auf Nahrungsmittel und Medikamente besteht eine transiente Eosinophilie, eine hochgradige Eosinophilie findet man beim Angioödem-Urticaria-Eosinophilie-Syndrom.

Spezialuntersuchungen

Untersuchung der Funktion des C1-Esterase-Inhibitors.

Ultraschalluntersuchung zur Frühdiagnose einer Darmbeteiligung. Abdominelle Schmerzen können auf ein Darmödem hinweisen.

PATHOPHYSIOLOGIE

Läsionen bei der akuten IgE-mediierten Urticaria sind die Folge einer Antigen-induzierten Freisetzung von biologisch aktiven Substanzen aus Mastzellen oder basophilen Leukozyten, die mit spezifischen IgE-Antikörpern sensibilisiert sind (Typ I anaphylaktische Überempfindlichkeit). Die freigesetzten Mediatoren führen zu einer Erhöhung der Venendurchlässigkeit und verändern die Freisetzung von biologisch aktiven Substanzen aus anderen Zelltypen. Bei der Komplement-mediierten Urticaria wird Komplement durch Immunkomplexe aktiviert, was zu einer Freisetzung von Anaphylatoxinen führt, die selbst wiederum zur Mastzelldegranulation führen. Die Pathogenese der physikalischen Urticaria ist unbekannt. Die Intoleranz auf Salizylate ist wahrscheinlich durch Abweichungen des Arachidonsäuremetabolismus ausgelöst. Beim hereditären Angioödem führt ein verminderter oder funktionsuntüchtiger Esterase-Inhibitor zu einer gesteigerten Kininbildung. Das Angioödem-Urticaria-Eosinophilie-Syndrom ist möglicherweise auf die Eosinophilie zurückzuführen, die in der Haut besonders deutlich ist und mit dem Angioödem und der Urticaria steigt und fällt. Man findet morphologische Veränderungen der Eosinophilen, einschließlich Zerstörung und Freisetzung ihres Inhalts in der Dermis. Das major basic protein wird nach der Freisetzung aus den Eosinophilen in die Kollagenbündel abgegeben, die Mastzellen in der Dermis degranulieren.

VERLAUF UND PROGNOSE

Die Hälfte der Urticaria-Patienten sind nach einem Jahr symptomlos, 20 % haben Hautveränderungen länger als 20 Jahre. Die Prognose ist bei den meisten Syndromen gut mit Ausnahme des hereditären Angioödems, das in unbehandelten Fällen tödlich verlaufen kann.

THERAPIE

Expositionsprophylaxe: Attacken sollen verhindert werden durch die Vermeidung der auslösenden Chemikalien oder Medikamente: Aspirin, Nahrungsmittelzusätze, besonders bei der chronisch rezidivierenden Urticaria – Erfolge sind selten.

Antihistaminika: H_1-Blocker und bei Versagen der Therapie H_1- und H_2-Blocker.

Prednison ist beim Angioödem-Urticaria-Eosinophilie-Syndrom indiziert.

Danazol als Langzeittherapie beim hereditären Angioödem. Vollplasma oder C1-Esterase-Inhibitor im akuten Anfall.

Behçet-Syndrom

Das Behçet-Syndrom ist eine verwirrende, entzündliche Multisystemkrankheit, die nach der neuesten Definition der diagnostischen Kriterien ein Leitsymptom hat – rezidivierende Aphthen der Mundschleimhaut – und zusätzlich zwei der folgenden Symptome aufweisen muß: Rezidivierende Geschwüre am Genitale, Augensymptome (Uveitis, Vitreitis oder Vasculitis der Retina), Hautmanifestationen (Erythema nodosum oder papulopustulöse Läsionen oder akneiforme Knötchen). Weitere Symptome umfassen Arthritis, neurologische Veränderungen und Thrombophlebitis.

EPIDEMIOLOGIE

Häufigkeit In Japan 1:10.000, relativ häufiger im Nahen (Türkei) und Mittleren Osten.

Alter 3. Dekade.

Geschlecht Männer häufiger als Frauen.

Geographische Verbreitung Die meisten Fälle sind im Mittleren Osten, in Japan und Korea beschrieben.

ANAMNESE

Dauer der Läsionen Tage bis Wochen mit multiplen aphthösen Ulzerationen der Mundschleimhaut.

Hautsymptome Die aphthösen Läsionen sind schmerzhaft.

Systemische Beteiligung Neben rezidivierenden, schmerzhaften Ulcera an Mundschleimhaut und Genitale (100 %) und Hautläsionen (80 %) findet man Augenentzündungen (Uveitis, Vitreitis) (60 %), Erblindung durch Infarkte der Retina, Arthritis oder Arthralgien, Thrombophlebitis (25 %), Entzündungen des Darmtraktes mit Exulzerationen, Befall des Zentralnervensystems (25 %): Meningoencephalitis, zerebrale Infarkte, Hirnnervenlähmungen, psychotische Symptome, Hemiparese und Quadruparese.

KLINISCHE UNTERSUCHUNG

Haut und Schleimhäute
TYPISCHE EFFLORESZENZEN
Schmerzhafte Geschwüre, ausgestanzt (3 bis über 10 mm) mit aufgerollten oder unterminierten Rändern, nekrotischem Grund und rotem Randsaum (Abb. 241); treten in Schüben auf (2 bis 10).
Erythema nodosum Schmerzhafte Knoten an den Armen und Beinen (40 %).
Andere Hautveränderungen Papulo-Pusteln, Folliculitis.
VERTEILUNG Mund (Abb. 241), Vulva (Abb. 242), Penis und Scrotum, Inguinalregion, Perineum.

LABOR- UND SPEZIALUNTERSUCHUNGEN

Dermatopathologie Lymphozytäres (T-Zell-) Infiltrat, B-Zellen und Plasmazellen in der oberen Dermis mit Invasion der Epidermis. Nekrose der Epidermis und des subepidermalen Gewebes und Invasion von Neutrophilen. Leukozytoklastische Vasculitis der kleinen und mittelgroßen Gefäße.

Blut Zirkulierende Immunkomplexe nachweisbar.

Pathergietest Bei manchen, aber nicht allen Patienten, tritt an der Stelle eines Nadeleinstichs eine Pustel mit erythematösem Randsaum auf.

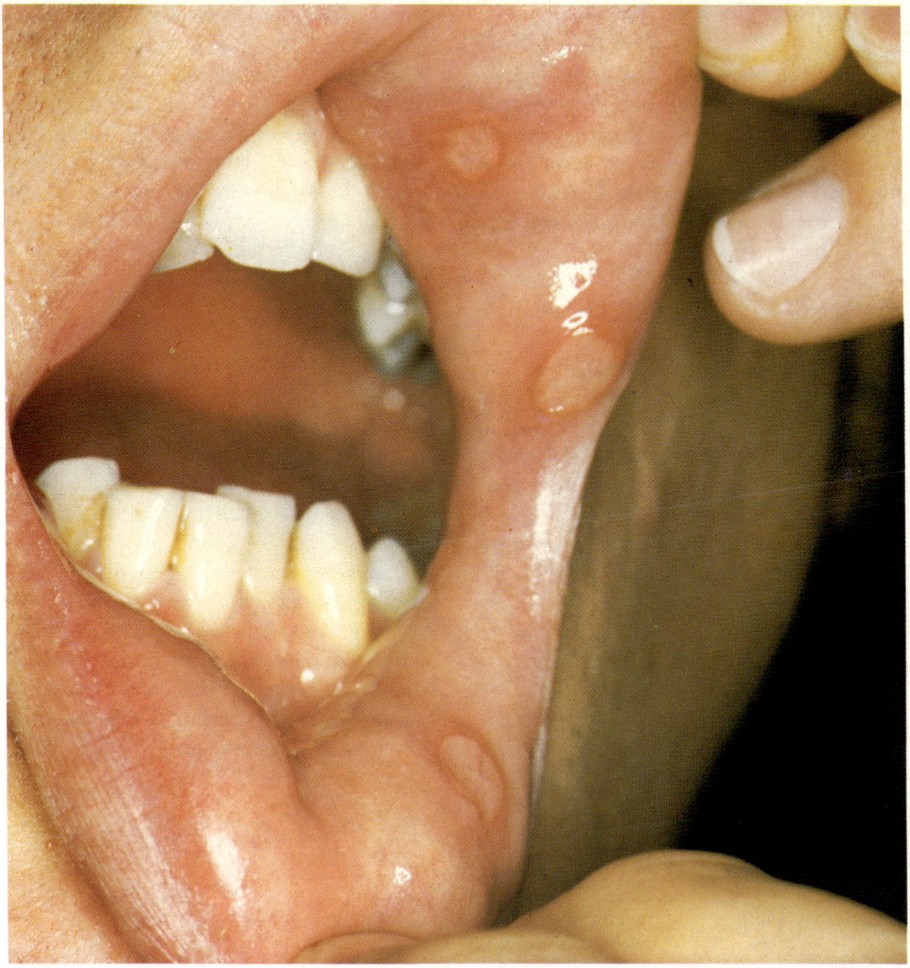

Abb. 241 Behçet-Syndrom. Multiple aphthöse Ulzerationen an der Lippenschleimhaut.

DIAGNOSE

Rezidivierende Aphthen der Mundschleimhaut sind das wichtigste und Leitsymptom. Als weiteres diagnostisches Kriterium müssen zwei der folgenden Symptome nachweisbar sein: Rezidivierende genitale Ulzerationen, Augenveränderungen, Hautveränderungen.

ÄTIOLOGIE UND PATHOGENESE

In den östlichen Mittelmeerländern und in Ostasien Assoziation mit dem HLA-B5 und HLA-B51. In den Vereinigten Staaten und in Europa ist keine HLA-Assoziation nachweisbar. Die Ätiologie ist unbekannt. Die Läsionen sind die Folge einer Akkumulation von Neutrophilen an der Stelle einer Immunkomplex-mediierten Vasculitis.

VERLAUF UND PROGNOSE

Der Krankheitsverlauf ist höchst unterschiedlich mit Rezidiven und Remissionen. Die Mundschleimhautveränderungen sind immer nachweisbar. Remission können Wochen, Monate oder Jahre andauern. Bei Befall des Zentralnervensystems ist die Letalität höher. In den östlichen Mittelmeerländern und Ostasien sind schwer verlaufende Fälle mit Netzhautinfarkten eine der Hauptursachen für Erblindung.

THERAPIE

Lokaltherapie Eine Suspension von Tetracyclin 250 mg in einer kleinen Menge Wasser (15 ml) wird für 15 Minuten im Mund behalten, 3x täglich. Kortikosteroid-Haftsalben. Intraläsionales Triamcinolon 3 mg/ml, in den Geschwürsgrund injiziert.

Systemische Therapie Verschiedene Behandlungen sind je nach Schweregrad in Verwendung: orales Colchicin, Dapson, Kortikosteroide mit oder ohne Azathioprin, Chlorambucil, Cyclosporin und Thalidomid. Das wirksamste Einzelmedikament ist Chlorambucil 0,1 mg/kg Körpergewicht.

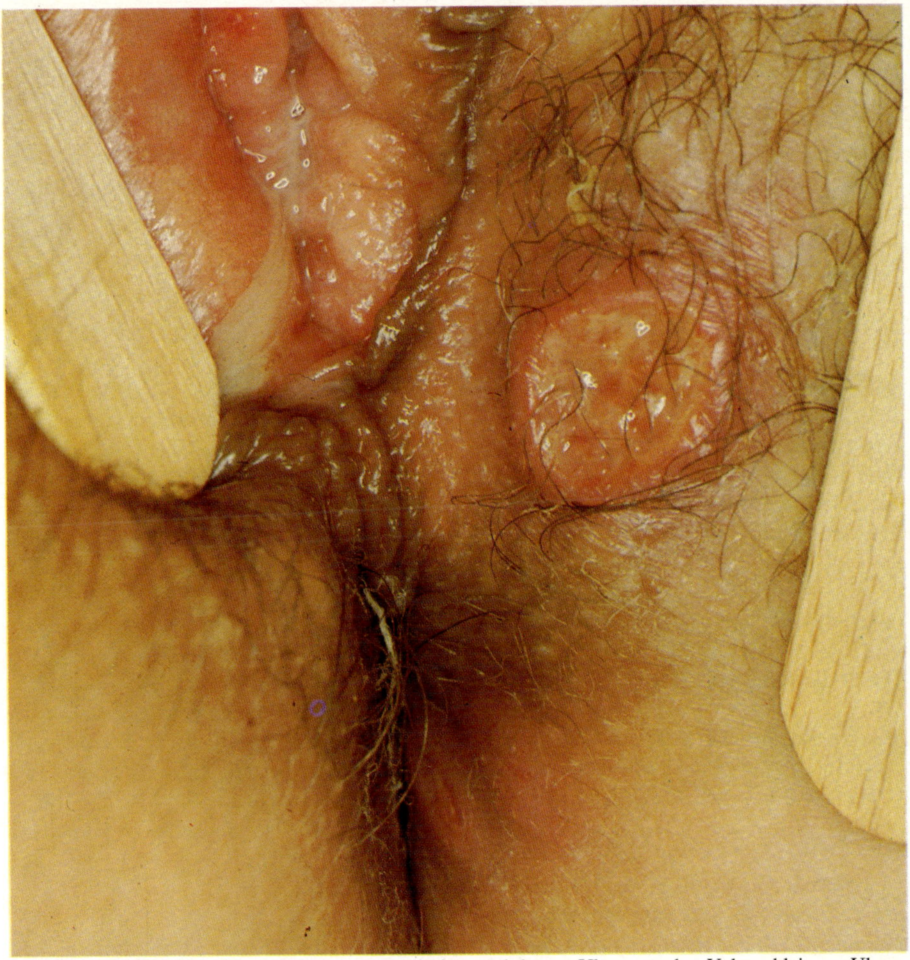

Abb. 242 Behçet-Syndrom. Großes, schmerzhaftes, aphthöses Ulcus an der Vulva, kleinere Ulcera perianal.

Dermatitis herpetiformis

Es handelt sich um eine chronisch rezidivierende, heftig juckende Eruption, die oft symmetrisch auftritt und aus drei verschiedenen Typen von Effloreszenzen besteht: kleinen Bläschen, Papeln und urtikariellen Plaques.

EPIDEMIOLOGIE

Alter 20 bis 60 Jahre, am häufigsten zwischen 30 und 40 Jahren; kann auch bei Kindern auftreten.

Geschlecht Verhältnis von Männern zu Frauen 2:1.

ANAMNESE

Dauer der Läsionen Tage bis Wochen.

Hautsymptome Heftiger, anfallsartig auftretender Pruritus. Brennende und stechende Sensationen. In selten Fällen fehlt der Juckreiz.

Systemische Beteiligung Bei 10 bis 20 % der Patienten läßt sich im Labor eine Malabsorption im Dünndarm nachweisen. Bei fast allen Patienten besteht eine glutensensitive Enteropathie, die durch Dünndarmbiopsie nachgewiesen wird. Systemische Symptome fehlen im allgemeinen.

KLINISCHE UNTERSUCHUNG

Hautläsionen (Abb. 243 und 244)
TYPISCHE EFFLORESZENZEN
Erythematöse Papeln, auf denen winzige gespannte Bläschen mit widerstandsfähiger Blasendecke aufsitzen. Manchmal sind die Läsionen hämorrhagisch oder urtikariell. Gelegentlich größere Blasen. Exkoriationen, Krusten, postinflammatorische, fleckige Pigmentation.
FARBE Rot.
ANORDNUNG In Gruppen (daher der Name *herpetiformis*).
VERTEILUNG (Siehe Abb. XIII). Die Anordnung ist regional begrenzt (z. B. am Capillitium) und auffallend symmetrisch.
PRÄDILEKTIONSSTELLEN Streckseiten der Extremitäten – Ellbogen, Knie; Gesäßbacken, Skapular- und Sakralregion; Capillitium, Gesicht, Haargrenze.

DIFFERENTIALDIAGNOSE

Oft schwierig. Biopsien von frühen Läsionen sind meist pathognomonisch, die Diagnose wird aber am besten konfirmiert durch den immunfluoreszenzmikroskopischen Nachweis von IgA-Ablagerungen in paraläsionaler Haut.

LABOR- UND SPEZIALUNTERSUCHUNGEN

Dermatopathologie Am günstigsten ist die Biopsie einer frühen erythematösen Papel. (1) Mikroabszesse (polymorphkernige Granulozyten und Eosinophile) an der Spitze der dermalen Papille. Daneben Fibrinablagerungen und Nekrose. (2) Massive dermale Infiltrate aus Neutrophilen und Eosinophilen. (3) Subepidermales Bläschen.

Immunfluoreszenz (normale Haut, meist vom Gesäß) IgA-Ablagerungen: (1) *Granuläre Ablagerungen* in den Papillenspitzen – diese Ablagerungen korrelieren mit einer Erkrankung des Dünndarms. Granuläre IgA-Ablagerungen findet man bei der überwiegenden

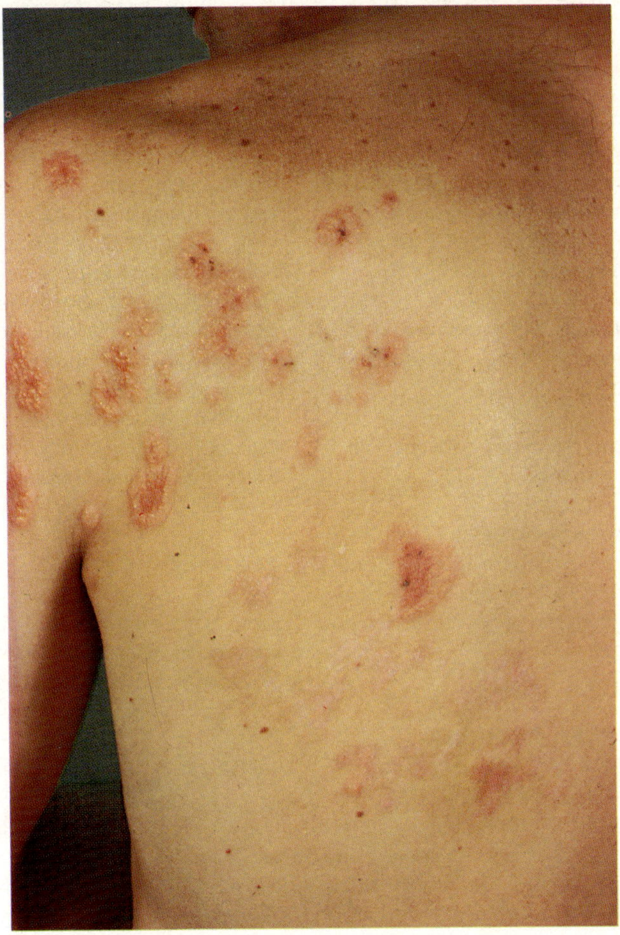

Abb. 243 Dermatitis herpetiformis. Bei diesem Patienten sieht man Gruppen herpetiform gruppierte Bläschen, Krusten und Restpigmentierungen.

Mehrzahl der Patienten. Zusätzlich wird Komplement abgelagert. (2) *Lineare,* bandartige Ablagerungen entlang der Dermoepidermalgrenze (bei anderen bullösen Dermatosen findet man zusätzlich bandförmige IgG-Ablagerungen in der Basalmembranzone). Dieses Verteilungsmuster ist nicht mit einer Dünndarmerkrankung assoziiert. Patienten mit linearen IgA-Ablagerungen machen nur einen geringen Prozentsatz der Fälle aus.

Resorptionsstudien Steatorrhoe (20 bis 30 %) und abnorme D-Xylose-Absorption (10 bis 73 %).

Hämatologische Befunde Anämie durch Eisen- oder Folatmangel.

Immungenetische Befunde 77 bis 90 % der Patienten mit granulären IgA-Ablagerungen haben HLA-B8- und HLA-DR3-Histokompatibilitätsantigene (vergleiche Pathophysiologie).

RÖNTGENUNTERSUCHUNG

Dünndarm Im proximalen Anteil des Dünndarms Atrophie und Abflachung der Villi (80 bis 90 %) wie bei Zöliakie. Die Läsionen sind herdförmig und können am besten endoskopisch nachgewiesen werden. Verifikation durch Dünndarmbiopsie.

PATHOPHYSIOLOGIE

Die Beziehung zwischen der glutensensitiven Enteropathie und den Hautveränderungen ist ein Streitpunkt. Man weiß, daß man bei Patienten mit Dermatitis herpetiformis zirkulierende Immunkomplexe findet. Man weiß aber nicht, ob das IgA sich im Darm an Antigene bindet und Komplexe zirkulieren, die dann in der Haut gebunden werden oder ob das IgA eine Spezifität für Hautproteine hat. In der Haut ist das IgA mit Mikrofibrillen assoziiert. IgA und Komplement mediieren die Komplementkaskade (wahrscheinlich durch den alternativen Komplement-Pathway), die zur Gewebsschädigung durch Chemotaxis von Neutrophilen und Freisetzung von Enzymen führt. Das Fehlen der Glutensensitivität und der glutensensitiven Enteropathie bei Patienten mit linearen IgA-Ablagerungen, bei denen auch eine normale Prävalenz von HLA-B8 und HLA-DR3 besteht, legt die Vermutung nahe, daß diese Patienten eine andere Krankheit haben (lineare IgA-Krankheit).

VERLAUF

Langdauernd über Jahre, manchmal Jahrzehnte, bei einem Drittel der Patienten kommt es schließlich zu einer Spontanremission.

THERAPIE

Dapson 100 bis 200 mg täglich mit schrittweiser Reduktion auf 50 bis 25 mg. Untersuchung der Glukose-6-phosphat-Dehydrogenase vor Therapiebeginn. Regelmäßige Blutbildkontrollen sind notwendig: im ersten Monat wöchentlich, später alle 6 bis 8 Wochen.
Wenn Dapson kontraindiziert ist oder nicht vertragen wird, behandelt man mit Sulfapyridin 1 bis 1,5 g täglich mit reichlich Flüssigkeit.
Eine glutenfreie Diät kann die Krankheit komplett unterdrücken oder eine Dosisreduktion von Dapson oder Sulfapyridin ermöglichen.

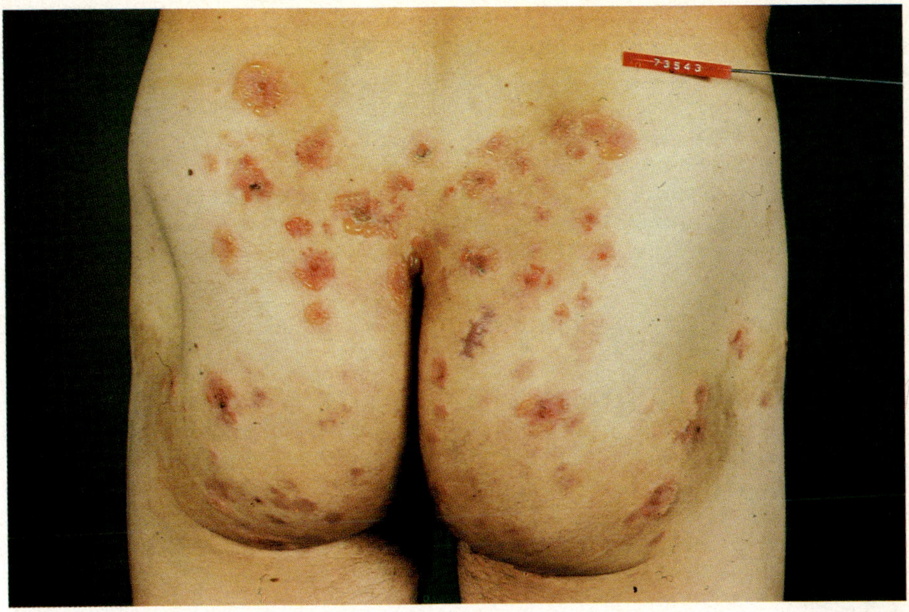

Abb. 244 Dermatitis herpetiformis. Dieser Patient hat viele herpetiforme, straff gespannte Bläschen und Blasen, einige Erosionen und Restpigmentierungen. Manche Bläschen sind anulär angeordnet.

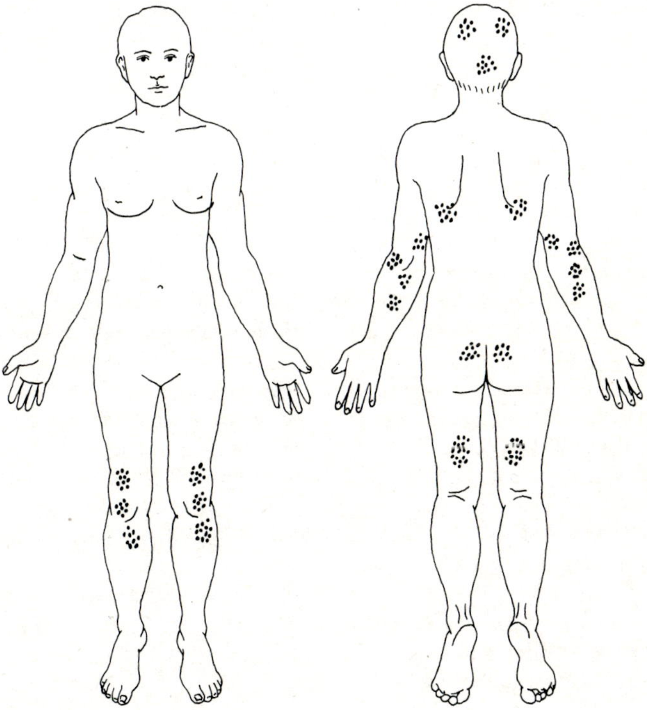

Abb. XIII Dermatitis herpetiformis.

Dermatomyositis

Die Dermatomyositis ist eine Systemkrankheit, charakterisiert durch bläulich-rötliche (fliederfarbene, heliotrope), entzündliche Veränderungen der Augenlider und der Periorbitalregion mit einem Erythem des Gesichtes, Halses und oberen Stammes und durch flache, bläulich-rötliche Papeln über den Fingerknöcheln, assoziiert mit Polymyositis, interstitieller Pneumonie, Myokardbeteiligung und Vasculitis.

EPIDEMIOLOGIE UND ÄTIOLOGIE

Alter Jugendliche Form oder über 40 Jahre.

Ätiologie Unbekannt. Bei Patienten über 55 Jahre besteht oft eine Assoziation mit malignen Erkrankungen. Häufig assoziierte Malignome sind Mamma-, Bronchus-, Ovarial-, Magen-, Kolon- und Uterus-Karzinom.

Klinisches Spektrum Reicht von Dermatomyositis mit ausschließlich kutaner Entzündung bis zur Polymyositis mit ausschließlicher Muskelentzündung.

ANAMNESE

Vorgeschichte ± Photosensibilität, Schwierigkeiten beim Stiegensteigen oder Kämmen der Haare wegen Muskelschwäche.

Allgemeinsymptome Schwierigkeiten beim Aufstehen aus liegender oder sitzender Stellung, beim Stiegensteigen, beim Heben der Arme über den Kopf, beim Umdrehen im Bett, Dysphagie.

KLINISCHE UNTERSUCHUNG

Hautbefunde

TYPISCHE EFFLORESZENZEN

Periorbitales, heliotropes (rötlich-bläuliches) Erythem, meist mit einem mehr oder minder deutlichen Ödem (Abb. 245). Dermatitis mit unterschiedlich starkem Erythem (Abb. 245) und Schuppung. Es können Erosionen und Ulcera auftreten, die mit sternförmigen, bizarren Narben abheilen. Flache, lividrote Papeln (Gottronsche(s) Papeln/Zeichen) (Abb. 246) mit verschiedenen Graden der Atrophie. Periunguales Erythem, Teleangiektasien, Thrombosen der Kapillarschlingen, Infarkte des Nagelfalzes. Kalzifikationen im Subkutan/Fasziengewebe sind im späteren Verlauf der juvenilen Dermatomyositis möglich. Es kann zur Ausbildung einer Calcinosis universalis kommen.

FARBE Die Erytheme und Papeln haben einen heliotropen Farbton, ältere Herde sind poikilodermatisch.

VERTEILUNG DER LÄSIONEN Druckstellen – Ellbogen, Handgelenke. Dermatitis – Stirn, Jochbeingegend, Hals, obere Brustpartie. Gottronsche Papeln – Rücken der Fingergelenke (unter Aussparung der Bereiche zwischen den Gelenken) und Nacken. ± Freibleiben von Dermatitis unter dem Kinn und der anschließenden Halspartie infolge Schutz vor Lichteinfall. Betonung im V-Bereich des Halses. Subkutane Kalzifikationen in der Umgebung der Ellbogen und der Trochanterregion.

Allgemeine Untersuchung Fortschreitende Muskelschwäche, die vor allem die proximale Schulter- bzw. Hüftgürtelmuskulatur betrifft. Druckschmerzhaftigkeit, Muskelatrophie. Schwierigkeit oder Unfähigkeit aus sitzender oder liegender Stellung ohne Gebrauch der Arme aufzustehen. Gelegentlich Mitbeteiligung der Gesichts-, Augen- und Oesophagusmuskeln. Die tiefen Sehnenreflexe sind im Bereich der Norm.

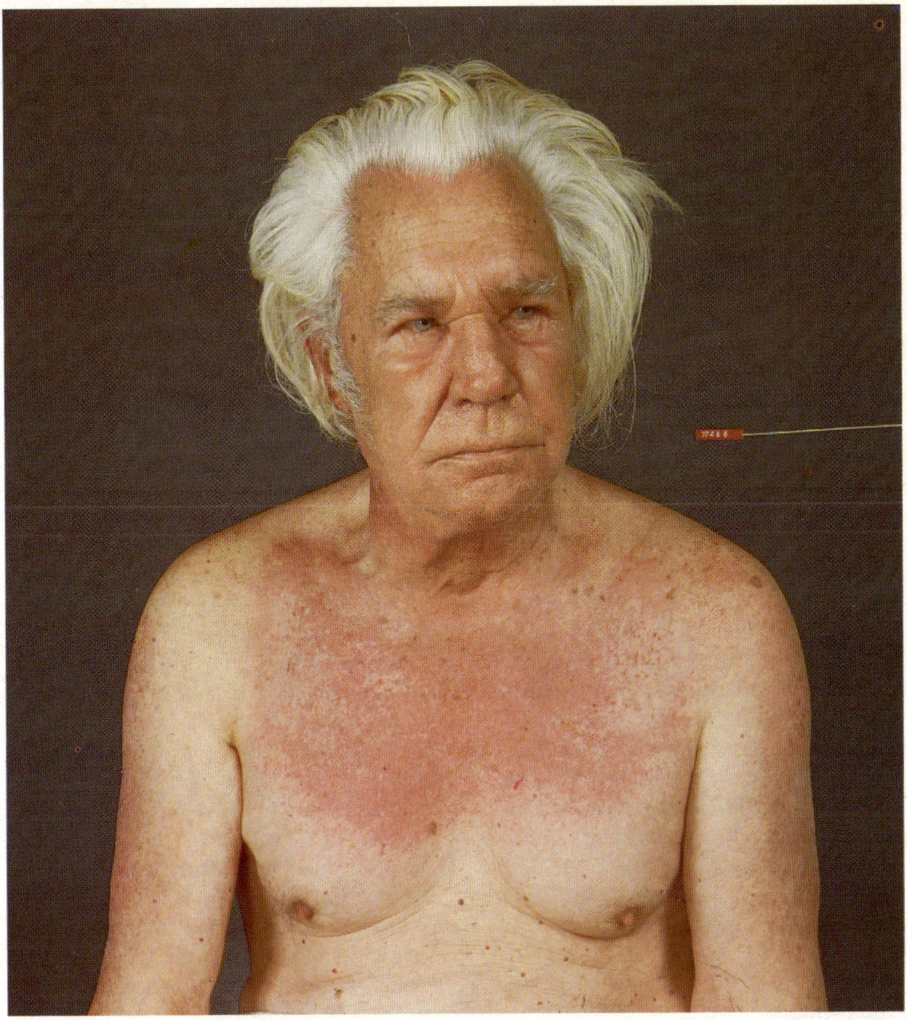

Abb. 245 Dermatomyositis. Die Intensität des hell-lividroten Erythems im Bereich der oberen Brust und des Halses wird durch zahlreiche Teleangiektasien verstärkt. Es besteht auch ein beträchtliches Ödem der Augenlider und eine heliotrope Färbung der Augenlider, Wangen und Stirne.

DIAGNOSE UND DIFFERENTIALDIAGNOSE

Diagnose Proximale Muskelschwäche mit 2 oder 3 Laborbefunden, z. B. erhöhten »Muskelenzym«-Spiegeln im Serum, charakteristische elektromyographische Veränderungen, diagnostische Muskelbiopsie.

Differentialdiagnose Lupus erythematosus, mixed connective tissue disease, Steroidmyopathie, Trichinose, Toxoplasmose.

LABOR- UND SPEZIALUNTERSUCHUNGEN

Chemische Untersuchungen Während der akuten aktiven Phase: Eine Erhöhung der Kreatin-Phosphokinase (65 %) ist am ehesten spezifisch für eine Muskelkrankheit; ebenso Aldolase (40 %), Glutamin-Oxalessigsäure-Transaminase (GOT), Lactat-Dehydrogenase.

Harn Die 24-Stunden-Kreatinausscheidung ist erhöht (über 200 mg in 24 Stunden).

Elektromyographie Erhöhte Reizbarkeit beim Einstechen der Elektroden, Spontanfibrillationen, pseudomyotone Entladungen, positive scharfe Wellen: Schließt eine Neuromyopathie aus. Bei Hinweis auf eine Denervierung sollte das gleichzeitige Bestehen eines Tumors vermutet werden.

EKG Hinweise auf eine Myocarditis, atrioventrikuläre Irritabilität, atrioventrikulärer Block.

Thoraxröntgen ± interstitielle Fibrose.

Histopathologie

HAUT Abflachung der Epidermis, hydropische Degeneration der Basalzellen, Ödem in der oberen Dermis, schütteres, entzündliches Infiltrat, PAS-positive Fibrinoidablagerungen an der dermo-epidermalen Grenze und rund um die Kapillaren in der oberen Dermis, Anhäufungen von sauren Mukopolysacchariden in der Dermis.

MUSKEL Biopsie vom Schulter- oder Beckengürtel, von einem Muskel, der schwach oder druckempfindlich ist, z. B. dem M. deltoideus, supraspinatus, glutaeus oder quadriceps. Histologie: segmentale Nekrose der Muskelfasern mit Verlust der Querstreifung, eosinophiles wachsartiges/koagulationsähnliches Material. ± Regeneration von Muskelfasern; entzündliche Infiltrate aus Histiozyten, Makrophagen, Lymphozyten, Plasmazellen. Bei der juvenilen Dermatomyositis kann eine Vasculitis bestehen.

PATHOPHYSIOLOGIE

Akute und chronische Entzündung der quergestreiften Muskulatur mit segmentaler Nekrose von Muskelfasern, die zu fortschreitender Muskelschwäche führen.

VERLAUF UND PROGNOSE

Dermatitis und Polymyositis werden gewöhnlich zur selben Zeit beobachtet. Allerdings können die Haut- oder Muskelmanifestationen zunächst allein auftreten und einige Zeit später von der Manifestation am anderen Organ gefolgt sein. Die Prognose ist gut mit Ausnahme von Patienten mit malignem Tumor oder mit Lungenbeteiligung. Derzeit wird empfohlen, daß bei Patienten über 50 Jahre nach einem assoziierten Malignom gefahndet wird: Karzinome der Mamma, des Ovars, des Bronchopulmonaltrakts, des Gastrointestinaltrakts. Nach erfolgreicher Behandlung des Neoplasmas kommt es oft zu einer Besserung oder zum Verschwinden der Dermatomyositis. Andernfalls ist der Verlauf nicht vorherzusehen. Zwei Drittel reagieren gut auf Steroid-Therapie. Subkutane Kalzifikationen sind eine Komplikation, die besonders bei Kindern auftritt.

THERAPIE

Prednison 0,5 bis 1 mg/kg Körpergewicht/die, ansteigend auf 1,5mg/kg, wenn die niedrigere Dosis nicht ausreicht. Reduktion der Dosis, wenn die Muskelenzymspiegel in den Normbereich zurückkehren. Eventuell Kombination mit Azathioprin.

Beachte: 4 bis 6 Wochen nach Therapiebeginn kann es zum Auftreten einer Steroid-Myopathie kommen. Als Alternative können Methotrexat oder Cyclophosphamid verwendet werden.

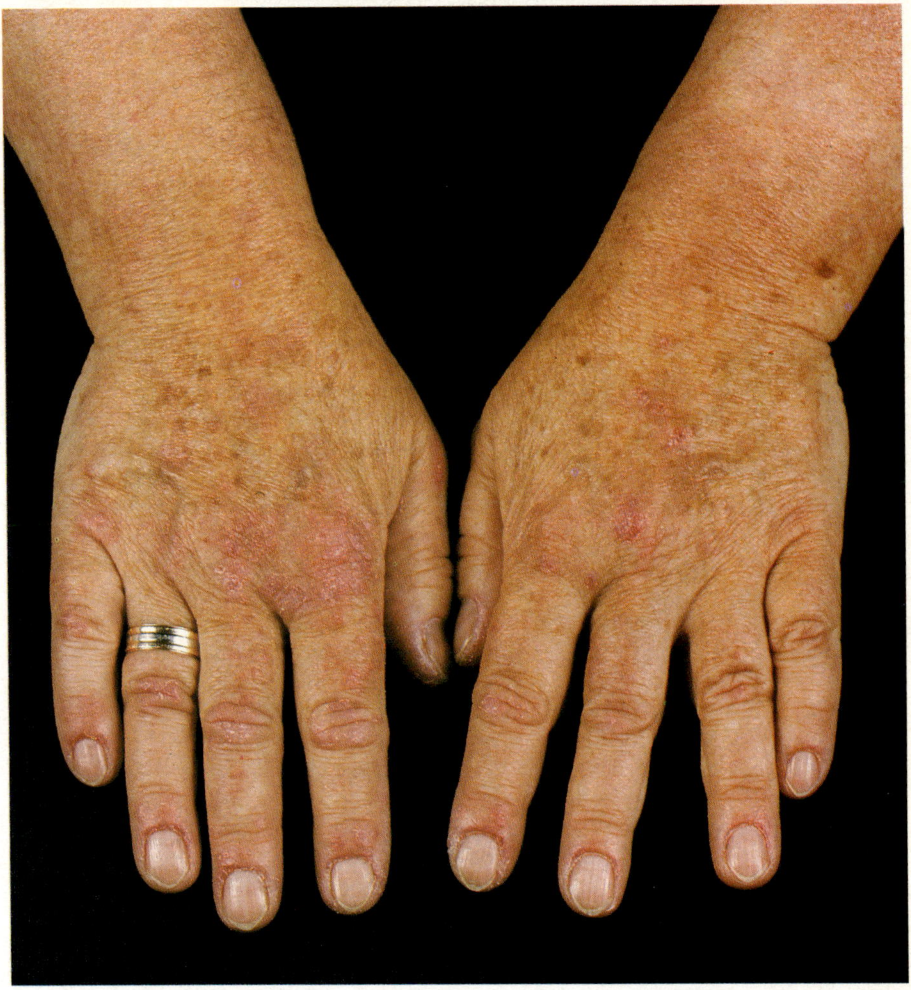

Abb. 246 **Dermatomyositis.** Bei dieser Patientin sieht man eine lebhaft rote Färbung des Nagelfalzes, die durch multiple Teleangiektasien hervorgerufen ist. Plaques und Papeln über den Fingerknöcheln (Gottronsche Papeln), die aber nicht spezifisch für Dermatomyositis sind.

Eosinophile Fasciitis

Die eosinophile Fasciitis ist eine entzündliche Krankheit, charakterisiert durch Schmerzen, Schwellung und Druckempfindlichkeit an den Extremitäten mit nachfolgender Induration der Haut und des Subkutangewebes mit peripherer Eosinophilie.

Synonym: Shulman-Syndrom.

EPIDEMIOLOGIE UND ÄTIOLOGIE

Alter 30 bis 60 Jahre.

Geschlecht Keine Geschlechtspräferenz.

Ätiologie Unbekannt.

ANAMNESE

Der Erstmanifestation kann eine anstrengende körperliche Tätigkeit oder physische Belastung vorausgehen. ± Druckempfindlichkeit, ± Schwellung, ± Verdickung der betroffenen Haut. Vorgeschichte eines Karpal- und/oder Tarsaltunnelsyndroms, charakterisiert durch Parästhesien und Schmerzen an den distalen Extremitätenanteilen. ± Arthralgie. Keine Vorgeschichte von Raynaud-Phänomen oder Dysphagie.

KLINISCHE UNTERSUCHUNG

Hautbefunde

TYPISCHE LÄSIONEN Anfangs Erythem und Schwellung der (oberen → unteren) Extremitäten, die sich zu einer diffusen kutanen und subkutanen Induration entwickeln. Anfangs erscheint die Epidermis normal, später erscheint sie glänzend und lederig (Abb. 247) mit diffuser oder fleckiger Hyperpigmentation. Man kann das *»Furchenzeichen«* beobachten (Abb. 247). Es ist bedingt durch dermale Fibrose rund um oberflächliche Venen, sodaß bei erhobenem Glied die kollabierten Venen als Furchen imponieren. Wichtige negative Befunde: keine Teleangiektasien, keine Hinweise auf eine *akrale* Sklerodermie.

FARBE Kann, aber muß nicht, anfangs erythematös sein. Postinflammatorische Hyperpigmentation ist möglich.

PALPATION Die Haut fühlt sich sklerotisch, derb und verhärtet an. Sie ist mit der Faszie verbacken und nicht beweglich. Bei der Palpation sind die Plaques geriffelt, wie ein altmodisches Waschbrett. Die Haut kann druckempfindlich sein.

VERTEILUNG DER LÄSIONEN Unterarme, Unterschenkel, proximale Extremitätenanteile, Brust, Hals. Gesicht und Finger sind gewöhnlich ausgespart.

Neurologische Befunde Perkussion über dem Nervus tibialis posterior oder über dem Karpal-Tunnel reproduziert die Schmerzen oder Parästhesien, die bei den Tunnel-Syndromen auftreten.

DIAGNOSE UND DIFFERENTIALDIAGNOSE

Diagnose Die klinischen Befunde müssen durch eine tiefe Biopsie, die bis in den Muskel geht, konfirmiert werden.

Differentialdiagnose Progressive systemische Sklerodermie, generalisierte Morphaea, generalisierter Lichen sclerosus et atrophicus, Lyme-Borreliose mit sklerotischen Plaques, L-Tryptophan-induziertes Eosinophilie-Myalgie-Syndrom (Kriterien:

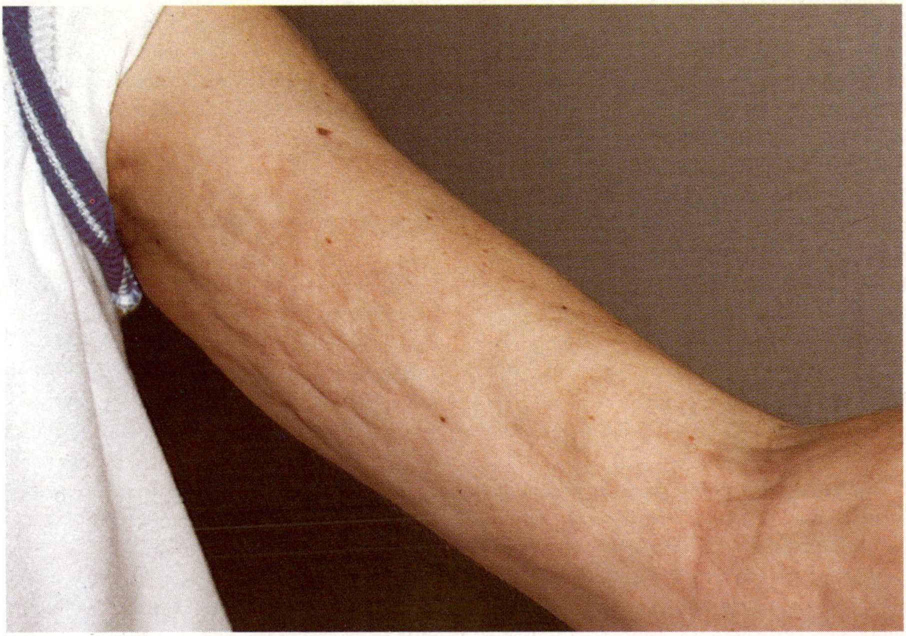

Abb. 247 **Eosinophile Fasciitis.** Darstellung der diffusen kutanen Induration, die durch das »Furchenzeichen« deutlich wird; rund um die oberflächlichen Venen besteht keine Fibrose, sodaß beim Anheben der befallenen Extremität die Venen kollabieren und wie ein verzweigtes System von Furchen zur Darstellung kommen. Die Epidermis ist normal.

Eosinopilenzahlen $\geq$ 1000 Zellen/mm^3; Myalgien, die so schwer sind, daß sie mit üblichen Aktivitäten des Patienten interferieren; Ausschluß anderer infektiöser oder neoplastischer Befunde), Skleromyxödem, Skleroedema Buschke, chemisch induzierte Sklerodermieähnliche Sklerose (Vinyl-Chlorid, Trichloräthylen, toxische Öle), nach Silikonaugmentationen der Mamma, Bleomycin-Chemotherapie, Porphyria cutanea tarda, chronische Graft-versus-Host-Disease, Karzinoid.

LABOR- UND SPEZIALUNTERSUCHUNGEN

Komplettes Blutbild Eosinophilie zu irgendeinem Zeitpunkt; 10 % der Patienten haben zusätzliche pathologische Blutbefunde: Knochenmarksaplasie, Autoimmun-Thrombozytopenie, Leukämie, Morbus Hodgkin.

BSG Erhöht.

Immunchemie Hyperglobulinämie; ANA und Rheumafaktoren sind negativ.

Dermatopathologie Ein ausreichendes Biopsiepräparat ist für die Diagnose unbedingt notwendig, optimal unter Einschluß des Subkutangewebes, der Faszie und des Muskels. *Epidermis:* Im Bereich der Norm. *Dermis:* Leichtes entzündliches Infiltrat von Lymphozyten, Plasmazellen, Histiozyten, gelegentlich Eosinophilen mit nachfolgender Fibrose. *Subkutangewebe und Faszie:* Entzündliches Infiltrat aus Lymphozyten, Plasmazellen, Histiozyten, gelegentlich Eosinophilen mit nachfolgender Sklerose der Bindegewebssepten des subkutanen Fettgewebes. Die Kollagenbündel erscheinen homogen oder hyalinisiert; Bindegewebssepten zwischen den Fettläppchen der Subcutis sind verdickt mit verbreiterten Kollagenbündeln und perivaskulären Infiltraten. *Ekkrine Drüsen:* Eingescheidet von Kollagenbündeln. *Muskel:* Leichtes bis mäßiges perivaskuläres Infiltrat aus Lymphozyten, Plasmazellen, Histiozyten und Eosinophilen.

PATHOPHYSIOLOGIE

Unklar. Sowohl zellmediierte als auch humorale Formen der Autoimmunität involviert. Primär spielen wahrscheinlich Gefäßveränderungen, gesteigerte Kollagensynthese und immunologische Abnormitäten eine wesentliche Rolle. Die eosinophile Fasciitis beginnt im Bereich der tiefen Faszie und erstreckt sich gegen die Oberfläche entlang der Bindegewebssepten.

VERLAUF UND PROGNOSE

Die meisten Patienten reagieren gut auf systemische Kortikosteroide. Nach 1 bis 3 Jahren heilt die eosinophile Fasciitis oft spontan ab. Die Prognose quoad sanationem ist bei den meisten Patienten hervorragend, allerdings bleiben häufig Beugekontrakturen zurück.

THERAPIE

Prednison 40 mg täglich kann zu einer deutlichen Besserung mit Abnahme der Schwellung und Verhärtung der Haut, besserer Gelenksbeweglichkeit und Abnahme der Beugekontrakturen führen. Der therapeutische Effekt der Kortikosteroide ist aber unterschiedlich. 25 bis 50 % der Patienten zeigen wenig oder keine Besserung. Überdies bewirkt die Kortikosteroid-Therapie keine Heilung und muß daher über längere Zeit fortgesetzt werden. Karpal-Tarsal-Tunnel-Syndrom: Lokale Steroid-Injektion, chirurgische Behandlung mit Dekompression.

Erythema exsudativum multiforme

Diese dermal/epidermale Reaktionsform manifestiert sich klinisch als charakteristische erythematöse, irisförmige Papeln und vesiculobullöse Läsionen, die typischerweise im Gesicht, an den Extremitäten (besonders an den Handflächen und Fußsohlen) und an den Schleimhäuten auftreten.

EPIDEMIOLOGIE UND ÄTIOLOGIE

Alter 20 bis 30 Jahre, davon 50 % unter 20 Jahre.
Geschlecht Bevorzugung des männlichen Geschlechts.

ÄTIOLOGIE

MEDIKAMENTE Sulfonamide, Phenytoin, Barbiturate, Phenylbutazon, Penicillin.
INFEKTIONEN Besonders Herpes simplex, Mykoplasma, *Francisella tularensis*.
IDIOPATHISCH Über 50 %.

ANAMNESE

Dauer der Läsionen Mehrere Tage. Manchmal sind in der Anamnese schon frühere Episoden von Erythema multiforme nachweisbar.
Hautsymptome Können jucken oder schmerzhaft sein.
Schleimhautsymptome Mundschleimhautläsionen sind spontan und auf Berührung schmerzhaft.
Allgemeinsymptome Fieber, Schwäche, Krankheitsgefühl.

KLINISCHE UNTERSUCHUNG

Hautläsionen Läsionen können sich über 10 oder mehr Tage entwickeln.
TYPISCHE EFFLORESZENZEN
Macula (48 Stunden) Papel, 1 bis 2 cm Vesikeln und Blasen (im Zentrum der Papel).
FARBE Düsterrot.
FORM Iris- oder schießscheibenförmige Läsionen sind typisch (Abb. 248 und 249).
ANORDNUNG Lokalisiert an den Händen oder generalisiert.
VERTEILUNG Bilateral und oft symmetrisch.
PRÄDILEKTIONSSTELLEN Gesicht, Handrücken, Handflächen und Fußsohlen, Unterarme, Füße, Ellbogen und Knie, Penis (50 %) und Vulva (siehe Abb. XIV).
Schleimhäute Mund und Lippen (99 %) (Abb. 248).
Andere Organe Lunge, Augen: Hornhautgeschwüre, Uveitis anterior.

VERLAUF

Milde Verlaufsformen (Erythema exsudativum multiforme minor) Wenig oder kein Befall der Schleimhäute, Irisläsionen ohne Blasen, keine systemischen Symptome. Die Eruption ist meist auf die Streckseiten der Extremitäten beschränkt. Rezidivierendes Erythema multiforme minor tritt meist während oder mehrere Tage vor einer Episode eines Herpes simplex recidivans auf. Es ist eine Überempfindlichkeitsreaktion auf HSV-Antigene. Die prophylaktische Dauertherapie mit Acyclovir verhindert Rezidive von Herpes ebenso wie von Erythema multiforme.
Schwere Verlaufsformen (Erythema exsudativum multiforme major) Tritt am häufigsten als eine Arzneimittelreaktion auf, geht immer mit Schleimhautbeteiligung einher, mit schweren ausgedehnten Läsionen, mit einer Neigung zur Entwicklung von Blasen, systemischen Symptomen, Fieber und Entkräftung. Cheilitis und Stomatitis machen das Essen unmöglich, Vulvitis und Balanitis behindern die Miktion. Die Conjunctivitis kann zu Keratitis und Ulzeration führen. Läsionen

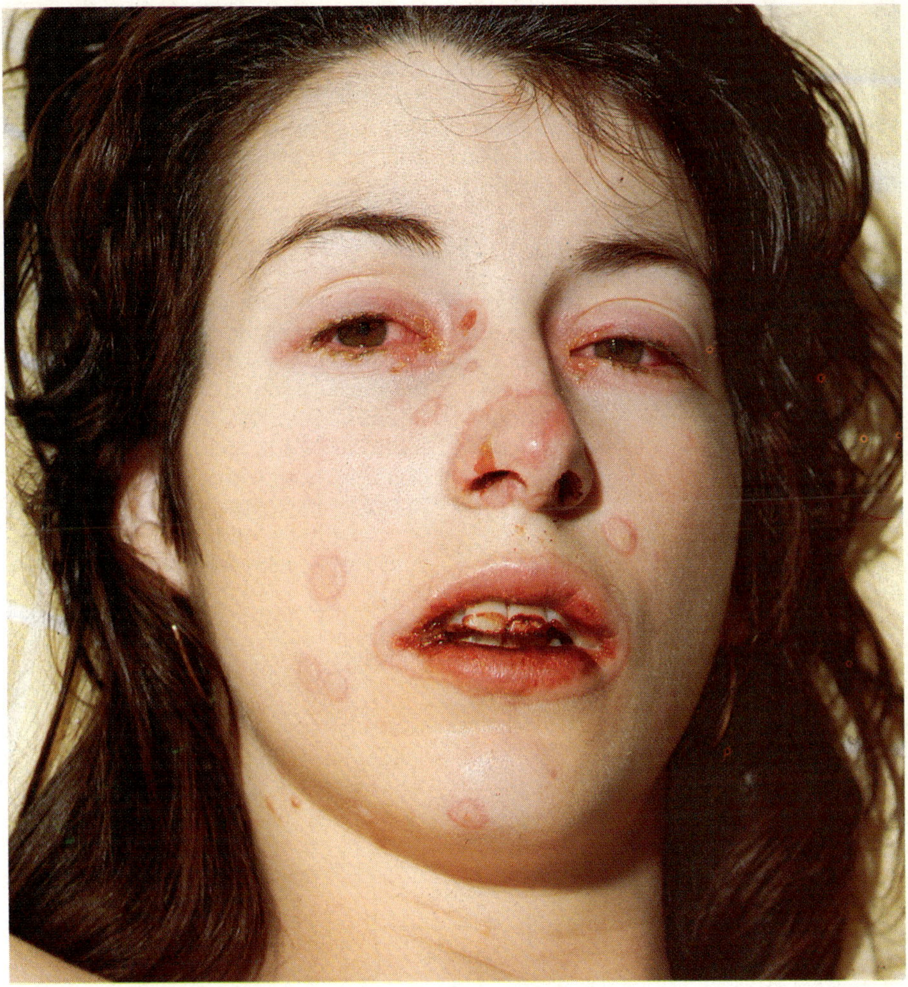

Abb. 248 **Erythema exsudativum multiforme.** Bei dieser Patientin besteht eine auffallende Augenbeteiligung mit Skleritis, periorbitalem Erythem und Blasenbildung am inneren Augenwinkel; viele Schießscheiben-förmige Läsionen im Gesicht und schwere Beteiligung der Mundschleimhaut.

kommen auch im Pharynx, Larynx und der Trachea vor.

Schwerste Verlaufsform (Stevens-Johnson-Syndrom) Lebensbedrohlich. Zusätzlich zu den oben angeführten Symptomen findet man eine nekrotisierende Tracheobronchitis, Meningitis und Nekrose der Nierentubuli.

DIFFERENTIALDIAGNOSE

Die Schießscheibenläsionen und die Symmetrie sind sehr typisch, und die Diagnose ist nicht schwer. Fehlen Hautveränderungen, so kann die Differentialdiagnose der Schleimhautläsionen schwierig sein: Bullöse Dermatosen und primäre herpetische Gingivostomatitis.

DERMATOPATHOLOGIE

Lokalisation Epidermis und Dermis.

Pathologischer Prozeß Entzündung, charakterisiert durch perivaskuläres, mononukleäres Infiltrat und Ödem der oberen Dermis. Bei Blasenbildung findet man eine eosinophile Nekrose von Keratinozyten mit subepidermaler Blasenbildung.

THERAPIE

Symptomatisch. Bei schwerkranken Patienten gibt man gewöhnlich systemische Kortikosteroide (Prednison 50 bis 80 mg täglich auf mehrere Einzeldosen aufgeteilt mit rascher Dosisreduktion). Die Wirksamkeit der oralen Kortikosteroide ist aber in kontrollierten Studien nicht nachgewiesen worden.

Kontrolle des Herpes simplex durch orales Acyclovir kann auch ein rezidivierendes Erythema exsudativum multiforme verhindern.

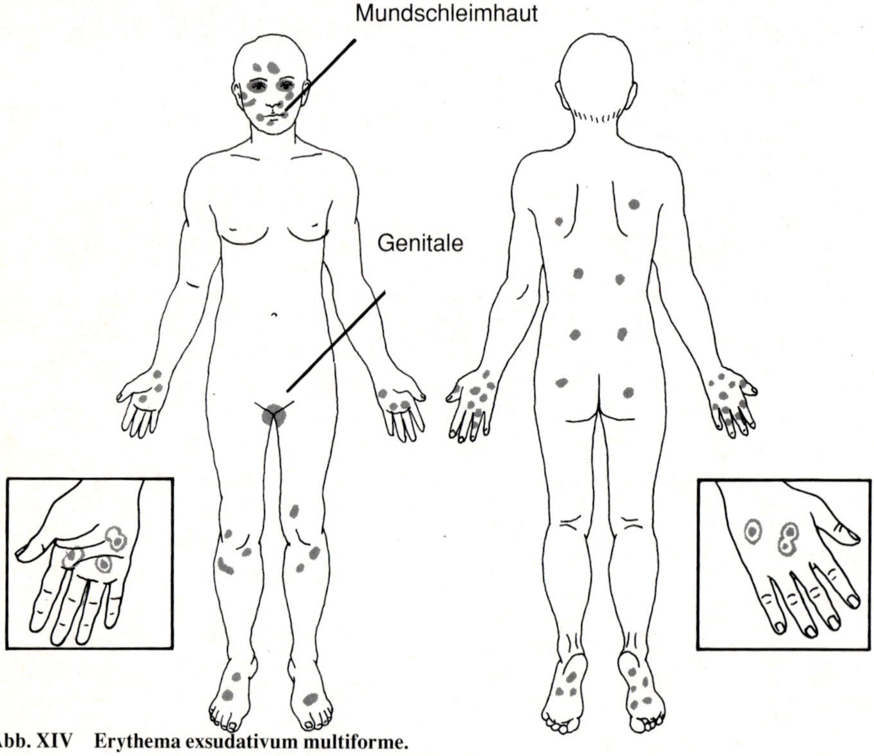

Abb. XIV Erythema exsudativum multiforme.

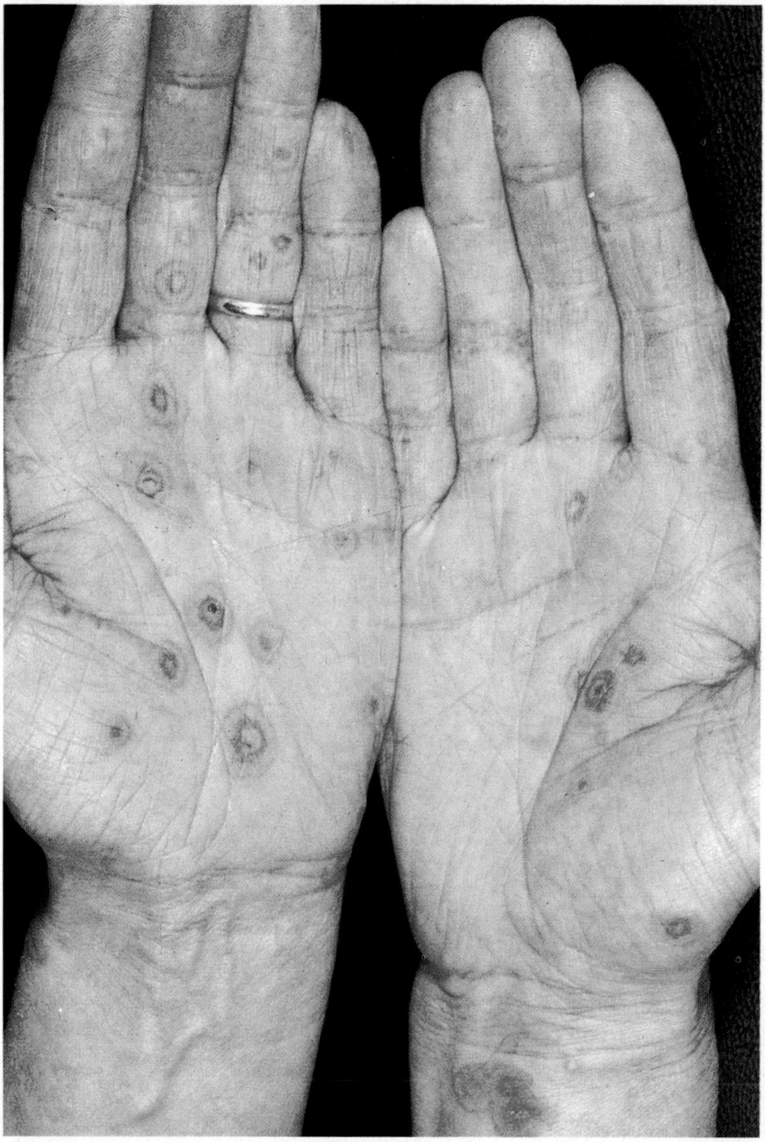

Abb. 249 Erythema exsudativum multiforme. Symmetrisch an den Beugeseiten der Hände und Unterarme findet man ödematöse, blaß erythematöse Maculae mit einem Bläschen oder einer Erosion im Zentrum, die von wenigen konzentrischen Ringen umgeben ist. Die ganze Läsion sieht einer Schießscheibe ähnlich.

Erythema nodosum

Das Erythema nodosum ist eine wichtige akute, entzündliche/immunologische Reaktion des Panniculus adiposus, charakterisiert durch das Auftreten schmerzhafter, druckempfindlicher Knoten an den Unterschenkeln und wird durch viele und verschiedene Ursachen ausgelöst.

EPIDEMIOLOGIE UND ÄTIOLOGIE

Alter 15 bis 30 Jahre, wobei die Altersverteilung mit der Ätiologie in Zusammenhang steht.
Geschlecht 3x häufiger bei weiblichen als männlichen Individuen.

Ätiologische Assoziationen
INFEKTIÖSE URSACHEN In seltenen Fällen primäre Tuberkulose (bei Kindern), Coccidioidomykose, Histoplasmose, ß-hämolysierende Streptokokken, *Yersinia*, *Francisella tularensis,* Lymphogranuloma venereum.
MEDIKAMENTE Sulfonamide, orale Kontrazeptiva.
VERSCHIEDENE ANDERE URSACHEN Sarkoidose (ziemlich oft), Colitis ulcerosa, Behçet-Syndrom, idiopathische Fälle ± 40 %.

ANAMNESE

Dauer der Läsionen Tage.
Hautsymptome Schmerzhafte, druckempfindliche Läsionen.
Allgemeinsymptome Fieber, Krankheitsgefühl.
Untersuchung anderer Organe Arthralgie (50 %) und andere Symptome, je nach der Ätiologie.

KLINISCHE UNTERSUCHUNG

Hautläsionen
TYPISCHE EFFLORESZENZEN
Tiefliegender Knoten (3 bis 20 cm), nicht scharf begrenzt (Abb. 250).
FARBE Hell- bis dunkelrot, später lividrot.
PALPATION Induriert, druckempfindlich.
FORM Oval, rund, unregelmäßig knotig.
ANORDNUNG Verteilte, einzelstehende Läsionen (2 bis 50).
VERTEILUNG Bilateral, aber nicht symmetrisch.
PRÄDILEKTIONSSTELLEN Unterschenkel (am häufigsten) (Abb. 250), Knie, Arme, selten Gesicht und Hals.

LABOR- UND SPEZIALUNTERSUCHUNGEN

Kultur eines Rachenabstrichs zum Nachweis von ß-hämolysierenden Streptokokken der Gruppe A; Stuhlkultur auf Yersinien; Serologie: Titeranstieg von Francisella-tularensis-Antikörpern.
Thoraxröntgen zum Ausschluß einer Sarkoidose.

DERMATOPATHOLOGIE

Lokalisation Panniculus adiposus.
Pathologischer Prozeß Akute (polymorphonukleäre) und chronische (granulomatöse) Entzündung im Panniculus adiposus und rund um Blutgefäße, in den Septen und im angrenzenden Fett.

VERLAUF

Spontane Abheilung innerhalb von 6 Wochen, der Verlauf hängt aber von der Ätiologie ab.

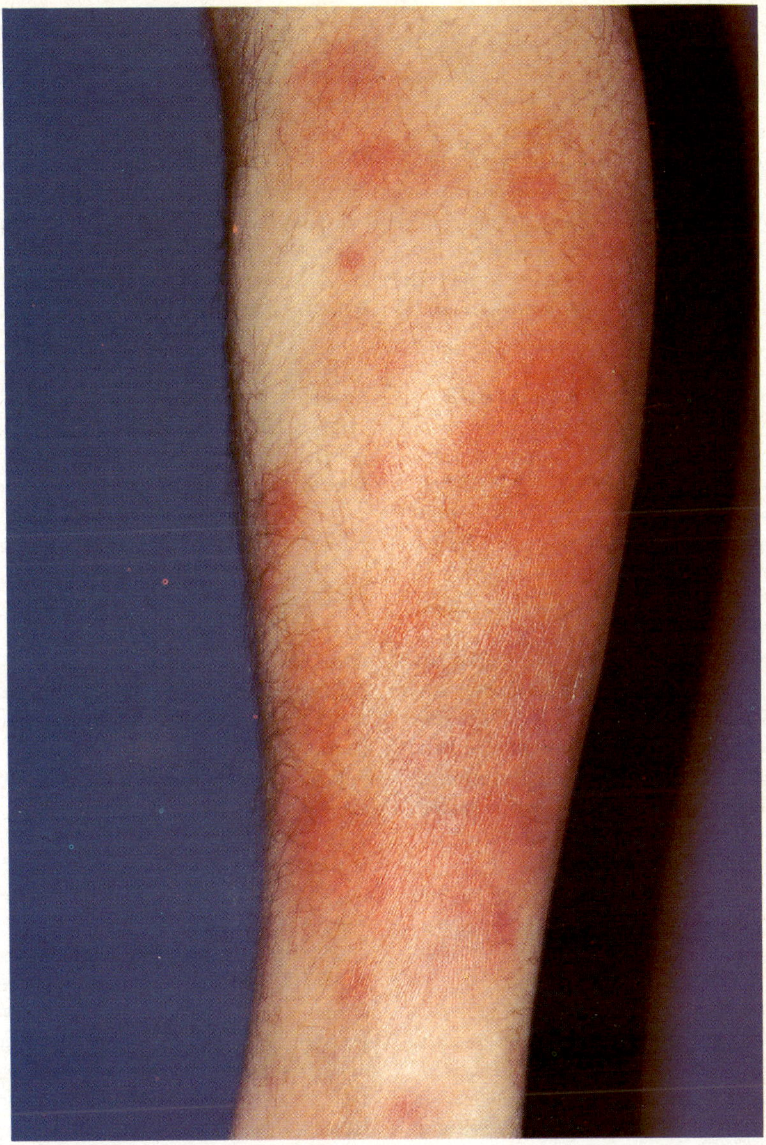

Abb. 250 Erythema nodosum. Lateral und an der Ventralseite des Unterschenkels findet man druckempfindliche, rote, warme, knotige, indurierte Läsionen. Die Grenzen der Knoten sind unscharf.

THERAPIE

Bettruhe und kühlende Umschläge (untere Extremitäten). Symptomatische antiphlogistische Behandlung: Salicylate, Kaliumjodidlösung per os. Die Anwendung von systemischen Kortikosteroiden ist nur indiziert, wenn die Ätiologie bekannt ist und eine infektiöse Ursache ausgeschlossen werden kann.

Graft-versus-Host-Disease

Die Graft-versus-Host-Disease (GVHD) ist eine Immunkrankheit, die durch die Reaktion von histoinkompatiblen immunkompetenten Spenderzellen gegen das Gewebe eines immuninkompetenten Wirts (Graft-versus-Host-Reaction, GVHR) zustandekommt. Sie ist charakterisiert durch akute Hautveränderungen, die bei der akuten Form von makulopapulösen Exanthemen bis zur toxischen epidermalen Nekrolyse reichen, bei der chronischen Form zu einem sklerodermatischen Zustand führen können. Meist assoziiert mit GVHD des Darmes und der Leber.

EPIDEMIOLOGIE UND ÄTIOLOGIE

Inzidenz Bei 60 bis 80 % der erfolgreichen Transplantationen mit allogenem Knochenmark. Selten nach Bluttransfusionen bei immunsupprimierten Patienten und Foeten oder Neugeborenen mit Immunmangelkrankheit.

Ätiologie

WIRT Rezipienten von Knochenmarktransplantaten sind Patienten mit aplastischer Anämie, akuter Leukämie, gewissen Immunmangelkrankheiten. Immunsupprimierte Patienten als Rezipienten von Bluttransfusionen, die immunkompetente Leukozyten enthalten. Immundefizienter Foetus, auf den mütterliche Leukozyten übertragen werden.

FORMEN DER GVHD *Akute Form* Während der ersten 3 Monate nach der Knochenmarkstransplantation (meist zwischen 14 und 21 Tage).

Chronische Form Später als 100 Tage nach der Knochenmarkstransplantation. Die chronische Form entwickelt sich entweder aus einer akuten GVHD oder de novo. Die akute GVHD muß aber nicht in eine chronische GVHD übergehen. Klinisch unterscheidet man daher zwischen einem »stummen Beginn« (»quiescent onset«), »progredienten Beginn« (»progressive onset«) und »de novo« chronisch kutanen GVHD.

ANAMNESE

Vorgeschichte Leichter Juckreiz, der lokalisiert oder generalisiert auftritt. Druckschmerz an Handtellern und Fußsohlen.

Systemische Symptome Nausea/Erbrechen, Schmerzen und Druckempfindlichkeit im rechten oberen Quadranten des Abdomens, Bauchkrämpfe, wäßrige Diarrhoen, Husten.

KLINISCHE UNTERSUCHUNG

Hautbefunde

KLINISCHE STADIENEINTEILUNG DER AKUTEN KUTANEN GVHD

1. Erythematöse, makulopapulöse Eruption, die weniger als 20% der Körperoberfläche bedeckt;
2. Erythematöse, makulopapulöse Eruption, die 20 bis 50 % der Körperoberfläche bedeckt;
3. Erythrodermie;
4. Blasenbildung, toxische epidermale Nekrolyse (TEN).

TYPISCHE LÄSIONEN *Akute GVHD* Anfangs: Zarte, unauffällige Flecken und/oder Papeln (Abb. 251), leichtes Ödem/livide Verfärbung, periungual und an der Ohrmuschel. Im Abheilungsstadium kommt es zur Rückbildung, das Erythem blaßt ab mit nachfolgender Desquamation und postinflammatorischer Hyperpigmentation. Schreitet das Syndrom weiter fort, so konfluieren die Maculae und Papeln bis zur Generalisation und Erythrodermie. Es treten subepidermale Blasen auf, besonders an Druckstellen und traumatisierten Körperstellen (Abb. 252). Durch ausgedehnte Blasenbildung, Platzen der Blasen und Erosionen kann das klinische Bild einer der toxischen epidermalen Nekrolyse (TEN) ähnlichen akuten kutanen GVHR entstehen.

Chronische GVHD Flache, Lichen planus-artige Papeln (Abb. 253). Konfluierende Areale

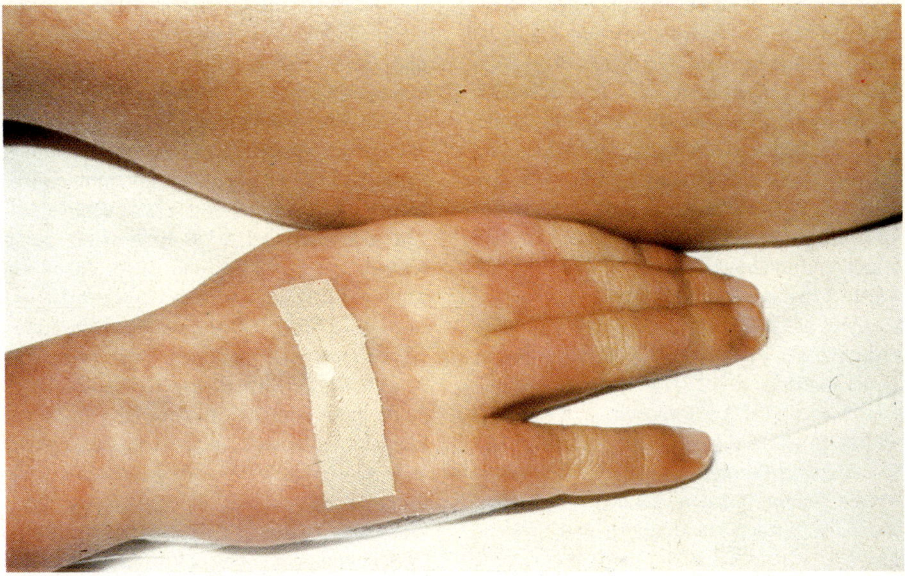

Abb. 251 **Akute Graft-versus-Host-Disease.** Man findet einzelstehende und konfluierende, erythematöse, ausdrückbare, makulöse und papulöse Läsionen an den Händen und am Stamm.

Abb. 252 **Akute Graft-versus-Host-Disease.** Hier handelt es sich um ein späteres Entwicklungsstadium mit epidermaler Nekrolyse, Erosionen und hämorrhagischen Bläschen.

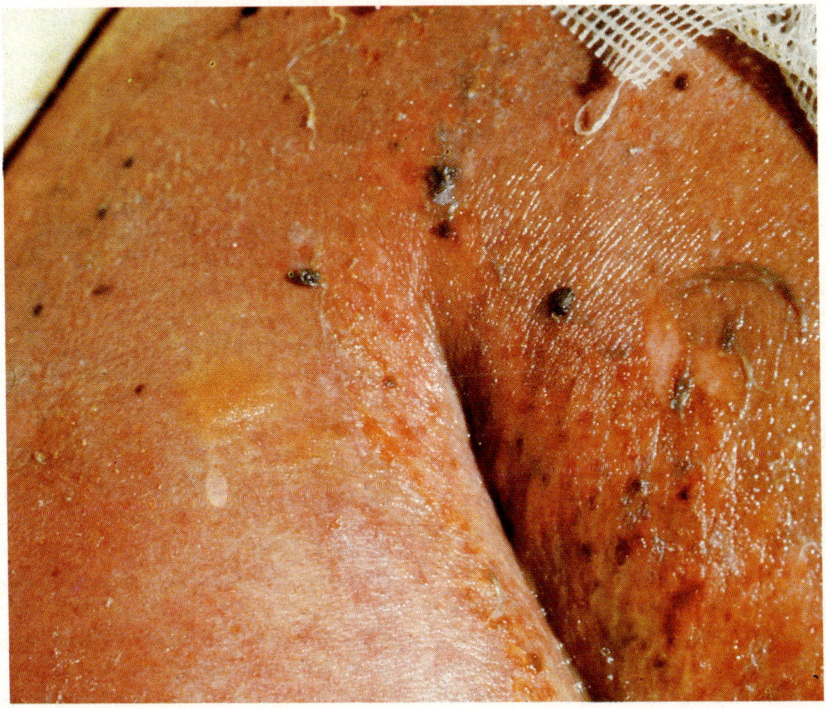

von dermaler Sklerose ähnlich einer Sklerodermie (Abb. 253) mit Schuppung. Haarausfall, Anhidrose, Vitiligo-artige Hypopigmentation; Lichen planus-ähnliche Läsionen an der Mundschleimhaut. Erosive Stomatitis, Sicca-ähnliches Syndrom an den Augen und an der Mundschleimhaut; Ösophagitis, Serositis. Schwere sklerodermoide Veränderungen mit Nekrosen und Ulzerationen an den Akren und an Druckstellen.

FARBE *Akute GVHD* Erythematös.

Chronische GVHD Livid.

PALPATION *Akute GVHD* Schmerzen an Druckstellen.

Chronische GVHD Sklerotisch.

VERTEILUNG DER LÄSIONEN *Akute GVHD* Die frühesten Veränderungen findet man am oberen Stamm, an den Händen und Füßen, besonders an den Handflächen und Fußsohlen.

Chronische GVHD Distale Extremitätenanteile. Die sklerotischen Veränderungen finden sich am Stamm, den Gesäßbacken, Hüften und Oberschenkeln.

Allgemeinuntersuchung ± Fieber. Manifestationen einer GVHD der Leber und des Darmes.

DIAGNOSE UND DIFFERENTIALDIAGNOSE

Diagnose Die klinischen Befunde werden durch Hautbiopsie konfirmiert.

Differentialdiagnose AKUTE GVHD Erythematöses Arzneimittelexanthem, Virusexanthem, TEN, Erythrodermie.

CHRONISCHE GVHD Lichen planus, lichenoides Arzneimittelexanthem, Sklerodermie, Poikilodermie.

LABOR- UND SPEZIALUNTERSUCHUNGEN

Blutchemie Erhöhtes SGOT und Bilirubin.

Dermatopathologie

AKUTE GVHD Vakuolisierung der Basalzellen mehrere Tage, bevor klinisch faßbare Läsionen auftreten, *Einzelzellnekrosen von Keratinozyten*, mildes mononukleäres Infiltrat um kleine Venen, zunehmende Vakuolisierung und Zellnekrose der Epidermis; Anlagerung von Lymphozyten an nekrotische Keratinozyten; die Vakuolen konfluieren und bilden subepidermale Spalten; Endothelzellschwellung, subepidermale Blasenbildung. Immunzytochemie: Den morphologischen Veränderungen geht eine HLA-DR-Expression durch Keratinozyten voraus und stellt daher ein wichtiges frühdiagnostisches Zeichen dar.

CHRONISCHE GVHD Hyperkeratose, milde Hypergranulose, leichte, unregelmäßige Akanthose, leichte Basalzellvakuolisierung; milde perivaskuläre, monozytäre Infiltrate; Melanininkontinenz, Hyperkeratose, epidermale Atrophie oder Akanthose, selten Einzelzellnekrosen, leichtes mononukleäres, perivaskuläres Infiltrat; Verlust der Haarfollikel, Einscheidung von Schweißdrüsen; dichte dermale Sklerose.

PATHOPHYSIOLOGIE

Die GVHR geht mit einer entzündlichen Reaktion einher, die von den Spenderzellen gegen spezifische Empfängerorgane, wie Haut, Leber oder Gastrointestinaltrakt, in Gang gesetzt wird. Der Schweregrad der GVHD steht in direktem Zusammenhang zur Übereinstimmung der Histokompatibilität zwischen Spender und Empfänger und zu den vorbereitenden Maßnahmen. Bei erfolgreicher Transplantation wird das Empfängermark durch immunkompetente Spenderzellen ersetzt, die imstande sind, gegen die »fremden Gewebsantigene« des Empfängers zu reagieren.

VERLAUF UND PROGNOSE

Akute GVHD Leichte bis mittelschwere Fälle sprechen gut auf die Behandlung an. Die Prognose bei TEN-artiger GVHR ist ungünstig. Patienten mit schwerer GVHD sind hochgradig infektionsgefährdet – bakterielle, Pilz-, Virusinfektionen (Zytomegalievirus, Herpes-simplex-Virus, Varicella-zoster-Virus).

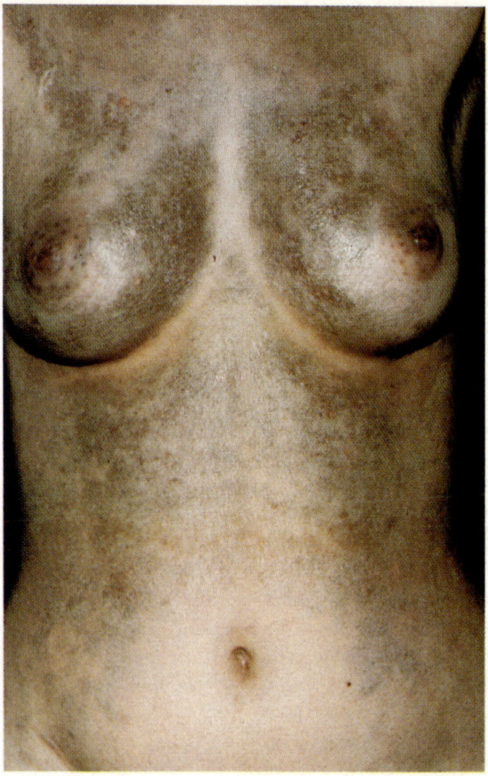

Abb. 253 Chronische Graft-versus-Host-Disease. Sklerodermoide und lichenoide Hautveränderungen. Es besteht eine auffallende Pigmentation und Verhärtung über dem oberen Thorax, den Mammae und dem oberen Abdomen.

Die akute GVHD ist die unmittelbare oder mittelbare Todesursache bei 15 bis 70 % der Patienten mit Knochenmarkstransplantaten.

Chronische GVHD Die sklerodermoiden Veränderungen mit Verhärtung der Haut und Gelenkskontrakturen können zu Bewegungseinschränkung und Ulzerationen führen. Permanenter Haarverlust; Xerostomie, Xerophthalmie → Hornhautgeschwüre → Erblindung. Malabsorption. Leichte chronische kutane GVHD kann sich spontan zurückbilden.

THERAPIE

Akute GVHD Hochdosierte Kortikosteroide ± Azathioprin oder Methotrexat. Hyperalimentation, Isolation, antibiotische Abschirmung, physikalische Therapie.

Chronische GVHD Kortikosteroide, Thalidomid, unterstützende und symptomatische Maßnahmen. Lichen planus-artige Hautveränderungen sind durch PUVA günstig zu beeinflussen.

Livedo reticularis

Die Livedo reticularis ist eine marmorierte, livide Verfärbung der Haut in netzförmiger Anordnung. An und für sich handelt es sich nicht um eine Diagnose, sondern um eine Reaktionsform. Livedo-Syndrome sind vaskuläre Krankheiten mit Livedo-Zeichnung.
Synonyme: Livedo racemosa, Livedo anularis.

EPIDEMIOLOGIE UND ÄTIOLOGIE

Klassifikation
Idiopathische Livedo reticularis (ILR) Cutis marmorata Bläuliche Marmorierung ohne nachweisbare Grundkrankheit.
Sekundäre oder symptomatische Livedo reticularis (SLR), Livedo racemosa Assoziiert mit einer Grundkrankheit, wie z. B. *intravaskuläre Strömungshindernisse* (Veränderungen der Viskosität [Thrombozytose, Kryoglobulinämie, Kälteagglutininämie, Luft], Stauung [bei Lähmungen, Herzversagen], organische Veränderungen [Cholesterinembolie]); *Gefäßwanderkrankungen* (Arteriosklerose, Hyperparathyreoidismus, Vasculitis-Syndrome [Polyarteriitis nodosa, kutane Polyarteriitis nodosa, Thrombangitis obliterans, rheumatische Vasculitis, livedoide Vasculitis, Lupus erythematosus, Dermatomyositis, Lymphom, Syphilis, Tuberkulose, Pankreatitis]); *Medikamente* (Amantadin, Chinin, Chinidin).
Alter ILR: 2. bis 6. Dekade.
Geschlecht ILR: Häufiger bei Frauen.
Ätiologie ILR: Unbekannt, konstitutionell. SLR: Entsprechend der Grundkrankheit.
Jahreszeit Schlechter im Winter.

ANAMNESE

Auftreten oder Verschlechterung durch Kälteexposition ± Gefühllosigkeit, kribbelnde Sensationen.

KLINISCHE UNTERSUCHUNG

Hautbefunde
TYPISCHE EFFLORESZENZEN
ILR: Relativ engmaschige, netzförmige, fleckige oder marmorierte, zyanotische Hautzeichnung. Geschlossene, regelmäßige Kreisfiguren. Die Haut innerhalb der Netztrabekel ist normal bis blaß. Bei Erwärmung verschwindet die Zeichnung. *SLR:* Grobmaschig, aber nicht geschlossene Kreisfiguren, sondern unregelmäßig konfigurierte Kreissegmente.
FARBE Bläulich-rot.
PALPATION Die Haut fühlt sich kühl an.
VERTEILUNG DER LÄSIONEN *ILR:* Symmetrisch an den Armen und Beinen, seltener am Körper. *SLR:* Fleckig und asymmetrisch an Extremitäten, Gesäß, Abdomen.
Allgemeinuntersuchung
ILR: Unauffällig. *SLR:* Symptome der Grundkrankheit.

DIAGNOSE UND DIFFERENTIALDIAGNOSE

Diagnose Die klinische Diagnose wird durch Laborbefunde unterstützt, die die Diagnose einer Grundkrankheit bestätigen.

LABOR- UND SPEZIALUNTERSUCHUNGEN

Laborbefunde SLR: Abhängig von assoziierten Krankheitsbildern.
Dermatopathologie SLR: Abhängig von Grundkrankheit.

PATHOPHYSIOLOGIE

Die Livedo-reticularis-Zeichnung ist auf einen Gefäßspasmus der perpendikulären Arteriolen zurückzuführen. Die zyanotische Peripherie jeder Netzmasche wird durch sauerstoffarmes Blut in den umgebenden, horizontal angeordneten Venenplexus verursacht. Wenn

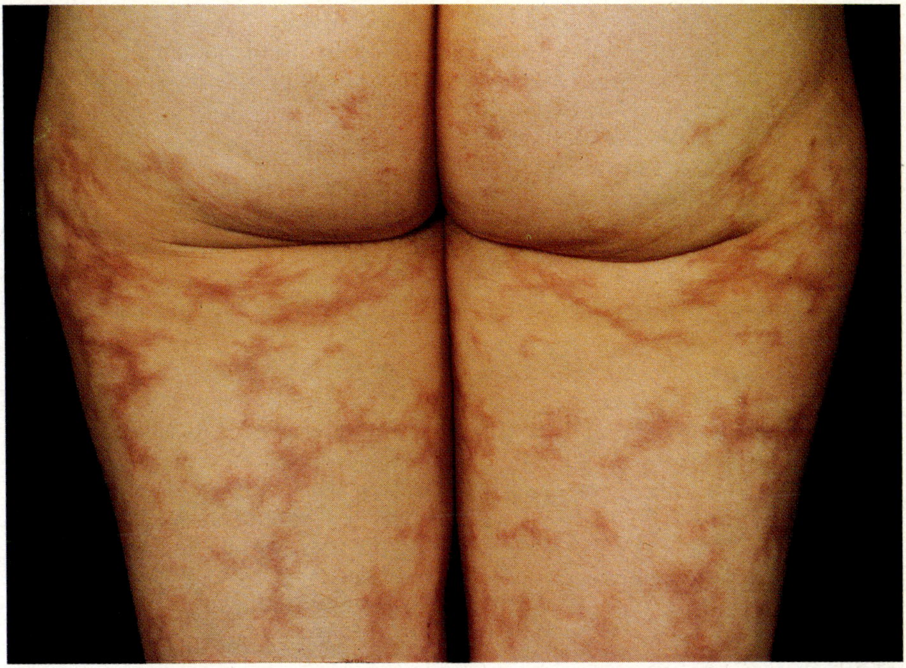

Abb. 254 Symptomatische Livedo reticularis. Sneddon-Syndrom. An den Gesäßbacken und Oberschenkeln proximal findet man verstreute, makulöse Läsionen mit einer netzartigen Konfiguration. Die Haut innerhalb der Netzmaschen ist normal und blaß. Die Patientin hatte eine labile Hypertonie und zerebrale ischämische Attacken.

z. B. Kälte zu einer Viskositätssteigerung bzw. niedrigen Durchflußrate in den oberflächlichen Venenplexus führt, kommt es zu einer weiteren Sauerstoffverarmung und die zyanotische Netzzeichnung wird deutlicher. Hochlagerung der Extremität führt durch verbesserten venösen Abfluß zu einem Nachlassen der Farbintensität. Die Livedo reticularis kann durch eine Arteriolenerkrankung zustande kommen, die eine Behinderung des Zuflusses und Viskositätssteigerung des Blutes verursacht oder durch eine Behinderung des Blutrückflusses in die Venolen.

VERLAUF UND PROGNOSE

Die ILR tritt anfangs nach Kälteexposition auf, kann aber im Laufe der Zeit zu einem Dauerzustand werden. Verlauf und Prognose der SLR hängen von der assoziierten Grundkrankheit ab (siehe Klassifikation Seite 484).

BESONDERE LIVEDO-SYNDROME

Sneddon-Syndrom

Synonyme: Livedo racemosa generalisata, Livedo reticularis, white cerebrovascular lesions. Ein potentiell letales Krankheitsbild mit generalisierter SLR, Hochdruck und zerebrovaskulären Insulten.

Alter Beginn im jungen Erwachsenenalter.

Geschlecht Vorwiegend bei Frauen.

ANAMNESE

Jahrelang progredienter Verlauf. Zuerst meist Livedo-Zeichnung, dann transiente ischämische Attacken.

KLINISCHE UNTERSUCHUNG

Hautbefunde

TYPISCHE EFFLORESZENZEN

Generalisierte SLR Oft bizarr, blitzfigurenartig, vorwiegend an unteren und oberen

Extremitäten, Gesäß, Unterbauch. Kann auch auf das Gesicht übergreifen. Keine Ulzeration.
Systemische Beteiligung Labiler Hochdruck. Neurologische Symptomatik je nach Lokalisation des zerebralen Gefäßverschlusses. Transiente ischämische Attacken, transiente Amnesien, Aphasien, Hirnnervenlähmungen, epileptische Anfälle, organisches Psychosyndrom.

DERMATOPATHOLOGIE

Fokale Intimaproliferation der mittelgroßen Arterien der Haut und des Gehirns. Partieller oder kompletter Gefäßverschluß. Keine Entzündungszeichen.

DIAGNOSE

Klinisch, Dermatohistopathologie; MR, SPECT, CT.

VERLAUF UND PROGNOSE

Jahrelang progredient. Neurologische Symptomatik schubweise; nur inkomplette Rückbildung nach den Schüben, sodaß ein zunehmendes neurologisches Defizit entsteht. Todesursache: ischämischer Insult.

THERAPIE

Pentoxiphyllin 400 mg p.o. 3x täglich und niedrig dosiertes Aspirin können hilfreich sein. Niedrigdosiertes Heparin.

Livedovasculitis

Eine auf die Unterschenkel, Knochen- und Vorfußregion beschränkte Gefäßkrankheit unbekannter Ätiologie. Klinisch gekennzeichnet durch die Trias Livedo reticularis, Atrophie blanche und Ulcera.
Synonyme: idiopathische Atrophie blanche, Livedo reticularis with summer ulcerations, segmentale hyalinisierende Vasculitis.

Alter Zweite Lebenshälfte, kann aber schon in der Jugend auftreten.
Geschlecht Überwiegend Frauen.

ANAMNESE

Saisonale Schwankungen, Schübe im Sommer und Winter, dazwischen relative Ruhepausen.
Hautsymptome Sehr schmerzhaft.

KLINISCHE UNTERSUCHUNG

TYPISCHE LÄSIONEN Rundliche und sternförmige Nekrosen, die zu ausgestanzten Ulzerationen führen; Atrophie blanche: porzellanweiße, derbe, narbige Plaques; Livedo reticularis.
VERTEILUNG Vorfuß, Knöchelregion, Unterschenkel.
Systemische Beteiligung Keine.

DERMATOPATHOLOGIE

Hyalinisierende Verdickung der Gefäßwände (kleine, mittelgroße Arterien) mit Einengung der Lumina, segmental Fibrinthrombi und Okklusion des Gefäßlumens (hyalinisierende, segmentale Vasculitis). Keilförmige Nekrose des Versorgungsbereiches.

PATHOPHYSIOLOGIE

Unbekannt. Möglicherweise lokale Störungen der Fibrinolyse.

THERAPIE

Niedrig dosiertes Heparin, fibrinolytische Therapie, Aggregationshemmer, Nifedipin.

Kutane Polyarteriitis nodosa

Siehe Seite 510.

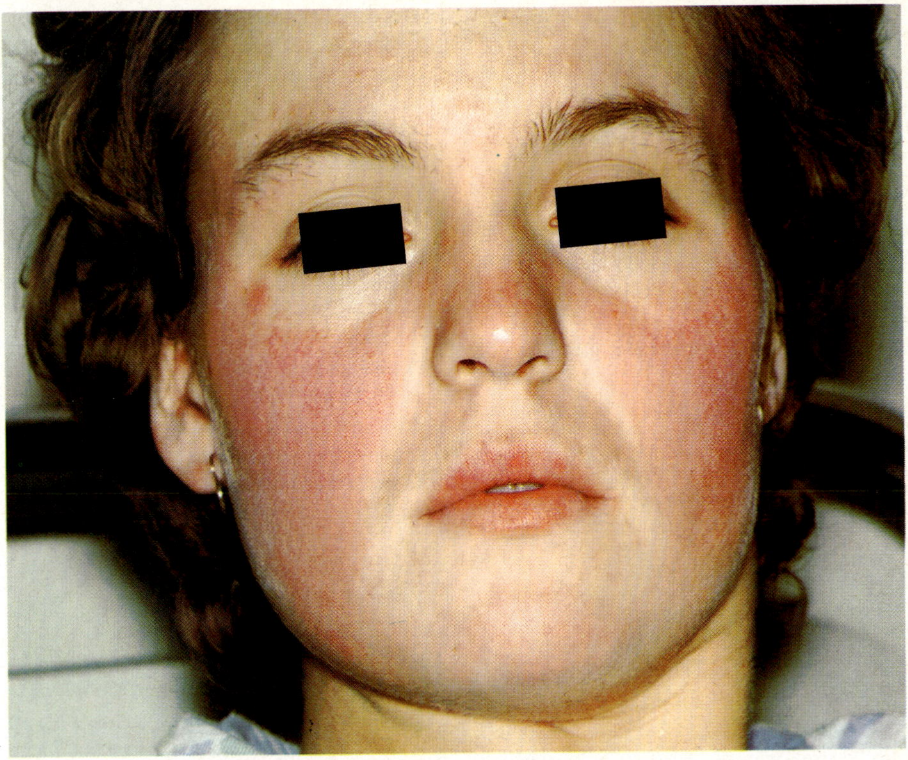

Abb. 255 **Akuter systemischer Lupus erythematosus.** Im Gesicht, im Bereich der Schmetterlingsregion, besteht ein hellrotes, leicht ödematöses, scharf begrenztes Erythem.

Systemischer Lupus erythematosus

Diese schwere Systemkrankheit befällt das Bindegewebe und die Blutgefäße. Die klinischen Manifestationen umfassen Fieber (90 %), Hautmanifestationen (85 %), Arthritis und renale, kardiale und pulmonale Manifestationen. Der systemische Lupus erythematosus (SLE) kann in Ausnahmefällen bei Patienten mit chronisch diskoidem Lupus erythematosus (CDLE) auftreten; hingegen treten Hautveränderungen des CDLE häufig bei SLE auf.

EPIDEMIOLOGIE UND ÄTIOLOGIE

Alter Bei Frauen 30 Jahre, bei Männern 40 Jahre.

Geschlecht Männer zu Frauen 1:8.

Rasse Häufiger bei Schwarzen.

Andere Charakteristika Positive Familienanamnese (< 5 %); das SLE-Syndrom kann durch Medikamente ausgelöst werden (Hydralazin, gewisse Antiepileptika und Procainamid), ein Exanthem ist dabei aber ungewöhnlich. Sonnenlicht kann eine Exazerbation des SLE hervorrufen (36 %).

ANAMNESE

Dauer der Läsionen Wochen (im akuten Stadium), Monate.

Hautsymptome Pruritus (besonders die papulösen Läsionen), Brennen.

Allgemeinsymptome Müdigkeit, Fieber, Gewichtsverlust und Krankheitsgefühl.

Systemische Symptome Arthralgie oder Arthritis, Bauchschmerzen.

KLINISCHE UNTERSUCHUNG

Hautläsionen

TYPISCHE EFFLORESZENZEN
Erythematöse, konfluierende, makulöse Eruption in der Schmetterlingsregion des Gesichts mit feiner Schuppung, Erosionen und Krusten.
Erythematöse, einzelstehende, papulöse oder urtikarielle Läsionen.
Blasen, die oft hämorrhagisch sein können (bei akuten Schüben).
Diskoide Plaques wie beim CDLE.
»Palpable« Purpura (Vasculitis).
Urtikarielle Läsionen mit Purpura (»urtikarielle Vasculitis«).
FARBE Hellrot (Abb. 255).
FORM Rund oder oval.
ANORDNUNG Diffuser Befall oder verstreute, einzelstehende Läsionen.
VERTEILUNG Lokalisiert oder generalisiert.
PRÄDILEKTIONSSTELLEN Lichtexponierte Stellen; Gesicht (80 %); Capillitium; prästernal, Schultern, Streckseiten der Unterarme, Hände, Finger und Fingerspitzen (Vasculitis); Handflächen; periunguale Teleangiektasien, Palmarerythem, Erythem der Fingerbeeren.
Haare Diskoide Effloreszenzen mit herdförmiger Alopezie, daneben diffuse Alopezie.
Schleimhäute Ulcera aufgrund von purpurischen, nekrotischen Läsionen an Gaumen, Wangenschleimhaut oder Gingiva.
Extrakutane systemische Beteiligung Arthralgie oder Arthritis (15 %), Nephropathie (50 %), Pericarditis (20 %), Pneumonie (20 %), Gastrointestinaltrakt (durch Arteriitis und sterile Peritonitis), Hepatomegalie (30 %), Splenomegalie (20 %), Lymphadenopathie (50 %), periphere Neuropathie (14 %), Beteiligung des Zentralnervensystems (10 %), epileptische Anfälle oder organisches Hirnsyndrom (14 %).

DERMATOPATHOLOGIE

Haut Atrophie der Epidermis, Liquefaktionsdegeneration an der Dermo-Epidermalgrenze, Ödem der Dermis, vorwiegend lymphozytäres entzündliches Infiltrat, fibrinoide Degeneration des Bindegewebes und der Gefäßwände.
Andere Organe Fibrinoide Degeneration des Bindegewebes und der Blutgefäßwände mit lymphozytär-plasmazellulärem Infiltrat.
Immunfluoreszenz der Haut Lupus-Band-Test (direkte Immunfluoreszenz zum Nachweis von IgG, IgM, C1q): Granuläre oder globuläre Ablagerungen von Immunreaktionsprodukten in bandförmiger Verteilung entlang der dermo-epidermalen Grenze. In läsionaler Haut in 90 % der Fälle positiv; ebenso in 70 bis 80 % der Fälle in klinisch normaler sonnenexponierter Haut und in 50 % der Fälle in nicht sonnenexponierter Haut. Hinweis auf Nierenbeteiligung und Hypokomplementämie.

LABOR- UND SPEZIALUNTERSUCHUNGEN

Serologische Untersuchungen *Antinukleäre Antikörper (ANA)* ANA nachweisbar bei > 95 % der Patienten. Das periphere (membranöse) Verteilungsmuster bei Immunfluoreszenzuntersuchung, der Nachweis von anti-Nativ-DNS-Antikörpern sind dabei die spezifischsten Befunde für SLE.
Bei SLE werden gefunden: Antikörper gegen Doppelstrang-DNS; gegen Einzelstrang-DNS; gegen Desoxyribonukleoprotein; gegen Sm. Antikörper gegen Ro/SSA finden sich vor allem bei neonatalem LE; Antikörper gegen La/SSB bei SLE, SCLE und Sjögren-Syndrom. Antikörper gegen Histone.
Komplementsystem Vermehrter Verbrauch (C4, C3) durch zirkulierende Immunkomplexe; Hypokomplementämie assoziiert mit Nierenbeteiligung; relativ häufig hereditäre Defizienz von C2, selten C4; gehäuft C4-Null-Allele (C4AQ0) mit Haplotyp HLA-B8/DR3.
Hämatologische Befunde Anämie (normozytäre, normochrome oder selten hämolytische, Coombs-positive Anämie), Leukopenie (< 4000/mm^3), Thrombopenie, erhöhte BSG (abhängig von der Krankheitsaktivität).

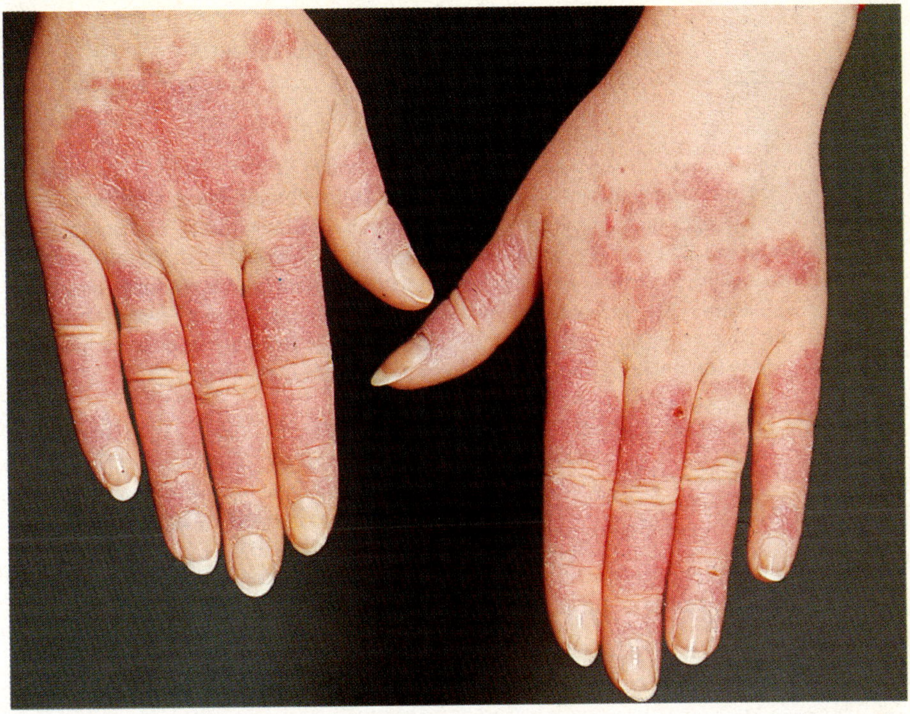

Abb. 256 Akuter systemischer Lupus erythematosus. Rot bis livide, scharf begrenzte Plaques an den Hand- und Fingerrücken mit periungualem Erythem mit Aussparung der Fingerknöchel.

PATHOPHYSIOLOGIE

Beim SLE liegen Störungen und Dysregulation der zellulären und humoralen Immunität vor. Charakteristisch ist eine B-Zell-Hyperreaktivität mit vermehrter Antikörpersekretion, polyklonal oder spezifisch Antigen-gerichtet. Die Lymphopenie betrifft vor allem $CD8^+$-T-Zellen; die Funktion von anderen T-Subsets, Antigen-präsentierenden Zellen und Granulozyten ist ebenfalls gestört, funktionelle Tests zur Prüfung der zellulären Immunität fallen in der akuten Phase des SLE häufig pathologisch aus. Dysregulationen der humoralen Immunität äußern sich in der Produktion von Autoantikörpern gegen Zelloberflächen-Antigene, die gegen T-, B-, NK-Zellen, Granulozyten, Monozyten oder Erythrozyten gerichtet sind, und von Autoantikörpern gegen nukleäre und zytoplasmatische Antigene. Immunkomplexe, assoziiert mit Hypokomplementämie (Verbrauch) führen zu Immunkomplex-Vasculitis in Haut, Synovia, Niere und ZNS. Auch die Gewebsschädigung in der Epidermis ist auf eine Ablagerung von Immunkomplexen in der dermoepidermalen Junktionszone zurückzuführen. Die Immunkomplexe bewirken selektiv die Ausbildung des Membran-Attack-Komplexes, der zur Membranschädigung führt.

THERAPIE

Allgemeine Maßnahmen: Ruhigstellung, Sonnenexposition vermeiden.
Indikationen für Prednison (60 mg täglich): (1) Beteiligung des Zentralnervensystems, (2) Nierenbeteiligung, (3) schwerkranke Patienten ohne zentralnervöse Beteiligung, (4) hämolytische Krise. Gleichzeitig Immunsuppressiva (Azathioprin oder Cyclophosphamid), je nach Organbeteiligung und Aktivität des Krankheitsprozesses.

PROGNOSE

Die 5-Jahre-Überlebensrate ist 93 %.

Subakut kutaner Lupus erythematosus

Der subakut kutane Lupus erythematosus (SCLE) ist eine milde Variante des SLE. Diskoide Läsionen kommen vor, man findet dabei aber weder follikuläre Pfropfbildung noch Vernarbung oder Atrophie, wie man sie häufig beim CDLE beobachtet. Patienten mit SCLE können einige Teilsymptome des SLE, wie er von der American Rheumatism Association definiert ist, aufweisen, wie Photosensibilität, Arthralgien, Serositis, Nierenbeteiligung und serologische Anomalien, besonders **anti-Ro(SS-A)**- und **anti-La(SS-B)**-Antikörper. Die schwerwiegenden Manifestationen des SLE sind ungewöhnlich: schwere Vasculitis, schwere zentralnervöse Beteiligung oder progressive Nierenbeteiligung. Die Hautläsionen sind charakteristisch für den SCLE.

Synonyme: Subakuter LE, subakuter disseminierter LE.

EPIDEMIOLOGIE

Inzidenz Etwa 10 % aller LE-Patienten.
Alter Junges bis mittleres Erwachsenenalter.
Rasse Selten bei Schwarzen und Spanischstämmigen.
Geschlecht Häufiger bei Frauen als bei Männern.
Auslösende Ursachen Sonnenexposition.

ANAMNESE

Dauer Plötzlicher Beginn mit einer diffusen erythematösen Eruption im Bereich der oberen Stammpartien und der Handrücken.
Allgemeinsymptome Bei chronischem Verlauf leichte Müdigkeit und Krankheitsgefühl.
Systemische Symptome Gelenksschmerzen und ungeklärtes Fieber.

KLINISCHE UNTERSUCHUNG

Hautbefunde

TYPISCHE EFFLORESZENZEN
Psoriasiforme, papulosquamöse Läsionen mit leichter, zarter Schuppung (Abb. 257). Teleangiektasien. Keine Narbenbildung, keine follikulären Hornpfröpfe, aber gelegentlich Atrophie. Hypopigmentation.
FORM DER EINZELLÄSION Anulär, arciform, irisförmig.
ANORDNUNG MULTIPLER LÄSIONEN Disseminiert (Abb. 257).
PRÄDILEKTIONSSTELLEN Lichtexponierte Körperpartien (Abb. 257): Schultern, Streckseiten der Arme, Dorsalseiten der Hände, obere Rückenpartie, V-förmiges Areal am Hals und oberen Thorax, selten im Gesicht.
Haare Diffuse, nicht vernarbende Alopezie.
Nägel Periunguale Teleangiektasien.

LABORUNTERSUCHUNGEN

Dermatopathologie

LICHTMIKROSKOPIE Liquefaktionsdegeneration der Basalzellschicht und Ödem der oberen Dermis, die manchmal zur Bläschenbildung führen kann. Kolloidkörperchen in der Epidermis.
IMMUNFLUORESZENZ Lineare Immunglobulin- und Komplement-Ablagerungen an der Dermoepidermalgrenze läsionaler Haut.
UV-TESTUNG Die meisten Patienten haben eine herabgesetzte MED auf UVB. Typische Läsionen des SCLE können sich in UVB-Testarealen entwickeln.

Blutbefunde

SEROLOGIE Niedrige Titer von ANA. Antikörper gegen das Ro/SS-A-Antigen sind bei mehr als 60 % nachweisbar, ebenso hohe Spiegel zirkulierender Immunkomplexe.

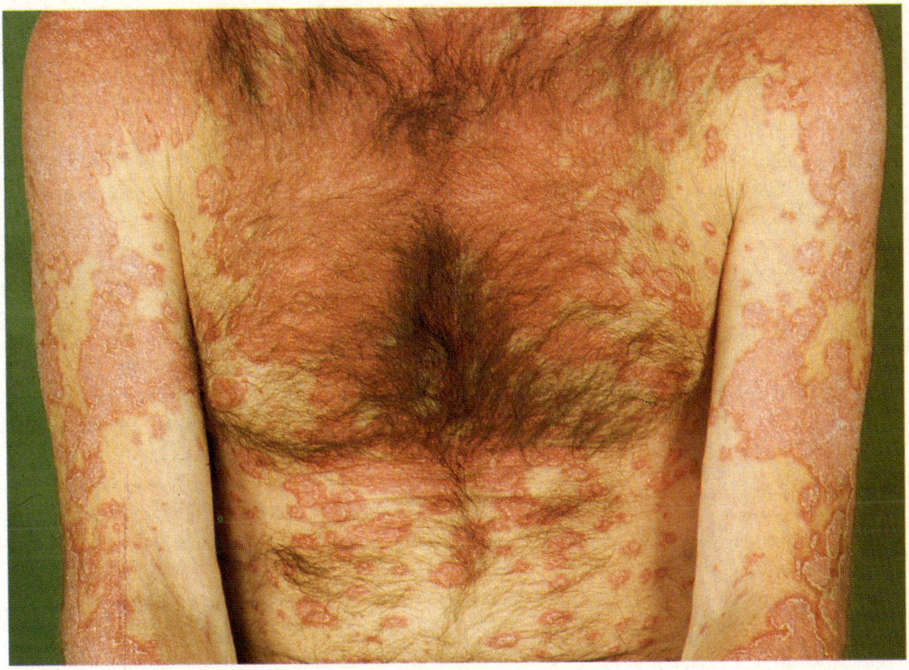

Abb. 257 Subakut kutaner Lupus erythematosus. Weitverstreute, erythematöse, schuppende (psoriasiforme), scharf begrenzte Plaques am Stamm, Hals und den Armen.

DIFFERENTIALDIAGNOSE

Der ausgedehnte Hautbefall ist wesentlich massiver, als man ihn jemals beim CDLE sieht, und die typische Eruption weist auf den SCLE hin. Die Hautveränderungen könnten allerdings mit einer atypischen Psoriasis oder Dermatomyositis verwechselt werden.

VERLAUF UND PROGNOSE

Die Prognose ist besser als die des SLE. Bei manchen Patienten kann eine Beteiligung der Nieren und des Zentralnervensystems vorliegen, und in diesen Fällen ist die Prognose vorsichtig zu stellen. Die Hautveränderungen können vollkommen verschwinden, manchmal bleibt aber ein Vitiligo-ähnliches Leukoderm während einiger Monate bestehen.

THERAPIE

Lokaltherapie Entzündungshemmende Kortikosteroide haben eine günstige Wirkung.

Systemische Therapie Ist meist erforderlich. Hydroxychloroquin 400 mg/die; wenn damit die Hautveränderungen nicht unter Kontrolle zu bringen sind, kann man zusätzlich Quinacrin-Hydrochlorid 100 mg/die geben. Die bizarre Gelbfärbung der Haut durch Quinacrin kann durch Beta-Karotin 60 mg 3x täglich etwas gemildert werden (siehe auch Seite 494). Thalidomid (200 bis 300 mg/die) ist derzeit das wirksamste Medikament für die Hautläsionen, nicht aber für systemische Beteiligung. (Cave: Schwangerschaft, Embryopathie!, periphere Polyneuropathie).

Chronisch diskoider Lupus erythematosus

Die chronisch diskoide Form des Lupus erythematosus (CDLE) ist charakterisiert durch scharf begrenzte, schuppende, rote Plaques, die gewöhnlich an exponierten Körperstellen auftreten und mit Atrophie und Vernarbung abheilen.

Synonym: Chronisch kutaner Lupus erythematosus.

EPIDEMIOLOGIE

Alter 20 bis 45 Jahre.

Geschlecht Bei Frauen häufiger als bei Männern.

Rasse Möglicherweise schwererer Verlauf bei Schwarzen.

ANAMNESE

Dauer der Läsionen Monate bis Jahre.

Hautsymptome Meist keine, manchmal leichter Pruritus oder Brennen.

Systemische Beteiligung Keine.

KLINISCHE UNTERSUCHUNG

Hautläsionen
TYPISCHE EFFLORESZENZEN
Frühstadium Papeln und Plaques, scharf begrenzt mit geringgradiger festhaftender Schuppung.
Spätstadium Atrophie der Läsionen mit eingesunkener Oberfläche und leicht erhabenen Rändern (Abb. 258). Innerhalb des Erythems sieht man feine Teleangiektasien. Follikuläre Spornbildung (dichtstehend und oft in Gruppen), erweiterte Follikel und Narbenbildung. Reißnagelphänomen: An der Unterseite einer festhaftenden Schuppe findet sich nach deren Entfernung ein feiner Hornfortsatz, der der follikulären Hyperkeratose entspricht. Der unbehandelte CDLE führt zu ausgeprägter Narbenbildung mit eingesunkenen und geschrumpften Läsionen im Gesicht.
FARBE Aktive Läsionen sind hellrot. Ausgebrannte Läsionen können als rosa oder weiße (hypomelanotische) Maculae und Narben in Erscheinung treten. Die Läsionen können aber auch hyperpigmentiert sein, besonders bei Patienten mit brauner oder schwarzer Hautfarbe.
FORM Rund oder oval, anulär, polyzyklisch mit unregelmäßigen Rändern.
VERTEILUNG Verstreute, einzelstehende Läsionen, lokalisiert oder generalisiert.
PRÄDIKTIONSSTELLEN Gesicht und Capillitium; Dorsalseiten der Unterarme, Hände, Finger, Zehen; seltener am Stamm.

Haare Vernarbende Alopezie als Folge von Läsionen am Capillitium.

Schleimhäute Bei 5 % der Patienten findet man eine Beteiligung der Lippen (Hyperkeratose, hypermelanotische Narben und Erythem) und atrophische, erythematöse Areale mit (Abb. 259) oder ohne Ulzeration an der Wangenschleimhaut, Zunge oder am Gaumen.

DIFFERENTIALDIAGNOSE

Die Effloreszenzen des CDLE können *aktinischen Keratosen* sehr ähnlich sehen. *Plaque-Psoriasis* und schuppende Läsionen des CDLE ohne Atrophie und Narbenbildung können schwer zu unterscheiden sein, besonders an den Handrücken; die Unterscheidung erfolgt durch die histologische Untersuchung. *Polymorphe Lichtdermatosen* können ein

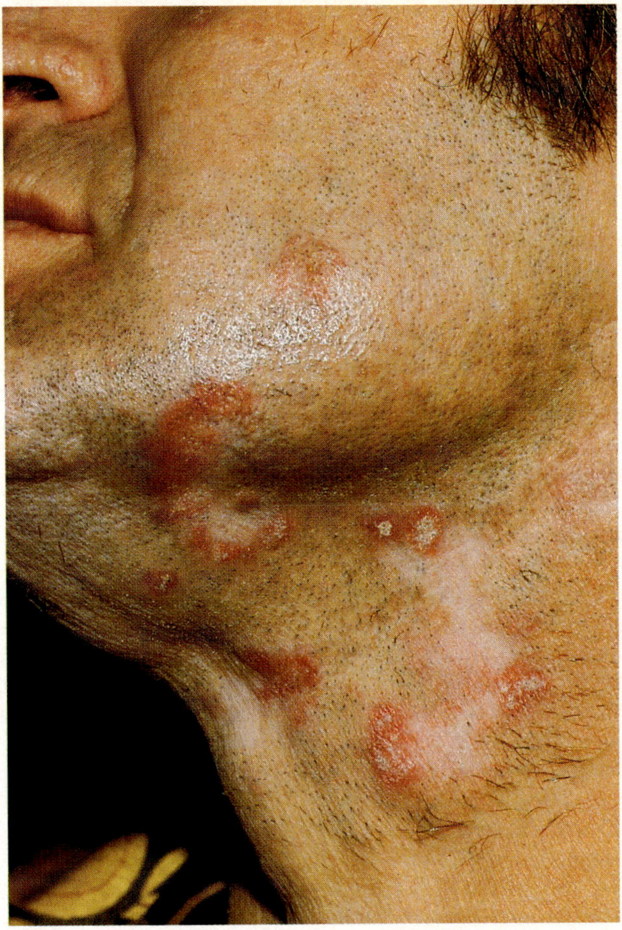

Abb. 258 Chronisch diskoider Lupus erythematosus (CDLE). Rundliche bis ovale, leicht indurierte, rote bis livide, scharf begrenzte Herde im Gesicht und am Hals. Die meisten Läsionen zeigen eine leichte follikuläre keratotische Schuppung, einige sind zentral atrophisch; Hypopigmentation und Narbenbildung anstelle abgeheilter Effloreszenzen.

differentialdiagnostisches Problem darstellen. Die polymorphe Lichtdermatose verschwindet im Winter in nördlichen Breitegraden, führt nicht zu Atrophie oder zur Ausbildung follikulärer hyperkeratotischer Sporne und tritt nicht an nicht exponierten Körperstellen auf, wie im Mund und am Capillitium. Der *Lichen planus* kann durch die eindeutige Histologie unterschieden werden, ebenso *Lupus vulgaris* und *Tinea facialis* (KOH-Nativ-Präparat).

LABOR- UND SPEZIALUNTERSUCHUNGEN

Dermatopathologie Hyperkeratose, Atrophie der Epidermis, follikuläre Hyperkeratose, Liquefaktionsdegeneration des Basalzelllagers. In der Dermis Ödem, Dilatation der kleinen Blutgefäße und entzündliches, vorwiegend lymphozytär-histiozytäres Infiltrat, perifollikulär und um die Hautanhangsgebilde. Hochpositive PAS-Reaktion der subepidermalen verdickten Basalmembranzone.

Immunfluoreszenz Positiv in aktiven Läsionen, die mindestens 6 Wochen alt sind. Bandförmig granuläre Ablagerungen von IgG (> IgM) an der Dermo-Epidermalgrenze. Dieser sogenannte *Lupus-Band-Test* (LBT) ist positiv in 90 % der aktiven Läsionen, die nicht kurz zuvor mit lokalen Kortikosteroiden behandelt wurden und ist *negativ in ausgebrannten (vernarbten) Läsionen und in der normalen Haut* und zwar sowohl der sonnenexponierten als auch der nicht exponierten. Im Gegensatz dazu findet man beim SLE einen positiven LBT in läsionaler, wie auch in normaler, sowohl sonnenexponierter (70 bis 80 %) als auch nicht exponierter (50 %) Haut.

Laboruntersuchungen
SEROLOGIE Niedrige Inzidenz eines ANA mit einem Titer über 1:16.
HÄMATOLOGISCHE BEFUNDE Gelegentlich Leukopenie (< 4500/mm^3).

VERLAUF UND PROGNOSE

Bis zu 5 % können in einen SLE übergehen; sind die Hautveränderungen lokalisiert, so tritt in 50 % der Fälle eine komplette Remission ein. Bei generalisierten Läsionen sind Remissionen weniger häufig (< 10 %). *Beachte:* CDLE-Effloreszenzen können das erste Hautsymptom eines SLE sein.

THERAPIE

Lokale Sonnenschutzmittel (SPF 30) als Routinemaßnahme.
Lokale fluorierte Kortikosteroide (mit entsprechender Vorsicht), da sie die Neigung zur Atrophie bei der Abheilung noch verstärken können.
Hydrocolloid-Okklusivverbände mit Steroiden (die 48 bis 96 Stunden belassen werden).
Intraläsionales Triamcinolon-Acetonid 3 bis 5 mg/ml für kleine Läsionen.
Hydroxychloroquin 200 bis 400 mg/die. Augenuntersuchungen vor der Behandlung und regelmäßige Kontrollen während der Behandlung sind wichtig (Ablagerungen in der Cornea und Retinopathie). Wenn Hydroxychloroquin nicht ausreichend wirkt, kann man Quinacrin 100 mg 3x täglich hinzufügen (siehe auch Seite 491).
Hyperkeratotische Läsionen von CDLE sprechen gut auf systemisches Etretinat (1 mg/kg Körpergewicht) an.

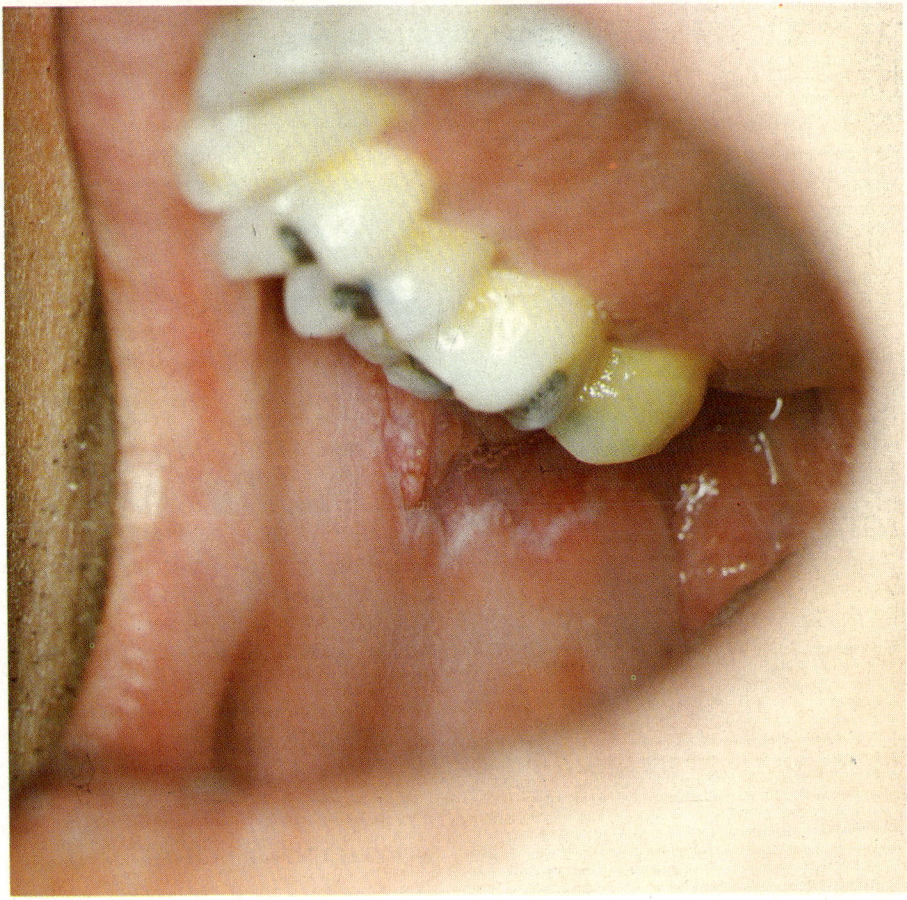

Abb. 259 Chronisch diskoider Lupus erythematosus (CDLE). Erythematöse Plaque mit hyperkeratotischem Rand (weißliches Areal) an der Wangenschleimhaut.

Chronisch kutane Lupus-erythematosus-Panniculitis

Dabei handelt es sich um eine Form des chronisch kutanen Lupus erythematosus mit indolenten, derben, umschriebenen Knoten im Gesicht, am Capillitium, am Thorax, den Oberarmen, Oberschenkeln und am Gesäß. Die meisten Patienten haben gleichzeitig typische Läsionen eines diskoiden Lupus erythematosus.

Synonym: Lupus erythematosus profundus.

ANAMNESE

Dauer der Hautveränderungen Kann dem Auftreten diskoider Läsionen mehrere Jahre vorausgehen oder später auftreten.

Hautsymptome Schmerzen, leichte Druckempfindlichkeit.

Systemische Beteiligung In einer Serie hatten 35 % der Patienten einen milden SLE.

KLINISCHE UNTERSUCHUNG

Hautbefunde
TYPISCHE EFFLORESZENZEN
Tiefliegende, plattenartige oder knotige Infiltrate, derb, mit oder ohne deutlich sichtbare epidermale Veränderungen. Aus diesen Plaques entwickeln sich tiefe Einsenkungen. Atrophie (Abb. 260).
Ulcera: können sich in den Platten oder Knoten entwickeln.
PALPATION Die Platten oder Knoten lassen sich besser tasten als sehen. Die darüberliegende Haut kann normal sein oder typische Veränderungen eines chronisch diskoiden Lupus erythematosus aufweisen.
FORM DER EINZELLÄSIONEN Plattenartige Läsionen oder runde Knoten, streifenförmige Plaques.
ANORDNUNG MULTIPLER LÄSIONEN Verstreute, einzelstehende Läsionen.
VERTEILUNG Capillitium, Gesicht, Oberarme, Stamm (besonders die Brüste, Oberschenkel und Gesäßbacken).

LABORUNTERSUCHUNGEN

Dermatopathologie
LICHTMIKROSKOPIE *Lokalisation* Subkutangewebe.
Pathologischer Prozeß Nekrobiose mit Fibrinablagerungen, dichtes Rundzellinfiltrat, Vasculitis, später Hyalinisierung, Resorption und Fibrosierung der Fettläppchen; eventuell erhebliche Muzinablagerungen.
SPEZIALFÄRBUNGEN Muzinfärbungen.

Blutuntersuchungen Bei jenen Patienten, die einen SLE haben, bestehen typische hämatologische und serologische Anomalien.

SPEZIALUNTERSUCHUNG

Schräge Beleuchtung In einem komplett abgedunkelten Raum kann man durch seitliche Beleuchtung mit einer Taschenlampe geringfügige Oberflächenveränderungen, wie Erhabenheiten oder Einsenkungen, besser erkennen. Wichtig ist der Tastbefund: aktive Läsion: tiefliegender Knoten oder Plaque; abgeheilte, »ausgebrannte« Läsion: »Loch« in der Subcutis, eventuell läßt sich die Faszie tasten.

DIFFERENTIALDIAGNOSE

Morphaea, Erythema nodosum, verschiedene andere Formen der Panniculitis.

THERAPIE

Systemische Therapie Wie für den CDLE.

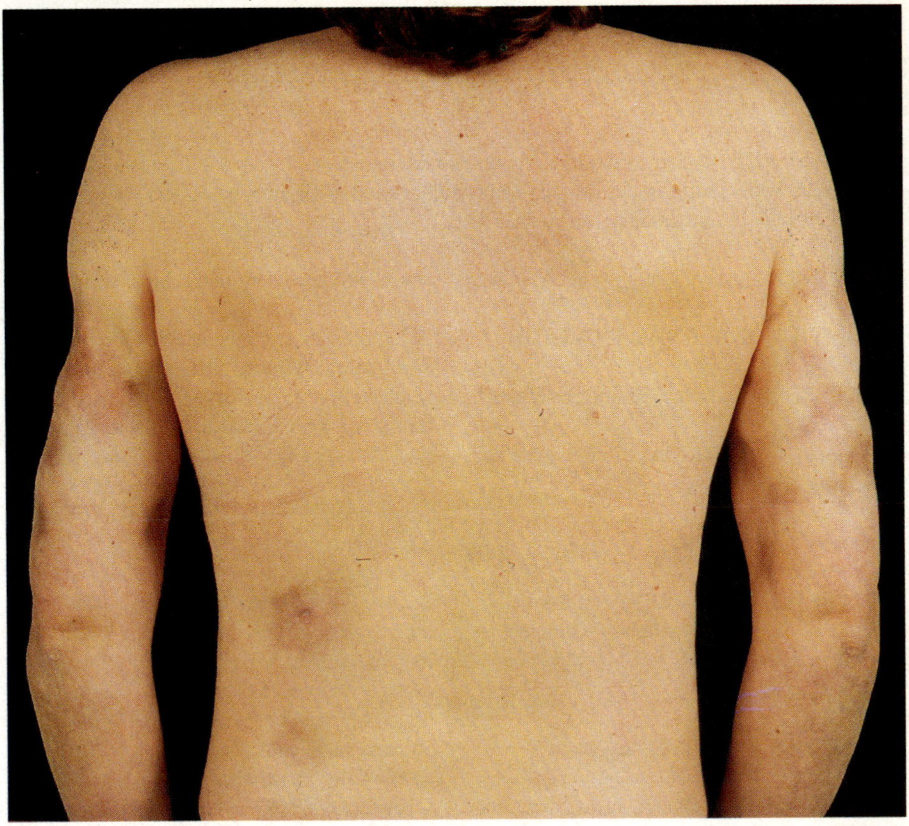

Abb. 260 Chronisch kutane Lupus-erythematosus-Panniculitis. Die chronische Panniculitis hat zu großen, eingesunkenen Arealen geführt. Die darüberliegende Haut ist etwas erythematös und atrophisch.

Sklerodermie

Die Sklerodermie ist eine Systemkrankheit, charakterisiert durch entzündliche, vaskuläre und sklerotische Veränderungen der Haut und einer Reihe interner Organe, besonders der Lunge, des Herzens, der Niere und des Gastrointestinaltrakts.

Synonyme: Progressive systemische Sklerose, systemische Sklerose, systemische Sklerodermie.

EPIDEMIOLOGIE UND ÄTIOLOGIE

Alter Beginn zwischen 30 und 50 Jahren.

Geschlecht 4x häufiger bei Frauen als bei Männern.

Ätiologie Unbekannt.

Klinische Variante CREST-Syndrom, d. h. Calcinosis cutis + Raynaud-Phänomen + Oesophagusdysfunktion + Sklerodactylie + Teleangiektasien.

ANAMNESE

Hautsymptome Raynaud-Phänomen mit Fingerschmerzen, kalter Haut, Rubor mit Schmerzen und Kribbeln.

Systemische Symptome Schmerzen und Steifheit der Finger und Knie. Migratorische Polyarthritis. Sodbrennen, Dysphagie, besonders bei festen Speisen. Obstipation, Diarrhoen, Blähungen, Malabsorption, Gewichtsverlust. Belastungsdyspnoe, trockener Husten.

KLINISCHE UNTERSUCHUNG

Haut-, Haar- und Nagelbefunde

TYPISCHE LÄSIONEN *Hände und Füße Frühstadium:* Raynaud-Phänomen mit dreiphasigen Farbveränderungen, also Pallor, Zyanose und Rubor. Nicht eindrückbares Ödem der Hände und Füße. Sklerosierung der Haut der Finger. Schmerzhafte Exulzerationen an den Fingerspitzen und über den Fingerknöcheln (»Rattenbißnekrosen«). Abheilung mit eingesunkenen Narben. *Spätstadium:* Sklerodaktylie mit zugespitzten Fingern (Madonnenfinger) (Abb. 261), wachsartig glänzende, atrophe, verhärtete Haut; Beugekontrakturen; Knochenresorption, die zum Verlust der distalen Phalangen führt. Kutane Kalzifikationen an den Fingern, die mit der Absonderung weißer, pastenartiger Massen aus Ulzerationen einhergeht.
Gesicht Frühstadium: Periorbitales Ödem. *Spätstadium:* Ödem und Fibrose führen zu einem Verlust der normalen Gesichtsfalten mit maskenartigem Aussehen (Abb. 261), dünnen Lippen, Mikrostomie, radiäre, periorale Faltenbildung, kleine spitze Nase.
Stamm, proximale Extremitäten Diffuse Verhärtung der Haut, straff, nicht fältelbar, unscharf begrenzt. Kann durch Behinderung der Thorax-Exkursionen zur Dyspnoe führen.
Ulzerationen Akral als Folge von Gefäßverschlüssen (Abb. 261).
Kutane Kalzifikationen Treten über Knochenvorsprüngen oder an irgendeiner sklerodermatischen Stelle auf; können exulzerieren und ein weißes, pastenartiges Material abgeben.
CREST-Syndrom Mattenartige Teleangiektasien (Abb. 262), besonders im Gesicht, am Hals, am oberen Thorax, an den Händen; auch an den Lippen, an der Mundschleimhaut und im Gastrointestinaltrakt.
FARBE Generalisierte Hyperpigmentation. In sklerosierten Arealen findet man eine postinflammatorische Hyper- und Hypopigmentation.
PALPATION *Frühstadium:* Die Haut fühlt sich verhärtet und steif an. *Spätstadium:* Gespannt, glatt, verhärtet und »angewachsen«. Ledriges Knirschen über den Gelenken, besonders den Knien.
VERTEILUNG DER LÄSIONEN *Frühstadium:* Finger und Hände. *Spätstadium:* Obere

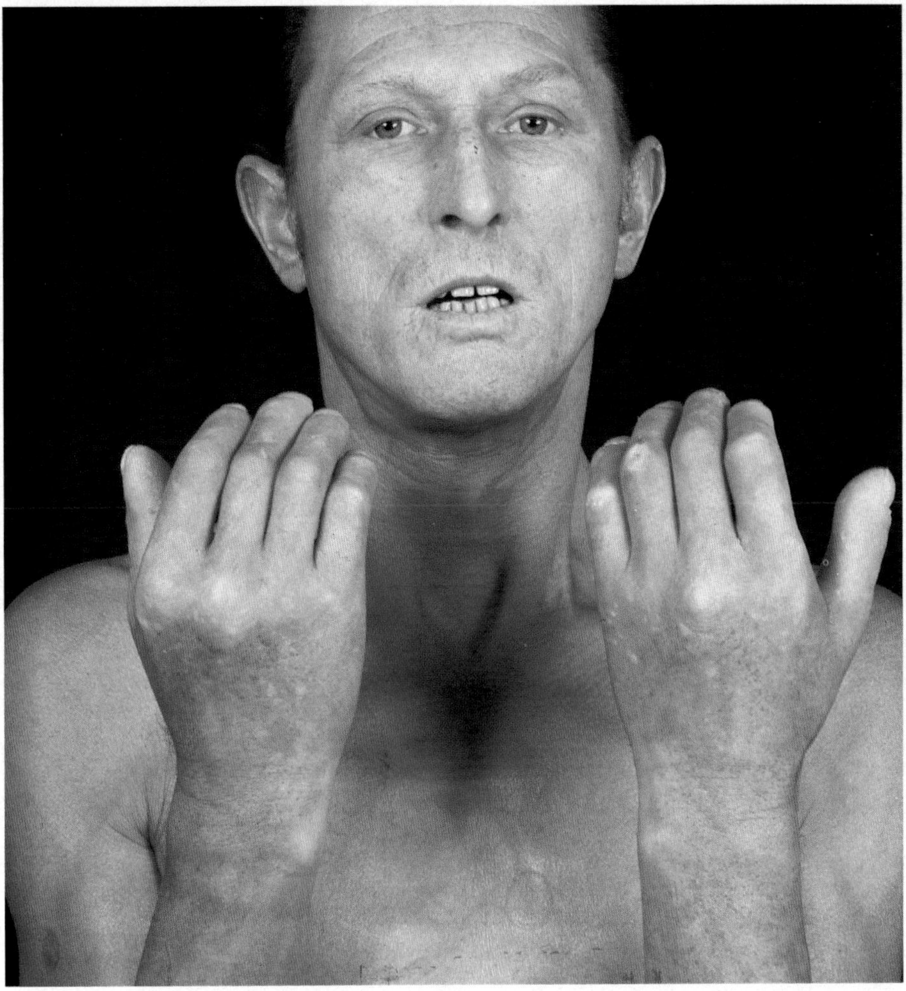

Abb. 261 **Sklerodermie.** Die Bindegewebsveränderungen im Gesicht führen zu einem Verlust der normalen Gesichtsfalten, maskenartigem Aussehen, Verdünnung der Lippen und perioraler Furchenbildung. An den Händen Sklerodaktylie mit Zuspitzung der Finger und wachsartig glänzender atrophischer Haut. Beugekontrakturen und Exulzeration der Haut über den Knochenvorsprüngen an der rechten Hand.

Extremitäten, Stamm, Gesicht, untere Extremitäten.

HAARE UND NÄGEL Verdünnung bis zum kompletten Verlust der Haare an den distalen Extremitätenanteilen. Verlust der Schweißdrüsen mit Anhidrose. Periunguale Teleangiektasien mit großen, wurstförmigen Kapillarschlingen. Die Nägel wachsen klauenartig über die verkürzten distalen Phalangen.

SCHLEIMHÄUTE Sklerose des Ligamentum sublinguale. Ungewöhnlich ist eine schmerzhafte Verhärtung der Gingiva und der Zunge.

Allgemeinbefunde

LUNGE Pulmonale Fibrose, pulmonale Hypertonie, Rechtsherzbelastung, Dyspnoe.

MUSKEL- UND SKELETTSYSTEM Karpal-Tunnel-Syndrom. Muskelschwäche.

VERDAUUNGSTRAKT Verlust der Motilität des Ösophagus, Refluxösophagitis, Dysphagie; eventuell Malabsorption.

HERZ Myokardfibrose, Rhythmusstörungen, Herzinsuffizienz.

NIERE Vaskuläre Veränderungen. Interstitielle Nephrosklerose → Hypertonie → Nierenversagen.

GELENKE Arthritis/Arthralgien.

SCHLEIMHÄUTE Sjögren-Syndrom.

Drei Verlaufsformen

1. Akrosklerotische Form (Typ I): Finger, Hände, Zentrofazialregion; relativ gutartiger Verlauf.
2. Proximal-aszendierende Form (Typ II): Von Akren ausgehend werden proximale Extremitäten und Rumpf befallen. Organbeteiligung häufiger als bei Typ I.
3. Typ III: prognostisch am ungünstigsten. Beginnt primär am Stamm und proximalen Extremitäten und zeigt frühzeitigen Organbefall. Dermatogene Kontrakturen an den Gelenken.

DIAGNOSE UND DIFFERENTIALDIAGNOSE

Diagnose Klinisch.

Differentialdiagnose Mixed connective tissue disease, eosinophile Fasciitis, Skleromyxödem, Lupus erythematosus, Dermatomyositis, Morphaea, chronische Graft-versus-Host-disease, Lichen sclerosus et atrophicus, Polyvinylchlorid-Exposition, Arzneimittelnebenwirkung (Pentazocin, Bleomycin).

LABOR- UND SPEZIALUNTERSUCHUNGEN

Dermatopathologie *Frühstadium:* Mildes entzündliches Infiltrat um die dermalen Blutgefäße, die ekkrinen Schweißdrüsen und an der Grenze Dermis/Subcutis. *Spätstadium:* In der Epidermis Verlust der Reteleisten, Abnahme der Blutgefäße, Verdickung und Hyalinisierung von Gefäßwänden mit Einengung des Lumens; Atrophie der Hautanhangsgebilde; die Schweißdrüsen sind in die obere Dermis verlagert, Verbreiterung der Dermis durch sklerotisches, homogenisiertes Kollagen, das auch einen Teil der Subcutis einnimmt.

Serologie Antinukleäre Antikörper (ANA) bei mehr als 95 % der Patienten, darunter: Antikörper gegen Topoisomerase (Scl-70) in 30 bis 60 % bei Typ II und Typ III; antinukleäre Antikörper (PM-Scl, RNA-Polymerase I, U_3-RNP) bei Typ II und Sklerodermie/Polymyositis-Überlappungssyndrom; Antizentromeren-Antikörper bei Typ I und CREST; Antikörper gegen Ro/SSA bei Sklerodermie/Polymyositis und Sklerodermie/Sjögren. Die Titer korrelieren nicht mit der Aktivität der Krankheit.

PATHOPHYSIOLOGIE

Die Pathogenese ist unbekannt. Das primäre Ereignis könnte eine Endothelzellschädigung in Blutgefäßen sein, deren Ursache unbekannt ist. Im Frühstadium tritt ein Ödem des Zielorgans auf, das von Fibrose gefolgt wird. Die Hautkapillaren sind vermindert, die verbleibenden sind erweitert und proliferieren und werden zu sichtbaren Teleangiektasien. Die Fibrose ist die Folge einer Überproduktion von Kollagen durch Fibroblasten.

VERLAUF UND PROGNOSE

Der Verlauf ist charakterisiert durch eine langsam, aber unaufhaltsam fortschreitende Sklerose der Haut und/oder der Eingeweide. Die 10-Jahre-Überlebensrate ist aber mehr als

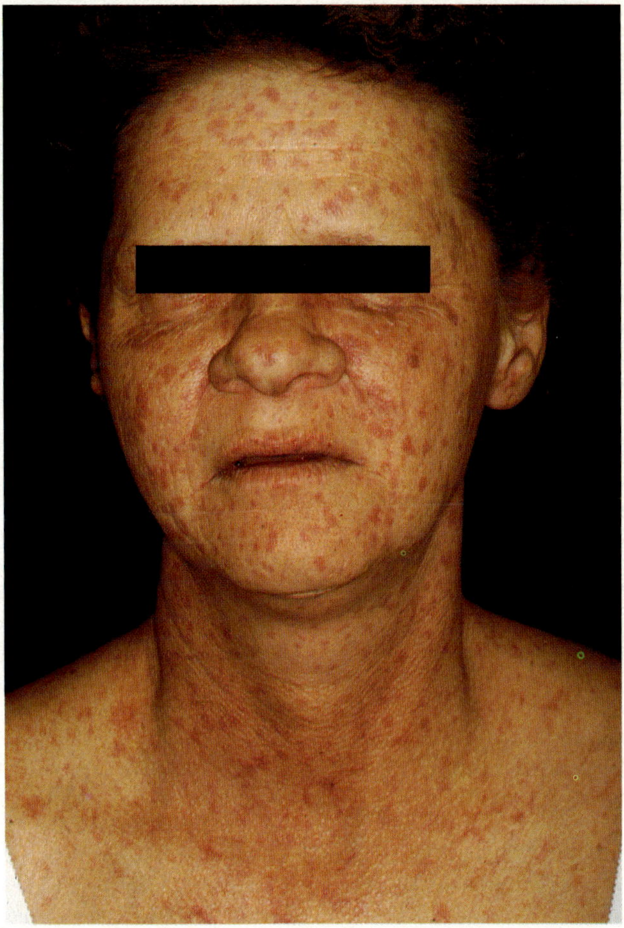

Abb. 262 Sklerodermie. Abgebildet sind zahlreiche mattenartige Teleangiektasien, die bei der Sklerodermie manchmal sehr auffallend sein können und auf ein CREST-Syndrom hinweisen.

50 %. Die häufigste Todesursache ist Nierenversagen, aber auch kardiale und pulmonale Beteiligung. Spontanremissionen kommen vor. Das CREST-Syndrom ist langsamer progredient und hat eine günstigere Prognose.

THERAPIE

Symptomatisch. Es gibt keine wirksame Behandlung, um das Fortschreiten der Krankheit aufzuhalten.

Morbus Raynaud / Raynaud-Phänomen

Das Raynaud-Phänomen manifestiert sich als Ischämie der Finger, die nach Kälteexposition und/oder durch emotionellen Stress auftritt. Es kann mit anderen Krankheitsbildern assoziiert sein, und nur wenn keine Ätiologie festgestellt werden kann, wird die Bezeichnung *M. Raynaud* verwendet. Das Raynaud-Phänomen tritt bei folgenden Krankheiten bzw. Zuständen auf: *Kollagen-vaskuläre Erkrankungen:* Systemische Sklerodermie (85 %), SLE (35 %), Dermatomyositis (30 %), Sjögren-Syndrom, rheumatoide Arthritis, Polyarteriitis nodosa; *Krankheiten mit abnormen Blutproteinen:* Kryoproteine, Kälteagglutinine, Makroglobuline; *Medikamente:* ß-Blocker, Nikotin; *arterielle Gefäßkrankheiten:* Arteriosclerosis obliterans, Thrombangitis obliterans; *Karpal-Tunnel-Syndrom.*

EPIDEMIOLOGIE

Inzidenz Bis zu 20 % bei jungen Frauen!

Alter Junge Erwachsene oder in der Menopause.

Geschlecht Frauen.

Berufliche Belastung Der M. Raynaud kann bei Menschen auftreten, die vibrierende Werkzeuge benützen (Kettensäge), Fleischschneider, Sekretärinnen und Pianisten.

Auslösende Faktoren Kälte, psychischer Stress, gewisse Berufe (siehe oben), Rauchen.

ANAMNESE

Beziehung zwischen Hautveränderungen und anderen Faktoren Jahreszeit (schlechter im Winter in gemäßigten Klimazonen), Kälte (Fleischer), frühere Behandlungen (Medikamente), Beruf (Benützung vibrierender Werkzeuge).

Hautsymptome Gefühllosigkeit, Schmerzen.

Systemische Symptome Eine sorgfältige Durchuntersuchung zum Ausschluß von Krankheiten, mit denen das Raynaud-Phänomen assoziiert ist, ist notwendig: Arthralgien, Müdigkeit, Schluckbeschwerden, Muskelschwäche usw.

KLINISCHE UNTERSUCHUNG

Haut

TYPISCHE HAUTVERÄNDERUNGEN

Der episodische Anfall Man findet eine scharf umschriebene Blässe oder Zyanose der Finger oder Zehen, die sich von der Spitze bis zu unterschiedlicher Höhe am Finger oder an der Zehe erstreckt. Der ischämische Teil des Fingers (distal) ist weiß oder blau und kalt (Abb. 263). Die proximale Haut ist rosa und warm. Wenn die Finger wiedererwärmt werden, kann die Blässe durch Zyanose ersetzt werden (wegen der langsamen Zirkulation). Am Ende der Attacke reflektiert ein roter Farbton eine Phase der reaktiven Hyperämie. Zusammenfassend ist die Sequenz der Farbänderungen oft weiß → blau → rot. In seltenen Fällen können die Nasenspitze, die Ohrläppchen oder die Zunge involviert sein. Die weißliche Verfärbung kann an einem oder zwei Fingern oder an allen Fingern auftreten. Oft ist der Daumen ausgespart. Die Füße sind nur in 40 % der Fälle betroffen.

Wiederholte oder persistierende Gefäßspasmen Patienten mit Raynaud-Phänomen haben oft eher anhaltende Gefäßkrämpfe als episodische Attacken. An der Haut kommt es zu trophischen Veränderungen, die Haut ist gespannt und atrophisch und die terminalen Phalangen verkürzt → *Sklerodaktylie.* Selten kommt beim M. Raynaud eine Akrogangrän vor (< 1 %). Beim Raynaud-Phänomen im Rahmen einer Sklerodermie treten schmerzhafte Geschwüre und Fissuren auf (Abb. 264). Eine

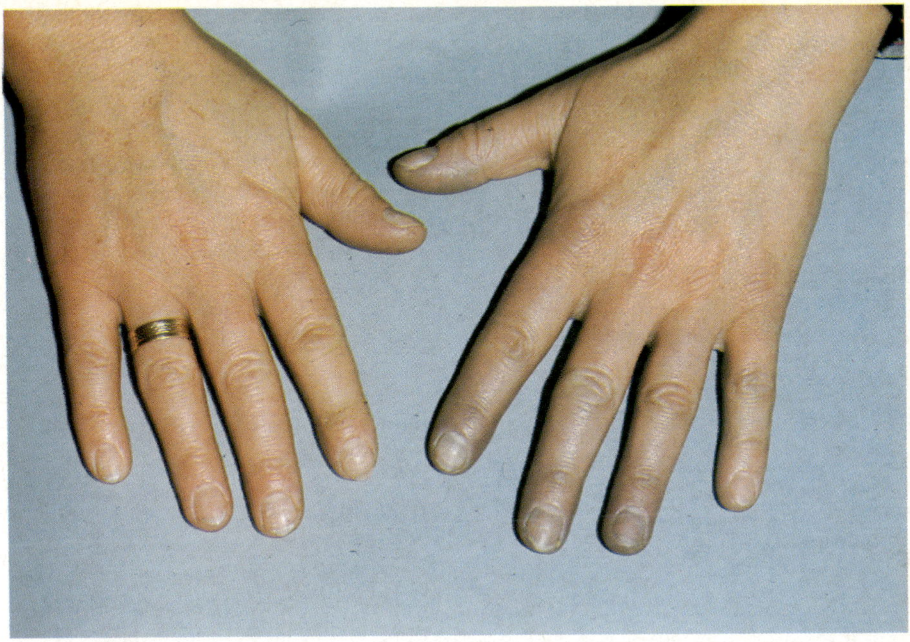

Abb. 263 Raynaud-Phänomen. Die linke Hand ist im Vergleich zur rechten Hand zyanotisch. Besonders deutlich ist das am Nagelbett. Die Ursache sind episodische ischämische Attacken an den Fingern nach Kälteexposition und emotionalem Stress.

Sequestration der Endphalangen oder Entwicklung einer Gangrän kann zu Autoamputation der Fingerspitzen führen.

Nägel Pterygium, Uhrglasnägel.

LABORUNTERSUCHUNGEN

Blutuntersuchungen
SEROLOGIE ANA und andere Tests dienen zum Ausschluß von Lupus erythematosus.

DIAGNOSE

Die Gefäßveränderungen beim Raynaud-Phänomen sind charakteristisch; wenn keine Grundkrankheit entdeckt wird, lautet die Diagnose Morbus Raynaud.

PATHOGENESE

Der Gefäßtonus wird durch das autonome Nervensystem, und zwar den Sympathicus, kontrolliert. Die Zentren für den Gefäßtonus sind im Gehirn, im Rückenmark und in den peripheren Nerven lokalisiert. Die Blutgefäße der Finger sind nur durch adrenergische sympathische, gefäßverengende Nervenfasern innerviert. Gefäßerweiterung erfolgt aufgrund des Nachlassens der Sympathicus-Aktivität. Es wird angenommen, daß ein »lokaler Fehler« vorliegt, durch den Blutgefäße abnorm empfindlich gegen Kältereize sind.

VERLAUF UND PROGNOSE

Der M. Raynaud kann spontan verschwinden. In etwa 1 von 3 Patienten ist er progredient.

THERAPIE

Erziehung zum Tragen locker anliegender Kleidung und zur Vermeidung von Kälte und Druck auf die Finger. Es ist wichtig, daß die Patienten zu rauchen aufhören.
Eine medikamentöse Therapie mit Reserpin und Nifedipin sollte nur bei Patienten mit schwerem Morbus Raynaud angewendet werden.

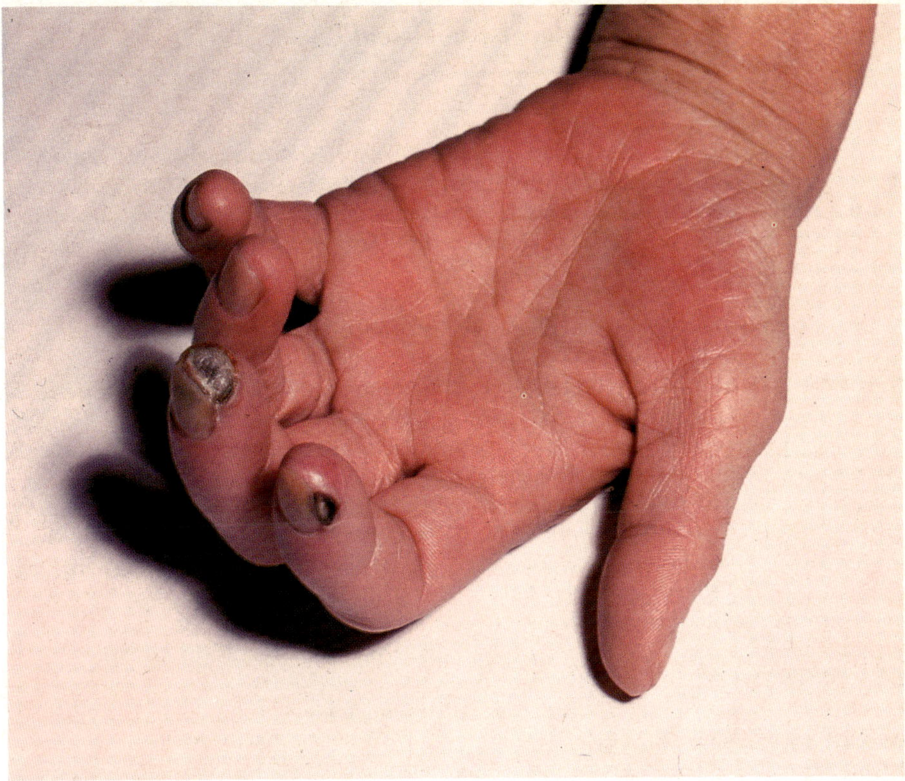

Abb. 264 **Akrale Gangrän.** Persistierende Gefäßspasmen der arteriellen Gefäße können manchmal zur Gangrän der Fingerspitzen führen wie bei diesem Patienten.

Allergische Vasculitis

Der Begriff allergische Vasculitis umfaßt Immunkomplex-mediierte entzündlich-destruktive Veränderungen an kleinen Blutgefäßen, vorwiegend postkapillären Venolen. Klinisch manifestiert sich die allergische Vasculitis als »palpable Purpura«. Systemische Gefäßbeteiligung findet man vor allem in der Niere, den Muskeln, Gelenken, dem Gastrointestinaltrakt und den peripheren Nerven.

Synonyme: Hypersensitivity vasculitis, nekrotisierende Vasculitis.

EPIDEMIOLOGIE UND ÄTIOLOGIE

Alter Alle Altersgruppen.
Geschlecht Keine Geschlechtspräferenz.
Ätiologie Äußerst heterogen, relevante Antigene stammen von infektiösen Erregern, Medikamenten, körpereigenen Proteinen oder exogenen, in den Körper gelangten Molekülen. In 50 % der Fälle idiopathisch.

KLASSIFIKATION

Nachgewiesene oder vermutete exogene Ursachen
Schoenlein-Henoch-Purpura
Serumkrankheit/Serumkrankheit-ähnliche Reaktionen auf Sulfonamide, Penicillin, Serum.
Andere medikamentös-induzierte Vasculitiden
Vasculitis assoziiert mit Infektionskrankheiten Hepatitis-B-Virus, ß-hämolysierende Streptokokken der Gruppe A, *Staphylococcus aureus, Mycobacterium leprae.*
Nachgewiesene oder vermutete endogene Antigene Die allergische Vasculitis kann assoziiert sein mit:
Neoplasmen Lymphoproliferative Prozesse.
Kollagen-vaskuläre Krankheiten SLE, rheumatoide Arthritis, Sjögren-Syndrom.
Andere Grundkrankheiten Kryoglobulinämie, Paraproteinämie, Hypergammaglobulinämie.
Kongenitale Defizienzen des Komplementsystems.
Dauer der Läsionen Akut (Tage, wie bei der medikamentös-induzierten oder idiopathischen), subakut (Wochen, besonders bei den urtikariellen Formen), chronisch (schubweise rezidivierend über Jahre).
Symptome Pruritus, Brennen, Schmerzen oder symptomlos.
Allgemeinsymptome Fieber, Krankheitsgefühl.
Systemische Beteiligung Symptome einer peripheren Neuritis, Bauchschmerzen, Arthralgie, Myalgie, Nieren- (Mikrohämaturie) und Zentralnervensystembeteiligung.

KLINISCHE UNTERSUCHUNG

Hautbefunde
TYPISCHE EFFLORESZENZEN
»Palpable Purpura« (Abb. 265), petechiale Knötchen (zentrale Blutung durch Glasspateldruck nachweisbar) → Bläschen → Blasen → Nekrosen → Ulzerationen. Urticarielle Läsionen (bleiben mehr als 24 Stunden bestehen – Urticaria perstans, urtikarielle Vasculitis). Bei Glasspateldruck erkennt man in der urtikariellen Läsion eine punktförmige Blutung.
FARBE Rot. Die purpurischen Läsionen lassen sich mit dem Glasspatel nicht ausdrücken.
FORM Rund, oval, anulär, arciform.
ANORDNUNG Verstreute, einzelstehende Läsionen oder dichtstehend und konfluierend (Abb. 266).
VERTEILUNG DER LÄSIONEN Meist regional lokalisiert: Unteres Drittel der Beine, Sprunggelenksgegend, Gesäßbacken, Arme. Der Faktor der Stauung begünstigt oder löst Läsionen aus.
Allgemeine Untersuchung Sollte die Suche nach einer Grundkrankheit und eventuelle Organbeteiligung (Niere! oder Gehirn [z. B. Sjögren-Syndrom oder SLE]) einschließen.

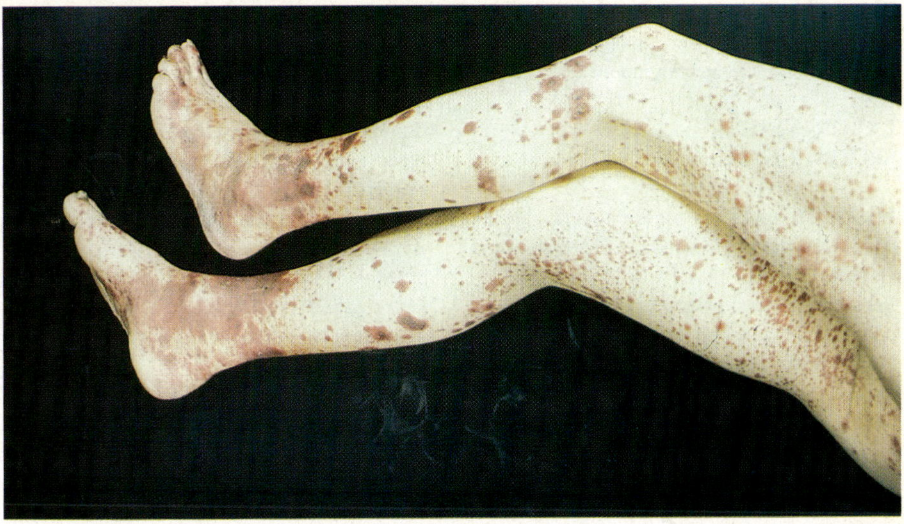

Abb. 265 Nekrotisierende Vasculitis. Man findet zahlreiche purpurische Papeln (»palpable« Purpura) an den unteren Extremitäten. Die Läsionen sind unterschiedlich alt und groß, manche im Zentrum vesikulös und nekrotisch.

DIAGNOSE UND DIFFERENTIALDIAGNOSE

Diagnose Nach der Definition des American College of Rheumatology (1990) kann die Diagnose einer allergischen Vasculitis gestellt werden, wenn mindestens 3 der folgenden Kriterien vorhanden sind:

KRITERIUM	DEFINITION
1. Alter bei Krankheitsbeginn > 16 Jahre	Manifestation von Symptomen nach dem 16. Lebensjahr.
2. Medikamentöse Behandlung bei Krankheitsbeginn	Medikamente, die zum Zeitpunkt des Auftretens von Symptomen eingenommen wurden und die auslösender Faktor gewesen sein können.
3. Palpable Purpura	Leicht erhabenes, purpurisches Exanthem über einem oder mehreren Hautarealen. Es blaßt auf Glasspateldruck nicht ab und beruht nicht auf Thrombozytopenie.
4. Makulo-papulöses Exanthem	Flache und erhabene Läsionen unterschiedlicher Größe über einem oder mehreren Hautarealen.
5. Biopsie mit Einschluß einer Arteriole und Venole	Die histologischen Veränderungen zeigen Granulozyten in perivaskulärer oder extravaskulärer Lokalisation.

Differentialdiagnose Eine wichtige Differentialdiagnose ist die der nekrotisierenden Vasculitis von Infarkten durch Bakeriämie. Die Biopsie läßt unter Umständen keine diagnostische Abklärung zu. Ist man bei einem akut kranken Patienten mit diesem Dilemma konfrontiert, so behandelt man bis zum Einlangen der Blutkulturen mit Antibiotika. Bei der urtikariellen Form sind die Quaddeln persistent (länger als 24 Stunden) und zeigen

Petechien, während alle anderen Formen urtikarieller Effloreszenzen innerhalb weniger Stunden komplett verschwinden.

LABOR- UND SPEZIALUNTERSUCHUNGEN

BSG Mehr oder minder stark erhöht nach Aktivität des Krankheitsprozesses und Grundkrankheit.
Serologie Komplementspiegel erniedrigt oder normal, je nach Grundkrankheit.
Harnbefund Erythrozytenzylinder, Albuminurie.
Stuhl Nachweis von Darmblutungen (bei Schoenlein-Henoch-Purpura).
Dermatopathologie Fibrinoide Nekrose postkapillärer Venolen mit intramuralen und perivenolären entzündlichen Infiltraten, vorwiegend Neutrophile und Leukozytoklasie (Kernstaub). Erythrozyten-Extravasate bis zur massiven Blutung und Gewebsnekrose. Immunfluoreszenz: Intramurale C3- und Immunglobulin-Ablagerungen in frischen Läsionen nachweisen.
Andere Befunde Pathologische Befunde je nach Grundkrankheit. Bakterienkultur (Rachenabstrich), Hepatitis-Serologie etc.

PATHOPHYSIOLOGIE

Der postulierte Mechanismus für die Entstehung der allergischen (nekrotisierenden) Vasculitis ist die Ablagerung zirkulierender Immunkomplexe in den Venolen. Immunkomplexe setzen vasoaktive Amine aus Blutplättchen, Basophilen und/oder Mastzellen frei, dadurch Permeabilitätssteigerung der Venolenwand. Eindringen und intramurale Ablagerung der Komplexe. Aktivierung der Komplementkaskade oder Interaktion mit Fc-Rezeptoren an Zellmembranen. Freisetzung von Anaphylatoxinen C3a und C5a, Mastzelldegranulation. C5a attrahiert Neutrophile, die lysosomale Enzyme freisetzen, die die Gefäßwand zerstören.

VERLAUF UND PROGNOSE

Abhängig von der Grundkrankheit. Bei der idiopathischen Form können multiple Episoden im Lauf von Jahren auftreten. Meist ist das Krankheitsbild selbstlimitiert, es können aber auch irreversible Nierenschäden (Immunkomplex-Glomerulonephritis) auftreten.

THERAPIE

Behandlung der Grundkrankheit; antibiotische Behandlung bei Patienten, bei Auftreten der Vasculitis nach bakterieller Infektion. Systemische Kortikosteroide bei Patienten mit schwerem Krankheitsverlauf; zytotoxische Immunosuppressiva (Cyclophosphamid, Azathioprin). In Ausnahmefällen: Versuch mit Plasmapherese. Symptomatisch Unterschenkel-Kompressionsverbände.

Schoenlein-Henoch-Purpura

Die Schoenlein-Henoch-Purpura ist eine spezifische Unterform der allergischen Vasculitis, die durch IgA-Immunkomplexe mediiert wird. Die Diagnose wird gestellt, wenn 2 der folgenden 4 Kriterien vorhanden sind:

KRITERIUM	DEFINITION
1. Palpable Purpura	Leicht erhabene, »palpable«, hämorrhagische, nicht thrombozytopenische Hautläsionen.
2. Alter ≤ 20 bei Erkrankungsbeginn	Der Patient ist 20 Jahre oder jünger bei Auftreten der ersten Symptome.
3. Darmkrämpfe	Diffuse Bauchschmerzen, v. a. nach Mahlzeiten, oder Darmischämie, meist mit blutigen Diarrhoen.
4. Granulozyten in der Wand bei der Biopsie	Histologisch Granulozyten in der Wand von Arteriolen oder Venolen.

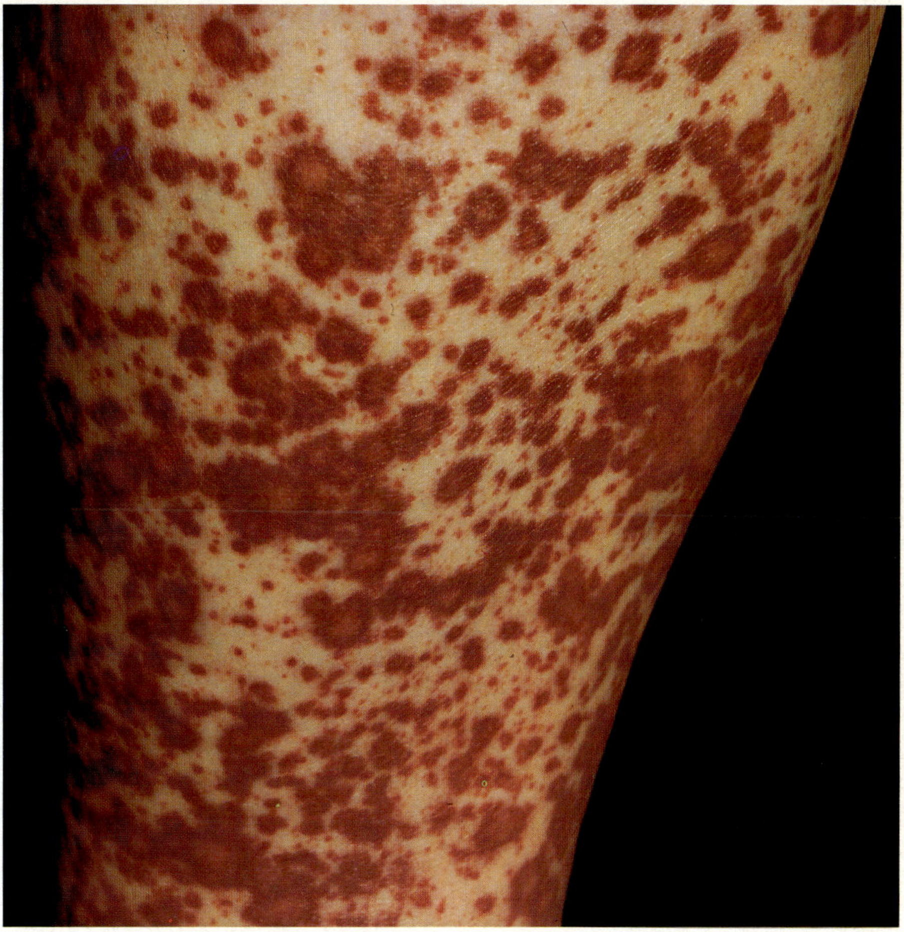

Abb. 266 Nekrotisierende Vasculitis. Ausgeprägte, erythematöse, purpurische Papeln und Plaques, von denen manche anulär sind.

EPIDEMIOLOGIE UND ÄTIOLOGIE

Alter Meist Kinder und Jugendliche.
Auslösende Faktoren Anamnestisch oft Streptokokkeninfekt.

ANAMNESE

Hautbefunde Klassisches Bild der allergischen Vasculitis.
Systemische Symptome Arthritis-Gelenksschmerzen; hämorrhagische Enterocolitis-Bauchschmerzen, Durchfälle; Nephritis-Hämaturie.

Differentialdiagnose Meningokokkenbakteriämie (Seite 280), akutes rheumatisches Fieber.

DERMATOPATHOLOGIE

Nekrotisierende Vasculitis, Ablagerung von IgA-Immunkomplexen.

THERAPIE

Bettruhe, antibiotische Behandlung des Streptokokkeninfekts, in schweren Fällen kurzdauernd systemische Kortikosteroide.

Polyarteriitis nodosa

Die Polyarteriitis nodosa ist eine systemische nekrotisierende Vasculitis der kleinen bis mittelgroßen muskulösen Arterien; Befall der Nieren und viszeralen Arterien.

Synonyme: Periarteriitis nodosa, Panarteriitis nodosa.

EPIDEMIOLOGIE UND ÄTIOLOGIE

Alter Im Durchschnitt 45 Jahre.

Geschlecht Männer zu Frauen 2,5:1.

Ätiologie Unbekannt.

Klinische Variante Die *kutane Polyarteriitis nodosa* ist eine seltene Sonderform mit einer symptomatischen Vasculitis, die auf die Haut und manchmal die peripheren Nerven beschränkt bleibt.

ANAMNESE

Systemische Beteiligung *Chronisches Krankheitssyndrom.* Gastrointestinale Beteiligung: Nausea, Erbrechen, Bauchschmerzen, Blutungen, Perforation, Infarkte. Kardiovaskuläres System: Herzversagen, Pericarditis, Störungen des Reizleitungssystems, Myokardinfarkte. Parästhesien, Gefühllosigkeit.
Kutane Polyarteriitis nodosa Schmerzen in den Knoten, Geschwüren; Schmerzen im Verlauf von Schüben und bei physischer Aktivität. Myalgien, Neuralgien, Gefühllosigkeit, leichte Parästhesien.

KLINISCHE UNTERSUCHUNG

Hautbefunde Bei 15 % der Fälle.
TYPISCHE HAUTLÄSIONEN
Subkutane Knötchen, die dem Verlauf der betroffenen Arterien folgen können. Exulzerationen sind möglich (Abb. 267). Palpable Purpura. Lividrote Flecken, die zu einer Livedo reticularis konfluieren.
Kutane Polyarteriitis nodosa: Entzündliche Knötchen und Knoten (0,5 bis 2 cm) kutan/subkutan. Livedo reticularis (Abb. 268), sternförmige Livedo über gruppierten, nodulären Läsionen (»star-burst lesion«). Ischämie der Knötchen kann zur Exulzeration führen. Dauer: Tage bis Monate. Rückbildung unter Hinterlassung einer lividen oder postinflammatorischen Hyperpigmentation.
FARBE Die Knoten sind hellrot oder hellrosa; bläulich.
PALPATION Die Knoten sind oft besser tastbar als sichtbar. Druckempfindlich.
VERTEILUNG DER LÄSIONEN Palpable Purpura: An den unteren Extremitäten. Knötchen: Meistens bilateral. Unterschenkel > Oberschenkel. Andere Lokalisationen: Arme > Stamm > Kopf oder Hals > Gesäßbacken.

Allgemeinuntersuchung Hypertonus.
NEUROLOGISCHE UNTERSUCHUNG Zentralnervensystem: Zerebrovaskuläre Attakken. Periphere Nerven: Gemischter, motorischer/sensorischer Befall vom Typ der Mononeuritis multiplex.
AUGE Hochdruckveränderungen, okuläre Vasculitis, Aneurysma der A. centralis retinae, Ödem und Atrophie des Discus opticus.
GASTROINTESTINALTRAKT Mehr oder weniger aktue Symptomatik (ischämische Spasmen, Ileus, Perforation).

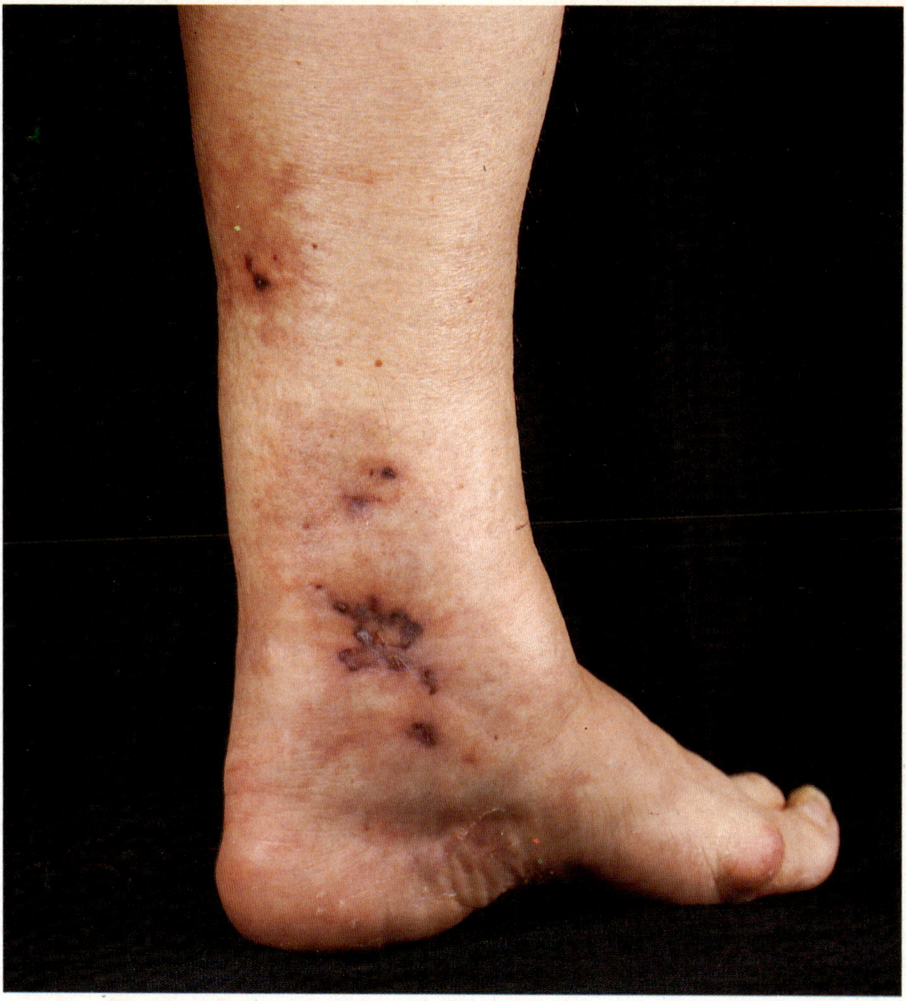

Abb. 267 Polyarteriitis nodosa. Noduläre Läsionen mit Ulzerationen an der Medialseite des Unterschenkels. Narben kennzeichnen die Lokalisation abgeheilter Läsionen.

DIAGNOSE UND DIFFERENTIALDIAGNOSE

Diagnose Klassifikation der Polyarteriitis nodosa entsprechend den 1990 von der American Rheumatism Association definierten Kriterien[1].

KRITERIUM	DEFINITION
1. Gewichtsverlust ≧ 4 kg	Verlust von 4 kg oder mehr des Körpergewichtes seit Beginn der Krankheit, aber nicht infolge von Diät oder anderen Faktoren.
2. Livedo reticularis	Marmoriertes, retikuläres Verteilungsmuster über der Haut von Teilen der Extremitäten oder des Stammes.
3. Hodenschmerzen oder Druckempfindlichkeit	Schmerzen oder Druckempfindlichkeit der Hoden, die nicht durch Infektion, Trauma oder andere Ursachen bedingt sind.
4. Myalgien, Schwäche oder Druckempfindlichkeit der Beine	Diffuse Myalgien (mit Ausnahme des Schulter- und Hüftgürtels) oder Muskelschwäche oder Druckempfindlichkeit der Beinmuskeln.
5. Mononeuropathie oder Polyneuropathie	Entwicklung einer Mononeuropathie, multipler Mononeuropathien oder Polyneuropathie.
6. Diastolischer Blutdruck > 90 mmHg	Entwicklung eines Bluthochdrucks mit diastolischem Blutdruck über 90 mmHg.
7. Erhöhter BUN oder Kreatinin	Erhöhung des BUN über 40 mg/dl oder Kreatinin über 1,5 mg/dl, aber nicht infolge von Dehydratation oder Verschluß.
8. Hepatitis-B-Virus	Nachweis von Hepatitis-B-Oberflächenantigen oder -Antikörper im Serum.
9. Arteriographische Anomalien	Das Arteriogramm zeigt Aneurismen oder Verschlüsse der viszeralen Arterien, nicht als Folge von Arteriosklerose, fibromuskulärer Dysplasie oder anderer nicht entzündlicher Ursachen.
10. Biopsien von kleinen oder mittelgroßen Arterien enthalten polymorphkernige Neutrophile	Histologische Veränderungen zeigen die Anwesenheit von Granulozyten oder Granulozyten und mononukleären Leukozyten in der Arterienwand.

Differentialdiagnose Andere Vasculitiden.

LABOR- UND SPEZIALUNTERSUCHUNGEN

Dermatopathologie *Am günstigsten ist eine Biopsie einer nodulären Hautläsion (tiefe, keilförmige Biopsie).* Polymorphonukleäre Leukozyten infiltrieren alle Schichten der Gefäßwand und den perivaskulären Raum. Später Infiltrate aus mononukleären Zellen. Fibrinoide, meist segmentale Nekrose der Gefäßwand mit Einengung des Lumens, Thrombose und Infarkt des Gewebes, das von dem betroffenen Gefäß versorgt wird; Blutung. Die pathologischen Veränderungen sind bei systemischer und kutaner Polyarteriitis nodosa identisch.

Blutbild Meist neutrophile Leukozytose, selten Eosinophilie. Anämie wie bei chronischen Krankheiten, erhöhte BSG.

Serologie In 30 % der Fälle sind Hepatitis-B-Oberflächenantigene im Blut nachweisbar. Autoantikörper gegen das Neutrophilen-Zytoplasma-Antigen (ANCA).

Chemische Befunde Erhöhter Kreatinin-Spiegel und BUN.

Arteriographie Aneurysmen in den kleinen und mittelgroßen Muskelarterien der Niere, Leber und viszeralen Gefäße. Verschlüsse und Aneurysmen peripherer Extremitätenarterien.

1 Zum Zweck der Klassifikation kann die Diagnose einer Polyarteriits nodosa gestellt werden, wenn mindestens drei dieser Kriterien nachweisbar sind. Der Nachweis von drei oder mehr Kriterien ergibt eine Treffsicherheit von 82,2 % und eine Spezifität von 86,6 %.

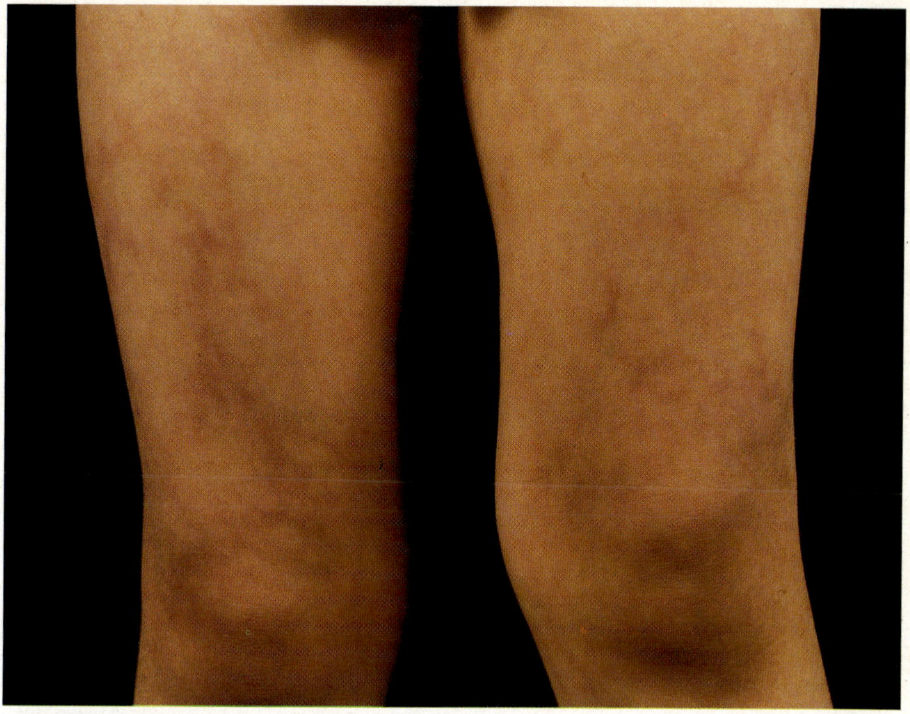

Abb. 268 Polyarteriitis nodosa. Typische Livedozeichnung. Bei der histologischen Untersuchung erwiesen sich die Läsionen als Polyarteriitis nodosa.

PATHOPHYSIOLOGIE

Nekrotisierende Entzündung der klein- bis mittelgroßen Muskelarterien. Kann sich zirkulär ausbreiten und benachbarte Venen involvieren. Die Läsionen sind segmental und neigen zur Lokalisation an Gefäßteilungen. 30 % der Fälle sind assoziiert mit Hepatitis-B-Antigenämie.

VERLAUF UND PROGNOSE

In unbehandelten Fällen ist die Morbidität und Letalität sehr hoch, es kann zu fulminanter Verschlechterung oder unaufhaltsamen Progression mit schubhaften akuten Exazerbationen kommen. Todesursachen sind Nierenversagen, Darminfarkte und Perforation, kardiovaskuläre Komplikationen, therapieresistenter Bluthochdruck. Die Läsionen können abheilen mit Narbenbildung und weiterem Verschluß oder aneurysmatischer Erweiterung. Durch wirksame Behandlung lassen sich Morbidität und Letalität herabsetzen.

Kutane Panarteriitis nodosa: Chronisch rezidivierender, gutartiger Verlauf.

THERAPIE

Kombinationstherapie: Prednison 1 mg/kg Körpergewicht/die und Cyclophosphamid 2 mg/kg Körpergewicht/die.

Kutane Polyarteriitis nodosa: Nicht steroidale Antiphlogistika; Prednison.

Wegenersche Granulomatose

Die Wegenersche Granulomatose ist ein distinkter, kliniko-pathologischer Symptomenkomplex, definiert durch eine Trias von klinischen Manifestationen im oberen Respirationstrakt, in der Lunge und den Nieren. Das pathologisch-anatomische Substrat dieser klinischen Trias sind nekrotisierende Granulome des oberen Respirationstraktes und der Lungen, eine nekrotisierende und granulomatöse Vasculitis der Arterien und Venen sowie eine fokale oder segmentale Glomerulitis.

EPIDEMIOLOGIE UND ÄTIOLOGIE

Alter Durchschnittsalter 40 Jahre.

Geschlecht Männer zu Frauen: 1,3:1.

Ätiologie Unbekannt.

Klinische Varianten Sonderformen beschränken sich auf die Nieren, eine Glomerulitis tritt bei 15 % der Fälle auf.

ANAMNESE

Systemische Beteiligung Chronische Krankheitssymptome. Fieber. Paranasale Sinusschmerzen, purulentes oder blutiges Nasensekret.

KLINISCHE UNTERSUCHUNG

Hautbefunde Bei insgesamt 45 % der Patienten, aber nur bei 13 % der Patienten bei der Erstuntersuchung.

TYPISCHE EFFLORESZENZEN

Am häufigsten sind Ulcera, die dem Pyoderma gangraenosum ähnlich sehen. Papeln, Bläschen, palpable Purpura (Abb. 269 a und 269 b) wie bei der nekrotisierenden Vasculitis. Subkutane Knötchen, Plaques und nodulo-ulzerative Effloreszenzen.

VERTEILUNG DER LÄSIONEN Am häufigsten an den unteren Extremitäten, aber auch im Gesicht, am Stamm und den oberen Extremitäten.

SCHLEIMHÄUTE Ulzerationen der Mund- und Rachenschleimhaut (Abb. 270); oft als Erstsymptom.

Allgemeinbefunde

HALS-NASE-OHREN Ulzerationen der Nasenschleimhaut, Krusten, blutige Koagula, Perforation des Nasenseptums, Auftreten einer Sattelnase. Verschluß der Tuba Eustachii, seröse Otitis media; Schmerzen. Meatus acusticus externus: Schmerzen, Erythem, Schwellung.

RESPIRATIONSTRAKT Husten, Hämoptoe, Dyspnoe, Brustbeschwerden.

AUGE 65 %. Leichte Konjunktivitis, Episkleritis, Skleritis, granulomatöse Iritis und Vasculitis der Ziliargefäße, große retroorbitale Läsionen mit Proptose.

NERVENSYSTEM Hirnnervenentzündung, Mononeuritis multiplex, zerebrale Vasculitis.

NIEREN Hämaturie und/oder Zylinder im Harnsediment.

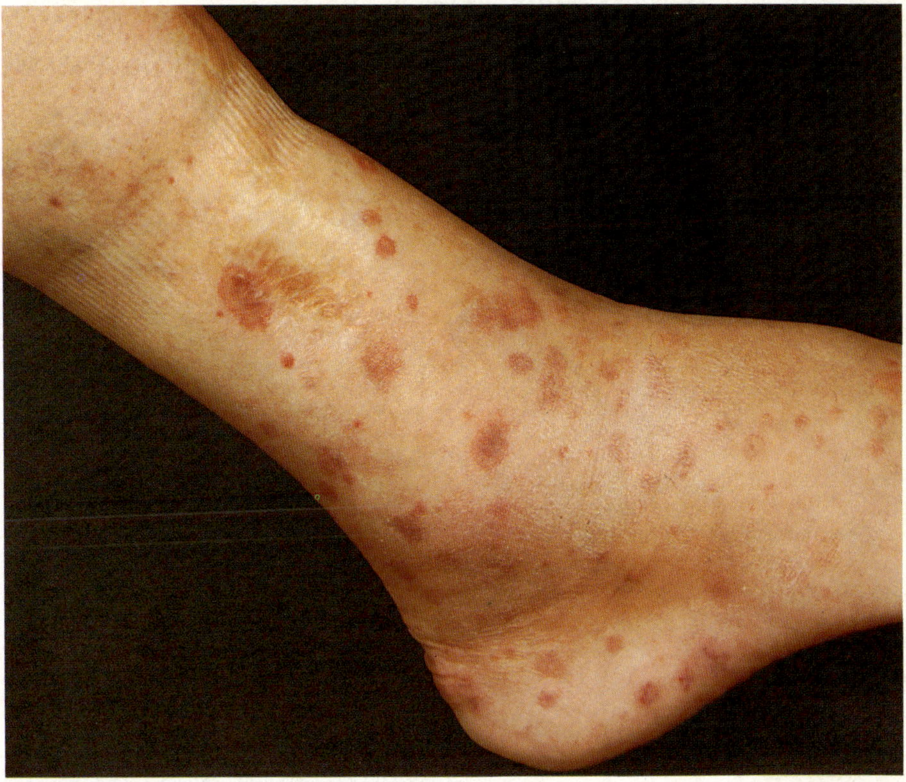

Abb. 269 a **Wegenersche Granulomatose.** Typische palpable Purpura an den unteren Extremitäten und am Fuß.

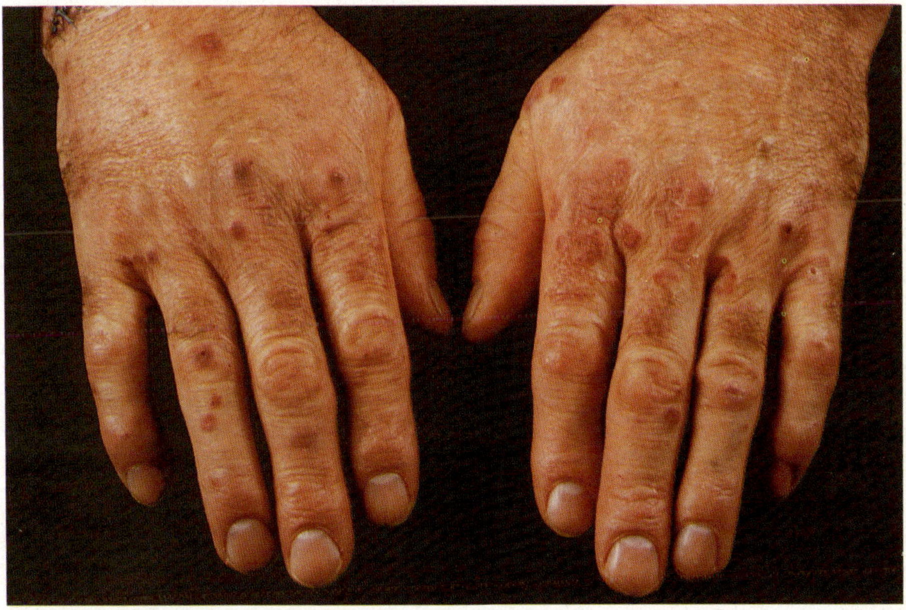

Abb. 269 b **Wegenersche Granulomatose.** Erythematöse, purpurische, nicht ausdrückbare Knötchen an den Rücken der Finger und Hände.

DIAGNOSE UND DIFFERENTIALDIAGNOSE

Diagnose Kriterien für die Klassifikation der Wegenerschen Granulomatose nach den Richtlinien der American Rheumatism Association (1990)[1]:

KRITERIUM	DEFINITION
1. Entzündung der Nasen- oder Mundschleimhaut	Entwicklung von schmerzhaften oder schmerzlosen Geschwüren an der Mundschleimhaut oder eitriges oder blutiges Nasensekret.
2. Abnormes Thoraxröntgen	Das Thoraxröntgen zeigt Knötchen, Infiltrate oder kavernöse Läsionen.
3. Harnsediment	Mikrohämaturie (> 5 Erythrozyten/Gesichtsfeld bei starker Vergrößerung) oder Erythrozytenzylinder im Harnsediment.
4. Granulomatöse Entzündung in der Biopsie	Histologische Veränderungen zeigen granulomatöse Entzündung in der Wand einer Arterie oder perivaskulär oder extravaskulär (Arterie oder Arteriole).

Differentialdiagnose Andere Vasculitiden, Goodpasture-Syndrom, Tumoren des oberen Respirationstraktes und der Lunge, infektiöse und nicht infektiöse granulomatöse Krankheiten (besonders Blastomykose), midline granuloma, lymphomatoide Granulomatose (malignes Lymphom).

LABOR- UND SPEZIALUNTERSUCHUNGEN

Dermatopathologie *Ulcera, Knötchen:* Nekrotisierende Granulome mit vielkernigen Riesenzellen, assoziiert mit nekrotisierender Vasculitis kleiner Arterien oder Venen. *Palpable Purpura:* Nekrotisierende Vasculitis.

Blutchemische Untersuchung Eingeschränkte Nierenfunktion.

Harnuntersuchung Proteinurie, Hämaturie, Erythrozytenzylinder.

Serologie Ansteigende Titer von antizytoplasmatischen leukozytären Antikörpern (ANCA-Autoantikörper, die mit dem Zytoplasma von Granulozyten und Monozyten reagieren) korrelieren mit Rezidiven.

Röntgenuntersuchung *Nasennebenhöhlen:* Verdichtung, ± Sklerose. *Thorax:* Pulmonale Infiltrate, Knötchen, Verdichtung, kavernöse Läsionen; Oberlappen.

PATHOPHYSIOLOGIE

Die Immunpathogenese ist unklar. Die nekrotisierende Vasculitis kleiner Arterien und Venen verläuft gewöhnlich mit intravaskulärer oder extravaskulärer Granulombildung. Lungenbefall: Multiple, bilaterale, noduläre Infiltrate. Ähnliche Infiltrate findet man in den Nasennebenhöhlen und im Nasopharynx.

VERLAUF UND PROGNOSE

In unbehandelten Fällen meist tödlicher Ausgang wegen rasch fortschreitenden Nierenversagens. Mit entsprechender Therapie können längerdauernde Remissionen eintreten.

THERAPIE

Prednison 1 mg/kg Körpergewicht/die, kombiniert mit Cyclophosphamid 2 mg/kg Körpergewicht/die; die Prednisondosis soll während Remissionen reduziert werden.

1 Zum Zweck der Klassifikation kann die Diagnose einer Wegenerschen Granulomatose gestelltwerden, wenn mindestens 2 dieser 4 Kriterien nachweisbar sind. Der Nachweis von 2 oder mehr Kriterien ergibt eine Treffsicherheit von 88,2 % und eine Spezifität von 92 %.

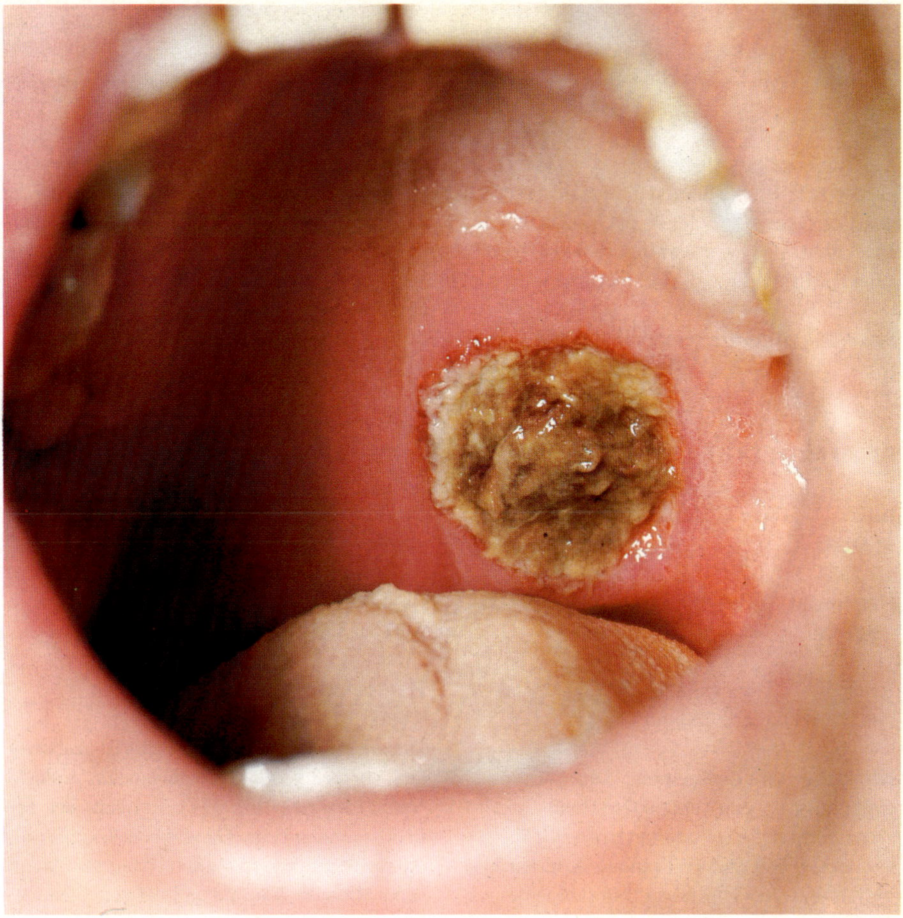

Abb. 270 Wegenersche Granulomatose. Großes Ulcus am Gaumen, das von einer dicken, nekrotischen Membran bedeckt ist.

Riesenzellarteriitis

Die Riesenzellarteriitis ist eine systemische, granulomatöse Vasculitis von mittelgroßen bis großen Arterien bei älteren Patienten, am deutlichsten an der A. temporalis und anderen Ästen der A. carotis, vor allem der A. occipitalis, mit charakteristischen Symptomen, wie Kopfschmerzen, Müdigkeit, Fieber, Anämie, erhöhte Blutsenkungsgeschwindigkeit. Befall der A. ophthalmica kann zur Erblindung, Befall intrakranieller Gefäße zu ischämischen Cerebralinsulten führen.

Synonyme: Arteriitis temporalis, Arteriitis cranialis.

EPIDEMIOLOGIE UND ÄTIOLOGIE

Alter Ältere Menschen, meist über 55 Jahre.

Geschlecht Bei Frauen häufiger als bei Männern.

Ätiologie Unbekannt. Wahrscheinlich durch zellmediierte Immunität.

Klinische Sonderformen Die Arteriitis temporalis ist eine charakteristische lokalisierte Form der Riesenzellarteriitis, die die A. temporalis und andere kraniale Arterien betreffen und von klinischen Symptomen einer systemischen Beteiligung begleitet sein kann. Eine seltene Variante ist die Takayasu-Arteriitis mit Befall des Aortenbogens und seiner Äste. Dabei keine Hautveränderungen.

ANAMNESE

Systemische Symptome *Müdigkeit.* Fieber. Chronisches Krankheitssyndrom. Kopfschmerzen, meist bilateral. Schmerzen am Capillitium. *»Claudicatio«* des Unterkiefers und der Zunge beim Sprechen und Kauen. Augenbeteiligung: Vorübergehend gestörter Visus, ischämische Neuritis N. optici, retrobulbäre Neuritis, Erblindung. Systemische Vasculitis: Claudicatio der unteren Extremitäten, Schlaganfall, Myokardinfarkt, Aortenaneurysma und Aneurysma dissecans, Eingeweideinfarkte. *Polymyalgia rheumatica-Syndrom:* Steifheit, Schmerzen, Schmerzen in den Muskeln des Nackens, der Schultern, der unteren Rückenpartie, der Hüften und Oberschenkel.

KLINISCHE UNTERSUCHUNG

Hautbefunde

TYPISCHE EFFLORESZENZEN
Die oberflächliche A. temporalis ist geschwollen, vorspringend, stark gewunden, noduläre Verdickungen (Abb. 271). Erythem der darüberliegenden Haut. Gangrän des Capillitiums durch Thrombose möglich, dadurch Hautinfarkt mit scharfen, unregelmäßigen Rändern; Ulzeration mit Freilegung des Knochens (Abb. 272). Narben anstelle alter Ulzerationen. Postinflammatorische Hyperpigmentation über der betroffenen Arterie.

PALPATION *Druckschmerzhaft.* Die zuerst involvierte Arterie pulsiert; später kommt es zum Verschluß mit Verschwinden der Pulsation.

VERTEILUNG DER LÄSIONEN In Hautbezirken, die durch die oberflächliche Arteria temporalis oder Arteria occipitalis im Bereich der Schläfen und Scheitelbeingegend versorgt werden. Leitsymptom der Takayasu-Arteriitis ist Pulslosigkeit der Aa. radialis, ulnaris und carotis.

Allgemeine Untersuchung Befunde in anderen Organsystemen stehen in Beziehung zu Gewebsischämie oder Infarkt.

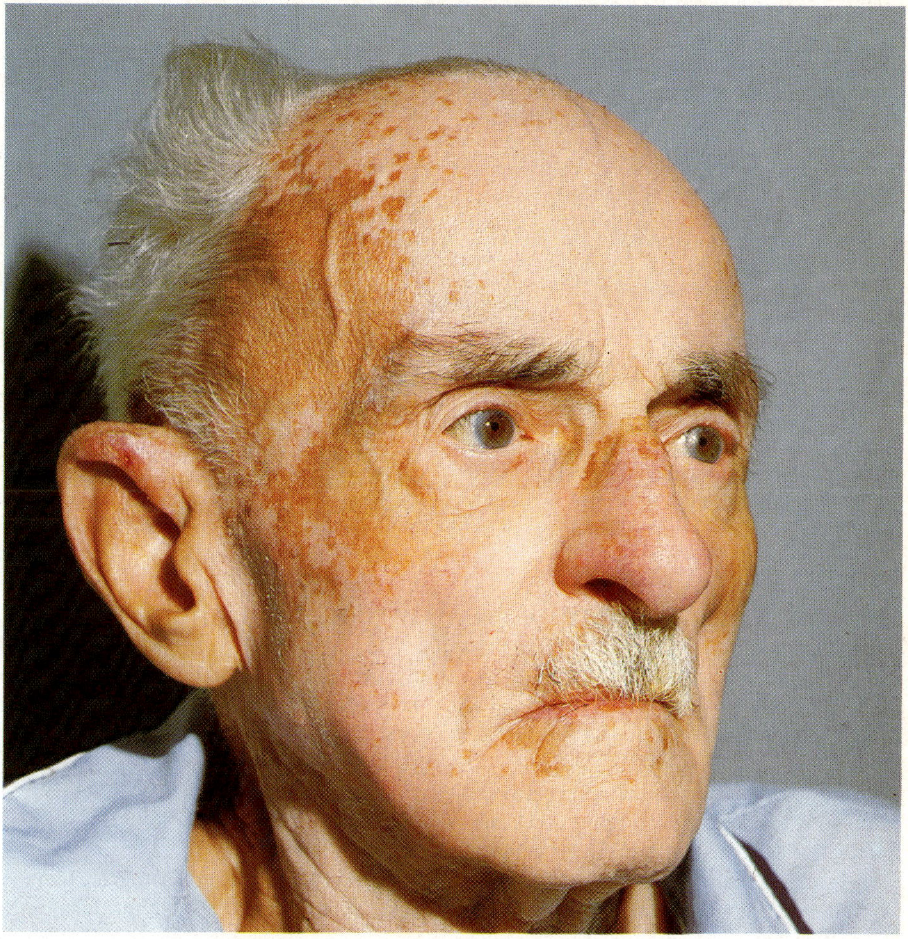

Abb. 271 Riesenzellarteriitis. Sichtbare Veränderungen der oberflächlichen Temporalarterie, die geschwollen und geschlängelt ist.

DIAGNOSE UND DIFFERENTIALDIAGNOSE

Diagnose Kriterien der American Rheumatism Association (1990) für die Klassifikation der Riesenzellarteriitis (Arteriitis temporalis)[1].

KRITERIUM	DEFINITION
1.Alter zu Krankheitsbeginn ≥ 50 Jahre	Auftreten von Symptomen oder pathologischen Befunden im Alter von 50 Jahren oder darüber.
2. Neue Form des Kopfschmerzes	Auftreten de novo oder Änderung des Charakters von lokalisierten Kopfschmerzen.
3. Anomalie der Arteria temporalis	Druckempfindlichkeit oder verringerte Pulsation der Arteria temporalis ohne Zusammenhang mit einer Arteriosklerose der Halsarterien.
4. Erhöhte Blutsenkungsgeschwindigkeit	Blutsenkungsgeschwindigkeit ≥ 50mm/Stunde nach Westergren.
5. Anomaler Befund der Arterienbiopsie	In der Biopsie findet man eine Vasculitis der Arterie, charakterisiert durch ein Überwiegen eines mononukleären Infiltrates oder einer granulomatösen Entzündung, meistens mit vielkernigen Riesenzellen.

Differentialdiagnose Andere Formen der Vasculitis.

LABOR- UND SPEZIALUNTERSUCHUNGEN

Dermatopathologie Die Biopsie wird nach Doppler-Untersuchung von einem druckempfindlichen Knötchen im Verlauf der betroffenen Arterie inklusive der darüberliegenden betroffenen Haut entnommen. Da die Läsionen fokal sind, müssen Serienschnitte angefertigt werden. Panarteriitis mit entzündlichen mononukleären Infiltraten innerhalb der Gefäßwand, häufig mit Riesenzellbildung. Intimaproliferation mit Verschluß des Gefäßlumens, Fragmentation der Lamina elastica interna, ausgedehnte Nekrose der Intima und Media.

Komplettes Blutbild Normochrome oder leicht hypochrome Anämie.

BSG Deutlich erhöht.

PATHOPHYSIOLOGIE

Systemische Vasculitis multipler mittelgroßer bis großer Arterien. Die klinischen Symptome sind die Folge der Ischämie.

VERLAUF UND PROGNOSE

In unbehandelten Fällen kann Erblindung infolge ischämischer Opticus-Neuritis eintreten. Ausgezeichnetes Ansprechen auf adäquate Therapie. Nach mehreren Jahren tritt Remission ein.

THERAPIE

Prednison: Anfangs 40 bis 60 mg/die; bei Nachlassen der Symptome Dosisreduktion mit einer Erhaltungsdosis von 7,5 bis 10 mg/die über 1 bis 2 Jahre. Ein effizientes Kriterium zur Therapieüberwachung stellt die regelmäßige Kontrolle der BSG dar.

1 Zum Zweck der Klassifikation kann die Diagnose einer Riesenzellenarteriistis (Arteriitis temporalis) gestellt werden, wenn mindestens 3 dieser 5 Kriterien vorhanden sind. Der Nachweis von 3 oder mehreren Kriterien ergibt eine Sensibilität von 93,5 % und eine Spezifität von 91,2 %.

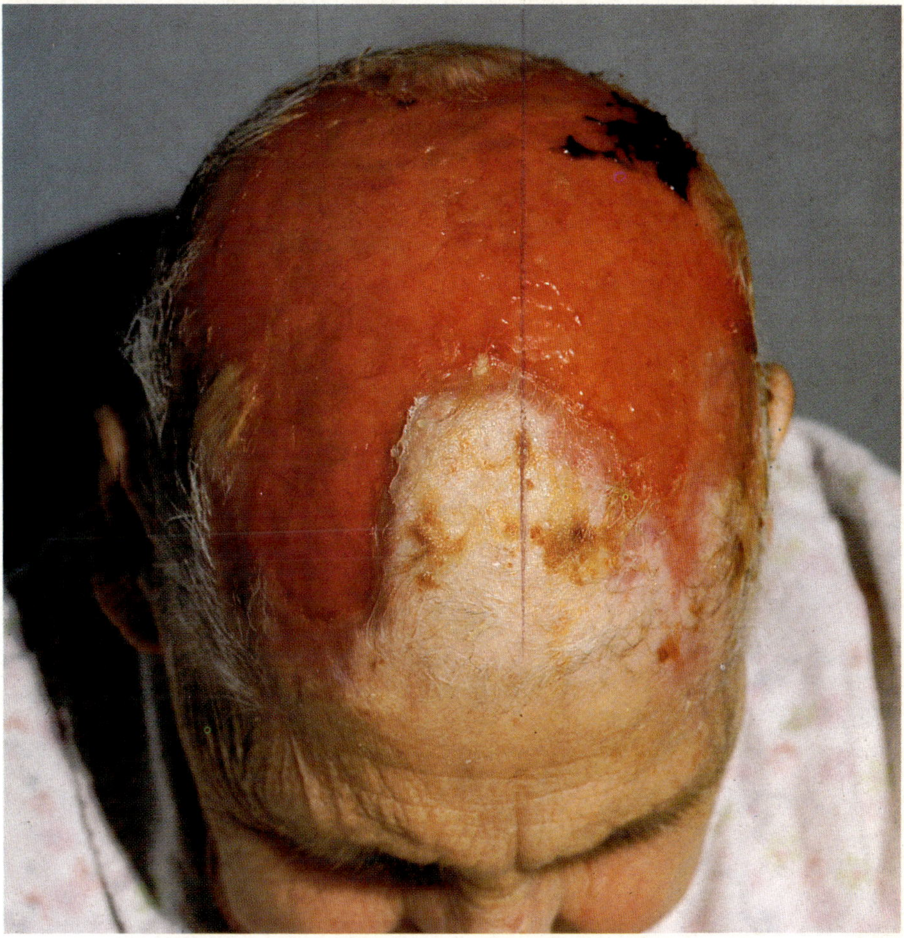

Abb. 272 Riesenzellarteriitis. Ausgedehnte Exulzeration bei einer Patientin, bei der es durch bilateralen Gefäßverschluß zu einem ausgedehnten Infarkt der Haut des Capillitiums gekommen ist.

Urtikarielle Vasculitis

Die urtikarielle Vasculitis ist eine Systemkrankheit, charakterisiert durch Hautläsionen, die einer Urticaria ähnlich sehen, in der Biopsie aber eine leukozytoklastische Vasculitis zeigen und von extrakutaner Beteiligung unterschiedlichen Grades begleitet sind.

Synonyme: Hypokomplementämische Vasculitis, Urticaria perstans.

EPIDEMIOLOGIE UND ÄTIOLOGIE

Alter Meist zwischen 30 und 50 Jahre.

Geschlecht Verhältnis Frauen zu Männern: 3:1.

Ätiologie Unbekannt.

ANAMNESE

Systemische Manifestationen *Die Effloreszenzen können mit juckenden, brennenden, stechenden Sensationen oder Schmerzen* einhergehen. Fieber (10 bis 15 %), Arthralgien, ± Arthritis in einem oder mehreren Gelenken (Sprunggelenke, Knie, Ellbogen, Handgelenke, kleine Fingergelenke), Nausea, Bauchschmerzen, Husten, Dyspnoe, Hämoptoe. Pseudotumor cerebri. Kältesensibilität. Nierenbeteiligung: Diffuse Glomerulonephritis. Kann eine Manifestation des SLE sein.

KLINISCHE UNTERSUCHUNG

Hautbefunde

TYPISCHE LÄSIONEN

Urticaria-ähnliche Läsionen: Leicht erhabene, gelegentlich indurierte, erythematöse, umschriebene Quaddeln (Abb. 273); makulöses Exanthem; Angioödem. Das Exanthem tritt in Schüben auf; *Läsionen persistieren meist länger als 24 und bis zu 72 Stunden*, verändern allmählich ihre Form und zeigen zentral Purpura und Hyperpigmentation. Seltener: Kälteurticaria, Raynaud-Phänomen, palpable Purpura, Blasen und Erythema multiforme-ähnliche Läsionen.

FARBE Erythematös. Bei der Rückbildung gelblich-grüne Verfärbung.

PALPATION Induriert. Blassen auf Druck mit dem Glasspatel ab, die Purpura bleibt aber bestehen.

Allgemeinbefunde Extrakutane Manifestationen: Gelenke (70 %), Gastrointestinaltrakt (20 bis 30 %), Zentralnervensystem (über 10 %), Auge (über 10 %), Nieren (10 bis 20 %), Lymphadenopathie (5 %).

DIAGNOSE UND DIFFERENTIALDIAGNOSE

Diagnose Die klinische Verdachtsdiagnose wird durch die Hautbiopsie verifiziert.

Differentialdiagnose Urticaria, Serumkrankheit, andere Vasculitiden, SLE, Urticaria bei akuter Hepatitis-B-Infektion.

LABOR- UND SPEZIALUNTERSUCHUNGEN

Dermatopathologie Es sollten mehrere frühe Läsionen biopsiert werden. Der Befund ist der einer leukozytoklastischen Vasculitis: Perivaskuläre, vorwiegend aus Neutrophilen bestehende Infiltrate; Leukozytoklasie; Fibrinoidablagerungen in und um die Gefäßwände; Endothelzellschwellung; Erythrozyten-Extravasate. Im Gegensatz dazu findet man bei der

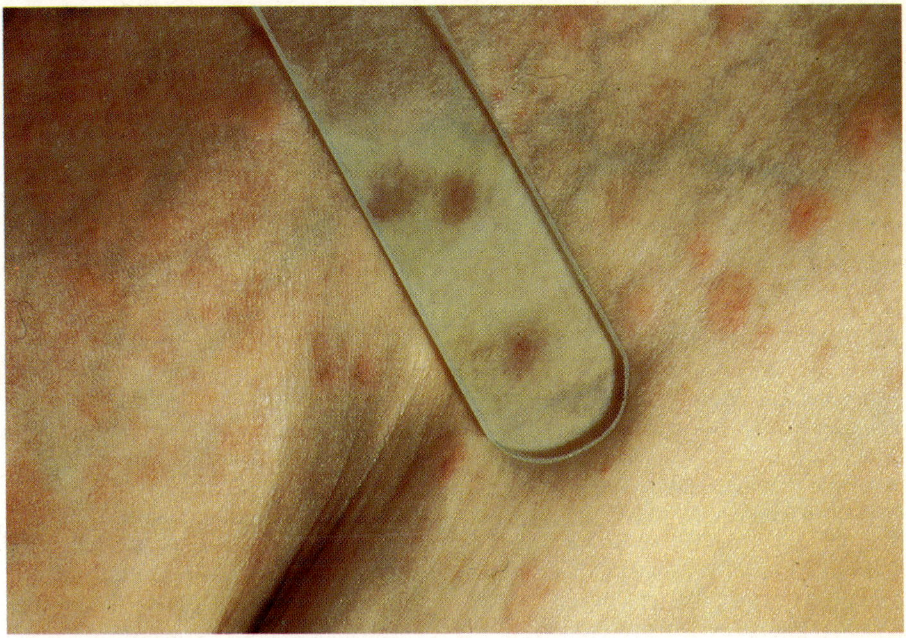

Abb. 273 **Urtikarielle Vasculitis.** Diese erythematösen Papeln und Plaques blassen bei der Diaskopie nicht ab und persistieren im Gegensatz zur gewöhnlichen Urticaria bis zu 3 Tage und länger.

gewöhnlichen Urticaria ein dermales Ödem, ein spärliches perivaskuläres, lymphohistiozytäres Infiltrat, ± Eosinophile.

Harnbefund Bei 10 % der Patienten Mikrohämaturie und Proteinurie.

BSG Erhöht.

Serologische Befunde Hypokomplementämie (70 %); zirkulierende Immunkomplexe.

PATHOPHYSIOLOGIE

Wird für eine Immunkomplexkrankheit gehalten, ähnlich der kutanen Vasculitis. Ablagerung von Antigen-Antikörperkomplexen in den Gefäßwänden von Hautgefäßen führt zur Komplementaktivierung und daraus resultierender Neutrophilen-Chemotaxis; Kollagenase und Elastase, die aus den Neutrophilen freigesetzt werden, führen zur Zerstörung von Gefäßwand und Zellen.

VERLAUF UND PROGNOSE

Meist chronisch, aber gutartig. Rezidive treten im Verlauf von Monaten bis Jahren auf. Nierenbeteiligung findet man nur bei hypokomplementämischen Patienten.

THERAPIE

Erstes Schema H_1- und H_2-Blocker (Doxepin [10 mg 2x täglich bis 25 mg 3x täglich] + Cimetidin [300 mg 3x täglich] oder Ranitidin [150 mg 2x täglich]) *plus* nicht steroidale Antiphlogistika (Indomethacin [75 bis 200 mg/die] oder Ibuprofen [1600 bis 2400 mg/die] oder Naproxen [500 bis 1000 mg/die]).
Zweites Schema Colchicin 0,6 mg 2x täglich oder 3x täglich *oder* Dapson 50 bis 150 mg/die.
Drittes Schema Prednison.
Viertes Schema Zytotoxische Immunsuppressiva (Azathioprin, Cyclophosphamid).

Kryoglobulinämie

Als Kryoglobulinämie bezeichnet man das Vorhandensein eines Serumimmunglobulins, das bei niedrigen Temperaturen ausfällt und bei 37°C wieder in Lösung geht. Es ist klinisch assoziiert mit dem Raynaud-Phänomen, vaskulärer Purpura, Kälteurticaria, akraler hämorrhagischer Nekrose, Blutungsstörungen, Vasculitis, Arthralgie, neurologischen Manifestationen, Hepatosplenomegalie und Glomerulonephritis.

EPIDEMIOLOGIE UND ÄTIOLOGIE

Alter und Geschlecht Entsprechend den assoziierten Krankheitsbildern.

Ätiologie Entsprechend den assoziierten Krankheitsbildern.

KORRELATION VON KRYOGLOBULINTYPEN, KUTANEN SYMPTOMEN UND SYSTEMISCHEN GRUNDKRANKHEITEN

Kryoglobuline

TYP I Monoklonale Immunglobuline (IgM, IgG, IgA, Leichtketten). Haut und vasomotorische Symptome; renale/neurologische Manifestationen. Gangrän an den Akren.

TYP II Gemischte Kryoglobuline: Ein monoklonales Immunglobulin (meist IgM, seltener IgG) mit Antikörperaktivität gegen polyklonale IgG interagiert und kryopräzipitiert mit dem polyklonalen IgG. Haut und vasomotorische Symptome, vaskuläre Purpura, Raynaud-Phänomen; renale/neurologische Manifestationen.

TYP III Gemischte polyklonale Kryoglobuline, die aus einer oder mehreren Klassen von Immunglobulinen bestehen. Vermutlich stellt dieser Typ eine Immunkomplexkrankheit dar, bei der die Komplexe Kryopräzipitate bilden. Gelegentlich gemischt mit Komplement und Lipoproteinen. Palpable Purpura (allergische Vasculitis), Raynaud-Phänomen; renale/neurologische Manifestationen.

Assoziierte Krankheitsbilder

TYPEN I und II Plasmazelldyskrasie, wie multiples Myelom, Makroglobulinämie Waldenström, lymphoproliferative Krankheiten, asymptomatische, »essentielle« Kryoglobulinämie.

TYPEN II und III Autoimmunkrankheiten: Rheumatoide Arthritis, SLE und Sjögren-Syndrom.

TYP III Autoimmunkrankheiten, Bindegewebskrankheiten, eine große Zahl unterschiedlicher Infektionskrankheiten, wie Hepatitis-B-Virus-Infektion, Epstein-Barr-Virus-Infektion (infektiöse Mononukleose), Zytomegalie-Virusinfektion, subakute bakterielle Endocarditis, Lepra, Syphilis, Infektionen mit ß-hämolysierenden Streptokokken.

ANAMNESE

Systembeteiligung Kälteempfindlichkeit in mehr als 50 % der Fälle. Frösteln, Fieber, Dyspnoe und Diarrhoen können nach Kälteexposition auftreten. Befall anderer Organe: Arthralgien, Nierensymptome, neurologische Symptome, Bauchschmerzen, arterielle Thrombosen.

KLINISCHE UNTERSUCHUNG

Hautbefunde

TYPISCHE EFFLORESZENZEN
Meist findet man eine in Schüben auftretende palpable Purpura, die durch längeres Stehen ausgelöst wird, seltener durch Kälte. Livedo reticularis, Akrozyanose und Urticaria, hervorgerufen durch Kälte und assoziiert mit Purpura. Raynaud-Phänomen, in schweren Fällen mit konsekutiver Gangrän der Finger und Zehenspitzen.

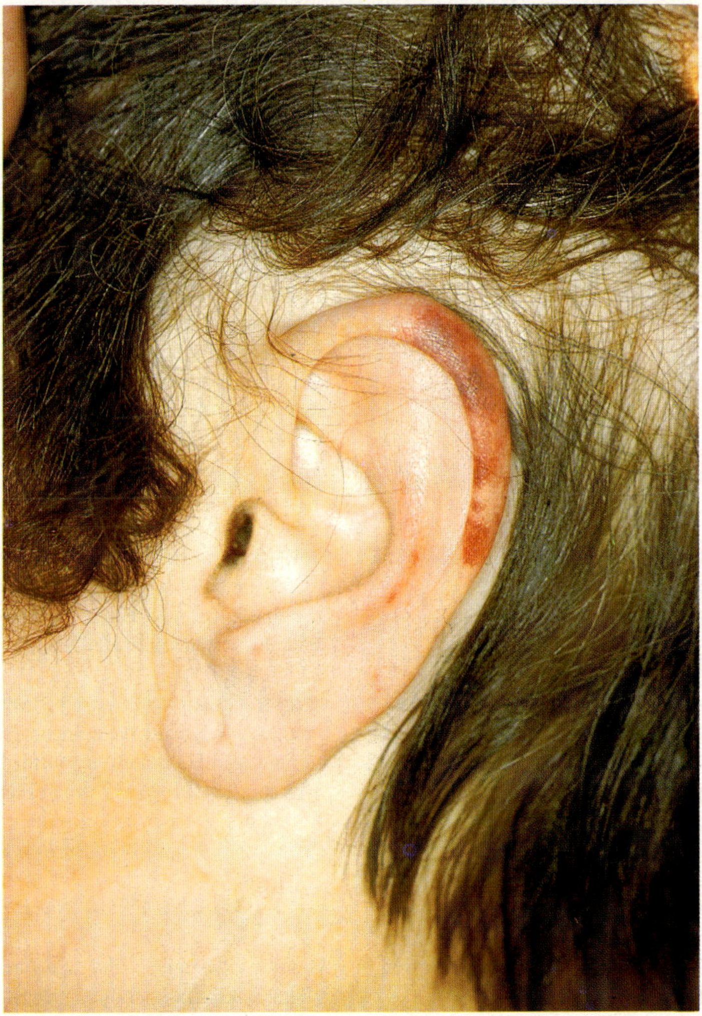

Abb. 274 Leichte Kryoglobulinämie. Diese Purpura am Ohr trat am ersten kalten Tag im Herbst auf.

VERTEILUNG DER LÄSIONEN *Palpable Purpura:* Untere Extremitäten mit Ausbreitung auf die Oberschenkel und das Abdomen. *Hämorrhagische Nekrose oder Ulzerationen:* Nase, Ohren (Abb. 274), Finger, Zehen (Abb. 275), Beine. An den Extremitäten Livedo reticularis.

Allgemeinbefunde Der Grundkrankheit entsprechend.

DIAGNOSE UND DIFFERENTIALDIAGNOSE

Diagnose Die klinische Verdachtsdiagnose wird verifiziert durch den Nachweis von Kryoglobulinen.

Differentialdiagnose Kryofibrinogenämie, Kälteagglutinine.

LABOR- UND SPEZIALUNTERSUCHUNGEN

Kryoglobuline Das Blut wird in eine gewärmte Spritze aufgezogen, die Erythrozyten in einer gewärmten Zentrifuge entfernt. Das Plasma wird in einem Wintrobe-Röhrchen bei 4°C über 24 bis 72 Stunden gekühlt, dann zentrifugiert und der Kryokrit bestimmt. Bei den Typen I und II sind die Kryoglobulinspiegel hoch (75 mg/ml); beim Typ III niedrig (weniger als 1 mg/ml).

Andere Laborbefunde Entsprechend den assoziierten Krankheitsbildern.

Dermatopathologie *Typ I* (monoklonal): Das Lumen von dermalen Gefäßen enthält amorphes, eosinophiles Material, das überwiegend aus präzipitierten Kryoglobulinen besteht. Meist besteht kein entzündliches Infiltrat. *Typ II und III* (gemischt): Leukozytoklastische Vasculitis mit oder ohne Kryopräzipitaten im Lumen.

PATHOPHYSIOLOGIE

Die Präzipitation von Kryoglobulinen (wenn sie in großer Menge vorhanden sind) verursacht Gefäßverschluß und Hyperviskosität des Blutes (Typ I); die Ablagerung von Immunkomplexen führt zur Komplementaktivierung und Entzündung; Thrombozyten-Aggregation/Verbrauch von Gerinnungsfaktoren durch die Kryoglobuline verursachen eine Gerinnungsstörung; durch Immunkomplexe kommt es zu Thrombosen kleiner Gefäße und Vasculitis (Typen II und III).

TYP I Kryoglobulin ist in großen Mengen vorhanden. Die Präzipitation führt zum Gefäßverschluß; geht einher mit Viskositätserhöhung des Blutes. Häufig tritt ein Raynaud-Phänomen oder Hautnekrose an den Akren auf.

TYP II Leukozytoklastische Vasculitis mit leichtem Raynaud-Phänomen, Purpura, Arthralgien und Glomerulonephritis.

TYP III Überlappt die Typen I und II, wobei Symptome von beiden auftreten.

VERLAUF UND PROGNOSE

Zyklische Schübe sind gewöhnlich durch Kälte oder Fluktuationen der Aktivität der Grundkrankheit bedingt. Die Prognose hängt von der Grundkrankheit ab und ist oft mit Vorsicht zu stellen.

THERAPIE

Behandlung der Grundkrankheit, ± Plasmapherese bei 37°C.

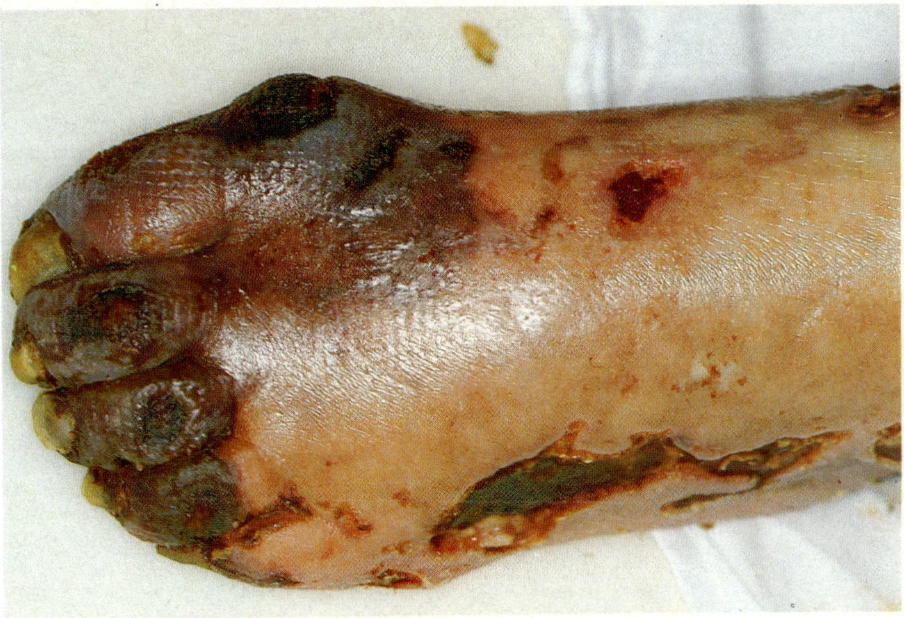

Abb. 275 Schwere Kryoglobulinämie. Ausgedehnte Nekrose und Exulzerationen.

Reiter-Syndrom

Unter dem Reiter-Syndrom versteht man eine periphere Arthritis, die länger als einen Monat andauert und in Assoziation mit einer Urethritis und/oder Cervicitis, einem Keratoderma blennorrhagicum, einer Balanitis circinata, Conjunctivitis und Stomatitis auftritt; die klassische Trias ist Arthritis, Urethritis und Conjunctivitis.

EPIDEMIOLOGIE UND ÄTIOLOGIE

Alter Im Durchschnitt 22 Jahre.

Geschlecht In 90 % der Fälle Männer.

Rasse Am häufigsten bei Nordeuropäern, selten bei Ostasiaten und afrikanischen Schwarzen.

Genetische Disposition HLA-B27 findet man bei bis zu 75 % der Weißen mit Reiter-Syndrom, aber nur in 8 % der weißen Normalbevölkerung. Bei B27-negativen Patienten ist der Verlauf gutartiger, mit deutlich geringerer Sacroiliitis, Uveitis und Carditis.

Assoziierte Krankheitsbilder Bei HIV-Infizierten scheint die Inzidenz des Reiter-Syndroms größer zu sein.

Ätiologie Unbekannt.

ANAMNESE

Inkubationsperiode 1 bis 4 Wochen nach einer Enterocolitis. Als erstes treten Urethritis und/oder Conjunctivitis auf, gefolgt von Arthritis.

Vorgeschichte Krankheitsgefühl, Fieber, Miktionsbeschwerden, Ausfluß aus der Urethra. Augen: Gerötet, leicht empfindlich. Arthritis: Entzündung der Sehne bzw. Faszie führt zu Schmerzen über den Tubera ischiadica, dem Darmbeinkamm, den langen Röhrenknochen und den Rippen; Fersenschmerzen an der Stelle der Insertion der Plantaraponeurose und/oder Achillessehne; Rückenschmerzen, Gelenksschmerzen.

KLINISCHE UNTERSUCHUNG

Klinische Befunde Fieber.

Haut- und Nagelbefunde
TYPISCHE EFFLORESZENZEN
Keratoderma blennorrhagicum: Zunächst Papeln, Bläschen oder Maculae, die sich vergrößern. Das Zentrum der Läsion wird pustulös und/oder hyperkeratotisch und verkrustet (Abb. 276) und sieht dann einer Austernschale ähnlich. Erosive Läsionen, die ähnlich der der pustulösen Psoriasis sind, können insbesondere am Penisschaft und am Scrotum auftreten. *Balanitis circinata* (Abb. 277): Flache Erosionen mit serpiginösen, mikropustulösen Rändern bei nicht zirkumzidierten Männern; verkrustete und/oder hyperkeratotische, psoriasiforme Plaques bei zirkumzidierten Männern.
FARBE Erythematös.
ANORDNUNG Wahllos; die Läsionen können spärlich oder zahlreich bis zu Konfluenz sein.
VERTEILUNG Keratoderma blennorrhagicum: Handflächen und Fußsohlen. Schuppende psoriasiforme Plaques: Capillitium, Ellbogen, Knie, Gesäßbacken.
NÄGEL Kleine, subunguale Pusteln; bei schwerem Befall kann es zu Onycholyse und massiven subungualen Hyperkeratosen mit einem Erythem rund um den Nagel kommen.

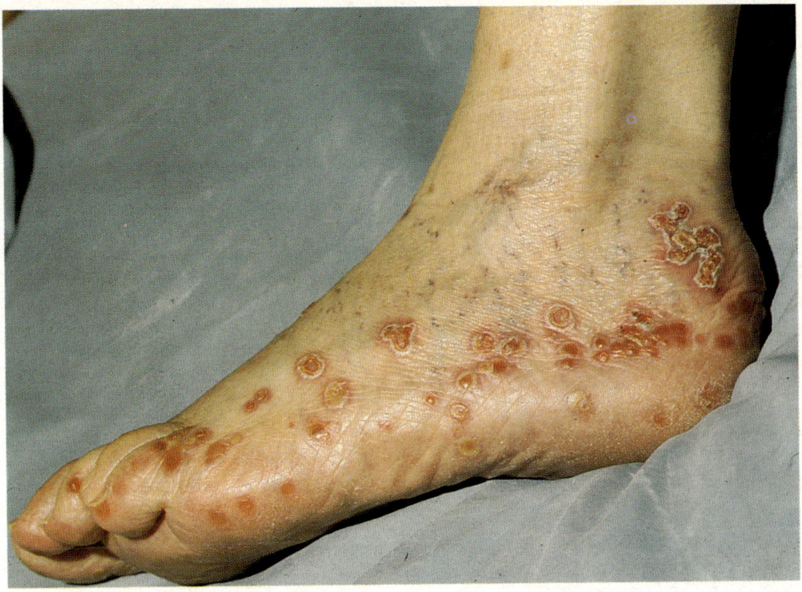

Abb. 276 **Reiter-Syndrom.** Keratoderma blennorrhagicum. Rotbraune Papeln, Bläschen, Pusteln mit zentralen Erosionen und Verkrustung; Konfluenz der Läsionen am Fuß.

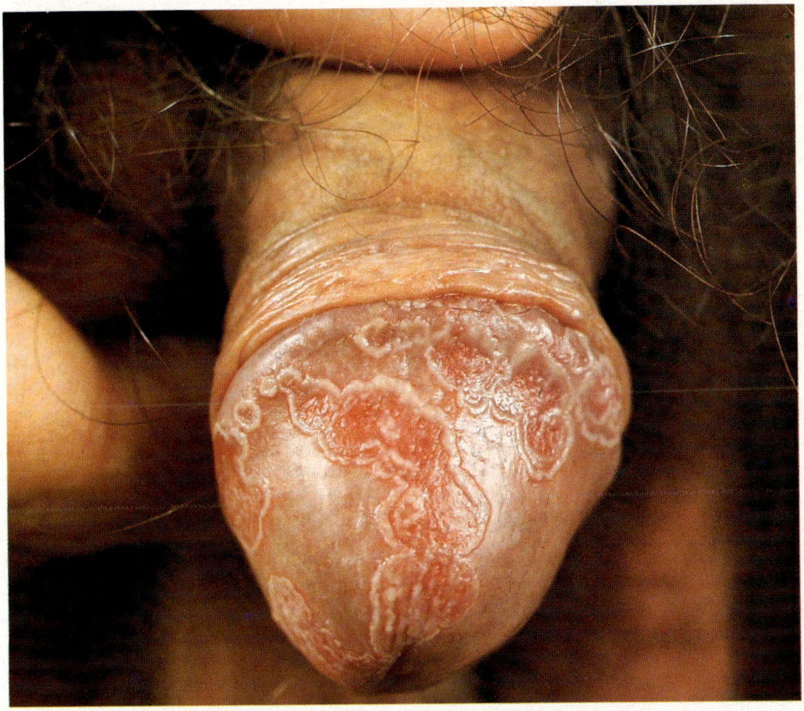

Abb. 277 **Reiter-Syndrom.** Balanitis circinata. Die Abbildung zeigt eine Balanitis circinata mit feuchten, scharf begrenzten Erosionen und leicht erhabenem Rand.

SCHLEIMHÄUTE *Urethra* Steriler, seröser oder mukopurulenter Ausfluß.
Mund Erosionen auf der Zunge oder am harten Gaumen, die der Balanitis circinata ähneln.
Augen Conjunctivitis (Abb. 278), leicht, flüchtig, bilateral; Uveitis anterior.

Allgemeinbefunde Arthritis: Oligoarthritis, die bis zu 6 Gelenke befällt, am häufigsten die Knie, Sprunggelenke, die kleinen Gelenke der Füße, diffuse Schwellung der Finger und Zehen, asymmetrisch.

DIAGNOSE UND DIFFERENTIALDIAGNOSE

Diagnose Aufgrund der klinischen Befunde und nach Ausschluß anderer Spondylopathien und reaktiven Arthropathien.

Differentialdiagnose Psoriasis vulgaris mit psoriatischer Arthritis, disseminierte Gonokokken-Infektion, SLE, ankylosierende Spondylitis, rheumatoide Arthritis, Gicht, Morbus Behçet.

PATHOPHYSIOLOGIE

Das Reiter-Syndrom scheint mit zwei Faktoren eng verbunden zu sein: *Genetische Faktoren*, und zwar HLA-B27 bei bis zu 75 % der weißen Patienten (8 % Häufigkeit bei normalen Weißen); *Darmpathogene*, wie *Salmonella enteritidis, Salmonella typhimurium, Salmonella Heidelberg; Yersinia enterocolitica, Yersinia pseudotuberculosis; Campylobacter fetus, Shigella flexneri*. Man unterscheidet zwei klinische Verlaufsformen: Die *epidemische Form*, die im Anschluß an venerischen Kontakt auftritt; es ist dies die häufigste Form in den Vereinigten Staaten und in Großbritannien und die *postdysenterische Form*, die häufigste Form des Reiter-Syndroms am europäischen Kontinent und Afrika.

LABOR- UND SPEZIALUNTERSUCHUNGEN

Hämatologische Befunde Unspezifische Befunde: Anämie, Leukozytose, Thrombozytose, erhöhte BSG.

Kultur Die Kultur von Urethralsekret auf Gonokokken ist negativ.

Serologie ANA und Rheumafaktor negativ. HIV-Infektion ausschließen!

Dermatopathologie *Epidermis:* Im akuten Stadium Spongiose und Bläschenbildung; später psoriasiforme epidermale Hyperplasie, spongiforme Pusteln, Parakeratose. *Dermis:* Perivaskuläre, neutrophile, entzündliche Infiltrate in der oberflächlichen Dermis; Ödem.

VERLAUF UND PROGNOSE

Nur 30 % der Patienten mit Reiter-Syndrom entwickeln die komplette Trias von Arthritis, Urethritis und Conjunctivitis. Bei 40 % findet man ein inkomplettes Reiter-Syndrom mit nur einer Manifestation. Der Verlauf ist in der Mehrzahl der Fälle selbstlimitiert mit Abheilung innerhalb von 3 bis 12 Monaten. In 30 % der Fälle kommen über viele Jahre Rezidive vor. Chronisch deformierende Arthritis in 10 bis 20 % der Fälle.

THERAPIE

Prophylaxe der Gelenksentzündung und Gelenksdeformierung: Ruhigstellung, nicht steroidale Antiphlogistika. Gelegentlich sind Phenylbutazon oder Methotrexat oder Etretinat indiziert. Die Rolle der Behandlung einer auslösenden Infektion mit Antibiotika ist unbewiesen. Bei HIV-Infizierten kann Zidovudin zu einer Besserung des Reiter-Syndroms führen.

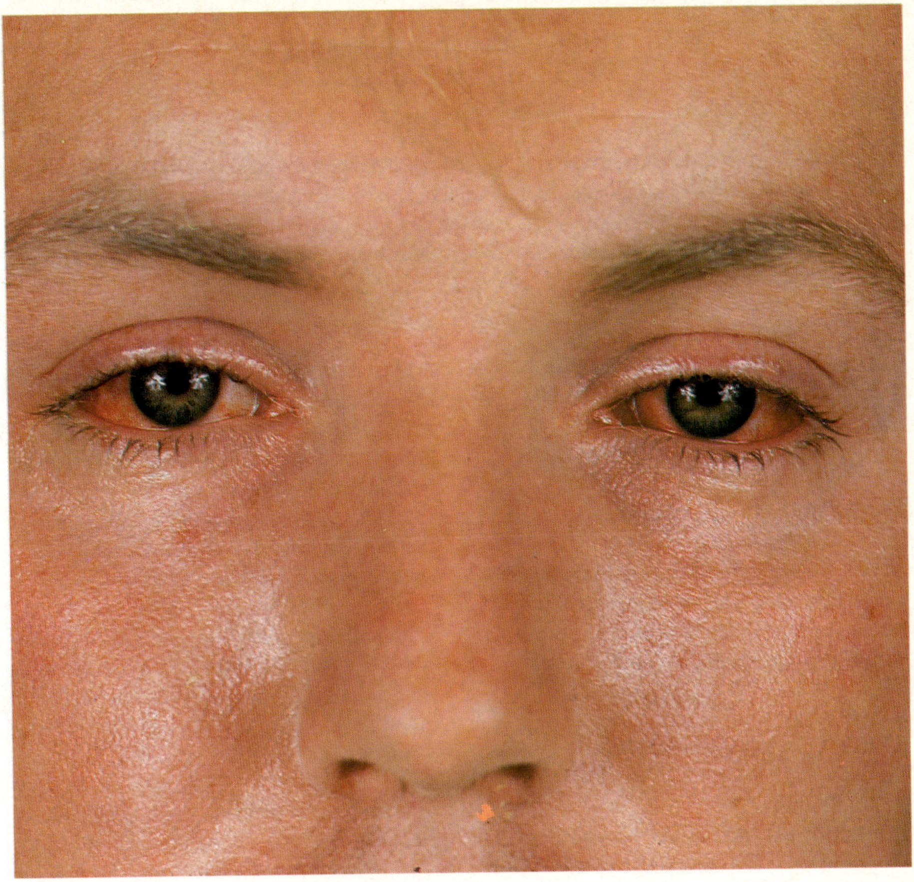

Abb. 278 Reiter-Syndrom. Bilaterale Conjunctivitis mit Uveitis anterior.

Pyoderma gangraenosum

Das Pyoderma gangraenosum ist eine sich äußerst rasch entwickelnde, idiopathische, chronische, zu schwerer Beeinträchtigung führende Hautkrankheit, die in der Mehrzahl der Fälle mit einer systemischen Grundkrankheit assoziiert ist; klinisch ist sie charakterisiert durch das Auftreten von unregelmäßig begrenzten, matschigen, blauroten Geschwüren mit unterminierten Rändern und eitrig-nekrotischer Basis.

EPIDEMIOLOGIE UND ÄTIOLOGIE

Ätiologie Unbekannt.

ANAMNESE

Akuter Beginn mit einer schmerzhaften hämorrhagischen Pustel oder einem schmerzhaften Knötchen, das entweder de novo oder nach einem geringfügigen Trauma auftritt.

KLINISCHE UNTERSUCHUNG

Hautbefunde

TYPISCHE EFFLORESZENZEN
Primärläsion: Tiefsitzendes Knötchen oder oberflächliche hämorrhagische Pustel. Durch Zerfall dieser Läsion tritt ein Ulcus auf (Abb. 279). *Ulcus-Ränder:* Unregelmäßig und erhaben, unterminiert, matschig mit Perforationen, aus denen sich Eiter entleert. *Ulcus-Grund:* Eitriges, hämorrhagisches Exsudat, teilweise bedeckt mit schmierigem, nekrotischem Material; matschiges Granulationsgewebe (Abb. 280). Pusteln findet man sowohl am progredienten Randsaum wie am Ulcus-Grund. Die Abheilung der Ulcera führt zu dünnen, atropischen, cribriformen Narben. *Pathergie*: Durch geringfügige Traumata an Biopsiestellen oder Nadeleinstichstellen können Läsionen von Pyoderma gangraenosum auftreten.
FARBE *Ulcus-Rand:* Düsterrot oder livid. Ein erythematöser Randsaum breitet sich zentrifugal um den fortschreitenden Ulcus-Rand aus.
PALPATION Primärknötchen und Ulcus sind schmerzhaft.
FORM DER EINZELLÄSION Der Ulcus-Rand kann unregelmäßig oder serpiginös sein.
ANORDNUNG DER LÄSIONEN Meist solitär, können aber mutipel und gruppiert mit Neigung zur Konfluenz auftreten.
VERTEILUNG DER LÄSIONEN Am häufigsten befallen sind die unteren Extremitäten > Gesäßbacken > Abdomen > Gesicht.

Schleimhäute In seltenen Fällen findet man Läsionen, die einer Stomatitis aphthosa ähnlich sind. Massive Ulzerationen der Mundschleimhaut und Konjunktiven sind möglich.

Allgemeinuntersuchung Das Allgemeinbefinden des Patienten ist deutlich reduziert.

Assoziierte Systemkrankheiten Bis zu 50 % der Fälle treten ohne Grundkrankheiten auf, die restlichen Fälle sind assoziiert mit entzündlichen Dünn- oder Dickdarmkrankheiten (M. Crohn, Colitis ulcerosa), Divertikulose (Diverticulitis), Arthritis, Paraproteinämie und Myelom, Leukämie, aktive chronische Hepatitis, Morbus Behçet.

DIAGNOSE UND DIFFERENTIALDIAGNOSE

Diagnose Klinischer Eindruck und Krankheitsverlauf.

Differentialdiagnose Progressive synergistische Gangrän, Ecthyma gangraenosum, atypische Mykobakterieninfektion, Clostridieninfektion, tiefe Mykosen, Amöbiasis,

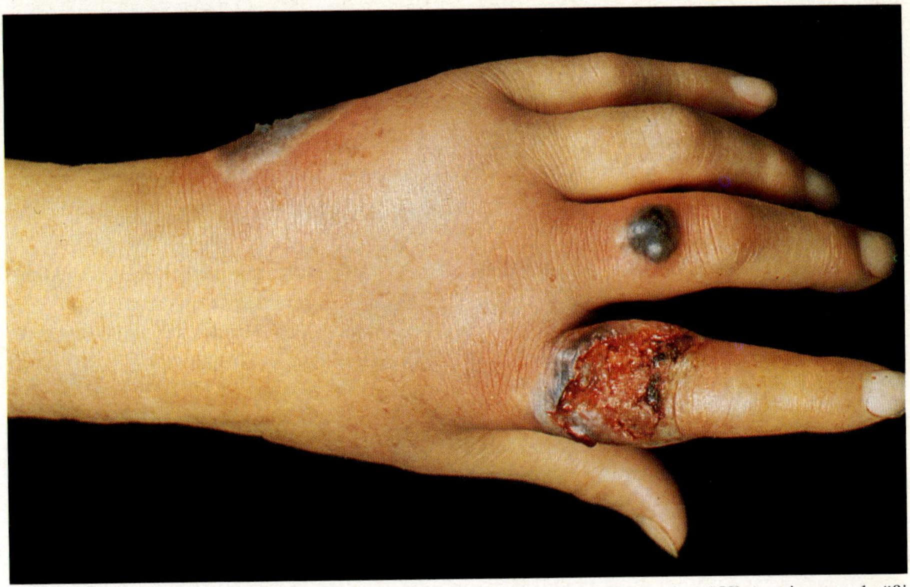

Abb. 279 **Pyoderma gangraenosum.** Oberflächliche hämorrhagische Pustel und Ulcus mit unregelmäßigen, aufgeworfenen, unterminierten Rändern und eitrig-hämorrhagischem Exsudat an der Hand.

Bromoderm, Pemphigus vegetans, Stauungsgeschwüre, Wegenersche Granulomatose.

LABOR- UND SPEZIALUNTERSUCHUNGEN

BSG Unterschiedlich stark erhöht.

Dermatopathologie Abszedierende Entzündung. Nicht diagnostisch.

VERLAUF UND PROGNOSE

Zwei Verlaufsformen: akut und chronisch. Die Ulzeration kann sich rasch innerhalb weniger Tage oder langsam ausbreiten. Die Ulcera können zentral abheilen und peripher fortschreiten. Neue Ulcera können auftreten, während alte abheilen. In unbehandelten Fällen dauert das Krankheitsbild Monate bis Jahre.

THERAPIE

Bei Assoziation mit einer Grundkrankheit: Behandlung der Grundkrankheit.
Behandlung des Pyoderma gangraenosum: Hohe Dosen oraler Kortikosteroide oder intravenöse Kortikosteroid-Puls-Therapie (1 bis 2 g Prednisolon/die) können erforderlich sein. Sulfasalazin, Sulfone und Cyclosporin haben sich in allerdings unkontrollierten Studien als wirkungsvoll erwiesen. Eventuell intraläsionales Triamcinolon.

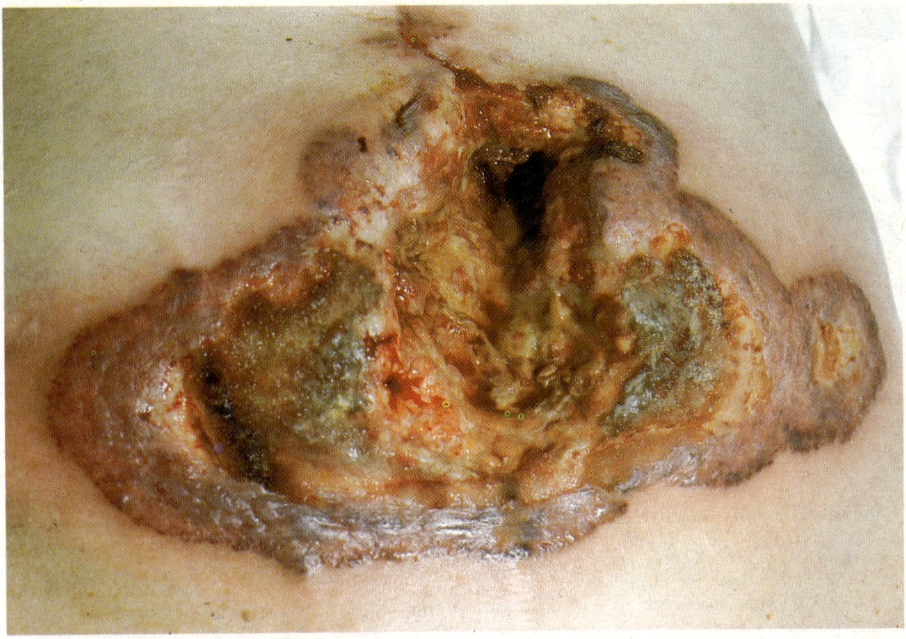

Abb. 280 **Pyoderma gangraenosum.** Ulcus mit erhabenem, unterminiertem, matschigem Rand und mit eitrig-hämorrhagischem Exsudat am Ulcusgrund.

Pemphigus vulgaris

Der Pemphigus vulgaris ist eine schwere, akut oder chronisch verlaufende, bullöse Autoimmunkrankheit der Haut und der Schleimhäute, die ohne Therapie oft tödlich verläuft.

EPIDEMIOLOGIE UND ÄTIOLOGIE

Alter 40 bis 60 Jahre.
Geschlecht Keine Geschlechtspräferenz.
Ätiologie Autoimmunkrankheit.

ANAMNESE

Dauer der Läsion Der Pemphigus vulgaris beginnt meist an der Mundschleimhaut, und es können Monate vergehen, bevor die ersten Hautläsionen auftreten. Diese können während 6 bis 12 Monaten lokalisiert bleiben, danach treten generalisierte Blasen auf. Seltener beginnt die Krankheit mit einer generalisierten akuten Blaseneruption.
Hautsymptome Kein Pruritus; die Mundschleimhautläsionen sind sehr schmerzhaft und können eine normale Nahrungsaufnahme verhindern. Hautläsionen: Brennen, Schmerzen.
Allgemeinsymptome Schwäche, Krankheitsgefühl, Gewichtsverlust (bei längerdauernden Mundschleimhautveränderungen).
Systemische Erscheinungen Epistaxis, Heiserkeit, Dysphagie.

KLINISCHE UNTERSUCHUNG

Hautläsionen
TYPISCHE EFFLORESZENZEN
Bläschen und Blasen (Abb. 281), die schlaff sind, leicht einreißen, nässen und auf normaler Haut auftreten. Übergang in zum Teil großflächige, leicht blutende Erosionen. Ausgedehnte, leicht blutende Erosionen und Krusten findet man besonders am Capillitium.
FARBE Hautfarben.
FORM Rund oder oval.
ANORDNUNG Wahllos verstreute, einzelstehende Läsionen (Abb. 281).
VERTEILUNG Lokalisiert (z. B. im Mund) oder generalisiert in Zufallsverteilung (siehe Abb. 281).
NIKOLSKI-PHÄNOMEN Durch seitlichen, scherenden Druck läßt sich die Epidermis in der Nachbarschaft von Läsionen mühelos wegschieben, wodurch eine Erosion entsteht. Druck auf eine Blase führt zu einer lateralen Ausdehnung der Blase (Abb. 282).
PRÄDILEKTIONSSTELLEN Capillitium, Gesicht, Brust, Axillen, Leistenregion, Nabel.
Schleimhäute Selten sieht man Blasen, fast immer Erosionen in Mund, Nase, Pharynx, Larynx und Vagina.

DIFFERENTIALDIAGNOSE

Kann problematisch sein, wenn nur Mundschleimhautläsionen vorliegen. Durch die Biopsie der Haut und Schleimhaut, direkte Immunfluoreszenz und den Nachweis zirkulierender Antikörper läßt sich die Verdachtsdiagnose bestätigen.

LABOR- UND SPEZIALUNTERSUCHUNGEN

Dermatopathologie Lichtmikroskopie (möglichst frühe kleine Blase oder den Rand einer größeren Blase oder Erosion biopsieren): (1) Verlust der interzellulären Kohäsion in den unteren Epidermisschichten, die zu (2) Akantholyse führen (Trennung der Keratinozyten) und zu (3) Blasen, die durch Spaltbildung unmittelbar *über* dem Basalzell-Lager entstehen und isolierte, abgerundete (akantholytische) Keratinozyten enthalten.
Immunfluoreszenz (IF) In der direkten IF findet man Ablagerungen von IgG und oft C3 an der Stelle der primären Läsion in der *Interzellularsubstanz der Epidermis.*

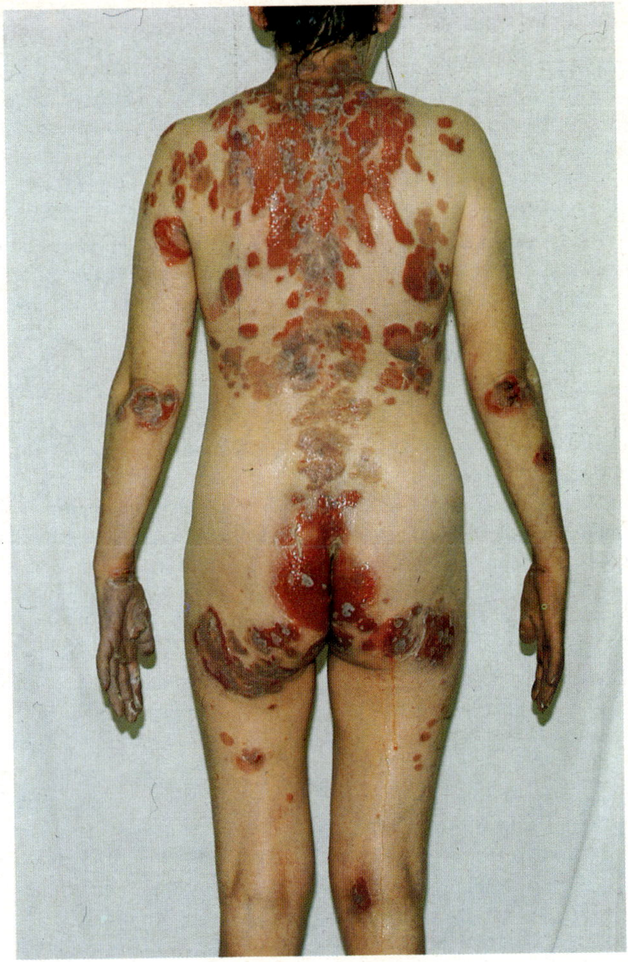

Abb. 281 **Pemphigus vulgaris.** Ausgedehnte Läsionen, hauptsächlich Erosionen und Krusten, aber keine intakten Blasen.

Serum Autoantikörper (IgG) werden durch indirekte Immunfluoreszenz nachgewiesen. Der Titer korreliert gewöhnlich mit der Aktivität des Krankheitsprozesses.

PATHOPHYSIOLOGIE

Durch zirkulierende Antikörper der IgG-Klasse kommt es zu einem Verlust der normalen interzellulären Kohärenz in der Epidermis. Diese Antikörper werden an Glykoproteine der Zelloberfläche (Pemphigus-Antigene) gebunden und verursachen Akantholyse, wahrscheinlich durch die Aktivierung von Serinproteasen. *Pemphigusantigene*: Diese sind Adhäsionsmoleküle in den epidermalen Haftstrukturen (Desmosomen). Das Pemphigus-vulgaris-Antigen ist ein 130 kDa Glykoprotein, das in einem molekularen Komplex mit einem 85 kDa Protein (Plakoglobin) vorliegt.

VERLAUF

Die Krankheit führt fast stets zum Tod, wenn nicht aggressiv mit Immunosuppressiva behandelt wird. Die Letalität ist durch diese Behandlung deutlich zurückgegangen.

SONDERFORMEN

Pemphigus vegetans Bleibt meist beschränkt auf die intertriginösen Areale, die Perioralregion, den Hals und das Capillitium. Man findet granulomatöse, vegetierende, purulente Plaques, die sich zentrifugal ausbreiten. Histologisch findet man suprabasale Akantholyse mit intraepidermalen Abszessen, die hauptsächlich Eosinophile enthalten. Pseudoepitheliomatöse Hyperplasie der Epidermis, überschießendes Granulationsgewebe mit Abszeßbildung. IgG-Autoantikörper, wie bei Pemphigus vulgaris. Der Pemphigus vulgaris kann in den Pemphigus vegetans übergehen und umgekehrt.

Pemphigus foliaceus Meist im Gesicht, am Capillitium, an der oberen Thoraxpartie und am Abdomen, kann aber auch die gesamte Haut involvieren und als exfoliative Erythrodermie in Erscheinung treten. Es handelt sich um eine oberflächliche Form des Pemphigus mit Akantholyse im Stratum granulosum der Epidermis. Man findet kaum jemals Blasen. Die Läsionen bestehen aus erythematösen Flecken und verkrusteten Erosionen. Der Pemphigus foliaceus wird ebenfalls durch zirkulierende Antikörper gegen ein interzelluläres (Zelloberflächen-)Antigen auf Keratinozyten hervorgerufen. Die Antigene von Pemphigus vulgaris und Pemphigus foliaceus sind aber verschieden. Das erklärt auch die unterschiedliche Lokalisation der Akantholyse und so das unterschiedliche klinische Krankheitsbild der beiden Dermatosen. Das Pemphigus-foliaceus-Antigen ist ein 160 kDa Glykoprotein, das dem Desmoglein, einem Transmembran-Glykoprotein des Desmosoms, entspricht und mit dem 85 kDa Plakoglobin komplexiert ist.

Brasilianischer Pemphigus (Fogo Selvagem) Eine Sonderform des Pemphigus foliaceus, die im Süden von Zentralbrasilien endemisch auftritt. Klinisch, histologisch und immunpathologisch ist das Krankheitsbild identisch mit Pemphigus foliaceus. Das Krankheitsbild bessert sich, wenn die Patienten in ein städtisches Ambiente transferiert werden, nach Rückkehr in die endemischen Regionen kommt es aber zum Rezidiv. Man vermutet, daß das Krankheitsbild vielleicht in irgendeiner Weise mit einem durch Insekten übertragenen Erreger in Verbindung stehen könnte. Man schätzt, daß mehr als 1000 neue Fälle jährlich in den endemischen Regionen auftreten.

Pemphigus erythematosus *Synonym:* Senear-Usher-Syndrom. Diese lokalisierte Form des Pemphigus foliaceus ist im wesentlichen beschränkt auf die seborrhoischen Körperstellen. Man findet erythematöse, verkrustete und erosive Läsionen im Schmetterlingsbereich des Gesichtes, auf der Stirn, prästernal und interskapulär. Trotz der klinischen, histopathologischen und immunpathologischen Ähnlichkeit mit dem Pemphigus foliaceus könnte der Pemphigus erythematosus eine distinkte Entität darstellen, da die Patienten zusätzlich zu den interzellulären Pemphigus-Antikörperablagerungen in der Epidermis Immunglobulin- und Komplementablagerungen an der dermo-epidermalen Grenze und antinukleäre Antikörper haben, wie das beim Lupus erythematosus der Fall ist. Zudem kann der Pemphigus erythematosus mit einem Thymom und Myasthenia gravis assoziiert sein.

Medikamentös induzierter Pemphigus Ein Pemphigus vulgaris- und Pemphigus foliaceus/Pemphigus erythematosus-ähnliches Syndrom kann durch D-Penicillamin und seltener durch Captopril und andere Medikamente induziert werden. Meistens, aber nicht immer, kommt es zur Rückbildung der dermatologischen Manifestationen nach Unterbrechung der Therapie mit dem auslösenden Medikament.

THERAPIE

Kortikosteroide Prednison, 2 bis 3 mg/kg Körpergewicht/die, bis keine weiteren Blasen mehr auftreten und das Nikolski-Phänomen negativ ist. Dann rasche Reduktion auf etwa die Hälfte der Initialdosis, bis die Läsionen weitgehend abgeheilt sind, anschließend langsame Dosisreduktion, bis zur minimalen wirksamen Erhaltungsdosis.

Konkomitante immunosuppressive Therapie Immunosuppressiva werden konkomitant verabreicht, da man damit Kortikosteroide einsparen kann:

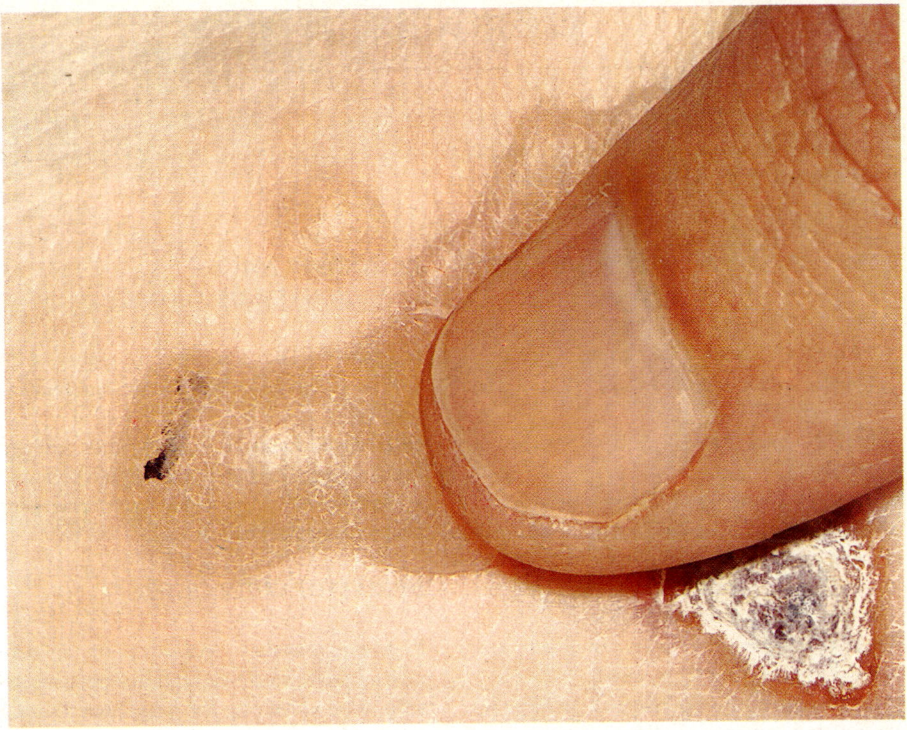

Abb. 282 Pemphigus vulgaris. Die Blase hat sich durch Fingerdruck vergrößern lassen (Nikolski-Phänomen).

Azathioprin 2 bis 3 mg/kg Körpergewicht/die bis zur kompletten Abheilung; Dosisreduktion auf 1 mg/kg Körpergewicht/die. Azathioprin allein wird auch nach Absetzen der Kortikosteroid-Behandlung weiter gegeben. Wenn der Patient mindestens 3 Monate klinisch erscheinungsfrei ist und einen negativen Pemphigus-Antikörpertiter hat, kann die Therapie abgebrochen werden.
Methotrexat entweder per os oder intramuskulär in einer Dosierung von 25 bis 35 mg/Woche. Dosisanpassungen wie Azathioprin.
Cyclophosphamid 100 bis 200 mg täglich mit einer Reduktion auf eine Erhaltungsdosis von 50 bis 100 mg/die. Alternativ kann man eine Cyclophosphamid-»Bolus«-Therapie mit 1000 mg i. v. 1x wöchentlich oder alle 2 Wochen in der Initialphase durchführen, gefolgt von 50 bis 100 mg/die p. o. als Erhaltungstherapie.
Plasmapherese in Verbindung mit Kortikosteroiden und Immunosuppressiva bei mangelhaft therapierten Patienten in der Initialphase der Behandlung, um die Antikörpertiter zu reduzieren.
Goldtherapie für leichtere Fälle. Nach einer initialen Testdosis von 10 mg i. m., werden 25 bis 50 mg Gold-Natrium-Thiomalat i. m. in wöchentlichen Intervallen bis zu einer maximalen kumulativen Dosis von 1 g verabreicht.
Unterstützende Maßnahmen: Reinigungsbäder, feuchte Umschläge, lokale und intraläsionale Kortikosteroide, Antibiotika zur Abschirmung und Behandlung bakterieller Infektionen. Flüssigkeits- und Elektrolytersatz.

Verlaufskontrolle Klinisch mit Hinblick auf die Hautläsionen und die Entwicklung medikamentös induzierter Nebenwirkungen. Überwachung der Laborbefunde der Pemphigus-Antikörpertiter und der hämatologischen und metabolischen Indikatoren von Kortikosteroid und/oder durch Immunosuppressiva hervorgerufenen schädlichen Nebenwirkungen.

Bullöses Pemphigoid

Das bullöse Pemphigoid ist eine Autoimmunkrankheit, die als chronisch bullöse Eruption meist bei Patienten über 60 Jahre in Erscheinung tritt.

EPIDEMIOLOGIE UND ÄTIOLOGIE

Alter 60 bis 80 Jahre oder Kindheit.
Geschlecht Keine Geschlechtspräferenz.
Ätiologie Autoimmunkrankheit.

ANAMNESE

Dauer der Läsionen Beginnt oft mit prodromalen (urtikariellen) Läsionen und entwickelt sich innerhalb von Wochen bis Monaten zu Blasen, die auch plötzlich als eine generalisierte Eruption auftreten können.
Hautsymptome Juckreiz, Brennen; erodierte Läsionen sind schmerzhaft.
Allgemeinsymptome Keine, außer bei ausgedehntem, schweren Krankheitsverlauf.

KLINISCHE UNTERSUCHUNG

Hautläsionen
TYPISCHE EFFLORESZENZEN
Große, prall gespannte Blasen, die auf normaler Haut oder erythematösen, urtikariellen Effloreszenzen auftreten. Erosionen. Erythematöse, Urticaria-ähnliche Läsionen, die den Effloreszenzen bei Erythema multiforme nicht unähnlich sind (Abb. 283).
FORM Die Blasen sind oval der rund.
ANORDNUNG Arciform, anulär oder serpiginös, Läsionen verstreut und einzelstehend.
VERTEILUNG Generalisiert oder lokalisiert und wahllos verstreut.
PRÄDILEKTIONSSTELLEN Axillen; Innenseiten der Oberschenkel, Leistenregion, Abdomen, Beugeseiten der Unterarme; Unterschenkel (oft Erstmanifestation).
Schleimhäute Mund, Anus, Vagina: Weniger häufig und weniger schwer und schmerzhaft als beim Pemphigus, die Blasen platzen weniger leicht.

DIAGNOSE UND DIFFERENTIALDIAGNOSE

Diagnose Die klinische Diagnose wird verifiziert durch Histopathologie und Immunpathologie.
Differentialdiagnose Histopathologie und Immunologie erlauben die Unterscheidung von Pemphigus, Erythema multiforme oder Dermatitis herpetiformis.

DERMATOPATHOLOGIE

Lichtmikroskopie An der dermo-epidermalen Grenze sind Neutrophile gänsemarschartig angeordnet. In der papillären Dermis Neutrophile, Eosinophile und Lymphozyten. Subepidermale Blasen, keine Akantholyse.
Elektronenmikroskopie Spaltbildung in der Junktionszone, d. h. der Spalt geht durch die Lamina lucida der Basalmembran.
Immunpathologie IgG-Ablagerungen linear entlang der Basalmembranzone, ebenso C3, das auch in Abwesenheit von IgG abgelagert sein kann.
Serum Zirkulierende IgG-Anti-Basalmembran-Antikörper können durch indirekte Immunfluoreszenz bei 70 % der Patienten nachgewiesen werden. Die Titer korrelieren nicht mit dem klinischen Krankheitsverlauf.

PATHOGENESE

Interaktion eines Autoantikörpers gegen ein für das bullöse Pemphigoid spezifisches Antigen an der Oberfläche der basalen Keratinozyten (das sich in die Lamina lucida der Basalmembran ausdehnt) führt zur Komplementaktivierung und Attraktion von Neutrophilen und Eosinophilen. Die bullösen Läsionen sind die Folge einer Interaktion multipler, bioakti-

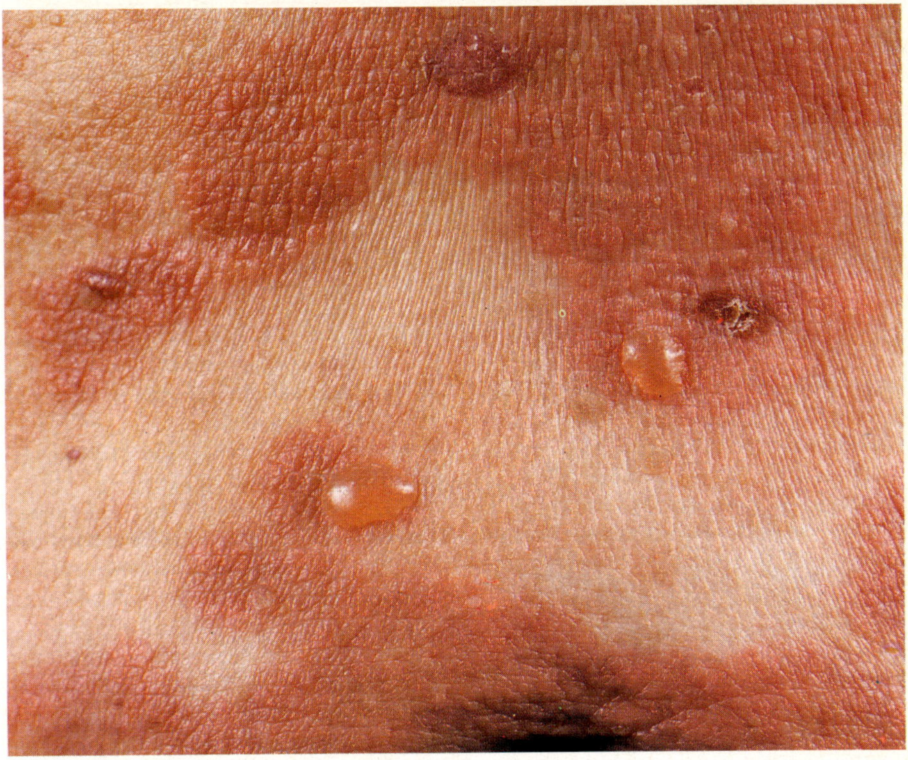

Abb. 283 Bullöses Pemphigoid. Große, gespannte Blasen und erythematöse, Urticaria-ähnliche Läsionen.

ver Moleküle, die aus Mastzellen und Eosinophilen freigesetzt werden. Das Antigen, das von den bullöses-Pemphigoid-Antikörpern erkannt wird, ist ein 230 kDa Glykoprotein im Hemidesmosom-Plaque, das eine Homologie mit Desmoplakin I aufweist.

THERAPIE

Systemisches Prednison mit Anfangsdosen von 50 bis 100 mg bis zur Abheilung, entweder allein oder kombiniert mit Azathioprin; langsam ausschleichende Dosisreduktion, Fortsetzung der Therapie mit Azathioprin; oder a priori Azathioprin allein 150 mg/die bis zum Eintritt der Remission und 50 bis 100 mg als Erhaltungstherapie.

In leichteren Fällen Sulfone (Dapson) 100 bis 150 mg/die. Bei sehr leichtem Verlauf und lokalen Rezidiven kann eine lokale Kortikosteroid-Therapie einen günstigen Effekt haben.

Sweet-Syndrom

Das Sweet-Syndrom ist eine seltene, rezidivierende Dermatose, charakterisiert durch schmerzhafte, zu Plaques konfluierende, entzündliche Papeln mit Fieber, Arthralgien und peripherer Leukozytose.

Synonym: Akute febrile neutrophile Dermatose.

EPIDEMIOLOGIE UND ÄTIOLOGIE

Alter Überwiegend zwischen 30 und 60 Jahren.
Geschlecht Bei Frauen häufiger.
Ätiologie Unbekannt, wahrscheinlich eine Überempfindlichkeitsreaktion. In manchen Fällen besteht eine Assoziation mit *Yersinia*-Infektionen.

ANAMNESE

Prodrome Infektion des oberen Respirationstrakts mit Fieber, gastrointestinale Symptome (Diarrhoe), Tonsillitis, Grippe-ähnliches Krankheitsbild, 1 bis 3 Wochen vor dem Auftreten von Hautveränderungen.
Allgemeinsymptome Die Läsionen sind druck- oder spontan schmerzhaft. Kopfschmerzen, Arthralgien, allgemeines Krankheitsgefühl.

KLINISCHE UNTERSUCHUNG

Hautbefunde

TYPISCHE EFFLORESZENZEN
Papeln oder Knötchen, die konfluieren und unregelmäßig scharf begrenzte, entzündliche Plaques bilden (Abb. 284). Durch starkes Ödem entsteht der Eindruck der Bläschenbildung (Pseudovesikulation), gelegentlich auch echte Blasen. Manchmal an der Oberfläche der Plaques winzige Pusteln. Bei Assoziation mit Leukämie können knollige und bullöse Läsionen auftreten, und die Läsionen können ein Pyoderma gangraenosum imitieren.
FARBE Rot bis blaurot.
PALPATION Die Läsionen sind druckschmerzhaft.
FORM DER EINZELLÄSION Bei Fortschreiten der Läsionen kann es durch zentrale Abheilung zur Ausbildung anulärer oder zirzinärer Formen kommen.
ANORDNUNG Einzelne oder multiple Läsionen in asymmetrischer Verteilung.
VERTEILUNG DER LÄSIONEN Am häufigsten im Gesicht, am Hals und den oberen Extremitäten; auch untere Extremitäten, wo die Läsionen tief im Panniculus adiposus liegen und so eine Panniculitis oder Erythema nodosum imitieren. Läsionen am Stamm sind ungewöhnlich. Weitverbreitete und generalisierte Formen kommen vor.
Schleimhäute ± Conjunctivitis und Episkleritis.
Allgemeinbefunde Die Patienten können krank erscheinen.

DIAGNOSE UND DIFFERENTIALDIAGNOSE

Diagnose Klinische Verdachtsdiagnose und Verifizierung durch Hautbiopsie.
Differentialdiagnose Erythema multiforme, Erythema nodosum, Herpes simplex vor der Bläschenbildung, Pyoderma gangraenosum vor der Exulzeration, Darm-Bypass-Syndrom, Urticaria, Serumkrankheit, andere Vasculitiden, SLE, Panniculitis.

LABOR- UND SPEZIALUNTERSUCHUNGEN

Blutbild Leukozytose mit Neutrophilie.
BSG Erhöht.
Dermatopathologie Die Epidermis ist meist normal, subkorneale Pusteln sind aber möglich. Ödem des Papillarkörpers, dichtes

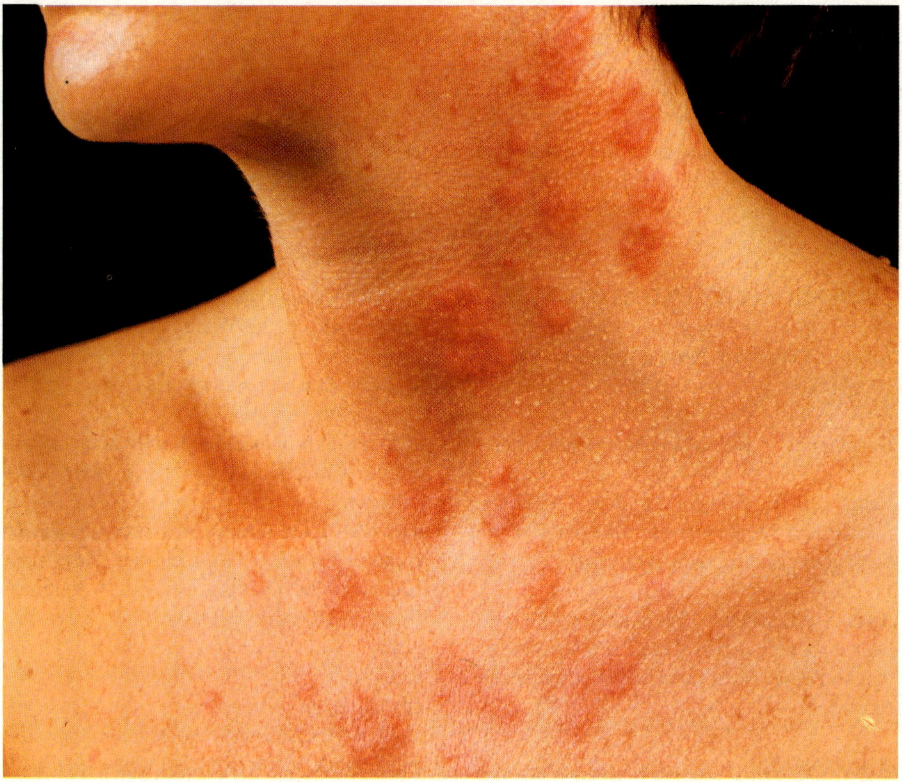

Abb. 284 Sweet-Syndrom. Konfluierende Papeln bilden scharf begrenzte, entzündliche Plaques.

leukozytäres Infiltrat mit sternförmiger Verteilung in der tiefen Dermis. Das Infiltrat ist diffus oder perivaskulär und besteht aus Neutrophilen mit gelegentlichen Eosinophilen oder lymphoiden Zellen. Leukozytoklasie führt zu Kernstaub, andere Zeichen der Vasculitis fehlen aber. ± Neutrophile Infiltrate im Subkutangewebe.

VERLAUF UND PROGNOSE

In unbehandelten Fällen vergrößern sich die Läsionen im Verlauf von Tagen oder Wochen und bilden sich schließlich ohne Narbenbildung nach Wochen oder Monaten zurück. Durch Behandlung mit oralem Prednison kommt es zu einer Abheilung innerhalb weniger Tage. Rezidive treten bei 50 % der Patienten auf, oft an zuvor schon befallenenStellen. Manche Fälle treten im Anschluß an eine *Yersinia*-Infektion auf oder sind assoziiert mit einer akuten myeloischen Leukämie, transienten myeloiden Proliferation, verschiedenen malignen Tumoren, Colitis ulcerosa oder benigner monoklonaler Gammopathie.

THERAPIE

Ausschluß einer Sepsis, dann Prednison 30 bis 60 mg täglich mit Dosisreduktion innerhalb von 2 bis 3 Wochen. Manche, aber nicht alle, Patienten sprechen auf Dapson 100 mg/die an oder auf Kaliumjodid. *Yersinia*-assoziierte Fälle heilen nach entsprechender antibiotischer Therapie ab; in allen anderen Fällen sind Antibiotika wirkungslos.

Sarkoidose

Die Sarkoidose ist eine chronisch granulomatöse Entzündung bei jungen Erwachsenen, die verschiedene Organe befallen kann, primär meist aber in Form von Hautveränderungen, Augenveränderungen, bilateraler Vergrößerung der Hiluslymphknoten und pulmonalen Infiltraten auftritt.

EPIDEMIOLOGIE UND ÄTIOLOGIE

Alter Unter 40 Jahre (zwischen 12 und 70 Jahre).

Geschlecht Keine Geschlechtspräferenz.

Rasse Alle Rassen. In den Vereinigten Staaten und Südafrika wesentlich häufiger bei Schwarzen. Häufig in Skandinavien.

Andere Faktoren Die Krankheit ist weltweit verbreitet, und es gibt keine Hinweise auf die Ätiologie. Auch familiäre Häufung ist beschrieben.

ANAMNESE

Dauer der Läsionen Tage (Auftreten in Form eines akuten Erythema nodosum) oder Monate (tritt klinisch in Erscheinung als Papeln oder Plaques auf der Haut oder als pulmonales Infiltrat, das bei einem Routine-Thoraxröntgen entdeckt wird).

Hautsymptome Asymptomatisch.

Allgemeinsymptome Fieber, Müdigkeit, Gewichtsverlust, Arrhythmie.

Systemische Befunde Vergrößerung der Parotis, kardiogene Dyspnoe, Neuropathie, Nierensteine, Uveitis, Arthralgie (mit Erythema nodosum).

KLINISCHE UNTERSUCHUNG

Hautläsionen

TYPISCHE EFFLORESZENZEN

Bräunlich-livide, infiltrierte Plaques (Abb 285).

Lupus pernio – livide, weiche, teigige Knoten an der Nase, an der Wange oder am Ohrläppchen.

Multiple makulopapulöse Läsionen, 0,5 bis 1 cm, gelblich-braun.

»Narben-Sarkoidose« – durchscheinende, lividrote Knötchen, die in einer alten Narbe auftreten.

Beachte: Auf Druck mit dem Glasspatel kommt bei allen Läsionen der Sarkoidose eine typische, »Apfelgelee«-artige, gelblichbraune Farbe zum Vorschein.

FORM Anulär, polyzyklisch (Abb. 285), serpiginös.

ANORDNUNG Verstreute, einzelstehende Läsionen (makulopapulöse und noduläre Formen) und diffuse Infiltrate (Lupus pernio).

VERTEILUNG *Plaques* An den Extremitäten, Gesäßbacken und am Stamm.

Papulöse Läsionen Gesicht (Abb. 286), Extremitäten.

Lupus pernio Nase, Wangen und Ohrläppchen.

»Narben-Sarkoidose« Beliebige Lokalisation.

Erythema nodosum Unterschenkel.

Capillitium Alopezie ist möglich.

Assoziationen Bei der akuten, bilateralen Hilus-Sarkoidose, besonders bei jungen Frauen, kann die erste klinische Manifestation der Sarkoidose ein Erythema nodosum (siehe Seite 478) und Arthritis (Löfgren-Syndrom) sein. Als Heerford-Syndrom bezeichnet man Patienten mit Fieber, Parotisvergrößerung, Uveitis und Faszialisparese.

RÖNTGENUNTERSUCHUNGEN

Bei 90 % der Patienten findet man eine Vergrößerung der Hiluslymphknoten und pulmonale Infiltrate.

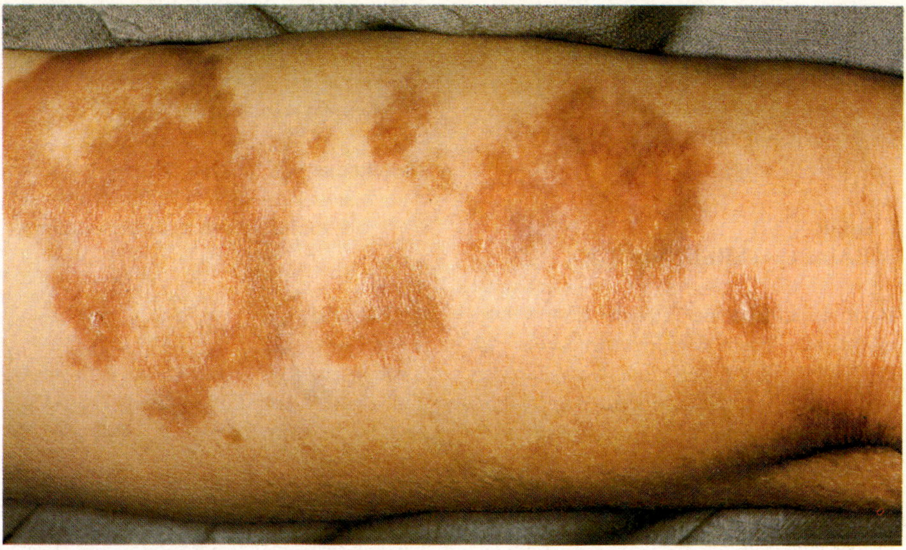

Abb. 285 Sarkoidose. Am linken Arm derbe, unregelmäßig begrenzte, bräunlich-livide infiltrierte Areale.

DIAGNOSE

Zur Sicherung der Diagnose einer Sarkoidose ist am besten bioptisches Material aus der Haut oder dem Lymphknoten geeignet.

LABOR- UND SPEZIALUNTERSUCHUNGEN

Dermatopathologie Lokalisation: Dermis. Große Inseln von Epitheloidzellen mit wenigen Riesenzellen und Lymphozyten (sogenannte nackte Tuberkel). Asteroidkörperchen in großen Histiozyten; gelegentlich fibrinoide Nekrose.

Hauttest Intrakutan-Tests mit Recall-Antigenen sind gewöhnlich, aber nicht immer negativ. Der Kveim-Stilzbach-Test (Antigen aus sarkoidotischer Leber intrakutan injiziert) ist nur von historischem Interesse.

Innere Organe Eine systemische Sarkoidose wird radiologisch verifiziert durch den Gallium-Scan und transbronchiale, Leber- oder Lymphknotenbiopsie.

Blutchemie Erhöhter Serumspiegel von Angiotensin-konvertierendem Enzym (ACE), Hypergammaglobulinämie, Hyperkalzämie.

THERAPIE

Systemische Kortikosteroide bei aktivem Augenbefall, aktiver Lungenkrankheit, Herzarrhythmien, zentralnervösem Befall oder Hyperkalzämie.
Zur Behandlung von Hautläsionen verwendet man lokale Kortikosteroide unter Plastikokklusivverbänden oder intraläsionales Triamcinolon-Azetonid. Bei ausgedehnten Veränderungen systemische Kortikosteroide oder Chloroquin.

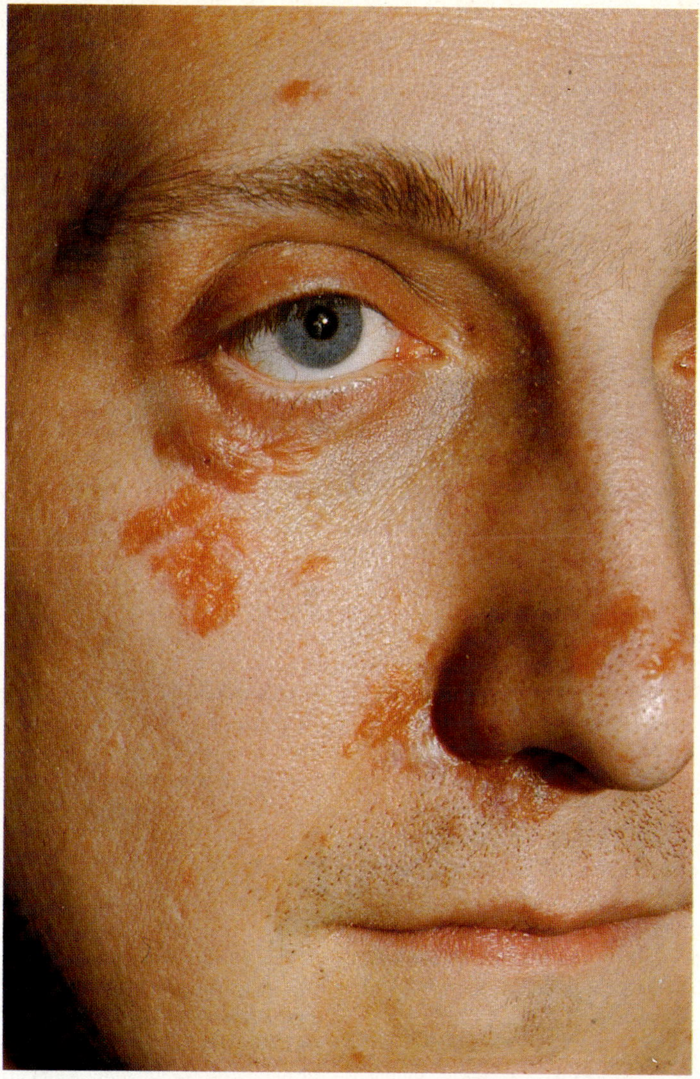

Abb. 286 **Sarkoidose.** Gelblich-braune Plaques und Papeln im Gesicht. Auf Druck mit dem Glasspatel haben diese Läsionen eine blaß bräunlich-rötliche Eigenfarbe.

Sektion 20

Genetische, metabolische, endokrine und ernährungsbedingte Krankheiten

Necrobiosis lipoidica diabeticorum

Die Necrobiosis lipoidica diabeticorum (NLD) ist eine Hautveränderung, die oft, aber nicht immer, mit Diabetes mellitus assoziiert ist. Die Läsionen sind scharf begrenzte, vielfärbige (rot, gelb, braun) Plaques, die über den Schienbeinen und seitlichen Partien der Unterschenkel auftreten.

EPIDEMIOLOGIE

Vorkommen < 1 % der Diabetiker, > 66 % der Patienten mit NLD haben einen manifesten Diabetes mellitus und 90 % der übrigen Patienten mit NLD haben eine abnorme Glukosetoleranz unter Kortikosteroiden.

Alter Junge Erwachsene, frühes mittleres Alter, aber nicht selten bei juvenilen Diabetikern.

Geschlecht Frauen zu Männer 3:1, sowohl bei den diabetischen als auch bei den nicht diabetischen Formen.

Auslösende Faktoren Vorangegangene Traumata an der betroffenen Stelle können die Entwicklung der Läsionen begünstigen; daher ist die NLD oft an den Schienbeinen und über den knochigen Anteilen der Füße lokalisiert (ein Cowboy hatte ausgedehnte Läsionen an den Oberschenkeln, wo die Haut gegen die Flanken des Pferdes rieb).

ANAMNESE

Dauer der Läsionen Auftreten und Vergrößerung langsam im Verlauf von Monaten.

Hautsymptome Keine, außer Schmerzen in exulzerierten Läsionen.

Systemische Befunde Zum Zeitpunkt des Auftretens kann ein Diabetes mellitus klinisch manifest sein oder auch nicht. Bei den meisten Patienten kommt es zur Ausbildung eines Diabetes mellitus im weiteren Krankheitsverlauf.

KLINISCHE UNTERSUCHUNG

Haut

TYPISCHE EFFLORESZENZEN

Charakteristische Läsionen: Frühe Läsionen sind kleine, düsterrote Plaques, die sich allmählich vergrößern, wobei das Zentrum atrophisch wird, während der Rand etwas erhaben und bräunlich-rot ist; die atrophischen Areale sind wachsartig gelblich mit deutlichen Teleangiektasien im gesamten Zentrum der Läsion, wo die Atrophie am deutlichsten ist (Abb. 287).

Weniger häufige Läsionen: Hautfarbene Knötchen und selten kleine, anuläre Läsionen an den Ellbogen ohne epidermale Atrophie, die einem Granuloma anulare oder einer Sarkoidose sehr ähnlich sehen.

Ulcera: Flache, schmerzhafte, schlecht heilende Ulcera entwickeln sich nicht selten in den Plaques.

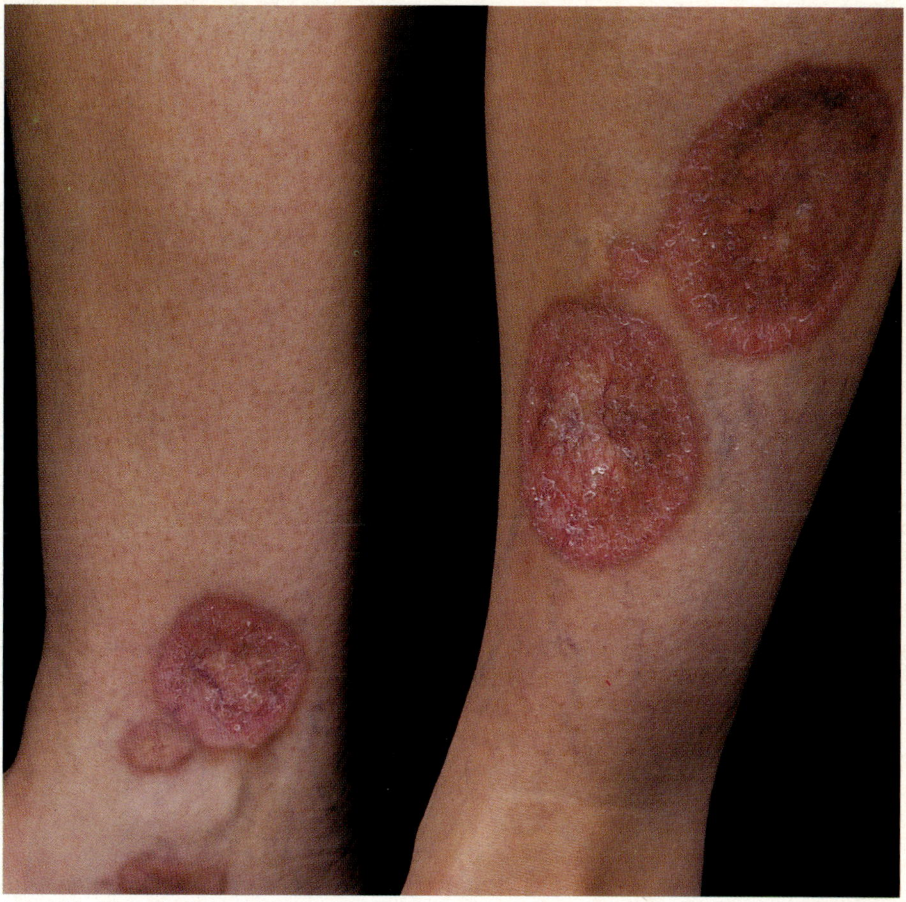

Abb. 287 **Necrobiosis lipoidica diabeticorum.** An beiden Beinen bestehen auffallend scheibenförmige Läsionen. Das atrophe Zentrum von bräunlicher, stellenweise gelblicher Farbe wird von deutlich sichtbaren, zarten Gefäßen durchzogen; etwas erhabene, wulstartige Ränder.

Form Serpiginös, unregelmäßig geformt.

Anordnung der Läsionen Oft symmetrisch.

Verteilung der Läsionen > 80 % treten an den Beinen und Füßen (Schienbeine, knochige Anteile der Füße, Fersen) auf; weiters an den Armen, am Stamm, im Gesicht und am Capillitium.

LABORUNTERSUCHUNGEN

Dermatopathologie

LICHTMIKROSKOPIE *Lokalisation* Epidermis (Atrophie) und Dermis. *Pathologischer Prozeß* In der tieferen Dermis findet man sklerosiertes Kollagen und Verlust der regelmäßigen Anordnung in Bündeln, Nekrobiose des Bindegewebes und gleichzeitig granulomatöse Infiltration. Oft findet man fetthaltige Schaumzellen, die für die gelbe Farbe der klinischen Läsion verantwortlich sind. Ferner eine »Mikroangiopathie« mit Verdickung der Kapillarwände, Schwellung der Endothelzellen, Einengung der Lumina, Homogenisierung der Gefäßwände und fokalen Ablagerungen von PAS-positivem Material.
IMMUNFLUORESZENZ Ablagerungen von Immunglobulinen und Komplement (C3) in den Wänden kleiner Blutgefäße.
SPEZIALFÄRBUNGEN Fettfärbungen.
CHEMIE Klinisch manifester Diabetes mellitus oder abnormer Glukose-Toleranztest mit Kortikosteroiden.

DIAGNOSE UND DIFFERENTIALDIAGNOSE

Diagnose Die Veränderungen sind so charakteristisch, daß meist keine Biopsie zur Verifizierung gebraucht wird.

Differentialdiagnose Sarkoidose kann mit vollentwickelten Läsionen an den Beinen verwechselt werden und kleine Plaques der NLD an den Armen können dem Granuloma anulare sehr ähnlich sehen.

PATHOGENESE

Die granulomatöse, entzündliche Reaktion scheint durch Veränderung des Kollagens hervorgerufen zu sein. Die Veränderungen an den kleinen Gefäßen in den nekrobiotischen Bezirken werden von manchen Autoren für die Folge einer Aggregation von Thrombozyten gehalten.

BEDEUTUNG

Die Läsionen sind unschön, und die Patienten sind wegen der kosmetischen Störung beunruhigt. Die Ulcera sind schmerzhaft, können aber meist im Laufe der Zeit zur Abheilung gebracht werden. Die NLD wird von den meisten Autoren für einen Indikator eines latenten Diabetes mellitus gehalten.

VERLAUF UND PROGNOSE

Die Läsionen können eine erhebliche Größe erreichen, wenn sie nicht behandelt werden. Der Schweregrad der NLD steht nicht in Zusammenhang mit der Schwere des Diabetes mellitus. Zudem hat die Einstellung des Diabetes keine Wirkung auf den Verlauf der NLD.

THERAPIE

Intraläsionales Triamcinolon verhindert meistens die weitere Ausbreitung der Läsionen. Die resultierende Narbe ist resistenter gegen Traumata und die Gefahr der Ulzeration ist geringer. Auch potente lokale Kortikosteroide unter Okklusion können nach kritischer Beurteilung der Risiken angewendet werden. Therapieresistente, schmerzhafte Ulcera werden exzidiert und plastisch gedeckt.

Cholesterol-Embolie

Unter Cholesterol-Embolie versteht man das Phänomen einer Verlagerung von Cholesterinkristallen aus Atheromen der Aorta abdominalis mit zentrifugalen Mikroembolien und daraus resultierenden ischämischen und infarzierten Hautläsionen.

EPIDEMIOLOGIE UND ÄTIOLOGIE

Alter Mittleres bis höheres Lebensalter.
Geschlecht Häufiger bei Männern.
Ätiologie Arteriosklerose. Gefäßembolie durch Cholesterin-Kristalle aus Aortenatheromen. Syndrom der »blauen Zehe«, »dunkelroten Zehe«: Periphere Ischämie, Livedo reticularis mit plötzlichem Beginn.

ANAMNESE

Schmerzen in den Beinen, Gesäßbacken untere Rückenpartie, Myalgien.

KLINISCHE UNTERSUCHUNG

Hautbefunde

TYPISCHE EFFLORESZENZEN
Livedo reticularis (Abb. 288 a). Indurierte Knoten und Plaques entlang dieser Zeichnung, die nekrotisieren, verkrusten und ulzerieren können. Zyanose und Gangrän (Abb. 288 b).
FARBE Knoten und Plaques: Lividrot. Nekrosen: tiefschwarz. Ulcera: Erythematöser Randsaum.
PALPATION Knoten und Plaques: Derb und schmerzhaft.
VERTEILUNG DER LÄSIONEN *Livedo reticularis*: Unterbauch und untere Rückenpartie, Gesäßbacken, Beine, Füße. *Plaques und Knoten*: Oberschenkel, Waden.
Systemische Beteiligung Cholesterol-Embolien können auch in der Niere, im Pankreas, in der Milz, im Gastrointestinaltrakt, im Gehirn, in der Leber und Retina auftreten.
Allgemeinbefunde Der Patient ist oft fettleibig. Arteriosklerotische Blutgefäße; ± verminderte Tastbarkeit der peripheren Pulse (Arteria femoralis, poplitea, dorsalis pedis, tibialis posterior).

DIAGNOSE UND DIFFERENTIALDIAGNOSE

Diagnose Klinische Verdachtsdiagnose verifiziert durch Arteriographie. Tiefe Hautbiopsie.
Differentialdiagnose Nekrotisierende Vasculitis, Polyarteriitis nodosa, noduläre Vasculitis, septische Embolie, Cumarin-Nekrose, Livedo-reticularis-Syndrome.

LABOR- UND SPEZIALUNTERSUCHUNGEN

Labor Erhöhte Serumlipide.
Dermatopathologie In tiefen Haut- und Muskelbiopsien findet man Arteriolen, die verschlossen sind durch vielkernige Fremdkörperriesenzellen sowie fibrotisches Gewebe, das bikonvexe, nadelförmige Spalten, entsprechend den Cholesterinkristall-Mikroemboli, umgibt.
Arteriographie *Aorta abdominalis*: Ulzeration von atheromatösen Plaques.

PATHOPHYSIOLOGIE

Ablösung einer atheromatösen Plaque von einer großen Arterie, z. B. der Aorta, und Embolisierung kleiner Arterien. Tritt spontan oder nach Gefäßchirurgie, Arteriographie, Fibrinolyse oder Antikoagulation auf.

VERLAUF UND PROGNOSE

Tritt akut auf, Rezidivepisoden; die Prognose ist mit Vorsicht zu stellen.

THERAPIE

Symptomatisch. Heparin, Analgetika, Exzision von Nekrosen, manchmal muß eine Amputation durchgeführt werden.

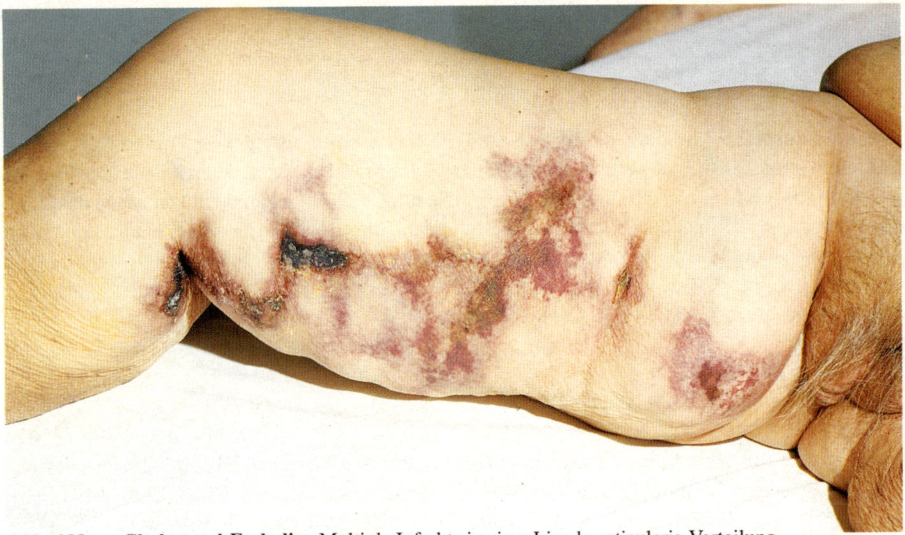

Abb. 288 a Cholesterol-Embolie. Multiple Infarkte in einer Livedo-reticularis-Verteilung.

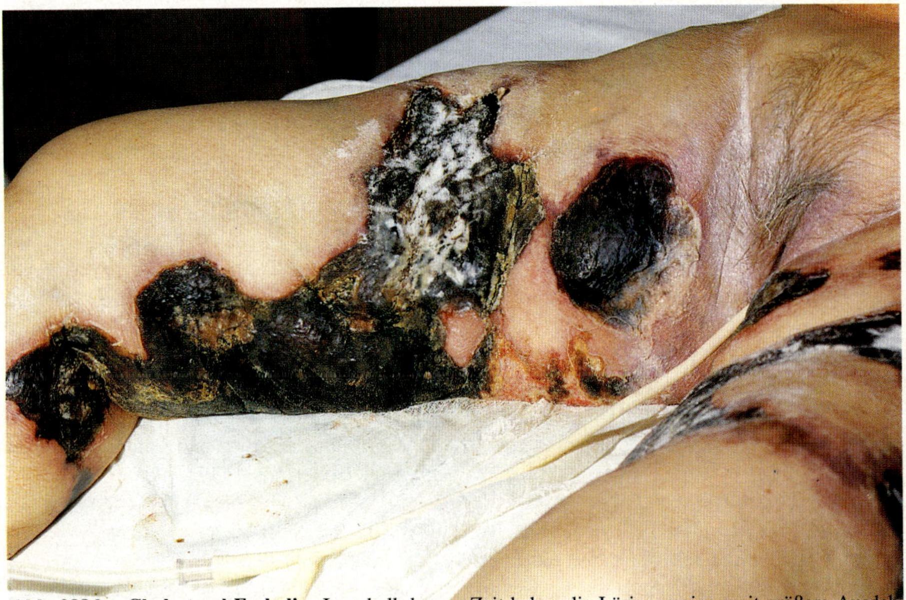

Abb. 288 b Cholesterol-Embolie. Innerhalb kurzer Zeit haben die Läsionen eine weit größere Ausdehnung angenommen und sind nekrotisch.

Teleangiectasia hereditaria haemorrhagica

Dieses autosomal dominant vererbte Krankheitsbild betrifft Blutgefäße, besonders an den Schleimhäuten des Mundes und des Gastrointestinaltraktes. Erstes Anzeichen ist oft eine rezidivierende Epistaxis, die in der Kindheit auftritt. Die diagnostischen Hautveränderungen sind kleine, meist punktförmige, pulsierende, makulöse und papulöse Teleangiektasien. Damit verbunden sind häufige Anfälle von Blutungen aus der Nasenschleimhaut und dem Gastrointestinaltrakt.

Synonyme: Morbus Osler, Rendu-Osler-Syndrom.

EPIDEMIOLOGIE UND ÄTIOLOGIE

Alter Die Epistaxis kann erstmals im Kindesalter auftreten, die Hautveränderungen treten aber nach der Pubertät auf, eventuell auch die Epistaxis.
Ätiologie Autosomal dominant erblich.

ANAMNESE

Dauer der Läsionen Die typischen Hautveränderungen (punktförmige, rote Flecken und Papeln) treten erstmals nach der Pubertät auf und erreichen ihren Höhepunkt in der 3. bis 4. Dekade.

Systemische Manifestationen Rezidivierende Epistaxis oft im Kindesalter; Blutungen im Gastrointestinaltrakt (12 bis 50 %); pulmonale, arteriovenöse (A-V) Fisteln treten bei 15 % der Patienten auf; A-V Fisteln können auch in der Leber auftreten; Aneurysmen des Zentralnervensystems.

Familienanamnese Autosomal dominant erblich.

KLINISCHE UNTERSUCHUNG

Haut

TYPISCHE EFFLORESZENZEN
Makulöse oder papulöse Effloreszenzen, bis 3 mm im Durchmesser, die meist pulsieren und mit dem Glasspatel ausgedrückt werden können.
FARBE Rot.
FORM DER LÄSIONEN Punktförmig (am häufigsten), sternförmig oder linear.
ANORDNUNG MULTIPLER LÄSIONEN Symmetrisch und verstreut, keine typische Anordnung.
VERTEILUNG DER LÄSIONEN Obere Körperhälfte; beginnend an der Nasenschleimhaut, später im Gesicht (Lippen), an Mund (Zunge) (Abb. 289), Konjunktiven, Stamm, oberen Extremitäten, Handflächen (Abb. 290) und Fußsohlen, Händen, Fingern und Zehen.

Nägel Nagelbetten der Finger und Zehen.

Schleimhäute Teleangiektasien treten am Locus Kiesselbach des Nasenseptums auf, an der Spitze und am Rücken der Zunge, im Nasopharynx und gesamten Gastrointestinaltrakt.

LABORUNTERSUCHUNGEN

HÄMATOLOGISCHE UNTERSUCHUNG Anämie durch chronischen Blutverlust.

Dermatopathologie
LICHTMIKROSKOPIE Kapillaren und Venolen im Stratum papillare der Dermis sind unregelmäßig dilatiert und von abgeflachten Endothelzellen ausgekleidet.

BILDGEBENDE VERFAHREN

Röntgen oder CT oder MRI des Thorax zum Nachweis pulmonaler A-V-Fisteln.

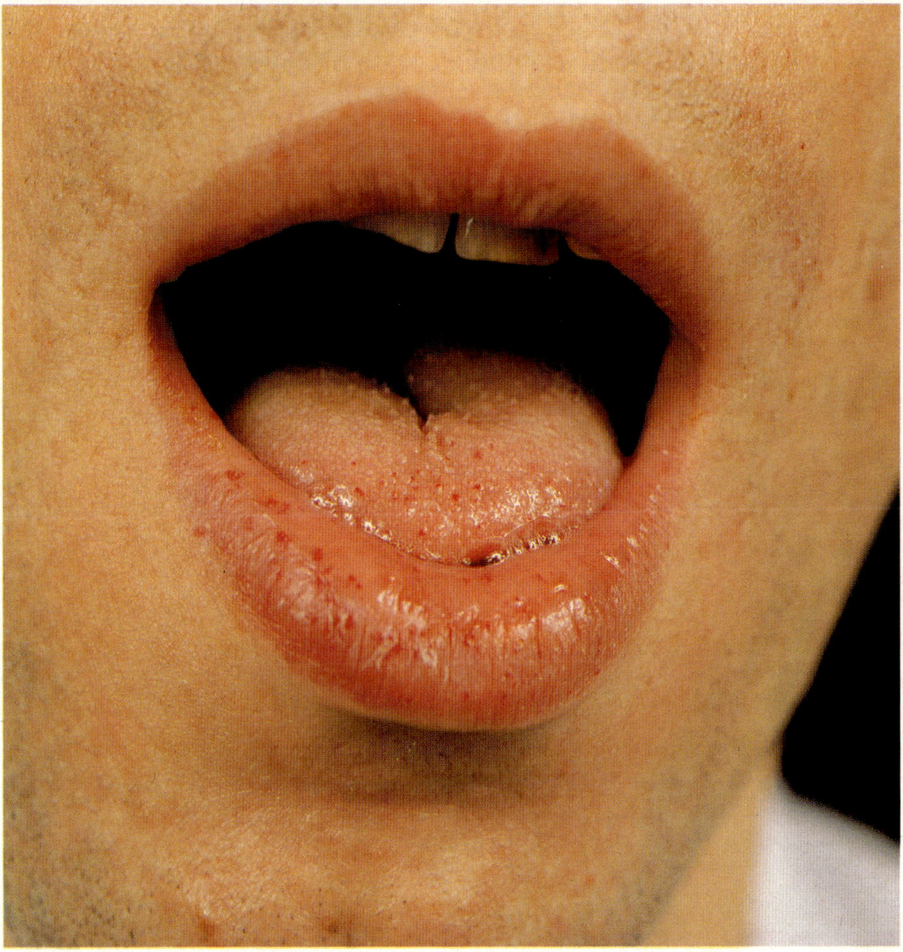

Abb. 289 Teleangiectasia hereditaria haemorrhagica. Auf Lippen und Zunge findet man viele einzelstehende, rote, winzige, makulöse und papulöse Läsionen.

DIAGNOSE

Trias von (1) typischen Teleangiektasien auf der Haut (Finger und Handflächen) *und* den Schleimhäuten (Lippen und Zunge), (2) wiederholte gastrointestinale Blutungen und (3) positive Familienanamnese.

PATHOGENESE

Es kommt zu einem Zusammenbruch der Verbindung zwischen den Endothelzellen wegen des Fehlens perivaskulärer Stützstrukturen (Perizyten, glatte Muskulatur und elastische Fasern). Die abnormen teleangiektatischen Kapillaren platzen leicht und führen zu wiederholten Nasen- und gastrointestinalen Blutungen.

THERAPIE

Elektrokaustik der abnormen Gefäße im Locus Kiesselbach.
Laser: Der tunable-dye-Laser kann erfolgreich zur Zerstörung der abnormen Blutgefäße an den verschiedenen Körperstellen angewendet werden.

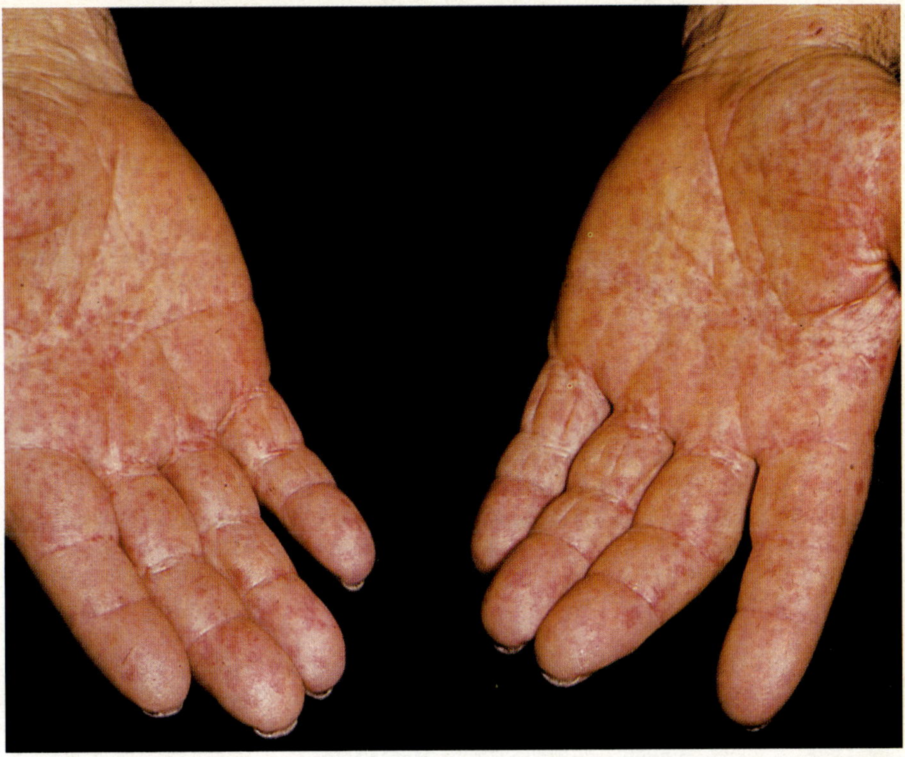

Abb. 290 **Teleangiectasia hereditaria haemorrhagica.** Myriaden von Teleangiektasien an den Handflächen.

Cushing-Syndrom (Hyperkortizismus)

Dieses Syndrom beruht auf einer Überaktivität der Nebennierenrinde oder exogener Cortisol-Zufuhr und ist charakterisiert durch ein rundes »Mond«-Gesicht, Plethora, Stammfettsucht, Büffelnacken, livide Striae distensae, Hirsutismus, Bluthochdruck, Oligomenorrhoe oder Amenorrhoe. Die Überaktivität der Nebennierenrinde ist meist die Folge einer bilateralen Nebennierenhyperplasie, beruhend auf einer Stimulation durch gesteigerte Sekretion von ACTH in der Hypophyse oder die Produktion von ACTH in nicht endokrinen Tumoren, besonders dem oat-cell-Karzinom der Lunge.

ANAMNESE

Die Anamnese mit Müdigkeit, Muskelschwäche und oft psychischen Anomalien ist unspezifisch, die Verdachtsdiagnose beruht auf den klinischen Befunden.

KLINISCHE UNTERSUCHUNG

Aussehen des Patienten Ein plethorischer, fettleibiger Patient mit dem »klassischen« Habitus, der durch die Umverteilung des Fetts zustande kommt: Mondgesicht (Abb. 291), Büffelnacken, Stammfettsucht, dünne Extremitäten.

Hautbefunde
Livide Striae, hauptsächlich am Abdomen, ähnlich den Striae, die durch die lokale Anwendung von Kortikosteroiden entstehen.
Hirsutismus: Hypertrichose im Gesicht mit pigmentierten Haaren und oft Zunahme der Lanugobehaarung im Gesicht und an den Armen.
Neigung zu Hämatomen und Ekchymosen.
Akne: »Steroid«-Akne, monomorph mit wenigen oder kleinen Komedonen. Tritt vorwiegend bei Patienten mit übermäßiger exogener Steroidzufuhr auf.
Allgemeinuntersuchung Hypertonie, Clitoris-Hypertrophie. Der Patient muß klinisch gründlich durchuntersucht werden, um Hinweise auf die zahlreichen Ursachen des Cushing-Syndroms zu erhalten, besonders Neoplasmen, die nicht von endokrinem Gewebe ausgehen: oat-cell-Karzinom der Lunge, Karzinoid des Thymus, Pankreaskarzinom, Bronchus-Adenom.

LABORUNTERSUCHUNGEN

Chemie
Blutzucker: Etwa 20 % haben einen Diabetes mellitus und die Mehrzahl der Patienten eine verminderte Glukose-Toleranz.
Erhöhte Cortisolspiegel im Plasma und Harn, außer beim iatrogenen Cushing-Syndrom.

Bildgebende Verfahren CT-Scan des Abdomens und der Hypophyse.

DIAGNOSE

Schwierig. Überweisung des Patienten an einen Endokrinologen erforderlich. Trotz des charakteristischen klinischen Bildes muß die Diagnose durch den Nachweis einer gesteigerten Cortisol-Produktion und durch eine Reihe von Spezialuntersuchungen verifiziert werden, u.a. durch den Nachweis, daß durch die Verabreichung von Dexamethason die endogene Cortisol-Sekretion nicht unterdrückt werden kann.

ÄTIOLOGIE

Hyperplasie der Nebennieren durch:
Hypophysäre ACTH-Überproduktion: Hypophysen-Adenome.
ACTH-Produktion durch nicht endokrine Tumoren, besonders das oat-cell-Karzinom der Lunge.
Exogene Kortikosteroide per os und parenteral, aber auch durch protrahierte Lokaltherapie mit Kortikosteroiden bei Erythrodermie (Resorption).

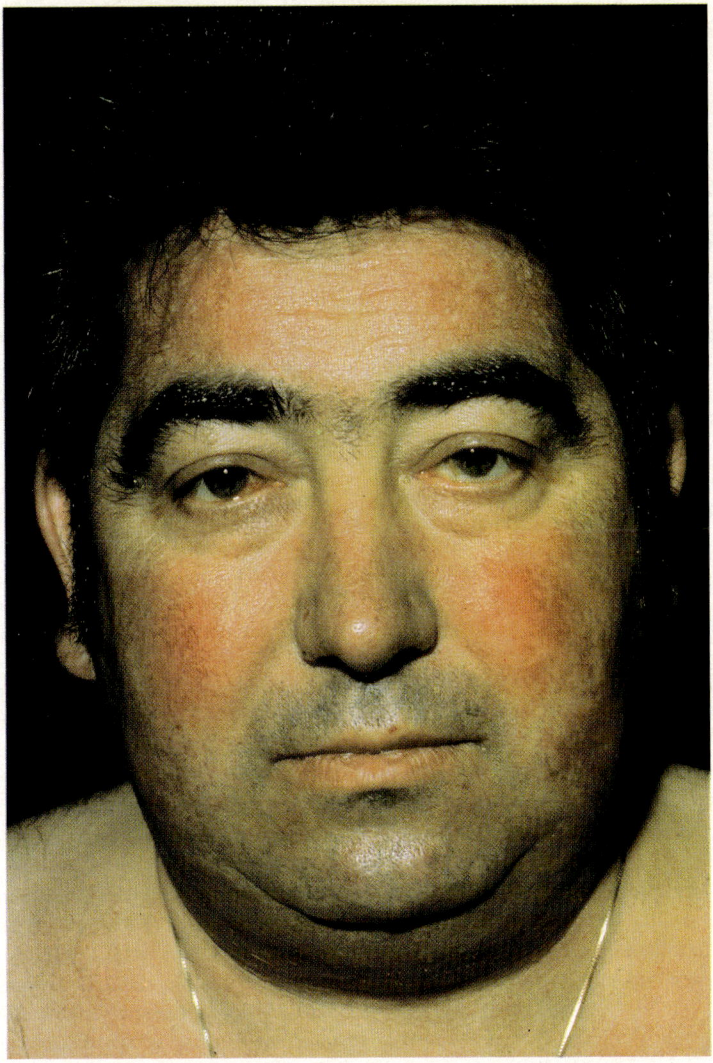

Abb. 291 Cushing-Syndrom. Plethorisches Mondgesicht.

Hyperthyreose

Dieses Autoimmun-Syndrom besteht aus der Trias Hyperthyreose, Augenveränderungen (hauptsächlich Proptose) und selten Hautveränderungen (prätibiales Myxödem).

Synonym: Graves' disease, Morbus Basedow.

EPIDEMIOLOGIE

Inzidenz Relativ häufig.
Alter 3. und 4. Dekade.
Rasse Haplotypen: Weiße: HLA-B8 und -DRw3; Japaner: HLA-Bw36; Chinesen: HLA-Bw46.
Geschlecht Häufiger bei Frauen als bei Männern.

ANAMNESE

Allgemeinsymptome Nervosität, emotionale Instabilität, Schlaflosigkeit, Tremor, besonders bei jüngeren Patienten. Gewichtsverlust trotz Appetitsteigerung bis zum Heißhunger. Ältere Patienten haben öfter kardiale Manifestationen: Dyspnoe, Palpitationen und Angina pectoris.
Symptome an der Haut Pruritus, Hyperhidrose, Hitzeintoleranz.
Familienanamnese Bei Familienmitgliedern perniziöse Anämie, Hashimoto-Thyreoiditis.

KLINISCHE UNTERSUCHUNG

Aussehen des Patienten Der Patient erscheint ängstlich, ist irritierbar und nervös. Oft besteht eine persistente Gesichtsröte, Palmarerythem und Hyperhidrose an Handtellern und Fußsohlen.
Hautbefunde
ALLGEMEIN Die Haut ist warm, feucht, weich, wie Kinderhaut.
REGIONAL Prätibiales Myxödem (Abb. 292), selten präradiales Myxödem. Tritt bei etwa 5 % der Patienten mit Graves' disease auf, bei der Hälfte dieser Patienten im aktiven Krankheitsstadium und bei der anderen Hälfte nach der Behandlung der Schilddrüsenerkrankung.
TYPISCHE EFFLORESZENZEN
Knoten und konfluierende Plaques mit Peau d'orange, verruköse Formationen sind möglich.
FARBE Rosa, hautfarben oder düsterrot.
PALPATION Derb, zusätzlich nicht eindrückbares, derbes Ödem in der normalen Haut (Abb. 292).
Haare Das Kopfhaar ist dünn und weich, die Textur verändert. Nicht selten tritt ein diffuses Effluvium auf. Im Bereich des prätibialen Myxödems kann eine Hypertrichose bestehen.
Nägel Man findet eine Sonderform der Onycholyse (*Plummersche Nägel*) (siehe Appendix H, Abb. H-12), wobei das freie Ende des Nagels wellig wird und sich nach oben aufbiegt. *Uhrglasnägel* (Abb. 292) können mit einer Proliferation des Periosts im Bereich der Diaphyse der akralen und langen Röhrenknochen assoziiert sein. Diesen Befund bezeichnet man als *thyreoidale Akropachie*.
Schilddrüsenuntersuchung Asymmetrische und lobuläre Schilddrüsenvergrößerung, oft vergesellschaftet mit einem Atemgeräusch.
Augen »Starrer« Blick, weit offene Lider, Lidretraktion – dadurch »verschrecktes« Aussehen (Abb. 292). Proptosis, Periorbitalschwellung.
Kardiovaskuläre Befunde Vorhofarrhythmien, systolische Geräusche.

LABORUNTERSUCHUNGEN

Dermatopathologie
LICHTMIKROSKOPIE Prätibiales Myxödem. Ödematöse Trennung der Kollagenbündel,

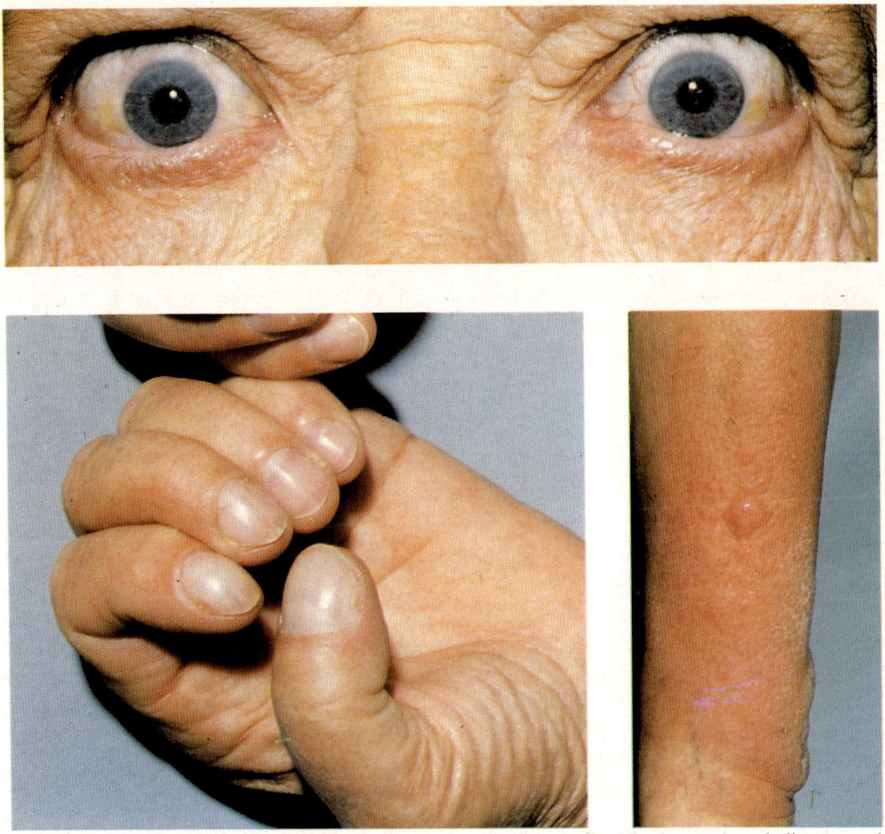

Abb. 292 Hyperthyreose. Diese Abbildung zeigt die Proptose, die Uhrglasnägel und die rosa oder fleischfarbenen Papeln, Plaques und Knoten des prätibialen Myxödems.

sternförmige Fibroblasten. Akkumulation von Hyaluronsäure und Chondroitin-Sulfat in den Läsionen und in der normalen Haut.

Blutbefunde

BLUTCHEMIE–SCHILDDRÜSENUNTERSUCHUNGEN

Gesteigerte Aufnahme von radioaktivem Jod, erhöhter T4-Spiegel im Serum, erhöhter Spiegel von T3, RT3U und FT41.

Anti-Schilddrüsenantikörper.

ÄTIOLOGIE UND PATHOGENESE

Autoimmunprozesse scheinen eine wichtige Rolle bei der Pathogenese zuspielen. Bei manchen Patienten kann Grave's disease in eine Hashimoto-Thyreoditis übergehen; auch das Umgekehrte kommt vor, weswegen Grave's disease, Hashimoto-Thyreoditis und primäres Myxödem als eng verwandte Autoimmunkrankheiten aufgefaßt werden. Störung der Homöostase der Schilddrüsen-Hormonsekretion durch die Präsenz eines abnormen Thyreoidea-Stimulators. Zirkulierende Schilddrüsenstimulatoren im Serum, die ihrer Natur nach Immunglobulin-Antikörper sind (LATS, long acting thyroid stimulators), sind gegen TSH-Rezeptoren gerichtet und stimulieren die Aktivität der Schilddrüse. Die Pathogenese des prätibialen Myxödems und des Exophthalmus sind ungeklärt, Faktoren aus Patientenserum stimulieren aber die Mukopolysaccharidsynthese durch dermale Fibroblasten.

Primäre Hypothyreose (Myxödem)

Hypothyreose ist die Folge ungenügender Schilddrüsenhormonproduktion und kann eine Reihe von Ursachen haben. Connatale Hypothyreose führt zu Kretinismus, schwere erworbene Hypothyreose zum klinischen Syndrom des Myxödems. Die häufigste Ursache des thyreopriven Hypothyreoidismus ist die Thyreoidektomie oder Radiojod-Behandlung einer Hyperthyreose. Primärer Hypothyreoidismus ist oft mit der Produktion zirkulierender anti-Schilddrüsen-Antikörper assoziiert, in manchen Fällen mit Antikörpern, die den TSH-Rezeptor blockieren. Eine der häufigsten Ursachen ist die Hashimoto-Thyreoiditis. Die Hautveränderungen beruhen auf einer Akkumulation von hydrophilen Mukopolysacchariden in der Dermis, daher die Bezeichnung *Myxödem*.

EPIDEMIOLOGIE

Alter 40 bis 60 Jahre.
Geschlecht Häufiger bei Frauen als bei Männern.

ANAMNESE

Systemische Symptome Die Frühsymptome treten allmählich auf, sind unspezifisch und werden oft übersehen, z. B. Interesselosigkeit, Kälteintoleranz und Obstipation. Die Patienten klagen über trockenes Haar, Haarausfall, trockene Haut und Gewichtszunahme. Die Stimme kann tiefer werden.

KLINISCHE UNTERSUCHUNG

Aussehen des Patienten (Abb. 293) Stumpfes und lustloses Gesicht mit Schwellung der Augenlider. Die Nase ist verbreitert, und die Lippen sind dick. Verlangsamung der körperlichen Aktivität.
Haut Diffuser Befall der ganzen Haut.
FARBE Die Haut ist blaß infolge eines vermehrten Gehalts von Wasser und Polysacchariden; es kann eine Karotinämie vorliegen, und die Handflächen und Fußsohlen können gelblich-orange erscheinen.
PALPATION Die Haut ist trocken durch verminderte Schweiß- und Talgsekretion. Teigige Verhärtung. Das matschige, nicht eindrückbare Ödem findet sich nicht in den abhängigen Körperpartien, sondern eher akral.
Haare und Nägel Das Haar ist trocken, grob und brüchig, charakteristischerweise findet man einen Ausfall des lateralen Drittels der Augenbrauen. Das Haarwachstum ist verzögert, sowohl am Capillitium, wie auch in der Bartregion und im Bereich der Sexualbehaarung. Die Anzahl der Telogenhaare ist vermehrt. Die Nägel sind brüchig und wachsen nur langsam.
Schleimhäute Die Zunge ist vergrößert, glatt, rot und plump.
Allgemeine Untersuchung Die Schilddrüse ist nicht immer tastbar, außer bei Vorliegen eines Kropfes. Die Pulsfrequenz kann verringert sein. Die Entspannungsphase der tiefen Sehnenreflexe (Achillessehne) ist verlängert, ein »aufgehängter« Reflex – rasche Kontraktion und langsame Relaxation. Eine subklinische Hypothyreose kann bei Frauen über 50 mit Vitiligo kombiniert sein.

LABORUNTERSUCHUNGEN

Dermatopathologie

LICHTMIKROSKOPIE Lokalisation: Im Stratum papillare der Dermis, rund um Haarfollikel und Blutgefäße.
Pathologischer Prozeß: Akkumulation von Chondroitin-Sulfat und Hyaluronsäure, die die Kollagenbündel auseinanderdrängen.
BLUTUNTERSUCHUNGEN Bei den Schilddrüsentests findet man bei der primären Hypothyreose eine Verminderung von T3 und T4 mit einer deutlichen Erhöhung von TSH.

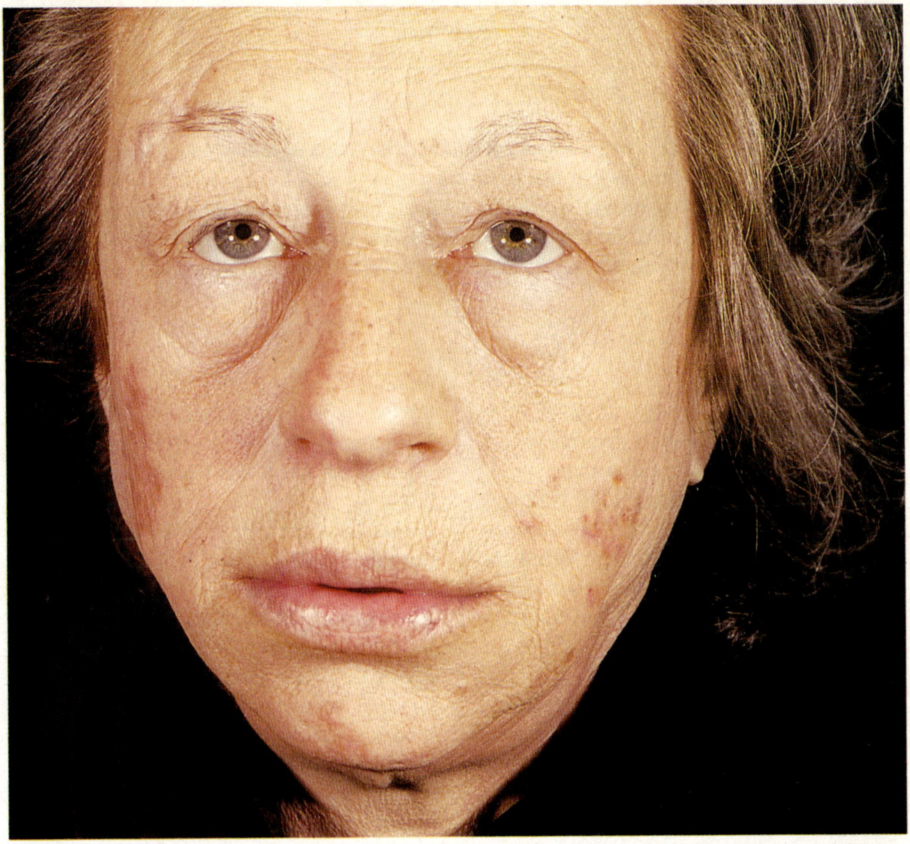

Abb. 293 Hypothyreose. Diese Patientin hat viele typische Symptome der Hypothyreose: Kalte, trockene, blasse Haut; Fehlen der Augenbrauen im lateralen Drittel; Schwellung des Gesichtes und der Lippen durch eine Akkumulation von Wasser und Mukopolysacchariden in der Dermis. Die Haare sind trocken, grob und brüchig. Die Nase ist verbreitert, die Zunge ist groß, glatt, rot und plump, die Augenlider hängen. Das Gesicht verliert seine Ausdrucksfähigkeit und zeigt die klinischen Symptome am deutlichsten.

Die Reaktion des TSH auf die Zufuhr von Thyroid-Releasing-Hormone liegt unter der Norm, was die Diagnose einer primären Hypothyreose unterstützt.
Erhöhtes Serumcholesterol.

PATHOGENESE

Zirkulierende Anti-Thyreoidea-Antikörper führen zur primären Hypothyreose durch Blockade des TSH-Rezeptors. Die Karotinämie ist die Folge einer verminderten Konversion von Beta-Karotin in Vitamin A. Die blasse Hautfarbe ist die Folge des hohen Wasser- und Mukopolysaccharidgehaltes in der Haut, die die Refraktion des einfallenden Lichtes verändern.

THERAPIE

Thyroxin per os.

Skorbut

Der Skorbut ist eine akute oder chronische Krankheit des Säuglingsalters oder des mittleren und höheren Erwachsenenalters infolge mangelhafter Zufuhr von Ascorbinsäure mit der Nahrung. Das Krankheitsbild ist charakterisiert durch Anämie, hämorrhagische Manifestationen in der Haut (Ekchymosen und perifollikuläre Blutungen) und im Skelett-Muskel-System (Blutungen in das Periost und die Muskulatur), sowie Gingivaveränderungen mit Blutungen, Lockerung der Zähne und Zahnausfall.

EPIDEMIOLOGIE

Alter Im Säuglings- und Kindesalter durch pasteurisierte Milch ohne Zufuhr von Zitrusfrüchten oder Frischgemüse mit der Nahrung; im mittleren oder höheren Alter bei allein lebenden Menschen mit schlechtem Gebiß, die für sich selbst kochen und weder Salate noch Frischgemüse zu sich nehmen; Alkoholismus.

Auslösende Faktoren Schwangerschaft, Stillperiode, Thyreotoxikose und Alkoholismus gehen mit einem gesteigerten Bedarf an Ascorbinsäure einher.

ANAMNESE

Manchmal lassen sich anamnestisch Müdigkeit, Schwäche, Arthralgien und Myalgien erheben, klinische Hinweise auf die Diagnose sind Purpura, perifollikuläre Blutungen und eine Anamnese, aufgrund derer sich eine mangelhafte Zufuhr von Ascorbinsäure vermuten läßt; z. B. kommt es vor, daß Orangensaft gekocht wird, um ihn zu sterilisieren. Mangelerscheinungen können auch infolge von Alkoholismus auftreten.

KLINISCHE UNTERSUCHUNG

Aussehen des Patienten Lethargisch und schwach. In fortgeschrittenem Stadium Schwierigkeiten bei der Nahrungsaufnahme.

Haut
TYPISCHE EFFLORESZENZEN
Ekchymosen an den Armen und Beinen (Innenseite der Ober- und Unterschenkel) (Abb. 294).
Follikuläre hyperkeratotische Papeln mit Blutungen (Abb. 294), besonders an der Rückseite der Unterschenkel (fast pathognomonisch).
Blutungen in die Muskeln und Arme mit sekundärer Phlebothrombose.
Periostale Blutungen an den langen Röhrenknochen verursachen schmerzhafte Schwellungen und Epiphysenlösung (Säuglingsalter und Kindheit).

Nägel Splitterblutungen.

Schleimhäute Zahnfleischblutungen (Abb. 295), die Gingiva ist geschwollen, düsterrot und schwammig (klinischer Spätbefund; die Hautveränderungen treten viel früher auf).

LABOR- UND SPEZIALUNTERSUCHUNGEN

Blutbefunde
ASCORBINSÄURE-SPIEGEL IN DEN BLUTPLÄTTCHEN Korrelieren genau mit dem klinischen Zustand und sind in den meisten größeren medizinischen Labors durchzuführen.
HÄMATOLOGISCHE BEFUNDE Mäßige bis schwere normozytäre, normochrome Anämie durch Blutung in die Gewebe. Positiver Kapillar-Fragilitätstest.

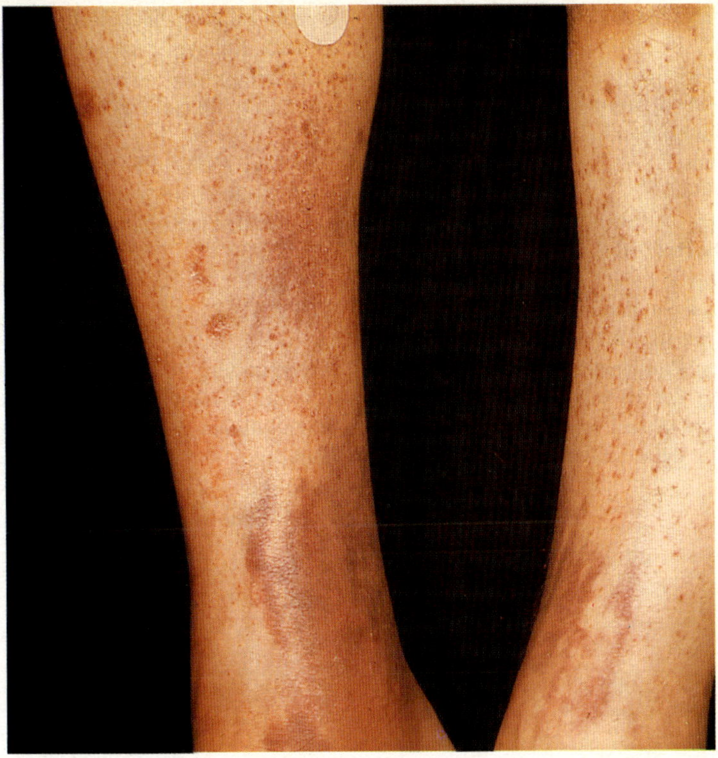

Abb. 294 **Skorbut.** An den Beinen sieht man Ekchymosen und auch Follikel, die Blutungen und Hornpfropfbildung zeigen.

DIFFERENTIALDIAGNOSE

Arthritis, hämorrhagische Diathesen und Gingivitis sind differentialdiagnostisch abzuklären. Die Hautveränderungen sind fast pathognomonisch.

ÄTIOLOGIE UND PATHOGENESE

Der Mensch ist unfähig, Ascorbinsäure zu synthetisieren, das für die Peptidyl-Hydroxylierung von Prokollagen notwendig ist. Die Unfähigkeit der Hydroxylierung von Kollagen führt zu dessen Instabilität, die Tripelhelix, die für die normale Gewebsstruktur notwendig ist, kann nicht gebildet werden. Diese gestörte Kollagensynthese ist der Grund der Kapillarfragilität.

VERLAUF UND PROGNOSE

Unbehandelt verläuft der Skorbut tödlich.

THERAPIE

Ascorbinsäure 100 mg 3 bis 5x täglich bis zu einer Gesamtdosis von 4 g, dann sind 100 mg/die innerhalb von Tagen bis Wochen kurativ.

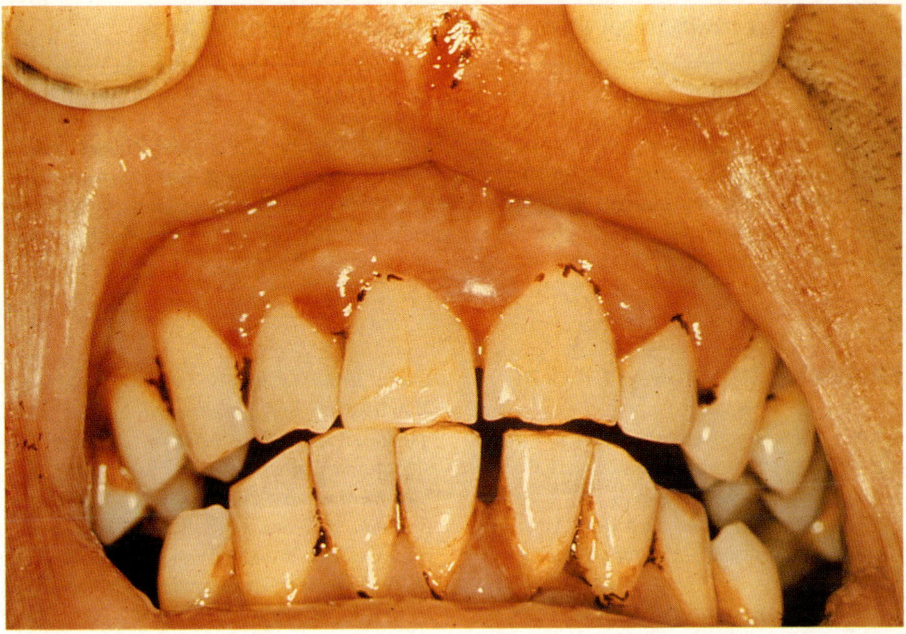

Abb. 295 **Skorbut.** Die Gingiva ist gerötet und geschwollen, an den Spitzen der interdentalen Papillen sieht man winzige Blutungen.

Zinkmangel und Acrodermatitis enteropathica

Die *Acrodermatitis enteropathica (AE)* ist eine genetisch bedingte Störung der Zinkresorption, die im Säuglingsalter auftritt und charakterisiert ist durch eine Trias aus akraler Dermatitis (Gesicht, Hände, Füße, anogenital), Alopezie und Diarrhoe. Nahezu identische klinische Befunde treten bei erworbenem Zinkmangel infolge mangelhafter Zinkzufuhr mit der Nahrung oder Störung der Resorption im Darm auf.

EPIDEMIOLOGIE UND ÄTIOLOGIE

Alter *AE:* Bei Säuglingen, die mit Kuhmilch flaschengefüttert werden, innerhalb von Tagen oder wenigen Wochen. Bei Kindern, die gestillt werden, bald nach dem Abstillen. *Erworbener Zinkmangel:* Ältere Menschen.

Ätiologie *AE:* Autosomal rezessives Erbmerkmal, das zu einer Unfähigkeit der Zinkresorption führt. *Erworbener Zinkmangel:* Ursachen: verminderte Zinkzufuhr mit der Nahrung, Malabsorption (Enteritis regionalis, intestinaler Bypass wegen Fettsucht), erhöhte Ausscheidung mit dem Harn (nephrotisches Syndrom), Zustandsbilder mit Hypalbuminämie, Penicillamin-Therapie, hochgradig katabole Zustände (nach Traumata, Verbrennungen, chirurgischen Eingriffen), hämolytische Anämien; Jugendliche, die Lehm essen (endemischer Zinkmangel des Mittleren Ostens mit Geophagie), langdauernde parenterale Ernährung ohne Zinksubstitution.

Prädisposition *Erworbener Zinkmangel:* Schwangerschaft, Kinder in der Wachstumsphase, Jugendliche, Alkoholismus.

ANAMNESE

Hautbefunde

TYPISCHE EFFLORESZENZEN
Scharf begrenzte, trockene, schuppende, ekzematöse Flecken und Plaques, die sich zu vesikulo-bullösen, pustulösen, erosiven und verkrusteten Läsionen weiterentwickeln (Abb. 296). Dermatitis: In den Furchen der Handflächen und Finger; Paronychie, Rhagaden an den Fingerspitzen. Anuläre Läsionen mit Collerette-artiger Schuppung. Die Läsionen werden oft sekundär infiziert mit *Candida albicans* oder *Staphylococcus aureus*. Gestörte Wundheilung.

FARBE Anfangs rosa, später hellrot.

VERTEILUNG DER LÄSIONEN Zu Beginn im Gesicht (besonders perioral), am Capillitium und der Anogenitalregion (Abb. 296). Später an den Händen (Abb. 297) und Füßen, in den Körperbeugen und am Stamm.

HAARE UND NÄGEL Diffuses Effluvium, Ergrauen des Haares. Paronychie, Furchenbildung, Ausfallen der Fingernägel.

SCHLEIMHÄUTE Mundschleimhaut: Die Zunge ist rot und glänzend, oberflächliche aphthöse Läsionen, Candidiasis, Perlèche. Photophobie.

Allgemeinuntersuchung Die Patienten sind irritierbar und deprimiert. Säuglinge und Kleinkinder sind weinerlich und meiden Blickkontakt. Wachstumsstörungen.

DIAGNOSE UND DIFFERENTIALDIAGNOSE

Diagnose Die klinische Diagnose wird verifiziert durch die Bestimmung des Zinkspiegels im Serum.

Differentialdiagnose Atopische Dermatitis, seborrhoische Dermatitis, mukokutane Candidiasis, Glukagonom.

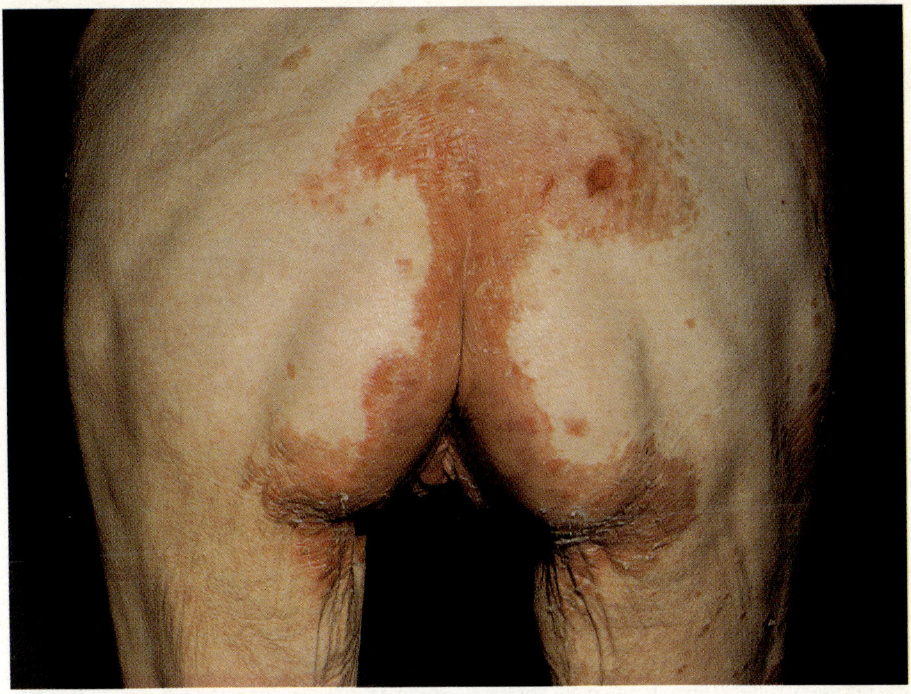

Abb. 296 **Zinkmangel.** Trockene, erythemato-squamöse, ekzematöse Plaques am Rand der Gesäßbacken. Die Läsionen sind oft mit Candida albicans sekundärinfiziert.

LABOR- UND SPEZIALUNTERSUCHUNGEN

Komplettes Blutbild Anämie.
Chemische Befunde Niedrige Zinkspiegel im Serum und im Plasma.
Harn Zinkausscheidung im Harn deutlich vermindert.
Dermatopathologie Spalt- und Blasenbildung mit Akantholyse in der Epidermis.
Immunologie Gestörte T-Zell-Funktion. Auch Funktion von Neutrophilen, Monozyten, Makrophagen und Mastzellen durch Zinkmangel beeinträchtigt.

PATHOPHYSIOLOGIE

Bei der Acrodermatitis enteropathica ist die Zinkresorption aus der Nahrung verringert. Der spezifische Ligand, der für den Zinktransport verantwortlich ist und bei der Acrodermatitis möglicherweise abnormal ist, ist unbekannt. Der Defekt scheint irgendwo in den frühen Stadien der Zinkaufnahme lokalisiert zu sein, wenn das Zink am intestinalen Bürstensaum angeboten wird. Dieser Defekt kann durch eine Steigerung der Zinkzufuhr mit der Nahrung überwunden werden. Es ist auch unbekannt, auf welche Weise der Zinkmangel zu Haut- und anderen Veränderungen führt.

VERLAUF UND PROGNOSE

Bevor man wußte, daß die AE durch eine gestörte Zinkaufnahme aus der Nahrung verursacht ist, starben die Kinder meist im Säuglings- oder Kleinkindalter. Die Patienten litten unter Wachstumsstörungen und schweren Candida- und bakteriellen Infektionen. Nach Zinkersatz heilen die massiv infizierten und erosiven Hautveränderungen innerhalb von ein bis zwei Wochen ab. Die Diarrhoen hören auf, Reizbarkeit und depressive Stimmung bessern sich innerhalb von 24 Stunden.

THERAPIE

Zinkersatz. Durch Verabreichung von Zinksalzen mit der Nahrung oder intravenös in einer Dosierung, die der zwei- bis dreifachen täglich empfohlenen Dosis entspricht, können normale Zinkspiegel innerhalb von Tagen oder Wochen erzielt werden.

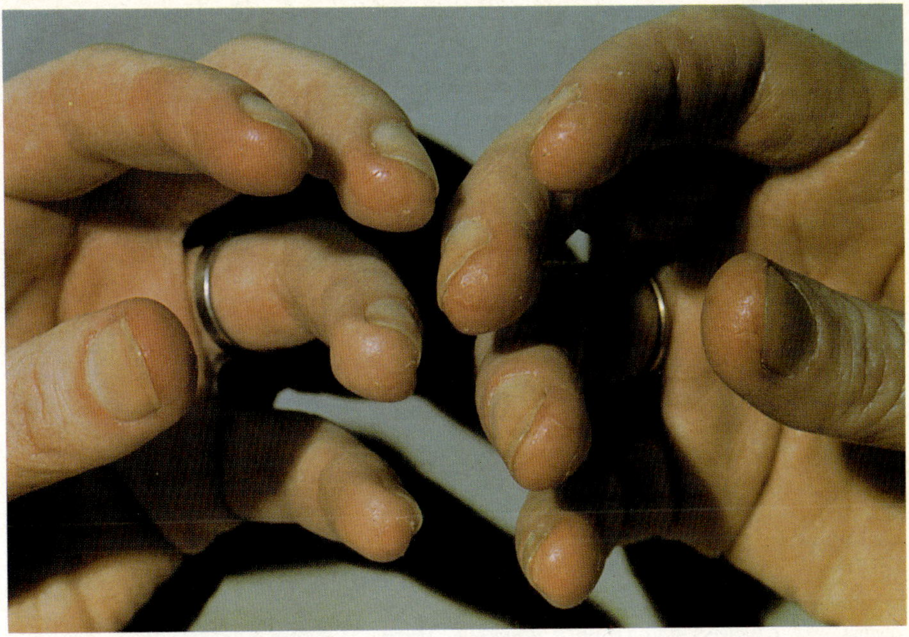

Abb. 297 Zinkmangel. Hände. Die Finger sind verdickt und man sieht eine chronische Paronychie und ein helles Erythem mit Fissuren an den Endphalangen.

Panniculitis bei Pankreas-Krankheiten

Die Panniculitis bei Pankreas-Krankheiten ist klinisch charakterisiert durch schmerzhafte, erythematöse Knoten, die irgendwo auftreten können, oft begleitet von einer Arthritis und Polyserositis, assoziiert entweder mit Pancreatitis oder Pankreaskarzinom. Das histologische Bild ist das einer lobulären Panniculitis.

EPIDEMIOLOGIE UND ÄTIOLOGIE

Alter Mittleres bis höheres Lebensalter.
Geschlecht Häufiger bei Männern als bei Frauen.
Ätiologie Assoziiert mit chronischer Pancreatitis oder Pankreaskarzinom.

ANAMNESE

Alkoholismus, Bauchschmerzen, Gewichtsverlust. Die Läsionen sind ziemlich druckempfindlich. Oft Fieber.

KLINISCHE UNTERSUCHUNG

Hautbefunde

TYPISCHE LÄSIONEN
Knoten (Abb. 298) und Plaques in der Subcutis. Wenn man die Läsionen biopsiert, kann verflüssigtes Fett aus der Läsion tropfen.
FARBE Erythematös.
PALPATION Die Läsionen sind druckschmerzhaft und warm. ± Fluktuation (Abb. 298).
VERTEILUNG DER LÄSIONEN Können irgendwo am Körper auftreten mit einer Bevorzugung der Beine und Gesäßbacken.
Allgemeinbefunde Pleuraerguß, Aszites, Arthritis (besonders Sprunggelenke).

DIAGNOSE UND DIFFERENTIALDIAGNOSE

Diagnose Die klinische Diagnose wird verifiziert durch die histologische Untersuchung einer tiefen Biopsie, einschließlich des Subkutangewebes.
Differentialdiagnose Erythema nodosum, subakute, noduläre, migratorische Panniculitis (Villanova), Lupus-erythematosus-Panniculitis, Poststeroidpanniculitis, Panniculitis nodularis nonsuppurativa febrilis et recidivans (α-Antitrypsin-Mangel), Sweet-Syndrom.

LABOR- UND SPEZIALUNTERSUCHUNGEN

Kompletter Blutbefund Eosinophilie.
Chemische Befunde Erhöhte Lipase- und Amylase-Spiegel.
Harn Erhöhte Amylase- und Lipaseausscheidung.
Dermatopathologie Lobuläre Panniculitis mit Fettzellnekrose und unterschiedlich deutlicher Kalzifikation. Herde granulärer basophiler Degeneration von Fettzellen treten im Bereich eines Läppchens auf und führen zum Verlust der Kernfärbung und zur Bildung von schattenhaften Fettzellen ohne Kerne mit dicken Zellwänden. ± Kalzifikation. Ein polymorphes, lobuläres Infiltrat umgibt die Nekroseherde. Angrenzende Läppchen können frei von Veränderungen sein.

PATHOPHYSIOLOGIE

Die Zerstörung des subkutanen Fettes ist durch Enzyme verursacht (Amylase, Trypsin, Lipase), die aus dem erkrankten Pankreas in den Kreislauf abgegeben werden.

VERLAUF UND PROGNOSE

Abhängig von der Art der Pankreaskrankheit. Rezidivierende Schübe schmerzhafter Läsionen.

THERAPIE

Behandlung der Grundkrankheit des Pankreas.

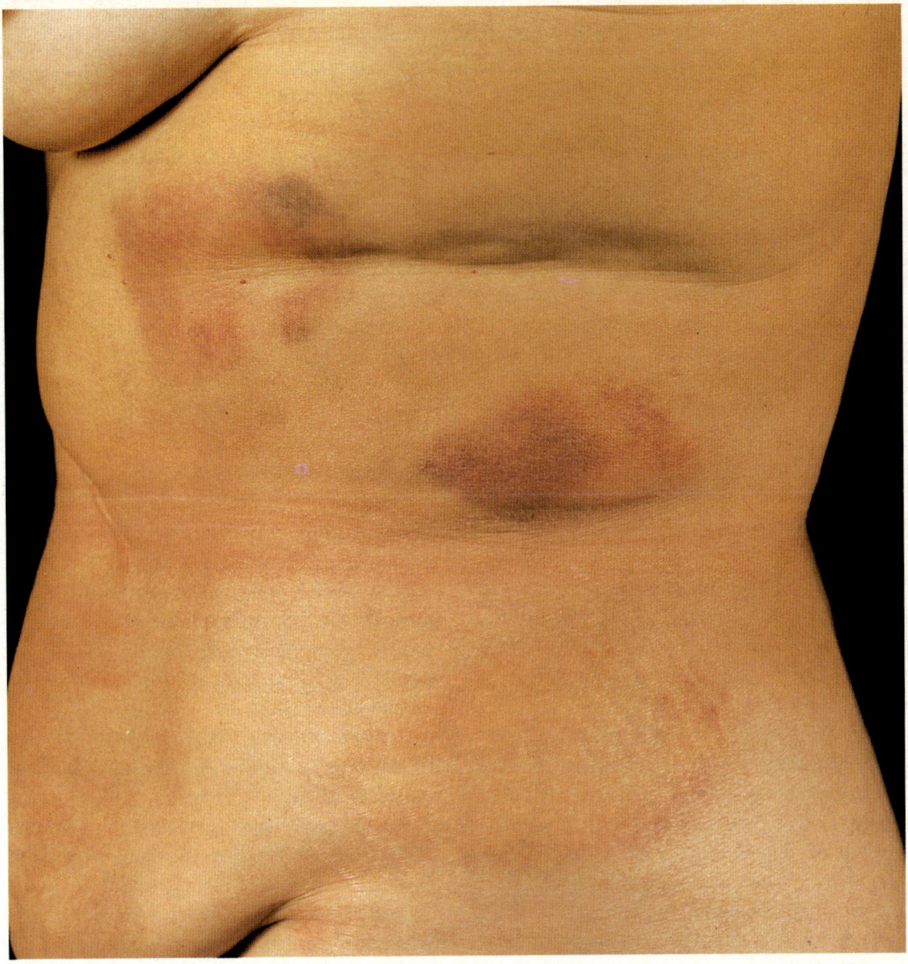

Abb. 298 Panniculitis bei Pankreaskrankheit. Erythematöse fluktuierende, druckschmerzhafte Knoten am Abdomen.

Pseudoxanthoma elasticum

Das Pseudoxanthoma elasticum (PXE) ist eine schwere erbliche Krankheit des Bindegewebes, die das elastische Gewebe in der Haut, in Blutgefäßen und Augen involviert. Die wichtigsten Hautmanifestationen sind eine charakteristische peau d'orange-ähnliche Hautoberfläche, die durch dichtstehende Gruppen gelber »gamslederfarbener« Papeln in retikulärer Anordnung am Hals, in den Axillen und anderen Körperfalten zustande kommt. Die Veränderungen des Gefäßsystems umfassen Blutungen des Gastrointestinaltrakts, Hypertension bei jungen Menschen durch Befall der Arteriae renales und Claudicatio. Augenmanifestationen (»angioid streaks« und Netzhautblutungen) können zur Erblindung führen.

EPIDEMIOLOGIE

Häufigkeit 1:160000.

Alter bei Krankheitsbeginn 20 bis 30 Jahre.

Erblichkeit Autosomal rezessiv und autosomal dominant.

Klassifikation Vier genetische Formen, zwei dominante und zwei rezessive: am häufigsten sind der rezessive und dominante Typ I mit Gefäß- und Netzhautveränderungen. Seltener sind der dominante und rezessive Typ II mit minimaler Systembeteiligung.

ANAMNESE

Vorgeschichte Die asymptomatischen Hautläsionen, die anfangs oft übersehen werden, können in der frühen Kindheit auftreten und tun das gewöhnlich vor dem 30. Lebensjahr, in manchen Fällen aber auch erst im höheren Alter. Ein Nachlassen der Sehschärfe bei jungen Menschen kann der erste Hinweis auf die Krankheit sein.

Systemische Symptome Gewisse Symptome weisen auf eine Multisystembeteiligung hin, wie Herzkrankheit, Hämatemesis und Meläna sowie Symptome, die mit der Hypertonie und Claudicatio zusammenhängen.

KLINISCHE UNTERSUCHUNG

Hautbefunde
TYPISCHE EFFLORESZENZEN
Kleine (2 bis 3 mm) Papeln oder größere Plaques, oft mit Teleangiektasien.
FARBE Gelb, gamslederfarben.
PALPATION Die Haut ist weich und schlaff und hängt in Falten.
ANORDNUNG MULTIPLER LÄSIONEN Retikulär oder linear mit Furchen zwischen den einzelnen Plaques.
VERTEILUNG DER LÄSIONEN Seitliche Halspartien (Abb. 299), Axillen, Abdomen, Leiste, Perineum und Oberschenkel.
SCHLEIMHÄUTE Läsionen können auch am weichen Gaumen, an der Innenseite der Lippen, im Rectum und in der Vagina vorkommen.

Allgemeinuntersuchung Abgeschwächte periphere Pulse und Arteriosklerose der Extremitätenarterien. Dadurch Claudicatio intermittens. Einengung der A. renalis führt zu Hypertension, Befall der gastrointestinalen Gefäße zu Blutungen, die letal verlaufen können. Ischämische kardiale Symptome.

Ophthalmologische Untersuchung Bei der Spiegelung des Fundus findet man folgende Veränderungen: »angioid streaks« (Abb. 300), die schiefergrau und breiter als Blutgefäße sind und sich ausstrahlend von der Pupille über den Fundus erstrecken; häufig Netzhautblutungen.

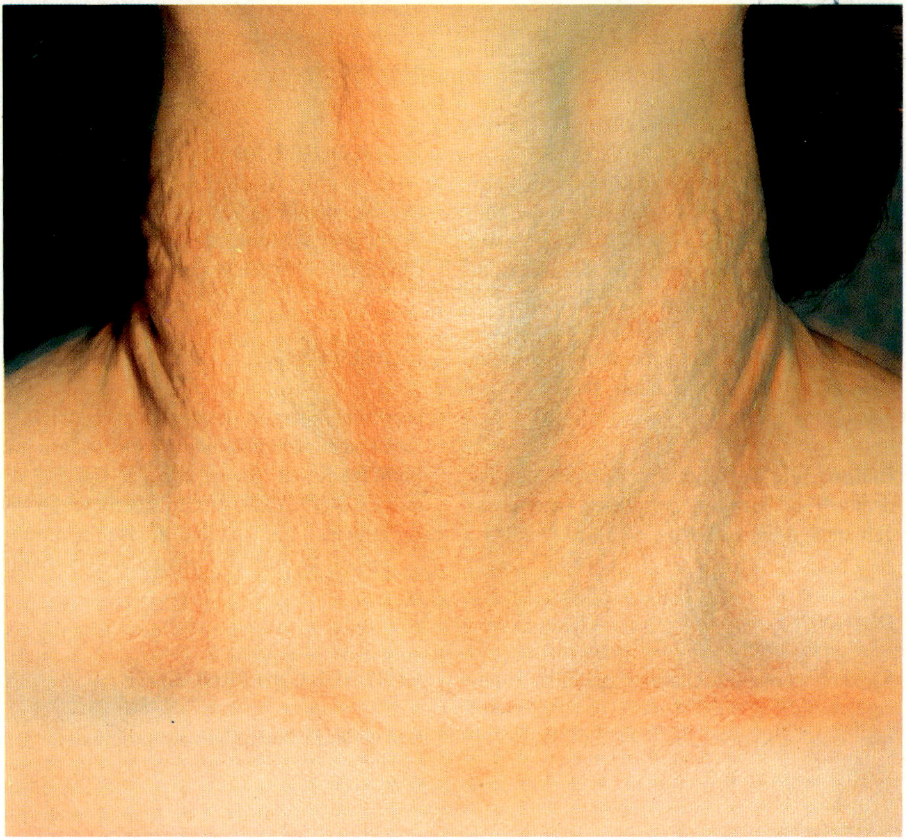

Abb. 299 **Pseudoxanthoma elasticum.** Pflastersteinartige (peau d'orange), infiltrierte, gelbliche Läsionen am Hals mit gamslederartiger Farbe.

LABOR- UND SPEZIALUNTERSUCHUNGEN

Dermatopathologie
LICHTMIKROSKOPIE *Lokalisation* Retikuläre Dermis.
Pathologischer Prozeß Veränderungen der Elastica (Schwellung und unregelmäßige Verklumpung), die sich bei Routinefärbung schwach basophil anfärbt; mit Spezialfärbungen erscheint die Elastica in charakteristischer Weise aufgerollt und bildet wie »zerhackt« aussehende Klumpen. Außerdem findet man erhebliche Kalkablagerungen zwischen den elastischen Fasern.

Bildgebende Verfahren Röntgen: ausgedehnte Verkalkung der peripheren Arterien an den unteren Extremitäten.

DIAGNOSE

Klinisch durch die charakteristischen Hautveränderungen, die Diagnose des PXE wird bioptisch verifiziert. Die ophthalmologischen Veränderungen sind ebenfalls charakteristisch, kommen aber auch beim M. Paget der Knochen vor.

ÄTIOLOGIE UND PATHOGENESE

Der biochemische Defekt ist unbekannt, es liegen aber Abnormitäten sowohl des Kollagens als auch des elastischen Gewebes vor.

BEDEUTUNG

Die Früherkennung des Syndroms ist wichtig, damit die Komplikationen (besonders die Beteiligung des Auges und der Gefäße) registriert werden können. Bei über zwei Drittel der Patienten mit »angioid streaks« kommt es zu einem Verlust des zentralen Sehvermögens.

VERLAUF UND PROGNOSE

Der Verlauf ist unaufhaltsam progressiv.

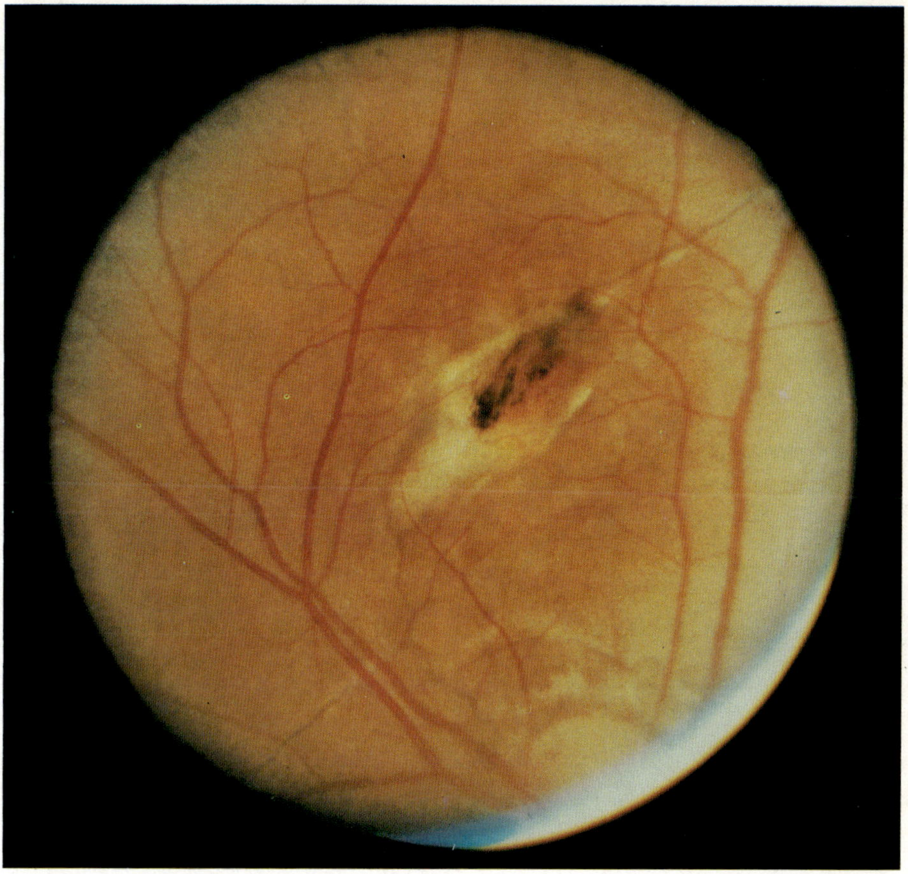

Abb. 300 Pseudoxanthoma elasticum. »Angioid streaks« am Augenhintergrund. Diese Streifen, die breiter als Blutgefäße sind, erstrecken sich mehr oder weniger radiär von der Papille ausgehend quer über den Fundus.

Tuberöse Sklerose

Die tuberöse Sklerose ist eine autosomal dominant vererbte Krankeit, die auf einer genetisch programmierten Hyperplasie ektodermaler und mesodermaler Zellen beruht und sich in Form verschiedener Läsionen an der Haut, dem Zentralnervensystem, am Herz, den Nieren und anderen Organen manifestiert. Die wichtigsten frühen Manifestationen sind die Trias: epileptische Anfälle, geistige Retardierung und angeborene weiße Flecken an der Haut. Die pathognomonischen Angiofibrome im Gesicht treten erst nach dem 3. oder 4. Lebensjahr auf.

EPIDEMIOLOGIE

Häufigkeit In Institutionen 1:100 bis 1:300; in der allgemeinen Bevölkerung 1:20000 bis 1:100000.

Alter Säuglingsalter.

Geschlecht Keine Geschlechtspräferenz.

Rasse Alle Rassen.

Erbgang Autosomal dominant.

ANAMNESE

Auftreten von Läsionen
Weiße Flecken sind entweder bei der Geburt vorhanden oder treten im Säuglingsalter auf (80 % vor Beendigung des 1. Lebensjahres).
Andere Hautveränderungen: Angiofibrome (über 20 % innerhalb des 1. Lebensjahres, 50 % bis zum 3. Lebensjahr).

Systemische Symptome
Epileptische Anfälle in 86 % der Fälle; je häufiger Anfälle auftreten, desto ungünstiger ist die Prognose der mentalen Retardation.
Mentale Retardation (49 %)

KLINISCHE UNTERSUCHUNG

Haut Bei 96 % findet man Hautveränderungen.

TYPISCHE EFFLORESZENZEN
Hypomelanotische Flecken (bei über 80 % der Patienten nachweisbar). Die Flecken sind weiß, einzeln oder zahlreich, meist mehr als 3.
Papeln oder Knötchen im Gesicht (Adenoma sebaceum oder Angiofibrome) (bei 70 % der Fälle): rote und hautfarbene Knötchen, die meist im Kleinkindesalter auftreten.
Plaques, die Bindegewebsnaevi darstellen (»shagreen patch«) (bei 40 % der Fälle): hautfarben.
Periunguale Papeln oder Knötchen: unguale Fibrome (bei 22 % der Fälle), treten spät in der Kindheit auf und haben die selben histologischen Charakteristika (Angiofibrome) wie die Papeln im Gesicht.

FORM UND GRÖSSE DER WEISSEN FLECKEN
Polygonal oder ähnlich einem Daumenabdruck (»thumb-print«), 0,5 bis 2 cm (Abb. 301).
Lanzettförmig länglich oder »ash-leaf« (Eschenblatt)-förmig (Abb. 302), 3 bis 4 cm oder mehr.
Winzige weiße Flecken oder »Konfetti«, 1 bis 2 mm.

VERTEILUNG DER LÄSIONEN
Weiße Flecken findet man am Stamm (56 %), den unteren Extremitäten (32 %), den oberen Extremitäten (7 %), am Kopf und Hals (5 %).
Angiofibromatöse Papeln und Knötchen treten im Gesicht auf (Abb. 303 a) und um die Zehen- und Fingernägel.
»Shagreen patches« findet man am Rücken oder am Gesäß.

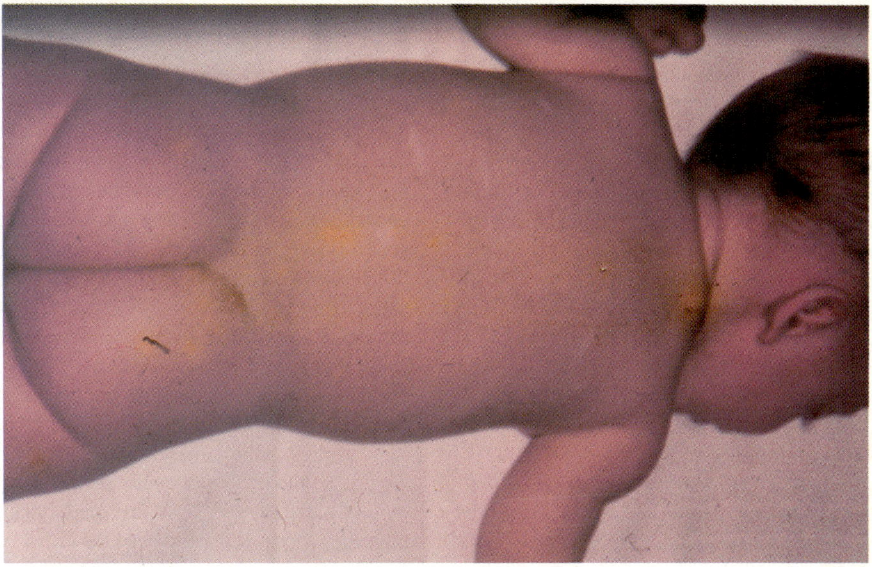

Abb. 301 Tuberöse Sklerose. Weiße Flecken bei einem Säugling, die die Form eines Eschenblattes haben oder polygonal sind und bei der Geburt vorhanden waren.

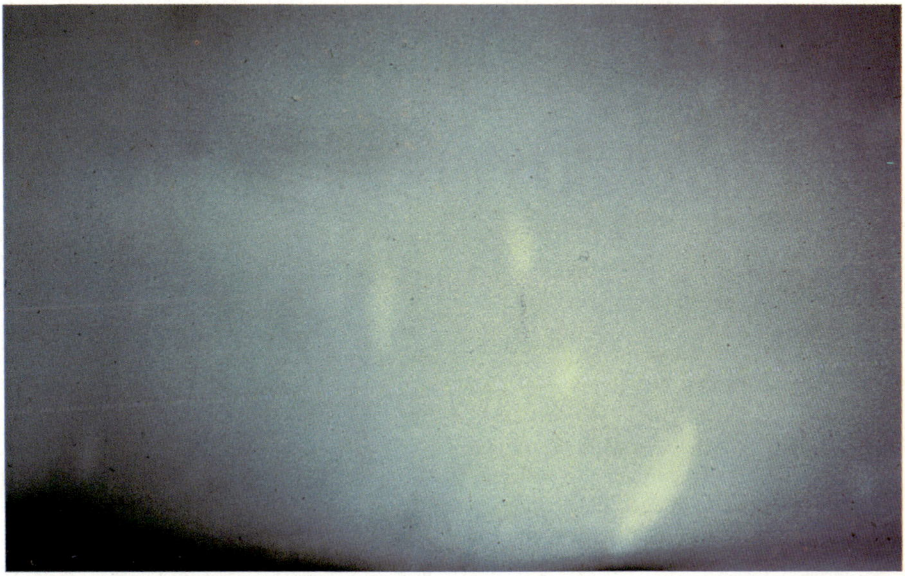

Abb. 302 Tuberöse Sklerose. Weiße Flecken unter dem Wood-Licht. Diese Veränderungen waren bei diesem weißen Kind fast unsichtbar, bis die Haut unter dem Wood-Licht untersucht wurde. Man sieht »thumb-print« und eschenblattförmige Flecken.

Schleimhaut Angiofibrome der Gingiva.

Haare Depigmentierte Haarsträhnen bestehen bereits bei der Geburt.

Systemische Beteiligung Zentralnervensystem (Tumoren, die zu epileptischen Anfällen führen), Augen (graue oder gelbe Netzhautplaques bei 50 % der Fälle), Herz (benigne Rhabdomyome), gemischtzellige Hamartome (Niere, Leber, Thyreoidea, Testes und Gastrointestinaltrakt).

LABORUNTERSUCHUNGEN

Dermatopathologie

LICHTMIKROSKOPIE *Weiße Flecken* Verminderung der Anzahl der Melanozyten, der Melanosomengröße und des Melaningehalts in Melanozyten und Keratinozyten.
Angiofibrome Dermale Fibrose, Kapillarerweiterung, Fehlen von elastischem Gewebe.
Gehirn Die »Tubera« sind Gliome.

Spezialuntersuchungen

DOPA-REAKTION Verminderte Melaninproduktion.
TRANSMISSIONS-ELEKTRONENMIKROSKOPIE Verminderung von Größe und Melaningehalt der Melanosomen.
EEG Abnorm.

BILDGEBENDE VERFAHREN

Schädelröntgen Multiple Kalzifikationen.

CT-Scan Verformung der Ventrikel und tumoröse Veränderungen entlang der striothalamischen Grenzen.

SPEZIALUNTERSUCHUNGEN

Beleuchtung (nach Dunkeladaptation) Zum Nachweis einer verminderten Melaninpigmentierung sollte immer eine Untersuchung mit Wood-Licht durchgeführt werden (Abb. 302). Diese Untersuchung ist besonders bei hellhäutigen Menschen notwendig, da man oft nur damit hypomelanotische Flecken erkennen kann.

DIAGNOSE UND DIFFERENTIALDIAGNOSE

Die Diagnose kann bei einem Säugling oder Kind schwierig oder unmöglich sein, wenn die weißen Flecken die einzigen Veränderungen an der Haut sind. Dermatologen haben meist keine Schwierigkeiten, die Art des Leukoderms bei der tuberösen Sklerose zu identifizieren. Der Naevus depigmentosus (meist einzeln!) kann aber zu Verwechslungen führen, da er histologisch ebenso wie die weißen Flecken der tuberösen Sklerose Melanozyten enthält. Andere weiße Flecken (bei Vitiligo und Piebaldismus) enthalten nur sehr wenige oder keine Melanozyten. Die Angiofibrome im Gesicht sind fast pathognomonisch, treten aber erst im späten Säuglingsalter oder bei manchen Patienten im 3. oder 4. Lebensjahr auf. Deshalb ist dieses Zeichen nicht so wertvoll wie die weißen Flecken, die schon im frühen Säuglingsalter nachweisbar sind.
Selbst wenn die typischen weißen, »ash-leaf«- oder »thumbprint«-Flecken vorhanden sind, muß die Diagnose verifiziert werden. »Konfetti«-Flecken (Abb. 303 b) sind geradezu pathognomonisch. Ein Kinderneurologe muß dann den Patienten beurteilen, Familienmitglieder untersuchen und verschiedene bildgebende Untersuchungen, wie auch EEG, durchführen. Es ist zu beachten, daß geistige Retardierung und epileptische Anfälle fehlen können.

ÄTIOLOGIE UND PATHOGENESE

Genetische Veränderungen ektodermaler und mesodermaler Zellen mit Hyperplasie und mit einer Störung der embryonalen Zelldifferenzierung.

BEDEUTUNG

Ein schweres autosomal erbliches Krankheitsbild, das erhebliche Probleme verursacht: einerseits wegen der geistigen Retardierung, andererseits, weil eine Beherrschung der epilep-

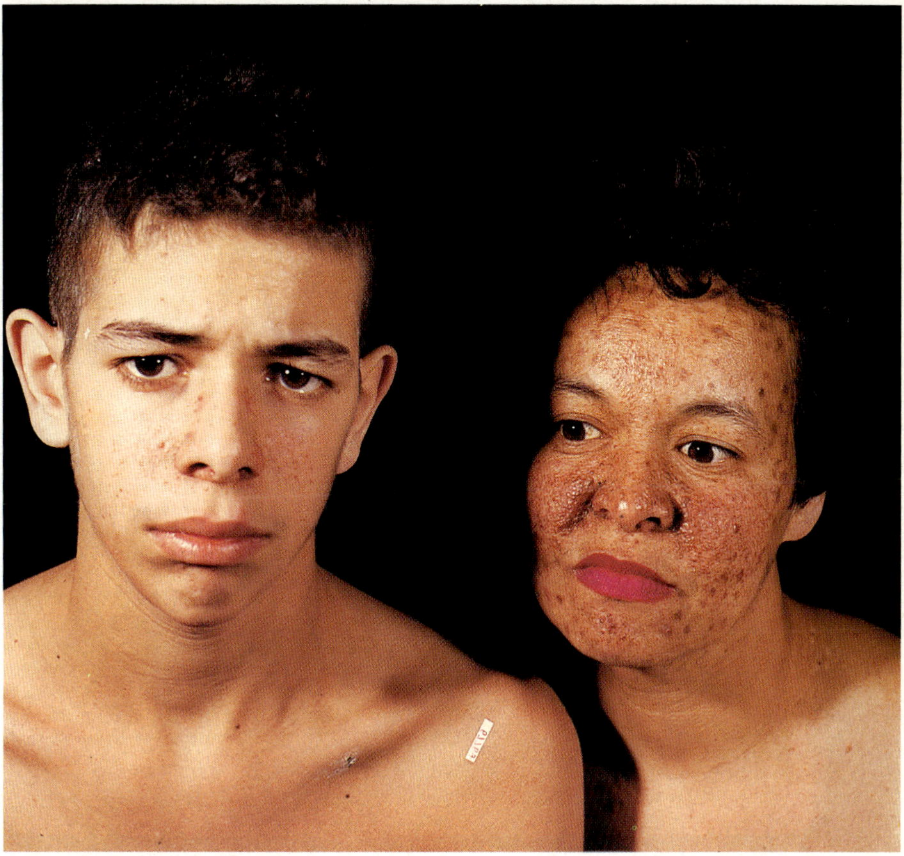

Abb. 303 a **Tuberöse Sklerose.** Mutter und Sohn. Angiofibrome im Gesicht, die wesentlich stärker bei der Mutter ausgeprägt sind.

tischen Anfälle therapeutisch äußerst schwierig sein kann; schließlich wegen der Tumoren in Herz und Niere, die klinisch lange Zeit symptomlos bestehen können. Eine Therapie der Angiofibrome ist nur begrenzt möglich, (Elektrokaustik, Laser), nicht immer befriedigend.

VERLAUF UND PROGNOSE

In schweren Fällen sterben 30 % der Patienten vor dem 5. Lebensjahr und 50 bis 75 % bevor sie das Erwachsenenalter erreichen. Maligne Gliome sind nicht ungewöhnlich.

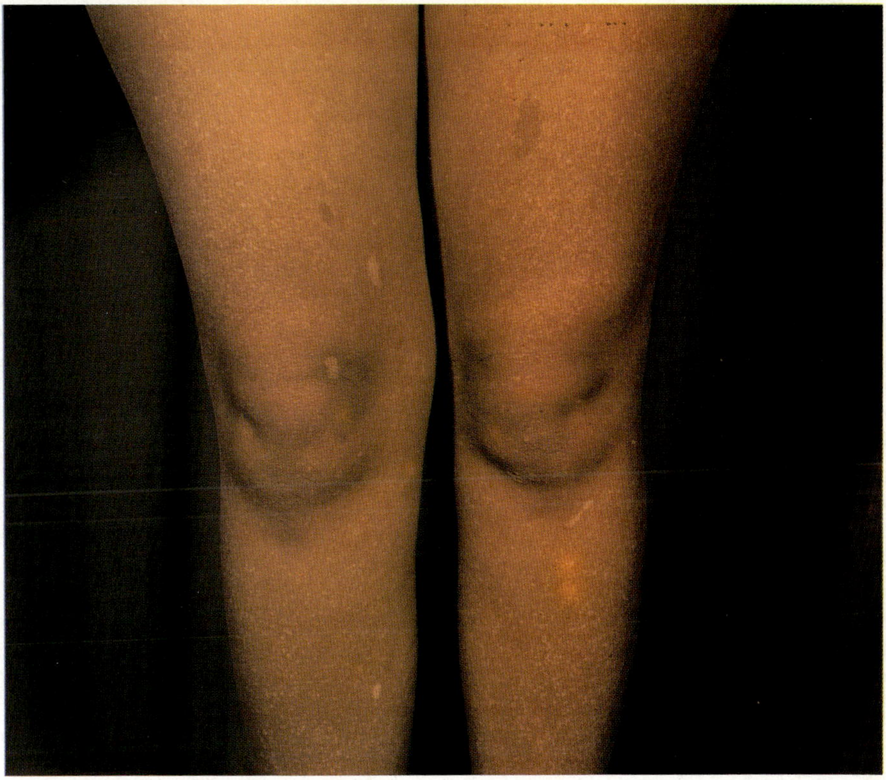

Abb. 303 b **Tuberöse Sklerose.** Myriaden von konfettiartigen hypopigmentierten Flecken und eschenblattförmige Flecken an den Beinen.

Neurofibromatose

Die Neurofibromatose (NF) ist eine autosomal dominante Erbkrankheit, die sich in Veränderungen an der Haut, dem Nervensystem, den Knochen und den endokrinen Drüsen manifestiert. Diese Veränderungen umfassen eine Reihe angeborener Anomalien, Tumoren und Hamartome. Man unterscheidet jetzt zwei Formen der Neurofibromatose: 1. die klassische Neurofibromatose von Recklinghausen (Erstbeschreibung 1882), als NF1 bezeichnet und 2. die zentrale oder Akustikus-Neurofibromatose, als NF2 bezeichnet. Bei beiden Formen findet man Café-au-lait-Flecken und Neurofibrome, aber nur die NF2 hat *bilaterale* Akustikusneurome (unilaterale Akustikus-Neurome sind ein variables Symptom der NF1). Ein wichtiges diagnostisches Zeichen, das man nur bei der NF1 findet, sind pigmentierte Hamartome der Iris (Lisch-Knötchen).

EPIDEMIOLOGIE

Häufigkeit NF1 1:4000; NF2 1:50000.
Rasse Alle Rassen.
Geschlecht Etwas häufiger beim männlichen als beim weiblichen Geschlecht.
Erbgang Autosomal dominant, das Gen für NF1 liegt am Chromosom 17, das für NF2 am Chromosom 22.

ANAMNESE

Dauer der Läsionen Café-au-lait-Flecken sind gewöhnlich nicht angeboren, sondern treten während der ersten 3 Lebensjahre auf; Neurofibrome erscheinen erst während der späten Adoleszenz.
Hautsymptome Neurofibrome können weich bis derb und druckschmerzhaft sein.
Systemische Beteiligung Die klinischen Manifestationen in verschiedenen Organen stehen in Zusammenhang mit dem pathologischen Prozeß: Hochdruck mit Kopfschmerzen (Phäochromozytome), pathologische Frakturen (Knochenzysten), mentale Retardierung, Hirntumor (Astrozytom), geringe Körpergröße, Pubertas praecox (frühe Menarche, Clitorishypertrophie).

KLINISCHE UNTERSUCHUNG

Aussehen des Patienten Die Patienten suchen nicht selten einen Arzt nur wegen der körperlichen Entstellung durch das Krankheitsbild auf.

Hautbefunde
TYPISCHE LÄSIONEN
Café-au-lait-Flecken: Hell- bis dunkelbraune, uniforme Melaninpigmentierung. Die Größe der Läsionen variiert von zahlreichen ephelidenartigen, winzigen Fleckchen (Abb. 304) unter 2 mm, bis zu über 20 cm großen, braunen Flecken (meist 2 bis 5 cm). Winzige, ephelidenartige Läsionen in den Axillen sind charakteristisch (Abb. 305). Einzelne Café-au-lait-Flecken (3 oder weniger) kommen bei 10 bis 20 % der Normalbevölkerung vor.
Knötchen und Knoten (Neurofibrome): Hautfarben, rosa oder braun (Abb. 304); gestielt; weich; »Knopflochzeichen«: eine Invagination des Knötchens in die Haut mit der Spitze des Zeigefingers ist pathognomonisch.
Plexiforme Neurome: Hängende, weiche, teigige Tumoren, die riesig sein können und eine ganze Extremität, den Kopf oder einen Teil des Stammes einnehmen können.
Palpation Die Knötchen sind sehr weich und komprimierbar.
Verteilung der Läsionen Regellos, können aber in einer bestimmten Region lokalisiert sein (segmentale NF1). Der segmentale Typ kann erblich sein oder einem lokalisierten Hamartom entsprechen; um eine genetische Beratung durchführen zu können, muß man die erbliche Form durch eine komplette Durchuntersuchung einschließlich Augenuntersuchung und Familienanamnese ausschließen.
Andere klinische Befunde
AUGE Pigmentierte Hamartome der Iris (Lisch-Knötchen) beginnen um das 5. Le-

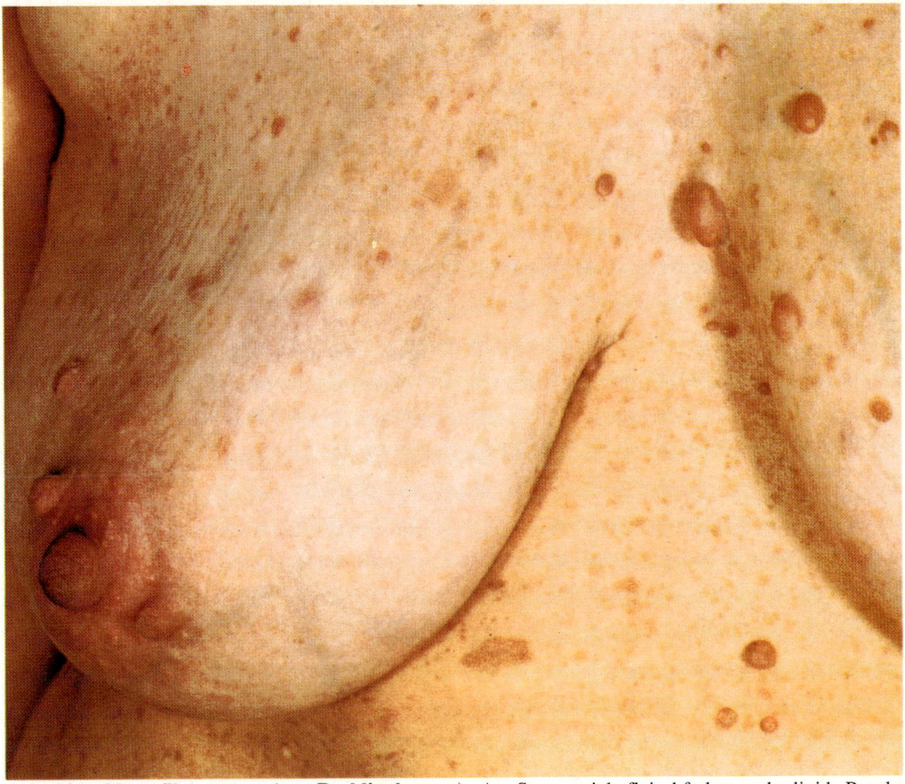

Abb. 304 Neurofibromatose (von Recklinghausen). Am Stamm viele fleischfarbene oder livide Papeln und Knötchen, die während der späten Kindheit aufgetreten sind. Man findet auch Café-au-lait-Flecken und viele ephelidenartige Flecken, die seit dem Säuglingsalter bestehen.

bensjahr herum aufzutreten und finden sich bei 20 % der Kinder vor dem 6. Lebensjahr. Man findet sie bei 95 % der Patienten bei NF1, nicht aber bei NF2. Man sieht sie nur bei Spaltlampenuntersuchung, wo sie als glasig-transparente, halbkugelige, gelbliche bis braune Knötchen bis zu 2 mm Größe erscheinen. Sie stehen nicht in Zusammenhang mit der Schwere des Krankheitsverlaufs.

MUSKEL- UND SKELETTSYSTEM Zervikothorakale Kyphoskoliose, segmentale Hypertrophie.

PHÄOCHROMOZYTOM DER NEBENNIERE Erhöhter Blutdruck und Episoden von flushing.

PERIPHERES NERVENSYSTEM Elephantiasis neuromatosa (schwere Entstellung durch Neurofibromatose der Nervenstämme).

ZENTRALNERVENSYSTEM Opticus-Gliom, Akustikus-Neurom (selten bei NF1 und unilateral, bilateral bei NF2), Astrozytome, Meningeome, Neurofibrome.

LABORUNTERSUCHUNGEN

Dermatopathologie Man findet in Dopa-Präparationen von Spalthaut mehr als 10 *Riesenmelanosomen* pro 5 Gesichtsfelder bei starker Vergrößerung. Die Riesenmelanosomen kann man auch bei Routine-H&E-Schnitten sehen. Sie kommen beim Albright-Syndrom nicht vor.

SPEZIALUNTERSUCHUNGEN

Wood-Licht-Untersuchung Haut: Bei weißen Menschen mit blasser Haut sieht man die Café-au-lait-Flecken bei Untersuchung mit Wood-Licht deutlicher.

DIAGNOSE UND DIFFERENTIALDIAGNOSE

Diagnose Bei Vorliegen von zwei der folgenden Kriterien:

1. Mehr als 6 Läsionen mit einem Durchmesser von 1,5 cm bei Erwachsenen und mehr als 5 Läsionen oder solche mit einem Durchmesser von 0,5 cm oder größer bei Kindern vor dem 5. Lebensjahr.
2. Multiple, ephelidenartige Pigmentflecken in den Axillen und der Inguinalregion.
3. Aufgrund der klinischen und histologischen Untersuchung von 2 oder mehr Neurofibromen jeglicher Art oder eines plexiformen Neurofibroms.
4. Dysplasie der Ala sphenoidea oder angeborene Krümmung oder Verdünnung des Cortex langer Röhrenknochen mit oder ohne Pseudarthrose.
5. Bilaterale Gliome des Nervus opticus.
6. Zwei oder mehr Lisch-Knötchen bei der Spaltlampenuntersuchung.
7. Verwandter ersten Grades (Elternteil, Geschwister oder Kind) mit NF1 nach den obigen Kriterien.

Differentialdiagnose Die Café-au-lait Flekken beim Albright-Syndrom (polyostotische fibröse Dysplasie) lassen sich klinisch nicht von den Café-au-lait-Flecken bei der Neurofibromatose unterscheiden, enthalten aber mikroskopisch keine Riesenmelanosomen.

ÄTIOLOGIE UND PATHOGENESE

Wirkung eines abnormen Gens auf Zellelemente, die von der Neuralleiste abstammen: Melanozyten, Schwannzellen, endoneurale Fibroblasten.

BEDEUTUNG

Die Diagnosestellung ist wichtig, einerseits um eine genetische Beratung durchführen zu können, andererseits um die Patienten wegen der Gefahr einer malignen Entartung unter Kontrolle zu haben. Neurofibromatose-Selbsthilfegruppen helfen bei der sozialen Anpassung von Patienten mit schwerem Krankheitsbild.

VERLAUF UND PROGNOSE

Die Beteiligung der verschiedenen Organe im Lauf der Zeit variiert von einigen wenigen Pigmentflecken bis zu erheblicher Entstellung mit tausenden Knötchen, segmentaler Hypertrophie und plexiformen Neuromen. Ernste Komplikationen sind relativ selten. Die Sterblichkeitsrate ist aber höher als bei der Normal-

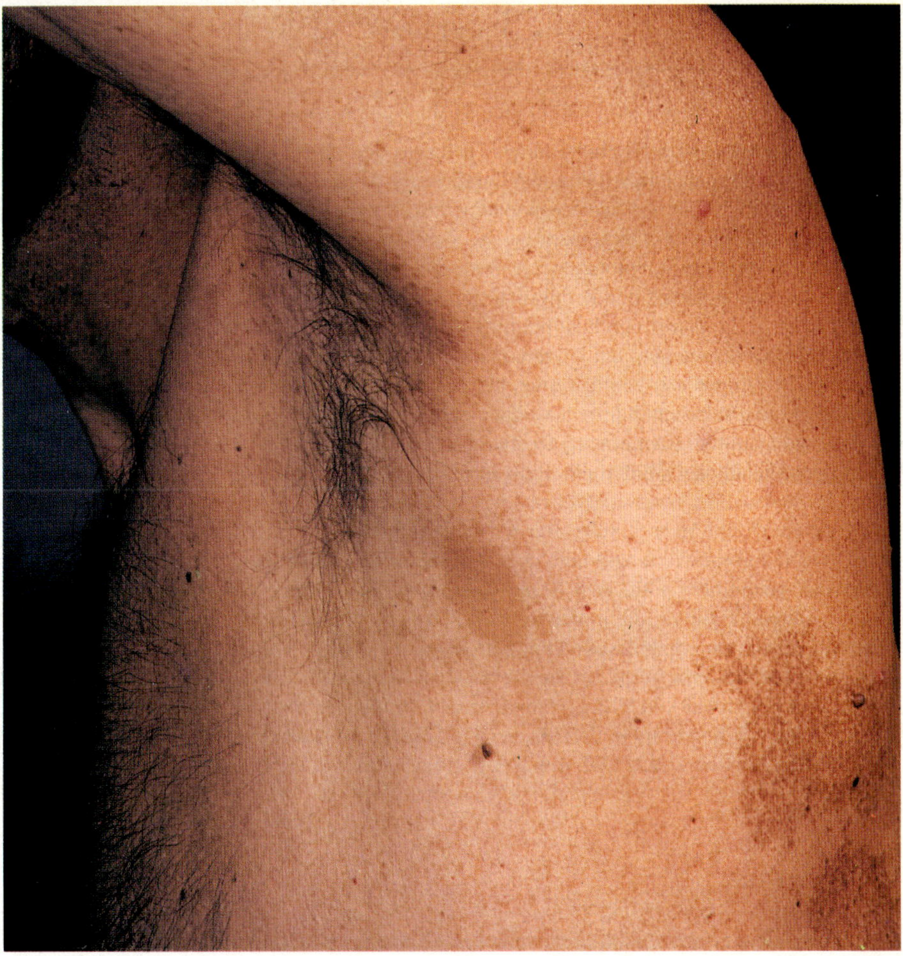

Abb. 305 Neurofibromatose (von Recklinghausen). In der Axilla sieht man multiple ephelidenartige Pigmentflecken, die charakteristisch, fast pathognomonisch für diese Krankheit sind, an der linken Körperseite des Patienten einen großen Naevus spilus, der bei der Neurofibromatosis Recklinghausen häufiger beobachtet werden soll als bei der Normalbevölkerung.

population, im wesentlichen wegen der Entstehung von Neurofibrosarkomen im Erwachsenenalter.

FÜHRUNG DES PATIENTEN

Ein Orthopäde sollte sich der beiden wesentlichsten Knochenprobleme annehmen: Kyphoskoliose und Krümmung der Tibia. Der plastische Chirurg kann die Gesichtsasymmetrie korrigieren. Sprachstörungen und Lernunfähigkeit sollten durch einen Psychologen beurteilt werden. Engmaschige jährliche Kontrollen sind notwendig, um Sarkome rechtzeitig zu erkennen, die in plexiformen Neuromen auftreten können.

Xanthome

Kutane Xanthome sind gelblich-bräunliche, hellrote oder orange Flecken (Xanthoma striatum), Papeln (Xanthoma papulosum), Plaques (Xanthelasma palpebrarum), Knoten (Xanthoma tuberosum) oder Sehneninfiltrate (Xanthoma tendineum). Xanthome sind histologisch charakterisiert durch Anhäufungen von Xanthomzellen, das sind Makrophagen, die Lipidtröpfchen enthalten. Ein Xanthom kann ein Symptom einer allgemeinen Stoffwechselkrankheit, einer generalisierten Histiozytose oder einer lokalen Zelldysfunktion sein. Die folgende Klassifikation beruht auf diesem Prinzip: 1. Xanthome durch Hyperlipoproteinämie (Hyperlipidämie) und 2. normolipoproteinämische Xanthome. Aus der letzteren Gruppe sind nur die normolipoproteinämischen Xanthelasmen der Augenlider häufig genug, um in diesem Buch diskutiert zu werden. Obwohl die hyperlipoproteinämischen Xanthome relativ selten sind, sind sie aber deswegen wichtig, weil sie das erste Symptom einer ernsten Stoffwechselkrankheit darstellen können.

Hyperlipoproteinämien werden eingeteilt in primäre, in den meisten Fällen genetisch determinierte, und sekundäre, verursacht durch schwere Hypothyreose, biliäre Zirrhose, entgleisten Diabetes und eine Reihe anderer, seltenerer Krankheitsbilder.

1972 brachten Fredrickson und Lees das Verständnis der Hyperlipoproteinämien insofern entscheidend weiter, als sie sie in 5 Phänotypen, abhängig von der Verteilung der Lipoproteinklassen, einteilten. Lipide, die in Wasser unlöslich sind, werden im Blut transportiert und in verschiedenen Mengenverhältnissen an Proteine gebunden, wodurch Lipoproteine entstehen.

Wie aus Tabelle A ersichtlich ist, kann eine Hypercholesterinämie sowohl von LDL als auch durch einen Überschuß von VLDL verursacht sein. Im ersteren Fall sind die Triglyceride normal, im zweiten sind Cholesterol *und* Triglyceride erhöht. Diese Unterscheidung ist wichtig, da eine Hypercholesterinämie durch LDL ernstere Konsequenzen hat als eine, die durch VLDL verursacht ist.

APOPROTEINE

Die Lipide, die wasserunlöslich sind, werden mit Proteinen bedeckt, die drei Funktionen haben: 1. Sie bewirken Wasserlöslichkeit, 2. Sie binden Lipoproteine an Zellrezeptoren, 3. Sie üben Enzymaktivität aus. Die Quellen der Lipide und Apoproteine sind der Darm und die Leber. Lipide und Apoproteine interagieren in zwei Kaskaden, ausgehend von den Chylomikronen aus dem Darm und den VLDL, die in der Leber synthetisiert werden. Das wichtigste Apoprotein der Chylomikronen ist Apoprotein B-48, bei den VLDL sind es die Apoproteine B-100, E und C-II. Während der Umwandlung von VLDL über IDL (floating ß, VLDL remnant) in LDL gehen die Apoproteine E und C-II verloren.

Im letzten Jahrzehnt hat man erkannt, daß die Phänotypen nach Fredrickson Symptome genetisch determinierter, metabolischer Krankheiten mit einer bestimmten und unterschiedlichen Pathogenese (Tabelle B und C) sind.

Tabelle A Häufige abnorme Lipoprotein-Muster bei Hyperlipoproteinämien

Typ	Lipoproteinmuster	Aussehen des Plasma*)	Veränderungen der Lipid-Konzentration
I	Chylomikronen ↑ ↑ ↑ LDL, HDL normal	cremige Schicht VLDL normal darunter klar oder vermindert	C normal, TG ↑ ↑ an der Oberfläche,
II[a]	LDL ↑, VLDL normal	klar	C ↑, TG normal
II[b]	LDL ↑, VLDL ↑	kann leicht trüb sein	C ↑, TG ↑
III	ß-VLDL vorhanden	meist trüb, oft mit dünner Crème-schicht an der Oberfläche	C ↑, TG ↑ ↑
IV	VLDL ↑	meist trüb, keine oberflächliche Crèmeschicht	C normal, TG ↑ ↑
V	Chylomikronen vorhanden; VLDL ↑	trüb, mit Crèmechicht an Oberfläche	C ↑, TG ↑ ↑

*) Nach Stehenlassen bei 4° bis > 18 Stunden.

Zeichenerklärung:

VLDL:	very low density pre-ß-Lipoproteine;
LDL:	low density (ß)-Lipoproteine;
HDL:	high density (α)-Lipoproteine;
C:	Cholesterol
TG:	Triglyzeride;
ß-VLDL	= IDL = intermediate density (Lipoproteine), floating ß

↑ leicht erhöht; ↑ ↑ mäßig erhöht, ↑ ↑ ↑ stark erhöht

Quelle: Modifiziert nach Brewer HB, Frederickson DS: Dyslipoproteinemias and Xanthomatoses, in Dermatology in General Medicine, 3. Auflage. Herausgegeben von TB Fitzpatrick, AZ Eisen, K Wolff, JW Freedberg und KF Austen. New York, McGraw Hill, 1987, S. 1722 ff.

Tabelle B Klassifikation genetischer Lipoproteinämien

1. Familiäre Hypercholesterolämie (FH): Typ II[a]
2. Familiäre Dyslipoproteinämie (FD): Typ III
3. Familiäre kombinierte Hyperlipoproteinämie (FCL): Typen II[a oder b] oder IV
4. Familiäre Hypertriglyceridämie (FHT): Typ IV/V
5. Familiäre Lipoproteinlipase-Defizienz (FLD) (sehr selten): Typ I

Tabelle C Korrelation des klinischen Phänotyps von Xanthomatosen mit dem zugrundeliegenden Lipoproteinphänotyp

Xanthelasma palpebrarum	normolipämisch oder FH, FD
Xanthoma tendineum	FH (Typ II[a])
Xanthoma tuberosum	FD, FHT, FH (homozygot) Typen III, IV, II[a])
Xanthoma papuloeruptivum	FD, FHT, FLD (Typen II, IV/V, I)
Xanthochromia und Xanthoma striatum palmare	FD (Typ III)

Xanthelasma palpebrarum (Lid-Xanthom)

Das Xanthelasma palpebrarum *kann, muß aber nicht* assoziiert sein mit einer Hyperlipoproteinämie.

EPIDEMIOLOGIE UND ÄTIOLOGIE

Alter Über 50 Jahre; bei Kindern oder jungen Erwachsenen sind sie assoziiert mit familiärer Hypercholesterinämie oder familiärer Dyslipoproteinämie.

Geschlecht Gleich häufig bei Männern und Frauen.

Häufigkeit Das häufigste aller Xanthome.

Bedeutung Kann ein Einzelbefund sein ohne Beziehung zu einer Hyperlipoproteinämie. Die meisten Xanthelasmen sind normolipämisch und daher bedeutungslos (kosmetische Störung), manchmal findet man aber eine Erhöhung der LDL. Wenn die LDL deutlich erhöht sind, ist dies ein Zeichen einer familiären Hypercholesterinämie (FH) oder familiären Dyslipoproteinämie (FD).

ANAMNESE

Dauer der Läsionen Monate, mit langsamer Vergrößerung.

Hautsymptome Keine.

KLINISCHE UNTERSUCHUNG

Hautläsionen (Abb. 306)
TYPISCHE EFFLORESZENZEN
Weiche Plaques.
FARBE Gelblich-orange.
FORM Polygonal.
VERTEILUNG Beschränkt auf die Augenlider.

DIFFERENTIALDIAGNOSE

Klinisch typisch, frühe Läsionen können verwechselt werden mit Milien, Konglomeraten von senilen geschlossenen Comedonen oder Syringomen; eventuell ist bei kleinen Läsionen eine Biopsie notwendig.

LABORUNTERSUCHUNG

Bestimmung des Cholesterols im Plasma; wenn dieses erhöht ist, weitere Untersuchung zur Typisierung der Hyperlipoproteinämie.

PROGNOSE

Bei zugrundeliegenden Hyperlipoproteinämien muß man mit Komplikationen durch atherosklerotische kardiovaskuläre Krankheiten rechnen.

THERAPIE

Beste kosmetische Resultate durch Exzision oder Anwendung von konzentrierter Trichloressigsäure als Therapie der Wahl. Elektrokaustik für kleine Läsionen. Rezidive sind nicht selten.

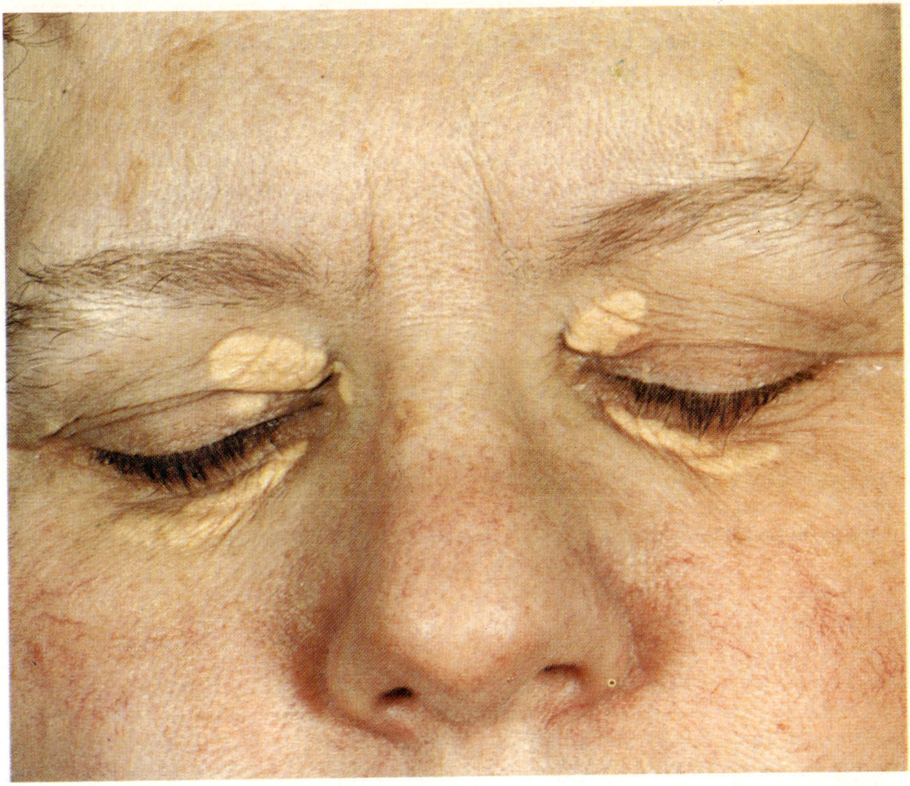

Abb. 306 Xanthelasmata palpebralia (normolipämisch). Im medialen Bereich der Ober- und Unterlider findet man längliche, gelblich-bräunliche, leicht erhabene Infiltrationen. Bei dieser Patientin waren Xanthomata nur an diesen Stellen lokalisiert.

Xanthoma tendineum (Sehnenscheidenxanthom)

Xanthomata tendinea sind gelblich durchscheinende oder hautfarbene subkutane Tumoren, die sich mit den Strecksehnen bewegen (Abb. 307). Sie sind ein Symptom der familiären Hypercholesterinämie (FH), die sich als eine Typ II^a-Hyperlipoproteinämie präsentiert. Das Zustandsbild ist autosomal rezessiv mit unterschiedlichem Phänotyp bei Heterozygoten und Homozygoten. Bei den Heterozygoten treten die Xanthomata im Erwachsenenalter auf, ebenso wie kardiovaskuläre Komplikationen. Bei Homozygoten treten die Xanthomata in der frühen Kindheit auf, die kardiovaskulären Komplikationen im jugendlichen Alter. Die LDL-Erhöhung im Plasma ist extrem. Homozygote Patienten werden kaum über 20 Jahre alt.
Die familiäre Hypercholesterinämie ist verursacht durch einen Defekt der LDL-Rezeptoren an der Zellmembran, die in den coated pits dieser Membran lokalisiert sind. Dieser Defekt ist bei Heterozygoten nur partiell, bei Homozygoten komplett. Wegen dieses Defekts wird das an Cholesterin reiche LDL ungenügend aus dem Blut entfernt, was wieder zu einer unzureichenden Hemmung der intrazellulären Cholesterin-Synthese führt. Jüngste Untersuchungen haben gezeigt, daß unterschiedliche Defekte an der DNA verschiedene Defekte an den LDL-Rezeptoren verursachen.

THERAPIE

Eine Diät, die möglichst wenig Cholesterin und gesättigte Fette enthält, ist notwendig, aber unzureichend. Zusätzlich medikamentöse Behandlung mit Cholestyramin (sequestriert Gallensäuren), Niacin (hemmt die Lipoprotein-Synthese) und einem HMG-CoA-Reduktase-Inhibitor. Dadurch wird die Produktion von LDL-Rezeptoren angeregt. Eine derartige Stimulation ist bei homozygoten Patienten unmöglich, da LDL-Rezeptoren vollkommen fehlen. Bei diesen Patienten müssen heroische Maßnahmen, wie portokavaler Shunt oder Lebertransplantation erwogen werden.

Xanthoma tuberosum

Darunter versteht man gelbliche Knötchen, die besonders über den Ellbogen (Abb. 308) und Knien lokalisiert sind und durch Konfluenz gleichzeitig bestehender eruptiver Xanthome entstehen. Man findet sie bei Patienten mit FD, FHT und FLD (siehe Tabelle B, Seite 589). Bei homozygoten Patienten mit FH sind die tuberösen Xanthome flacher und hautfarben; eruptive Xanthome treten dabei nicht auf.

THERAPIE

Vor Therapiebeginn Ausschluß der Behandlung von Krankheiten, die abnorme Lipoproteinmuster vortäuschen oder verschlechtern können (SLE, Paraproteinämien, Hypothyreose).

Diätetisch Einschränkung der Kalorienzufuhr, Vermeidung von Cholesterin und gesättigten Fetten, strikte Alkoholkarenz. Zusätzliche Lipidsenkung medikamentös (Clofibrat, Nikotinsäure).

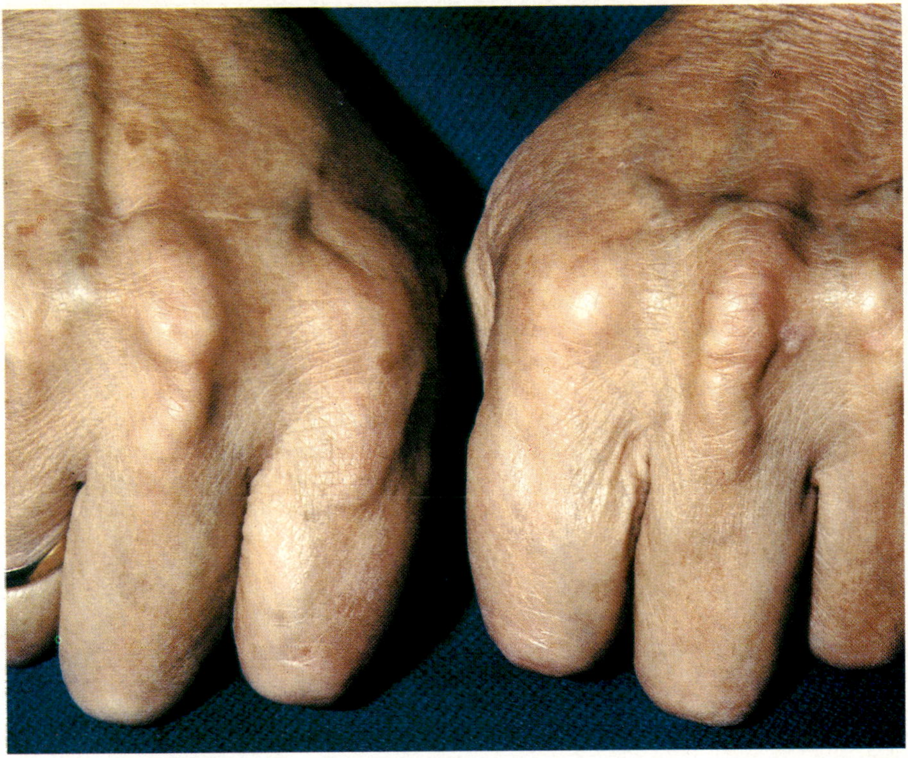

Abb. 307 Xanthomata tendinea bei Hyperlipoproteinämie, Typ IIa. An den Strecksehnen des 2., 3. und 4. Fingers lokalisieren sich subkutane Tumoren von runder bis länglicher Form.

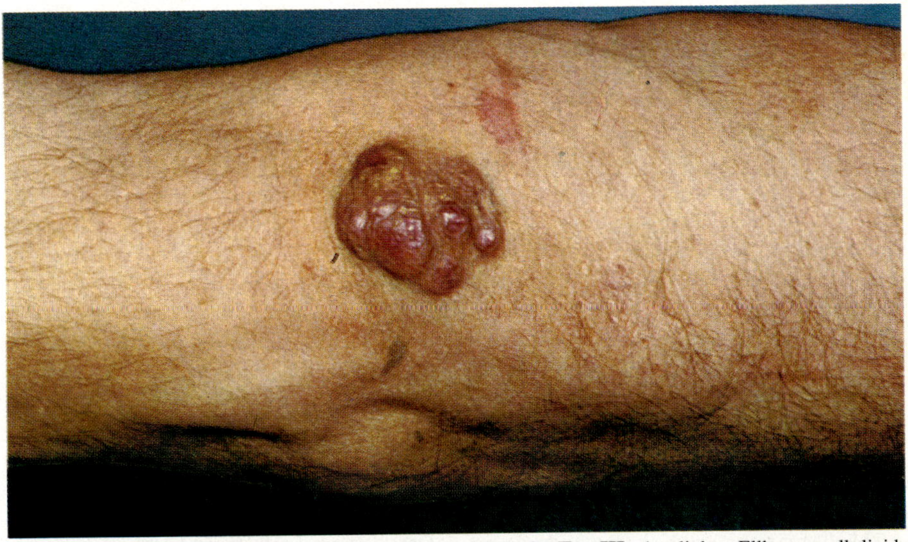

Abb. 308 Xanthomata tuberosa bei Hyperlipoproteinämie, Typ III. Am linken Ellbogen gelb-livide Tumoren, 3 cm im Durchmesser. Es bestanden keine arteriosklerotischen Gefäßveränderungen.

Xanthoma eruptivum

Diese kleinen, papulösen Xanthome treten in Schüben auf und sind in typischer Weise am Gesäß und an den Streckseiten der Extremitäten lokalisiert.

ÄTIOLOGIE

Sie sind ein Hinweis auf FHT, FD und die familiäre FLD (exogene Hyperchylomikronämie, siehe Tabelle B, Seite 589) oder auf einen entgleisten Diabetes.

ANAMNESE

Die Läsionen treten plötzlich auf.

KLINISCHE UNTERSUCHUNG

Hautbefunde

TYPISCHE EFFLORESZENZEN Einzelstehende Papeln. Knötchen durch Konfluenz von Papeln.
FARBE Zentral gelb mit rotem Hof.
FORM Halbkugelig.
ANORDNUNG Verstreute Einzelläsionen in einem umschriebenen Bereich (z.B. Gesäßbacken) (Abb. 309). Sehr engstehende Gruppen von eruptiven Xanthomen können konfluieren und tuberoeruptive Xanthome bilden.
VERTEILUNG
Papeln: Gesäßbacken, Ellbogen, Knie, Rücken oder an anderen Körperstellen.
Tubero-eruptive Xanthome: Ellbogen.

THERAPIE

Sprechen sehr gut auf eine kalorien- und fettarme Diät an. Alkoholkarenz. Bei Vorliegen eines Diabetes muß dieser optimal eingestellt werden.

Xanthoma palmare striatum

Das Xanthoma palmare striatum manifestiert sich als gelb-orange, flache oder erhabene Infiltrate in den Beugefalten der Handflächen und Finger und ist ein charakteristisches Symptom der FD (Abb. 310). Die FD ist phänotypisch charakterisiert durch einen Typ III einer Lipoprotein-Stoffwechselstörung, die durch Chylomikron- und VLD-Residuen im Plasma (IDL, ß-VLDL mit einer erhöhten Relation von Cholesterol zu Triglyceriden) bedingt ist. Diese Partikel zirkulieren im Plasma, da ihre Bindung in der Leber gestört ist. Die gestörte Bindung ist die Folge einer erblichen Abnormität des E-Apoproteins, das für die Bindung der VLDL-Residuen in der Leber verantwortlich ist. Molekulargenetische Untersuchungen haben gezeigt, daß eine Veränderungen von Allelen verschiedene Typen von Apoprotein-E-Mustern verursacht.
Neben den äußerst charakteristischen Xanthomata striata palmaria (Abb. 310) können bei FD auch tuberöse Xanthome, eruptive Xanthome und Xanthelasmata palpebraria auftreten. Patienten mit FD entwickeln mit großer Wahrscheinlichkeit arteriosklerotisch bedingte Herz-Gefäßkrankheiten, besonders Gefäßverschlüsse an den unteren Extremitäten und Koronararterien.

THERAPIE

Patienten mit FD sprechen sehr gut auf eine Alkoholkarenzfett- und kohlenhydratarme Diät an. Eventuell zusätzlich medikamentöse Therapie mit Clofibrat, einem Aryl-Oxylid-Derivat, das die VLDL-Synthese in der Leber inhibiert und Nikotinsäure.

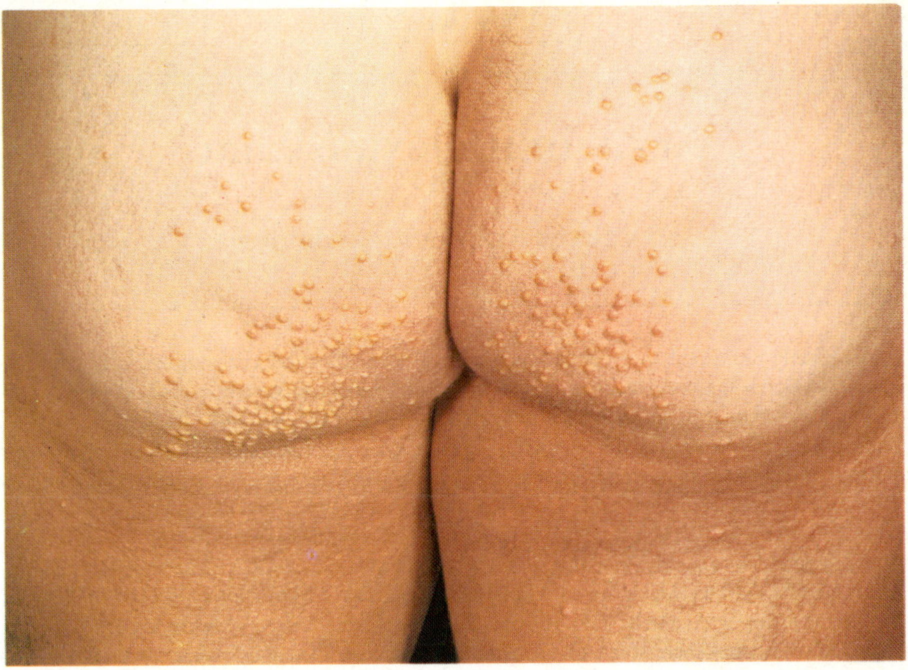

Abb. 309 **Eruptive Xanthome bei einer Hyperlipoproteinämie vom Typ IV und Diabetes.** Auf den Gesäßbacken findet man disseminierte, einzelstehende, gelbe Papeln mit rotem Hof von 1 bis 3 mm Durchmesser. Ähnliche Papeln bestehen an den Armen und am Stamm.

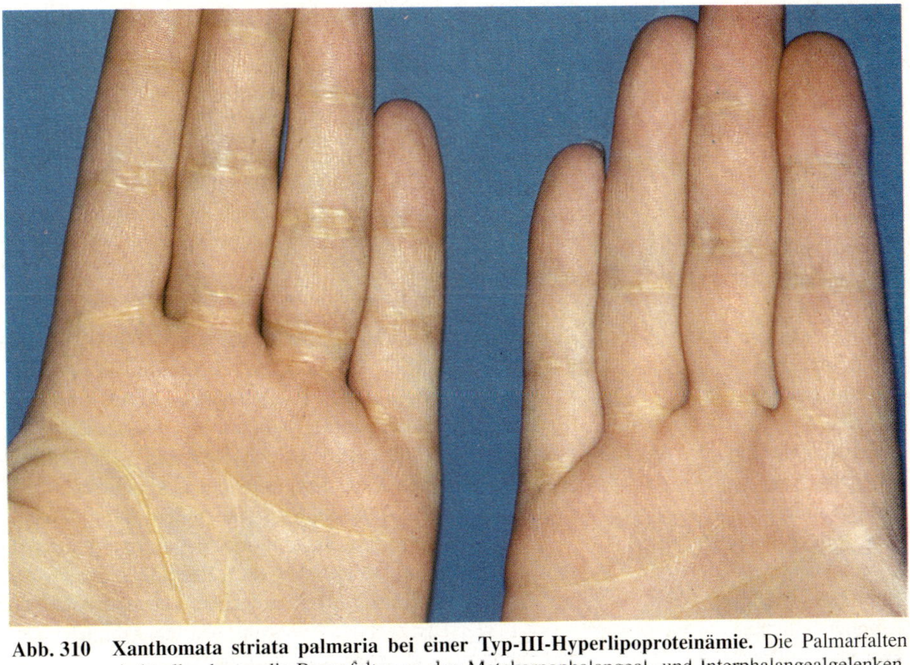

Abb. 310 **Xanthomata striata palmaria bei einer Typ-III-Hyperlipoproteinämie.** Die Palmarfalten sind gelb, ebenso die Beugefalten an den Metakarpophalangeal- und Interphalangealgelenken. Keine arteriosklerotischen Herz-Gefäßveränderungen.

Sektion 21

Arzneimittelexantheme

Allergische Arzneimittelexantheme

Arzneimittelexantheme können praktisch alle morphologischen Reaktionsformen in der Dermatologie imitieren und müssen als erstes in die Differentialdiagnose einbezogen werden, wenn plötzlich ein symmetrisches Exanthem auftritt.

Arzneimittelexantheme sind durch immunologische oder nicht immunologische Mechanismen verursacht und durch die systemische oder topische Anwendung eines Arzneimittels hervorgerufen. Die Mehrzahl beruht auf einer Überempfindlichkeitsreaktion und kann den Typen I, II, III oder IV entsprechen. Die nicht immunologischen Arzneimittelexantheme sind bedingt durch 1. Idiosynkrasie *im engeren Sinn*, das sind Reaktionen infolge hereditärer Enzymdefekte; 2. Kumulation, wie z. B. die Melanose auf Gold oder Amiodaron; 3. Irritation durch ein Lokaltherapeutikum; 4. eine individuelle Idiosynkrasie auf ein topisches oder systemisches Arzneimittel; 5. derzeit noch unbekannte Mechanismen; und 6. Reaktionen, die auf die Kombination eines Arzneimittels mit Ultraviolettbestrahlung zurückzuführen sind (Photosensibilität). Allen kann ein toxischer (T) oder immunologischer (allergischer) (A) pathologischer Prozeß zugrunde liegen.

Zum Beispiel:

Photosensibilität nach systemischer Verabreichung	
Phenothiazine	A + T
Chlorpromazin	
Promethazin	
Sulfanilamide	A + T
orale Antidiabetika	
Sulfonyl-Harnstoffderivate	
Demethylchlortetracyclin	T
Doxycyclin	T
seltener andere Tetracycline	
Nalidixinsäure	T
Aminhydrochlorid	T
Photosensibilität nach lokaler Anwendung	
Phenothiazine	A + T
Sulfonamide	A + T
eine Reihe halogenierter Salicylanilide	A
Bithionol	
Psoralene	T
Moschus-Ambrette	A

EPIDEMIOLOGIE UND ÄTIOLOGIE

Alter Jedes Lebensalter.

Geschlecht Häufiger beim weiblichen Geschlecht.

Inzidenz Reaktionen an der Haut sind die häufigsten Manifestationen der Arzneimittelüberempfindlichkeit und treten bei 3 % der hospitalisierten Patienten auf.

Häufigste klinische Reaktionsformen

MAKULOPAPULÖSES EXANTHEM (Siehe Abb. 311 und 312) Penicillin, Ampicillin, Barbiturate, Phenylbutazon, Gold, Chinidin, Sulfonamide, Allopurinol, Phenytoin.

URTICARIA (Siehe Seite 452) Penicilline, Salicylate, Erythromycin, Carbamazepin.

PHOTOSENSIBILITÄT (Siehe Seite 226 und 228) Sulfonamid-Verbindungen (Diuretika und Antidiabetika), Phenothiazine, Nalidixinsäure, Tetracycline, Demethylchlortetracyclin, Vinblastin, Carbamazepin, nichtsteroidale Antiphlogistika.

FIXES ARZNEIMITTELEXANTHEM (Siehe Abb. 313) Phenolphthalein, Barbiturate, Phenacetin, Sulfonamide, Tetracycline, Griseofulvin, Lebensmittelfarbstoffe.
PURPURA (NICHT THROMBOZYTOPENISCH) Thiazide, Carbromal. Typ II (zytotoxische) Reaktionen oder Vasculitis.
BULLÖS Barbiturate, Jodide, Sulfonamide, Penicillin.
SERUMKRANKHEIT Penicillin, Salicylate, Sulfonamide, Barbiturate.
ERYTHEMA EXSUDATIVUM MULTIFORME-SYNDROM Sulfonamide, Phenytoin, Barbiturate, Phenylbutazon, Penicillin-Carbamazepin, Allopurinol.
ANDERE SELTENERE FORMEN Akneiform, toxische epidermale Nekrolyse, nekrotisierende Vasculitis, Erythema nodosum, lichenoid.

ANAMNESE

Dauer der Läsionen Treten gewöhnlich während der ersten Woche auf, außer Reaktionen auf Ampicillin und andere halbsynthetische Penicilline, bei denen die Reaktionen verzögert auftreten können. Bei Patienten mit fixem Arzneimittelexanthem rezidivieren die Läsionen jedesmal an der selben Stelle, wenn das Medikament wieder verabreicht wird.
Hautsymptome Pruritus – leicht, schwer oder fehlend, Schmerzen bei Vorliegen von Erosionen.

KLINISCHE UNTERSUCHUNG

Hautbefunde

TYPISCHE EFFLORESZENZEN
Makulopapulös (morbilliform oder scarlatiniform)
Urtikariell
Vesikulös und bullös
Purpurische Maculae oder Papeln (Vasculitis), oder thrombozytopenisch
FARBE *Exanthematische Eruptionen* Typisches helles Rot.
Fixes Arzneimittelexanthem Düsterrot oder livid, oft bullös.
FORM Rund, oval, polyzyklisch, anulär, irisförmig.
ANORDNUNG Verstreute Einzelläsionen.
VERTEILUNG Isolierte Einzelläsion (fixes Arzneimittelexanthem) oder generalisiert, sonnenexponierte Körperteile (phototoxisch).
PRÄDILEKTIONSSTELLEN *Fixes Arzneimittelexanthem* Beine, Hände, Glans penis, Mundschleimhaut, Vulva.
Exanthematisch Stamm, auch generalisiert.
Urticaria Generalisiert, Hände und Füße, Lippen, Augenlider.
Schleimhäute Meist mitbetroffen beim Erythema exsudativum multiforme major und beim fixen Arzneimittelexanthem.

DIAGNOSE

Genaue Anamnese mit einer Auflistung aller Medikamente, die per os oder parenteral verabreicht wurden, insbesondere Medikamente und Handelsnamen von Medikamenten, die eventuell für (Kopf-)Schmerzen, Schlaflosigkeit, Erkältungen, Obstipation usw. eingenommen wurden.
Es gibt derzeit keine Laboruntersuchungen, die die Diagnose beweisen können. Bei penicillinüberempfindlichen Patienten korreliert der RAST gut mit der Reaktivität im Hauttest.

VERLAUF

Die dermatologischen Manifestationen können eine Zeit lang progredient sein, in den meisten Fällen verschwindet die Eruption aber innerhalb von Tagen nach Ende der Behandlung mit dem auslösenden Medikament.

THERAPIE

Systemische Kortikosteroide werden oft bei schweren Reaktionen verwendet, obwohl ihre Wirksamkeit nicht bewiesen ist.
Antihistaminika wirken bei manchen urtikariellen Arzneimittelexanthemen lindernd.

Exanthematische Arzneimitteleruption

Eine exanthematische Arzneimitteleruption ist eine Überempfindlichkeitsreaktion auf ein per os oder parenteral zugeführtes Medikament. Die Eruption imitiert ein masernähnliches Virusexanthem.

Synonyme: Morbilliformes Arzneimittelexanthem, makulopapulöses Exanthem.

EPIDEMIOLOGIE UND ÄTIOLOGIE

Inzidenz Die häufigste Form der kutanen Arzneimittelreaktion.

Alter Seltener bei sehr jungen Patienten, mit zunehmendem Alter häufiger.

Ätiologie *Medikamente mit großer Wahrscheinlichkeit einer Reaktion* (3 bis 5 %): Penicillin und verwandte Antibiotika, Carbamazepin, Allopurinol, Gold-Salze (10 bis 20%). *Mittlere Wahrscheinlichkeit:* Sulfonamide (bakteriostatische, antidiabetische, diuretische), Nitrofurantoin, Hydantoin-Derivate, Isoniazid, Chloramphenicol, Erythromycin, Streptomycin. *Geringe Wahrscheinlichkeit* (1 % oder weniger): Pyrazolon-Derivate, Barbiturate, Benzodiazepine, Phenothiazine, Tetracycline.

BESONDERHEITEN

Mononukleose Bis zu 100 % der Patienten mit Mononukleose-Syndrom durch Epstein-Barr- oder Cytomegalievirus, die mit Ampicillin oder Amoxicillin behandelt werden, entwickeln ein makulopapulöses Arzneimittelexanthem.

HIV-Infektion 50 bis 60 % der HIV-infizierten Patienten, die mit Sulfa-Verbindungen behandelt werden (z. B. Trimethoprim-Sulfamethoxazol) entwickeln ein Exanthem.

Medikamentenanamnese Reaktionen treten gehäuft bei Allopurinol-behandelten Patienten auf, die mit Ampicillin oder Amoxicillin behandelt werden.

Vorangegangene Sensibilisierung durch Medikamente Patienten mit einer Anamnese eines medikamentösen Exanthems entwickeln mit großer Wahrscheinlichkeit eine ähnliche Reaktion, wenn sie mit demselben Medikament wieder behandelt werden. 10 % der Patienten mit Penicillinallergie reagieren auf Cephalosporin mit einer Kreuzreaktion und entwickeln ein Exanthem. Patienten, die gegen eine Sulfa-Verbindung sensibilisiert sind, können mit einer anderen Gruppe von Sulfa-Medikamenten kreuzreagieren.

Beginn *Frühreaktion:* Bei einem schon früher sensibilisierten Patienten tritt das Exanthem innerhalb von 2 bis 3 Tagen nach der Verabreichung des Medikaments auf. *Spätreaktion:* Die Sensibilisierung erfolgt während oder nach Abschluß der Behandlung mit einem Medikament. Der häufigste Zeitpunkt ist der 9. Tag nach der Anwendung. Medikamentöse Exantheme können aber jederzeit zwischen dem 1. Tag und 3 Wochen nach Behandlungsbeginn auftreten. Reaktionen auf Penicillin können noch 2 oder mehr Wochen nach Absetzen des Medikaments auftreten.

Systemische Symptome ± Fieber. Meist starker Juckreiz.

KLINISCHE UNTERSUCHUNG

Vitalfunktionen ± erhöhte Körpertemperatur.

Hautbefunde

TYPISCHE EFFLORESZENZEN

Maculae und/oder Papeln, wenige Millimeter bis 1 cm im Durchmesser (Abb. 311). An den

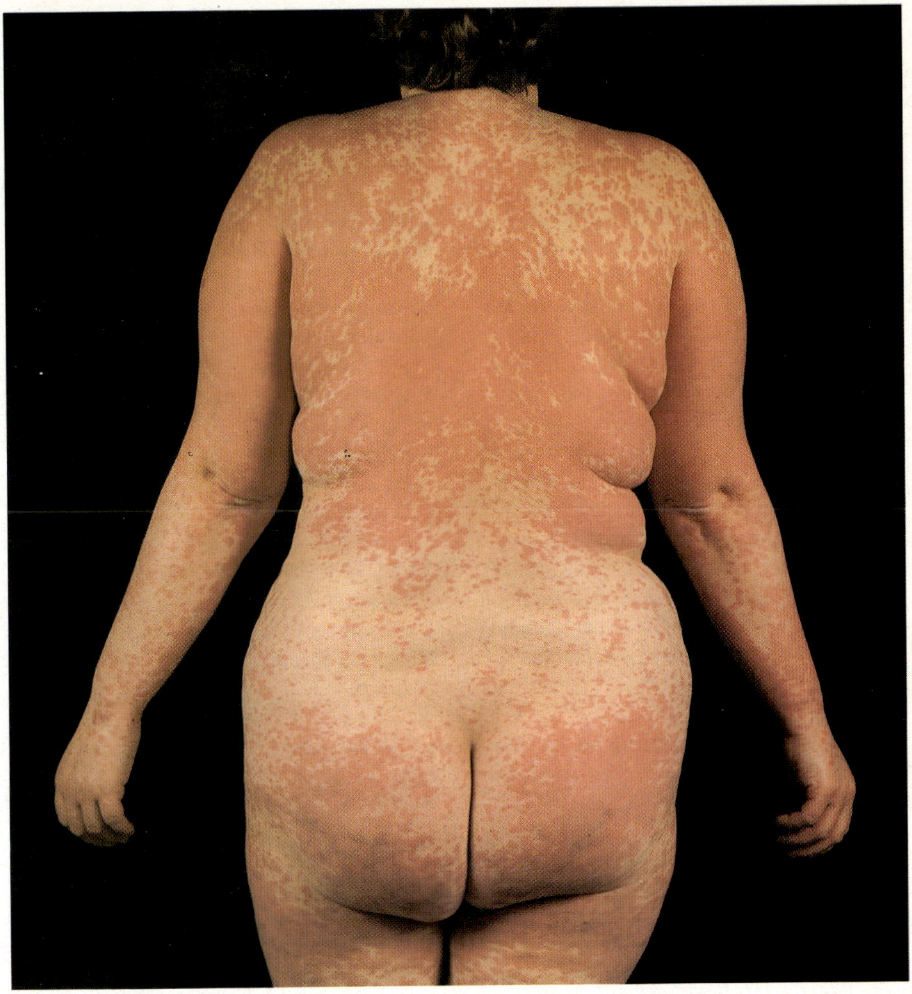

Abb. 311 **Arzneimittelexanthem.** Am Stamm und den Extremitäten sieht man eine symmetrische, morbilliforme, erythematöse Eruption. Ein Teil der Läsionen ist großflächig konfluiert. Auslösendes Medikament war Ampicillin.

unteren Extremitäten können die Effloreszenzen purpurisch sein. Es besteht die Gefahr des Übergangs in eine generalisierte exfoliative Dermatitis, besonders wenn das Medikament nicht abgesetzt wird. Bei der Abheilung können Schuppung und/oder Desquamation eintreten.

FARBE Helles, charakteristisches Rot. Effloreszenzen in Rückbildung haben einen bräunlichen oder lividen Farbton.

ANORDNUNG MULTIPLER LÄSIONEN Maculae und Papeln konfluieren häufig.

VERTEILUNG DER LÄSIONEN Symmetrisch (Abb. 311, 312). Fast immer am Stamm und den Extremitäten. Konfluierende Läsionen treten in den intertriginösen Bereichen auf (Axillen, Leistengegend, inframammär). Handflächen und Fußsohlen sind in unterschiedlichem Ausmaß betroffen. Bei Kindern kann das Exanthem auf das Gesicht und die Extremitäten beschränkt sein. Die Eruption kann in Striae distensae besonders deutlich sein. Gesicht, Brustwarzen, die periareoläre Gegend und Operationsnarben können ausgespart sein.

SCHLEIMHÄUTE ± Enanthem an der Wangenschleimhaut.

Allgemeinuntersuchung Die Befunde stehen in Zusammenhang mit der Indikation für die medikamentöse Behandlung oder mit einer Grundkrankheit, die zu Arzneimittelexanthemen prädisponiert (Mononukleose, HIV-Infektion).

DIAGNOSE UND DIFFERENTIALDIAGNOSE

Diagnose Klinisch.
Differentialdiagnose Virusexantheme, Lues II, atypische Pityriasis rosea.

LABOR- UND SPEZIALUNTERSUCHUNGEN

Dermatopathologie Perivaskulär Lymphozyten und Eosinophile.

PATHOPHYSIOLOGIE

Der genaue Pathomechanismus ist unbekannt. Wahrscheinlich Überempfindlichkeit vom verzögerten Typ.

VERLAUF UND PROGNOSE

Das Exanthem klingt nach Absetzen des Medikaments ab, manchmal auch, wenn das Medikament weiter verabreicht wird. Meist tritt die Eruption nach neuerlicher Verabreichung des Medikaments wieder auf, allerdings nicht immer.

THERAPIE

Absetzen des verdächtigen Medikaments. Symptomatische Behandlung; orale Antihistaminika zur Linderung des Juckreizes.

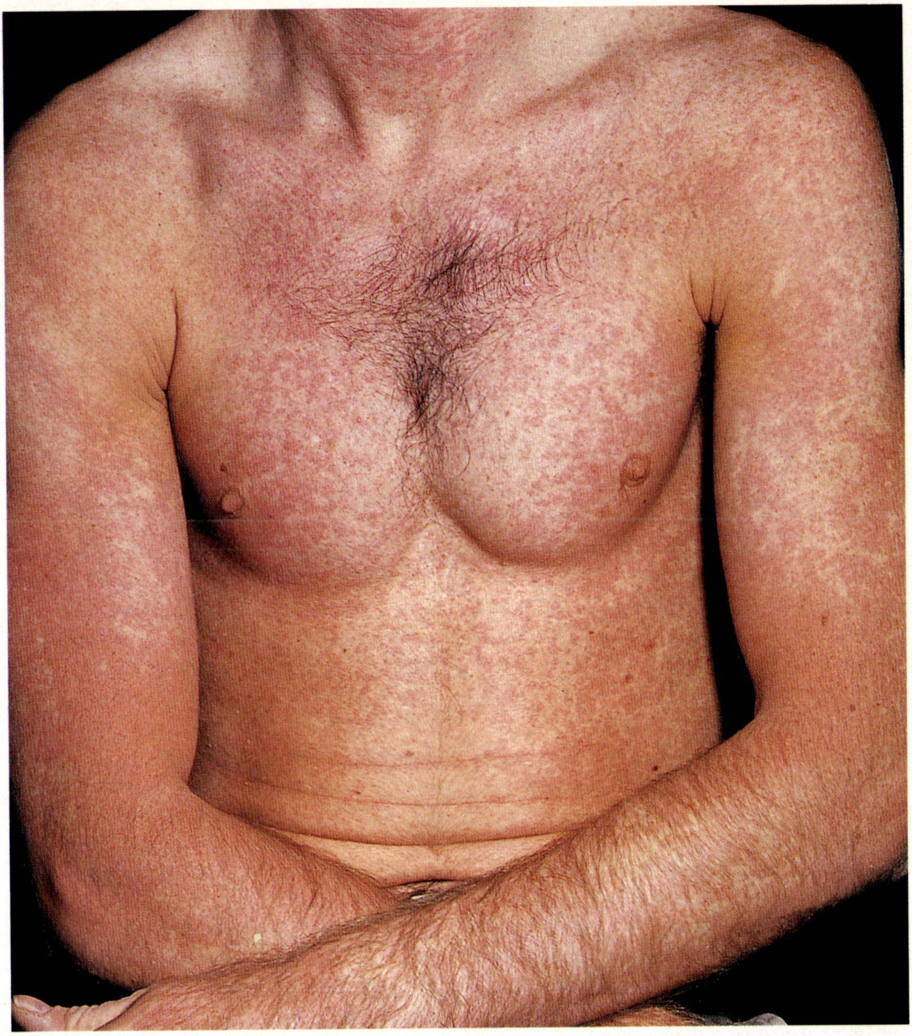

Abb. 312 Arzneimittelexanthem. Symmetrische, morbilliforme, erythematöse Eruption. Ein Teil der Effloreszenzen ist konfluiert. Dieses Exanthem war durch Phenytoin ausgelöst.

Fixes Arzneimittelexanthem

Das fixe Arzneimittelexanthem ist eine Nebenwirkung auf ein verabreichtes Medikament und charakterisiert durch einzelne, manchmal multiple Plaques, Blasen oder Erosionen; wenn der Patient wieder mit dem auslösenden Medikament behandelt wird, tritt das fixe Arzneimittelexanthem immer wieder an derselben Hautstelle (daher fixes), und zwar innerhalb von Stunden nach der Verabreichung auf.

EPIDEMIOLOGIE UND ÄTIOLOGIE

Alter Meist ältere Menschen.

Geschlecht Keine Geschlechtspräferenz.

Ätiologie Die Medikamente, die am häufigsten fixe Arzneimittelexantheme verursachen, sind: Barbiturate, Phenacetin, Pyrazolon-Derivate (z. B. Phenylbutazon), Phenolphthalein, Sulfonamide, Tetracycline. Fixe Arzneimittelexantheme können in seltenen Fällen auch durch eine Reihe anderer häufig verwendeter Medikamente auftreten.

ANAMNESE

Hautsymptome Meist asymptomatisch, kann aber auch jucken oder brennen. Erodierte Läsionen sind schmerzhaft. Anamnestisch geben die Patienten oft an, daß identische Läsionen an derselben Stelle schon zuvor aufgetreten sind. Das fixe Arzneimittelexanthem kann im Rahmen von Kopfschmerzen auftreten, deretwegen der Patient ein barbiturathaltiges Analgetikum nimmt, mit Obstipation, die der Patient mit einem phenolphthaleinhaltigen Laxans behandelt, oder mit einer Erkältung, die der Patient mit einem harmlosen Medikament, das den gelben Farbstoff Tartrazin enthält, einnimmt. Das auslösende »Agens« bei fixen Arzneimittelexanthemen, die durch Lebensmittelfarbstoffe ausgelöst sind, kann schwer zu identifizieren sein, z. B. kommen gelbe Farbstoffe in gewissen Likören vor. Phenolphthalein ist in Maraschinokirschen, Chinin in Tonic Water enthalten. Zwischen den Episoden bleibt eine postinflammatorische Restpigmentierung zurück.

KLINISCHE UNTERSUCHUNG

Hautbefunde
TYPISCHE EFFLORESZENZEN
Die charakteristische frühe Läsion ist ein scharf begrenztes, rundes oder ovales Erythem, das innerhalb von Stunden nach der Einnahme des auslösenden Medikaments auftritt. In den meisten Fällen handelt es sich um Einzelläsionen (Abb. 313), es kommen aber auch multiple Läsionen vor. Die Größe variiert von wenigen Millimetern bis zu 10 bis 20 cm Durchmesser. Häufig entwickelt sich auf einer erythematösen Plaque eine Blase und in der Folge eine Erosion.
FARBE Anfangs erythematös, später düsterrot bis livid (Abb. 313). Nach Abheilung bleibt eine mehr oder minder dunkelbraune postinflammatorische Hyperpigmentation mit lividem Farbton zurück.
ANORDNUNG Multiple Läsionen sind regellos verstreut oder Einzelläsion.
VERTEILUNG Am häufigsten ist die Genitalschleimhaut betroffen.
Schleimhäute Das fixe Arzneimittelexanthem kann im Mund, an der Conjunctiva oder an der Genitalschleimhaut auftreten und führt hier zu äußerst schmerzhaften, großflächigen Erosionen.

DIAGNOSE UND DIFFERENTIALDIAGNOSE

Diagnose Nach klinischen Kriterien. Eine neuerliche Anwendung des Medikaments ist zwar nützlich für die Diagnosestellung, sollte aber vermieden werden. Manchmal ist ein Epikutan-Test mit dem fraglichen Medikament an der Stelle des Rezidivs positiv.

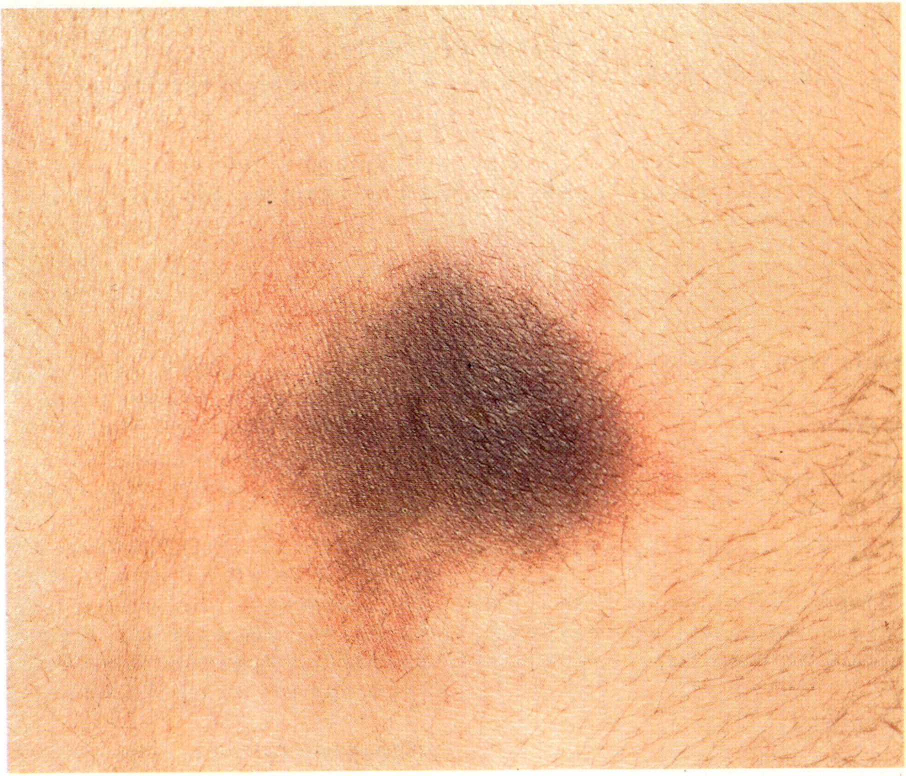

Abb. 313 **Fixes Arzneimittelexanthem.** Lividrote Macula, die 5 Monate lang in unregelmäßigen Intervallen an derselben Stelle rezidivierte. Der Patient hat ein antipyrinhaltiges Analgetikum eingenommen.

Differentialdiagnose *Fixes Arzneimittelexanthem – Einzelläsion:* Rezidivierender Herpes simplex. *Multiple Läsionen:* Erythema multiforme, toxische epidermale Nekrolyse. *Mundschleimhautläsionen:* Aphthen, primäre herpetische Gingivostomatitis, Erythema multiforme.

LABOR- UND SPEZIALUNTERSUCHUNGEN

Dermatopathologie Befunde ähnlich wie beim Erythema multiforme: Einzelzellnekrosen, Vakuolisierung im Stratum basale, Ödem in der Dermis, perivaskuläres und interstitielles lympho-histiozytäres Infiltrat, manchmal mit Eosinophilen. Subepidermale Bläschen- und Blasenbildung mit Nekrose der involvierten Epidermis. Zwischen den Rezidiven findet man an der Stelle des fixen Arzneimittelexanthems eine deutliche Pigmentinkontinenz mit Melanin in Makrophagen in der oberen Dermis.

PATHOGENESE

Unbekannt.

VERLAUF UND PROGNOSE

Das fixe Arzneimittelexanthem bildet sich im Lauf weniger Wochen nach Absetzen des Medikaments zurück. Rezidive treten innerhalb von Stunden nach neuerlicher Verabreichung des Medikaments auf.

THERAPIE

Identifikation und Absetzen des auslösenden Medikaments. Symptomatische Behandlung der Läsion(en).

Cumarin-Nekrose

Hautnekrosen durch Cumarin sind eine seltene Nebenwirkung, die meist zwischen dem 3. und 10. Tag der Antikoagulantien-Therapie auftritt und sich als scharf begrenzter, düsterroter Hautinfarkt manifestiert.

EPIDEMIOLOGIE UND ÄTIOLOGIE

Inzidenz Selten.

Alter Mittleres bis höheres Lebensalter.

Geschlecht Häufiger bei Frauen.

Ätiologie Idiosynkratische Reaktion. Wird Cumarin unbeabsichtigt noch einmal verabreicht, kommt es zum Rezidiv.

ANAMNESE

Latenzzeit Die Reaktion tritt 3 bis 10 Tage nach Beginn der Cumarin-Therapie auf.

Systemische Symptome Indikationen für die Anwendung von Cumarin: Anamnese einer Venenthrombose, Vorhofflimmern, ± Embolie, Prophylaxe und Therapie der Pulmonalembolie.

KLINISCHE UNTERSUCHUNG

Hautbefunde

TYPISCHE EFFLORESZENZEN
Große, schmerzhafte, erythematöse Plaque(s). Entwickeln sich rasch zu scharf begrenzten, düsterlividrot bis schwarzen, unregelmäßig begrenzten Nekrosen (Abb. 314). Als Komplikationen kommen hämorrhagische Blasen und große Erosionen vor, später Nekrose tiefer gelegener Weichteile (Abb. 315) und Exulzeration, wenn die Nekrosen nicht primär abgetragen und plastisch gedeckt werden.

FARBE Anfangs dunkelrot, später düsterlivide bis schwärzliche, infarzierte Plaque.

PALPATION Die Läsionen sind sehr berührungsempfindlich und schmerzhaft.

FORM DER EINZELLÄSION Meist landkartenlandartig.

ANORDNUNG MULTIPLER LÄSIONEN Oft einzeln, können aber z. B. auch an beiden Brüsten auftreten.

VERTEILUNG DER LÄSIONEN Regionen mit reichlich subkutanem Fett: Brüste, Gesäßbacken, Abdomen, Oberschenkel, Waden.

Allgemeinuntersuchung Die Befunde entsprechen den Indikationen für die Cumarinbehandlung. Sonst ohne Besonderheiten.

DIAGNOSE UND DIFFERENTIALDIAGNOSE

Diagnose Klinisch.

Differentialdiagnose Unterscheidung von Heparinnekrosen, die an der Stelle subkutaner Heparininjektionen auftreten; Hämatome bei massiv antikoagulierten Patienten; synergistische Gangrän (Meleney's Geschwür); Purpura fulminans.

LABOR- UND SPEZIALUNTERSUCHUNGEN

Dermatopathologie Nekrose der Epidermis, Thrombose und Verschluß der meisten Blutgefäße, geringfügige reaktive Entzündung.

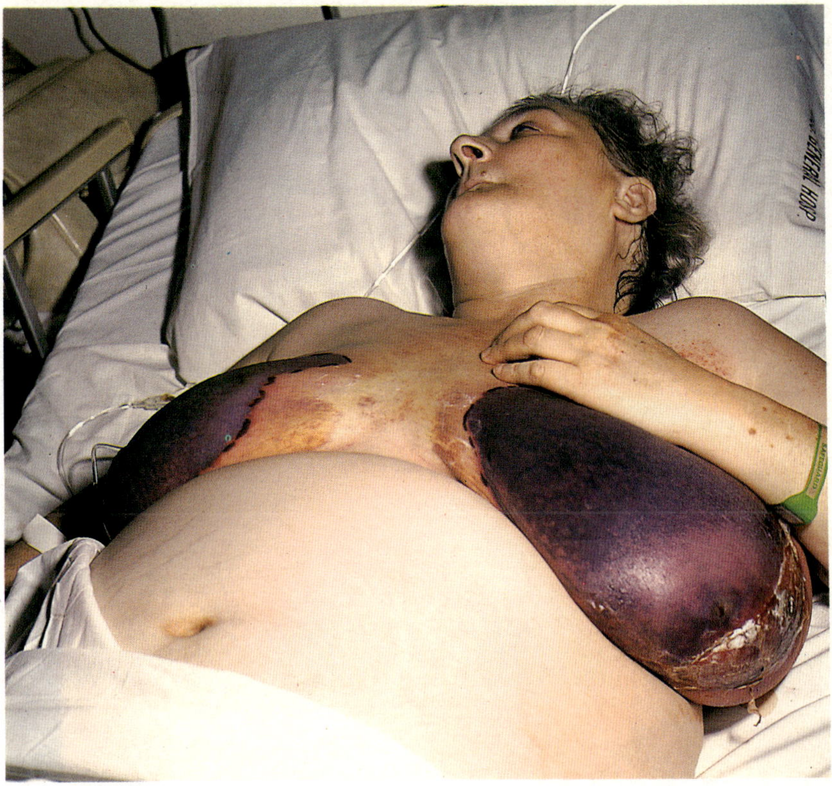

Abb. 314 Cumarin-Nekrose. Bilaterale Hautinfarkte an den Brüsten mit tiefreichenden Nekrosen, die von Erythem umgeben sind. Die Patientin hatte 5 Tage lang Cumarin eingenommen, bevor die Hautveränderungen auftraten.

Blutgerinnung Meist im Bereich der Norm; kann mit einer hereditären oder erworbenen C-Proteindefizienz einhergehen.

PATHOPHYSIOLOGIE

Die Pathogenese der Thrombenbildung in Gefäßen der Dermis und des subkutanen Fettgewebes ist unbekannt.

VERLAUF UND PROGNOSE

Wenn die Nekrose bei älteren geschwächten Patienten sehr groß ist, kann der Zustand lebensbedrohlich sein (siehe Abb. 314).

THERAPIE

Wie eine drittgradige Verbrennung mit frühem Débridement und plastischer Deckung.

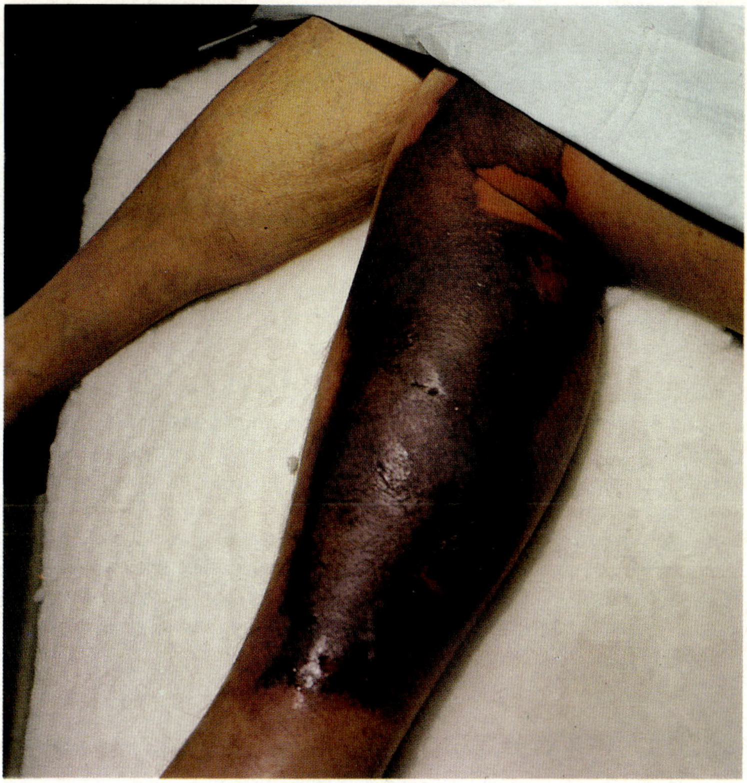

Abb. 315 **Cumarin-Nekrose.** Großer, scharf begrenzter Hautinfarkt mit Abhebung der Epidermis. Der Patient war wegen einer Thrombophlebitis seit 8 Tagen mit Cumarin behandelt worden.

Photosensibilität bei Systemkrankheiten

Porphyria cutanea tarda

Die Porphyria cutanea tarda (PCT) tritt, wie aus dem Namen hervorgeht, überwiegend bei Erwachsenen auf. *Die Patienten klagen nicht über Photosensibilität*, sondern über »brüchige Haut«, Bläschen und Blasen, meist nach einem geringfügigen Trauma, besonders an den Handrücken. Die Diagnose wird untermauert durch den Nachweis einer orangeroten Fluoreszenz des Harns im Wood-Licht. Die PCT unterscheidet sich von der Porphyria variegata (PV) und der Porphyria acuta intermittens (PAI) durch das Fehlen lebensbedrohlicher Anfälle (Bauchschmerzen, Neuropathie der peripheren autonomen Nerven und Atemnot). Auch ist die Zahl jener chemischen Substanzen oder Medikamente, die zur Manifestation einer PCT führen können (Äthanol, Östrogene und Chloroquin) wesentlich kleiner als jene, die PV und PAI induzieren (siehe Porphyria variegata, Seite 616).

EPIDEMIOLOGIE UND ÄTIOLOGIE

Alter 30 bis 50 Jahre, selten bei Kindern. Bei Frauen, die orale Kontrazeptiva nehmen (18 bis 30 Jahre), Männer unter Östrogen-Therapie wegen Prostatakarzinom (über 60 Jahre).

Geschlecht Keine Geschlechtspräferenz.

Erblichkeit Die meisten PCT-Patienten haben eine PCT-*Symptomatik* (nicht hereditär), die durch Medikamente, Alkohol oder Chemikalien induziert ist. *PCT hereditaria:* diese Patienten haben möglicherweise in Wirklichkeit eine PV, was aber nicht endgültig entschieden ist.

Chemikalien und Medikamente, die PCT induzieren können Äthanol, Östrogene, Hexachlorobenzol (ein Fungizid), Chlorphenole, Eisen, Tetrachlorodibenzo-para-dioxin. Hohe Dosen von Chloroquin können in latenten Fällen zur klinischen Manifestation führen (niedrige Dosen werden therapeutisch angewendet).

Andere prädisponierende Faktoren Diabetes mellitus (25 %).

ANAMNESE

Dauer der Läsionen Die Hautveränderungen treten nicht plötzlich, sondern allmählich auf, die Patienten können in der Mitte des Sommers mit Blasen an Händen und Füßen zur Untersuchung kommen und gleichzeitig sonnengebräunt sein!

Symptome Schmerzen durch Erosionen auf der leicht verletzlichen Haut (»brüchige Haut«).

Systemische Symptome Bei PCT liegt häufig eine Leberschädigung vor. Begleitkrankheiten können zu Multisystemveränderungen führen (siehe unten).

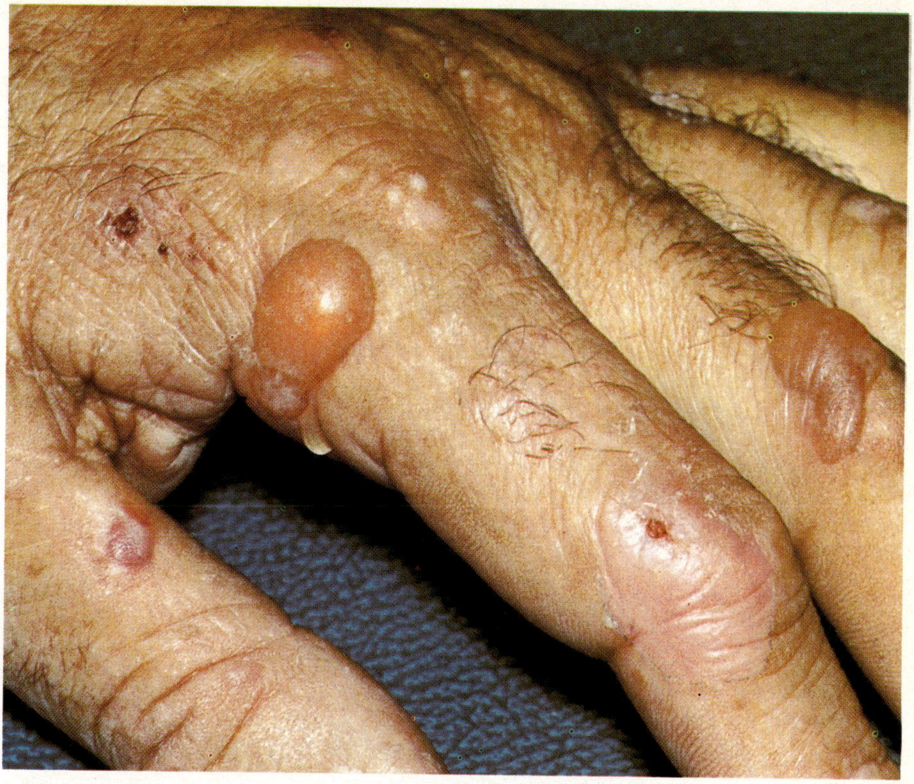

Abb. 316 Porphyria cutanea tarda. An den Streckseiten beider Hände, besonders über den Fingern, sieht man Blasen, die mit klarer Blasenflüssigkeit gefüllt sind. Am Daumen kollabierte Blasen und am Metakarpophalangealgelenk des 2. Fingers zwei kleine, weiße Papeln von derber Konsistenz (Milien). Am Zeigefinger sieht man eine zartrosa, atrophe Narbe.

Klassifikation der Porphyrien

	ERYTROPOETISCHE PORPHYRIEN		HEPATISCHE PORPHYRIEN		
	Kogenitale erythropoetische Porphyrie	Erythropoetische Protophorphyrie	Porphyria cutanea tarda	Porphyria variegata	Porphyria acuta intermittens
Erbgang	Autosomal rezessiv	Autosomal dominant	Autosomal dominant (familiäre Form)	Autosomal dominant	Autosomal dominant
Krankheitszeichen und Symptome:					
Lichtinduzierte Hautläsionen	Ja	Ja	Ja	Ja	Nein
Anfälle von Bauchschmerzen, neuropsychiatrische Symptomatik	Nein	Nein	Nein	Ja	Ja
Laboranomalien:					
Erythrozyten:					
Uroporphyrin	+++	N	N	N	N
Koproporphyrin	++	+	N	N	N
Protoporphyrin	(+)	+++	N	N	N
Harn:					
Porphobilinogen	N	N	N	(+++)	(+++)
Uroporphyrin	+++	N	+++	+	++
Stuhl:					
Protoporphyrin	+	++	N	+++	N

N, normal; +, erhöht; ++, mäßig erhöht; +++, stark erhöht; (+++), häufig erhöht; (+), bei manchen Patienten erhöht.

KLINISCHE UNTERSUCHUNG

Hautläsionen

TYPISCHE EFFLORESZENZEN

Blasen: gespannte Blasen auf anscheinend normaler Haut (Abb. 316). Lichtexponierte Körperstellen (Handrücken, Stirne, Glatze). Induziert durch Minimaltraumen.

Erosionen: an der Stelle von Bläschen und Blasen, die Erosionen heilen langsam unter Hinterlassung von zartrosa atrophen Narben.

Milien (Abb. 316), Größe 1 bis 5 mm.

Hypertrichose des Gesichts (kann der Grund des Arztbesuches sein). Dunkelbraunes oder schwarzes Haar an den Schläfen und Wangen und in schweren Fällen am Stamm und den Extremitäten.

Heliotrope (lividrote) Verfärbung der zentrofazialen Haut (Abb. 318), besonders periorbital.

Braune, diffuse Hypermelanose an exponierten Körperstellen (selten).

Sklerodermie-ähnliche Veränderungen (Abb. 317), diffuse oder umschriebene, wachsartig gelblich-weiße Areale an exponierten Körperstellen wie Gesicht, Hals, Stamm, die die meist durch mehrere Schichten von Kleidern bedeckten Brüste von Frauen z. B. aussparen.

VERTEILUNG (Siehe Abb. XV).

Handrücken (Abb. 316) und Füße (Zehen), Nase (Bläschen, Blasen und Erosionen).

DIFFERENTIALDIAGNOSE

»Pseudo-PCT« Medikamente (Sulfonamide, Nalidixinsäure, Furosemid, Naproxen, Tetracycline) und Hämodialyse verursachen ein charakteristisches Syndrom mit Blasen und Erosionen an typischen Stellen, das von der

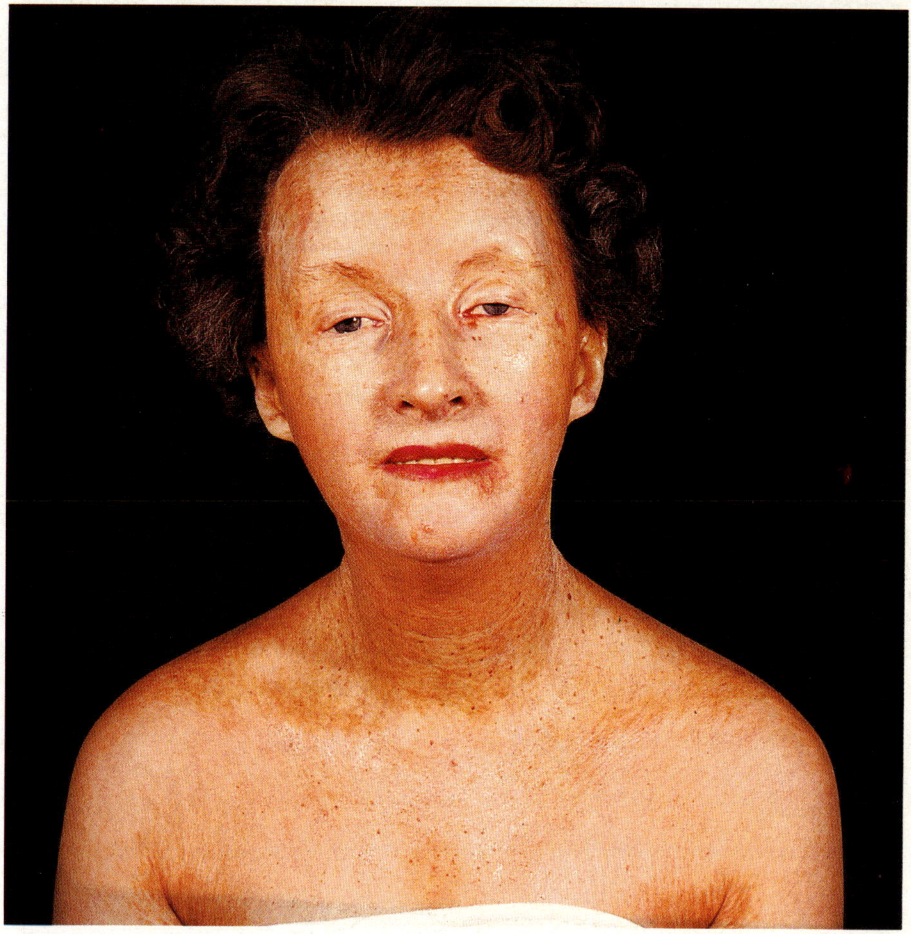

Abb. 317 Porphyria cutanea tarda. Scharf begrenzte, glänzende, sklerodermoide Plaques am oberen Thorax.

PCT nicht zu unterscheiden ist. Im Gegensatz zur PCT fehlt aber eine Störung des Porphyrin-Stoffwechsels.

Epidermolysis bullosa acquisita, die klinisch sehr ähnlich aussehen kann (erhöhte Verletzbarkeit der Haut, Auftreten von Hämatomen nach geringen Traumen, lichtinduzierte Blasen) und gewisse histologische Ähnlichkeiten hat (subepidermale Blasen mit wenig oder keinem dermalen entzündlichen Infiltrat).

Porphyria variegata (PV) Siehe Seite 616.

Zustandsbilder, die mit PCT-ähnlichen Syndromen assoziiert sind, wie Hepatom, SLE, Hämodialyse bei Nierenversagen, Sarkoidose, Sjögren-Syndrom. Gelegentlich bestehen Ähnlichkeiten mit dem Eczema dyshidroticum.

LABORUNTERSUCHUNGEN

Dermatopathologie Subepidermale Blasen mit »girlandenförmigem« (welligem) Grund. Mit der PAS-Färbung lassen sich verdickte Gefäßwände nachweisen. Geringes entzündliches Infiltrat.

IMMUNFLUORESZENZ In der dermo-epidermalen Junktionszone und in und um Blutgefäße findet man in sonnenexponierten Arealen Ablagerungen von IgG und anderen Immunglobulinen. Die Verdickung und Hyalinisierung der Gefäßwände beruht auf multiplen Reduplikationen der Basalmembran der Gefäße und Ablagerungen von Immunglobulinen und Fibrin.

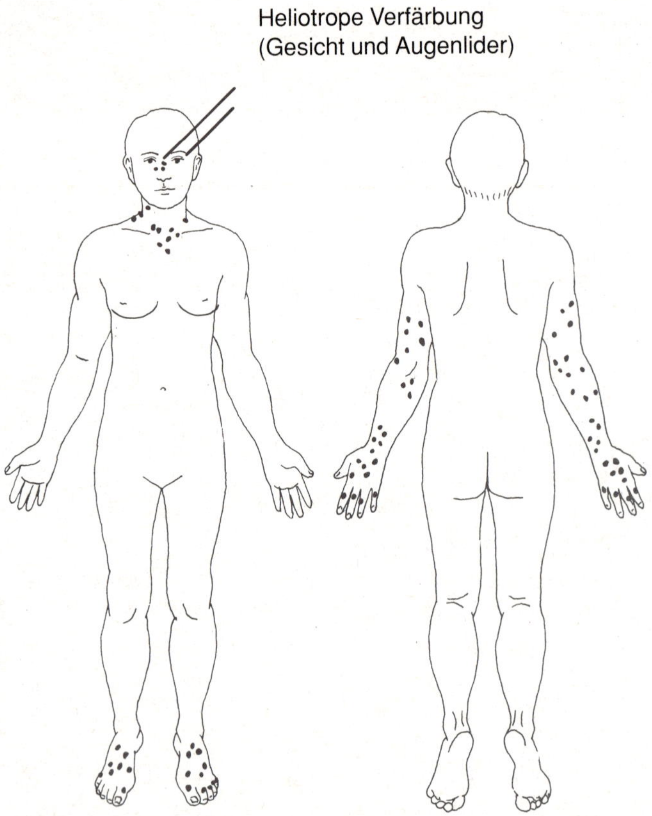

Abb. XV Porphyria cutanea tarda.

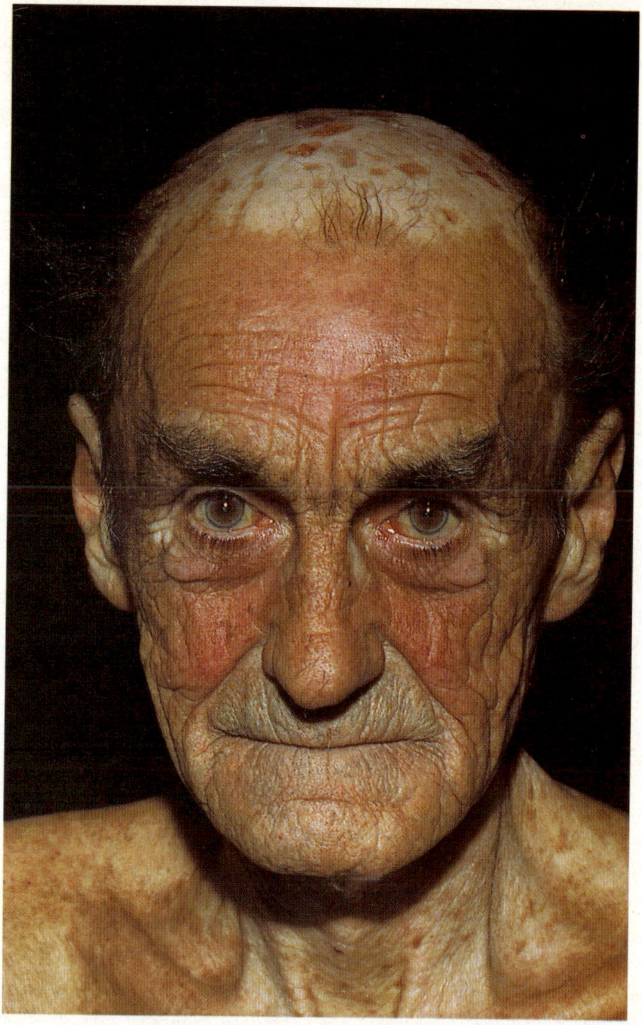

Abb. 318 Porphyria cutanea tarda. Livide (»heliotrope«) Verfärbung der Haut zentrofazial, am deutlichsten periorbital. Hypermelanose des Gesichts, Hypertrichose der Schläfenregion, pseudosklerodermatische Verhärtung der Haut am Scheitel.

LABORUNTERSUCHUNGEN VON BLUT, STUHL UND HARN

Polyglobulie
Erhöhtes Serum-Eisen (33 bis 50 %) (man findet auch vermehrt hepatisches Eisen in Kupfferzellen und Hepatozyten).
Erhöhter Blutzucker bei Patienten mit Diabetes mellitus (25 % der Patienten).
Rotfärbung des Harns bei massiver Porphyrinausscheidung (Burgunderrot).

Porphyrin-Untersuchungen bei PCT
Erhöhtes Uroporphyrin (I isomer, 60 %) im Harn und Plasma.
Erhöhtes Isokoproporphyrin (Typ III) und (7-Carboxylporphyrin im Stuhl.
Keine Vermehrung von δ-Aminolävulinsäure und Porphobilinogen im Harn.
Wood-Licht-Untersuchung des Harns. Um die orangerote Fluoreszenz zu verstärken, fügt man wenige Tropfen 10 %iger Salzsäure hinzu.
Zum Ausschluß der PV ist es wichtig, die Porphyrin-Spiegel im Stuhl zu bestimmen, da bei der PV als diagnostisches Charakteristikum die fäkalen Protoporphyrine deutlich erhöht sind.

Leberbiopsie
Gefrierschnitte zeigen Rotfluoreszenz.

PATHOPHYSIOLOGIE

Bei manchen Patienten findet man eine Verminderung des Enzyms Uroporphyrin-Decarboxylase in der Leber, die die Decarboxylierung der 4 Azetat-Gruppen zu Methyl-Gruppen katalysiert. Diese Verminderung der Uroporphyrin-Decarboxylase kann sowohl bei der familiären als auch nicht familiären PCT auftreten.

THERAPIE

Vermeiden von Alkohol, Absetzen von Medikamenten, die PCT induzieren, wie z. B. Östrogen, und Vermeiden von Kontakt mit Chemikalien (chlorierte Phenole, Tetrachlordibenzo-para-dioxin). Bei manchen Patienten führt das komplette Absetzen von Alkohol zu einer klinischen und biochemischen Remission und einer Entleerung der hohen Spiegel gespeicherten Eisens in der Leber. 2x wöchentlich wird eine Phlebotomie durchgeführt, bis das Hämoglobin auf 10 g abgesunken ist. 5 bis 12 Monate nach regelmäßigen Phlebotomien kommt es zur klinischen und biochemischen Remission. Rezidive innerhalb des nächsten Jahres sind ungewöhnlich (5 bis 10 %).
Sind Phlebotomien wegen Anämie kontraindiziert, so können Remissionen durch Chloroquin induziert werden. Da Chloroquin zu einer Exazerbation des Krankheitsbildes und in höheren Dosen sogar zum Leberversagen bei diesen Patienten führen kann, soll es nur von erfahrenen Therapeuten angewendet werden. Allerdings können langdauernde Remissionen und bei einem gewissen Prozentsatz der Patienten eine klinische und biochemische Heilung erzielt werden. Derzeit ist die effizienteste Therapie der PCT eine Kombination von Phlebotomie (3 bis 4 Sitzungen) und anschließender niedrig dosierter Chloroquin-Therapie.

Porphyria variegata

Die Porphyria variegata ist eine schwere, autosomal dominant vererbte Störung der Häm-Biosynthese, die charakterisiert ist durch Hautveränderungen (Bläschen und Blasen, Brüchigkeit der Haut, Milien und Vernarbungen an den Hand- und Fingerrücken), akute Anfälle von Bauchschmerzen und neuropsychiatrischen Manifestationen und einer gesteigerten Porphyrinausscheidung. Besonders charakteristisch sind hohe Spiegel von Protoporphyrin im Stuhl.

EPIDEMIOLOGIE

Rasse Alle Rassen; besonders häufig bei weißen Südafrikanern (3/1000) (die Krankheit wurde 1688 von einer weißen holländischen Siedlerfrau »importiert«). Man findet sie zunehmend häufig in Europa (Holland, Schweden, Finnland) und in den Vereinigten Staaten.

Alter 2. bis 4. Lebensjahrzehnt.

ANAMNESE

Saisonale Veränderungen Hautveränderungen treten während des Sommers als Folge von Sonnenexposition auf, können aber den Winter über bestehenbleiben.

Systemische Beteiligung Akute Attacken von Bauchschmerzen, Obstipation, Übelkeit und Erbrechen; Muskelschwäche, Krampfanfälle, Verwirrungszustände und psychiatrische Symptome (Depression, Koma); selten findet man eine Hirnnervenbeteiligung, Bulbärparalyse, Empfindungsstörungen und Parästhesien.

KLINISCHE UNTERSUCHUNG

Hautbefunde

TYPISCHE LÄSIONEN Wie bei PCT.
Bläschen oder häufiger Blasen (Abb. 319).
Erosionen, Milien. Sklerose (Sklerodermieähnliche Veränderungen).
Narben (zartrosa, atroph).
FARBE Periorbital heliotroper Farbton. Diffuse Hypermelanose an exponierten Körperstellen.
ANORDNUNG Verstreute, einzelstehende Läsionen.
VERTEILUNG Lokalisation an den Rücken der Hände, Finger und Füße (Abb. 319) (exponierte Körperstellen).

Haare Hirsutismus (besonders seitliche Gesichtspartien, Unterarme und Unterschenkel).

Verschiedene Befunde Neurologische Abnormitäten, besonders periphere Neuropathie.

LABOR- UND SPEZIALUNTERSUCHUNGEN

Dermatopathologie Subepidermale Blasenbildung. PAS-positive, Diastase-resistente Ablagerungen in und um Blutgefäße in der oberen Dermis.

Allgemeine Laborbefunde
PORPHYRINE Siehe Tabelle A, Seite 619.
Plasma Charakteristische Plasmafluoreszenz mit einem Emissionsmaximum bei 626 nm.
Harn Erhöhtes Porphobilinogen während der akuten Attacken.
Stuhl Hohe Protoporphyrinwerte.

Wood-Licht-Untersuchung Rosa-orange Fluoreszenz des Harns.

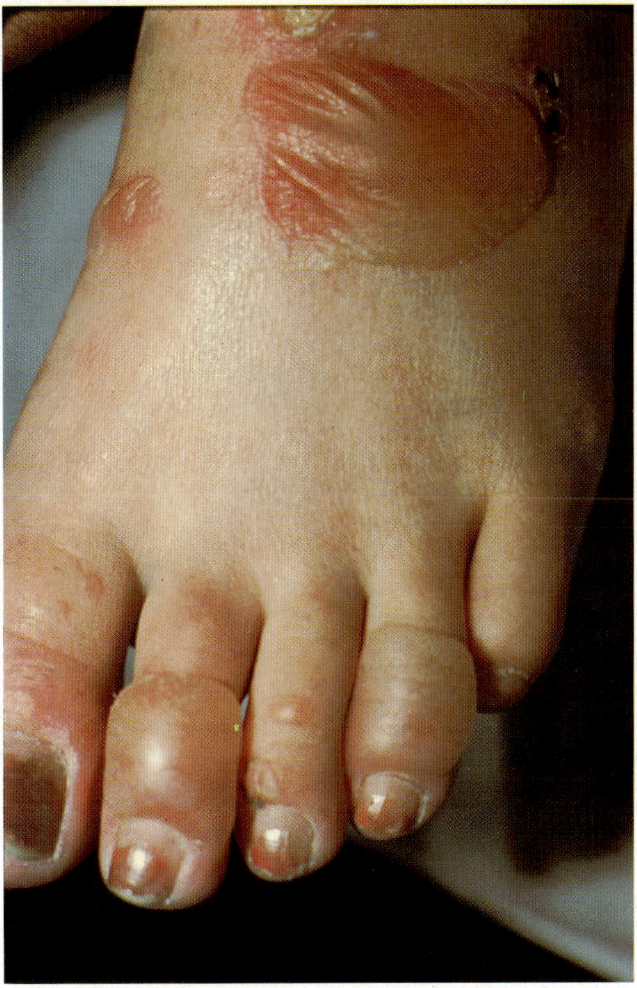

Abb. 319 Porphyria variegata. Blasen an den Fußrücken an exponierten Stellen.

ÄTIOLOGIE UND PATHOPHYSIOLOGIE

Der zugrundeliegende Stoffwechseldefekt wird verstärkt durch gewisse Medikamente (Sulfonamide, Barbiturate, Phenytoin, Östrogene, Alkohol u. a.) (siehe Tabelle B), wodurch es zur Auslösung akuter Attacken von Bauchschmerzen und neuropsychiatrischen Symptomen kommt (Delirium, Krampfanfälle, Persönlichkeitsveränderungen). Ein Enzymdefekt führt zu Verminderung der Protoporphyrin-Oxidase und zu einer Akkumulation von Protoporphyrinogen in der Leber, das mit der Galle ausgeschieden und nicht-enzymatisch in Protoporphyrin konvertiert wird. Dadurch kommt es zu der erwähnten hohen Ausscheidung von Protoporphyrin im Stuhl.

VERLAUF

Das Krankheitsbild besteht lebenslang und tritt nach der Pubertät mit einem Maximum in der 2. bis 4. Dekade auf. Medikamente, die die abdominellen und neuropsychiatrischen Symptome auslösen, provozieren keine Hautsymptome, mit Ausnahme der Östrogene, die eine cholestatische Hepatitis auslösen, wodurch Porphyrin aus der Galle ins Blut abgeleitet wird mit der daraus resultierenden gesteigerten Porphyrinablagerung in der Haut.

PROGNOSE

Gut, wenn auslösende Faktoren (Medikamente, Alkohol, Infektion) vermieden werden. In selten Fällen ist ein tödlicher Ausgang nach Einnahme oder Injektion von Medikamenten (z. B. Barbituraten) möglich, die gesteigerte Mengen von Cytochrom P450 induzieren und eine gesteigerte Häm-Synthese erfordern.

THERAPIE

Keine. Orales Beta-Karotin kann, muß aber nicht, die Hautmanifestationen supprimieren, hat aber keinen Effekt auf den Porphyrin-Stoffwechsel oder die wichtigen systemischen Manifestationen.

Tabelle A Laborbefunde bei den hepatischen Porphyrien

	PCT	PV
Harnuntersuchungen		
während der akuten Attacken		
Porphobilinogen	–	++
Uroporphyrin	–	+
Koproporphyrin	–	+–++
zwischen den akuten Attacken		
Porphobilinogen	N	N–+
Uroporphyrin	–	N
Koproporphyrin	–	N–+
Verhältnis von Uroporphyrin zu Koprophyrin	>1	<+
Stuhluntersuchungen		
Koproporphyrin	N	+
Protoporphyrin	N	++

Abkürzungen: PCT, Porphyria cutanea tarda
PV, Porphyria variegata
N, normal
+, leicht erhöht
++, deutlich erhöht
–, nicht nachweisbar

Tabelle B Medikamente, die für Patienten mit Porphyria variegata gefährlich sind

Anästhetika; Hypnotika:	Barbiturate und Halothan
Antiepileptika:	Hydantoine, Carbamazepin, Ethosuximid, Methsuximit, Phensuximid, Primidon
Antibakterielle Substanzen:	Chloramphenicol, Griseofulvin, Novobiocin, Pyrazinamid, Sulfonamide
Ergot-Verbindungen	
Äthyl-Alkohol	
Hormone:	Östrogene, Gestagene, orale Kontrazeptiva
Imipramin	
Methyldopa	
Tranquilizer:	Chlordiazepoxid, Diazepam, Oxazepam, Flurazepam, Meprobamat
Pentazocin	
Phenylbutazon	
Sulfonyl-Harnstoff-Präparate:	Chlorpropamid, Tolbutamid
Theophyllin	

Erythropoetische Protoporphyrie

Diese hereditäre Störung des Porphyrin-Stoffwechsels ist insofern unikal unter den Porphyrien, als Porphyrine oder Porphyrin-Vorläufer nicht im Harn ausgeschieden werden. Die erythropoetische Protoporphyrie (EPP) ist weiters charakterisiert durch eine akute sonnenbrandähnliche Photosensibilität, während bei den anderen häufigeren Porphyrien (Porphyria cutanea tarda oder Porphyria variegata) akute Photosensibilität keine wesentliche Rolle spielt.

Synonym: Erythrohepatische Protoporphyrie.

EPIDEMIOLOGIE UND ÄTIOLOGIE

Alter Die akute Photosensibilität beginnt in der frühen Kindheit. In seltenen Fällen kommen Spätmanifestationen im jungen Erwachsenenalter vor.
Geschlecht Keine Geschlechtspräferenz.
Rasse Alle ethnischen Gruppen einschließlich Schwarzer.
Erblichkeit Autosomal dominant.
Häufigkeit Nicht selten, größere Publikationen aus Europa (in den Niederlanden 1:100000), Großbritannien und den Vereinigten Staaten.

ANAMNESE

Auftreten und Dauer von Läsionen Stechende Schmerzen und Juckreiz können innerhalb weniger Minuten nach Beginn der Sonnenexposition auftreten, später, nach 1 bis 8 Stunden, treten Erythem und Ödem auf.
Jahreszeitliche Schwankungen In gemäßigten Klimazonen ist die Photosensibilität im Winter weniger deutlich.
Symptome Brennende oder stechende Sensationen innerhalb von Minuten können die einzige faßbare Anomalie sein. Kinder weigern sich nach einigen schmerzhaften Episoden, sich dem direkten Sonnenlicht auszusetzen. Da Hautsymptome erst später auftreten, werden die subjektiven Symptome manchmal als »Hysterie« abgetan. Diese Symptome treten auch auf, wenn die Sonnenstrahlen durch Fensterglas gefiltert sind.
Systemische Symptome Gallenkoliken, sogar bei Kindern.

KLINISCHE UNTERSUCHUNG

Hautveränderungen als akute Reaktionen auf Sonnenexposition Hellrotes Erythem, später Ödem (besonders Schwellung der Hände), Urticaria (seltener), Purpura (besonders auf der Nase (Abb. 320) und an den Rändern der Ohrmuscheln), selten Bläschen oder Blasen. Diese Veränderungen treten innerhalb von 1 bis 8 Stunden auf und klingen nach Stunden oder Tagen zunächst ohne sichtbare Narbenbildung ab.
Kumulativer Effekt von wiederholten Sonnenexpositionen Seichte, wie ausgestanzte, oft strichförmige narbige Einziehungen, besonders an der Nase und den Handrücken (»gealterte Fingerknöchel«). Rhagadiforme Faltenbildung an der Gesichtshaut (Nase, um die Lippen, Wangen) mit deutlicher Verdickung der Haut und wachsartigen Einlagerungen (Abb. 321). Verkrustete erosive Läsionen können an der Nase und an den Lippen auftreten. Im Gegensatz zur PCT findet man keine sklerodermoiden Veränderungen, Hirsutismus oder Hyperpigmentation.

Allgemeinbefunde
Hämolytische Anämie mit Splenomegalie (selten).
Cholelithiasis (12 %), auch bei Kindern. Die Konkremente enthalten große Mengen von Protoporphyrin.

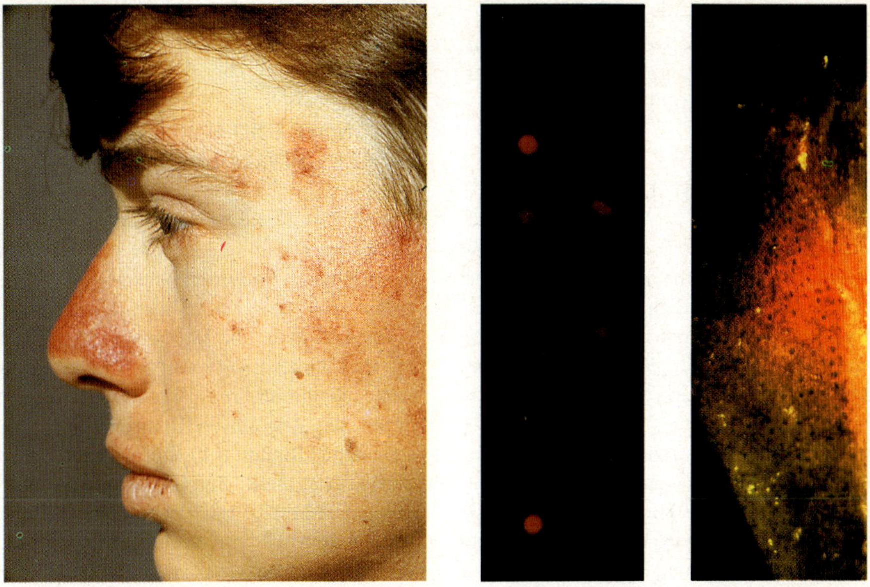

Abb. 320 Erythropoetische Protoporphyrie. Diffuse, erythematöse Infiltration und Purpura der Nase mit verstreuten atrophischen Narben an den Wangen. Das mittlere Bild zeigt fluoreszierende, protoporphyrinhaltige Erythrozyten; das rechte Bild demonstriert einen Gefrierschnitt einer Leberbiopsie, der aufgrund abgelagerten Protoporphyrins eine hellrote Fluoreszenz zeigt.

Chronische Leberkrankheit durch massive Ablagerung von Protoporphyrin in den Hepatozyten (Abb. 320); Leberzirrhose, Leberversagen mit tödlichem Ausgang selten.

LABOR- UND SPEZIALUNTERSUCHUNGEN

Porphyrinstudien Porphyringehalt erhöht in Erythrozyten, Plasma und Stuhl, aber keine Ausscheidung mit dem Harn (außer bei schweren Fällen im präterminalen Stadium). Verminderte Aktivität des Enzyms Ferrochelatase im Knochenmark, in der Leber und in Hautfibroblasten.

Leberfunktion Durchführung von Leberfunktionsproben ist angezeigt. Bei der Leberbiopsie findet man portale und periportale Fibrose und Ablagerungen von braunem Pigment in Hepatozyten und Kupfferzellen. Elektronenmikroskopisch lassen sich nadelförmige Kristalle nachweisen. Publikationen von etwa 20 Patienten mit Leberzirrhose und portaler Hypertension liegen vor.

Spezieller Nachweis fluoreszierender Erythrozyten Erythrozyten in einem Blutausstrich zeigen eine charakteristische *flüchtige* Fluoreszenz (siehe Abb. 320) bei Untersuchung im Fluoreszenzmikroskop mit einer Quecksilber- oder Wolfram-Jodidlampe mit einer Wellenlänge von 400 nm.

Dermatopathologie

LOKALISATION Obere Dermis.

PATHOLOGISCHER PROZESS Ausgeprägte eosinophile Homogenisierung und Verdickung der Blutgefäße in der papillären Dermis. In und um Blutgefäße findet man eine Akkumulation einer amorphen, hyalinartigen, eosinophilen Substanz.

Röntgenuntersuchung Gallensteine können nachweisbar sein.

PATHOPHYSIOLOGIE

Der spezifische Enzymdefekt ist an der Stelle im Porphyrin-Metabolismus lokalisiert, wo Protoporphyrin durch das Enzym Ferrochelatase in Häm konvertiert wird. Dieser Defekt führt zu einer Akkumulation von Protoporphyrin, das ein starker Photosensibilisator ist.

DIAGNOSE UND DIFFERENTIALDIAGNOSE

Die EPP ist charakterisiert durch Photosensibilität ohne »Ausschlag« mit nachfolgender übertriebener Sonnenbrandreaktion, die viel früher als das gewöhnliche Sonnenbranderythem auftritt. Die Hautveränderungen treten auch hinter Fensterglas auf. Es gibt sonst keine Syndrome mit Photosensibilität, bei denen die subjektiven Symptome so rasch auftreten (Minuten nach Beginn der Sonnenexposition). Die Porphyrinuntersuchungen dienen der Verifizierung der Diagnose mit erhöhten Spiegeln von freiem Protoporphyrin in den Erythrozyten und im Stuhl. Am konstantesten ist das fäkale Protoporphyrin erhöht.

VERLAUF UND PROGNOSE

Die EPP bleibt zeitlebens bestehen, die Photosensibilität kann aber im späteren Erwachsenenalter etwas nachlassen. Bei Erwachsenen kann eine Leberzirrhose auftreten.

THERAPIE

Der zugrundeliegende metabolische Defekt kann nicht behandelt werden, eine symptomatische Verminderung der Photosensibilität wird bei den meisten Patienten mit oralem Beta-Karotin erreicht. Therapeutische Karotin-Spiegel erreicht man nach 1 bis 2 Monaten. Diese Behandlung bewirkt eine Herabsetzung der Photosensibilität, beseitigt das Problem aber nicht vollkommen und hat natürlich auch keinen Einfluß auf die zugrundeliegende metabolische Störung. Patienten können unter Beta-Karotin 8- bis 10x länger als ohne Therapie im Freien bleiben, erleiden aber trotzdem Sonnenbrände bei zu langer Exposition. Toxische Langzeitwirkungen durch das Beta-Karotin treten nicht auf.

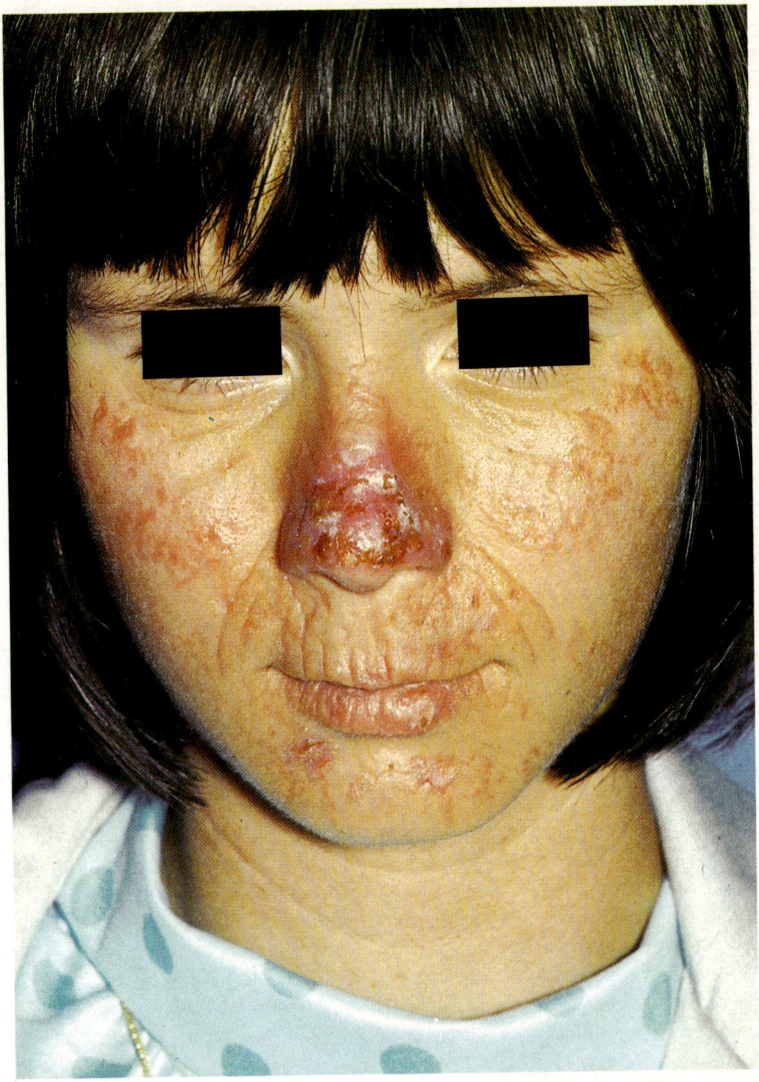

Abb. 321 Erythropoetische Protoporphyrie. An Nase, Unterlippe und Kinn bestehen erythematöse, teilweise erosive und verkrustete Läsionen bei einem 15jährigen Mädchen. Erythematöse Läsionen auch an beiden Wangen. An Nase und Wangen sieht man zusätzlich kleine, leicht eingesunkene Narben und eine eigentümlich wachsartige Verdickung der Haut. Lineare Narben zwischen Nase und Mund.

Xeroderma pigmentosum

Das Xeroderma pigmentosum (XP) ist eine autosomal rezessiv vererbte Krankheit mit Photosensibilität, Photophobie, frühzeitigem Auftreten von ephelidenartigen Pigmentflecken (Lentigines), die streng auf die sonnenexponierten Körperteile beschränkt sind und *später* Entwicklung von Präkanzerosen, Karzinomen und Melanomen, ebenfalls ausschließlich an sonnenexponierten Körperstellen. Nach chronisch kumulativer Sonnenexposition findet man schon im Kindesalter eine ausgeprägt solar geschädigte Haut (Dermatoheliose) mit Keratosen, Teleangiektasien, Atrophie und Lentigines. XP-Patienten haben eine erhöhte Empfindlichkeit der DNS gegenüber Ultraviolett-Bestrahlung, die auf einem Defekt der DNA-Reparationsmechanismen (fehlende oder herabgesetzte Exzisionsreparation von Pyrimidin-Dimeren und anderen Photoprodukten) beruht. Bei manchen Patienten findet man auch schwere progressive neurologische Veränderungen. Es gibt mindestens 9 molekularbiologisch unterschiedliche Formen von XP (8 Komplementierungsgruppen plus eine Variante). In jüngster Zeit sind die fehlerhaften Gene der Komplementierungsgruppen A und B geklont worden.

EPIDEMIOLOGIE

Häufigkeit 1:250000 in den Vereinigten Staaten; häufiger in Japan, Ägypten und im Libanon.
Alter Säuglings- oder frühes Kindesalter.
Rasse XP kommt bei allen Rassen vor.
Geschlecht Keine Geschlechtspräferenz.

ANAMNESE

Beginn und Entwicklung

HAUT In etwa 50 % der Fälle wird anamnestisch eine akute Sonnenbrandreaktion angegeben. Das Sonnenbranderythem kann tagelang bestehenbleiben, im Gegensatz zu einem normalen Sonnenbrand, der innerhalb weniger Tage verschwindet. Bei den anderen Patienten scheint der Sonnenbrand normal zu verlaufen. Ephelidenartige Flecken (Lentigines) treten gegen das Ende des 1. Lebensjahres bei 50 % der Patienten an exponierten Körperstellen auf und bei fast allen Patienten bis zum 15. Lebensjahr. Solare Keratosen entwickeln sich frühzeitig und epitheliale Hauttumoren (Basaliome und Plattenepithelkarzinome) treten um das 8. Lebensjahr auf. Am Ende des Kindesalters hat die Haut das Vollbild der Dermatoheliose, ähnlich der »Landmannshaut« entwickelt: die Haut ist trocken und ledrig. Am wichtigsten ist die große Anzahl maligner Tumoren, die dabei auftreten, einschließlich Melanomen, epithelialen Karzinomen, Fibrosarkomen und Angiosarkomen. Die Häufigkeit von Basaliom, Plattenepithelkarzinom und malignem Melanom ist um das etwa 1000fache erhöht. Alle Veränderungen sind auf lichtexponierte Hautareale beschränkt.

NERVENSYSTEM Eine progressive degenerative neurologische Symptomatik tritt bei 40 % der Patienten im Säuglingsalter oder bis zur 2. Dekade auf. Die Symptome sind sehr unterschiedlich: schwere, fortschreitende geistige Retardation, Spastizität, epileptische Anfälle. Die häufigsten neurologischen Abnormitäten sind eine progressive sensoneurale Taubheit und abgeschwächte bis fehlende tiefe Sehnenreflexe.

AUGE Das Auge ist mit der gleichen Häufigkeit betroffen wie die Haut. Am auffallendsten ist die Photophobie mit einer Rötung der Augen durch konjunktivale Injektion; später tritt eine schwere Keratitis und Vaskularisation der Hornhaut auf, die zu Erblindung führt. Häufig findet man Ektropion, epitheliale Karzinome und Melanome der Augenlider oder des vorderen Augenabschnitts.

Familienanamnese Autosomal rezessiv erblich, häufig Konsanguinität. Die Eltern (obligate Heterozygote) sind klinisch gesund.

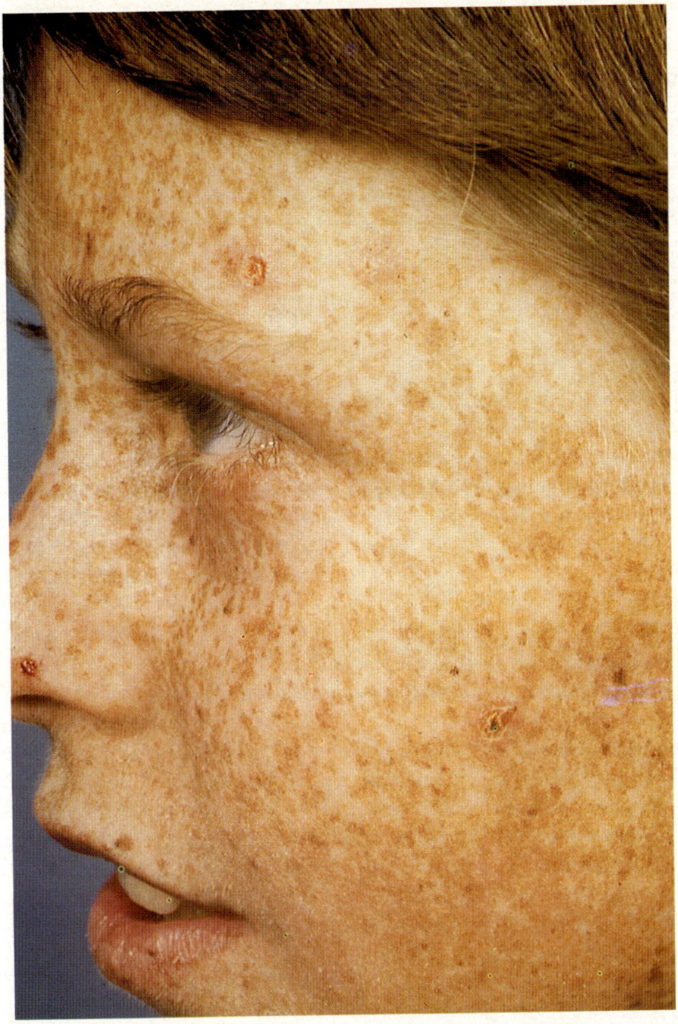

Abb. 322 **Xeroderma pigmentosum.** Leichter Verlauf mit wenigen solaren Keratosen, aber ausgeprägten ephelidenartigen Lentigines im Gesicht und auf den Lippen eines Kindes.

KLINISCHE UNTERSUCHUNG

Aussehen des Patienten Je nach der Schwere der Dermatose, der kumulativen Sonnenexposition und dem Ausmaß der DNA-Reparationsstörung findet man schwere Narbenbildung mit ausgeprägter poikilodermatischer Dermatoheliose, oder bei Patienten, die von frühester Kindheit sorgfältig vor Sonnenexposition geschützt wurden, nur Lentigines und Teleangiektasien an den exponierten Körperstellen.

Hautbefunde

TYPISCHE LÄSIONEN (Abb. 322 und 323) Dunkelbraune Flecken, Teleangiektasien, tropfenförmige, hypomelanotische Maculae und warzige solare Keratosen, Basaliome und Plattenepithelkarzinome.

VERTEILUNG DER LÄSIONEN Hautveränderungen finden sich ausschließlich an den üblicherweise exponierten Körperstellen (Gesicht, Hals, Unterarme, Streckseiten der Unterarme und Hände, Beine bei Frauen) und in Körperregionen, die nur mit einer einfachen

Schicht dünner Kleider bedeckt sind (wie z. B. eine Bluse oder ein Baumwollhemd). Die »doppeltbedeckten« Areale sind ausgespart (Brüste bei Frauen, Badehosenbereich von Männern und Frauen).

SCHLEIMHÄUTE Teleangiektasien kommen an den Lippen oder an der Lippenschleimhaut vor. Primäre Plattenepithelkarzinome kommen an der Spitze der Zunge vor.

LABORUNTERSUCHUNGEN

Dermatopathologie

LICHTMIKROSKOPIE Veränderungen wie bei Dermatoheliose (siehe Seite 214).

ELEKTRONENMIKROSKOPIE Abnorme Melanozyten mit Veränderungen der Melanosomen, zahlreiche Riesenmelanosomen.

PATHOGENESE

Man kennt bisher 9 Molekulardefekte, die dem klinischen Syndrom XP zugrundeliegen: 8 komplementäre Gruppen A–H und eine »Variante«.

Zellkulturen von Patienten mit XP zeigen eine auffallende Wachstumshemmung und Verlängerung der Erholungsphase nach UV-Bestrahlung. Bei einer Form des XP-Defekts, der bei 80 % der XP-Patienten vorkommt, besteht eine gestörte Initiation der Exzisions-Reparation von UV-induzierten Pyrimidin-Dimeren. Bei der sogenannten XP-»Variante«, die etwa 2 % der Fälle ausmacht, weisen die Fibroblasten einen Defekt in der S-Phase der DNA-Replikation nach UV-Bestrahlung (Postreplikationsreparationsdefekt) auf.

DIAGNOSE UND DIFFERENTIALDIAGNOSE

Manche junge Patienten mit zahlreichen ephelidenartigen Maculae oder mit dem LEOPARD-Syndrom (siehe S. 644) könnten mit XP verwechselt werden. Bei diesen Patienten läßt sich aber anamnestisch keine akute Photosensibilität eruieren, die beim XP immer vorhanden ist, selbst im Säuglingsalter. Man findet bei diesen Patienten auch keine Dermatoheliose (Teleangiektasien, Atrophie oder Hypomelanosis guttata), die beim XP schon im Säuglingsalter vorhanden ist. Hinzu kommen beim XP noch Hautmalignome (Plattenepithelkarzinome, Basaliome, maligne Melanome, Fibrosarkome, Angiosarkome).

BEDEUTUNG

Das XP ist eine sehr schwere Krankheit, die vom ersten Moment der Diagnose an der dauernden Kontrolle bedarf, nicht nur, um UV-Bestrahlung unbedingt zu vermeiden, sondern auch, um maligne Hauttumoren, besonders Melanome, möglichst frühzeitig zu erfassen. Die pränatale Diagnose durch Amniozentese ist möglich, indem man die UV-induzierte »unscheduled« DNA-Synthese in kultivierten Zellen aus der Amnionflüssigkeit bestimmt. Bisher gibt es keine Labortests, um XP-heterzygote Eltern zu identifizieren.

VERLAUF UND PROGNOSE

Metastasierende Melanome und Plattenepithelkarzinome sind die häufigsten Todesursachen, an denen mehr als 60 % der Patienten bis zum 20. Lebensjahr sterben. Manche Patienten mit leichterem Krankheitsverlauf können allerdings über das mittlere Lebensalter hinaus am Leben bleiben. Frühdiagnose und sorgfältiger Sonnenschutz können das Leben erheblich verlängern.

BETREUUNG

Patienten mit XP müssen alle 3 Monate von einem Dermatologen kontrolliert werden, nicht nur, um maligne Tumoren rechtzeitig zu erkennen, sondern auch, um den Patienten (und die Eltern!) immer wieder zu wirksamem Sonnenschutz und zur Früherkennung von Hautkarzinomen zu erziehen.

Lokale Maßnahmen Hochwirksame blokkierende Sonnenschutzmittel müssen täglich angewendet werden, sogar im Winter in nördlichen Breiten. Vermeidung von Tageslicht zwischen 10.00 und 15.00 Uhr. Zusätzlich mechanischer Sonnenschutz durch Hüte, Kleider und Sonnenbrillen während des ganzen Jahres. Ein Ophthalmologe sollte den

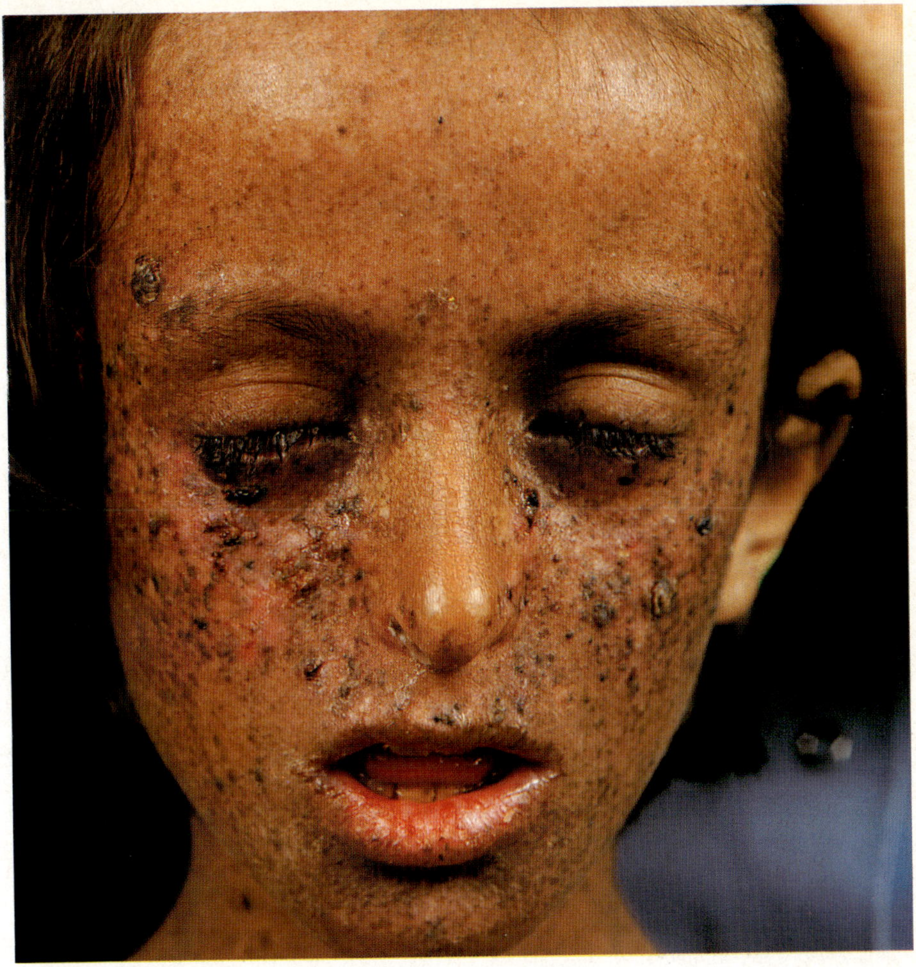

Abb. 323 Xeroderma pigmentosum. Zahllose, zum Teil hypertrophe solare Keratosen im Gesicht und ausgeprägte aktinische Cheilitis bei einem nordafrikanischen Kind.

Patienten regelmäßig kontrollieren. Meist sind weiche Kontaktlinsen notwendig. Das Sehvermögen kann durch Hornhauttransplantate wieder hergestellt werden.

Systemische Maßnahmen Orale Retinoide können Neubildung epithelialer Karzinome verlangsamen. Die Anwendbarkeit dieser Therapie ist durch die Langzeitnebenwirkungen der Retinoide eingeschränkt.

Zukunftsaussichten Aus Mäusen wurde ein Gen geklont, das XPAC, das Schutz gegen UV-Bestrahlung vermittelt, wenn es in Zellen von Patienten mit XP Gruppe A, der häufigsten und schwersten Formen des XP, transferiert wird; vor kurzem ist ein menschliches Gen XPAC geklont worden. Dieses korrigierende Gen ist am langen Arm des Chromosoms 9 (9q34.1) lokalisiert.

Pellagra

Die Pellagra (ital. *pelle agra*, »rauhe Haut«) ist ein Syndrom mit einer charakteristischen Dermatitis, Stomatitis, Glossitis, gastrointestinalen Symptomen (Diarrhoe), neurologischen und psychiatrischen Störungen. Die Ursache ist ein Niazin-Mangel, entweder durch mangelnde Zufuhr, infolge einer Isoniazid-Therapie oder wegen eines Karzinoidtumors.

KLASSIFIKATION

Diätetisch bedingter Mangel: Mangelernährung, Alkoholismus.
Medikamentös induziert: Isoniazid-Therapie (das Medikament ersetzt Niazinamid im Coenzym I).
Selten: Hartnup disease, Karzinoid-Syndrom.
Begleitkrankheiten: Leberzirrhose, Karzinoid, bei dem das Tryptophan aus der Nahrung zu 5-Hydroxytryptamin umgewandelt wird.

ANAMNESE

Vorgeschichte Den Hautveränderungen gehen gewöhnlich prodromale gastrointestinale Symptome voraus.
Hautsymptome Juckreiz und Brennen.
Allgemeinsymptome Müdigkeit, Schwäche, Inappetenz, Gewichtsverlust, Krankheitsgefühl
Systemische Beteiligung Gastrointestinaltrakt: Dysphagie, Brennen im Ösophagus, Übelkeit, Erbrechen, Diarrhoe (oft blutig).
Zentralnervensystem: Gedächtnisstörungen, Apathie, Verwirrtheitszustände, paranoide Zustände.

KLINISCHE UNTERSUCHUNG

Aussehen des Patienten Der Patient erscheint chronisch krank und geschwächt.
Hautbefunde
TYPISCHE EFFLORESZENZEN Akute »sonnenbrandartige« Reaktion: Erythem, Bläschen und Blasen (Abb. 324) später Ausbildung einer chronischen, schuppenden, lichenifizierten und schließlich lederartig verdickten, rauhen Haut mit Fissuren (Abb. 325). Das gleichzeitige Auftreten einer nässenden Dermatitis im Anogenitalbereich ist Symptom eines assoziierten Riboflavin-Mangels.
VERTEILUNG DER LÄSIONEN Scharf begrenzt an den exponierten Stellen des Gesichtes, Halses, der Handrücken, Arme und Füße. Die Hände sind besonders charakteristisch mit »handschuhartiger« Verteilung und die Füße mit einer »Stiefel«-Verteilung, die selten über die Knöchel hinausgeht. Im Gesicht ist ein schmetterlingsförmiges Areal betroffen, am Hals der sogenannte »Casalsche Halskragen«, wobei sich ein breites Band wie ein Kragen symmetrisch rund um den Hals erstreckt.
SCHLEIMHÄUTE Scharlachfarbenes Enanthem und scharlachrote Zunge.

DIAGNOSE UND DIFFERENTIALDIAGNOSE

Diagnose Da keine Labortests verfügbar sind, ist die Diagnose der Pellagra nur aufgrund der charakteristischen Dermatose und des Ansprechens auf die Behandlung mit Niazin zu stellen.
Differentialdiagnose Phototoxische Medikamentenüberempfindlichkeit.

ÄTIOLOGIE UND PATHOGENESE

Obwohl die Pellagra rasch auf niedrige Dosen von Niazin (10 mg/die) anspricht, wird sie jetzt als *kombinierter* Mangel sowohl von Tryptophan als auch verwertbarem Niazin in der Nahrung betrachtet.

THERAPIE

Niazinamid 100 bis 300 mg in fraktionierten Dosen plus Vitamin-B-Komplex und proteinreiche Diät.

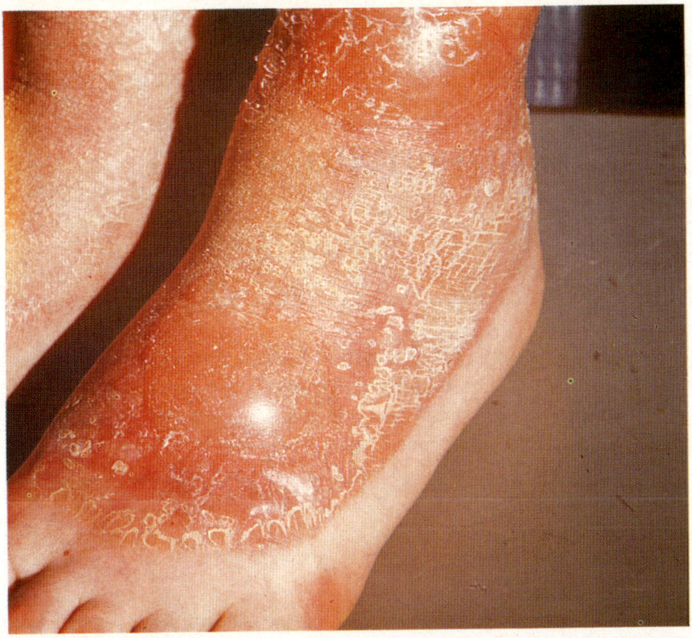

Abb. 324 **Pellagra.** Dieses Zustandsbild trat nach langdauernder Behandlung mit Isoniazid auf. Die Läsionen sind erythematös, ödematös und auf die exponierten Areale an den Fußrücken beschränkt.

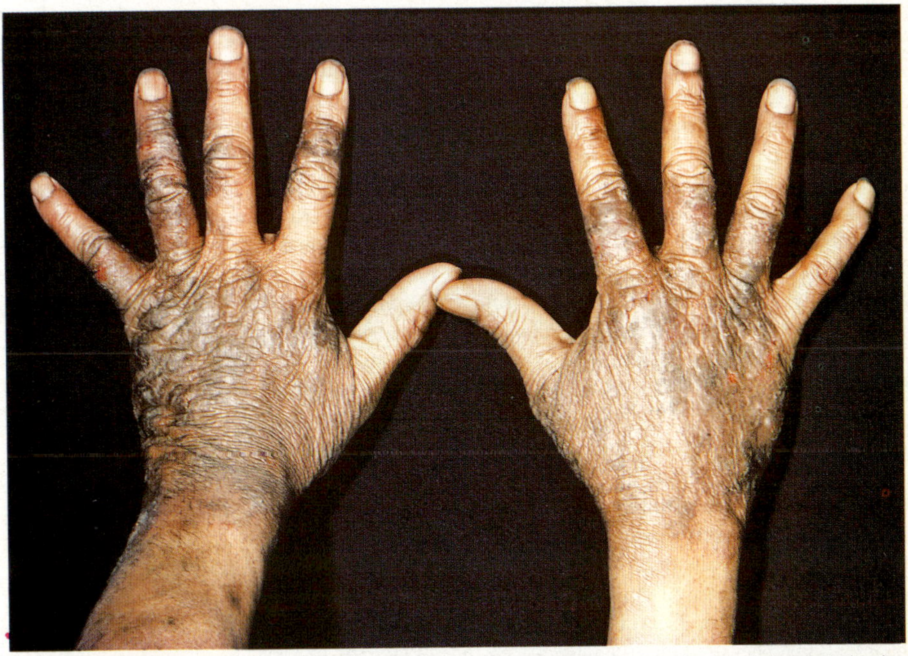

Abb. 325 **Pellagra.** Ausgeprägte Verdickung und Pigmentierung an den Handrücken in handschuhartiger Verteilung. Die Veränderungen traten bei einem Patienten mit mangelnder Niazin-Zufuhr mit der Nahrung nach Sonnenexposition auf.

Sektion 23

Pigmentstörungen

Vitiligo

Die Vitiligo, eine spezifische Form des erworbenen Leukoderms, ist eine idiopathische, in typischer Lokalisation auftretende, umschriebene Hypomelanose der Haut und der Haare. Das Krankheitsbild ist wegen des sozialen Stigmas, mit dem Vitiligo bei braun- und schwarzhäutigen Menschen behaftet ist, besonders bei ethnisch stärker pigmentierten Völkern bedeutsam. Die Vitiligo ist wahrscheinlich eine Autoimmunkrankheit, sie kann mit anderen Autoimmunkrankheiten assoziiert sein: Diabetes mellitus, perniziöse Anämie, Morbus Addison.

EPIDEMIOLOGIE UND ÄTIOLOGIE

Alter bei Krankheitsbeginn Säuglings- bis hohes Lebensalter; Erkrankungsspitze zwischen dem 10. und 30. Lebensjahr.

Rasse Tritt bei weißen, braunen und schwarzen Menschen mit gleicher Häufigkeit auf. Bei dunkelhäutigen Menschen scheint sie nur deswegen häufiger zu sein, weil sie in diesen Fällen kosmetisch mehr entstellt und daher mehr beachtet wird.

Hautphototypen (HPT) Meistens HPT IV, V und VI.

Geschlecht Ein Überwiegen weiblicher Patienten kann vorgetäuscht sein, besonders in Indien, wo die Vitiligo sehr entstellend ist und die Heiratsfähigkeit erheblich einschränkt (wird vom Laien mit hypopigmentierten Flecken bei Lepra verwechselt).

Häufigkeit 1 % (Angaben schwanken zwischen 1 bis 8,8 %).

Ätiologie Unbekannt. Familienanamnese bei 30 % der Patienten positiv.

Geographische Verbreitung Die Vitiligo scheint in den südlichen, sonnigen Klimaregionen häufiger zu sein, allerdings dürfte die Ursache dafür im stärkeren Kontrast der braunen Haut mit den weißen Flecken liegen (siehe oben), während bei ethnisch hellhäutigen Menschen ohne Sonnenbräunung die vitiliginöse Haut weitgehend normal erscheinen kann.

ANAMNESE

Auftreten und Dauer der Läsionen Die weißen Flecken erscheinen gewöhnlich allmählich und bleiben lebenslang bestehen, wobei etwa 30 % der Patienten eine gewisse limitierte spontane Repigmentierung angeben.

Auslösende Faktoren Traumata, wie z. B. Schnittwunden, Nahtstellen etc.; man bezeichnet dies als *Koebnerphänomen* oder *isomorphen Reizeffekt*, der häufig beobachtet wird. Oft wird von den Patienten emotionaler Stress als Ursache angegeben (z. B. Kummer über einen verlorenen Partner).

Hautsymptome In seltenen Fällen können die vitiliginösen Flecken anfangs erythematös mit erhabenem Rand sein und jucken. Diese »entzündliche« Vitiligo hat keine besondere Bedeutung.

Andere Angaben in der Anamnese Prämatures Ergrauen der Haare (vor dem 20. Lebensjahr), anamnestisch Halonaevi oder Alopecia areata (siehe auch Seite 632, Allgemeinuntersuchung).

KLINISCHE UNTERSUCHUNG

Hautbefunde

TYPISCHE LÄSIONEN Weiße Flecken von 1 cm Größe bis zu großen Arealen der Körperoberfläche.

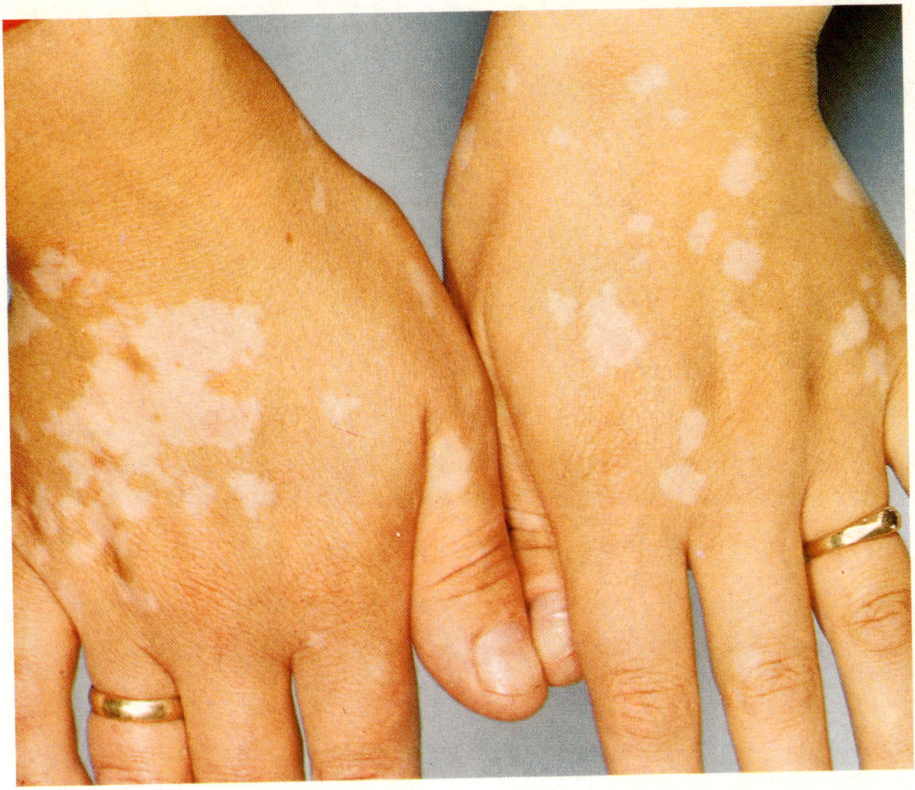

Abb. 326 Vitiligo. Scharf begrenzte, zum Teil bizarr konfigurierte weiße Flecken an den Handrücken.

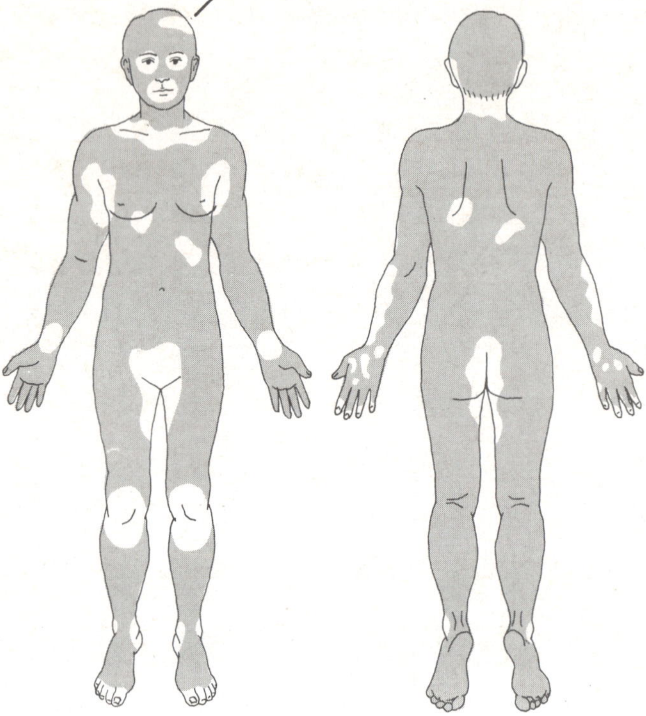

Abb. XVI Vitiligo.

FARBE »Schnee«weiß (amelanotisch) ist typisch, sich entwickelnde Läsionen können noch nicht ganz weiß sein, also nur hypomelanotisch.

FORM DER EINZELLÄSIONEN Oval, landkartenlandartige Formen (Abb. 326). Die Ränder sind oft gezackt. Lineare Formen oder artefaktähnliche Areale (wie unter einem Anhänger). Dabei handelt es sich um ein Koebner-Phänomen (isomorpher Reizeffekt).

VERTEILUNG DER LÄSIONEN (Siehe Abb. XVI) *Fokaler Typ:* isolierte Maculae in einem umschriebenen Bereich. *Segmental:* unilateral, gleichsam einem Dermatom entsprechend. *Generalisiert* (Abb. 327): zahlreiche verstreute Maculae, die oft auffallend symmetrisch (geradezu spiegelbildlich) und an Stellen wiederholter Traumen lokalisiert sind, wie über Knochenvorsprüngen (Knöchel, Ellbogen, Halsbandregion bei Frauen).

Haare In Vitiligo-Flecken können pigmentierte und weiße Haare vorkommen.

Schleimhäute Selten im Mund (Gingiva).

Auge In 10 % der Fälle Iritis, die asymptomatisch verlaufen kann. Retinaveränderungen, die einer abgeheilten Chorioretinitis entsprechen, findet man bei 30 % der Patienten.

Allgemeinuntersuchung Abklärung einer eventuellen Schilddrüsenkrankheit (Abb. 328) (bis zu 30 % bei Frauen), Diabetes mellitus, perniziöse Anämie, Morbus Addison, Polyendokrinopathie-Syndrom mit mukokutaner Candidiasis.

DIAGNOSE UND DIFFERENTIALDIAGNOSE

Diagnose Charakteristische symmetrische weiße Flecken ohne andere Hautveränderungen in typischer Lokalisation.

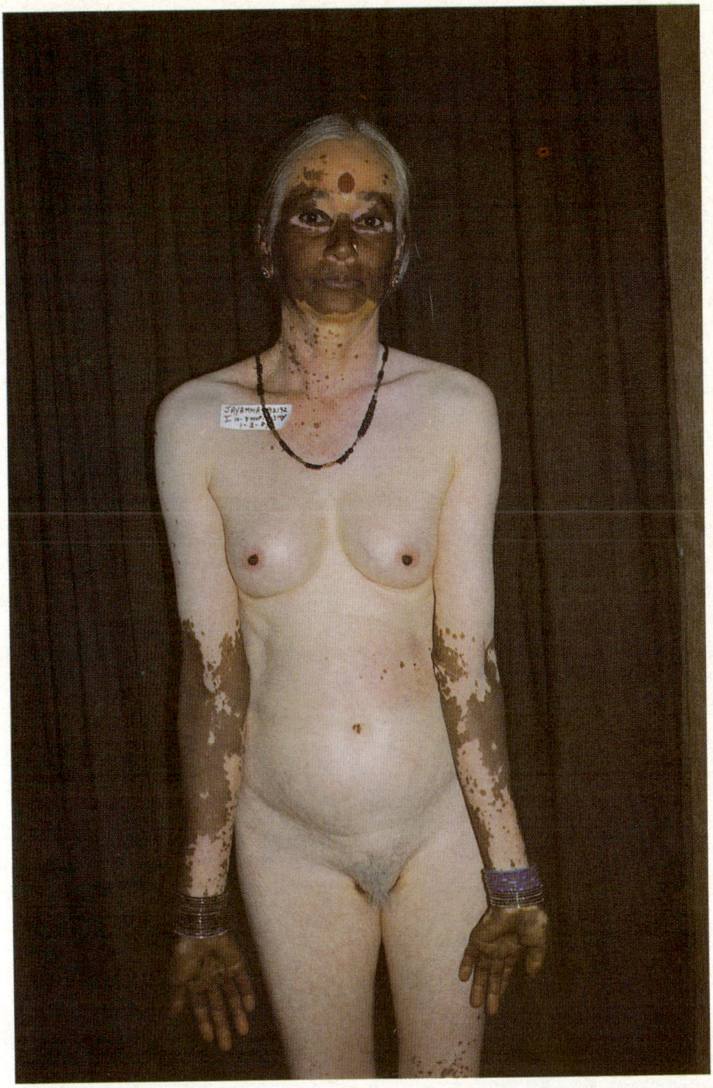

Abb. 327 **Vitiligo.** Diese Abbildung zeigt eine ausgedehnte weiße Depigmentierung bei einer Patientin mit normalerweise brauner Haut (Inderin). Im Gesicht, an den Brustwarzen, an den Unterarmen und Händen erkennt man die normale braune Hautfarbe.

Differentialdiagnose Lupus erythematosus, Pityriasis alba, Pityriasis versicolor, Piebaldismus, chemisches Leukoderm, Lepra, Naevus depigmentosus, tuberöse Sklerose, Leukoderm bei metastasierendem Melanom, postinflammatorische Hypomelanose.

LABORUNTERSUCHUNGEN

Dermatopathologie

LOKALISATION Epidermis. In vollentwickelten Vitiligoflecken fehlen die Melanozyten, am Rand der weißen Flecken können aber Melanozyten und einige wenige Lymphozyten vorhanden sein. Es findet eine progressive Zerstörung der Melanozyten statt, wahrscheinlich durch zytolytische T-Zellen.

Blutuntersuchungen

SEROLOGISCHE UNTERSUCHUNGEN ANA und andere Spezialuntersuchungen auf Lupus erythematosus; Nebennieren-Autoantikörper findet man bei 50 % der Patienten mit Morbus Addison.

HÄMATOLOGISCHE UNTERSUCHUNGEN Im Bereich der Norm, außer bei Patienten mit periniziöser Anämie (kompletter Blutbefund mit relativen Zellzahlen durchführen).

CHEMISCHE UNTERSUCHUNGEN TSH (radio-immuno-assay). M. Addison: Dabei können niedriger Nüchternblutzucker, vermindertes Natrium, hohes Kalium und ein erhöhter BUN gefunden werden. Um einen Diabetes mellitus auszuschließen, sollte der Nüchternblutzucker bestimmt werden.

SPEZIALUNTERSUCHUNGEN

Untersuchungen mit Wood-Licht Diese Untersuchung ist hilfreich bei Patienten mit heller Hautfarbe, weil mit dem Wood-Licht alle vitiliginösen Areale dargestellt werden können.

Auge Vor Therapiebeginn ist eine ophthalmologische Untersuchung angezeigt.

PATHOPHYSIOLOGIE

Wahrscheinlich liegt der Zerstörung der Melanozyten ein Immunprozeß zugrunde, da es auch mehrere Autoimmunkrankheiten gibt, die gleichzeitig mit Vitiligo auftreten: Thyreoiditis, Nebennierenrindeninsuffizienz, perniziöse Anämie durch Autoimmunmechanismen. Eine Immunhypothese würde eine Abweichung der Immunüberwachung voraussetzen, die zu einer Zerstörung von Melanozyten führt. Das primäre Ereignis wäre eine Schädigung der Melanozyten mit Freisetzung eines Antigens und nachfolgender Autoimmunisierung (wahrscheinlich bei einem genetisch prädisponierten Organismus).

VERLAUF UND PROGNOSE

Der Verlauf der Vitiligo ist nicht vorhersehbar. Die Läsionen können über Jahre unverändert bestehenbleiben oder rasch fortschreiten. Etwa 30 % der Patienten zeigen einen gewissen Grad spontaner Repigmentierung, selten aber in einem kosmetisch akzeptablen Ausmaß. In seltenen Fällen kommt es zu einem totalen Verlust der Melaninpigmentierung der Augen.

BEDEUTUNG

Die Vitiligo oder »Leukoderm«, wie sie in vielen Teilen der Welt besser bekannt ist, ist ein ernstes gesellschaftliches Problem. In Indien kann der Leidende wegen der sozialen Ausgliederung oft weder heiraten noch Arbeit bekommen. Ähnliche, aber weniger schwerwiegende soziale Probleme stellen sich auch für andere braune oder schwarze Menschen oder für Weiße, die stark bräunen (HPT III und IV) und bei denen daher der Kontrast der weißen Vitiligoflecken mit der normal braungefärbten Haut auffallend ist.

THERAPIE

Die Behandlung der Vitiligo wird am besten durchgeführt von einem Dermatologen, der abhängig von 1. der Bedeutung der Entstellung des Patienten und 2. dem Alter des Patienten zwischen lokaler oder oraler PUVA-Photochemotherapie wählen kann. Bei Pati-

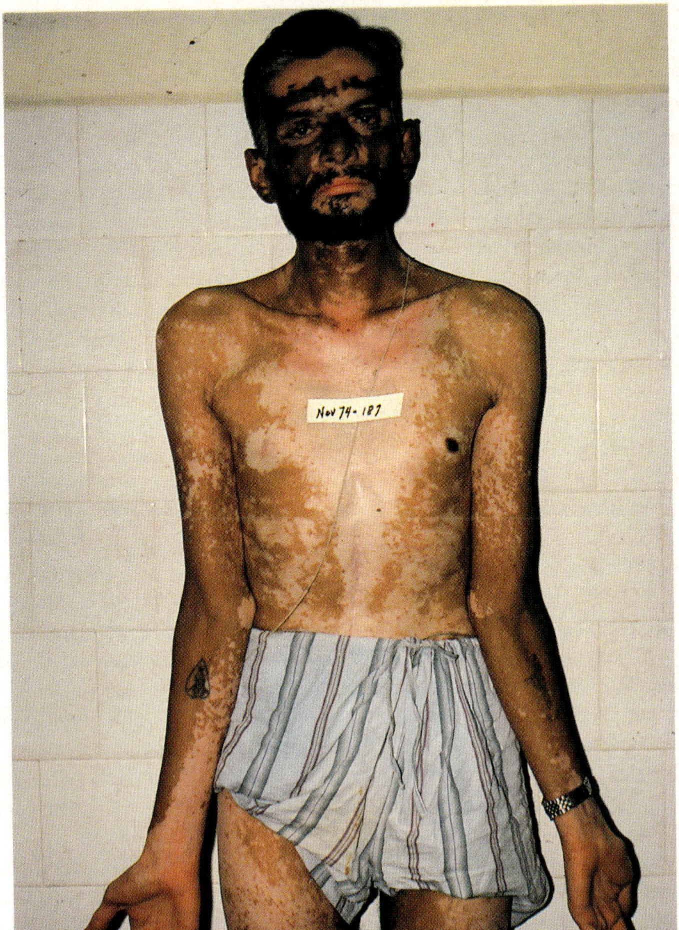

Abb. 328 Vitiligo. Ausgedehntes Leukoderm bei einem Patienten mit Thyreotoxikose.

enten mit ausgedehntem Verlust der *normalen* Pigmentierung kann die Bleichung der *normalen* Haut eine kosmetisch befriedigende Behandlungsmethode sein. Eine derartige Bleichung wird lokal durch Hydrochinon-Monobenzyläther-haltige Crèmes erzielt.

Albinismus

Der Albinismus ist eine Erbkrankheit, die sich an Haut, Haaren und Augen manifestiert. Er betrifft im wesentlichen die Melanin-Synthese, schließt aber auch Veränderungen im Metabolismus des Zentralnervensystems ein. Der Albinismus kann nur die Augen betreffen beim *okulären Albinismus* (X-chromosomal rezessiv) oder die Augen und die Haut beim *okulokutanen Albinismus* (autosomal rezessiv). Beim okulokutanen Albinismus kommt es zu einer Verminderung des Melaninsynthese in Haut und Haaren; man findet immer Nystagmus und durchscheinende Iris, die Sehschärfe ist vermindert, was in schweren Fällen zur Blindheit führen kann.

EPIDEMIOLOGIE

Häufigkeit Die Inzidenz in der Gesamtbevölkerung ist 1:20000.
Alter Bei der Geburt vorhanden.
Rasse Es gibt keine Prädilektion einer bestimmten Hautfarbe. Das Hermansky-Pudlak-Syndrom (okulokutaner Albinismus und Thrombozytendefekt) findet sich bei Hispano-Amerikanern aus Puerto Rico, Holländern und Indern aus Madras.
Klassifikation des okulokutanen Albinismus Es gibt 10 Typen des okulokutanen Albinismus, die sich unterscheiden nach 1. dem Tyrosinase-Spiegel im Bulbus ausgerissener Haare (Tyrosinase positiv und Tyrosinase negativ), 2. der Haarfarbe (gelb, rot, platinweiß) und 3. assoziierten Krankheitsbildern, wie Thrombozytendefekten und Ceroid-Speicherkrankheit (Hermansky-Pudlak-Syndrom) oder Immundefekten (Chédiak-Higashi-Syndrom).

ANAMNESE

Dauer Patienten mit Albinismus vermeiden von Kindheit an die Sonne wegen häufiger Sonnenbrände, besonders im Kleinkindesalter.
Systemische Beteiligung *Hermansky-Pudlak-Syndrom:* Epistaxis, Gingivablutungen, massive Blutungen post partum oder nach Zahnextraktionen, fibrosierende Lungenkrankheit.
Familienanamnese Bei den autosomal rezessiven oder geschlechtsgebunden rezessiven Typen ist die Familienanamnese negativ.
Gesellschaftliche Anamnese Albinos leben grundsätzlich ein normales Leben, mit Ausnahme von Sehstörungen und, in äquatornahen geographischen Breiten, der Entwicklung von Hautkrebsen und Dermatoheliose. In einigen Ländern gibt es nationale Selbsthilfegruppen für Albinos, in den Vereinigten Staaten die NOAH (National Organization for Albinism and Hypomelanosis – Noah, der Erbauer der Arche im Alten Testament, soll ein Albino gewesen sein). Die Selbsthilfegruppen unterstützen Albinos auf verschiedene Weise, besonders was die Sehprobleme angeht, z. B. beim Erwerb eines Führerscheins usw. Viele Albinos scheinen musikalisch zu sein und darüber hinaus beruflich sehr erfolgreich.

KLINISCHE UNTERSUCHUNG

Aussehen des Patienten Bei Sonnenlicht sehen die Patienten »angestrengt« aus, die Augen sind halb geschlossen und zusammengekniffen.
Haut »Schnee«-weiß, hell, rahmfarben oder leicht gebräunt.
Haare Weiß (Tyrosinase negativ), gelblich-rahmfarben oder hellbraun (Tyrosinase positiv) (Abb. 329), rot, platinweiß.
Augen Durchscheinende Iris, Nystagmus.

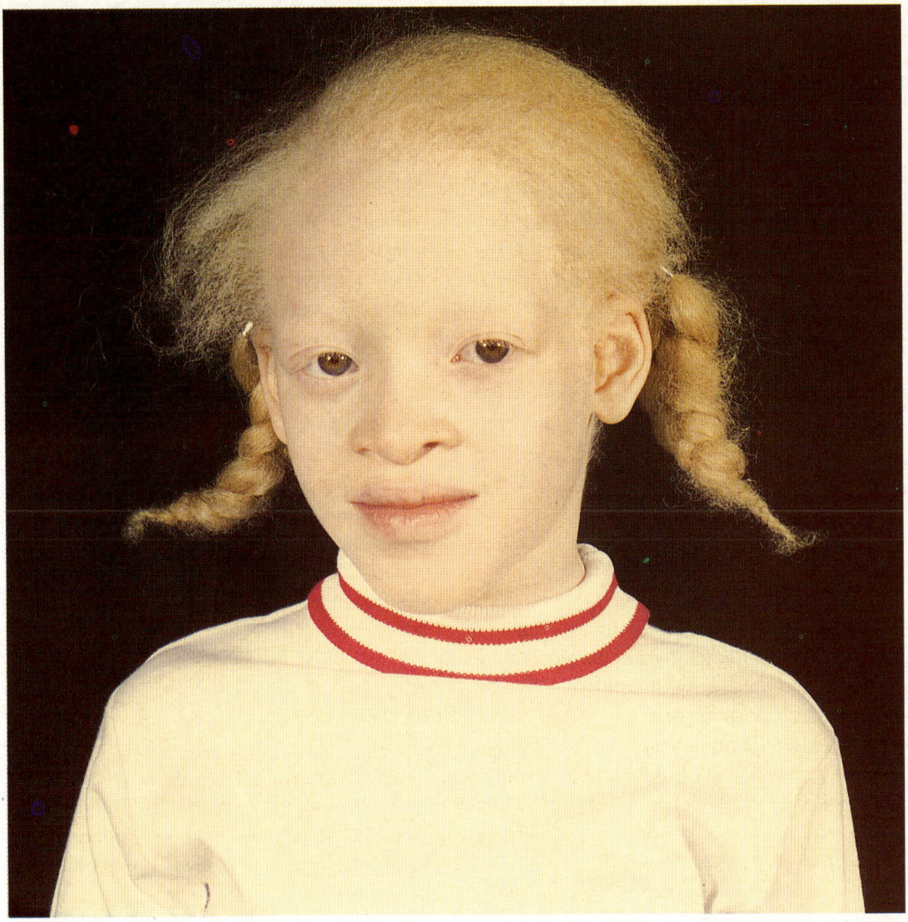

Abb. 329 Okulokutaner Albinismus bei einem schwarzen Kind. Das Kind hatte transluzente Irides und gelbrotes Haar (Tyrosinase-positiver Albinismus).

LABOR- UND SPEZIALUNTERSUCHUNGEN

Dermatopathologie

LICHTMIKROSKOPIE Melanozyten sind in der Haut und im Haarbulbus bei allen Formen des Albinismus vorhanden. Die Dopa-Reaktion der Haut und der Haare ist deutlich vermindert oder fehlt in den Melanozyten der Haut und der Haare, je nach dem Typ des Albinismus (Tyrosinase negativ oder Tyrosinase positiv).

ELEKTRONENMIKROSKOPIE Je nach dem Typ des Albinismus ist die Melanisierung der Melanosomen vermindert, viele sind vollkommen unmelanisiert (Stadium I) wie beim Tyrosinase-negativen Albinismus. Die Melanosomen aus den Albinomelanozyten werden ganz normal an die Keratinozyten weitergegeben.

Blutuntersuchungen

HÄMATOLOGIE Beim Albinismus vom Typ des Hermansky-Pudlak-Syndroms findet man morphologische, chemische und funktionelle Defekte der Thrombozyten.

Tyrosin-Haar-Bulbus-Test Haarwurzeln werden für 12 bis 24 Stunden in Tyrosinlösungen inkubiert, wodurch bei normalen und Tyrosinase-positiven Patienten neues Pigment gebildet wird, während beim Tyrosinase-negativen Albinismus kein neues Pigment gebildet wird. Details über die angewendeten Methoden bei Witkop CJ et al.: Albinismus, Kapitel 119 in *The Metabolic Basis of Inherited Disease*, 6th edition, edited by C Scriver et al., New York, McGraw-Hill, 1989.

DIAGNOSE

Hellhäutige Weiße (HPT I) mit blondem Haar und blauen Augen können Albinos ähnlich sehen, haben aber keine durchscheinende Iris und keinen Nystagmus. Manche Albinos mit konstitutiv schwarzer oder brauner Hautfarbe können eine Verdünnung ihrer Hautfarbe von Schwarz auf Hellbraun aufweisen und zur Bräunung befähigt sein; die Iris kann braun sein, bleibt aber trotzdem durchscheinend. Dementsprechend sind transluzente Iris und der Nachweis anderer Augenbefunde am Fundus pathognomonisch für Albinismus.

ÄTIOLOGIE UND PATHOGENSE

Es wurde kürzlich gezeigt, daß der Defekt der Melanin-Synthese durch fehlende Enzymaktivität von Tyrosinase verursacht ist. Tyrosinase ist ein kupferhaltiges Enzym, das die Oxidation von Tyrosin zu Dopa und die nachfolgende Dehydrogenierung von Dopa zu Dopachinon katalysiert. Kürzlich ist es gelungen, durch Klonen von komplementären DNAs (cDNAs) mit Kodierung von Tyrosinase die Mutationen im Tyrosinasegen direkt zu charakterisieren, die für die gestörte Tyrosinaseaktivität beim Albinismus 1A verantwortlich sind. Zwei verschiedene Missense-Mutationen, eine von jedem Elternteil, führen zu Aminosäuresubstitutionen an einer der beiden kupferbindenden Stellen.

BEDEUTUNG

Es ist wichtig, daß der Albinismus frühzeitig erkannt wird, damit möglichst früh prophylaktische Maßnahmen zur Verhinderung von Dermatoheliose und Haukrebs ergriffen werden können.

VERLAUF

Albinos mit Tyrosinase-positivem okulokutanen Albinismus sind zur Melaninbildung in Haar, Haut und Augen in frühen Lebensjahren befähigt, sodaß das Haar rahmfarben gelb oder hellbraun wird und sich die Augenfarbe von hellgrau zu blau, haselnußfarben oder sogar braun verändert.

PROGNOSE

Albinos in Zentralafrika entwickeln ungeschützt Plattenepithelkarzinome in jugendlichem Alter, was ihre Lebenserwartung entscheidend verkürzt. Wegen metastasierender

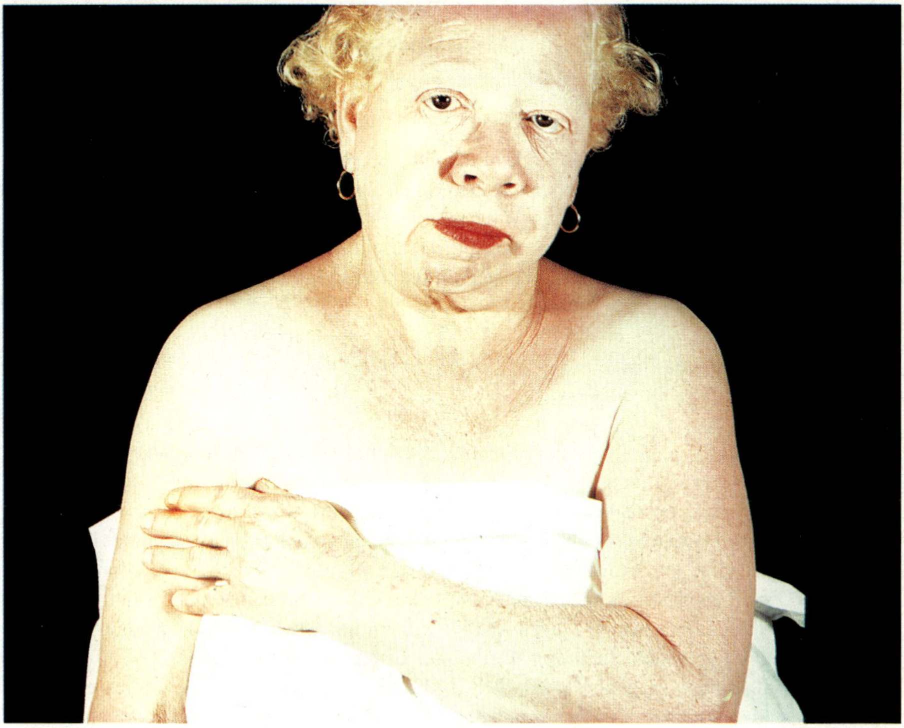

Abb. 330 Okulokutaner Albinismus bei einer schwarzen Frau. Diese Patientin ist in Boston aufgewachsen und hat eine massive Dermatoheliose und Basaliome.

Plattenepithelkarzinome erleben wenige ein Alter von 40 Jahren. Dermatoheliose und Basaliome treten häufig bei Albinos in gemäßigten Klimazonen auf (Abb. 330). Sowohl Melanom wie auch Naevuszellnaevi treten bei Albinos auf und sind meistens amelanotisch.

BETREUUNG

Haut Ein lebenslanges Programm, das schon im Säuglingsalter beginnen muß, schließt ein:

Tägliche Anwendung von lokalen, hochwirksamen Breitspektrum-Sunblocks und Lippen-Sunblocks.

Vermeidung von Sonnenexposition in Jahreszeiten mit hoher Sonnenintensität während der Zeit von 10.00 bis 15.00 Uhr.

Jährliche Untersuchung des Patienten durch einen Dermatologen, um Hautveränderungen festzustellen.

Verwendung von lokalem Tretinoin bei Dermatoheliose wegen seines möglicherweise prophylaktischen Effekts gegen sonneninduzierte epitheliale Hautkarzinome.

Systemisch Beta-Karotin (30 bis 60 mg 3x täglich) gibt der Haut eine etwas normalere Farbe und hat möglicherweise einen gewissen Schutzeffekt vor der Entwicklung von Hautkarzinomen, was aber bisher nur bei Mäusen nachgewiesen wurde.

Melasma

Das Melasma ist eine erworbene, hell- oder dunkelbraune Hyperpigmentierung, die an exponierten Körperstellen, meist im Gesicht, auftritt und durch Sonnenexposition sowohl mitverursacht als auch verstärkt wird. Das Melasma tritt hauptäschlich bei Frauen im gebärfähigen Alter auf, 10 % der Fälle werden bei Männern beobachtet. Das Melasma kann idiopathisch oder assoziiert mit Schwangerschaft, Einnahme oraler Kontrazeptiva oder möglicherweise bestimmter Medikamente, wie Diphenylhydantoin, auftreten.

Synonym: Chloasma (uterinum).

EPIDEMIOLOGIE

Häufigkeit Häufig, besonders bei Menschen mit brauner Hautfarbe, die orale Kontrazeptiva nehmen und in sonnigen Gegenden wohnen. Während der frühen klinischen Versuche mit Kombinationen von Östrogen und synthetischen Progesteronen, die in der Karibik mit braunhäutigen Frauen hispanischer Abstammung durchgeführt wurden, trat bei 20 % der Patienten ein Melasma auf.
Alter Junge Erwachsene.
Rasse Das Melasma ist auffallender und häufiger bei Menschen mit brauner konstitutiver Hautfarbe (Menschen aus Asien, dem Mittleren Osten, Indien, Südamerika).
Geschlecht Wesentlich häufiger bei Frauen als bei Männern (10 %).
Geographische Verbreitung Auffallender und häufiger in sonnigen Gebieten, besonders in der Karibik und in mediterranen Ländern.
Präzipitierende Faktoren Sonnenexposition und Schwangerschaft oder orale Kontrazeptiva, Diphenylhydantoin; Kosmetika spielen wahrscheinlich keine Rolle.

ANAMNESE

Dauer der Läsionen Die Pigmentierung entwickelt sich meist ziemlich rasch im Verlauf von Wochen, besonders nach starker Sonnenbestrahlung. Bei Auftreten in der Schwangerschaft kann das Melasma unterschiedlich lange über den Entbindungstermin hinaus bestehen bleiben (Wochen bis Jahre).
Beziehung zwischen Melasma und anderen Faktoren Jahreszeit (auffallender in den Sommermonaten in nördlichen Breiten), Medikamente (nach oder während der Einnahme oraler Kontrazeptiva), Menstruation (während der prämenstruellen Periode kann manchmal ein vorhandenes Melasma dunkler werden), Schwangerschaft.
Familienanamnese Oft gibt es eine positive Familienanamnese, es sind aber keine Sippenstudien durchgeführt worden, um ein Mendelsches Verteilungsmuster nachweisen zu können.

KLINISCHE UNTERSUCHUNG

Hautbefunde (Siehe Abb. 331)
TYPISCHE LÄSIONEN Vollkommen maculöse Hyperpigmentation, wobei Farbton und Intensität im wesentlichen vom Hautphototyp der Patienten abhängen.
FARBE DER LÄSION Hell- oder dunkelbraun oder sogar schwarz.
ANORDNUNG DER LÄSIONEN Oft symmetrisch.
FORM UND GRENZEN VON EINZELLÄSIONEN Das Verteilungsmuster folgt den exponierten Arealen, und die Läsionen haben gezackte, irreguläre und geographische Ränder.
VERTEILUNG VON LÄSIONEN Zwei Drittel sind zentrofazial lokalisiert: Wange, Stirn, Nase, Oberlippe und Kinn; ein kleinerer Prozentsatz in der Jochbein- oder Mandibularregion. Melasmaähnliche Pigmentierungen

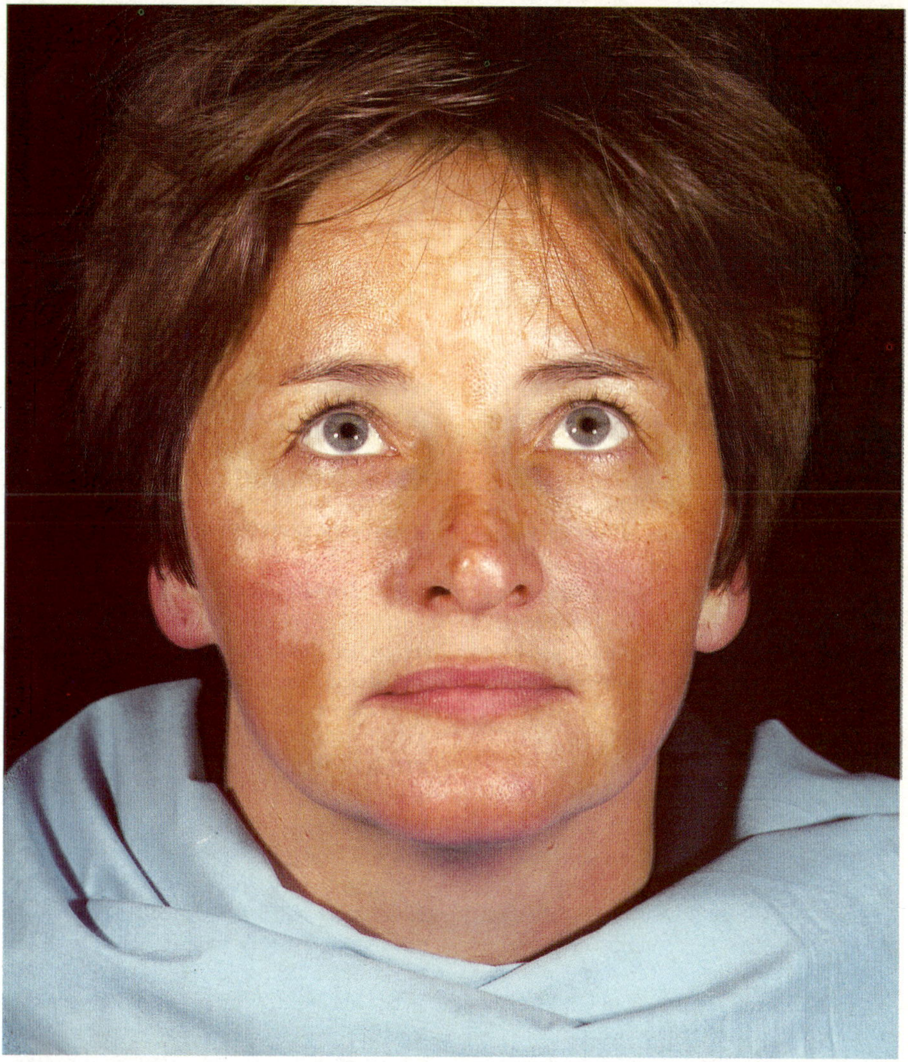

Abb. 331 **Melasma.** Beachte die durchgehende fleckige Hyperpigmentierung an den Wangen und die fleckige Pigmentierung an der Nase und an der Stirn.

kommen auch an den Unterarmen und Handrücken vor (Differentialdiagnose: Vitiligo).

LABOR- UND SPEZIALUNTERSUCHUNGEN

Dermatopathologie

LICHTMIKROSKOPIE Stimulation der Melanozyten-Aktivität mit einer Zunahme der Anzahl von Melanozyten wie auch der Produktion und dem Transfer von Melanosomen auf die Keratinozyten in der Epidermis.

Beleuchtung (nach Dunkeladaptation)

TEILWEISE VERDUNKELTER RAUM Dadurch kann der Untersucher die Pigmentveränderungen besser feststellen, da der Kontrast deutlich verstärkt wird.

WOOD-LICHT-UNTERSUCHUNG Um bei Patienten mit heller Hautfarbe alle Melasma-Herde feststellen zu können, muß man Wood-Licht verwenden. Dadurch lassen sich die hyperpigmentierten Maculae deutlich verstärkt darstellen. Dieser Kontrast ist nicht so ausgeprägt bei Patienten mit normalerweise brauner oder schwarzer Haut.

DIFFERENTIALDIAGNOSE

Patienten mit *Vitiligo* können manchmal irrtümlich als Melasma diagnostiziert werden, wenn der Arzt die gesunde, dunkle, gebräunte, *normale* Haut im Gesicht für (abnormales, braunes) Melasma hält. *Postinflammatorische hypermelanotische Maculae* im Gesicht können braun sein, haben aber keine scharfen Grenzen und sind nicht an den für das Melasma typischen Stellen lokalisiert: Oberlippe, Jochbeinregion etc.

PATHOGENSE

Die Pathogenese des Melasma ist unbekannt. Aufgrund mancher klinischer Beobachtungen würde man annehmen, daß weibliche Hormone eine Rolle spielen. Östrogen-Präparate allein allerdings, die Frauen nach der Menopause gegeben werden, verursachen auch nach einer Sonnenexposition kein Melasma. Schwangerschaft hingegegen verursacht Melasma, und Kombinationen von Östrogen- und Gestagen-wirksamen Substanzen, wie sie zur Kontrazeption verwendet werden, sind die häufigste Ursache des Melasma. Es gibt also eine hormonelle Grundlage für das Melasma, der Mechanismus ist aber unbekannt.

BEDEUTUNG

Obwohl es sich um ein ausschließlich kosmetisches Problem handelt, ist es sowohl für Männer als auch Frauen sehr störend, besonders bei Menschen mit brauner Hautfarbe und guter Bräunungskapazität, Hautphototyp V (Bestimmung der Hautphototypen HPT I bis VI siehe Seite 210).

VERLAUF UND PROGNOSE

Das Melasma kann spontan nach Monaten im Anschluß an eine Entbindung oder nach Absetzen der Kontrazeptiva verschwinden. Das Melasma kann, muß aber nicht, mit jeder Schwangerschaft rezidivieren.

THERAPIE

Lokaltherapie Schwache (3 %) Hydrochinon-Lösung in Kombination mit lokalem Tretinoin ist wirksam und derzeit die Therapie der Wahl. Der Bleicheffekt tritt erst nach mehreren Wochen der Behandlung ein. Unter keinen Umständen sollte Hydrochinon-Monobenzyläther oder die anderen Hydrochinonäther (Monomethyl- oder Monoäthyl-) zur Behandlung von Melasma verwendet werden, da diese Verbindungen zu einem dauerenden Melanozyten-Verlust und zur Entwicklung eines entstellenden fleckigen Leukoderms führen können. Um überhaupt eine Wirkung zu erzielen, ist es notwendig, daß der Patient jeden Morgen einen *opaken* Sunblock mit Titaniumdioxid oder Zinkoxid aufträgt. Das Aktionsspektrum des »pigment darkening« erstreckt sich in das sichtbare Licht, und auch die hochwirksamen (mit hohem Sonnenschutzfaktor) transparenten Sonnenschutzmittel sind vollkommen wirkungslos beim Ausblocken der sichtbaren Strahlung.

LEOPARD-Syndrom

Die Bezeichnung LEOPARD ist eine Gedächtnisstütze für sieben Teilsymptome dieses hereditären kardiokutanen Syndroms, dessen wichtigste sichtbare Manifestation generalisierte Lentigines sind (dunkelbraune Flecken). Die sieben Teilsymptome dieses Merkwortes sind: L – Lentigines, E – EKG-Abnormitäten, O – okulärer Hypertelorismus, P – Pulmonalstenose, A – abnorme Genitalien, R – Retardation des Wachstums (Zwergwuchs), D – (englisch deafness) Taubheit.

EPIDEMIOLOGIE

Häufigkeit Selten.
Alter Säuglingsalter.

ANAMNESE

Dauer der Läsionen Die Läsionen treten im Säuglingsalter auf, nehmen in der Folge an Zahl zu, erreichen ihr Maximum im Erwachsenenalter und bleiben dann für den Rest des Lebens unverändert bestehen.
Hautsymptome Keine.
Familienanamnese Autosomal dominant erblich.

KLINISCHE UNTERSUCHUNG

Hautbefunde

TYPISCHE EFFLORESZENZEN
Maculae, die stellenweise leicht erhaben sein können.
GRÖSSE DER LÄSIONEN 2 bis 3 mm, in der Mundhöhle bis zu 15 mm und mehr.
FARBE DER LÄSIONEN Dunkelbraun oder schwarz.
FORM DER EINZELLÄSION Rund oder oval.
ANORDNUNG MULTIPLER LÄSIONEN Kein bestimmtes Verteilungsmuster.
VERTEILUNG DER LÄSIONEN Unzählige Pigmentflecken (Abb. 332) sind über den ganzen Körper verstreut, und zwar sowohl an exponierten wie auch nicht exponierten Arealen, wie dem Capillitium, den Genitalien, Handflächen und Fußsohlen.
Schleimhäute Lippen.
Allgemeinuntersuchung Nerventaubheit, Pulmonalstenose mit EKG-Veränderungen, Hypoplasie der Gonaden, kurzer Körperwuchs, okulärer Hypertelorismus.

LABORUNTERSUCHUNGEN

Dermatopathologie

LICHTMIKROSKOPIE Hyperplasie von Melanozyten und vermehrt Melanin in den Melanozyten, Verlängerung der Reteleisten.

DIAGNOSE UND DIFFERENTIALDIAGNOSE

Die Pigmentveränderungen sind auffallend und kommen bei keinem anderen Zustandsbild mit Ausnahme der generalisierten Lentiginose vor, wo aber die anderen Teilsymptome des LEOPARD-Syndroms fehlen – es könnte dies vielleicht eine forme fruste des LEOPARD-Syndroms sein. Beim Peutz-Jeghers-Syndrom treten meist nur akral, perioral und an der Mundschleimhaut pigmentierte Flecken auf. Multiple ephelidenartige Läsionen findet man beim Vorhofmyxom-Syndrom.

BEDEUTUNG

Die Pigmentveränderungen können der wichtigste Teil des Syndroms sein, da sie sehr entstellend sein können.

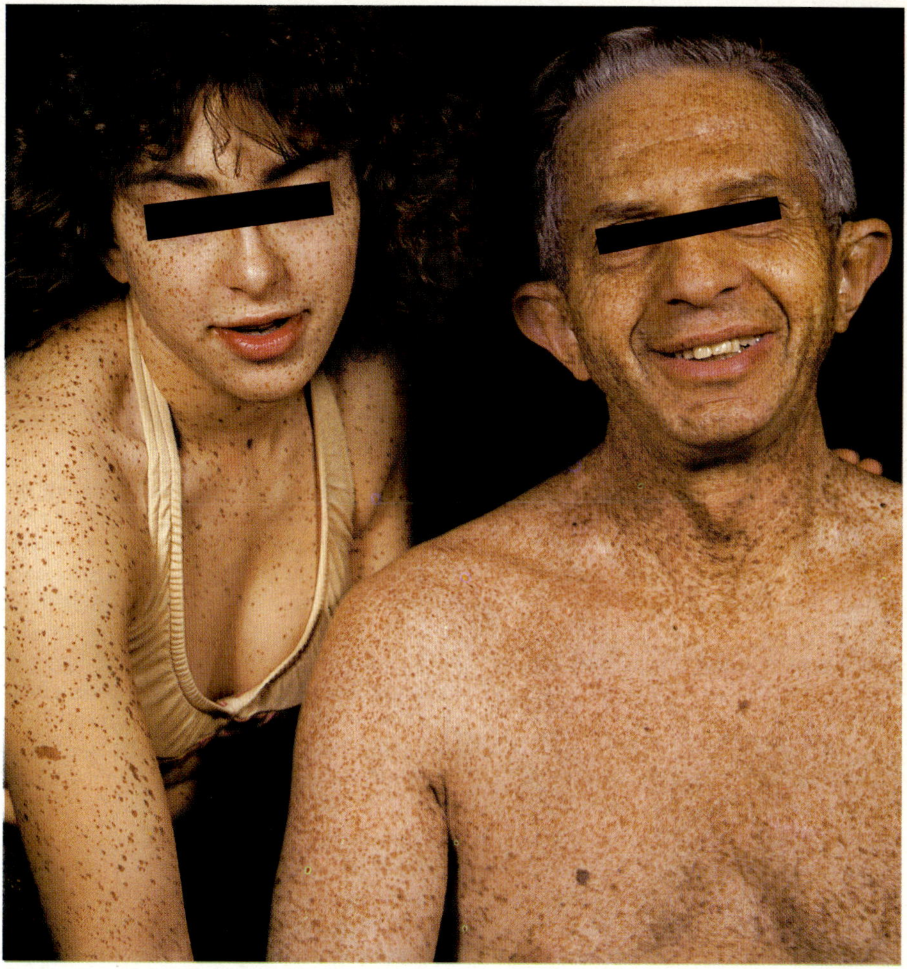

Abb. 332 LEOPARD-Syndrom. Bei Vater und Tochter besteht eine Pulmonalstenose und eine große Anzahl ephelidenartiger Lentiges an den exponierten und nicht exponierten Körperstellen. Manche der Läsionen sind größer als 2 bis 3 mm.

VERLAUF UND PROGNOSE

Im wesentlichen normale Lebenserwartung. Die Hautveränderungen bleiben im Erwachsenenalter im wesentlichen unverändert bestehen.

THERAPIE

Lokale Hydrochinon-haltige Präparationen können die Farbintensität der Pigmentflecken reduzieren.

Morbus Addison

Der Morbus Addison ist ein Syndrom der Nebennierenrinden-Insuffizienz, die durch Infektionen (z. B. Tuberkulose) oder als Autoimmunkrankheit auftritt. Das Krankheitsbild ist heimtückisch und ist charakterisiert durch eine generalisierte braune Hyperpigmentation, schleichend progressive Schwäche, Müdigkeit, Inappetenz, Nausea und häufig gastrointestinale Symptome, wie Erbrechen und Diarrhoe. Verdächtige Laborbefunde sind ein niedriges Serum-Natrium, hohes Serum-Kalium und eine Erhöhung des BUN. Die Diagnose wird verifiziert durch spezielle Tests zum Nachweis der Nebennierenrinden-Insuffizienz.

EPIDEMIOLOGIE

Häufigkeit 4:100000.

Alter Alle Altersgruppen.

Geschlecht Keine Geschlechtspräferenz.

ANAMNESE

Vorgeschichte Charakterisiert durch schleichenden Beginn einer progressiven Hyperpigmentierung, wobei Patienten berichten, daß ihre Sommerbräune im Winter nicht verschwand oder daß Freunde festgestellt hätten, daß sie »dunkler« würden. Ein auffallendes Symptom ist Schwäche, zuerst nach körperlichen Belastungen, dann chronisch, auch Müdigkeit und Gewichtsverlust. Das Krankheitsbild kann erstmals nach physischem Stress oder Stoffwechselbelastungen manifest werden.

Systembeteiligung Nausea, Erbrechen und Diarrhoen sind häufige Beschwerden. Hypotonie vom orthostatischen Typ mit Schwindel und Ohnmachtsanfällen.

KLINISCHE UNTERSUCHUNG

Aussehen Der Patient kann vollkommen normal aussehen, abgesehen von einer generalisierten braunen Hyperpigmentierung.

Haut Die Melaninpigmentierung an den typischen Körperstellen (Verteilung siehe unten) ist verstärkt (Abb. 333). Auffallend sind *Veränderungen* der Intensität der präexistenten Pigmentierung oder die *Entstehung neuer pigmentierter Areale*, z. B. an der Gingiva oder Wangenschleimhaut. Die Intensität der Pigmentierung steht in Beziehung zum Hautphototyp. Es können aber sogar sehr hellhäutige Personen (HPT I und II) eine deutliche Pigmentierung entwickeln.

Verteilung Die Pigmentierung ist akzentuiert in Arealen, die *normalerweise* stärker pigmentiert sind: rund um die Augen, Brustwarzen, Handlinien, über knöchernen Vorsprüngen, im Bereich der Linea fusca am Abdomen, in den Axillen und der Anogenitalregion bei Männern und Frauen. Auch frische Narben, z. B. nach Operationen, werden dunkel pigmentiert.

Haare und Nägel Oft findet man lineare Pigmentstreifen in der Nagelplatten (ein Befund, der bei braunen und schwarzen Menschen normal ist). Graues Haupthaar kann im Krankheitsverlauf nachdunkeln. Das Axillarhaar kann vermindert sein oder fehlen.

Schleimhäute Braune oder blauschwarze, fleckige Pigmentierung der Gingiva und Wangenschleimhaut (ein normaler Befund bei den meisten schwarz- und braunhäutigen Menschen) und am Zungenrücken.

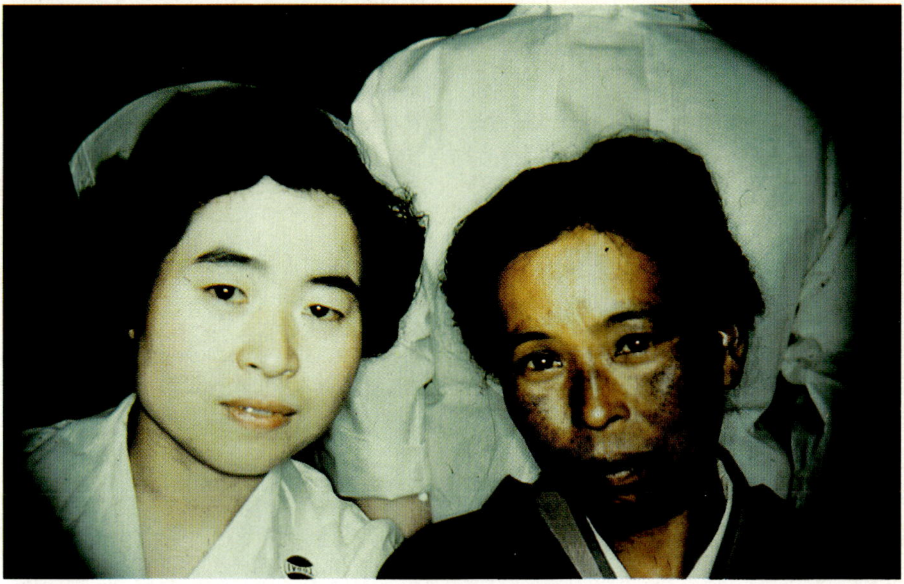

Abb. 333 **Morbus Addison.** Japanische Patientin, deren Nebenniereninsuffizienz durch eine Tuberkulose bedingt war. Beachte den auffallenden Unterschied der Hautfarbe einer normalen japanischen Krankenschwester im Vergleich zur diffusen braunen Hyperpigmentierung bei der Patienten mit Morbus Addison.

LABOR- UND SPEZIALUNTERSUCHUNGEN

Dermatopathologie

LICHTMIKROSKOPIE Vermehrung des Melanins in Melanozyten, Melanophagen in der Dermis.

Blutuntersuchungen

SEROLOGIE Nebennieren-Autoantikörper bei 50 % der Patienten.

BLUTCHEMIE Der Nüchternblutzucker kann erniedrigt sein, niedriges Natrium, hohes Kalium, erhöhter BUN; hormonell: NNR-Insuffizienz.

Untersuchung mit Wood-Licht Dadurch läßt sich eine deutlich verstärkte Pigmentierung feststellen.

DIAGNOSE UND DIFFERENTIALDIAGNOSE

Diagnose Das Leitsymptom ist oft die abdominelle Symptomatik: unklare Bauchschmerzen und Diarrhoe. Wenn man eine abnorme generalisierte Pigmentierung bei gleichzeitigen gastrointestinalen Beschwerden feststellt, muß man spezielle ACTH-Stimulationstests durchführen. In den Frühstadien der Krankheit kann die Labordiagnose unmöglich sein. Sogar Spezialtests, wie die ACTH-Stimulierung zur Bestimmung der Nebennierenrinden-Reserve, können im Normbereich sein und müssen später wiederholt werden.

Differentialdiagnose Hämochromatose, Porphyria cutanea tarda, chronisches Nierenversagen, Leberzirrhose, aktive benigne endokrine Tumoren, wie z. B. chromophobe Adenome, die ACTH und verwandte Peptide produzieren (Nelson-Syndrom), mestastasierende Karzinome (vor allem Lunge), Karzinoid, intestinale Lipodystrophie (Morbus Whipple), Vitamin-B-Mangel, Chemotherapie (Doxorubicin, Busulfan, Bleomycin, systemisches 5-Fluorouracil), systemische Sklerodermie.

ÄTIOLOGIE

Derzeit ist die Ursache des Morbus Addison in den meisten Fällen eine idiopathische Atrophie, wahrscheinlich aufgrund eines Autoimmunmechanismus, während in der Vergangenheit die häufigste Ursache eine Tuberkulose der Nebenniere war. In seltenen Fällen ist die Nebenniereninsuffizienz Teil eines polyglandulären Syndroms (das meist in der Kindheit beginnt), bei dem neben der Nebenniereninsuffizienz ein Hypoparathyreoidismus, chronische mukokutane Candidiasis, Alopecia areata und Vitiligo auftreten.

PATHOGENESE

Die braune Hyperpigmentation beruht auf der melanogenen Wirkung von hypophysären Peptiden, deren Blutspiegel erhöht sind. Die Pigmentierung beruht nicht auf ACTH selbst: Gleichzeitig mit jedem ACTH-Molekül, das von seinem hypophysären Vorläufer abgespaltet wird, wird auch ein Molekül von beta-Lipotrophin (LPH) und gamma-Melanotrophin (MSH) abgespaltet. Die beta-MSH-Sequenz kommt im beta-LPH vor und die alpha-MSH-Sequenz im ACTH. Die gesteigerte Sekretion dieser Peptide ist die Folge einer verminderten oder fehlenden Regulation durch das Cortisol-Hypothalamus-Hypophysen-Feedback oder beruht auf einem chromophoben Adenom der Hypophyse (Abb. 334) oder einem peptidproduzierenden metastasierenden Karzinom.

BEDEUTUNG

Eine diffuse, gesteigerte braune Melaninhyperpigmentierung, die vor kürzerer Zeit aufgetreten ist, muß immer genau untersucht werden, da die rechtzeitige Behandlung des Morbus Addison lebensrettend sein kann. Nebennierenkrisen können tödlich verlaufen und können ausgelöst werden durch Traumata (Autounfälle, Chirurgie) oder durch andere schwere Krankheiten.

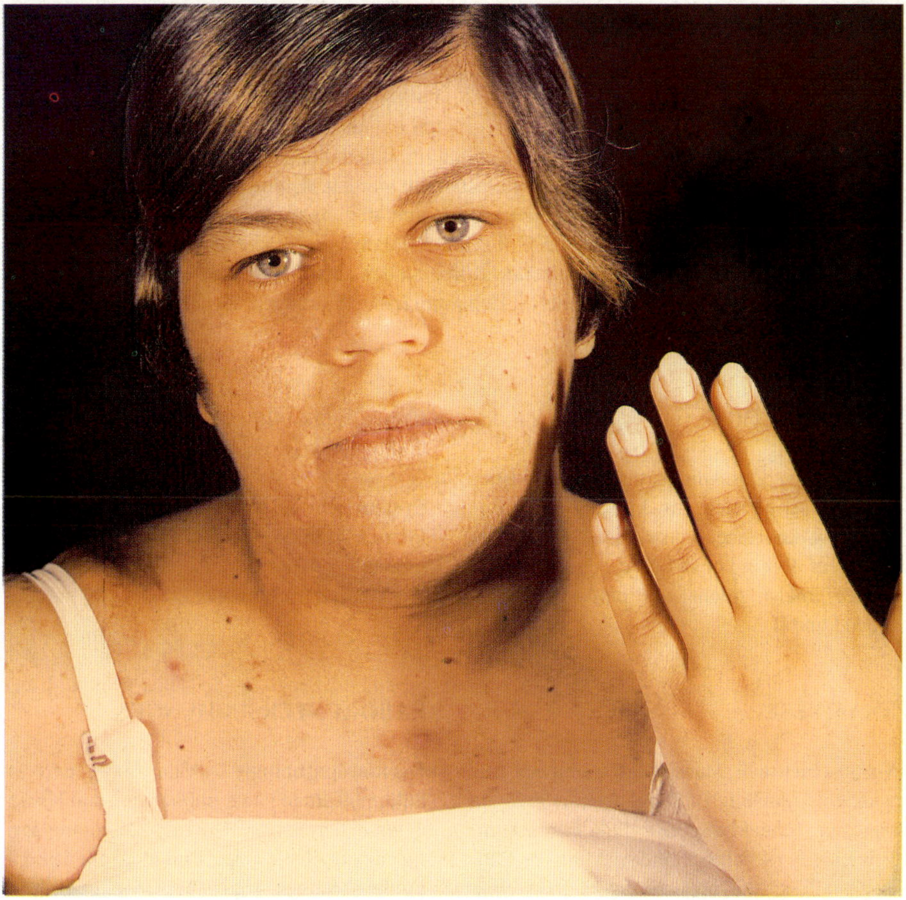

Abb. 334 **Nelson-Syndrom.** Die Haut dieser Patientin, die einem Hautphototyp II entspricht, ist aufgrund eines endokrinologisch aktiven Tumors der Hypophyse deutlich hyperpigmentiert. Die Patientin hatte ein chromophobes Adenom, das große Mengen von ACTH und verwandten Peptiden sezernierte.

VERLAUF UND PROGNOSE

Die Krankheit ist unaufhaltsam progressiv, wenn sie nicht durch Hormonersatz behandelt wird. Mit Behandlung besteht eine normale Lebenserwartung.

THERAPIE

Hormonersatz mit Prednison plus Fludrocortison als Ersatz der Mineralokortikoide als Dauertherapie. Bei drohender Addisonkrise Cortisol-Bolus per infusionem und Natrium- und Flüssigkeitsersatz.

Amiodaron-Photosensibilität (Coeruloderm)

Amiodaron ist ein hochwirksames Medikament zur Behandlung der Ventrikeltachykardie und muß kontinuierlich über lange Zeiträume verabreicht werden. Amiodaron induziert bei mehr als 75 % der Patienten nach einer kumulativen Dosis von 40 g eine schwache Photosensibilität und bei einer kleinen Anzahl von Patienten (8 %) eine auffallende, schiefergraue Hyperpigmentierung (Coeruloderm), die nur an lichtexponierten Körperstellen auftritt. Andere Nebenwirkungen sind Lungenfibrose, interstitielle Pneumonie, Hepatotoxizität, Störungen der Schilddrüsenfunktion, Neuropathie und Myopathie.

EPIDEMIOLOGIE

Häufigkeit Das Amiodaron-induzierte Coeruloderm tritt nach 20 Monaten der Behandlung und einer kumulativen Dosis von 160 g auf. Es sind etwa 8 % der Patienten betroffen, meist solche mit den Hautphototypen I und II.

ANAMNESE

Vorgeschichte Manche Patienten entwickeln allmählich Pigmentveränderungen ohne eine echte Photosensibilität, wahrscheinlich handelt es sich um eine subklinische Photosensibilität. Bei anderen findet man zwar keine typische Sonnenbrandreaktion, wohl aber ein düsterrotes Erythem im Gesicht und an den Handrücken. Die Symptome entwickeln sich innerhalb von 30 Minuten bis 2 Stunden nach der ersten Sonnenexposition und bilden sich innerhalb von 1 bis 2 Tagen wieder zurück. Bei anderen Patienten findet man massive erythematöse, papulöse Läsionen, wobei der Schweregrad zu Dauer und Intensität der Sonnenexposition in Beziehung steht.

Hautsymptome Juckreiz, Brennen, Stechen.

KLINISCHE UNTERSUCHUNG

Hautbefunde

TYPISCHE EFFLORESZENZEN

Düsterrotes Erythem und später blaugraue dermale Melanose (Abb. 335) an exponierten Körperstellen (Gesicht und Hände). Erythem vom »phototoxischen« Typ (selten).

Systemische Beteiligung Die Patienten können Pulmonalfibrose, interstitielle Pneumonie, Neuropathie, Myopathie und Hepatotoxizität entwickeln.

LABORUNTERSUCHUNGEN

Dermatopathologie Man findet perivaskuläre Infiltrate von Lymphozyten und Histiozyten in der Dermis. Braunes, granuläres Pigment ist in Histiozyten, Endothelzellen und in großen Mengen in den Makrophagen in der gesamten Dermis gespeichert. Die Pigmentablagerung erfolgt in Form von elektronendichten, kompakt lamellierten Granula in Lysosomen, in perivaskulären Histiozyten, Endothelien und anderen Zellen.

Peripheres Blut Elektronenmikroskopisch läßt sich eine größere Anzahl lamellierter Granula in Leukozyten feststellen, die man auch im Lungen- und Lebergewebe nachweisen kann.

DIAGNOSE

Aufgrund der Anamnese einer Amiodaron-Behandlung und dem klinisch typischen Coeruloderm stellt die Diagnose kein Problem dar.

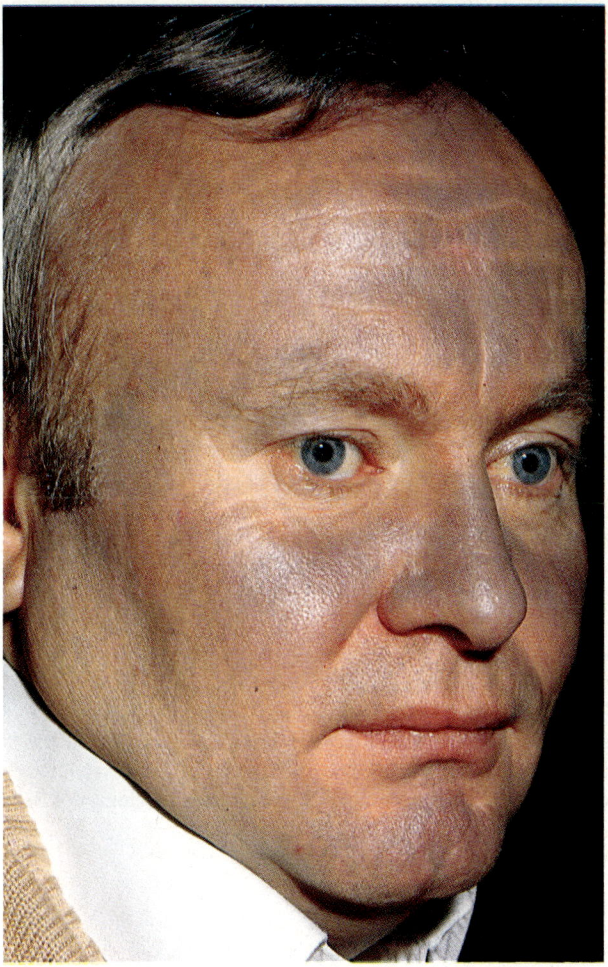

Abb. 335 Amiodaron-Hyperpigmentierung. Dieser Patient zeigt eine auffallende Amiodaron-induzierte, düsterrote, erythematöse Pigmentierung des Gesichtes. Die blaue Farbe (Coeruloderm) ist durch die Ablagerung von Melanin in der Dermis in Makrophagen hervorgerufen.

ÄTIOLOGIE UND PATHOGENESE

Amiodaron wird in Zellmembranen inkorporiert, die dann UVA absorbieren (das entsprechende Aktionsspektrum) und eine phototoxische Schädigung der Erythrozyten, Makrophagen und Lymphozyten auslösen. Ablagerung von Pigment in dermalen Makrophagen.

VERLAUF UND PROGNOSE

Die geringgradige Photosensibilität verschwindet 12 bis 24 Monate nach Absetzen des Medikaments. Der lange Zeitraum resultiert aus der schrittweisen Eliminierung des photoaktiven Medikaments aus den Lysosomenmembranen.

Minocyclin-Pigmentierung

Minocyclin, ein Tetracyclin-Derivat, ist ein Antibiotikum, das häufig über lange Zeit zur Behandlung der Acne vulgaris angewendet wird. Das Antibiotikum wird aber nicht selten auch für andere Krankheiten mit Hautmanifestationen gegeben, wie z. B. Pyoderma gangraenosum. Nach hochdosierter (100 bis 200 mg täglich) und langdauernder (1 bis 3 Jahre) Therapie kann sich eine blaugraue Pigmentierung (Coeruloderm) in Akne-Narben und herdförmig an den Beinen und Füßen, dem harten Gaumen und um die Augen entwickeln. Die Veränderungen sind umschrieben (Abb. 336), sehr selten kann ein generalisiertes, diffuses Coeruloderm auftreten. Auch eine graugrüne Verfärbung der Zähne ist möglich. Bei Operationen hat man eine schwarze Verfärbung der Schilddrüse beobachtet. Bei der Pigmentierung handelt es sich nicht um Melanin, vielmehr ist das braune Pigment, das in dermalen Makrophagen lokalisiert ist, ein eisenhaltiges Pigment. Elektronenmikroskopisch und durch Röntgenmikroanalyse wurde gezeigt, daß das Pigment in Siderosomen vorhanden ist, die Eisen und Schwefel enthalten.

DIFFERENTIALDIAGNOSE

Umschriebene, erworbene, blaugraue Pigmentierungen können durch eine Reihe von Schwermetallen verursacht sein (lokales Quecksilber, lokales Silber, Gold an der Injektionsstelle), durch orales Quinacrin, Chloroquin, orales Wismut, orales Amiodaron. Die Anamnese einer Behandlung mit einem spezifischen Medikament läßt sich meist ganz leicht erheben.

VERLAUF

Das Coeruloderm durch Minocyclin verschwindet allmählich im Verlauf von Monaten nach Unterbrechung der Behandlung.

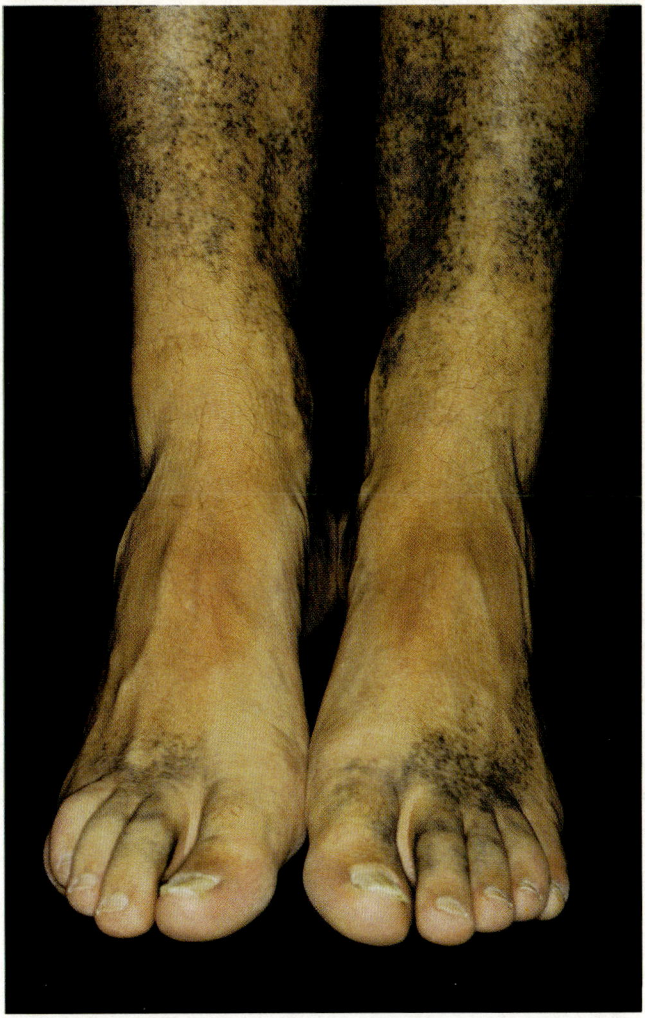

Abb. 336 Minocyclin-Pigmentierung. Die fleckige, blaugraue Pigmentierung in umschriebenen Arealen an den Händen und Füßen trat nach Therapie mit hohen Dosen von Minocyclin (300mg/Tag) über mehr als 10 Monate auf.

Sektion 24

Melanom-Vorläufer und primäres Melanom der Haut

Melanom der Haut und Vorläufer

Von allen Karzinomen stellt das Melanom der Haut die größte Herausforderung bezüglich der »präventiven Diagnose« dar: durch die Entdeckung früher und damit heilbarer Primärtumoren läßt sich eine Metastasierung und der Tod verhindern. Das Melanom der Haut bei Weißen ist durchaus kein seltener Tumor, in den Vereinigten Staaten traten 1991 32000 neue primäre Melanome auf, konsekutiv sind 6500 Todesfälle zu erwarten.

Bei Männern zwischen 30 und 49 Jahren ist das Melanom das zweithäufigste Karzinom (das häufigste ist das Hodenkarzinom), bei etwas älteren Männern (zwischen 50 und 59 Jahre) ist das Melanom die vierthäufigste Krebsform und wird nur vom Karzinom der Blase, der Lunge und des Rectums (in dieser Reihenfolge) übertroffen. Das primäre Melanom der Haut ist daher ein Tumor, der vor allem Menschen im jungen und mittleren Lebensalter betrifft. Die Zuwachsrate der Sterblichkeitsziffern an primärem Melanom betrug zwischen 1976 und 1987 pro Jahr 3 % für Männer und 1 % für Frauen. Die leichte Zugänglichkeit für eine Diagnose ist besonders wichtig, da die Heilbarkeit direkt zur Größe und der Tiefe der Invasion des Tumors in Beziehung zu setzen ist. Trotz der generell steigenden Letalität (die auf die Zunahme der Häufigkeit zurückzuführen ist) ist es daher ermutigend, daß in zunehmendem Ausmaß frühe Melanome im Stadium I diagnostiziert werden, was eine sehr hohe Fünf-Jahre-Überlebensrate (annähernd 98 %) bei dünnen (unter 0,76 mm) primären Melanomen und eine Überlebensrate von 83 % für alle Stadien ergibt. Dieser Trend während der letzten 3 Jahrzehnte wird durch die dramatisch gestiegene Überlebenschance von Melanompatienten verdeutlicht: Global gesehen betrug zwischen 1960 und 1963 die Fünf-Jahre-Überlebenszeit für Melanome 60 %, in der Zeit von 1977 bis 1983 war dieser Wert auf 80 % angestiegen. Derzeit ist das vorrangige Ziel der klinischen Untersuchung die Identifikation früher, »dünner« Melanome, die in den meisten Fällen aufgrund von 3 klinischen Charakteristika diagnostiziert werden können: Farbe, Begrenzung und Größe der Läsion.

Prophylaktische Untersuchungen der gesamten Haut auf Melanome und ihre Vorläufer sollten regelmäßig durchgeführt werden. Besondere Aufmerksamkeit verdienen folgende Körperteile: der Rücken oberhalb der Taille, die Beine zwischen den Knien und Sprunggelenken bei Frauen, das Capillitium, Zehen und Fußsohlen von schwarz- oder braunhäutigen Menschen, die Haut rund um Körperöffnungen (Mund, Anus, Vulva).

Klassifikation des malignen Melanoms der Haut und seiner Vorläufer

A Melanome

1. Superfiziell spreitendes Melanom
2. Noduläres Melanom
3. Lentigo-maligna-Melanom
4. Akral-lentiginöses Melanom
5. Desmoplastisches Melanom
6. Melanom der Schleimhäute

B Vorläufer des Melanoms der Haut

1. Konnataler Naevuszellnaevus (riesig *oder* klein)
2. Clarkscher (dysplastischer) melanozytärer Naevuszellnaevus
3. Lentigo maligna
4. Melanoma in situ

Melanome wachsen anfangs radiär (parallel zur Hautoberfläche) und erst anschließend vertikal in die Tiefe. Die prognostischen Unterschiede zwischen den klinischen Formen beziehen sich hauptsächlich auf die Dauer der radiären Wachstumsphase, die beim Lentigo-maligna-Melanom Jahre bis Jahrzehnte dauern kann, beim superfiziell spreitenden Melanom zwischen Monaten bis zu 2 Jahren und beim nodulären Melanom sehr kurz ist. Da während der radiären Wachstumsphase eine Metastasierung sehr selten erfolgt, ist die Entdeckung des Melanoms während dieser Phase (das heißt des »dünnen« Melanoms) ausschlaggebend.

Clarkscher melanozytärer (dysplastischer) Naevus

Die Clarkschen melanozytären Naevi sind spezifische erworbene, umschriebene, pigmentierte Läsionen, denen eine ungeordnete Proliferation von unterschiedlich atypischen Melanozyten zugrundeliegt. Clarksche Naevi treten de novo oder als Teil eines Compound-Naevus auf. Sie unterscheiden sich biologisch von den gewöhnlichen erworbenen Naevi, sind klinisch charakteristisch und haben charakteristische histologische Eigenschaften. Man betrachtet sie als potentielle Vorläufer des superfiziell spreitenden Melanoms, ebenso als Marker für Menschen, bei denen das Risiko eines primären malignen Melanoms der Haut besteht.

EPIDEMIOLOGIE

Vorkommen Clarksche Naevi findet man bei fast allen Patienten mit familiärem Melanom der Haut und bei 30 bis 50 % der Patienten mit sporadischen (nicht familiären) primären Melanomen. Clarksche Naevi findet man überdies bei 5% der weißen Gesamtbevölkerung.

Rasse Weiße. Statistiken über Menschen mit brauner oder schwarzer Haut stehen nicht zur Verfügung. Selten findet man Clarksche Naevi in der japanischen Bevölkerung.

Alter Kinder und Erwachsene.

Geschlecht Keine Geschlechtspräferenz.

Erblichkeit Autosomal dominant.

ANAMNESE

Dauer der Läsionen Clarksche Naevi treten meist später in der Kindheit auf als gewöhnliche erworbene Naevi, und zwar in der späten Kindheit knapp vor der Pubertät. Neue Läsionen entwickeln sich im Verlauf vieler Jahre, im Gegensatz zu gewöhnlichen erworbenen Naevuszellnaevi, die nach dem mittleren Lebensalter nicht mehr auftreten und bei älteren Menschen vollkommen verschwinden. Clarksche Naevi bilden sich wahrscheinlich überhaupt nicht spontan zurück oder jedenfalls wesentlich seltener als gewöhnliche akquirierte Naevuszellnaevi.

Auslösende Faktoren Sonnenexposition wird von manchen Autoren als auslösendes Agens für Clarksche Naevi angesehen. Dessen ungeachtet beobachtet man Clarksche Naevi aber nicht selten an vollkommen bedeckten Körperpartien, wie dem Capillitium und der Anogenitalregion.

Hautsymptome Asymptomatisch.

Familienanamnese Autosomal dominant erblich. In einer belasteten Familie können Melanome auch ohne Clarksche Naevi auftreten.

KLINISCHE UNTERSUCHUNG

Siehe S. 658, Tabelle »Vergleich zwischen Clarkschen und ›gewöhnlichen‹ naevozellulären Naevi.«

LABORUNTERSUCHUNGEN

Dermatopathologie Hyperplasie und Proliferation von Melanozyten in einer einzelnen Lage, »lentiginöses« Muster in der Basalzellschicht, entweder in Form von Spindelzellen oder Epitheloidzellen oder als unregelmäßige und inkohärente Nester.

1. Die Melanozyten sind »atypisch«, größer als normal und zeigen sowohl Pleomorphismus der Kerne und Zellkörper, wie auch eine Hyperchromasie der Nuclei.

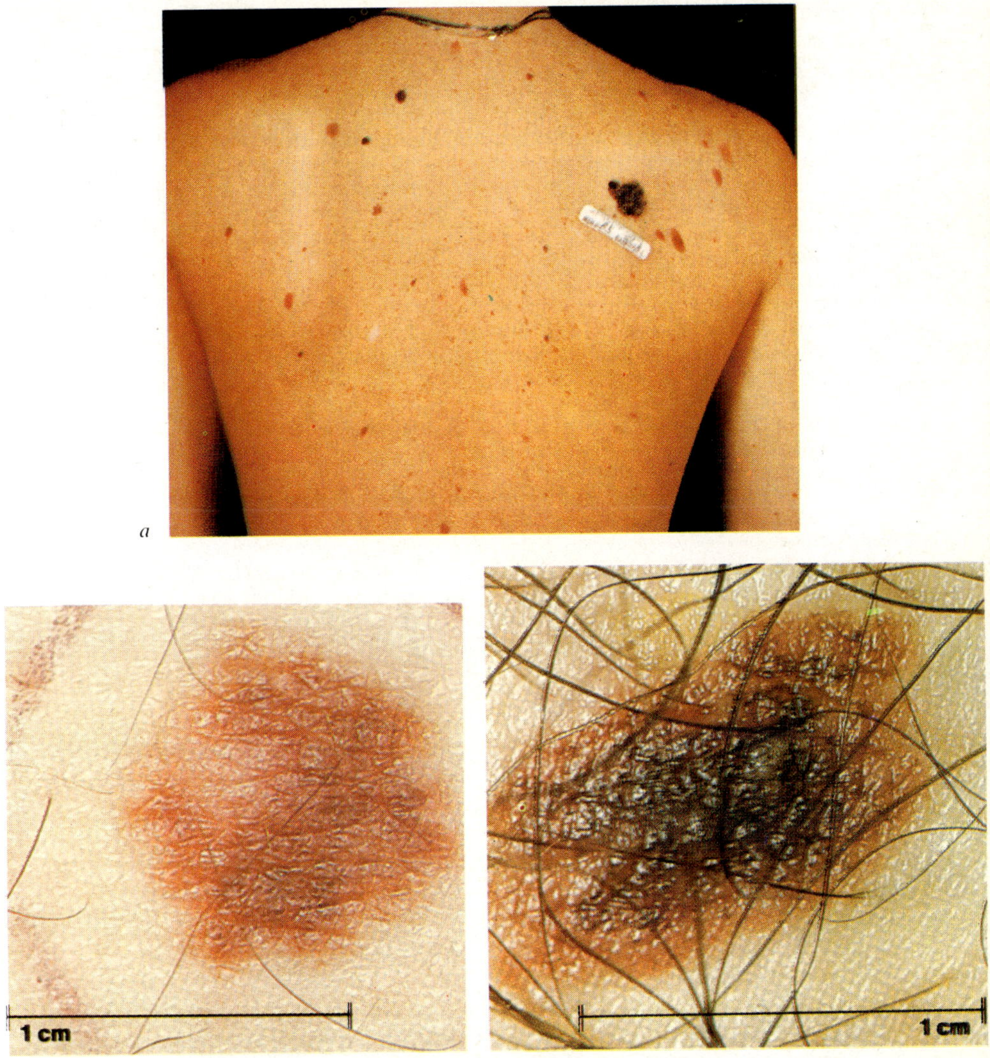

Abb. 337 a–c **Malignes Melanom – Clarkscher melanozytärer Naevus (dysplastisches Naevussyndrom)**
a) Diese 28jährige Frau berichtete anamnestisch von einer rasch wachsenden (3 bis 6 Monate), asymptomatischen Läsion über dem rechten Schulterblatt). Ihre Mutter hatte ein Melanom, Mutter und Geschwister hatten viele dunkle »Muttermale«.
Diagnose: 1) superfiziell spreitendes Melanom, Level IV, 4,75 mm. 2) Regionaler Lymphknotenbefall (einer von 32 positiv). 3) Dysplastisches Naevussyndrom mit Melanomanamnese in der Familie. Neben der Primärläsion viele dunkle »Muttermale« am Rücken.
b) Runde, im wesentlichen makulöse Läsion, die bei 12 Uhr leicht erhaben ist, was sich nur mit schräger Beleuchtung feststellen läßt. Beachte die auffallenden Farbunterschiede von Hellbraun, Dunkelbraun und Rosa.
c) Diese Läsion ist im Zentrum deutlicher erhaben. Beachte die pflastersteinartige Oberfläche. Beide Läsionen haben unscharfe und unregelmäßige Ränder (Quelle: Dermatologic Capsule and Comment 7 (4) 1985, mit Einverständnis des Verlages).

Vergleich zwischen Clarkschen und »gewöhnlichen« naevozellulären Naevi

	Clarkscher dysplastischer melanozytärer Naevus	»Gewöhnlicher«, erworbener Naevuszellnaevus
Zahl	einer oder viele (Abb. 337 a). Dutzende oder kaum zählbar, besonders bei familiärem Melanom	einer oder mehrere, durchschnittlich 12 bis15 bei der weißen männlichen Bevölkerung; 30 % haben keine Naevi
Verteilung	meistens Stamm (Abb. 337 a), Arme, Beine; selten im Gesicht. Sowohl freigetragene als auch bedeckte Körperstellen	Stamm, Extremitäten, Gesicht, Capillitium
Art*	makulös-papulös, meist nur leicht erhaben im Zentrum. Asymmetrisch, oft spiegeleiartig pelförmig oder gehöckert, papillomatös	Junktionsnaevi sind makulös, Compound- und dermale Naevi sind papulös, regelmäßig, kup-
Größe*	bis zu 15 mm oder größer (Abb. 337 b, 337 c). Pigmentierte Naevi > 6 mm sind entweder Clarksche oder kongenitale Naevi	fast immer <10 mm im Durchmesser
Form	rund (Abb. 337 b), oval, ellipsoid (Abb. 337 c)	rund, oval
Rand*	meist relativ unscharf	scharf
Farbe*	braun, sehr dunkel (Abb. 337 c) bis hellbraun, rosa, rot. Meist *nicht* homogen, sondern mehrere Farbqualitäten	braun (hell, sehr dunkel), aber meist *uniform*
Muster	unregelmäßig, asymmetrisch, sowohl in bezug auf Größe (bei mehreren), Form und Farbe (»out of step«) (Abb. 337 b, 337 c)	uniform, einheitlich in Form, Farbe, Größe

*Art, Größe, Rand und Farbe sind entscheidende Kriterien

2. Größere Anzahl von Melanozyten mit einer Neigung zur Bildung dyshäsiver und irregulärer Nester. »Brückenbildung« zwischen Reteleisten durch Melanozytennester; spindelförmige Melanozyten sind parallel zur Hautoberfläche angeordnet.
3. Lamelläre Bindegewebsneubildung und konzentrische eosinophile Fibrose (kein konstantes Merkmal).
4. Proliferation von Blutgefäßen (kein konstantes Merkmal).
5. Spärliches oder dichtes, lymphozytäres Infiltrat (kein konstantes Merkmal).

Assoziationen Die meisten Clarkschen Naevi treten in Zusammenhang mit einem Compound-Naevus auf (selten Junktions-Naevus), der im Zentrum lokalisiert ist, das heißt dysplastische Naevi breiten sich oft in Form einer intraepidermalen, melanozytären Hyperplasie über die dermale Naevuskomponente hin aus. Manche dysplastische Naevi haben aber keine dermale Naevuskomponente.

SPEZIALUNTERSUCHUNGEN

Durch Einsatz von Epiluminiszenzmikroskopie (nicht invasive in-vivo-Auflichtmikroskopie mit Immersion) wird die diagnostische Treffsicherheit entscheidend gesteigert.

DIAGNOSE UND DIFFERENTIALDIAGNOSE

Diagnose Die Diagnose des Clarkschen dysplastischen Naevus wird durch die klinische Identifikation typischer Läsionen gemacht. Eine dieser Läsionen sollte zur histologischen Bestätigung der Diagnose exzidiert werden. Die klinisch-pathologischen Zusammenhänge sind hervorragend dokumentiert.

Geschwister, Kinder und Eltern sollten auch auf das Vorhandensein dysplastischer Naevi untersucht werden, sobald die Diagnose bei einem Familienmitglied verifiziert ist.

Differentialdiagnose Bei klinischen Läsionen: Konnatale Naevuszellnaevi, »gewöhnliche« erworbene Naevuszellnaevi, superfiziell spreitendes Melanom, Melanoma in situ, Lentigo maligna, Spitz-Naevus.

ÄTIOLOGIE UND PATHOGENESE

Gen-Locus: 1p36 am kurzen Arm des Chromosoms 1. Der abnorme Klon von Melanozyten kann durch Sonnenexposition aktiviert werden. Immunsupprimierte Patienten (Nierentransplantat-Empfänger) mit dysplastischen Naevi haben eine erhöhte Melanominzidenz.

BEDEUTUNG

Eine anatomische Assoziation (per contiguitatem) mit dysplastischen Naevi wurde bei 36 % der sporadischen primären Melanome, bei etwa 70 % der familiären primären Melanome und bei 94 % der Melanome bei familiärem Melanom und dysplastischen Naevi beobachtet. Die Wahrscheinlichkeit, im Lauf des Lebens ein primäres malignes Melanom zu entwickeln, werden so eingeschätzt:

Allgemeine Bevölkerung	0,8 %
Familiäres dysplastisches Naevussyndrom mit 2 Blutsverwandten mit Melanom	100 %
Alle anderen Patienten mit dysplastischen Naevi	18 %

THERAPIE UND FOLGEUNTERSUCHUNGEN

Chirurgische Exzision von Läsionen mit schmalen Rändern. Laser oder andere Methoden der physikalischen Zerstörung sollten niemals angewendet werden, da sie keine histopathologische Verifizierung der Diagnose erlauben. Die folgenden Richtlinien für die Exzision von Läsionen sollen die Entscheidung erleichtern:

- Läsionen, die sich verändern (Größenwachstum, Veränderung des Pigmentierungsmusters, Veränderungen in Form und/oder Begrenzung).
- Läsionen, die nicht von Patienten selbst regelmäßig durch Selbstuntersuchung kontrolliert werden können (am Capillitium, Genitale, oberer Rückenpartie).

Patienten mit dysplastischen Naevi und familiären Melanomen müssen alle 3 bis 6 Monate regelmäßig kontrolliert werden, um Veränderungen vorhandener dysplastischer Naevi oder das Auftreten neuer dysplastischer Naevi feststellen zu können. Polaroidaufnahmen von Läsionen, die nicht gut zu sehen sind (z. B. am Rücken, am Capillitium, in der Anogenitalregion) sollten dem Patienten mitgegeben werden, damit allfällige Veränderungen von einer anderen Person festgestellt werden können. Dem Patienten sollten Broschüren mit Farbfotos mitgegeben werden, in denen das klinische Erscheinungsbild von dysplastischen Naevi, malignen Melanomen und gewöhnlichen, erworbenen, naevozellulären Naevi dargestellt ist.

Konnataler Naevuszellnaevus

Die konnatalen Naevuszellnaevi (CNN) sind pigmentierte Hautläsionen, die bei der Geburt meist bereits vorhanden sind. Seltene Varianten von CNN können im Säuglingsalter auftreten bzw. klinisch sichtbar werden. CNN treten in jeder beliebigen Größe von sehr klein bis sehr groß auf. CNN sind gutartige Tumoren, die aus Naevomelanozyten, die von Melanoblasten abstammen, bestehen. Alle CNN, unabhängig von der Größe, können Vorläufer des malignen Melanoms sein.

EPIDEMIOLOGIE

Alter Bei der Geburt bereits vorhanden (konnatal). Manche CNN werden erst nach der Geburt erkennbar (»tardive CNN«), die sich während der ersten 3 bis 12 Lebensmonate über einen Zeitraum von Wochen allmählich als eine relativ große Läsion »einblenden«. Große Naevuszellnaevi (das heißt über 1,5 cm), die anamnestisch erworben sind, sollten als tardive CNN betrachtet werden.

Geschlecht Keine Geschlechtspräferenz.

Rasse Alle Rassen.

Vorkommen Bei 1 % der weißen Neugeborenen – die Mehrzahl ist kleiner als 3 cm im Durchmesser. Größere CNN findet man bei 1:2000 bis 1:20000 Neugeborenen. Läsionen in einer Größe von 10 cm und darüber kommen mit einer Häufigkeit von 1:20000 vor und Riesen-CNN (die den größeren Teil einer ausgedehnten anatomischen Region einnehmen) treten bei 1:500000 Neugeborenen auf.

KLINISCHE UNTERSUCHUNG

Kleine und große CNN CNN haben eine relativ große Bandbreite klinischer Charakteristika, die folgenden sind aber typisch:

TYPISCHE EFFLORESZENZEN

CNN verändern die Hautoberfläche gewöhnlich in einem gewissen Grad und bilden daher eine Plaque mit oder ohne grobe Haare (Abb. 338).

RÄNDER Scharf begrenzt oder allmählich in die Nachbarhaut übergehend. Glatte bis unregelmäßige Ränder.

PALPATION Große Läsionen können sich »wurmartig« oder weich anfühlen, sind aber meist nicht derb mit Ausnahme der desmoplastischen Typen von CNN (selten).

OBERFLÄCHE Die Hautoberfläche kann, muß aber nicht, verändert sein (»pflastersteinartig«, mit Wärzchen, gerunzelt, cerebriform, zwiebelförmig, knotig oder gelappt). Diese Oberflächenveränderungen findet man jedoch häufiger bei Läsionen, die sich in die retikuläre Dermis erstrecken (sogenannte tiefe CNN).

FARBE Hell- oder dunkelbraun. Bei Untersuchung mit einer 10x Lupe unter Ölimmersion sieht man eine feine dunklere Tüpfelung, die von einem hellbraunen Farbton umgeben ist. Oft ist die Pigmentierung follikulär. Ein »Halo« ähnlich dem, den man beim Leukoderma acquisitum centrifugum (Halonaevus) findet, kommt vor.

GRÖSSE Groß oder klein (Abb. 339). Naevuszellnaevi, die größer als 1,5 cm im Durchmesser sind, sollten als wahrscheinliche CNN betrachtet werden, wenn die Anamnese nicht zu eruieren ist; dysplastische melanozytäre Naevi müssen aber ausgeschlossen werden.

FORM Oval oder rund.

VERTEILUNG DER LÄSIONEN Isolierte, einzelstehende Läsionen an jeder beliebigen Körperstelle. Weniger als 5 % der CNN sind multipel und häufig vergesellschaftet mit großen CNN. Zahlreiche kleine CNN sind sehr selten, außer bei Patienten mit Riesen-CNN, bei denen gleichzeitig zahlreiche kleine CNN disseminiert am Stamm und den Extremitäten gefunden werden.

Sehr große (»Riesen«-) CNN Riesen-CNN des Kopfes und Halses können mit analogen Läsionen an den Leptomeningen assoziiert sein; die intrakraniellen Veränderungen

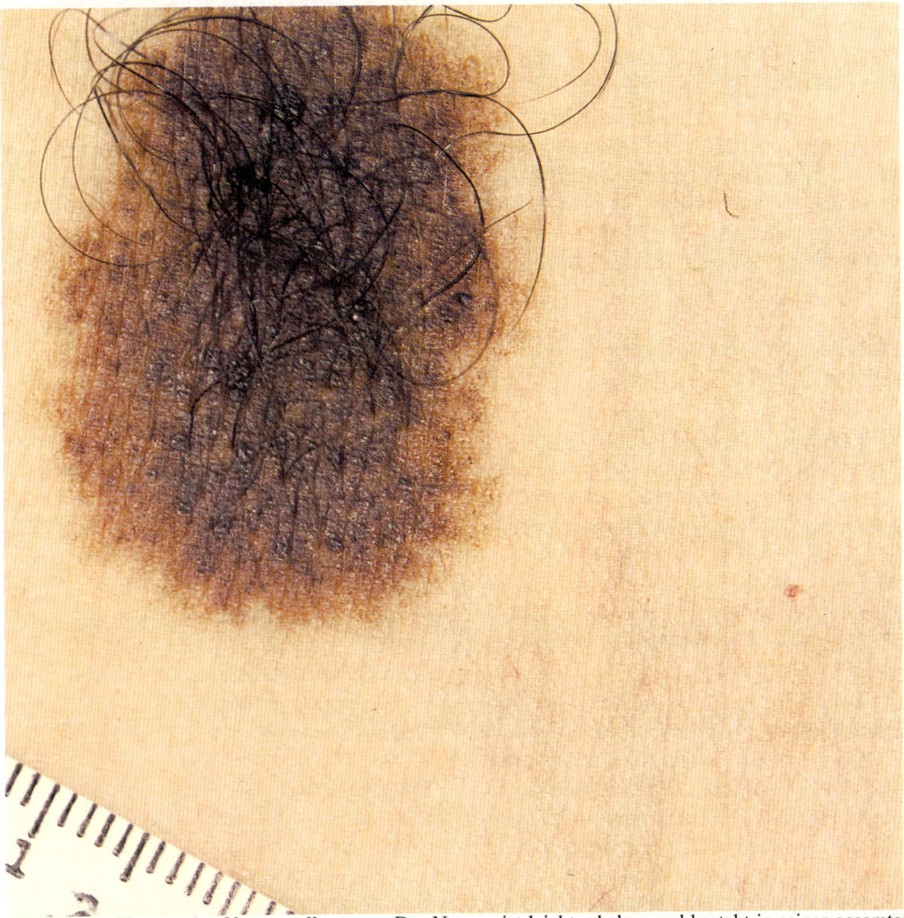

Abb. 338 Konnataler Naevuszellnaevus. Der Naevus ist leicht erhaben und besteht in seiner gesamten Ausdehnung teilweise aus dunkelbraunen, kleinen Papeln. Im Bereich des Naevus sieht man borstige Terminalhaare.

können asymptomatisch sein oder mit epileptischen Anfällen, neurologischen Herdzeichen oder Verschluß-Hydrocephalus einhergehen.

ANZAHL DER LÄSION Kleine CNN sind meistens Einzelläsionen (95 %), Riesen-CNN bestehen oft aus einer sehr großen und vielen kleineren Läsionen.

TYPISCHE EFFLORESZENZEN Meistens plaqueförmig, oft mit umschriebenen Knötchen und Papeln an der Oberfläche, oft mit borstigen, meist dunklen Haaren (Abb. 339) (Tierfellnaevus).

GRÖSSE Sehr klein bis sehr groß. CNN können große Teile des Stammes und der Extremitäten, des Kopfes oder des Halses einnehmen.

FORM Oval, rund, bizarre Formen. Die Begrenzung kann regelmäßig oder unregelmäßig sein.

VERTEILUNG DER LÄSIONEN Können an jeder Körperstelle vorkommen und sind lokalisiert oder ausgedehnt.

DIFFERENTIALDIAGNOSE

Gewöhnliche erworbene NZN, dysplastische Naevi, Mongolenfleck, Naevus Ota, konnataler blauer Naevus, Naevus spilus, Naevus Becker, pigmentierte epidermale Naevi und

Café-au-lait-Flecken sollten differentialdiagnostisch gegen CNN abgegrenzt werden. Kleine CNN sind klinisch praktisch nicht unterscheidbar von gewöhnlichen erworbenen NZN mit Ausnahme der Größe – Naevi mit einer Größe über 1,5 cm können mit Recht entweder für CNN oder Clarksche dysplastische Naevi gehalten werden. Manchmal ist es anamnestisch unmöglich, das Alter beim Auftreten eines NZN unter 1,5 cm Durchmesser zu eruieren.

LABOR- UND SPEZIALUNTERSUCHUNGEN

Histopathologie

Naevuszellen treten als wohlgeordnete Haufen (»thèques«) in der Epidermis und in der Dermis als Schichten, Nester oder Stränge auf. *Findet man im unteren Drittel der retikulären Dermis und Subkutis eine diffuse Infiltration von in Strängen angeordneten Naevuszellen, so ist dieser Befund hochgradig spezifisch für CNN.*
Große und kleine CNN: Im Gegensatz zum gewöhnlichen erworbenen NZN sind die CNN gerne in den Hautanhangsgebilden lokalisiert (ekkrine Schweißdrüsenausführungsgänge, Haarfollikel, Talgdrüsen), in Nervenfaszikeln und/oder Mm. arrectores pilorum, Blutgefäßen (besonders Venen) und Lymphgefäßen und erstrecken sich bis in die unteren zwei Drittel der retikulären Dermis und tiefer.
Sehr große und Riesen-CNN: Die Histopathologie ist ähnlich der der kleinen und großen CNN, die Naevuszellen können aber bis in Muskeln, Knochen, Dura mater und Schädeldecke vordringen.

ÄTIOLOGIE UND PATHOGENESE

Die konnatalen und erworbenen NZN sind vermutlich das Ergebnis einer Entwicklungsstörung der von der Neuralleiste abstammenden Melanoblasten. Der Zeitpunkt dieser Entwicklungsstörung liegt zwischen der 10. Woche und dem 6. Monat der Gestation. Das Auftreten »geteilter« Naevi am Augenlid ist ein Hinweis darauf, daß die Naevuszellen nach ihrer Auswanderung aus der Neuralleiste ihren Bestimmungsort erreicht haben, bevor sich die Augenlider teilen (24. Woche).

VERLAUF UND PROGNOSE

Definitionsgemäß sind CNN bei der Geburt vorhanden, Sonderformen können aber während des Säuglingsalters auftreten (sogenannte tardive CNN). Systematische Untersuchungen über das Schicksal von CNN im Laufe des Lebens gibt es bisher nicht, es wurden aber CNN bei älteren Menschen in einem Alter beobachtet, in dem erworbene Naevuszellnaevi gewöhnlich verschwunden sind.
Sehr große oder Riesen-CNN: Das Risiko, daß sich in einem Riesen-CNN im Lauf des Lebens ein Melanom entwickelt, wird auf mindestens 6 % geschätzt. Bei 50 % der Patienten, die in großen CNN Melanome entwickeln, wird die Diagnose des Melanoms zwischen dem 3. und 5. Lebensjahr gestellt.
Kleine CNN: Das Risiko, im Laufe des Lebens ein malignes Melanom zu entwickeln, beträgt 1 bis 5 %.

BETREUUNG

Kleine Naevi Naevi unter 1,5 cm, von denen nicht bekannt ist, daß sie bei der Geburt vorhanden waren, sollten als erworbene Naevi betrachtet und je nach Aussehen und Wachstumsmuster behandelt werden.
Große Naevi Naevi über 1,5 cm, die nicht eindeutig dysplastische NZN sind, sollten als CNN betrachtet werden, wenn keine verläßliche Anamnese zu erheben ist.

THERAPIE

Chirurgische Exzision als einzig vertretbare Methode.
Kleine und große CNN: Exzision und wenn nötig Deckung mit Vollhautlappen.
Verschiebeplastiken, Gewebsexpander für große Läsionen.
Riesen-CNN: Das Risiko der Melanom-Entwicklung ist auch schon in den ersten 3 bis 5 Lebensjahren signifikant, weswegen CNN

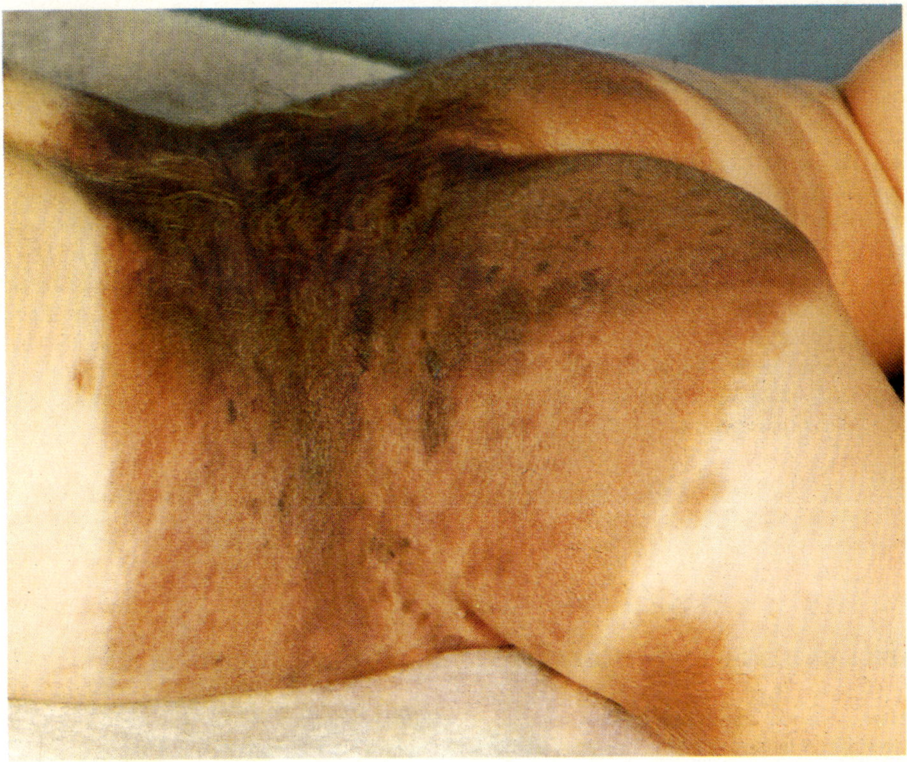

Abb. 339 Konnataler (Riesen-)Naevuszellnaevus. Innerhalb dieser Läsion sieht man dunkelgefärbte Areale. Daneben besteht eine große Anzahl ähnlicher, aber viel kleinerer Läsionen am Stamm, den Extremitäten und am Capillitium.

so bald wie möglich entfernt werden sollten. Die Entscheidung muß individuell getroffen werden, je nach Größe, Lokalisation, Ausmaß des Funktionsverlustes oder Grad der Entstellung durch den Naevus. Neue chirurgische Techniken, wobei Patientenhaut, die in der Gewebekultur gezüchtet wurde, verwendet wird, erleichtert die Entfernung sehr großer CNN. Auch Gewebeexpander können verwendet werden.

Alternativen Lebenslange regelmäßige Kontrolluntersuchungen oder Instruktion der Eltern des Patienten oder des Patienten, sofort einen Arzt aufzusuchen, wenn eine Veränderung des Naevus zu beobachten ist (Farbe, Aussehen, Größe).

Lentigo maligna und Lentigo-maligna-Melanom

Das Lentigo-maligna-Melanom ist das seltenste der drei Hauptformen des Melanoms bei Weißen: superfiziell spreitendes Melanom (SSM), noduläres Melanom (NM) und Lentigo-maligna-Melanom (LMM). Es tritt bei älteren Menschen an sonnenexponierten Körperstellen auf, wie dem Gesicht und den Unterarmen. Das LMM ist das einzige Melanom, bei dem allgemeiner Konsens besteht, daß das Sonnenlicht eine wesentliche ätiologische Rolle spielt. In der Lentigo maligna (LM), einer flachen (makulösen) intraepidermalen Neoplasie (Vorläufer und präinvasives Entwicklungsstadium des LMM) entwickeln sich herdförmig papulöse und noduläre Areale, die auf eine Invasion in die Dermis hinweisen. Eine LM mit Zeichen von Invasion wird als LMM bezeichnet. Radiale Wuchsform (meist intraepidermal, präinvasiv) Jahre bis Jahrzehnte, dann vertikale Wuchsform (siehe Abb. E-1).

EPIDEMIOLOGIE UND ÄTIOLOGIE

Alter Durchschnittsalter bei Auftreten des LMM ist 65 Jahre.

Geschlecht Keine Geschlechtspräferenz.

Rasse Sehr selten bei braun- (z. B. Asiaten, Indern) oder schwarzhäutigen (Afroamerikaner) Menschen. Am häufigsten bei Weißen mit HPT I, II und III.

Häufigkeit 5 bis 10 % der primären kutanen Melanome.

Prädisponierende Faktoren Identisch mit den Faktoren für sonneninduzierte epitheliale Malignome (Plattenepithelkarzinom und Basaliom): ältere Bevölkerungsgruppe, Beschäftigung unter freiem Himmel (Bauern, Seeleute, Bauarbeiter).

ANAMNESE

Das LMM entwickelt sich langsam aus der LM im Verlauf von mehreren, manchmal bis zu 20 Jahren.

KLINISCHE UNTERSUCHUNG

Hautläsionen

TYPISCHE EFFLORESZENZEN

Lentigo maligna Vollkommen flach und daher rein makulös (Abb. 340, auf der rechten Seite des Bildes).

Lentigo-maligna-Melanom Flach mit fokalen papulösen (Abb. 340, auf der linken Seite des Bildes) und nodulären Arealen.

FARBE *Lentigo maligna* Auffallende Farbunterschiede in Schattierungen von Hellbraun bis Schwarz, oft ein wahllos angeordnetes Netzwerk von Schwarz auf braunem Hintergrund, also scheckig.

Lentigo-maligna-Melanom Zu den klinischen Charakteristika der LM kommen noch graue Areale, die Regressionsherden entsprechen, und blaue Areale, die auf Pigment in der Dermis hinweisen (Melanozyten oder Melanin). Papeln oder Knötchen können blau, schwarz oder rosa sein.

GRÖSSE *Lentigo maligna* und *Lentigo-maligna-Melanom* 3 bis 20 cm oder größer.

FORM *Lentigo maligna und Lentigo-maligna-Melanom* Unregelmäßige Ränder, oft mit Einkerbungen, landkartenlandartig mit kleinen Buchten und Halbinseln, scharf begrenzt.

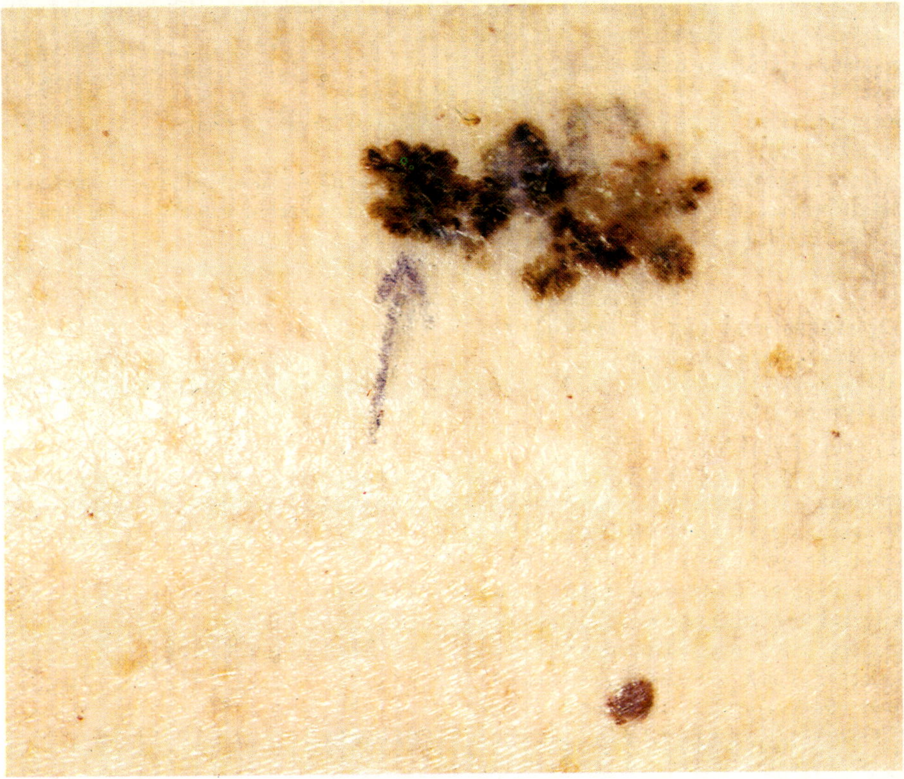

Abb. 340 Lentigo maligna und Lentigo-maligna-Melanom. An der linken Schulter besteht eine serpiginöse Macula, die aus zwei unterschiedlichen Teilen besteht. Der rechte Anteil ist scheckig und braunschwarz (Lentigo maligna). Der linke Teil (Pfeil) ist leicht eleviert (papulös) und fast schwarz – das ist der Melanomanteil der Läsion.

VERTEILUNG *Lentigo maligna und Lentigo-maligna-Melanom* Einzelstehende Läsionen an sonnenexponierten Körperstellen: Stirne, Nase, Wangen (Abb. 341), Hals, Unterarme und Handrücken.
ANDERE HAUTVERÄNDERUNGEN In der Umgebung des Tumors sonneninduzierte Veränderungen wie solare Keratosen, Pigmentflecken, Teleangiektasien, Verdünnung der Haut.

Allgemeinuntersuchung Ausschluß einer regionalen Lymphadenopathie

DIAGNOSE UND DIFFERENTIALDIAGNOSE

LMM und LM sind klinisch ziemlich eindeutige dunkle, flache Läsionen mit (beim LMM) herdförmigen Erhebungen (Papeln und Knötchen). Verrucae seborrhoicae können dunkel sein, sind aber immer papulös oder plaqueförmig und haben eine charakteristische feinhöckrige, oft auch verruköse Oberfläche, die, wenn man kratzt, fein schuppt. Auch »Hornzysten« kann man oft finden. Die Lentigo solaris, die auch makulös ist, zeigt nicht die Farbintensität und die Unterschiede von Braun-, Dunkelbraun- und Schwarztönen wie die der Lentigo maligna.

LABOR- UND SPEZIALUNTERSUCHUNGEN

Biopsie

Exzisionsbiopsie bei Läsionen zwischen 5 und 10 mm.
Bei größeren Herden inzisionale Biopsie oder Stanze aus den dunkelsten Arealen.

Dermatopathologie Siehe Abb. E-1 im Anhang.

PATHOPHYSIOLOGIE

Während SSM und NM mit intermittierender intensiver Sonnenbestrahlung in Zusammenhang zu stehen scheinen, an diskontinuierlich exponierten Körperstellen (Rücken und Beine) und bei Erwachsenen im jungen bis mittleren Lebensalter auftreten, sind LM und LMM im Gesicht, am Hals, den Streckseiten der Unterarme oder den Handrücken lokalisiert und treten fast nur bei Menschen auf, deren Haut massiv sonnengeschädigt ist (Teleangiektasien, Pigmentverschiebungen, Atrophie, solare Keratosen, Basaliome).

PROGNOSE

Siehe Tabelle E-1 im Anhang.

THERAPIE

1. LM: Exzision mit ausreichendem Rand, abhängig von der Lokalisation.
2. LMM:Exzision bis zur darunterliegenden Faszie oder unter Einschluß der Faszie oder des darunterliegenden Muskels, wenn keine Faszie vorhanden ist. Plastische Deckung. Die Breite des Randsaums von gesundem Gewebe an der Peripherie hängt von der Lokalisation ab. Sie sollte mindestens 1 cm betragen, wenn möglich mehr.
3. Keine Lymphknotendissektion, außer wenn die Lymphknoten palpabel sind.

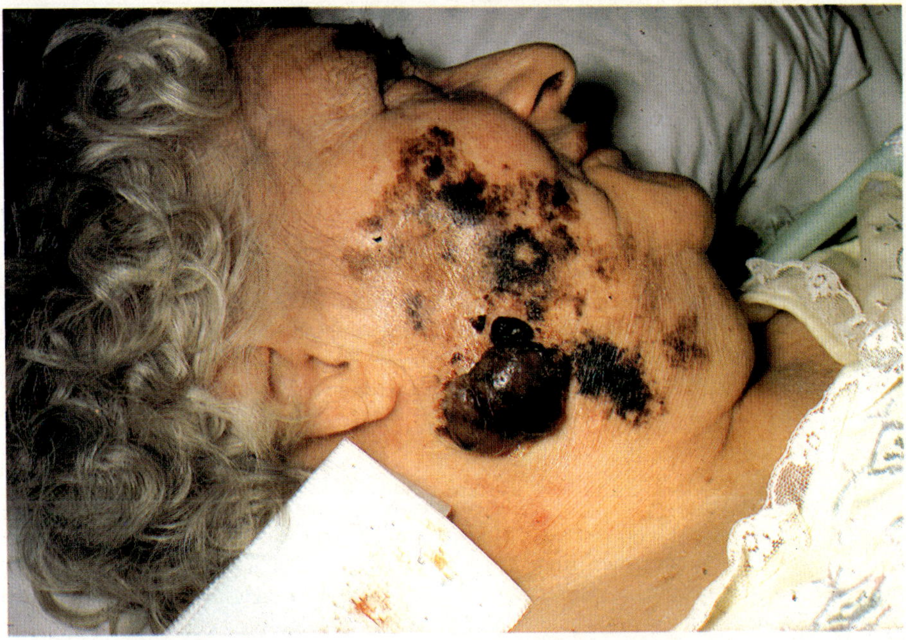

Abb. 341 Lentigo maligna und Lentigo-maligna-Melanom. Diese Abbildung demonstriert das gesamte Spektrum des Lentigo-maligna-Melanoms, das als kleiner dunkler Fleck begann und sich im Verlauf von 40 Jahren entwickelte. Im oberen Wangenbereich sieht man ausschließlich makulöse, braune oder dunkelbraune Areale (das ist die Lentigo maligna), am Kieferwinkel blauschwarze, papulöse Läsionen und einen großen, polypösen Knoten, die histologisch einem zum Teil tiefinvasiven Melanom entsprechen.

Desmoplastisches Melanom

Die Bezeichnung *Desmoplasie* bezieht sich auf eine Bindegewebsproliferation und beschreibt, angewendet auf das maligne Melanom, einige unterschiedliche klinische Erscheinungsformen. Alle haben aber eine ähnliche Histopathologie, charakterisiert durch (1) eine dermale fibroblastische Komponente mit nur minimaler oder fehlender Melanozyten-Proliferation an der Dermo-Epidermalgrenze; oder (2) um Nerven angeordnetes, oberflächliches Tumorgewebe mit oder ohne atypische intraepidermale Melanozyten-Komponente oder (3) andere Läsionen, bei denen der Tumor von einer Lentigo maligna, selten von einem akral-lentiginösen Melanom oder einem superfiziell spreitenden Melanom auszugehen scheint. Wachstumsmuster, wie beim desmoplastischen Melanom (DM), wurden auch bei Melanomrezidiven beobachtet.

EPIDEMIOLOGIE

Alter Das Durchschnittsalter zum Zeitpunkt der Diagnose ist 56 Jahre (zwischen der 4. und 9. Dekade).

Geschlecht Häufiger bei Frauen.

Rasse HPT I bis III.

Inzidenz Selten.

Ätiologie Da die meisten, aber nicht alle, Läsionen an der sonnengeschädigten Haut des Kopfes und Halses auftreten, nimmt man an, daß UV-Bestrahlung pathogenetisch eine Rolle spielt, ebenso wie beim superfiziell spreitenden Melanom, beim Lentigo-maligna-Melanom und beim nodulären Melanom.

Prädisponierende und Risikofaktoren DM treten am häufigsten am Kopf und Hals in einer Verteilung auf, die der der Lentigo maligna bzw. des Lentigo-maligna-Melanoms ähnlich ist.

ANAMNESE

Dauer der Läsion Monate bis zu vielen Jahren. Das DM wird häufig klinisch als Dermatofibrom oder Neurofibrom fehldiagnostiziert.

Hautsymptome Asymptomatisch. Frühe und langsam wachsende Läsionen werden vom Patienten oft übersehen, obwohl man sie im Gesicht und am Hals deutlich sehen kann.

KLINISCHE UNTERSUCHUNG

Hautläsionen

TYPISCHE EFFLORESZENZEN

Macula Frühe Läsionen können als eine scheckige, lentiginöse Macula erscheinen (Abb. 342), manchmal mit kleinen blaugrauen, dermalen Knötchen. Die Läsionen können auch in einem Lentigo-maligna-Melanom auftreten.

Papeln/Knötchen (Abb. 342) Dermales Knötchen mit oder ohne epidermale Beteiligung.

FARBE Meist weisen die Tumoren überhaupt keine Melaninpigmentierung auf. Wenn das Melanin hauptsächlich in malignen Melanozyten in der Dermis lokalisiert ist, kann das DM grau oder blau erscheinen.

GRÖSSE Da oft bis zur richtigen Diagnose eine lange Zeit vergeht, kann das DM mehrere Zentimeter im Durchmesser messen.

PALPATION Frühe Läsionen sind oft nicht tastbar. Ältere noduläre Läsionen sind derb wie eine Narbe oder ein Dermatofibrom.

FORM Bei Mitbeteiligung der Epidermis, z. B. bei Läsionen, die aus einem Lentigo-maligna-Melanom hervorgehen, sind die Ränder unregelmäßig. Scharf oder unscharf begrenzt.

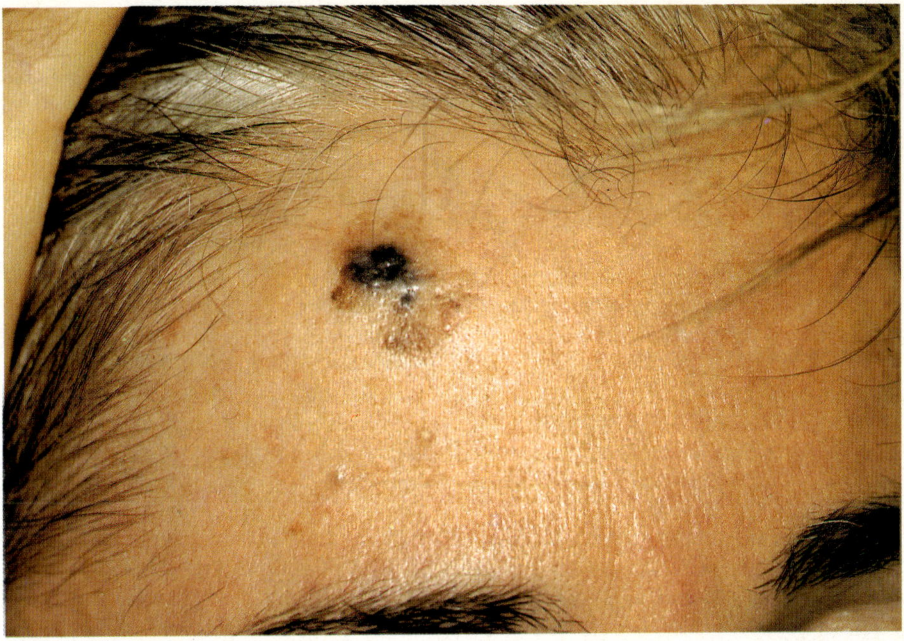

Abb 342 **Desmoplastisches Melanom.** Solitäre, pigmentierte Läsion an der rechten Stirnseite. Innerhalb einer braunen, makulösen Läsion ist ein blaugraues Knötchen lokalisiert. Klinisch nicht zu unterscheiden von einem Lentigo-maligna-Melanom.

VERTEILUNG AM KÖRPER 85 % der DM treten am Kopf und Hals auf, die Mehrzahl davon im Gesicht (Abb. 342). Selten kommen Läsionen am Stamm und an den Akren vor.

DIAGNOSE UND DIFFERENTIALDIAGNOSE

Diagnose Es ist eminent wichtig, eine repräsentative Biopsie zu entnehmen. Stanzbiopsien können irreführend sein.

Differentialdiagnose
KLINISCHE DIFFERENTIALDIAGNOSE Basaliom, blauer Naevus, zellulärer blauer Naevus, Spitz-Naevus (Spindelzellnaevus), Melanommetastasen in der Haut.
HISTOLOGISCHE DIFFERENTIALDIAGNOSE Pigmentiertes malignes Schwannom, blauer Naevus, malignes Melanom in einem blauen Naevus, zellulärer blauer Naevus, Dermatofibrom, Neurofibrom, Narbe, desmoplastischer Spitz-Naevus, Lentigo-maligna-Melanom.

LABOR UND SPEZIALUNTERSUCHUNGEN

Dermatopathologie
EPIDERMIS An der Dermoepidermalgrenze atypische Melanozytenproliferation von Einzelzellen oder herdförmigen Zellnestern, die einer Lentigo maligna ähnlich sehen.
DERMIS S-100-positive spindelförmige Zellen, die in Matrixkollagen eingelagert sind, das die Spindelzellkerne weit voneinander trennt. Spindelzellen können membranlose Melanosomen und Prämelanosomen haben. Am Rand von DM sieht man oft kleine Aggregate von Lymphozyten. Charakteristisch für die Tumoren ist ein Neurotropismus, z. B. findet man fibroblastenähnliche Tumorzellen in der Umgebung oder innerhalb des Endoneuriums von kleinen Nerven. Das DM ist oft bis zu 2 mm dick. Oft geht das DM mit schweren UV-Schäden in der Dermis einher.

PATHOPHYSIOLOGIE

Das DM könnte eine Sonderform des Lentigo-maligna-Melanoms sein, da die meisten Läsionen am Kopf und Hals bei Patienten mit sonnengeschädigter Haut auftreten. Das DM neigt aber viel stärker als das Lentigo-maligna-Melanom zu lokalen Rezidiven und zu Metastasen.

VERLAUF UND PROGNOSE

Die Diagnose des DM wird oft wegen des harmlosen klinischen Aussehens nicht rechtzeitig gestellt. Die Ansichten über die Prognose des DM sind unterschiedlich. In einer Serie traten nach primärer Exzision des DM bei etwa 50 % der Patienten lokale Rezidive auf, meist innerhalb von 3 Jahren nach der Exzision, bei manchen Patienten sogar mehrere Lokalrezidive. Lymphknotenmetastasen beobachtet man seltener als Lokalrezidive. In einer anderen Serie traten bei 20 % Metastasen auf, und das DM wurde als aggressiver als das Lentigo-maligna-Melanom betrachtet.

THERAPIE

Aggressive chirurgische Behandlung, einschließlich Parotidektomie bei Läsionen an der Wange.

Superfiziell spreitendes Melanom

Das superfiziell spreitende Melanom (SSM) ist einer der beiden häufigsten malignen Tumoren (SSM und noduläres Melanom [NM]), die, ausgehend von Melanozyten, bei Weißen auftreten. Es ist am häufigsten im Bereich des oberen Rückens lokalisiert und wächst im Verlauf von Jahren mäßig langsam. Radiale Wuchsform (anfänglich präinvasiv) Monate bis zwei Jahre, dann verikales Wachstum (siehe Abb. 2-E). Das SSM hat eine charakteristische Morphologie: uniform flach erhabene, plaqueförmige Läsion, meist mit auffallend fleckiger, brauner bis blaugrauer Farbe und meist unregelmäßigem Rand.

EPIDEMIOLOGIE

Alter 30 bis 50 (im Mittel 57) Jahre.

Geschlecht Etwas häufiger bei Frauen.

Rasse In großen Statistiken, die weltweit durchgeführt wurden (4800 Patienten), überwiegen bei weitem Weiße, nur 2 % waren braun- oder schwarzhäutig. Bei braun- oder schwarzhäutigen Menschen treten primäre Melanome übrigens überwiegend an den Extremitäten auf, bei der Hälfte dieser Patienten an der Fußsohle.

Häufigkeit Das SSM macht 70 % aller Melanome bei Weißen aus. 5 % aller malignen Tumoren an der Haut sind Melanome, die Zunahme neuer Fälle beträgt jährlich 7 %.

Risikofaktoren Die vier wichtigsten Risikofaktoren sind in der Reihenfolge ihrer Wichtigkeit

1. das Vorhandensein von Vorläufern (Clarkscher dysplastischer Naevus, konnataler NZN).
2. Familienanamnese eines Melanoms bei Eltern, Kindern oder Geschwistern.
3. Helle Hautfarbe mit einer Neigung zu Sonnenbränden und einer Unfähigkeit zu bräunen (HPT I und II).
4. Exzessive Sonnenexposition, besonders während der Präadoleszenz.

Besonders deutliche Zunahme von Melanomen bei jungen berufstätigen Stadtbewohnern, die diskontinuierlichen, intensiven Sonnenbestrahlungen ausgesetzt sind (Wochenenden oder Winterurlaube nahe dem Äquator).

Anamnese Entwickelt sich im Verlauf von 1 bis 5 Jahren.

KLINISCHE UNTERSUCHUNG

Hautläsionen

TYPISCHE EFFLORESZENZEN
Flache Papeln, später Plaques (Abb. 343), in denen sich im weiteren Verlauf ein oder mehrere Knötchen entwickeln.

FARBE Dunkelbraun, schwarz (Abb. 344) mit Schattierungen von rosa, grauen und graublauen Tönen, wodurch ein ausgeprägt scheckiges und willkürliches Verteilungsmuster entsteht. Weiße Areale sind ein Anzeichen von Regression.

GRÖSSE Im Durchschnitt 8 bis 12 mm. Frühe Läsionen 5 bis 8 mm; späte Läsionen 10 bis 20 mm und größer.

FORM Asymmetrisch (die beiden Hälften sehen verschieden aus), oval mit unregelmäßiger Begrenzung (Abb. 343 und 344) und oft mit einer oder mehreren Einkerbungen (Abb. 343).

VERTEILUNG AM KÖRPER Isolierte Einzelläsionen; multiple primäre SSM sind selten.

Typische Lokalisation
Rücken (Männer und Frauen) (Abb. 344).
Beine (Frauen zwischen Knien und Sprunggelenken).

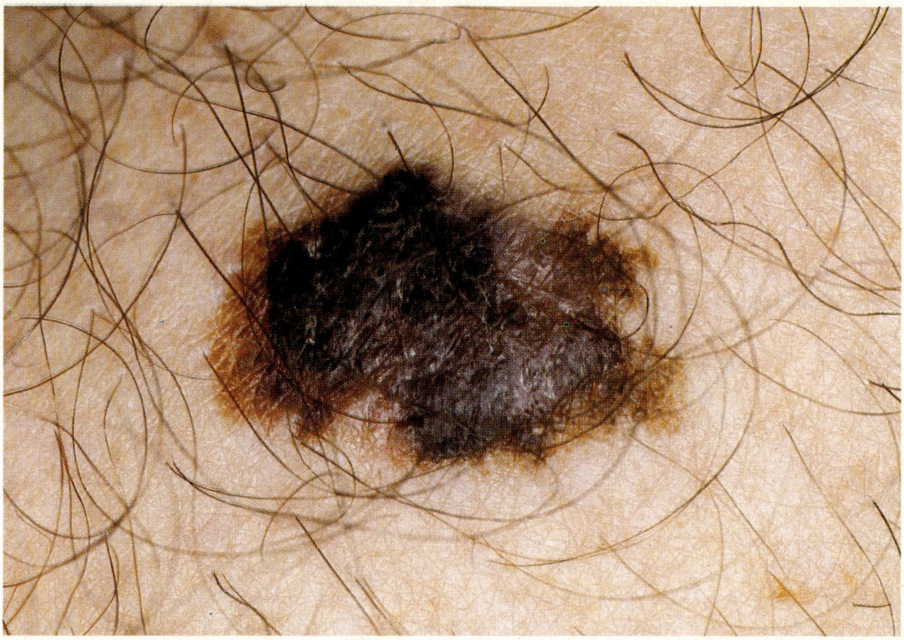

Abb. 343 **Superfiziell spreitendes Melanom**, das de novo an der Rückseite des Oberschenkels aufgetreten ist, Level III (0,49 mm). Das klassische klinische Bild zeigt eine pigmentierte Plaque mit elevierten Rändern und zentraler Verdickung. Die Läsion zeigt die fünf typischen Charakteristika des superfiziell spreitenden Melanoms: Asymmetrie, Begrenzung unregelmäßig und gezackt, Colorit scheckig, braunschwarz, blaugrau, Durchmesser groß, Elevation mit Oberflächenveränderungen.

Vorderseite des Stamms und der Beine bei Männern.
Relativ seltener sind SSM an bedeckten Körperstellen: Badeanzug, Büstenhalter.

Allgemeinuntersuchung Suche nach vergrößerten Lymphknoten.

DIAGNOSE UND DIFFERENTIALDIAGNOSE (»ABCDE«)

Die fünf Kardinalzeichen des SSM sind:
A, Asymmetrie.
B, Begrenzung unregelmäßig und gekerbt.
C, Colorit: scheckige, regellose Anordnung von Braun, Schwarz, Grau, Rosa und Blaugrau
D, Durchmesser größer als 6 mm.
E, Elevation mit fast immer mehr oder minder deutlichen Oberflächenveränderungen, die durch seitliche Beleuchtung der Läsion deutlicher dargestellt werden können.

LABOR- UND SPEZIALUNTERSUCHUNGEN

Biopsie Exzisionsbiopsie der ganzen Läsion mit schmalen Rändern stellt, wenn möglich, die optimale Biopsietechnik dar (siehe Anhang E).
Inzisions- oder Stanzbiopsie nur dann, wenn eine Exzisionsbiopsie der ganzen Läsion nicht durchgeführt werden kann oder wenn die Läsion so groß ist, daß ein ausgedehnter chirurgischer Eingriff zur Entfernung notwendig ist.

Wood-Licht-Untersuchung Zur besseren Darstellung der Ränder.

Dermatopathologie Siehe Abb. E-2 im Anhang.

PATHOPHYSIOLOGIE

Die Pathophysiologie des SSM ist noch nicht ausreichend geklärt. Sicherlich ist in einer erheblichen Anzahl der Fälle von SSM der Einfluß von Sonnenlicht ein erheblicher Faktor, und sowohl SSM als auch NM stehen in Beziehung zu intermittierenden massiven Sonnenexpositionen während einer sensiblen Entwicklungsperiode (15 bis 20 Jahre) im jungen Erwachsenenalter bei Menschen mit schlechter Bräunungskapazität. Der Genlocus für das Melanom befindet sich am Chromosom 23. Es wäre möglich, daß schwere Sonnenbrände in der Jugend das Gen verändern könnten. Etwa 10 % der 32000 neuen Melanome pro Jahr (USA) treten bei Patienten mit hoher familiärer Belastung auf, die Majorität der Fälle aber sporadisch ohne spezifisches genetisches Risiko. In Risikofamilien wird das Gen, das die Melanozyten-Proliferation kontrolliert, in mutierter Form weitergegeben.

VERLAUF UND PROGNOSE

Unbehandelt kommt es beim SSM zur tiefen Invasion (vertikale Wachstumsrichtung) nach Monaten bis Jahren. Die Prognose ist in Tabelle E-1 im Anhang zusammengefaßt. Das Melanom ist verantwortlich für etwa 6500 Todesfälle pro Jahr (USA), das ist dreimal so hoch wie Todesfälle durch andere Hautkarzinome.

THERAPIE UND POSTOPERATIVE BETREUUNG

Siehe Anhang E.

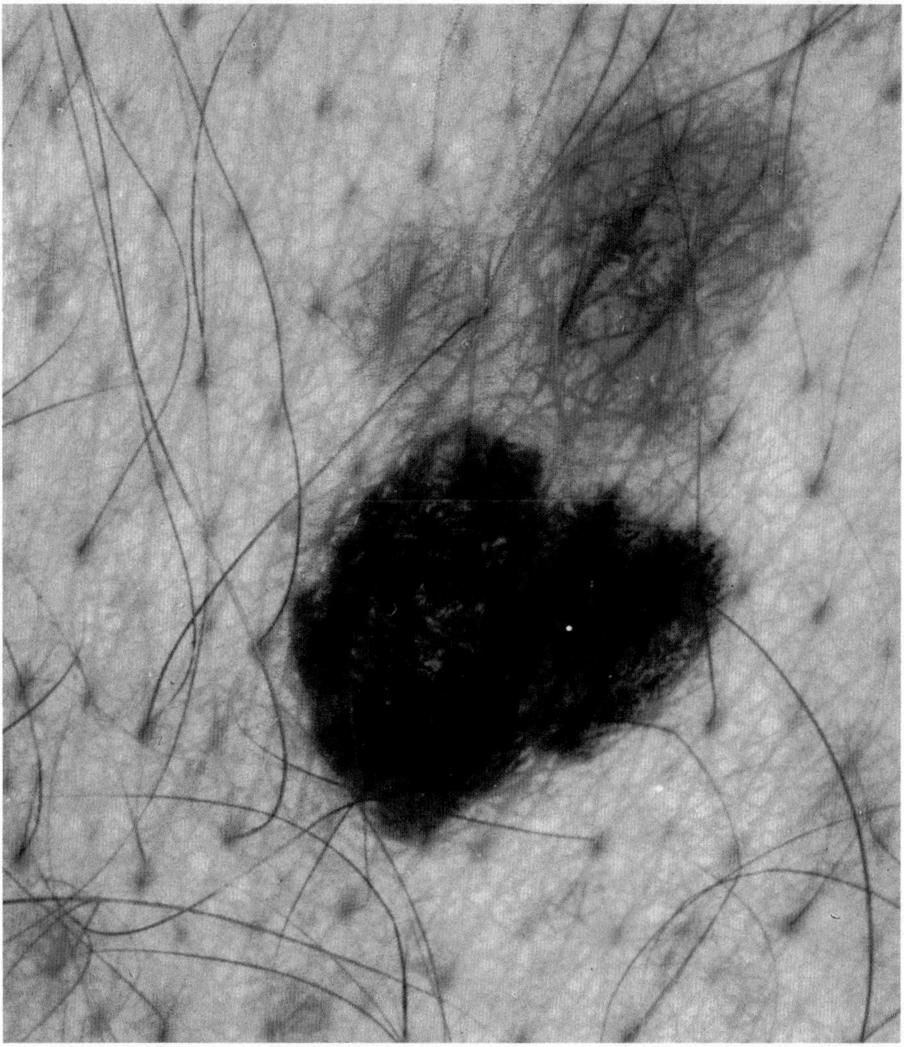

Abb. 344 **Superfiziell spreitendes Melanom**, ausgehend von einem dysplastischen Naevus. Der obere Anteil der Läsion ist ein dysplastischer Naevus. In der unteren Hälfte sieht man eine blauschwarze Plaque, die das superfiziell spreitende Melanom darstellt. Das Melanom hatte eine Dicke von 1,2 mm. Die Läsion wurde am Rücken eines 34jährigen Internisten beobachtet, der 36 Monate nach der Entdeckung der Läsion verstarb.

Noduläres Melanom

Das noduläre Melanom (NM) ist jene Form des primären Melanoms, die sich ziemlich rasch (4 Monate bis 2 Jahre) auf normaler Haut oder aus einem Naevus durch noduläres (vertikales) Wachstum entwickelt, und zwar ohne eine periphere epidermale Komponente (radiale Wuchsform), wie man sie immer beim superfiziell spreitenden Melanom (SSM) und beim Lentigo-maligna-Melanom (LMM) findet (siehe Abb. E-3).

EPIDEMIOLOGIE UND ÄTIOLOGIE

Alter Durchschnittliches Alter 50 Jahre.
Geschlecht Keine Geschlechtspräferenz.
Rasse Das NM tritt bei allen Rassen auf, ist aber bei Japanern achtmal häufiger (27 %) als das SSM (3 %).
Häufigkeit Das NM macht 15 bis 30 % der Melanome in den Vereinigten Staaten aus.
Risikofaktoren Die vier wichtigsten Risikofaktoren nach ihrer Bedeutung gereiht sind: *Vorhandensein von Präkursoren* (Clarkscher dypsplastischer Naevus, kongenitaler Naevuszellnaevus); *Familienanamnese* eines Melanoms bei Eltern, Kindern oder Geschwistern; *helle Hautfarbe* mit Neigung zu Sonnenbrand und fehlender oder schlechter Bräunungskapazität; *exzessive Sonnenexposition*, besonders während der Präadoleszenz. Eine besonders hohe Inzidenz findet man unter jungen berufstätigen Stadtbewohnern, häufig mit einer Anamnese von intermittierenden, intensiven Sonnenexpositionen am Wochenende oder bei Winterurlauben nahe dem Äquator.

ANAMNESE

Entwicklung im Verlauf von 6 bis 18 Monaten.

KLINISCHE UNTERSUCHUNG

Hautläsionen

TYPISCHE EFFLORESZENZEN Gleichmäßig erhabenes, »blaubeerenähnliches« Knötchen (Abb. 345 und E-3) oder ulzerierte oder »dicke« Plaque; kann auch polypös mit eingezogener Basis werden.

FARBE Einheitlich schwarz, dunkelblau oder grau (»wie Gewitterwolken«); polypöse Läsionen können rosa (amelanotisch) mit Spuren von Braun sein.
GRÖSSE 1 bis 3 cm (frühe Läsionen), können aber viel größer werden.
FORM Oval oder rund, meist mit glatten Rändern, nicht unregelmäßig wie bei allen anderen Formen des Melanoms.
VERTEILUNG AM KÖRPER Wie das SSM. Bei den Japanern tritt das NM oft an den Extremitäten auf (Arme und Beine).
Allgemeinuntersuchung Es muß immer nach Lymphknoten gefahndet werden.

DIAGNOSE UND DIFFERENTIALDIAGNOSE

Das NM kann verwechselt werden mit *Hämangiomen* (lange Bestandsdauer), *Granuloma pyogenicum* (kurze Bestandsdauer – Wochen) und ist manchmal fast nicht von *pigmentierten Basaliomen* (Entscheidung nur durch die Biopsie), *blauen Naevi* (bestehen lebenslang) und *entzündeten, erodierten Verrucae seborrhoicae* zu unterscheiden. Ein »blaubeerenartiger« Knoten von kurzer Bestandsdauer (6 Monate bis 1 Jahr) sollte exzidiert werden, große Läsionen müssen zur histologischen Diagnose biopsiert werden.

LABORUNTERSUCHUNGEN

Biopsie Eine Exzisionsbiopsie in toto mit schmalem Rand ist optimal, wenn dies möglich ist (siehe Anhang E).
Eine Inzisions- oder Stanzbiopsie kann dann durchgeführt werden, wenn eine totale Exzi-

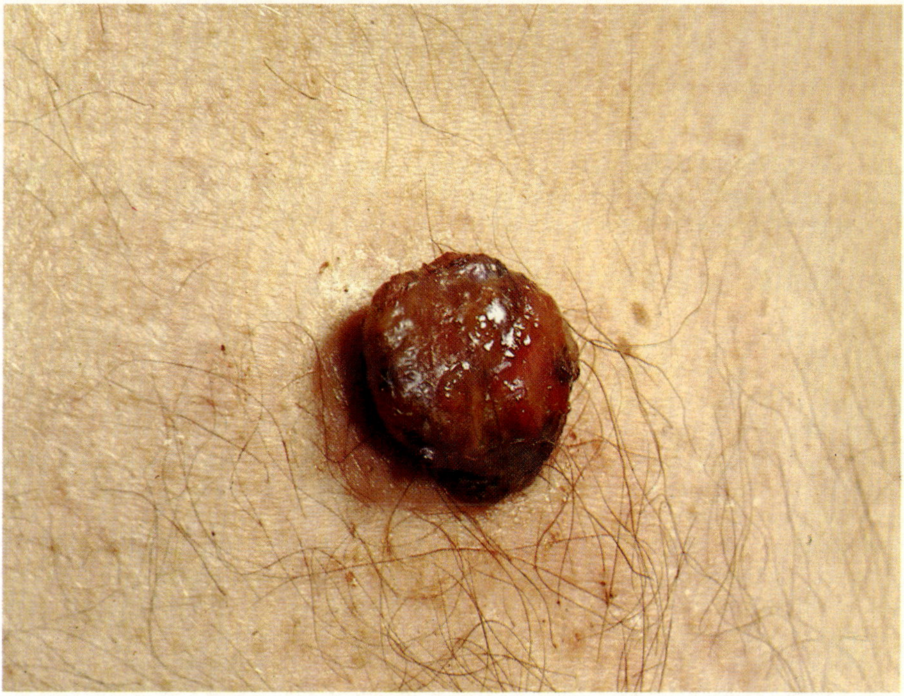

Abb. 345 **Noduläres Melanom.** Es handelt sich um einen pilzförmigen, 1,5 cm großen, teils roten, teils bräunlichen, derben Tumor, der rund und scharf begrenzt ist.

sionsbiopsie nicht durchgeführt werden kann oder wenn die Läsion so groß ist, daß zur Entfernung der gesamten Läsion ein ausgedehnter operativer Eingriff notwendig ist.

Dermatopathologie Siehe Abb. E-3 im Anhang.

PATHOPHYSIOLOGIE

Sowohl SSM als auch NM treten etwa an den gleichen Körperstellen auf (obere Rückenpartie bei Männern, Unterschenkel bei Frauen). Vermutlich sind beim NM die gleichen pathogenetischen Faktoren ausschlaggebend, wie sie beim SSM beschrieben sind (Seite 672). Der Grund für die auffallende Häufigkeit von NM bei Japanern ist unbekannt.

PROGNOSE

Zusammenfassung in Tabelle E-1 im Anhang.

THERAPIE UND NACHBEOBACHTUNG

Siehe Anhang E.

Akral-lentiginöses Melanom

Dieser seltene Tumor erscheint klinisch als flache, pigmentierte Läsion an den Fußsohlen, Handflächen und subungual. Das akral-lentiginöse Melanom (ALM) ist das häufigste Melanom bei Menschen mit brauner und schwarzer Haut, tritt aber selten bei Weißen auf.

EPIDEMIOLOGIE UND ÄTIOLOGIE

Alter Durchschnittlich 65 Jahre.
Geschlecht Männer : Frauen – 3 : 1.
Rasse Die umfangreichsten statistischen Daten gibt es über schwarzhäutige Afroamerikaner und braunhäutige Japaner, bei denen die Häufigkeit des Melanoms etwa ein Siebtel der von Weißen beträgt. Das ALM ist das häufigste Melanom bei Japanern (50–70 % aller Melanomfälle) und bei amerikanischen und afrikanischen Schwarzen.
Häufigkeit 7 bis 9 % aller Melanome; bei Weißen 2 bis 8 %.
Prädisponierende Faktoren Pigmentierte Läsionen an den Fußsohlen afrikanischer Schwarzer werden von manchen Autoren als Präkursoren betrachtet. Bei Weißen tritt das ALM am häufigsten subungual auf, wobei Trauma als präzipitierender Faktor keine eindeutig nachgewiesene Rolle spielt.

ANAMNESE

Das ALM wächst langsam (etwa 2,5 Jahre). Die Tumoren treten an Handflächen oder Fußsohlen auf, und ihre radiäre Wachstumsphase kann als eine sich allmählich vergrößernde, braunschwarze oder bläuliche »Verfärbung« erscheinen, die einen relativ großen Bereich (8 bis 12 cm) einnehmen kann, besonders an den Fußsohlen. Das akral-lentiginöse subunguale Melanom an Daumen oder Großzehe tritt zunächst am Nagelbett auf und involviert im Lauf von 1 bis 2 Jahren die Nagelmatrix, das Eponychium und die Nagelplatte.

KLINISCHE UNTERSUCHUNG

Hautläsion (volarer Typ – Handfläche oder Fußsohle)

TYPISCHE EFFLORESZENZ
Makulöse Läsion während der radiären Wachstumsphase, in der vertikalen Wachstumsphase entwickeln sich fokal Papeln und Knötchen.
FARBE Auffallend scheckige Färbung mit Schattierungen von Braun, Schwarz, Blau und depigmentierten, blassen Arealen.
GRÖSSE 3 bis 12 cm.
FORM Unregelmäßige Begrenzung, wie beim Lentigo-maligna-Melanom.
VERTEILUNG Finger und Zehen, Handflächen und Fußsohlen.

Hautläsion (subungualer Typ)

TYPISCHE EFFLORESZENZ (Abb. 346 und Abb. H-16, Appendix H, Seite 797)
Subunguale Macula, die im Bereich der Nagelmatrix beginnt und sich allmählich auf das Nagelbett und die Nagelplatte ausdehnt. Im Lauf der verikalen Wachstumsphase können Papeln, Knötchen und eine Zerstörung der Nagelplatte auftreten.
FARBE Dunkelbraune oder schwarze Pigmentierung, die den ganzen Nagel involvieren kann. Oft sind die Papeln oder Knötchen unpigmentiert. Derartige amelanotische Melanome werden oft wochen- bis monatelang übersehen.
VERTEILUNG Daumen oder Großzehe.
Allgemeinuntersuchung Suche nach regionaler Lymphadenopathie.

DIAGNOSE UND DIFFERENTIALDIAGNOSE

Der volare Typ des ALM wird nicht selten als »plantare Warze« fehldiagnostiziert und als solche behandelt. Bei Untersuchung mit Wood-Licht lassen sich manchmal ausgedehnte, kaum sichtbare Pigmenteinlagerungen darstellen, die weit über die mit normalem

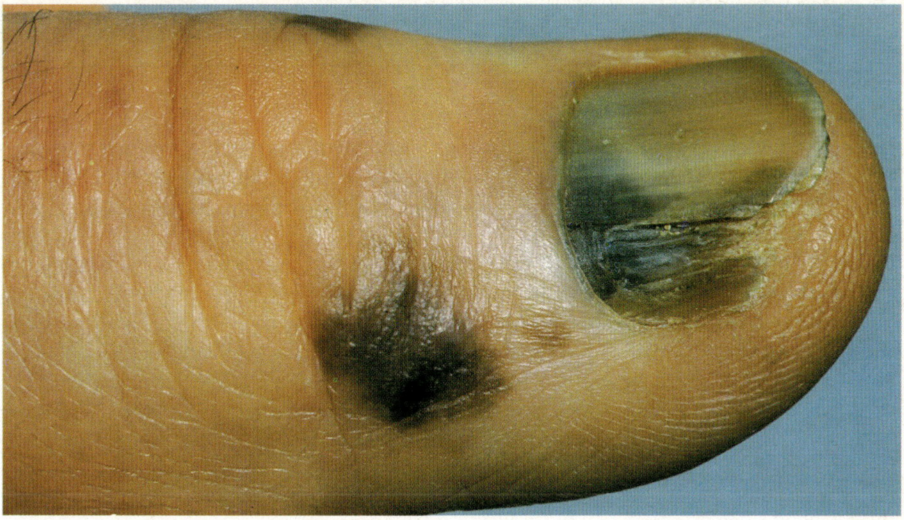

Abb. 346 Akral-lentiginöses Melanom. Charakteristische Läsion an Daumenrücken und Nagelbett: Makulöse, laterale Wachstumskomponente mit unregelmäßigen Rändern und scheckigen Farben. Der an der Matrix lokalisierte Tumor hat bereits zu einer Wachstumsstörung des Nagels geführt.

Licht sichtbaren Begrenzungen hinausgehen. Das ALM vom subungualen Typ wird oft für eine traumatische subunguale Blutung gehalten, und tatsächlich können subunguale Hämatome länger als ein Jahr bestehen bleiben, meist wächst aber das gesamte pigmentierte Areal allmählich distalwärts. Bei Zerstörung der Nagelplatte wird oft eine Pilzinfektion vermutet. Unpigmentierte Tumorknötchen werden als pyogenes Granulom fehldiagnostiziert.

LABOR- UND SPEZIALUNTERSUCHUNGEN

Dermatopathologie Die histologische Diagnose während der radiären Wachstumsphase des volaren Typs des ALM kann schwierig sein und erfordert unter Umständen große Inzisionsbiopsien und zahlreiche Serienschnitte. Meist besteht ein dichtes, lymphozytäres Infiltrat an der dermo-epidermalen Grenze. Charakteristische große Melanozyten mit auffallenden Dendriten entlang der Basalzellschicht können sowohl als große Nester in die Dermis reichen als auch entlang ekkriner Ausführungsgänge.

PATHOPHYSIOLOGIE

Es ist eigentlich unklar, warum das ALM so viel seltener bei Weißen als bei braunen oder schwarzen Menschen auftritt. Die pigmentierten Maculae, die man häufig an den Fußsohlen von Afrikanern sieht, könnten mit Clarkschen dysplastischen Naevi vergleichbar sein.

PROGNOSE

Das volare ALM wird oft sehr spät diagnostiziert, und »flache« Läsionen können tief invasiv sein. 5-Jahre-Überlebensrate unter 50 %. Beim subungualen ALM 5-Jahre-Überlebensrate von 80 %. Die Anzahl der Patienten ist aber so gering, daß die Daten statistisch nicht sehr verläßlich sind.

THERAPIE

Subungualer und volarer Typ des ALM: Amputation (Zehe[n], Finger), regionale Lymphknotendissektion und/oder regionale Perfusion mit Chemotherapeutika wie Melphalan (L-phenylalanin mustard).

Malignes Melanom in einem präexistenten Naevuszellnaevus

Das Risiko, im Laufe des Lebens in einem konnatalen *Riesen*naevuszellnaevus (einem sogenannten Badehosennaevus) (Abb. 347) ein Melanom zu entwickeln, beträgt mindestens 6 %, wobei diese Melanome oft vor dem 5. Lebensjahr auftreten. Konnatale Riesennaevuszellnaevi bedecken große Körperpartien.

Untersucht man die Assoziation von konnatalen Naevi mit Melanomen aufgrund von Histologie und sorgfältiger Anamnese, findet man ein signifikant gesteigertes Risiko der Entwicklung von Melanomen in kleinen konnatalen Naevuszellnaevi. Dieses Risiko ist immerhin 21fach aufgrund der Anamnese und 3- bis 10fach aufgrund der Histologie. 15 % von 134 Patienten mit primärem Melanom der Haut gaben an, daß das Melanom in einem konnatalen Naevus auftrat. Von 234 primären Melanomen hatten 8,1 % Naevuszellnaevi mit Eigenschaften des konnatalen Typs (Abb. 348). Alle kleinen konnatalen Naevuszellnaevi sollten etwa zur Zeit der Pubertät prophylaktisch exzidiert werden, auch wenn sie keine **atypischen** Eigenschaften aufweisen (scheckige Farbe und unregelmäßige Begrenzung). Kleine konnatale Naevuszellnaevi mit atypischen Charakteristika sollten **sofort** exzidiert werden.

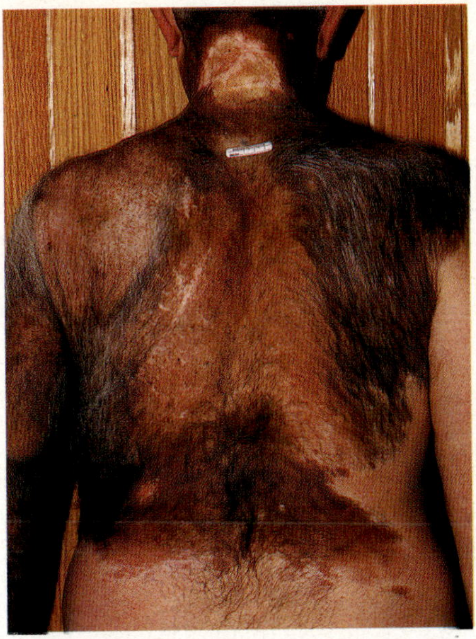

Abb. 347 **Melanom in einem konnatalen Riesennaevuszellnaevus.** Bei diesem 63jährigen Mann trat ein primäres malignes Melanom im Nackenbereich auf.

Abb. 348 **Melanom in einem kleinen konnatalen Naevus.** Eine 2 cm große, hellbraune Läsion mit einem 1 cm großen zentralen Knötchen, das rosa, graue, bläuliche und braune Farbtöne aufweist. Die Läsion war an der vorderen Brustwand eines 40 Jahre alten weißen Mannes lokalisiert.

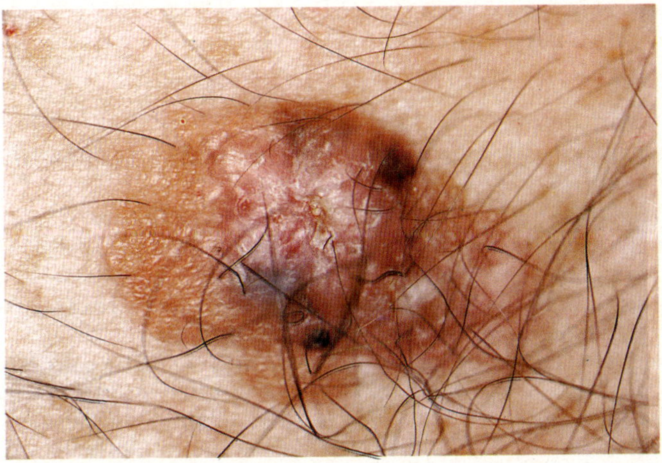

Sektion 25

Präkanzerosen und Hautkarzinome

Plattenepithelkarzinom und Basaliom

Die wichtigsten vom Pigmentsystem unabhängigen malignen Tumoren der Haut sind das Plattenepithelkarzinom und das Basaliom. Beide breiten sich in die Dermis aus, das Plattenepithelkarzinom kann metastasieren. Bestimmte Formen (z. B. das Plattenepithelkarzinom, das durch ionisierende Strahlen oder durch anorganisches trivalentes Arsen induziert wird) können sich aggressiv verhalten und sind wahrscheinlich für die Sterblichkeit an diesem Karzinom verantwortlich. Tief invasive Basaliome an bestimmten Körperstellen (Nasolabialgegend, periokulär, Sulcus auricularis posterior) stellen ein erhebliches therapeutisches Problem dar. Das invasive Plattenepithelkarzinom der Vulva wird durch das humane Papillomvirus induziert. Es tritt zunehmend häufiger bei Frauen vor dem 40. Lebensjahr auf und kann, obwohl es selbst kein sehr aggressiver Tumor ist, mit einem Karzinom der Anogenitalregion, der Cervix oder der Harnblase assoziiert sein.

Leukoplakie der Mundschleimhaut

Die Bezeichnung *Leukoplakie* ist eine klinische, nicht aber histologische Bezeichnung und beschreibt ein scharf begrenztes, weißes, makulöses oder leicht erhabenes Areal an der Mundschleimhaut, das nicht abstreifbar ist und auch persistiert, nachdem ein irritierendes Agens (z. B. Tabakrauchen) schon mehrere Wochen unterbrochen worden ist. Sekundär kann es zu *Candida*-Infektion kommen. Leukoplakien müssen biopsiert werden, um ein inzipientes Karzinom auszuschließen.

EPIDEMIOLOGIE

Alter 40 bis 70 Jahre.
Geschlecht Männer : Frauen 2 :1.
Ätiologie und prädisponierende Faktoren Rauchen (Zigaretten, Zigarren und Pfeife), Kautabak, Alkohol, humanes Papillomvirus (HPV 11 und 16).

ANAMNESE

Dauer der Läsionen Jahre.
Hautsymptome Keine.

KLINISCHE UNTERSUCHUNG

Schleimhautläsionen
TYPISCHE EFFLORESZENZEN Unterschiedlich große Plaque; homogen oder scheckig; Ulzerationen möglich.
FARBE Grauweiß.
PALPATION Mäßig rauh oder lederartig.
FORM UND GRÖSSE Unregelmäßig begrenzte Plaque. Die Größe variiert von klein (2 cm) bis sehr groß (4 cm).
PRÄDILEKTIONSSTELLEN Wangenschleimhaut (Abb. 349), Mucosa der hinteren Kom-

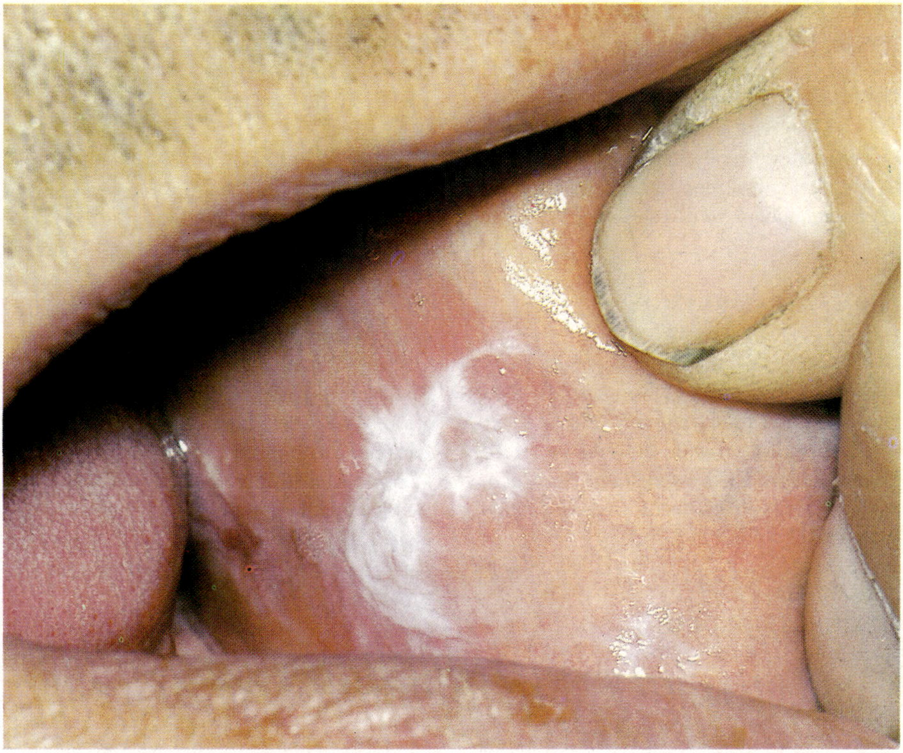

Abb. 349 Leukoplakie der Mundschleimhaut. An der Innenseite der linken Wange sieht man eine weiße, leicht erhabene Plaque von derber Konsistenz mit unregelmäßigen Rändern und rauher Oberfläche. Die Ursache ist eine schlechtsitzende Zahnprothese, die gegen die Läsion drückt.

missur, Zunge, harter Gaumen, Sublingualregion und Gingiva.

DIFFERENTIALDIAGNOSE

Lichen planus, Mundschleimhautläsionen des CDLE, orale »haarige« Leukoplakie, Condyloma acuminatum, Beiß»schwiele«.

DERMATOPATHOLOGIE

Lokalisation Epidermis.
Pathologische Prozeß Neoplastisch. Dysplasie von Keratinozyten mit Einzelzellverhornung, abnormen Mitosen, erhöhter Kern/Plasmarelation, Pleomorphismus von Zellen und Zellkernen, vergrößerte und/oder multiple Nucleoli.

PATHOPHYSIOLOGIE

Es handelt sich um eine prämaligne Läsion aufgrund von chronischer Irritation oder Entzündung. Das Risiko der malignen Entartung ist bei bestimmten Formen besonders hoch: (1) Leukoplakien, die scheckig (mit grauen und weißen Flecken) und nicht homogen sind, (2) Leukoplakien in gewissen Lokalisationen: Mundboden und Mitte der Zungenoberfläche. Pfeifen- und Zigarrenrauchen kann auch zur *Leukokeratosis nicotinica palati* führen, die nur selten maligne entartet und sich nach Rauchabstinenz spontan zurückbildet.

PROGNOSE

Etwa 10 % der Leukoplakien gehen in Karzinome über, und die Häufigkeit dieses Ereignisses steht in Zusammenhang mit der Lokalisation. Leukoplakien an der Wangenschleimhaut sind fast immer gutartig. Andererseits sind Leukoplakien am Mundboden ernst zu nehmen, da man bei 60 % histologisch ein Carcinoma in situ oder ein invasives Plattenepithelkarzinom findet. Diese Patienten müssen genau kontrolliert werden. Auch Läsionen, die klinisch grau und weiß gesprenkelt sind, neigen eher zur malignen Entartung. Das Karzinom der Mundhöhle steht in deutlichem Zusammenhang zum Zigarettenrauchen, Alkohol, Kautabak und zu gewissen Ernährungsgewohnheiten.

THERAPIE

Sorgfältige Kontrollen sind wichtig, alle Läsionen sollten zum Ausschluß einer Dysplasie oder eines manifesten Karzinoms biopsiert werden. Läsionen mit Dysplasie können kryochirurgisch behandelt werden. Leukoplakien, die histologisch ein Carcinoma in situ oder ein invasives Karzinom zeigen, müssen chirurgisch exzidiert werden.

Radiodermitis

Unter Radiodermitis versteht man Hautveränderungen, die durch Einwirkung ionisierender Strahlen hervorgerufen werden. *Strahlenschäden* können *reversibel* sein, wie z. B. Erythem, Epilation, Unterdrückung der Talgsekretion und Pigmentation, die Wochen, Monate oder Jahre andauern kann, oder aber *irreversibel*: akute und chronische Radiodermitis, strahleninduzierte Karzinome.

ART DER STRAHLENEXPOSITION

Therapeutisch (bei Karzinomen, früher auch bei Akne und Psoriasis angewendet), bei Strahlenunfällen oder durch berufliche Exposition (z. B. früher bei Ärzten, Zahnärzten).

REAKTIONSFORMEN

Akut Kurzdauerndes Erythem, das 3 Tage andauert, und das eigentliche Strahlenerythem, das innerhalb von 2 Wochen sein Maximum erreicht (Abb. 350 a); um den 20. Tag tritt Pigmentierung auf; ein Späterythem kann zwischen dem 35. bis 40. Tag auftreten und 2 bis 3 Wochen bestehen bleiben. Als Folge kann es zur bleibenden Narbenbildung kommen.

Chronisch Nach *fraktionierter*, aber relativ intensiver Therapie mit Gesamtdosen von 3000 bis 6000 rad tritt in weiteren 3 Wochen eine epidermolytische Reaktion auf, die innerhalb von 3 bis 6 Wochen abheilt und zur Narbenbildung und Hypopigmentation führt. Es kommt zum Verlust aller Hautanhangsgebilde und Atrophie der Epidermis und Dermis. Die Atrophie verstärkt sich während der folgenden 2 bis 5 Jahre; man findet Hyper- und Hypopigmentation und teleangiektatische Erweiterung der oberflächlichen Venolen. Ulzerationen sind selten, außer bei Strahlenunfällen oder Dosierungsfehlern. *Sehr kleine Dosen in unregelmäßigen Intervallen (Monate oder Wochen) oder relativ hohe Dosen*: Meist als Folge einer beruflichen Exposition an den Händen, Füßen und im Gesicht. Es kommt zum Verlust der Hautlinien an den Fingern, zur Xerose, schütterem Haar, Atrophie der Talg- und Schweißdrüsen und zur Ausbildung von Keratosen (Abb. 350 b). Chronische schmerzhafte Ulcera können auftreten.

Generalisierte Exantheme Diese treten entfernt vom Bestrahlungsfeld auf und folgen meistens tiefer Röntgentherapie bei internen Karzinomen, die aus mehreren Richtungen bestrahlt werden. Es kann Fieber auftreten und eine Dermatose, die einem Erythema multiforme oder Urticaria ähnlich sieht.

KLINISCHE UNTERSUCHUNG (CHRONISCHE RADIODERMITIS)

Hautläsionen Siehe Abb. 350 a und b.
TYPISCHE EFFLORESZENZEN Pigmentverschiebungen, Teleangiektasien, Atrophie, Sklerose, speckige, festhaftende Nekrosen, Ulcera; Keratosen, hyperkeratotische Knoten.
FORM Scharf begrenzt, rechteckig, quadratisch (dem Bestrahlungsfeld entsprechend). Diffus (wenn es sich um die Folge prolongierter, wiederholter Expositionen handelt, wie an den Händen).
VERTEILUNG Hände und Finger (bei beruflicher Exposition, wie bei Zahnärzten oder Ärzten).
Jede beliebige Stelle einer vorangegangenen Therapie mit ionisierender Strahlung.

Nägel Längsgerichtete Streifen (bei chronischer Exposition).

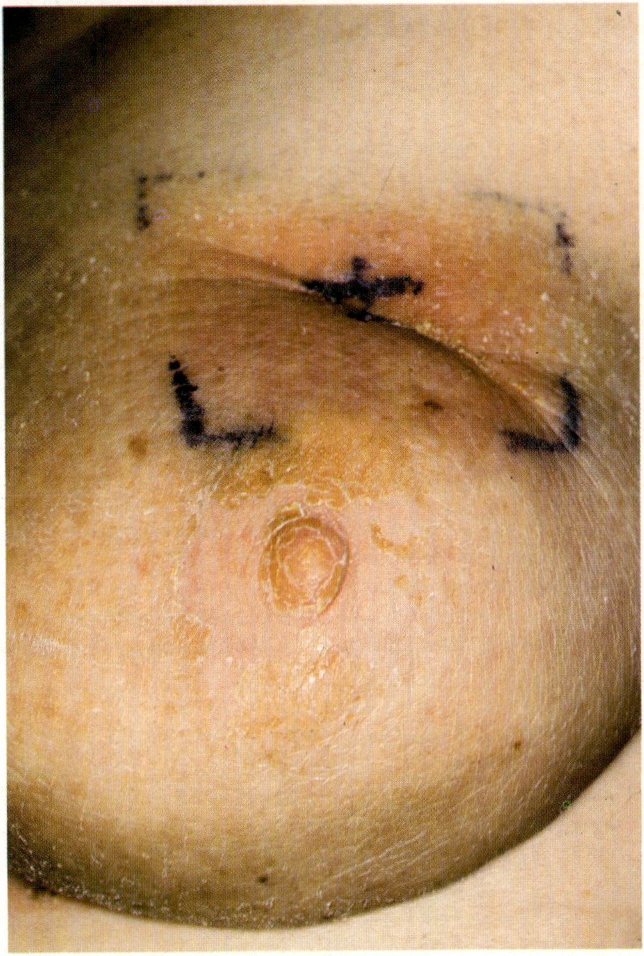

Abb. 350 a **Akute Radiodermitis.** Lokalisiertes Erythem und Ödem im Bestrahlungsfeld am Ende einer Strahlentherapie wegen Mammakarzinom.

DERMATOPATHOLOGIE (CHRONISCHE RADIODERMITIS)

Lokalisation Epidermis und Dermis.

Pathologischer Prozeß Atrophie der Epidermis mit Verlust der Haarfollikel, der Talgdrüsen und Veränderungen der Schweißdrüsen.
Hyalinisierung, Verlust von Zellkernen, Fusion von Kollagen und Elastica.
Gefäßveränderungen mit teleangiektatischer Erweiterung und fibröser Verdickung der Arterienwand, die zu Endarteriitis obliterans führt.

VERLAUF, PROGNOSE UND THERAPIE

Die chronische Radiodermitis ist permanent, progredient und irreversibel. Nach einer Latenz von 4 bis 39 Jahren, im Schnitt 7 bis 12 Jahren, kann es zur Ausbildung eines Plattenepithelkarzinoms kommen, und zwar fast ausschließlich bei jenen Formen der Radiodermitis, die durch chronische oder wiederholte Expositionen hervorgerufen sind. Die Plattenepithelkarzinome treten immer im Bereich der Radiodermitis, niemals auf der normalen Haut auf und sind meist an Händen, Füßen und selten im Gesicht lokalisiert. Die Tumoren sind oft multipel und metastasieren in 25 % der Fälle im Spätstadium. Trotz aggressiver chirurgischer Behandlung (Exzision, plastische Deckung, etc.) ist die Prognose ungünstig, Rezidive sind häufig. In den letzten Jahren sind mit gleicher Häufigkeit Plattenepithelkarzinome und Basaliome aufgetreten. Basaliome beobachtet man hauptsächlich bei Patienten, die seinerzeit wegen Acne vulgaris und Acne cystica oder zur Epilation (Tinea capitis) röntgenbestrahlt worden sind.

Wir danken den Professoren F. Urbach und A. Wiskemann für ihren Beitrag

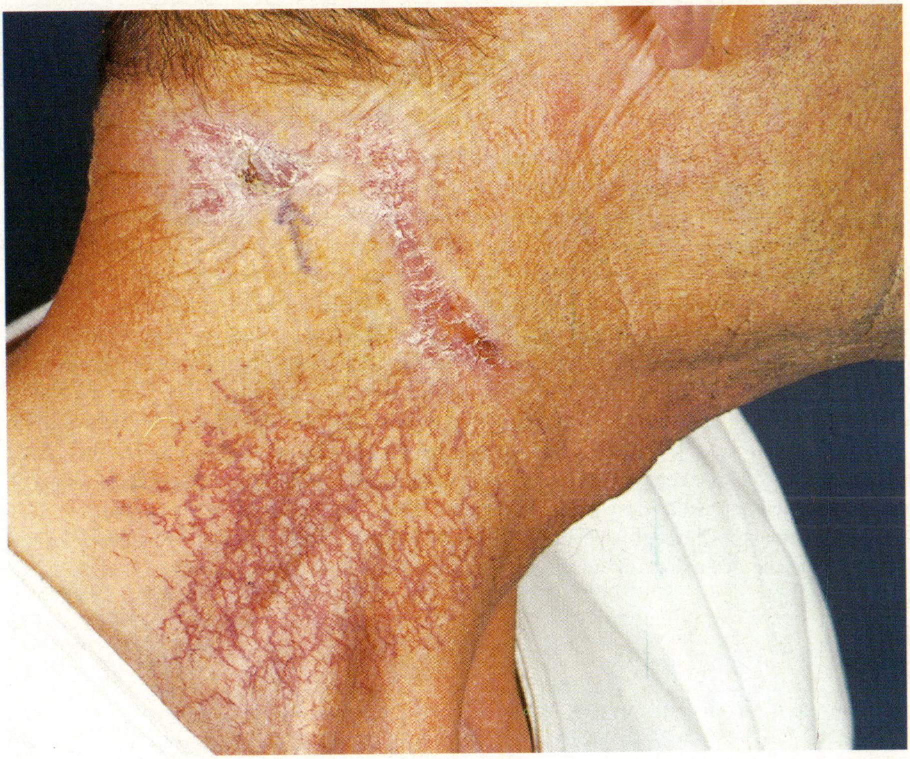

Abb. 350 b **Chronische Radiodermitis.** An der rechten Seite des Halses sieht man zahlreiche Teleangiektasien in retikulärer Anordnung. Die Haut ist atroph und sklerotisch zugleich. Nahe der behaarten Kopfhaut sieht man ein schuppendes, partiell hyperkeratotisches Areal, das sich zum Kieferwinkel erstreckt; nach der Entfernung der Kruste wird ein oberflächliches Ulcus sichtbar.

Basaliom

Das Basaliom ist der häufigste nicht benigne Hauttumor. Der **semimaligne** Tumor verhält sich lokal invasiv, aggressiv, gewebszerstörend, jedoch ohne Fähigkeit zu metastasieren. Der Grund dafür liegt darin, daß das Tumorparenchym von seinem Stroma abhängt, das bei Gefäßinvasion und metastatischer Verschleppung von Tumorzellen nicht mittransportiert wird, sodaß Tumorzellen am Fremdort nicht »angehen« können. Ausnahmen treten dann auf, wenn ein Basaliom (z. B. durch inadäquate Strahlentherapie) dedifferenziert: Basalzellkarzinom. Ferner ist die Entstehung eines Basalioms an eine Epidermis mit der Fähigkeit zur Entwicklung von (Haar-)Follikeln gebunden. Daher keine Basaliome an den Schleimhäuten, am Lippenrot oder der Genitalschleimhaut.
Die Mehrzahl der Läsionen kann chirurgisch oder durch Kryotherapie geheilt werden. Schwerwiegende therapeutische Probleme können aber bei Basaliomen an gewissen Stellen im Gesicht auftreten: in der Umgebung der Augen, in der Nasolabialfalte, in der Umgebung des Gehörganges oder im Sulcus auricularis posterior. Unbeachtet kann das Basaliom durch ausgedehnte Zerstörung auch unter der Haut liegender Gewebe (Muskel, Knochen, am Kopf Penetration bis zur Dura mater) durch Arrosionsblutung oder Infektion (Meningitis) zum Tod führen.

EPIDEMIOLOGIE UND ÄTIOLOGIE

Häufigkeit In den USA 500 bis 1000 auf 100000 Einwohner, häufiger in Gebieten mit hoher Sonneneinstrahlung; 400000 neue Patienten jährlich.

Alter Über 40 Jahre.

Geschlecht Männer häufiger als Frauen.

Rasse Selten bei braun- und schwarzhäutigen Menschen.

Prädisponierende Faktoren Weißhäutige Menschen mit geringer Bräunungskapazität (HPT I und II) und Albinos sind hochgradig gefährdet, nach langdauernder Sonnenexposition Basaliome zu entwickeln. Eine vorangegangene Röntgentherapie wegen Akne (wird nicht mehr durchgeführt) erhöht das Basaliomrisiko auch bei Menschen mit guter Bräunungskapazität (HPT III und IV) erheblich. Beim *Basalzellnaevus-Syndrom* treten Basaliome sowohl an sonnenexponierter Haut als auch an geschützten Körperpartien auf. Das *Basalzellnaevus-Syndrom* ist ein autosomal dominant erbliches Krankheitsbild (siehe Seite 696).

KLINISCHE UNTERSUCHUNG

Hautläsionen

TYPISCHE EFFLORESZENZEN
Knötchen, durchscheinend oder perlmutterartig glänzend. Oberfläche glatt, glänzend, regelmäßig (Abb. 353) oder höckerig (Abb. 352). Ulcus (oft verkrustet) mit aufgeworfenem, wallartigem Rand, der die Eigenschaften der Basaliomknötchen aufweist (Abb. 351).
FARBE Rosa oder Rot; mit der Lupe kann man oberflächlich feine Teleangiektasien erkennen. Pigmentierte Basaliome können Braun bis Blau oder Schwarz sein (Abb. 352).
PALPATION Hart, derb, es kommen aber auch zystische Läsionen vor.
FORM Rund, oval, mit eingesunkenem Zentrum (»genabelt«).
VERTEILUNG Isolierte Einzelläsionen (Abb. 353); multiple Läsionen sind nicht selten. Gefährdete Stellen, wie Canthus medialis (Abb. 354) und lateralis und Nasolabialfalte, müssen besonders sorgfältig untersucht werden.

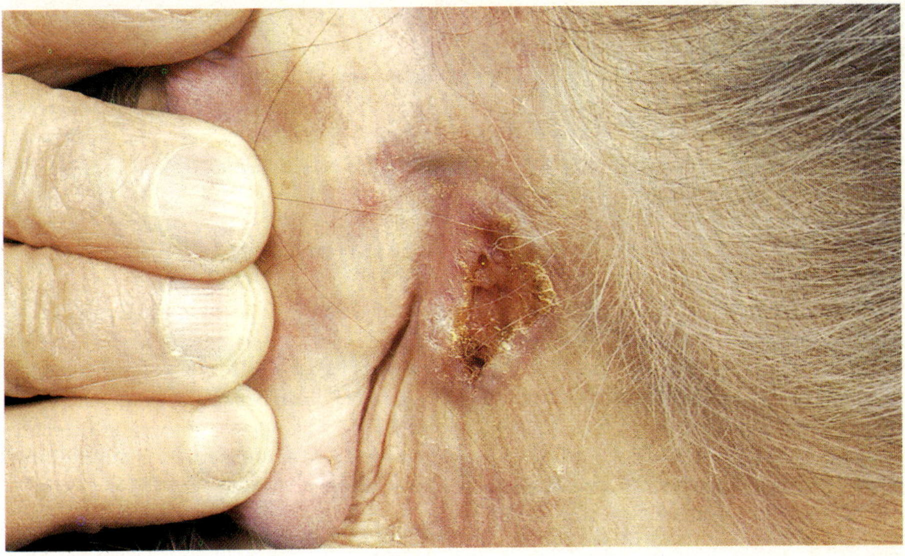

Abb. 351 **Basaliom, Ulcus rodens.** Ein solitäres Ulcus mit derbem, erhabenem Rand und Verkrustung. Bei derartiger Lokalisation des Basalioms muß die Erstbehandlung auch definitiv sein. Exzision.

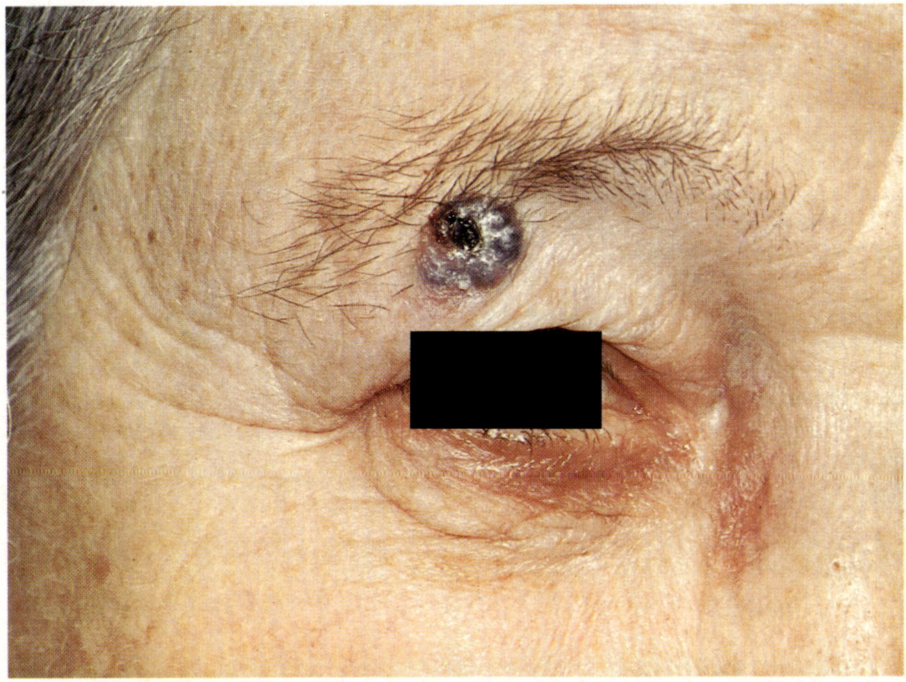

Abb. 352 **Pigmentiertes Basaliom.** Am rechten oberen Augenlid sieht man ein derbes Knötchen mit unregelmäßiger Oberfläche und zentraler Exulzeration. Die Farbe ist braunschwarz durchscheinend. Im Gegensatz zum nodulären Melanom (Differentialdiagnose!) sind solche Läsionen hart.

Formen Knotig (Abb. 352, 353, 354), zystisch oder ulzerös (*Ulcus rodens*) (Abb. 351). Ein *Basalioma terebrans* ist ein vernachläßigtes großes ulzerierendes Basaliom, das über- die Haut hinaus in das darunterliegende Gewebe (Muskel, Knochen) infiltriert.

Sonderformen
SKLEROSIERENDES (SKLERODERMIFORMES ODER MORPHAEA-ÄHNLICHES) BASALIOM (Abb. 355) Diese infiltrierende Form des Basalioms zeichnet sich durch überschießendes fibröses Stroma aus. Die Läsionen erscheinen als weißliche, sklerotische Plaques mit unscharfem Rand und nur gelegentlich perlmutterartigen Knötchen am Rand. Histologisch erstrecken sich fingerartige Stränge von Tumorzellen weit in das umgebende Gewebe, die Exzision muß daher mit einem breiten Sicherheitsabstand erfolgen.
SUPERFIZIELLES, MULTIZENTRISCHES BASALIOM (Rumpfhautbasaliom) (Abb. 356) Diese oberflächlichen Läsionen sind meist multipel, treten am Stamm auf und stehen oft nicht in Beziehung zu Sonnenexposition. Sie erscheinen klinisch als erythematöse, leicht schuppende oder fokal verkrustete Plaques, die oft, aber nicht immer, einen dünnen, aufgeworfenen, perlmuttartig glänzenden Randsaum haben. Diese Läsionen können Psoriasis, seborrhoische Warzen, Morbus Bowen und Tinea corporis imitieren.
PIGMENTIERTES BASALIOM Pigmentierte Basaliome treten bei den HPT IV und V auf und können leicht mit einem primären Melanom, besonders vom nodulären Typ, verwechselt werden (Abb. 352). Das pigmentierte Basaliom ist hart, das Melanom eher weich!

DIAGNOSE

Basaliome an den typischen Gefahrenstellen sind klinisch bei sorgfältiger Untersuchung mit guter Beleuchtung, Lupe und durch sorgfältige Palpation zu erkennen.

DERMATOPATHOLOGIE

Lokalisation Epidermis und Dermis.

Pathologischer Prozeß Proliferierende atypische Basalzellen (groß, oval, dunkelblau bei H&E-Färbung, aber mit wenig Anaplasie und wenigen Mitosen) mit unterschiedlich ausgebildetem Stroma.

THERAPIE

Exzision mit primärem Wundverschluß, Verschiebeplastiken oder plastischer Deckung. In manchen Fällen kann die Behandlung mit Kryotherapie und Elektrokaustik durchgeführt werden.
Läsionen in Gefahrenbereichen (Nasolabialgegend, periokulär, im Gehörgang, im Sulcus auricularis posterior und bei sklerosierenden Basaliomen) ist die beste Behandlungsmethode die mikroskopisch kontrollierte Chirurgie (Mohs-Chirurgie). Eine akzeptable Alternative ist die Bestrahlungstherapie, die aber nur durchgeführt werden sollte, wenn als Folge der chirurgischen Exzision kosmetische Probleme zu befürchten sind (z. B. Augenlider oder große Läsionen im Nasolabialbereich).
Kryochirurgie, Curettage und Elektrochirurgie, abhängig von Basaliomtyp, Lokalisation, Größe.

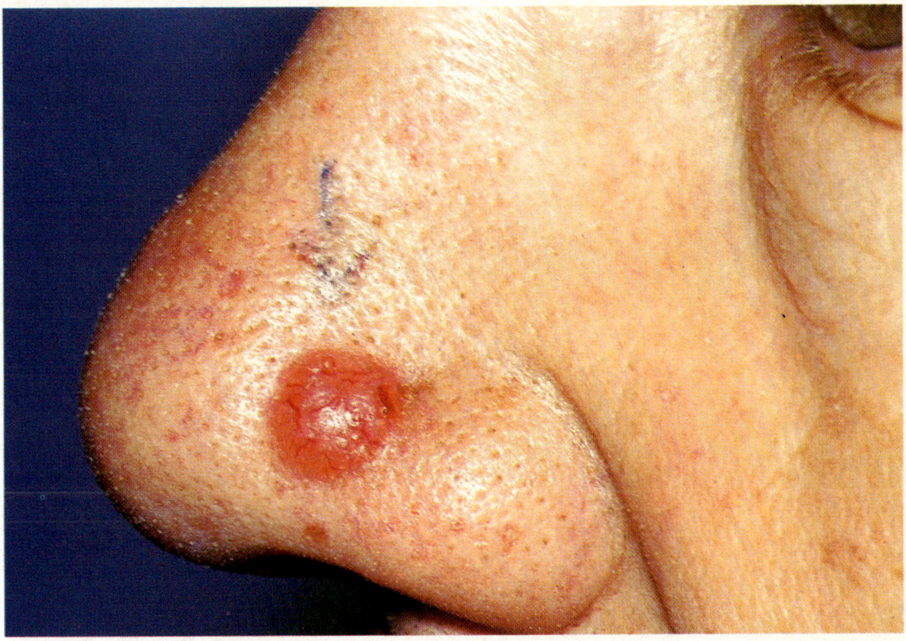

Abb. 353 Noduläres Basaliom. Derbes Knötchen mit glatt glänzender Oberfläche und Teleangiektasien. Diese Läsionen können mit dermalen Naevuszellnaevi verwechselt werden.

Abb. 354 Noduläres Basaliom. Aggregate von derben, hautfarbenen, durchscheinenden Knötchen in einem Areal von 7x20 mm, von denen einige konfluieren. Nahe dem medialen Augenwinkel geht der Tumor in einen sklerodermiformen Basaliomtyp über.

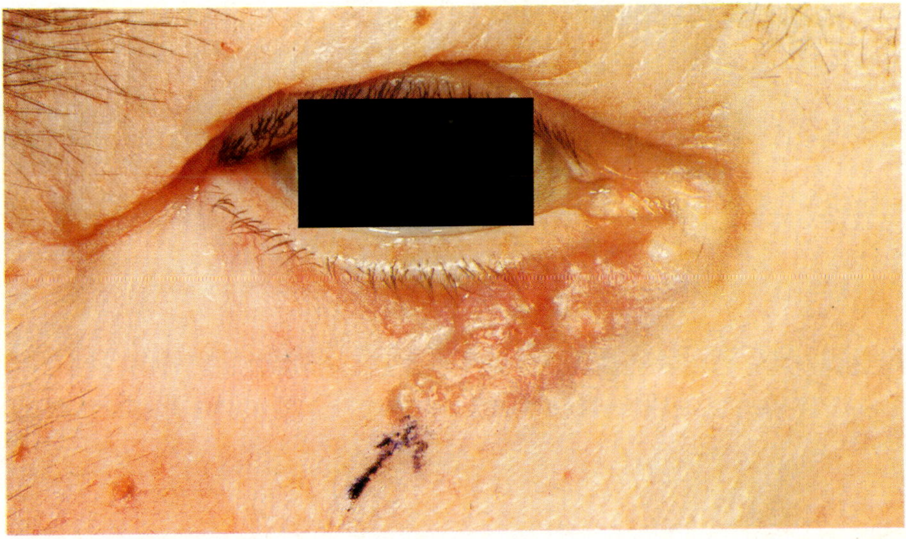

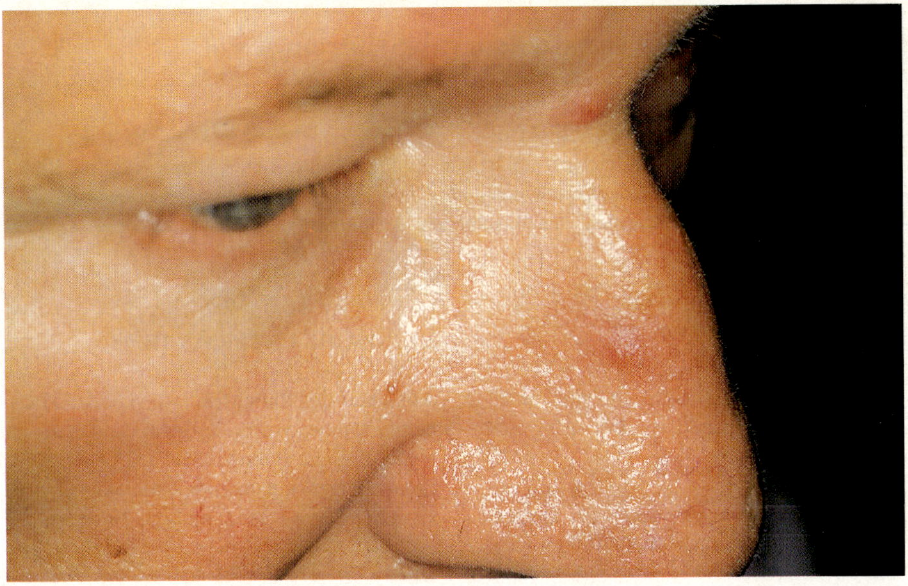

Abb. 355 Sklerodermiformes (zikatrizierendes) Basaliom. Nahe dem Canthus internus des rechten Auges besteht eine kaum sichtbare, weißliche, unscharf begrenzte, derbe Läsion, die man besser tasten als sehen kann. Am Rand typische, kleine Basaliomknötchen. Histologisch fingerartige Tumorzellstränge, die in die Dermis und das Subkutangewebe reichen.

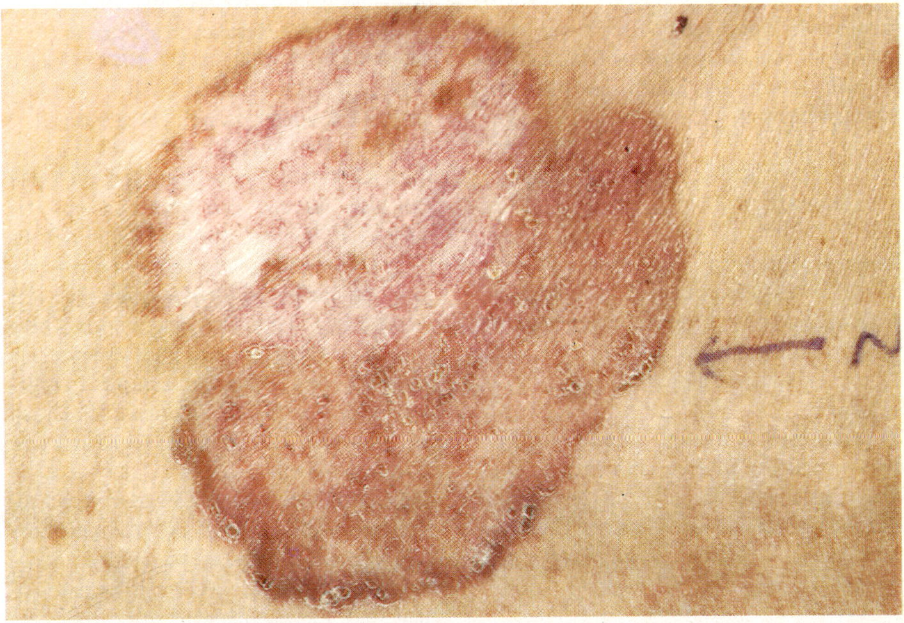

Abb. 356 Oberflächliches multizentrisches Basaliom. 6x5 cm große Plaque am Rücken, die in eine sklerodermiforme Macula mit Teleangiektasien übergeht. Die Plaque ist rötlich, schuppt und wird von einem Saum perlmuttartig glänzender, teils verkrusteter Knötchen umgeben, die auch am oberen Rand des makulösen Anteils der Läsion erkennbar sind..

Basalzellnaevus-Syndrom

Dieses autosomal dominant erbliche Krankheitsbild umfaßt Hautveränderungen (multiple Basaliome und Palmoplantargrübchen) und unterschiedlich ausgeprägte Abnormitäten in anderen Organsystemen, wie den Knochen, den Weichteilen, den Augen, dem Zentralnervensystem und den endokrinen Organen.

EPIDEMIOLOGIE

Häufigkeit Genaue Ziffern sind unbekannt, das Zustandsbild ist aber nicht allzu selten.

Alter Die Basaliome treten im späteren Kindesalter auf, manche der Abnormitäten sind aber angeboren.

Rasse Meist bei Weißen, aber auch bei Afroamerikanern und Asiaten.

Geschlecht Keine Geschlechtspräferenz.

Auslösende Faktoren Basaliome scheinen an der sonnenexponierten Haut häufiger zu sein, treten aber auch an bedeckten Körperpartien auf.

ANAMNESE

Dauer der Läsionen Die Basaliome treten bereits in der Kindheit oder im jungen Erwachsenenalter auf. Neue Tumoren entstehen während des gesamten Lebens; es können Tausende Basaliome auftreten.

Systemische Beteiligung Zu den kongenitalen Anomalien gehören ein fehlender Descensus testis, Hydrocephalus, Kolobome mit Blindheit, Katarakte und Glaukom; Knochenveränderungen. Häufig treten Neoplasmen interner Organe auf (siehe unten).

Familienanamnese Autosmal dominant erblich mit unterschiedlicher Penetranz. Spontanmutationen sind wahrscheinlich häufig.

KLINISCHE UNTERSUCHUNG

Aussehen des Patienten Es können Hunderte Läsionen vorhanden sein. Die Patienten haben eine charakteristische Facies mit deutlichem Stirnhöcker, breiter Nasenwurzel und Hypertelorismus. Meist multiple Narben.

Haut

HÄUFIGSTE LÄSIONEN Basaliome (durchscheinend, 1 bis 10 cm große Papeln und Knötchen mit oder ohne Exulzeration), die hautfarben oder pigmentiert sind. Invasive Tumoren sind nicht selten. Tumoren an den Augenlidern, Axillen und am Hals sind oft gestielt.

ANORDNUNG Bilateral, symmetrisch.

VERTEILUNG DER LÄSIONEN Gesicht (Abb. 357), Hals, Stamm, Axillen. Capillitium und Extremitäten sind meist ausgespart.

PALMOPLANTARLÄSIONEN (Abb. 358) Diese Grübchen (»Pits«) treten bei 50 % der Patienten auf und sind stecknadelkopf- bis mehrere Millimeter groß und 1 mm tief. Es können Hunderte solcher Läsionen vorkommen, besonders an den Seitenflächen der Handflächen, Fußsohlen und Finger. Diese Grübchen sind die Folge einer frühzeitigen Abschuppung des Stratum corneum. In seltenen Fällen findet man Basaliome am Grund der Grübchen, und fast immer findet man dort Teleangiektasien.

EXTRAKUTANE LÄSIONEN *Knochen* Kieferzysten, dabei handelt es sich um unilaterale oder bilaterale, meist multiple, odontogene Keratozysten. Andere Knochenläsionen sind Zahnanomalien, gespaltene oder nach außen aufgebogene Rippen, Pectus excavatum, kurzes Os metacarpale IV, Skoliose und Kyphose.

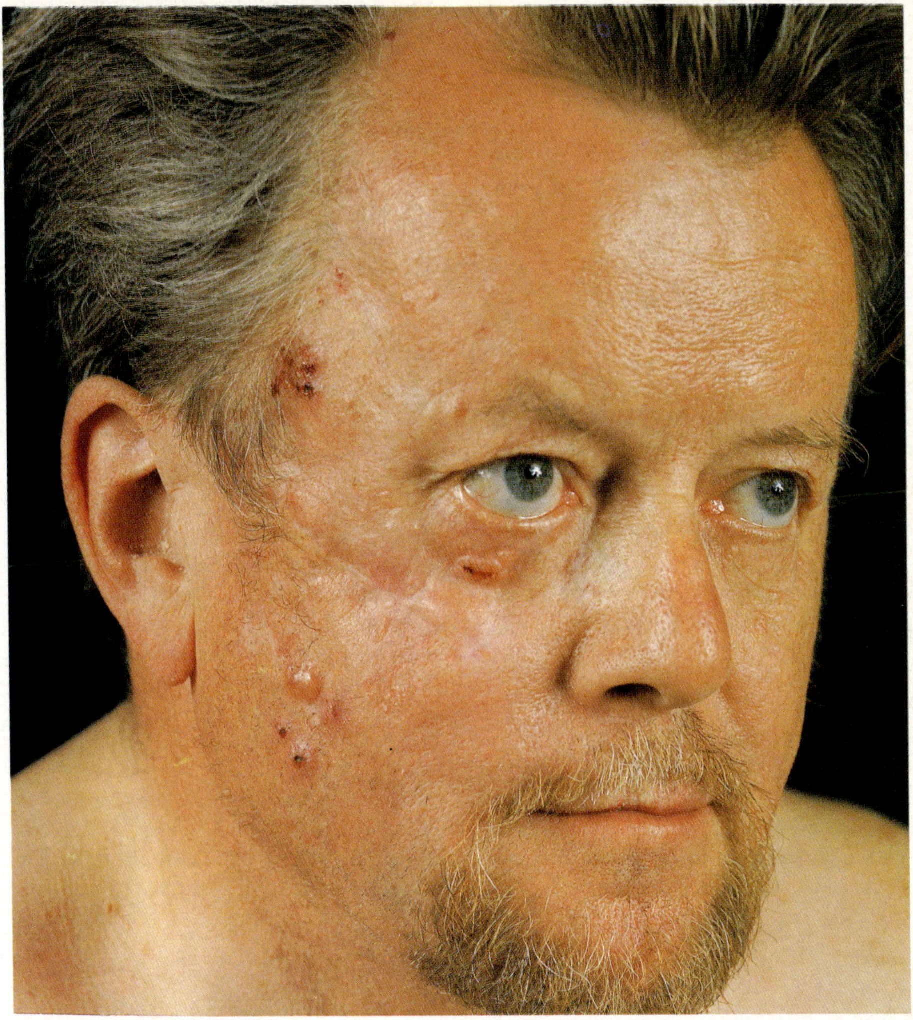

Abb. 357 **Basalzellnaevus-Syndrom.** Man sieht eine große Anzahl von Basaliomen, besonders an der rechten Gesichtsseite. Es besteht auch ein deutlicher Stirnhöcker.

Auge Strabismus, Hypertelorismus, Dystopia canthorum und angeborene Blindheit.
Zentralnervensystem Fehlen des Corpus callosum, Medulloblastom; selten geistige Behinderung.
Interne Neoplasmen Fibrosarkome des Kiefers, Ovarialfibrome, Teratome und Zystadenome.

LABORUNTERSUCHUNGEN

Dermatopathologie
LICHTMIKROSKOPIE Alle Arten von Basaliomen: solide, adenoide, zystische, keratotische, oberflächliche und fibrosierende.

RÖNTGENUNTERSUCHUNG

Eine lamelläre Verkalkung der Falx ist ein wichtiger diagnostischer Hinweis.

DIAGNOSE

Das Krankheitsbild wird oft von Kieferorthopäden oder Zahnärzten entdeckt, die den Patienten zu einem Dermatologen überweisen, der die palmaren Grübchen entdeckt und die charakteristische Facies erkennt.

ÄTIOLOGIE UND PATHOGENSE

Chromosomenanomalien, vermehrte Chromosomenbrüche und Fehlen mancher Chromosomen wurden beobachtet.

BEDEUTUNG

Die große Anzahl von Hauttumoren und interne Neoplasmen erfordern lebenslange Aufmerksamkeit sowohl des Patienten als auch des Arztes. Die zahlreichen Exzisionen können zu erheblicher Narbenbildung führen.

VERLAUF UND PROGNOSE

Die Tumoren treten während des gesamten Lebens auf, und die Patienten müssen regelmäßig untersucht werden, um Läsionen frühzeitig zu entdecken, damit entstellende Narbenbildung vermieden werden kann.

THERAPIE

Chirurgische Exzision und Mohssche Chirurgie bei gewissen Lokalisationen. Kleine Läsionen können elektrokaustisch behandelt werden.

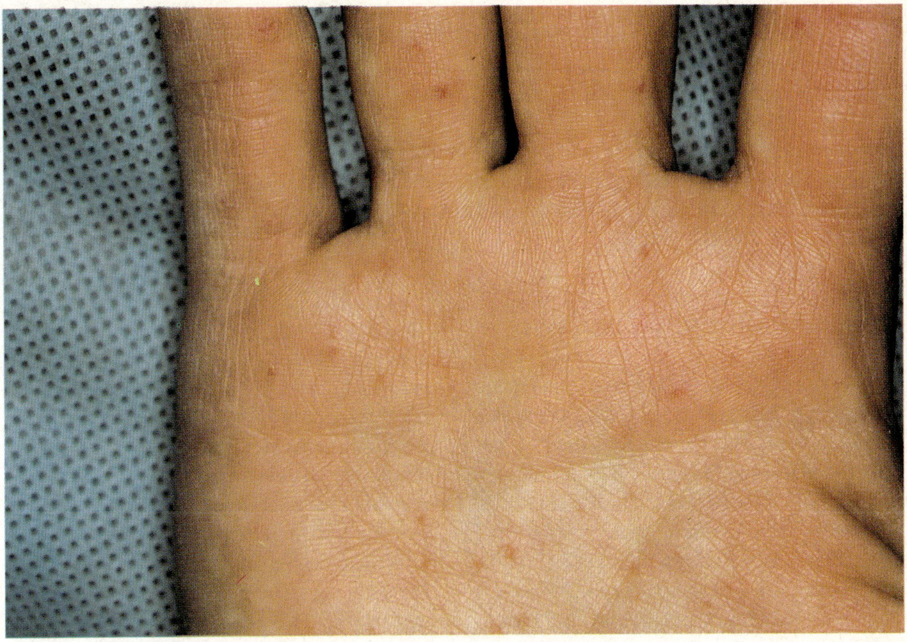

Abb. 358 **Basalzellnaevus-Syndrom.** An der Handfläche sieht man zahlreiche 1 bis 2 mm große, vertiefte, rote Läsionen, die sogenannten Palmargrübchen (»Pits«).

Plattenepithelkarzinom der Haut und der Schleimhäute

Das Plattenepithelkarzinom ist ein maligner Tumor der verhornenden Zellen des Haut- und Schleimhautepithels. Plattenepithelkarzinome werden durch exogene Karzinogene (Sonnenexposition, Arsenzufuhr, Einfluß ionisierender Strahlen [Röntgen- und Gamma-Strahlen]) und andere Ursachen hervorgerufen.

EPIDEMIOLOGIE UND ÄTIOLOGIE

Häufigkeit Im Bereich der kontinentalen Vereinigten Staaten: 12 auf 100000 weiße Männer; 7 auf 100000 weiße Frauen; 1 auf 100000 Schwarze. Hawaii: 62 auf 100000 Weiße.

Rasse Menschen mit weißer Haut und schlechter Bräunungskapazität (HPT I und II). Bei braun- und schwarzhäutigen Menschen kann eine Reihe anderer ätiologischer Faktoren Plattenepithelkarzinome hervorrufen.

Alter Über 55 Jahre.

Geschlecht Häufiger bei Männern als bei Frauen. Plattenepithelkarzinome können aber an den Beinen von Frauen häufiger auftreten.

Geographische Verbreitung Durch Sonnenexposition induzierte Plattenepithelkarzinome sind am häufigsten in geographischen Regionen mit vielen Sonnentagen pro Jahr, die von hellhäutigen Individuen bewohnt werden. In Entwicklungsländern sind etwa 20 % der Plattenepithelkarzinome bei Männern am Penis lokalisiert, in den Vereinigten Staaten hingegen nur etwa 1 %.

Berufliche Faktoren Menschen, die im Freien arbeiten (meist Männer): Bauern, Seeleute, Arbeiter im Leitungsbau, Bauarbeiter, Hafenarbeiter, Industriearbeiter, die chemischen Karzinogenen ausgesetzt sind (Nitrosurea, polyzyklische aromatische Kohlenwasserstoffe).

PRÄDISPONIERENDE FAKTOREN ZUSÄTZLICH ZUR SONNENEXPOSITION

Humanes Papillomvirus (Induktion von Karzinomen der Anogenitalregion und der Periungualhaut); die HPV-Typen, die mit Karzinomen in den genannten Körperregionen assoziiert sind, sind HPV 16, 18, 31, 33 und 35.

Immunsuppression: Ein wichtiger Faktor bei rasch sich ausbreitenden Plattenepithelkarzinomen und Basaliomen an der sonnenexponierten Haut von Empfängern von Nierentransplantaten unter immunsuppressiver Behandlung; *Lokalbehandlung mit Stickstofflost* (zur Behandlung der Mycosis fungoides) kann Plattenepithelkarzinome hervorrufen; *orale PUVA-Photochemotherapie* kann die Entstehung von Plattenepithelkarzinomen begünstigen bei Patienten mit HPT I und II und bei jenen Patienten mit Psoriasis, die zuvor mit ionisierenden Strahlen einschließlich Grenzstrahlen behandelt worden sind; *chronische Geschwüre* beliebiger Ätiologie; *diskoider Lupus erythematosus* (in seltenen Fällen); *industrielle Karzinogene:* Pech, Teer, Rohöl, Heizöl, Kreosot, Schmieröl; *Arsen:* Anorganisches trivalentes Arsen wurde früher als Arzneimittel, in Form von Fowlerscher Lösung als Roborans und zur Behandlung der Psoriasis verwendet; Arsen kommt in manchen Gegenden im Trinkwasser vor.

ANAMNESE

Die Entwicklung erfolgt langsam. Jede isolierte keratotische oder erodierte Papel oder Plaque bei einem verdächtigen Patienten, die über einen Monat bestehen bleibt, wird so lange als Karzinom betrachtet, bis das Gegenteil bewiesen ist. Anamnestische Angaben über potentielle Karzinome (berufliche Exposition, Arsen etc.) sind oft nur durch gezielte Fragen zu erheben.

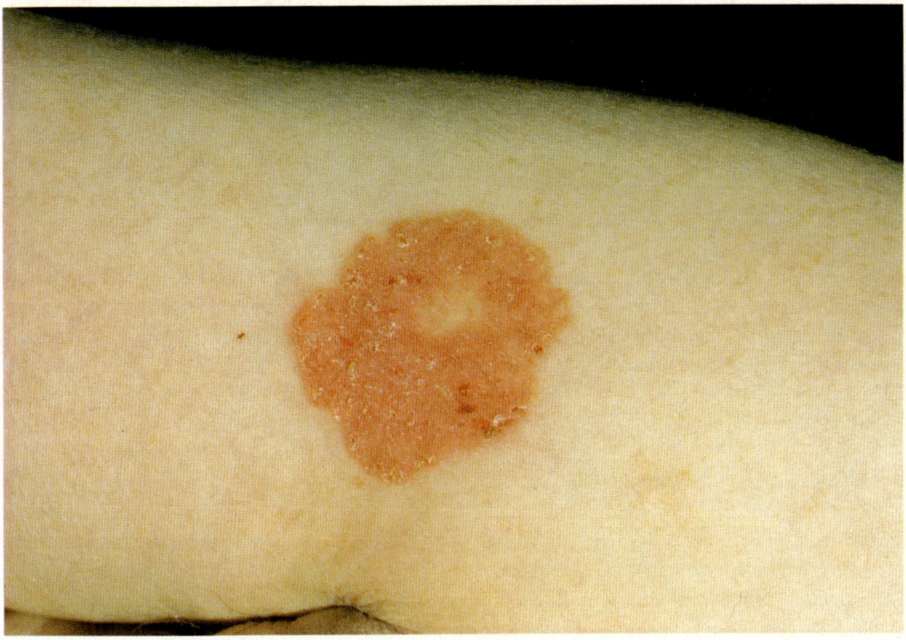

Abb. 359 M. Bowen. Scharf begrenzte, schuppende, oft hyperkeratotische, erythematöse Plaque (wie hier am Arm). Die Läsionen treten de novo auf und können an jeder Körperstelle, einschließlich des Penis auftreten, wo man sie als Erythroplasie Queyrat bezeichnet.

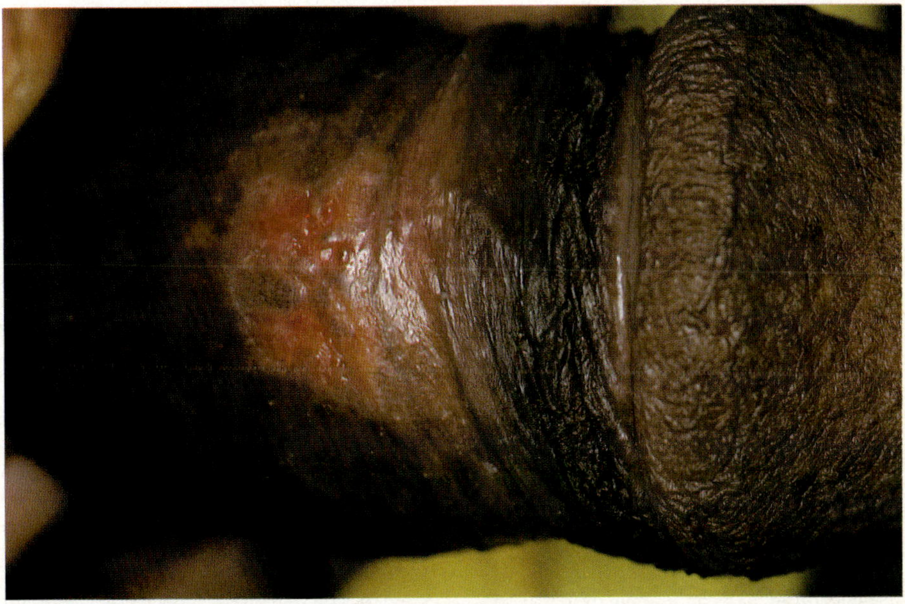

Abb. 360 Erythroplasie Queyrat (M. Bowen des Penis). Solitäre, scharf begrenzte Plaque mit Erosionen. Der Patient war ein 70jähriger, nicht zirkumzidierter Schwarzer.

KLASSIFIKATION

Intraepitheliales (präinvasives) Plattenepithelkarzinom (Carcinoma in situ)

1. Solare (aktinische) Keratose.
2. Keratosen durch ionisierende Strahlung
3. Arsen-Keratosen.
4. Teer-Keratosen.
5. Morbus Bowen, Erythroplasie (Queyrat).
6. Squamöse intraepidermale Neoplasie, einschließlich der intraepithelialen Neoplasie der Vulva und bowenoiden Papulose (siehe Seite 624).
7. Erythroplasie (Queyrat).

M. Bowen und Erythroplasie (Queyrat)

Solitäre Läsion auf exponierter und nicht exponierter Haut, klinisch eine allmählich sich vergrößernde, erythematöse Macula oder sehr flache Plaque mit scharfem Rand und wenig oder keiner Infiltration. An der Oberfläche Schuppen oder Krusten. Ähnlichkeit mit (entschuppter) psoriatischer Plaque. Im Gegensatz zum oberflächlichen Basaliom fehlen die kleinen Basaliomknötchen am Rand. Histologisch *Carcinoma in situ*.
Klinisch und histologisch ähnliche Läsionen bei meist nicht zirkumzidierten Männern an der Glans penis, im Sulcus coronarius oder an der Innenfläche des Präputiums, bei Frauen an der Vulva, bezeichnet man als *Erythroplasie (Queyrat)*. Die Erythroplasie Queyrat dürfte häufiger metastasieren (bis zu 30 %) als der M. Bowen der unbehaarten Haut. Durch invasives Wachstum entstehen fleischige, leicht vulnerable, blutende und verkrustete, eher weiche Knoten: *Bowenkarzinom* (siehe weiter unten).

Invasives Plattenepithelkarzinom

Synonyme: Spinaliom (obsolet), Epithelioma spinocellulare (obsolet).
Das Plattenepithelkarzinom entwickelt sich aus einer Präkanzerose oder einem Carcinoma in situ, häufig an den Lippen oder der Genitalschleimhaut, und kann metastasieren.
Aus didaktischen Gründen unterscheidet man 1) hochdifferenzierte Plattenepithelkarzinome, die fast immer Zeichen von Verhornung an der Oberfläche oder im Inneren des Tumors aufweisen und hart sind und 2) niedrig differenzierte Karzinome, die nicht verhornen, fleischig granulomatös und weich sind.

KLINISCHE UNTERSUCHUNG

Differenzierte (verhornende) Plattenepithelkarzinome

TYPISCHE EFFLORESZENZEN
Indurierte Papel, Plaque, Knoten. Festhaftende, dicke Hornschuppe oder massive Hyperkeratose, Ulzeration mit derbem, oft hyperkeratotischem Rand. Bei größeren ulzerierten Knoten läßt sich oft aus der Tiefe breiiges Hornmaterial exprimieren.
FARBE Rot, hautfarben, gelblich.
KONSISTENZ Hart.
FORM Polygonal, oval, rund oder genabelt.
VERTEILUNG Isolierte Läsion oder multiple verstreute Läsionen an exponierten Körperstellen. Sonneninduzierte, keratotische und/oder exulzerierte Läsionen: Gesicht (Wangen, Nase, Lippen), oberer Rand der Ohrmuscheln, präaurikulär, Kopfhaut (bei Glatzenträgern), Handrücken und Unterarme, Stamm, Schienbeine (bei Frauen).
ANDERE HAUTVERÄNDERUNGEN Hinweise auf chronische Sonnenexposition (*Dermatoheliose*).
BESONDERHEITEN
Plattenepithelkarzinome der Lippen können sich in einer Leukoplakie entwickeln, in 90 % der Fälle an der Unterlippe, in strahlengeschädigter Haut entstehen sie aus Strahlenkeratosen, auf Arsenhaut aus Arsenkeratosen. Plattenepithelkarzinome in Verbrennungsnarben, oder in einem chronischen Ulcus cruris (venosum) können schwer zu erkennen sein. Hinweise sind derbes, höckeriges Tumorgewebe, Zeichen von Verhornung.
ANDERE KLINISCHE BEFUNDE
Lymphadenopathie durch regionale Metastasen selten, bis zu 35 % bei Karzinomen von Lippen und Mundschleimhaut.

HISTOPATHOLOGIE

Plattenepithelkarzinom mit unterschiedlichen Graden von Anaplasie und Verhornung im Parenchym und/oder an der Oberfläche.

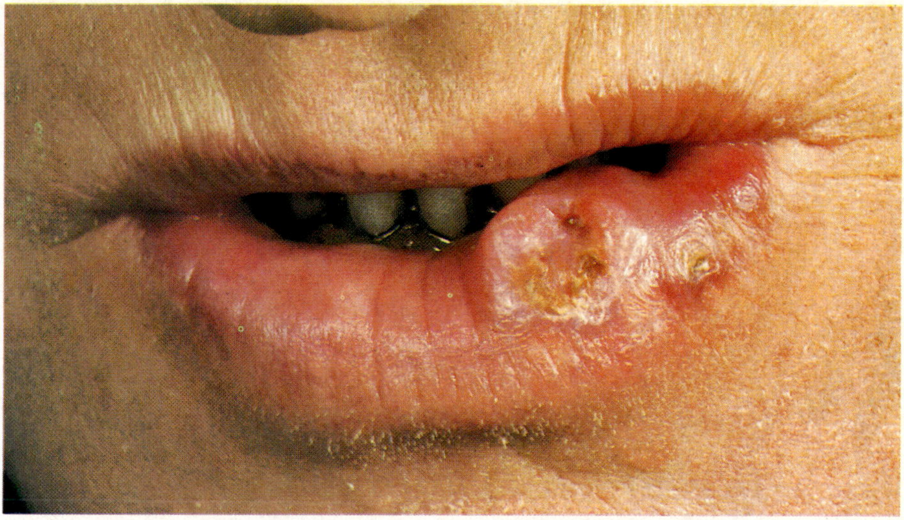

Abb. 361 Plattenepithelkarzinom. Erhabenes, exulzeriertes Knötchen an der Unterlippe links. Keine Lymphadenopathie. Diese Läsionen werden durch Tabakrauchen (Pfeife und Zigarre) induziert, die häufigste Ursache ist aber chronische Sonnenexposition.

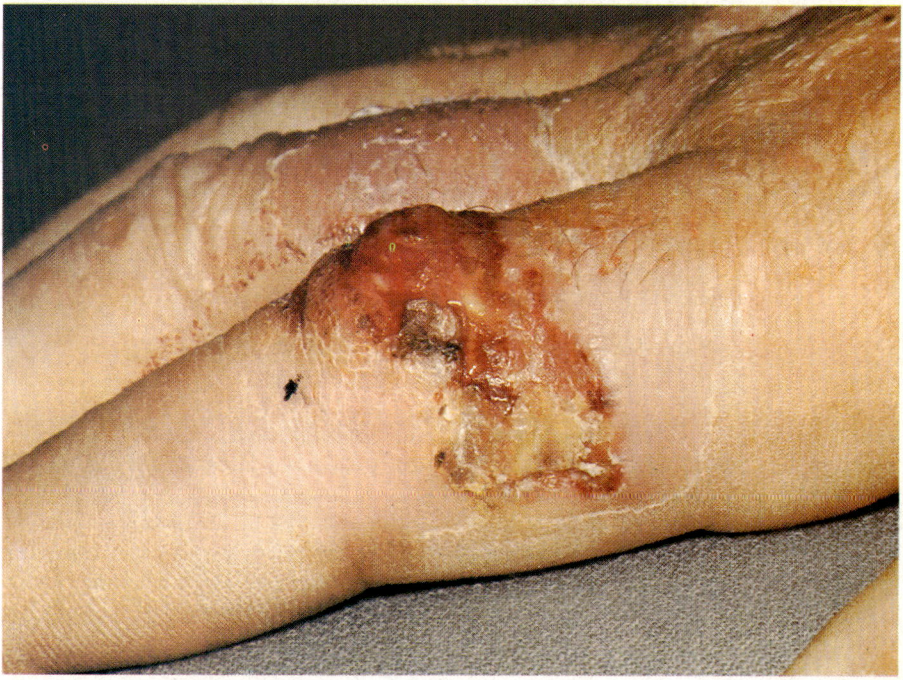

Abb. 362 Plattenepithelkarzinom. Ulzerationen mit serpiginösem, erhabenem Rand und rotem, granulierendem Grund (an der Dorsalseite der Grundphalanx des Mittelfingers sieht man eine Rötung mit schuppendem Rand). Das Geschwür war über dem Knochen frei beweglich. Keine Vergrößerung der regionalen Lymphknoten.

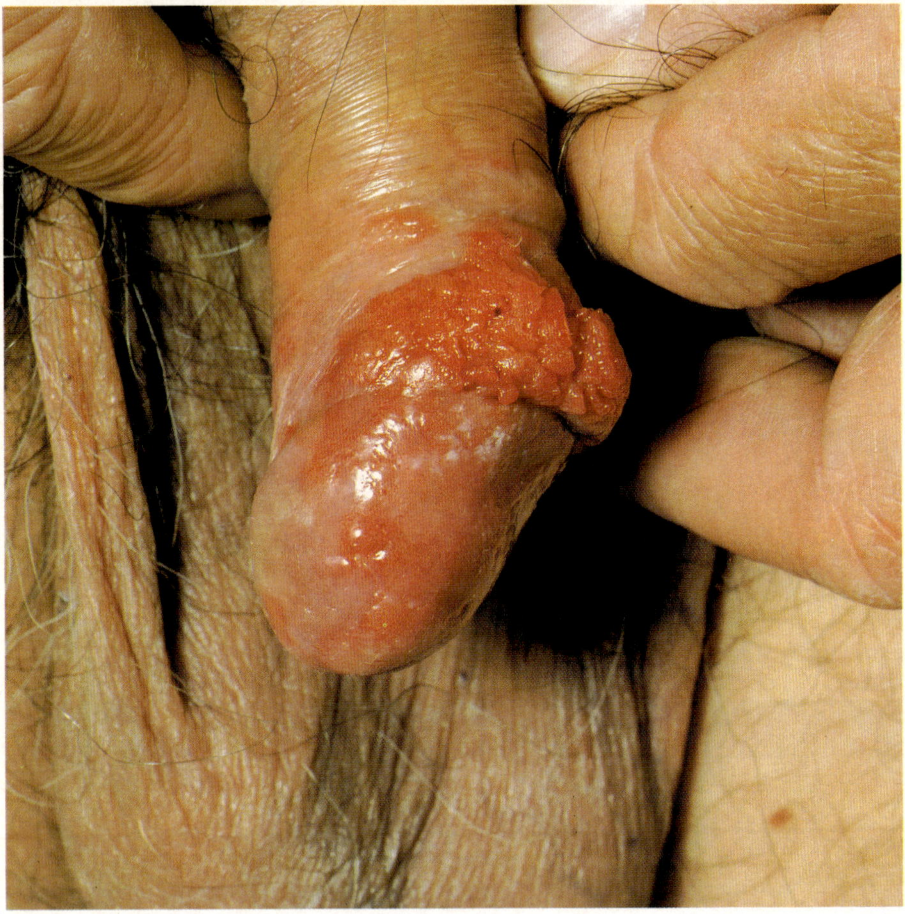

Abb. 363 Plattenepithelkarzinom des Penis auf Basis einer Erythroplasie Queyrat (M. Bowen). Glänzende, samtige, rote Plaque eines Plattenepithelkarzinoms in situ an der Glans penis und am Präputium mit einem pilzförmigen Plattenepithelkarzinom, das von der beschriebenen Läsion ausgeht.

Undifferenzierte Plattenepithelkarzinome

TYPISCHE EFFLORESZENZEN

Fleischige, granulierende, leicht vulnerable, erodierte Knötchen, Knoten und papillomatöse Wucherungen. Ulzeration, weicher, matschiger fleischiger Rand. Blutungen, Verkrustung.

FARBE Rot.

KONSISTENZ Weich.

FORM Polygonal, unregelmäßig, oft blumenkohlartig.

VERTEILUNG Isoliert oder auch multipel, vorwiegend am Genitale (Abb. 363). Aus einer Erythroplasie, am Stamm oder im Gesicht (selten) aus einem M. Bowen hervorgehend (Bowenkarzinom).

ANDERE KLINISCHE BEFUNDE

Lymphadenopathie als Zeichen regionaler Metastasierung häufiger als bei verhornenden Plattenepithelkarzinomen.

HISTOPATHOLOGIE

Hoch anaplastisches Karzinom mit multiplen Mitosen, keine Differenzierung mit Keratinisation.

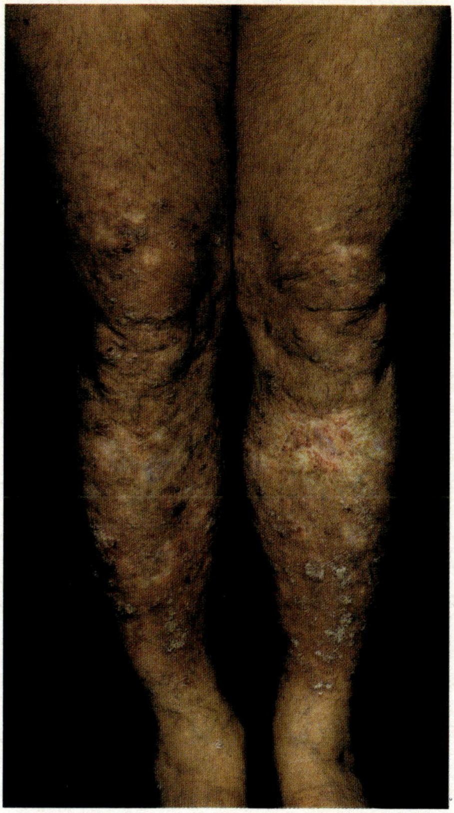

Abb. 364 Arsenkeratosen und Plattenepithelkarzinome. An den Unterschenkeln von den Knien abwärts bestehen multiple verruköse Papeln und Plaques (Arsenkeratosen). Daneben sieht man Plattenepithelkarzinome, die aus erythematösen, schuppenden, verkrusteten Läsionen bestehen, die langsam an Größe zunehmen.

DIAGNOSE UND DIFFERENTIALDIAGNOSE

Bei jedem Knötchen oder Geschwür, insbesondere auf sonnengeschädigter Haut, an der Unterlippe, in einer Radiodermitis, in einer alten Verbrennungsnarbe oder am Genitale muß ein Plattenepithelkarzinom ausgeschlossen werden. Carcinoma in situ: Abzugrenzen gegen Eczema nummulare, psoriatische Plaques, M. Paget und das superfizielle multizentrische Basaliom.

THERAPIE

Chirurgisch; je nach Lokalisation und Ausdehnung Exzision mit Primärverschluß, Lappenverschiebung, plastischer Deckung. Eventuell Mohssche Chirurgie. Strahlentherapie nur bei Undurchführbarkeit chirurgischer Maßnahmen. Carcinoma in situ: Kryotherapie, 5-Fluorouracil topisch.

PROGNOSE

Die Heilungsrate nach adäquater Therapie von Plattenepithelkarzinomen beträgt 90 %. Tumoren, die durch ionisierende Strahlen, Behandlung mit anorganischem trivalenten Arsen oder in alten Verbrennungsnarben auftreten, metastasieren häufiger. Patienten mit positiver Arsenanamnese können auch primäre Plattenepithelkarzinome der Lunge und der Harnblase entwickeln. Die Frage der Aggressivität sonneninduzierter Plattenepithelkarzinome wird noch diskutiert, die meisten Autoren halten aber die Sterblichkeitsrate für sehr niedrig.

Merkelzellkarzinom (trabekuläres Karzinom, neuroendokrines Karzinom)

Dabei handelt es sich um einen soliden malignen Tumor, von dem man annimmt, daß er von einer spezialisierten Epithelzelle, der Merkelzelle ausgeht: eine nicht dendritische, nicht keratinisierende »Klarzelle«, die in der Basalzellschicht der Epidermis, frei in der Dermis und in der Umgebung von Haarfollikeln, wie in der Haarscheibe von Pinkus, vorkommt. Der Tumor kann solitär oder multipel am Kopf und an den Extremitäten auftreten. Die Rezidivrate nach Exzision ist groß und, was wichtiger ist, er metastasiert in mehr als 50 % der Fälle in die regionalen Lymphknoten, aber auch in die inneren Organe und ins Zentralnervensystem.

EPIDEMIOLOGIE

Häufigkeit Selten, weniger als 500 Patienten publiziert.

Alter 15 bis 90, im Durchschnitt 65 Jahre.

ANAMNESE

Dauer der Läsionen Langsames Wachstum.

Hautsymptome Asymptomatisch.

Allgemeinbeteiligung Keine.

KLINISCHE UNTERSUCHUNG

Hautbefunde
TYPISCHE LÄSIONEN Papeln oder Knötchen (Abb. 365).
FARBE Rosa, rot bis livid.
PALPATION Derb.
FORM DER EINZELLÄSION Halbkugelig.
ANORDNUNG MULTIPLER LÄSIONEN Verstreute Läsionen in einer Körperregion, wie z. B. am Capillitium oder an einer Extremität.
VERTEILUNG DER LÄSIONEN Kopf und Hals (50 %), Extremitäten (35 %, meist untere Extremitäten), Stamm (10 %).

Allgemeinuntersuchung Lymphknoten bei über 50 % der Patienten befallen, aber nicht immer tastbar.

LABOR- UND SPEZIALUNTERSUCHUNGEN

Dermatopathologie
LICHTMIKROSKOPIE *Lokalisation* Geht von der Dermis aus; die Epidermis ist nicht befallen. Die Tumorzellen bilden Trabekel, die sich bis in das Subkutangewebe erstrecken.
Pathologischer Prozeß Neoplastische Proliferation.
Zelltypen Kleinzellig mit großen Kernen. Ähnlich einem Lymphom, oat-cell-Karzinom der Lunge, Schweißdrüsenkarzinom oder Neuroblastom.
SPEZIALUNTERSUCHUNGEN *Spezialfärbungen* Die Zellen enthalten unterschiedliche Mengen von Granula, die sich mit Silbernitratfärbungen dunkel anfärben. Sie enthalten eine neuronenspezifische Enolase und niedermolekulare Zytokeratine.
Transmissions-Elektronenmikroskopie Runde, zytoplasmatische Organellen, 80 bis 180 nm im Durchmesser mit dichtem Core, ähnlich denen, die man in normalen Merkelzellen findet. Die Zellen enthalten auch charakteristische perinukleäre Filamentwirbel.

DIFFERENTIALDIAGNOSE

Diese derben, soliden Tumoren sind für den Kliniker verwirrend, der differentialdiagnostisch *zwischen Lymphom, desmoplastischem Melanom, amelanotischem Melanom* und *Karzinommetastasen* differenzieren muß. Die histologische Diagnose ist die des kleinzel-

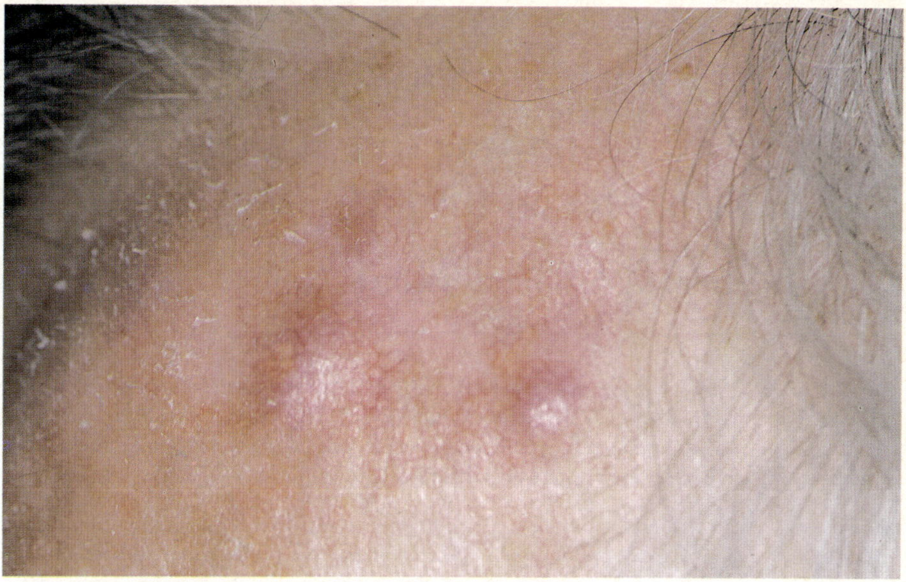

Abb. 365 Merkelzellkarzinom. Zwei erythematöse Knötchen auf der Stirn im Bereich einer Narbe nach einer vorangegangenen Exzision einer Läsion. Es handelt sich um Lokalrezidive.

ligen malignen Tumors und schließt neben anderen das metastasierende oat-cell-Karzinom der Lunge ein, das besonders verwirrend ist, da dieser Tumor auch neuroendokrine Granula und Neurofilamente enthält und neuronenspezifische Enolase-positiv ist.

PATHOPHYSIOLOGIE

Die Merkelzelle ist eine Zelle neuroendokriner Provenienz, die aber, zumindest bei der Maus, in der Epidermis bereits nachweisbar ist, bevor Neuriten das Epithel erreicht haben. Sie funktioniert als ein spezifischer, sich langsam anpassender, sensorischer (Berührungs-) Rezeptor in der Epidermis und Dermis. Besonderheiten: Granula mit dichtem Core, Immunreaktivität auf neuroendokrine Peptide und niedermolekulare Zytokeratine.

BEDEUTUNG

Diese Tumoren sind unberechenbar, und der Patient muß sorgfältig kontrolliert und entsprechend behandelt werden (siehe Therapie).

VERLAUF

Die Rezidivraten sind hoch mit einem durchschnittlichen Intervall von 5 Monaten bis zum Lokalrezidiv. Kontrollen sollen während der ersten 6 Monate monatlich, die nächsten 2 Jahre alle 3 Monate und dann zweimal jährlich erfolgen.

PROGNOSE

18 % Letalität.

THERAPIE

Exzision und prophylaktische regionale Lymphknotendissektion werden wegen der Häufigkeit regionaler Metastasen empfohlen. In einer Serie von Patienten kam es bei einer großen Anzahl von Patienten (60 %) *ohne Lokalrezidiv* zu regionalen Lymphknotenmetastasen, von den Patienten mit Lokalrezidiven entwickelten 86 % regionale Lymphknotenmetastasen. Die Exzision sollte daher durch prophylaktische Radiotherapie der Lymphknoten ergänzt werden.

Sektion 26

Lymphome der Haut, Histiozytosen und Mastozytosen

Adulte T-Zell-Leukämie/Lymphom (ATLL)

Die T-Zell-Leukämie/Lymphom des Erwachsenen ist ein Neoplasma der Helfer-T-Zellen, hervorgerufen durch das humane T-Zellymphotrope Virus-I (HTLV-I), und manifestiert sich mit Hautinfiltraten, Befall der inneren Organe, lytischen Knochenläsionen, Hyperkalzämie und abnormen Lymphozyten in Ausstrichen von peripherem Blut.

EPIDEMIOLOGIE UND ÄTIOLOGIE

Alter Durchschnittliches Alter bei Erkrankungsbeginn 35 bis 55 Jahre.

Geschlecht Häufiger bei Männern als bei Frauen.

Rasse Japaner, Schwarze.

Ätiologie HTLV-I, ein humanes Retrovirus. Die malignen Zellen sind phänotypisch T-Helfer-Zellen, funktionell aber T-Suppressor-Zellen.

Übertragung Durch Sexualverkehr; perinatal; Kontakt mit Blut oder Blutprodukten (wie bei HIV).

Geographische Verbreitung Südwestliches Japan (Kyushu); Afrika; Karibische Inseln; südöstliche Vereinigte Staaten.

ANAMNESE

Systemische Beteiligung Fieber, Schüttelfrost, Gewichtsverlust, Bauchschmerzen, Pleuraerguß, Aszites, Husten mit Auswurf. Allgemeines Krankheitsgefühl bei akuten Krisen.

KLINISCHE UNTERSUCHUNG

Hautbefunde
TYPISCHE LÄSIONEN Läsionen treten bei 50% der ATLL auf. Multiple Papeln (Abb. 366a und 366b) ± Purpura; große Plaques ± Exulzeration; generalisierte Erythrodermie; Poikilodermie; papulosquamöse Läsionen; diffuse Alopezie.
FARBE Erythematös, Livid, Braun.
PALPATION Derbe Läsionen.
VERTEILUNG DER LÄSIONEN Stamm > Gesicht > Extremitäten.

Allgemeinuntersuchung
ABDOMEN Hepatomegalie (50 %), Splenomegalie (25 %).
LYMPHKNOTEN Lymphadenopathie (75%), kein Befall der mediastinalen Lymphknoten.

DIAGNOSE UND DIFFERENTIALDIAGNOSE

Diagnose Charakterstische klinische Befunde, seropositiv auf HTLV-I, Bestätigung der Diagnose durch Nachweis proviraler HTLV-I-DNA in T-Zellen.

Differentialdiagnose Kutanes T-Zell-Lymphom (Mycosis fungoides), Sézary-Syndrom.

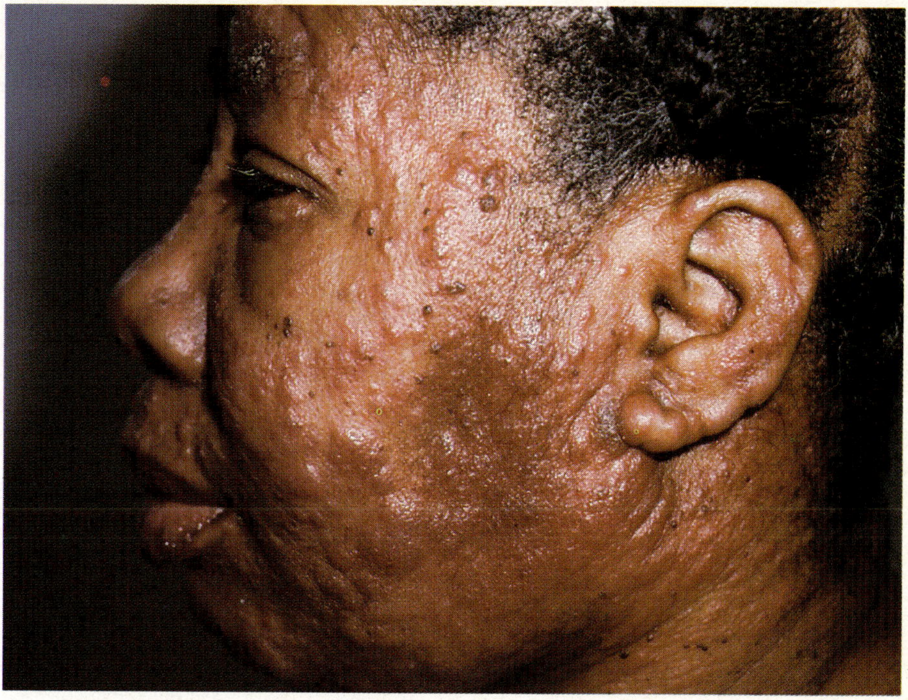

Abb. 366 a **Adulte T-Zell-Leukämie/Lymphom.** Multiple, konfluierende, hautfarbene bis erythematöse Papeln und Knoten im Gesicht und am Ohr. Diese infiltrativen Läsionen traten im Verlauf von drei Monaten auf (dankenswerterweise überlassen von Dr. Joseph C. Kvedar).

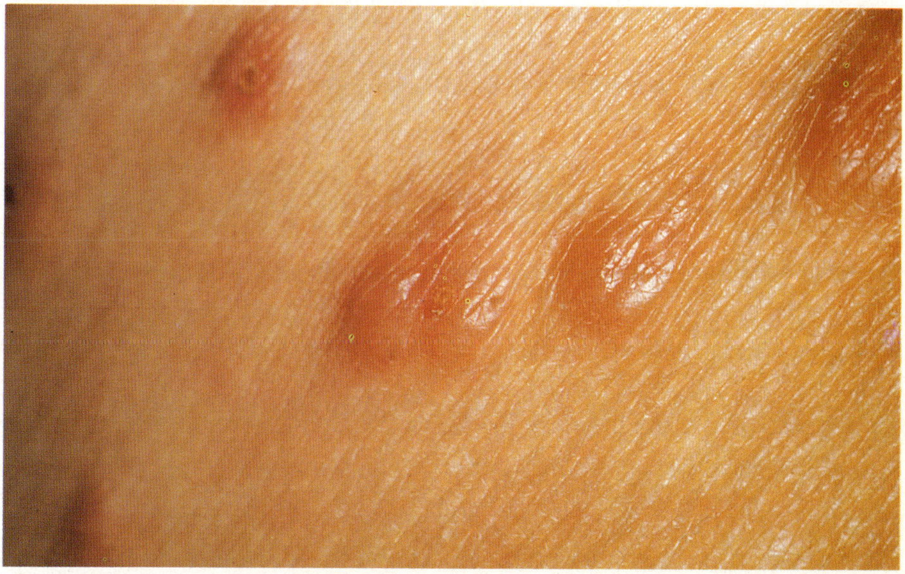

Abb. 366 b **Adulte T-Zell-Leukämie/Lymphom.** Multiple, einzelstehende, glänzende, rotbraune, infiltrierte, dermale Knötchen (dankenswerterweise überlassen von Dr. Y. Hori).

LABOR- UND SPEZIALUNTERSUCHUNGEN

Hämatologie Leukozyten zwischen normal bis 500000. Im peripheren Blutausstrich findet man gelappte Lymphozytenkerne, ähnlich denen der Sézary-Zellen.

Dermatopathologie Perivaskuläre und/ oder diffuse Infiltrate mit großen abnormen Lymphozyten in der oberen bis mittleren Dermis. Die Epidermis ist oft unverändert, aber Pautriersche Mikroabszesse.

Chemische Befunde Hyperkalzämie: 25 % zum Zeitpunkt der Diagnose. Über 50 % im weiteren klinischen Verlauf.

Serologie Seropositiv (ELISA, Western Blot) auf HTLV-I; intravenös Drogenabhängige haben in bis zu 30 % der Fälle eine Retrovirus-Infektion mit HTLV-I *und* HIV.

PATHOPHYSIOLOGIE

Die Hyperkalzämie ist wahrscheinlich auf osteoklastische Knochenresorption zurückzuführen.

VERLAUF UND PROGNOSE

Etwa 1 von 1500 Personen, die HTLV-I-positiv sind, entwickeln in weiterer Folge eine ATLL. Drei Verlaufsformen: akut, schwelend-progredient (»smoldering«), chronisch; oder aber kann der Prozeß schwelend oder chronisch über längere Zeit verlaufen (abnorme Lymphozytose, Hautinfiltrate, mäßiger Knochenmarksbefall), unterbrochen von akuten Krisen.
Die durchschnittliche Überlebenszeit bei Auftreten einer akuten Krise bei hyperkalzämischen Patienten beträgt 12,5 Wochen (zwischen 2 Wochen und über 1 Jahr), bei normokalzämischen Patienten 50 Wochen. Therapeutische Erfolge sind begrenzt oder fehlen vollkommen. Todesursache sind opportunistische Infektionen oder disseminierte intravaskuläre Koagulation.

THERAPIE

Kombinierte Chemotherapie.
Die HTLV-I-Serologie von Familienmitgliedern und Sexualpartnern sollte geklärt werden. Seropositive Patienten sollten nicht Blut spenden.

Kutanes T-Zell-Lymphom

Das kutane T-Zell-Lymphom (CTCL) ist eine Bezeichnung für T-Zell-Lymphome, die sich zuerst an der Haut manifestieren; im weiteren Krankheitsverlauf breitet sich der neoplastische Prozeß auf das gesamte lymphoretikuläre System, die Lymphknoten und inneren Organe aus. Das CTCL ist ein maligner Prozeß der Helfer-T-Zellen.

Synonym: Mycosis fungoides.

EPIDEMIOLOGIE UND ÄTIOLOGIE

Alter 50 Jahre (zwischen 5 und 70 Jahre).

Geschlecht Männer : Frauen 2 : 1.

Häufigkeit 2 : 100000 (etwa 200 Todesfälle pro Jahr in den Vereinigten Staaten).

Ätiologie Bei manchen Patienten humanes T-lymphotropes Virus (HTLV) nachgewiesen.

ANAMNESE

Dauer der Läsionen Monate bis Jahre, oft werden zunächst unspezifische Diagnosen gestellt, wie Psoriasis, nummuläres Ekzem und Parapsoriasis en plaque.

Hauptsymptome Pruritus, der oft unbeeinflußbar sein, aber auch fehlen kann.

Allgemeinsymptome Fieber (im späten Tumorstadium).

Systemische Beteiligung Keine, außer in Spätstadien Mitbeteiligung der inneren Organe.

KLINISCHE UNTERSUCHUNG

Hautbefunde

TYPISCHE LÄSIONEN Plaques, die zart schuppen (Abb. 367), groß (über 3 cm); anfangs oberflächlich, ein »Ekzem«, Psoriasis oder eine »Mykose« imitierend; später werden die Plaques dicker und es entstehen Knoten (Abb. 368).
Knötchen und Tumoren mit oder ohne Exulzeration.

FARBE Verschiedene Schattierungen von Rot.

FORM Rund, oval (Abb. 367), zirzinär, anulär (Abb. 369), konzentrisch, bizarre Konfigurationen.

ANORDNUNG Einzelstehende, wahllos verstreute Plaques, Knötchen und Tumoren oder diffuser Befall der Haut mit Erythrodermie (Sézary-Syndrom) (Abb. 370), Palmoplantarkeratose.

VERTEILUNG Spart oft exponierte Körperstellen aus (im Frühstadium). Kein typisches Verteilungsmuster, Zufallsverteilung.

BESONDERHEITEN Atrophie der läsionalen Haut, Poikilodermie.

Allgemeinuntersuchung Sorgfältige Untersuchung wegen eventueller Lymphadenopathie.

Sézary-Syndrom Dabei handelt es sich um eine leukämische Form des CTCL, charakterisiert durch (1) Erythrodermie, (2) Lymphadenopathie, (3) Leukozytose (über 20000) mit einem hohen Prozentsatz sogenannter Sézary-Zellen, (4) Effluvium und (5) Pruritus (Abb. 370).

DIAGNOSE UND DIFFERENTIALDIAGNOSE

Diagnose In Frühstadien kann die Diagnose des CTCL schwierig sein. Die klinischen Läsionen können typisch sein, die histolo-

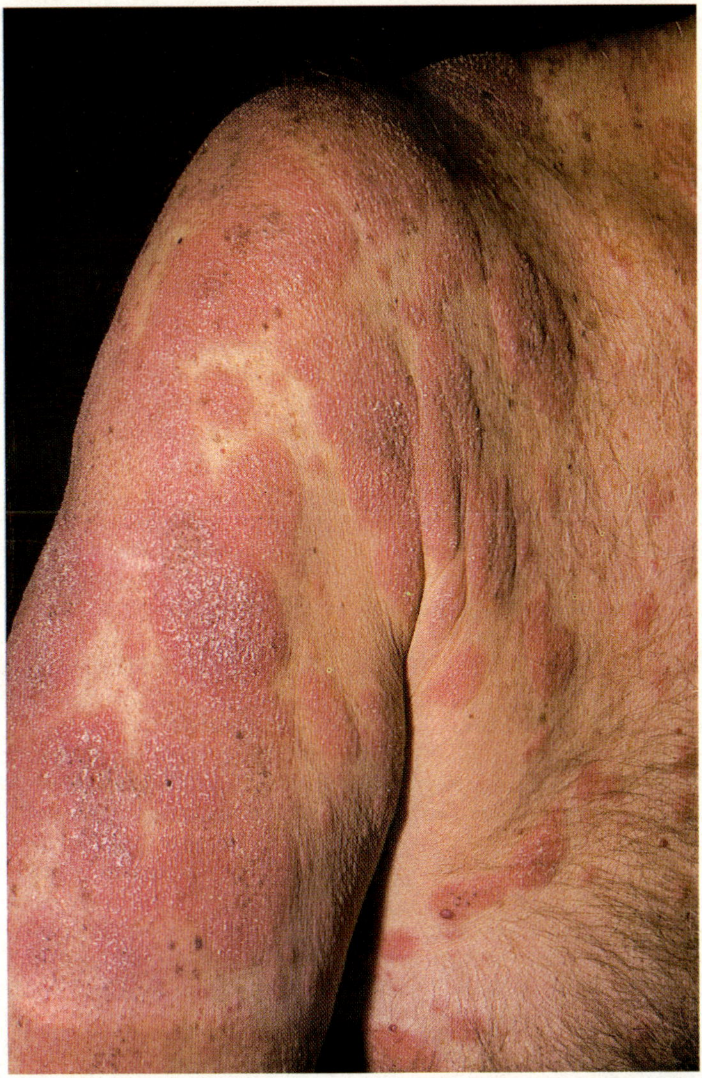

Abb. 367 Mycosis fungoides (CTCL). Plaquestadium. Psoriasiforme Läsionen, die palpatorisch infiltriert sind. Die Dermatose wurde ursprünglich als Psoriasis diagnostiziert und über mehrere Jahre mit UVB-Phototherapie behandelt.

gische Verifizierung kann aber trotz wiederholter Biopsien über Jahre unmöglich sein. Semi-Dünnschnitte (1 μ) können die Diagnose erleichtern. Zur Frühdiagnose kann die Zytophotometrie (Abschätzung von Aneuploidie und Polyploidie) und die Beurteilung der Einkerbungen von Kernen pathologischer Zellen (Kernkontur-Index) hilfreich sein. Frisches Gewebe sollte zur Immunphänotypisierung der Infiltratzellen eingeschickt werden. Lymphadenopathie und der Nachweis abnormer zirkulierender T-Zellen im Blut scheinen gut mit dem Befall *innerer* Organe zu korrelieren. TNM-Klassifikation (siehe Tabelle A).

Differentialdiagnose Besonders verdächtig sind Patienten mit atypischer oder therapieresistenter Psoriasis, Ekzem und Poikilodermie. Wiederholte Biopsien können notwendig sein. Das CTCL imitiert oft psoriatische Läsionen mit schupppenden Plaques, die nach Sonnenexposition verschwinden.

LABOR- UND SPEZIALUNTERSUCHUNGEN

Wiederholte und multiple (3) Biopsien sind oft notwendig, um die Diagnose endgültig stellen zu können.

Dermatopathologie

LOKALISATION Epidermis und Dermis.

1. Mycosis-Zellen: T-Zellen mit hyperchromatischen, unregelmäßig geformten Kernen. Die Anzahl der Mitosen ist sehr unterschiedlich.
2. Mikroabszesse in der Epidermis (Pautriersche Mikroabszesse enthalten »Mycosis«-Zellen).
3. Bandförmige und herdförmige Infiltrate in der oberen Dermis aus atypischen Lymphozyten (Mycosis-Zellen), die sich entlang der Hautanhangsgebilde ausdehnen. Abnorme T-Zellen können elektronenmikroskopisch identifiziert werden (erfahrene Untersucher erkennen sie manchmal auch lichtmikroskopisch): typischer zerebriform gelappter Kern.
4. Techniken mit monoklonalen Antikörpern identifizieren die meisten Mycosis-Zellen als Helfer-/Induktor-T-Zellen.

Hämatologische Befunde Eosinophilie 6 bis 12 %, kann bis auf 50 % ansteigen. »Buffy coat«: abnorme zirkulierende T-Zellen (vom Typ der Sézary-Zellen) und Leukozytose (20000). Knochenmarksbefall meist erst präterminal.

Chemische Befunde Im Stadium der Erythrodermie sind die Laktat-Dehydrogenase-Isoenzyme 1, 2 und 3 erhöht.

Thoraxröntgen Suche nach vergrößerten Hiluslymphknoten.

Leber- und Milz-Scan Zur Identifikation von Herdbildung.

CT-Scan Zur Suche nach retroperitonealen Lymphknoten bei Patienten mit ausgedehntem Hautbefall, Lymphadenopathie oder Hauttumoren.

VERLAUF UND PROGNOSE

Die klinische Verdachtsdiagnose eines CTCL (prä-CTCL) kann jahrelang unverändert bestehen. Sobald die histologische Diagnose etabliert ist, unterscheidet sich der weitere Verlauf je nach der Herkunft des untersuchten Patientenmaterials: an den National Institutes of Health (USA) betrug die durchschnittliche Überlebensdauer vom Zeitpunkt der histologischen Diagnose an 5 Jahre, während man in Europa weniger maligne Verlaufsformen beobachtet. Auch bei Patienten, die in der dermatologischen Praxis betreut werden, ist der Verlauf oft prolongiert (manchmal 10 bis 15 Jahre). Es besteht allgemeine Übereinstimmung, daß nach Stellung der histologischen Diagnose die Prognose wesentlich schlechter ist, wenn (1) Tumoren nachweisbar sind (durchschnittliche Überlebensdauer 2,5 Jahre), (2) bei Vorliegen einer Lymphadenopathie (durchschnittliche Überlebensdauer 3 Jahre), (3) wenn mehr als 10 % der Hautoberfläche von Läsionen im Prätumorstadium des CTCL befallen sind und (4) bei generalisierter Erythrodermie. Die Überlebensrate von Patienten unter 50 Jahren ist doppelt so hoch wie die von Patienten über 60 Jahre.

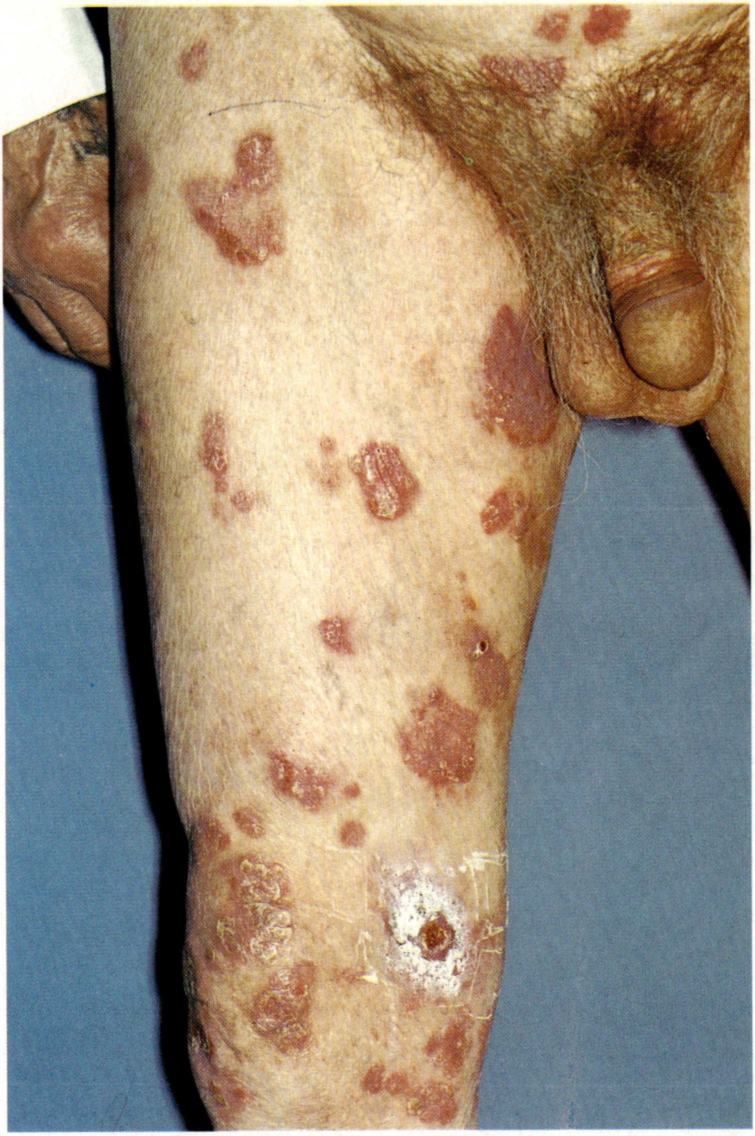

Abb. 368 Mycosis fungoides (CTCL). Infiltrierte schuppende Plaques mit Ulzeration. Auch dieser Patient wurde anfänglich wegen Psoriasis behandelt.

THERAPIE (siehe Tabelle B)

Im Prä-CTCL-Stadium (histologische Sicherung der Diagnose noch nicht konklusiv) ist die PUVA-Photochemotherapie die effizienteste, an Nebenwirkungen ärmste Behandlungsmethode. Auch im histologisch gesicherten Plaquestadium ohne Lymphadenopathie und ohne zirkulierende abnorme T-Zellen ist die PUVA-Photochemotherapie die Methode der Wahl. In diesem Stadium werden auch lokale Chemotherapie mit Stickstofflost in einer Salbengrundlage (10 mg%) und Ganzkörperbestrahlung mit schnellen Elektronen sowohl als Einzeltherapie als auch in Kombination durchgeführt. Isolierte Tumoren behandelt man mit lokaler Röntgenbestrahlung oder schnellen Elektronen. Im ausgedehnten Plaquestadium mit multiplen Tumoren oder bei Patienten mit Lymphadenopathie oder abnormen zirkulierenden T-Zellen ist die Ganzkörperbestrahlung mit schnellen Elektronen plus Chemotherapie wahrscheinlich die beste Kombination, die derzeit zur Verfügung steht. Randomisierte kontrollierte Studien der verschiedenen Behandlungskombinationen sollen zur Klärung der Effektivität beitragen. Die extrokorporeale PUVA-Photochemotherapie bei Patienten mit Sézary-Syndrom wird derzeit statistisch ausgewertet.

Tabelle A TNM-Klassifikation der Mycosis fungoides (MF), herausgegeben vom US National Cancer Institute Workshop on Cutaneous T-Cell Lymphomas (1979)

T: Haut	T_0	klinisch und/oder histologisch verdächtige Läsionen
	T_1	umschriebene Plaques, Papeln oder ekzematöse Läsionen, die weniger als 10 % der Körperoberfläche bedecken
	T_2	generalisierte Plaques, Papeln oder erythematöse Läsionen, die mehr als 10 % der Körperoberfläche bedecken
	T_3	Tumoren (einer oder mehrere)
	T_4	generalisierte Erythrodermie (Sézary-Syndrom)
N: Lymphknoten	N_0	keine klinisch abnormen peripheren Lymphknoten, histopathologisch kein Hinweis auf MF
	N_1	klinisch abnorme periphere Lymphknoten, histopathologisch kein Hinweis auf MF
	N_2	keine klinisch abnormen peripheren Lymphknoten, histopathologisch positiv für MF
	N_3	klinisch abnorme periphere Lymphknoten, histopathologisch positiv für MF
B: Blut	B_0	weniger als 5 % atypische zirkulierende Lymphozyten
	B_1	mehr als 5 % atypische zirkulierende Lymphozyten (Sézary-Zellen)
M: Innere Organe	M_0	keine Organbeteiligung
	M_1	histologisch nachgewiesene Organbeteiligung

Tabelle B Stadieneinteilung der kutanen T-Zell-Lymphome

Stadium	T	N	M
IA	T_1	N_0	M_0
B	T_2	N_0	M_0
IIA	T_{1-2}	N_1	M_0
B	T_3	N_{0-1}	M_0
III	T_4	N_{0-1}	M_0
IVA	T_{1-4}	N_{2-3}	M_0
B	T_{1-4}	N_{0-3}	M_1

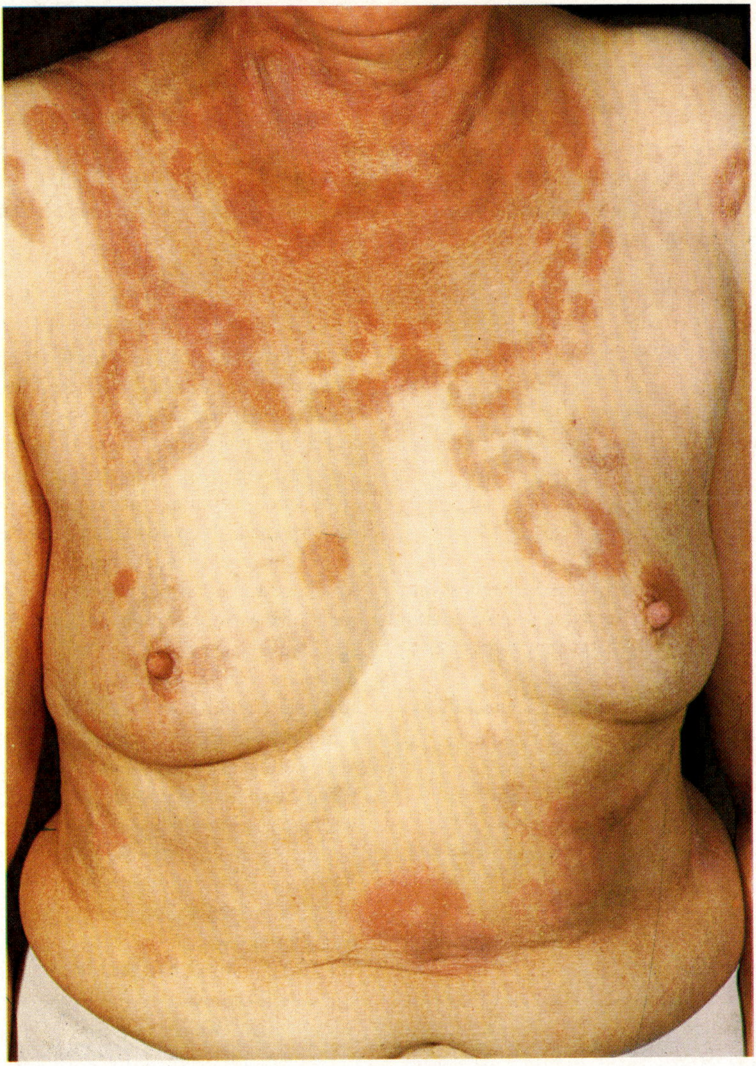

Abb. 369 **Mycosis fungoides (CTCL).** Anuläre, serpiginöse, rote und schuppende Plaques am Stamm. 4 Jahre lang hatte diese Patientin eine erythematöse, schuppende Eruption im Gesicht, am Stamm und den Extremitäten, die als atypische Psoriasis diagnostiziert wurde und therapeutisch nur schlecht auf Kortikosteroide und Anthralin ansprach.

Sézary-Syndrom

Dieses Syndrom ist eine seltene Sonderform des kutanen T-Zell-Lymphoms (CTCL, Mycosis fungoides), charakterisiert durch eine generalisierte oder universelle Erythrodermie, periphere Lymphadenopathie und zelluläre Infiltrate aus atypischen Lymphozyten (Sézary-Zellen) in der Haut und im Blut.

EPIDEMIOLOGIE

Alter Über 60 Jahre.
Geschlecht Häufiger bei Männern als bei Frauen.

ANAMNESE

Dauer der Läsionen Das Krankheitsbild kann de novo auftreten oder seltener durch Ausbreitung eines vorhandenen zirkumskripten CTCL.
Hautsymptome Heftiger und generalisierter Pruritus.

KLINISCHE UNTERSUCHUNG

Aussehen des Patienten Krank, fröstelnd, ängstlich.
Haut
TYPISCHE LÄSIONEN Erythrodermie; Haut infiltriert, schuppend.
FARBE Rot (im französischen als »l'homme rouge« bezeichnet).
VERTEILUNG DER LÄSIONEN Generalisiert oder Befall der gesamten Hautoberfläche (universell) (Abb. 370), Handflächen und Fußsohlen befallen, diffus hyperkeratotisch, Rhagaden.
Haare Alopezie.
Allgemeinuntersuchung Generalisierte Lymphadenopathie.

LABORUNTERSUCHUNGEN

Dermatopathologie
LICHTMIKROSKOPIE *Lokalisation* Epidermis und Dermis.
Pathologischer Prozeß Zellproliferation.
Zelltypen In der oberen Dermis findet man ein dichtes Infiltrat aus Lymphozyten, Histiozyten und einer wechselnden Anzahl von Sézaryzellen. Die Sézaryzellen sind weder licht- noch elektronenmikroskopisch von den sogenannten Mycosiszellen zu unterscheiden. In der Epidermis findet man Pautriersche Mikroabszesse, die Sézaryzellen und andere dermale Infiltratzellen enthalten. Die Lymphknoten können unspezifische Entzündungszellen enthalten (dermopathische Lymphadenopathie) oder es kann die gesamte Struktur der Lymphknoten durch Sézaryzellen ersetzt sein. Die Zellinfiltrate in den Eingeweiden bei CTCL sind dieselben wie in der Haut. Allerdings ist eine große Anzahl von Sézaryzellen nicht absolut spezifisch für das Sézary-Syndrom, da diese atypischen Lymphozyten auch bei unspezifischer exfoliativer Dermatitis vorkommen.
SPEZIALUNTERSUCHUNGEN Transmissions-Elektronenmikroskopie: die Kerne der Sézaryzellen weisen zahlreiche tiefe Einkerbungen mit fingerartigen Einbuchtungen in das Nukleoplasma auf.
Laboruntersuchungen des Blutes
HÄMATOLOGISCHE BEFUNDE Mäßige Leukozytose oder normale Leukozytenzahlen. Der »buffy coat« enthält 15 bis 30 % atypische Lymphozyten (Sézaryzellen).

DIAGNOSE UND DIFFERENTIALDIAGNOSE

Diagnose Die drei charakteristischen Eigenschaften sind: Erythrodermie, generalisierte Lymphadenopathie und eine erhöhte

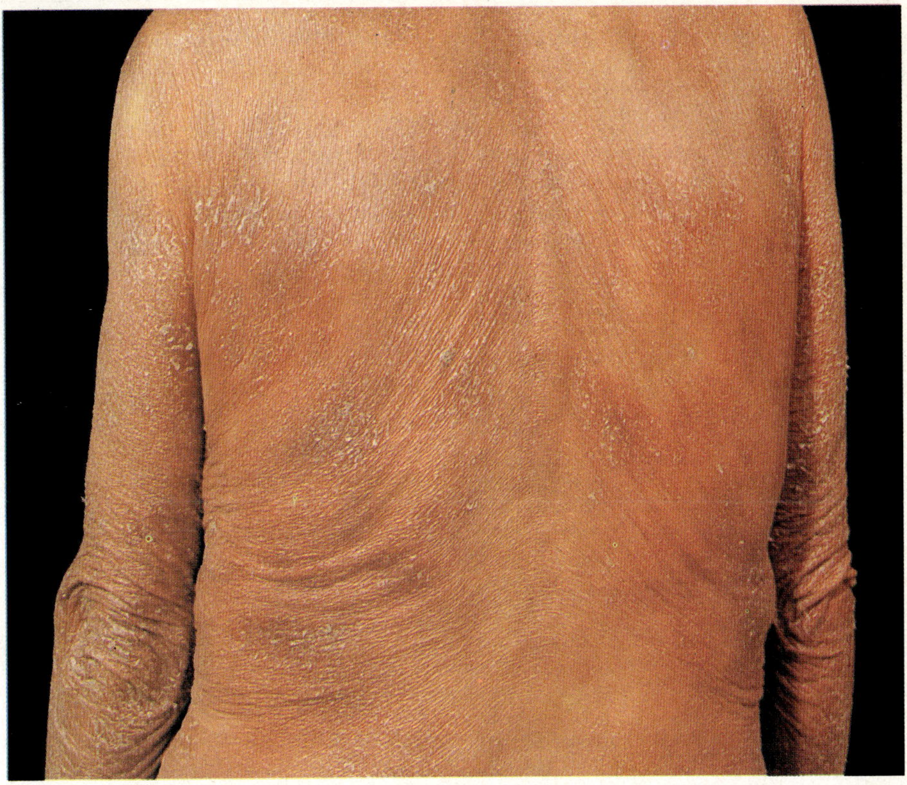

Abb. 370 **Sézary-Syndrom.** Typische Erythrodermie: Infiltration, Rötung und Schuppung des gesamten Integuments. Beachte die Infiltration, die sich durch massive Faltenbildung manifestiert. Der Patient hatte eine generalisierte Lymphadenopathie, der »buffy coat« enthielt 38 % atypische Lymphozyten (Sézaryzellen).

Anzahl atypischer Lymphozyten im »buffy coat«.

Differentialdiagnose Eine exfoliative Dermatitis unbekannter Ätiologie kann dem Sézary-Syndrom ähneln und kann sogar eine Vermehrung von Sézaryzellen im »buffy coat« aufweisen. Adulte T-Zell-Leukämie/Lymphom (siehe Seite 708).

VERLAUF UND PROGNOSE

Ohne Behandlung ist der Verlauf progredient, die Patienten sterben an opportunistischen Infektionen innerhalb von Monaten, nicht Jahren.

THERAPIE

Systemisch Bei manchen Patienten ist Poly-Chemotherapie wirksam. Pentostatin derzeit in Erprobung und vielversprechend.

Phototherapie PUVA-Photochemotherapie hat einen günstigen Effekt auf die Erythrodermie, führt aber nicht zu einer Remission der Lymphadenopathie. Die extrakorporeale PUVA-Photochemotherapie scheint derzeit eine vielversprechende Behandlungsmodalität zu sein, ihre Wirksamkeit, Remissionen herbeizuführen und als Erhaltungstherapie ist noch nicht bekannt, da keine Langzeitbeobachtungen vorliegen.

Lymphomatoide Granulomatose

Die lymphomatoide Granulomatose (LG) ist eine Systemkrankheit, die vorwiegend die Haut, die Lungen, das Zentralnervensystem und die Nieren befällt, Charakteristika sowohl entzündlicher als auch neoplastischer Prozesse aufweist und die vaskulär destruktiven und granulomatösen Besonderheiten der Wegenerschen Granulomatose mit den zellulären Atypien des Lymphoms vereinigt.

EPIDEMIOLOGIE UND ÄTIOLOGIE

Alter Am häufigsten zwischen der 3. bis 6. Dekade.

Geschlecht Häufiger bei Männern als bei Frauen.

Ätiologie Wird als pleomorphes T-Zell-Lymphom betrachtet.

ANAMNESE

Husten, Dyspnoe, Brustschmerzen, ± Hämoptoe.

KLINISCHE UNTERSUCHUNG

Hautbefunde Bei 40 bis 50 % der Patienten nachweisbar.
TYPISCHE LÄSIONEN Maculae, Papeln, Knoten (Abb. 371), Plaques, anuläre Plaques mit zentraler Abheilung, Bläschen. Exulzerationen. Ichthyose, Alopezie, Necrobiosis lipoidica-ähnliche Veränderungen.
FARBE Anfangs erythematös.
PALPATION Weich bis derb, Ulcera mit matschigen Rändern.
VERTEILUNG DER LÄSIONEN Glutäalbereich, Unterschenkel, Kopf und Hals. Im Gesicht erscheint die LG klinisch als Letales Midline Granulom mit massiver Weichteilzerstörung.

Allgemeinuntersuchung Thoraxröntgen, Endoskopie des oberen Verdauungs- und Respirationstraktes, CT-Scan und MRI des Zentralnervensystems.

DIAGNOSE UND DIFFERENTIALDIAGNOSE

Diagnose Die klinische Verdachtsdiagnose wird verifiziert durch den Biopsiebefund.

Differentialdiagnose Wegenersche Granulomatose, polymorphe Retikulose (eine Form der lymphomatoiden Granulomatose, die im oberen Respirations- und Verdauungstrakt lokalisiert ist).

LABOR- UND SPEZIALUNTERSUCHUNGEN

Thoraxröntgen Passagere alveoläre oder interstitielle Infiltrate und Ergüsse. Im weiteren Verlauf Knötchenbildung und Verdichtungen ± kavernöser Zerfall der Knötchen.

EKG Ischämie des Myokards.

Dermatopathologie Angiozentrisches und angiodestruktives granulomatöses Infiltrat mit pleomorphen und höchst atypischen lymphoretikulären Zellen, die immunphänotypische Marker von T-Zellen tragen; oft massive Nekrose.

PATHOPHYSIOLOGIE

Es verdichtet sich der Verdacht, daß die LG ein malignes T-Zell-Lymphom ist.

VERLAUF UND PROGNOSE

Oft manifestiert sich die lymphomatoide Granulomatose in der Haut vor anderen Organ-

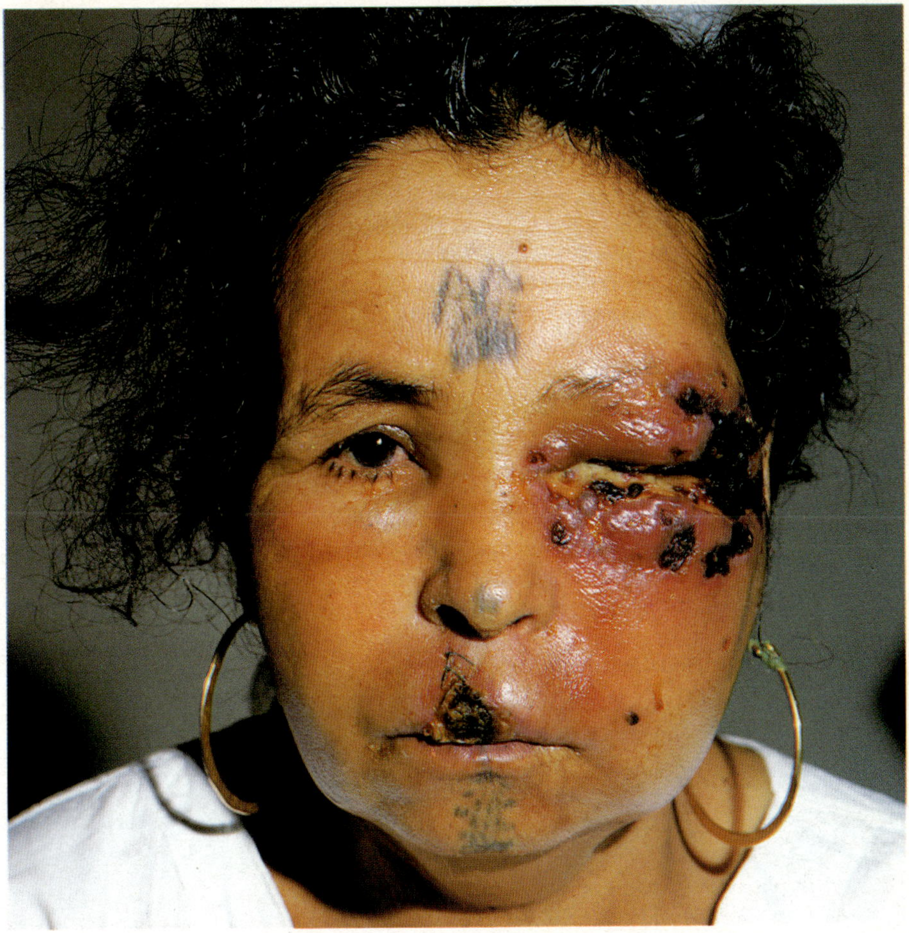

Abb. 371 Lymphomatoide Granulomatose. Papeln, Knötchen und Tumoren im Gesicht. Manche der Läsionen sind zentral exulzeriert, daneben ausgeprägtes Gesichtsödem.

systemen (20 % der Fälle). DieHaut ist der häufigste Ort (40 bis 50 %) des extrapulmonalen Befalls, gefolgt vom Gehirn und den Nieren. Die Prognose ist schlecht (Letalität von 65 bis 90 %).

THERAPIE

Behandlung der LG im Frühstadium mit Prednison und Cyclophosphamid kann die Progredienz vorübergehend verlangsamen.

Langerhanszell-Histiozytose (Histiozytosis X)

Die Langerhanszell-Histiozytose (LZH) ist eine idiopathische Gruppe von Krankheiten, die histologisch charakterisiert ist durch eine Proliferation von und Infiltration des Gewebes mit Histiozyten vom Langerhanszelltyp, die zu vielkernigen Riesenzellen verschmelzen und Granulome mit Eosinophilen bilden. Klinisch ist die LZH charakterisiert durch lytische Knochenläsionen und Hautveränderungen, die von Weichteilschwellung bis Ekzem- und Dermatitis seborrhoica-ähnlichen Veränderungen und Exulzerationen reichen.

Synonyme: Typ-II-Histiozytose, eosinophiles Granulom.

KLASSIFIZIERUNG DER LZH

Die Krankheiten mit xanthohistiozytärer Proliferation, die Histiozyten, Schaumzellen und gemischte Entzündungszellen betreffen, werden eingeteilt in die Langerhanszell- (Histiozytosis X, LZH) und nicht-Langerhanszell- (non-Histiozytosis X) Histiozytosen. Die LZH wird folgendermaßen klassifiziert (siehe Tabelle A):

Tabelle A: Stadieneinteilung der LZH*

A. Lokalisierte LZH
   1. Knochen (eine oder zwei benachbarte Läsionen)
   2. Lymphknoten
   3. Haut

B. Disseminierte LZH
   1. Knochen, multifokal
   2. Knochen und Weichteile oder nur Weichteile (mit Ausnahme der Haut und eines einzelnen Lymphknotens)
   3. Organdysfunktion (Leber, Lunge, hämatopoetisches System)

Unifokale LZH Manifestiert sich am häufigsten als einzelne osteolytische Knochenläsion. Haut- und Weichteilläsionen sind nicht so selten (bekannt als eosinophiles Granulom).

Multifokale LZH Ähnlich der unifokalen LZH; die Knochenläsionen sind aber multipel und beeinträchtigen funktionell benachbarte Strukturen. Die multifokale LZH involviert die Haut (das am zweithäufigsten betroffene Organ), Weichteile, Lymphknoten, Lungen und die Hypophyse.

Letterer-Siwe-Syndrom (LSS) Die aggressivste Form der multifokalen LZH mit der Haut und Infiltration innerer Organe, Organomegalie und Thrombozytopenie.

ÄTIOLOGIE UND EPIDEMIOLOGIE

Alter

UNIFOKALE LZH Am häufigsten in der Kindheit und im frühen Erwachsenenalter.

MULTIFOKALE LZH Am häufigsten im Kindesalter.

*Entsprechend der Histiocyte Society

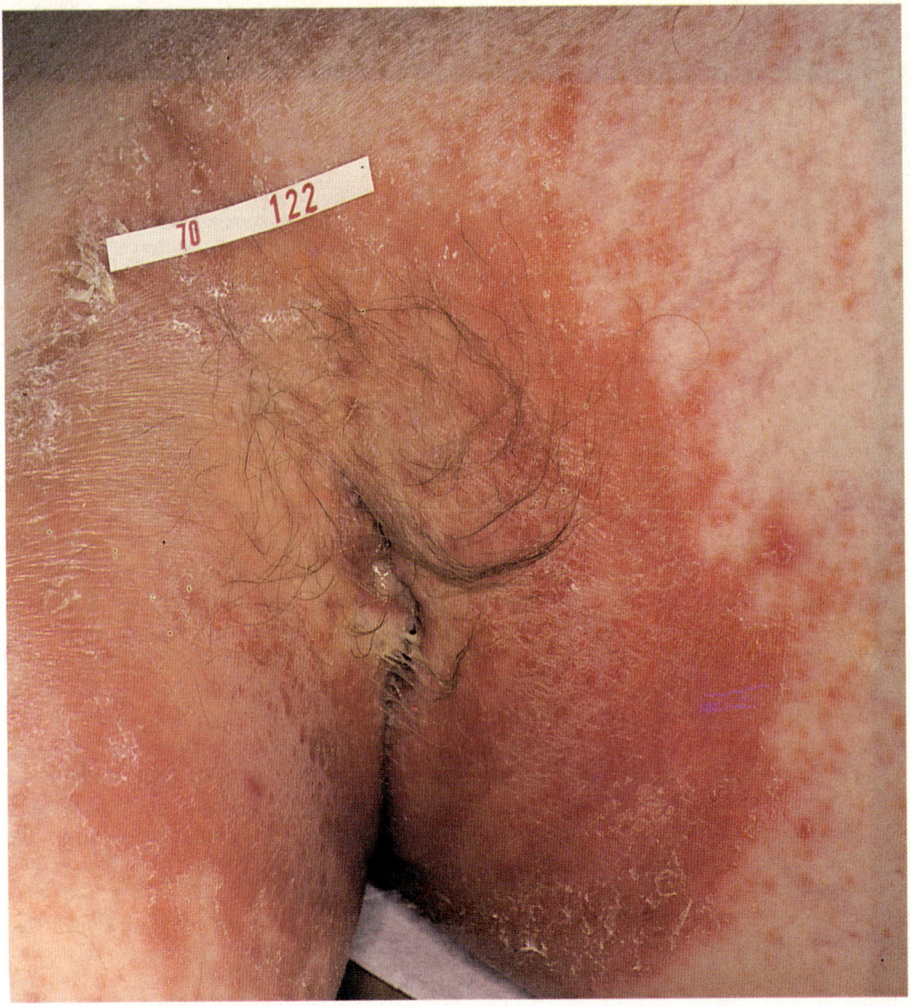

Abb. 372 Multifokale Langerhanszell-Histiozytose. In der Axilla besteht eine zentrale Ulzerationen, die umgeben ist von schuppenden, entzündlichen Läsionen, die auf eine Superinfektion mit Candida albicans zurückzuführen waren. Die Biopsie des Ulcus ergab eine Histiozytosis X; der Patient hatte auch eine Langerhanszell-Histiozytose im Bereich der Wirbelsäule.

LSS Am häufigsten in den ersten Lebensjahren; es gibt aber auch eine adulte Form.
Geschlecht Bevorzugung des männlichen Geschlechts.
Ätiologie Unbekannt.
Häufigkeit Selten.

ANAMNESE

Unifokale LZH Systemische Symptome sind ungewöhnlich. Schmerzen und/oder Schwellung über der zugrundeliegenden Knochenläsion. Verlust der Zähne bei Läsionen der Mandibula, Frakturen, Otitis media bei Befall des Mastoids; therapieresistentes Ulcus an der Mundschleimhaut oder im Genitalbereich. Oft sind die Läsionen asymptomatisch und werden als Zufallsbefunde auf Röntgenbildern diagnostiziert.
Multifokale LZH Die erosiven Läsionen sind exsudativ, jucken oder sind schmerzhaft und sprechen schlecht auf Lokaltherapie an. Feuchte Läsionen im Bereich des Capillitiums können übelriechend sein. Assoziiert sein können Otitis media durch Zerstörung des Os temporale und des Mastoids, Proptosis durch orbitale Tumormassen, Zahnausfall durch Infiltration der Maxilla oder Mandibula. Hypophysen-Dysfunktion bei Befall der Sella turcica (Diabetes insipidus) eventuell mit Wachstumsverzögerung. Diabetes insipidus tritt sekundär als Folge einer Beteiligung des Hypothalamus oder der Hypophyse auf. Die Trias von lytischen Schädelläsionen, Proptosis und Diabetes insipidus bezeichnet man als *M. Hand-Schüller-Christian*. Bei Lungenbefall findet man chronischen Husten und Pneumothorax.
LSS Das Kind ist systemisch krank, das Bild ähnelt einer systemischen Infektion oder einer malignen Erkrankung. Man findet Hepatomegalie, Petechien und Purpura und ein generalisiertes Exanthem.

KLINISCHE UNTERSUCHUNG

Hautbefunde

UNIFOKALE LZH *Typische Effloreszenzen*
1. Druckempfindliche Schwellung über Knochenläsionen in langen Röhrenknochen oder platten Knochen.
2. Kutaner/subkutaner, gelblicher Knoten, kann druckempfindlich sein und einschmelzen, Lokalisation an jeder beliebigen Körperstelle.
3. Scharf begrenztes Ulcus, meist in der Genital- und Perigenitalregion oder an der Mundschleimhaut (Gingiva, harter Gaumen) (Abb. 373). Das Ulcus ist exsudativ, druckschmerzhaft und hat einen nekrotischen Grund.
MULTIFOKALE LZH *Typische Effloreszenzen* Wie bei der unifokalen LZH; zusätzlich findet man regional lokalisierte (Kopf) oder generalisierte Eruptionen (Abb. 374). Die Läsionen sind papulo-squamös, ähnlich einer Dermatitis seborrhoica, einem Ekzem oder einer Dermatitis, manchmal vesikulös, können aber auch purpurisch und nekrotisch sein (Abb. 374). Die befallenen Areale können konfluieren und nach Zerfall der Epidermis massiv verkrusten. Intertriginöse Läsionen nässen, werden sekundärinfiziert und ulzerieren (Abb. 372). Osteolytische Läsionen in der Mandibula und Maxilla können zum Zahnausfall führen (Abb. 373). Ulzerationen der Vulva.
Palpation Die Haut über den Knochenläsionen kann druckempfindlich sein. Papulosquamöse Eruptionen sind durch Verkrustung meist rauh; nach Entfernung der Krusten bleiben Erosionen und ausgestanzte, flache Ulcera zurück.
Verteilung Tumoröse Schwellung: Calvaria, Os sphenoidale, Sella turcica, Mandibula, lange Röhrenknochen der oberen Extremitäten. Papulosquamöse Eruptionen treten am Capillitium, im Gesicht und am Stamm, besonders am Abdomen und den Gesäßbacken, auf (Abb. 374). Sie können spärlich und lokalisiert oder disseminiert und generalisiert sein. Ulcera: Vulva, Gingiva. Ekzem- und Dermatitis seborrhoica-ähnliche Veränderungen am Capillitium und in intertriginösen Bereichen; Erosionen findet man in der Leisten, den Axillen, retroaurikulär und am Hals.

Allgemeinbefunde

UNIFOKALE LZH Schmerzen und Schwellung über Knochenläsionen, schmerzhafte Ulcera.
MULTIFOKALE LZH Knochenläsionen treten in der Calvaria, im Os sphenoidale, der Sella turcia, der Mandibula, den langen

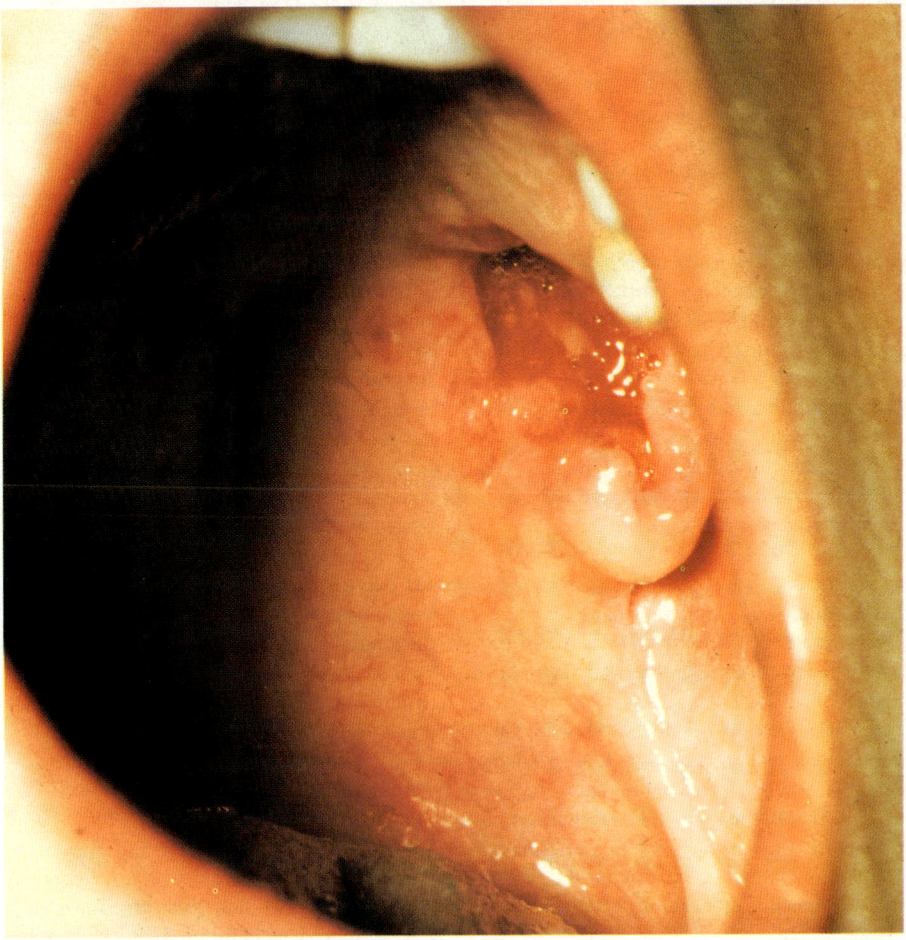

Abb. 373 Multifokale Langerhanszell-Histiozytose. Ein Befall der Maxilla hat zu Zahnverlust und Exulzeration geführt.

Röhrenknochen der oberen Extremitäten und den Wirbeln auf.

LSS Hepatosplenomegalie, generalisierte Lymphadenopathie, Befall von Lungen und anderen Organen, Knochenmark; Thrombozytopenie, Panzytopenie.

DIAGNOSE UND DIFFERENTIALDIAGNOSE

Diagnose Alle Formen der LZH müssen durch die Biopsie (Haut, Knochen oder bioptisch (aus Haut, Knochen, Weichteilen oder inneren Organen) verifiziert werden. Da die Haut nach den Knochen das am häufigsten betroffene Organ ist, sind Hautbiopsien von großer diagnostischer Bedeutung (siehe unten Histopathologie).

Differentialdiagnose

UNIFOKALE LZH Ausschluß anderer Ursachen von lytischen Knochenläsionen.

MULTIFOKALE LZH Infektiöse und neoplastische Zustandsbilder.

LSS Infektiöse und neoplastische Zustandsbilder.

LABOR- UND SPEZIALUNTERSUCHUNGEN

Röntgenbefunde

UNIFOKALE LZH Einzelne osteolytische Läsionen in einem langen Röhrenknochen oder platten Knochen (bei Kindern Calvaria, Femur; bei Erwachsenen Rippen).

MULTIFOKALE LZH Osteolytische Läsionen in der Calvaria, dem Os sphenoidale, Sella turcica, Mandibula, Wirbelknochen und/ oder langen Röhrenknochen der oberen Extremitäten. Thoraxröntgen: diffuse, mikronoduläre und interstitielle Infiltrate in den mittleren und basalen Lungenpartien, die den Zwerchfellwinkel aussparen; später bienenwabenartiges Aussehen, Pneumothorax. Das Ausmaß des Knochenbefalls kann durch einen Knochenscan bestimmt werden.

LSS Bei Scans läßt sich eine Organomegalie nachweisen.

Histopathologie Eine konstante histologische Besonderheit der LZH ist eine Proliferation der Langerhanszellen mit reichlich blaßeosinophilem Zytoplasma und undeutlichen Zellgrenzen, einem gefalteten, eingebuchteten, nierenförmigen Kern mit feinverteiltem Chromatin und kleinen, unauffälligen Nucleoli. Die Identifikation von Langerhanszellen bei der LZH zu diagnostischen Zwecken erfolgt morphologisch, ultrastrukturell (Langerhanszellgranula) und durch histochemische und immunhistochemische Marker (siehe Tabelle B).

PATHOPHYSIOLOGIE

Die proliferierende Langerhanszelle scheint primär für die klinischen Manifestationen verantwortlich zu sein. Der Stimulus für die Proliferation ist unbekannt.

VERLAUF UND PROGNOSE

Unifokale LZH Gutartiger Verlauf mit ausgezeichneter Prognose für Spontanremission.

Multifokale LZH Spontanremissionen sind möglich. Die Prognose ist schlechter bei besonders jungen und besonders alten Patienten und bei extrapulmonalem Befall.

LSS Häufig fulminant und tödlich. Spontanremissionen sind ungewöhnlich. Die derzeitige Stadieneinteilung nach einem Punktesystem zur Abschätzung der Prognose beruhen auf der Anzahl der befallenen Organe, dem Vorhandensein oder Fehlen von Organdysfunktionen und dem Alter. Am schlechtesten ist die Prognose bei sehr jungen Patienten mit multifokaler LZH und Organdysfunktion.

THERAPIE

Unifokale LZH Curettage mit oder ohne Implantation von Knochensplittern. Niedrig dosierte (300 bis 600 rad) Radiotherapie. Weichteilläsionen: chirurgische Exzision oder niedrig dosierte Radiotherapie.

Tabelle B Diagnose der LZH*

Vermutungsdiagnose	klinisch und histopathologisch
Diagnose (2 oder mehr Kriterien)	ATPase+ S-100-Protein+ Alpha-D-Mannosidase+ Erdnuß-Agglutinin+
gesicherte Diagnose	CD1a+ Langerhanszell-Granula

*Entsprechend den Richtlinien der Histiocyte Society

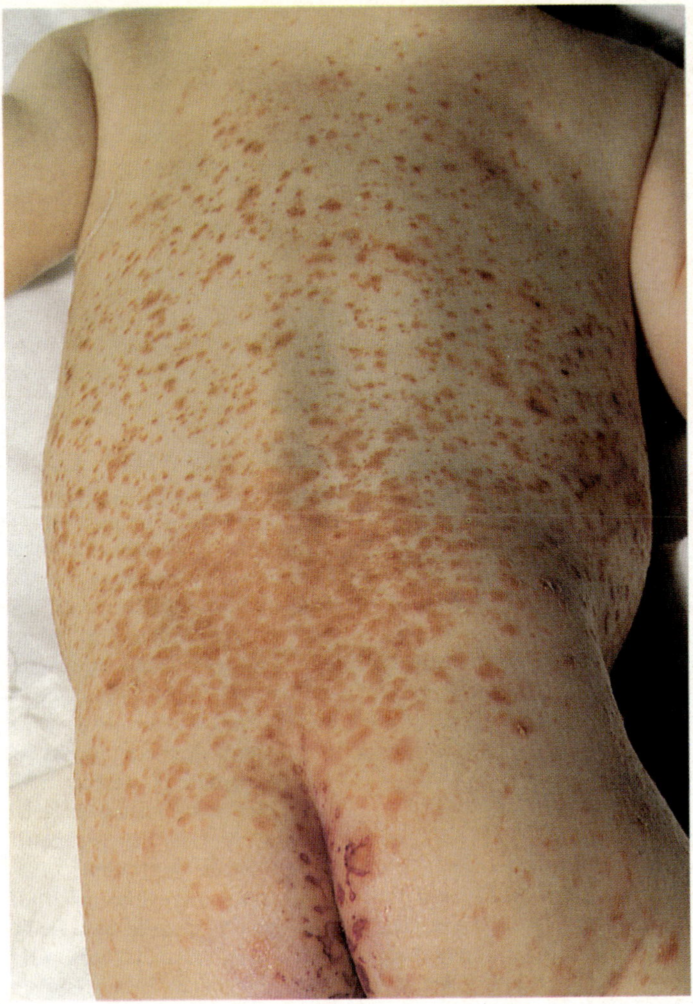

Abb. 374 Letterer-Siwe-Syndrom. Erythematöse Papeln und Knötchen am Stamm eines kleinen Kindes. Manche der Läsionen sind purpurisch, zum Teil sind sie konfluiert, verkrustet und exulzeriert.

Multifokale LZH Diabetes insipidus und Wachstumsverzögerung werden mit Vasopressin und menschlichem Wachstumshormon behandelt. Niedrig dosierte Radiotherapie auf Knochenläsionen. Systemische Behandlung mit Kortikosteroiden oder Vinblastin und Methotrexat sollen der Therapie aggressiver Fälle vorbehalten bleiben. Lokale Kortikosteroide für geringfügige Hautläsionen. Hautläsionen reagieren am besten auf PUVA oder auf lokales Stickstofflost.

LSS Es gibt nur wenige kontrollierte Studien über Chemotherapie. Die Verabreichung von Vinblastin führt zur vollständigen oder teilweisen Remission in 55 % der Fälle.

Mastozytosen

Die Mastozytosen beruhen auf einer abnormen Akkumulation von Mastzellen in der Haut und an anderen Körperstellen, die durch Freisetzung von pharmakologisch aktiven Substanzen kutane und systemische Symptome hervorrufen.

EPIDEMIOLOGIE UND ÄTIOLOGIE

Klassifikation
Generalisierte kutane Mastozytose
Urticaria pigmentosa (UP), Teleangiectasia macularis eruptiva perstans (TMEP), diffuse kutane Mastozytose (DKM).
Mastozytom (M) Oft solitär.
Systemische Mastozytose (SM)
Mastzell-»Leukämie« Maligne Mastozytose.

Alter M und UP: Beginn zwischen der Geburt und dem 2. Lebensjahr (55 % der Fälle); die adulte Form der UP kann mit einer SM assoziiert sein.

ANAMNESE

Vorgeschichte Bei Reiben der Läsionen tritt Juckreiz auf. Verschiedene Medikamente können zur Mastzell-Degranulation und Freisetzung pharmakologisch aktiver Substanzen führen, die die Symptome verstärken und zu Flushing führen können: Alkohol, Dextran, Polymyxin B, Morphin, Codein. Die Episoden des Flushing können begleitet sein von Kopfschmerzen, Dyspnoe/Stridor, Diarrhoe, Synkope.

Systembeteiligung Tachykardie, asthmoide Anfälle, Blutdruckabfall, Synkope, Kopfschmerzen, Nausea, Erbrechen, Diarrhoe (± Verschlechterung durch Alkohol); Malabsorption; portaler Hochdruck. Knochenschmerzen. Neuropsychiatrische Symptome (Krankheitsgefühl, Reizbarkeit). Verstärkte Nasensekretion mit Schleimhautschwellung. *Systemische Mastozytose: Bis zu 50 % der Patienten haben keine Hautsymptome;* Gewichtsverlust, Schwäche, Episoden von Flushing, Kopfschmerzen, Diarrhoen.

KLINISCHE UNTERSUCHUNG

Hautbefunde
TYPISCHE LÄSIONEN *M* Makulöse, papulöse oder noduläre Läsionen (Abb. 375), die hautfarben bis gelblich oder bräunlich-rosa sind und die, wenn man sie leicht reibt, erhaben und erythematös (urtikariell) werden: Dariersches Zeichen; bei manchen Patienten werden die Läsionen bullös. Oft sind sie solitär, können aber auch multipel sein.
UP Hautfarbene bis hellbraune Maculae oder leicht erhabene Papeln oder Knötchen (Abb. 376). Dariersches Zeichen positiv. Bei Kindern können urtikarielle Effloreszenzen bullös werden. Dermographismus. Hellrotes Flushing tritt spontan, nach Reiben der Haut oder nach Genuß von Alkohol oder mastzelldegranulierenden Substanzen auf.
TMEP Ephelidenartige Maculae mit feinen Teleangiektasien in alten Läsionen (Abb. 377); Quaddelbildung durch leichtes Reiben. Dermographismus.
DKM Gelblich verdickte, »teigige« Haut. Glatt mit verstreuten Erhebungen, die Leder ähnlich sehen, »pseudoxanthomatöse Mastozytose«. Die Hautfalten sind verstärkt, besonders in der Axilla und Leistenregion. Große Blasen können im Anschluß an Traumen oder spontan auftreten. Die DKM kann auch als Erythrodermie in Erscheinung treten.
FARBE Hautfarben bis hellbraun.
VERTEILUNG DER LÄSIONEN *UP* Weniger als 10 bis über 100, weitverbreitet in symmetrischer Verteilung.

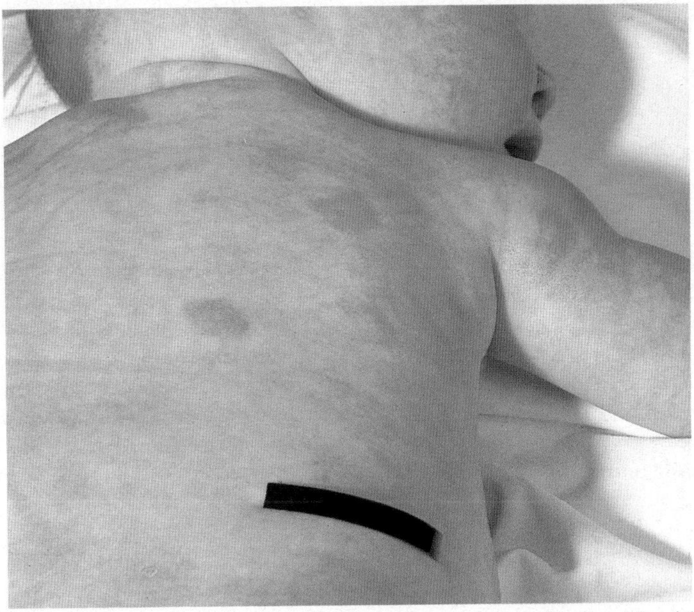

Abb. 375 **Mastozytom.** Multiple, einzelstehende Mastozytome bei einem Säugling. Man sieht zwei Arten von Läsionen: eine etwas indurierte Plaque am Rücken und erythematöse, urtikarielle Läsionen, die sich aus diesen braunen Plaques nach kräftigem Reiben entwickelt haben (Dariersches Zeichen).

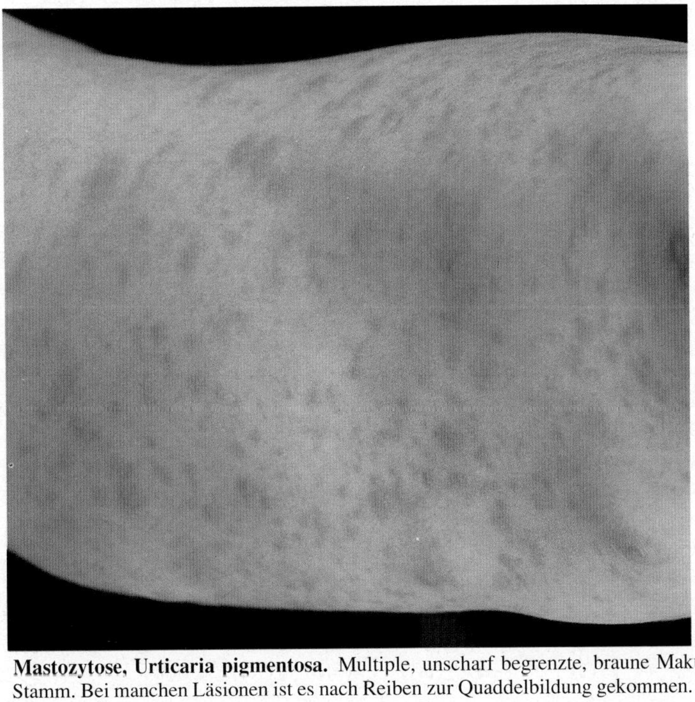

Abb. 376 **Mastozytose, Urticaria pigmentosa.** Multiple, unscharf begrenzte, braune Makulopapeln am Stamm. Bei manchen Läsionen ist es nach Reiben zur Quaddelbildung gekommen.

TMEP Hunderte von Läsionen in zentripetaler Anordnung (Abb. 377), der Stamm ist stärker befallen als die Extremitäten; die Läsionen können konfluieren.

Allgemeinuntersuchung
DKM, SM ± Hepatosplenomegalie.

DIAGNOSE UND DIFFERENTIALDIAGNOSE

Diagnose Klinische Verdachtsdiagnose, positives Dariersches Zeichen, Verifizierung durch Hautbiopsie.

Differentialdiagnose *M:* juveniles Xanthogranulom, Spitz-Naevus. *Flushing:* Karzinoidsyndrom. *UP, DKM, TMEP:* Histiozytosis X, Lues II, Sarkoidose, generalisiertes eruptives Histiozytom, non-X-Histiozytose des Kindesalters.

LABOR- UND SPEZIALUNTERSUCHUNGEN

Differentialblutbild Bei systemischer Mastozytose: Anämie, Leukozytose, Eosinophilie.

Harn Patienten mit ausgedehntem Hautbefall können eine gesteigerte Histaminausscheidung im 24-Stunden-Harn haben, die zwei- bis dreimal so hoch wie der Normalwert sein kann (36 ± 15 µg).

Knochenscan und Röntgenuntersuchung Zum Nachweis von Knochen- und Dünndarmbefall.

Dermatopathologie Die Epidermis ist normal. Akkumulation von normal aussehenden Mastzellen in der Dermis. Die Mastzellinfiltrate können schütter sein (spindelförmige Mastzellen) oder dicht aggregiert (kuboidale Zellen) und sind perivaskulär oder in Knötchen angeordnet. Mastzellen enthalten metachromatische (Giemsa oder Toluidinblau) Granula, entweder intrazytoplasmatisch oder extrazellulär. Die Pigmentierung der Hautläsionen beruht auf einem erhöhten Melaningehalt im Stratum basale.

PATHOPHYSIOLOGIE

Mastzellen enthalten mehrere pharmakologisch aktive Substanzen, die in direktem Zusammenhang mit den klinischen Befunden bei der Mastozytose stehen: Histamin (Urticaria, Gastrointestinaltrakt), Prostaglandin D_2 (Flush, Herz-Kreislauf und gastrointestinale Symptome), Heparin (Blutung an der Biopsiestelle), neutrale Protease/saure Hydrolasen (herdförmige Leberfibrose, Knochenläsionen).

VERLAUF UND PROGNOSE

Die meisten Fälle von solitärem M und generalisierter UP bei Kindern bilden sich spontan zurück. Bei Auftreten von UP oder TMEP mit ausgedehnter Hautbeteiligung bei Erwachsenen ist das Risiko der Entwicklung einer systemischen Mastozytose größer als bei Kindern, bei denen die SM selten ist. Bei kleinen Kindern kann eine akute und massive Degranulation lebensgefährlich sein (Schock).

THERAPIE

Vermeidung von chemischen Substanzen, die zur Mastzelldegranulation und Histaminfreisetzung führen können: Alkohol, Dextran, Polymyxin B, Morphin, Codein, Scopolamin, *d*-Tubocurarin. H_1- und H_2-Antihistaminika. Di-Natrium-Cromoglykat 200 mg 4x täglich kann zu einer Besserung von Pruritus, Quaddelbildung, Flushing, Diarrhoen, Bauchschmerzen und Störungen der kognitiven Funktion, nicht aber der Hautinfiltrate führen. H_1- und H_2-Antihistaminika sowie Ketodifen symptomatisch. Die UP bessert sich nach PUVA-Behandlung, neigt aber zu Rezidiven. Dasselbe gilt für lokale Kortikosteroide unter Okklusion.

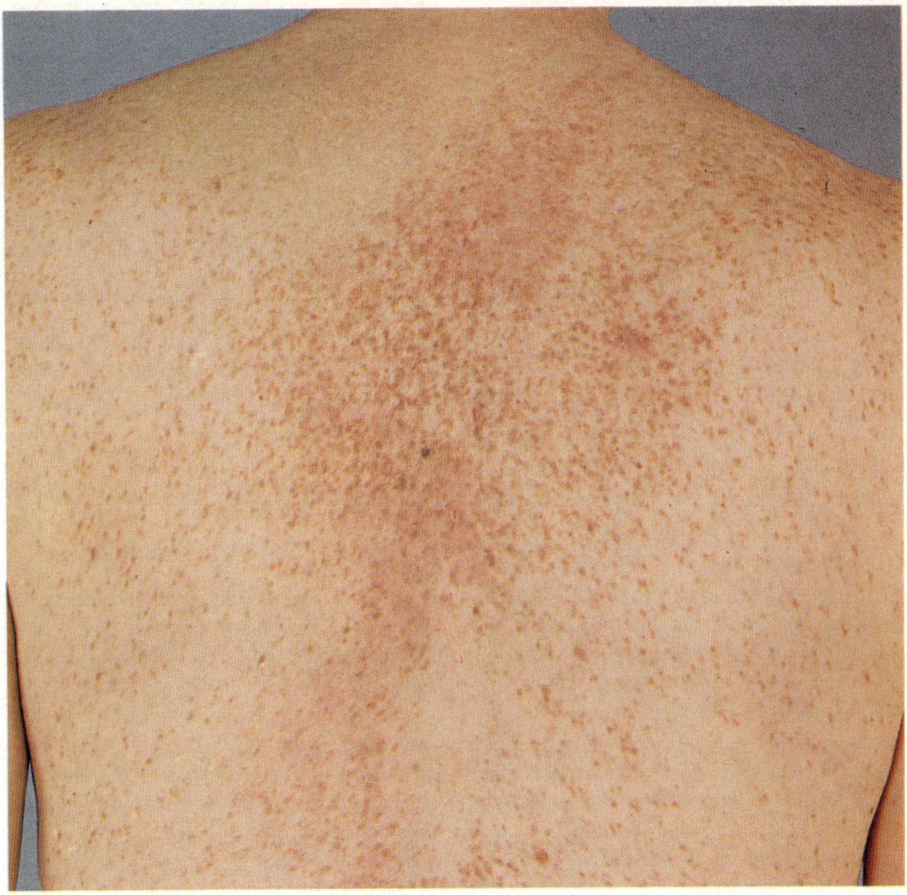

Abb. 377 **Mastozytose, Teleangiectasia macularis eruptiva perstans.** Hunderte, Lentigo-ähnliche Maculae am Rücken einer Erwachsenen. Wenn man sie kräftig reibt, kommt es zur Quaddelbildung, und die Läsionen werden erythematös, erhaben und jucken.

Sektion 27

Hautsymptome interner Karzinome

Akanthosis nigricans

Die Akanthosis nigricans (AN) ist eine diffuse, samtige Verdickung und Hyperpigmentation der Haut, besonders in den Axillen und anderen Körperfalten. Ursächliche Faktoren sind Erblichkeit, endokrine Störungen, Fettsucht, gewisse Medikamente und schließlich maligne Erkrankungen.

EPIDEMIOLOGIE UND ÄTIOLOGIE

Klassifikation

Typ 1 – Hereditäre benigne AN Kein Zusammenhang mit endokrinen Störungen.

Typ 2 – Benigne AN Verschiedene endokrine Störungen, die mit Insulinresistenz einhergehen: Insulinresistenter Diabetes mellitus, Hyperandrogenismus, Akromegalie/Gigantismus, M. Cushing, Glukokortikoidbehandlung, Diäthylstilbestrol/orale Kontrazeptiva, Behandlung mit Wachstumshormon, hypogonadale Syndrome mit Insulinresistenz, M. Addison, Hypothyreoidismus.

Typ 3 – Pseudo-AN Bei Fettleibigkeit; häufiger bei Patienten mit dunkler Pigmentierung. Durch die Fettsucht kommt es zur Insulinresistenz.

Typ 4 – Medikamentös induzierte AN Nikotinsäure in hoher Dosierung, Stilbestrol bei jungen Männern, orale Kontrazeptiva.

Typ 5 – Maligne AN Paraneoplastisch, meist bei Adenokarzinomen; seltener bei Lymphomen.

Alter Typ 1: Beginn in der Kindheit oder Pubertät.

Ätiologie Abhängig von assoziierten Krankheitsbildern.

ANAMNESE

Meist allmählicher Beginn, die erste sichtbare Veränderung ist eine dunklere Pigmentierung.

KLINISCHE UNTERSUCHUNG

Hautbefunde

TYPISCHE LÄSIONEN Dunklerwerden der Haut, die schmutzig erscheint. Mit Verdickung nimmt sie ein samtartiges Aussehen an. Die Hautlinien werden verstärkt, die Hautoberfläche wird runzlig, warzig, hyperkeratotisch. *Typ 3:* Samtige Veränderung an der Innenseite der Oberschenkel, wo die Haut gegeneinander reibt, am Nacken und Hals, oft findet man multiple Fibromata mollia in Körperfalten, besonders den Axillen und den Leisten. *Typ 5:* Deutliche Hyperkeratose und Hyperpigmentation. Hyperkeratose der Handflächen/Fußsohlen, Beteiligung der Mundschleimhaut und der Haut-Schleimhaut-Grenze an den Lippen.

FARBE Verstärkung der normalen Pigmentation.

PALPATION Samtige Oberfläche.

VERTEILUNG DER LÄSIONEN Am häufigsten in den Axillen, am Hals (Nacken, Seiten); auch in den Leisten, im Anogenitalbereich, in der Ellenbeuge, über den Fingerknöcheln, submammär und im Bereich des Nabels.

SCHLEIMHÄUTE Samtige Oberfläche an der Mundschleimhaut mit zarten Furchen. *Typ 5:* Die Schleimhäute und Haut-Schleimhaut-Grenzen sind meist befallen, warzige, papillomatöse Verdickungen periorbital und perioral.

Allgemeinuntersuchung Abklärung zugrundeliegender endokriner Störungen bei der

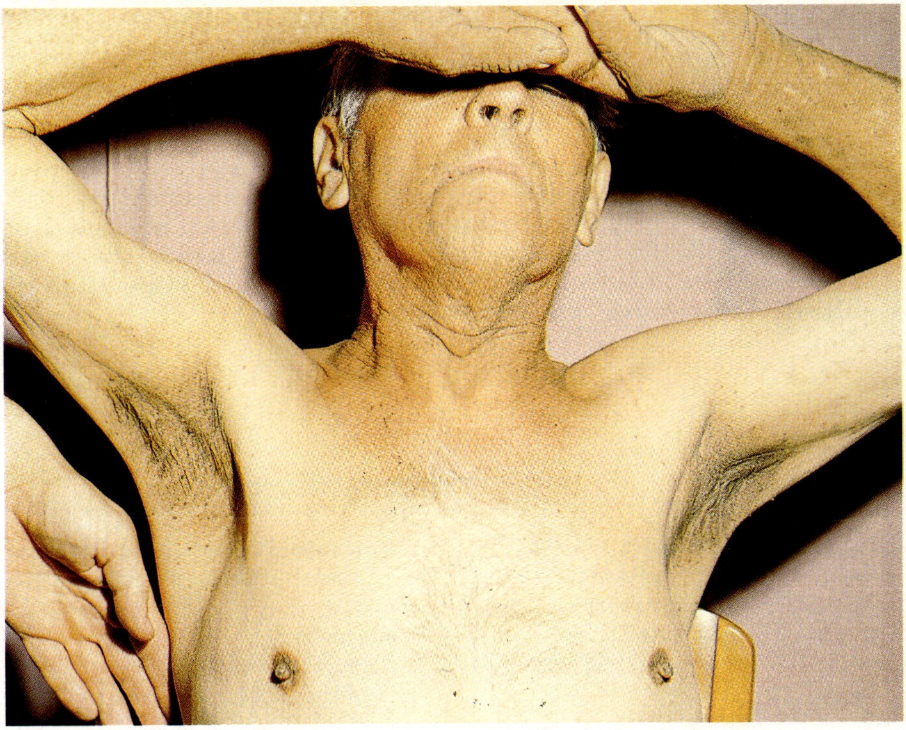

Abb. 378 Akanthosis nigricans. Die Haut des Halses und der Axillen zeigt die typischen samtartigen, braunen Veränderungen, ebenso die Dorsalseiten der Daumen. Fibromata mollia in den Axillen.

benignen AN und Suche nach einem malignen Tumor bei der malignen AN.

DIAGNOSE UND DIFFERENTIALDIAGNOSE

Diagnose Klinisch.
Differentialdiagnose Konfluierende und retikuläre Papillomatose (Gougerot-Carteaud-Syndrom) (der Nachweis von massenhaft *Pityrosporum orbiculare* unterstützt diese Diagnose).

LABOR- UND SPEZIALUNTERSUCHUNGEN

Dermatopathologie Papillomatose, Hyperkeratose. Die Epidermis ist unregelmäßig papillomatös (ähnlich einer Bergkette) und zeigt unterschiedliche Grade von Akanthose.

PATHOPHYSIOLOGIE

Die epidermalen Veränderungen können durch die Hypersekretion eines hypophysären Peptids oder durch einen unspezifischen wachstumsfördernden Effekt der Hyperinsulinämie bedingt sein.

VERLAUF UND PROGNOSE

Typ 1: Zunahme in der Pubertät und manchmal Rückbildung mit zunehmendem Alter. *Typ 2, 3:* Kann sich nach deutlicher Gewichtsabnahme zurückbilden. *Typ 4:* Verschwindet nach Absetzen des auslösenden Medikaments. *Typ 5:* Die AN kann anderen Symptomen eines Malignoms bis zu 5 Jahre vorausgehen; nach Entfernung des malignen Tumors kann es zur Rückbildung der AN kommen.

Cowden-Syndrom

Der M. Cowden (benannt nach dem ersten Patienten) ist ein erbliches Neoplasie-Syndrom mit unterschiedlicher Expressivität in verschiedenen Organsystemen in Form multipler Neoplasmen, die aus Hamartomen hervorgehen und ektodermalen, mesodermalen und entodermalen Ursprungs sind. Es besteht eine besondere Anfälligkeit für Mamma- und Schilddrüsenkarzinome. Die Hautveränderungen, bei denen es sich um Adnextumoren handelt, sind wichtige Marker, die den Mamma- und Schilddrüsenkarzinomen vorausgehen.

EPIDEMIOLOGIE

Häufigkeit Bisher sind weniger als 100 Fälle beschrieben, das Krankheitsbild ist aber wahrscheinlich häufiger, als aufgrund der publizierten Fälle zu vermuten ist.
Alter 4 bis 75 Jahre (im Durchschnitt 40 Jahre).
Rasse Hauptsächlich Weiße, es gibt aber auch Berichte über Japaner und Schwarze.
Geschlecht Häufiger bei Männern als bei Frauen.

ANAMNESE

Vorgeschichte Die Hautveränderungen, die schon in der Kindheit auftreten können, im Lauf der Zeit aber zunehmen, sind Tricholemmome.
Systemische Beteiligung Zusätzlich zu Mammakarzinomen (20 %), die oft bilateral auftreten, und Schilddrüsenkarzinomen (8 %) gibt es eine Reihe interner Hamartome: Schilddrüsenadenome, fibrozystische Veränderungen der Mamma, gastrointestinale Polypose und selten Karzinome des Colon, der Prostata und des Uterus. Das Zentralnervensystem kann mit geistiger Retardation, epileptischen Anfällen, Neuromen, Ganglioneuromen und Meningeomen des Gehörgangs involviert sein.
Familienanamnese Autosomal dominant erblich.

KLINISCHE UNTERSUCHUNG

Aussehen des Patienten Die Tricholemmome können sehr zahlreich und entstellend sein.
Hautbefunde
TYPISCHE LÄSIONEN
Tricholemmome, hautfarbene, rosa (Abb. 379) oder braune Papeln, glatt, halbkugelig oder wie Warzen oder benigne Adnextumoren aussehend. Sie treten zentrofazial in der Perioralregion, an den Lippen nahe den Mundwinkeln und an den Ohren auf. Durchscheinende, punktförmige *Keratosen* an Handflächen und Fußsohlen. Hyperkeratotische, flache *Papeln* an den Streckseiten der Hände und Unterarme. *Lipome* und *Angiome* (selten).
Schleimhäute Die folgenden Läsionen sind wichtig und ziemlich charakteristisch: *Papeln an der Gingiva, der Lippenschleimhaut und am Gaumen*; sie sind weißer als die umgebende Mucosa und konfluieren oft zu pflastersteinartigen Läsionen (Abb. 379). *Papillome der Wangenschleimhaut* und der Zunge. Plattenepithelkarzinome der Zunge und Basaliome der Analregion kommen vor.

LABOR- UND SPEZIALUNTERSUCHUNGEN

Dermatopathologie
LICHTMIKROSKOPIE Die Tricholemmome zeigen eine Tendenz zur Differenzierung in

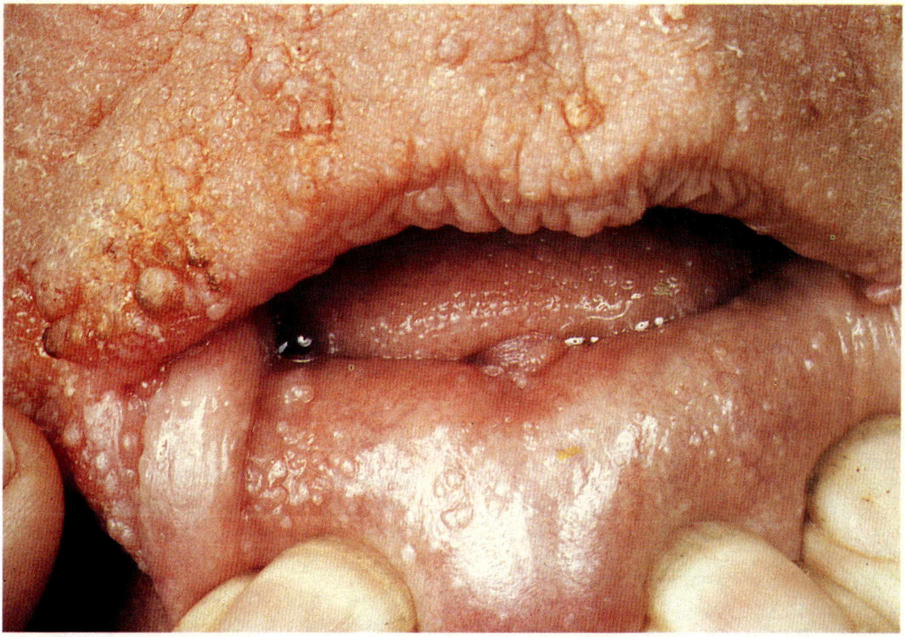

Abb. 379 **Cowden-Syndrom.** An der Oberlippe sieht man multiple hautfarbene Papeln, halbkugelig-glatt oder wie Warzen aussehend. Es handelt sich um Tricholemmome. An der Schleimhaut der Unterlippe sieht man Gruppen von flachen Papeln, die etwas heller sind als die umgebende Mucosa und zum Teil pflastersteinartig angeordnet sind.

Richtung der äußeren Wurzelscheide der Haarfollikel. Die charakteristische Histologie kann oft erst nach multiplen Biopsien nachgewiesen werden. In einer Serie waren nur 29 von 53 (54 %) der Gesichtsläsionen diagnostisch für Tricholemmom. Die oralen Läsionen sind relativ zellarme Fibrome.

BILDGEBENDE VERFAHREN

Röntgenuntersuchungen (Gastrointestinaltrakt, Mammographie), Schilddrüsenscan, CT-Scan.

DIAGNOSE

Die Tricholemmome können für gutartige Papeln oder Warzen im Gesicht gehalten werden, die auffallenden Mundschleimhautläsionen können ein Hinweis darauf sein, daß eine Biopsie von den Gesichtsveränderungen gemacht werden muß, um die Diagnose Tricholemmom zu verifizieren.

BEDEUTUNG

Es ist wichtig, daß die Diagnose des Cowden-Syndroms gestellt wird, damit diese Patienten mit Hinblick auf die Entwicklung von Brust- und Schilddrüsenkarzinomen sorgfältig kontrolliert werden können. Eine Prognose ist mit Vorsicht zu stellen.

VERLAUF

Tumoren können im Lauf des gesamten Lebens auftreten, auch bei jungen Menschen.

THERAPIE

Bei Frauen wurde die bilaterale prophylaktische Mastektomie empfohlen.

Glukagonom-Syndrom

Das Glukagonom-Syndrom ist eine seltene, aber distinkte klinische Entität, die durch die übermäßige Produktion von Glukagon in einem alpha-Zell-Tumor des Pankreas verursacht ist und charakterisiert ist durch ein oberflächliches migratorisches nekrolytisches Erythem mit zentralen Blasen oder Erosionen, die verkrusten und mit Hyperpigmentation abheilen, ferner durch eine fleischrote Zunge und Cheilitis angularis.

EPIDEMIOLOGIE UND ÄTIOLOGIE

Alter Mittleres bis höheres Lebensalter.

Ätiologie Die meisten Fälle gehen mit einer Hyperglukagonämie einher; die Pathogenese des migratorischen, nekrolytischen Erythems ist aber unbekannt.

ANAMNESE

Die Hautveränderungen sprechen auf normale konventionelle Therapie nicht an. Gewichtsverlust, Bauchschmerzen, intermittierende Diarrhoen.

KLINISCHE UNTERSUCHUNG

Hautbefunde

TYPISCHE LÄSIONEN Entzündliche Plaques, die sich zentrifugal vergrößern, zentral abheilen und durch Konfluenz landkartenlandartige Konfiguration annehmen. Am Rand findet man Bläschen oder Blasen, Verkrustung und Schuppung.

ANORDNUNG Gyriert, circinär, bogig, anulär.

VERTEILUNG DER LÄSIONEN Flexuren, intertriginöse Areale perioral (Abb. 381), perigenital und perianal (Abb. 380). Die Fingerspitzen sind rot, glänzend mit Fissuren und Erosionen.

SCHLEIMHÄUTE Glossitis, Cheilitis angularis, Blepharitis.

Allgemeinuntersuchung Abmagerung, schlechter Ernährungszustand.

DIAGNOSE UND DIFFERENTIALDIAGNOSE

Diagnose Die klinischen Befunde werden verifiziert durch Hautbiopsie und Bestimmung der Serum-Glukagonspiegel.

Differentialdiagnose Pustulöse Psoriasis, mukokutane Candidiasis, Acrodermatitis enteropathica, Zinkmangel-Syndrom, M. Hailey-Hailey (Pemphigus familiaris).

LABOR- UND SPEZIALUNTERSUCHUNGEN

BSG Mehr oder weniger erhöht .

Chemische Befunde Erhöhte Serum-Glukagonspiegel (normal 50 bis 250 ng/l), Hyperglykämie mit reduzierter Glukosetoleranz. Malabsorptionssymptome, Aminosäuren und Zink im Serum vermindert.

Dermatopathologie In frühen Hautläsionen findet man eine bandförmige Nekrose der oberen Epidermis mit Retention von pyknotischen Kernen und blassem Zytoplasma der Keratinozyten (elektronenmikroskopisch vakuoläre Degeneration und Lyse von Organellen).

CT-Scan, Angiographie Erlaubt die Lokalisation des Tumors im Pankreas.

PATHOGENESE

In den meisten Fällen besteht ein Glukagonom des Pankreas mit gesteigerter Glukagonproduktion. Einzelne Fälle sind auch bei fortgeschrittener Leberzirrhose oder Bronchuskarzinom beschrieben.

VERLAUF UND PROGNOSE

Abhängig von der Aggressivität des Glukagonoms. Zum Zeitpunkt der Diagnose sind oft bereits Lebermetastasen vorhanden.

THERAPIE

Chirurgische Exzision des Glukagonoms. In manchen Fällen kommt es zu einer vorübergehenden Besserung durch Zinkzufuhr. Der alpha-Zell-Inhibitor Streptozotocin wird erfolgreich bei inoperablen und metastasierenden Tumoren angewendet.

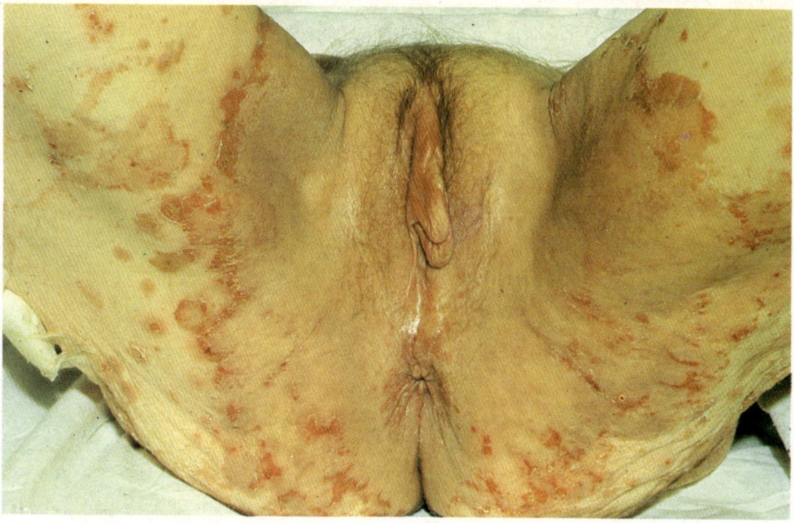

Abb. 380 Glukagonom-Syndrom. Polyzyklische, circinäre, arciforme, verkrustete Läsionen im Anogenitalbereich, an den Oberschenkeln und am Gesäß. Dieses klinische Bild kann verwechselt werden mit Psoriasis, Dermatitis seborrhoica, Impetigo, Candidiasis und Zinkmangel.

Abb. 381 Glukagonom-Syndrom. Bei dieser Patientin sieht man die Cheilitis angularis und die entzündlichen Plaques an der Wange und in der Umgebung der Nase.

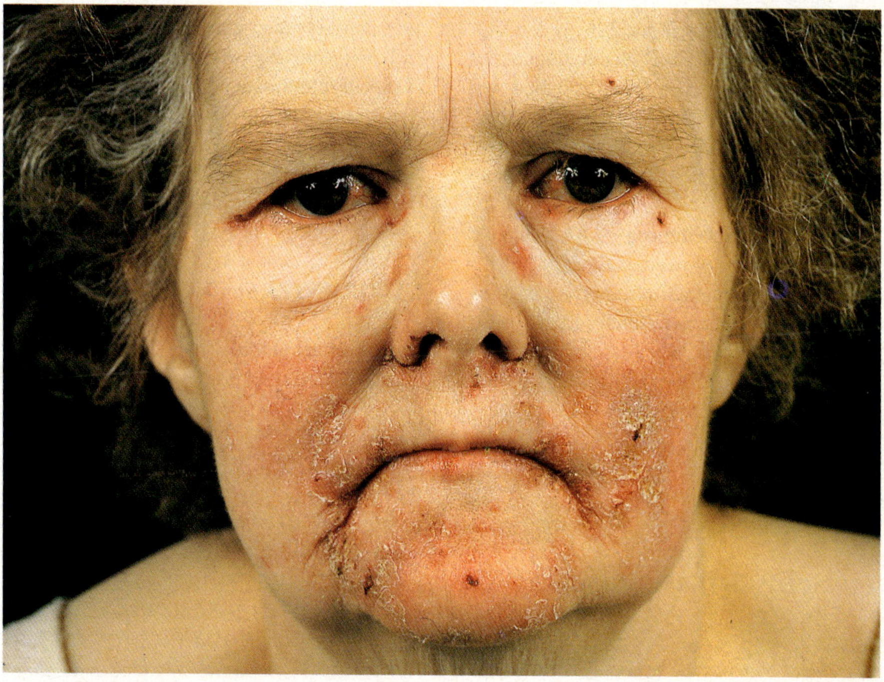

Peutz-Jeghers-Syndrom

Es handelt sich um eine familiäre Polypose, assoziiert mit zahlreichen angeborenen kleinen Pigmentflecken (Lentigines) an den Lippen, der Mundschleimhaut und Perioralregion (periorifizielle Lentiginose). Gleichzeitig findet man meist, aber nicht immer, multiple polypöse Hamartome im Dünndarm, aber auch im Dickdarm und Magen, die abdominelle Symptome verursachen (Bauchschmerzen), meist in der Kindheit oder im jungen Erwachsenenalter.

EPIDEMIOLOGIE

Alter Lentigines: Säuglings- und frühes Kindesalter, abdominelle Symptome: spätes Kindesalter oder vor dem 30. Lebensjahr.

Geschlecht Keine Geschlechtspräferenz.

ANAMNESE

Dauer der Läsionen Die Pigmentflecken sind angeboren oder treten während des Säuglings- oder frühen Kindesalters auf. Die Flecken können im Lauf der Zeit an den Lippen verschwinden, die Pigmentationen der Mundschleimhaut bleiben aber bestehen und sind das *sine qua non* für die Diagnose. *Lentigines findet man auch bei manchen Patienten, die nie abdominelle Symptome gehabt haben.*

Systemische Beteiligung Abdominelle Symptome (rezidivierende Bauchschmerzattacken) treten erstmals um das 10. und bis zum 30. Lebensjahr auf, selten erstmals bei älteren Erwachsenen. Bei Magen- und Duodenalpolypen kann Haematemesis und Melaena auftreten.

Familienanamnese Autosomal dominant erblich.

KLINISCHE UNTERSUCHUNG

Haut

TYPISCHE LÄSIONEN Maculae.
Farbe Dunkelbraun oder Schwarz.
Größe 2 bis 5 mm, die Lentigines im Gesicht (Abb. 382) sind kleiner als die an den Handflächen und Fußsohlen und im Mund.
FORM DER EINZELLÄSION Rund oder oval.
ANORDNUNG MULTIPLER LÄSIONEN Die Läsionen treten an den Lippen (besonders an der Unterlippe) in dichten Gruppen, rund um den Mund und am Nasenrücken auf.
VERTEILUNG DER LÄSIONEN Lippen, Nase, Kinn, Handflächen, Fußsohlen, Handrücken.

Schleimhäute Die Schleimhäute sind ein *sine qua non* für die Diagnose; die Läsionen sind dunkelbraun, schwarz oder blauschwarz und unregelmäßig verteilt an der Gingiva, der Wangenschleimhaut (Abb. 383) und am harten Gaumen lokalisiert.

Nägel Pigmentierte Streifen oder diffuser Befall des Nagelbetts (selten).

LABORUNTERSUCHUNGEN

Dermatopathologie

LICHTMIKROSKOPIE *Lokalisation* Epidermis.
Pathologischer Prozeß Gesteigerte Melaninsynthese; in den Lentigines an den Handflächen wurde von manchen Autoren eine Blockierung des Melintransfers in Keratinozyten beobachtet.
Zelltypen Erhöhter Melaningehalt in den Melanozyten und in den Basalzellen.
PATHOLOGIE DER GASTROINTESTINALEN POLYPEN Hamartome mit einer Mischung aus Drüsen und glatter Muskulatur.

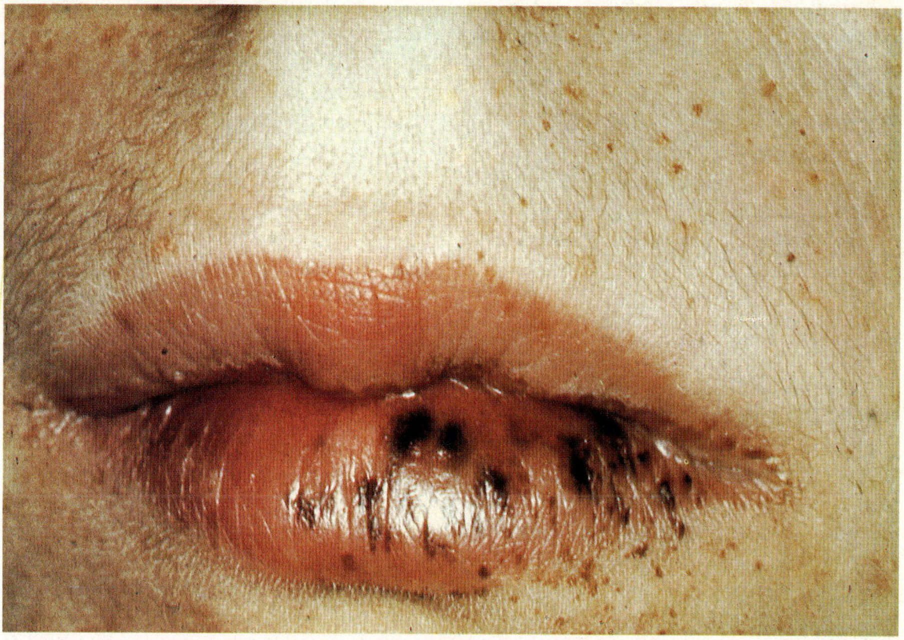

Abb. 382 Peutz-Jeghers-Syndrom. Multiple, gruppierte, dunkelbraune bis schwarze Lentigines an der Haut-Schleimhaut-Grenze der Lippe und der angrenzenden Haut.

Laboruntersuchungen des Blutes Hämatologie: Anämie durch Blutverlust ist möglich.

RÖNTGEN

Die Röntgenuntersuchung des Gastrointestinaltrakts ist wichtig bei Patienten, die klinisch die oben beschriebenen multiplen Lentigines präsentieren.

DIAGNOSE UND DIFFERENTIALDIAGNOSE

Beim Peutz-Jeghers-Syndrom ist die Schleimhautpigmentierung ein konstantes Symptom, das während des gesamten Lebens bestehenbleibt. Die Lentigines sind viel dunkler als Epheliden und treten an nicht exponierten Körperstellen auf (Handflächen). Die Lentigines sind auch nicht so weit verbreitet wie beim LEOPARD-Syndrom (siehe Seite 644); sie treten nicht am Stamm oder den Extremitäten auf, sondern sind in der Gesichtsmitte, an den Handflächen, Fußsohlen und den Handrücken lokalisiert.

BEDEUTUNG

Die Diagnose Peutz-Jeghers-Syndrom ist wegen der Behandlung der gastrointestinalen Polypen wichtig.

VERLAUF UND PROGNOSE

Die Lebenserwartung ist nicht eingeschränkt, außer wenn ein gastrointestinales Karzinom auftritt, das nicht rechtzeitig diagnostiziert wird. Maligne Neoplasmen sollen bei Japanern mit diesem Syndrom häufiger sein, für diese Patienten wurde eine prophylaktische Kolektomie empfohlen.

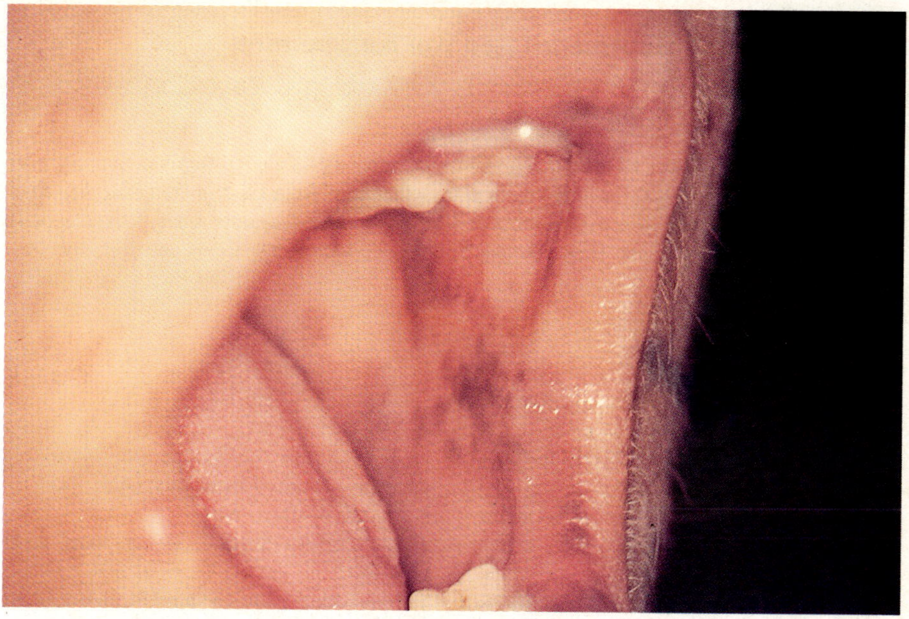

Abb. 383 Peutz-Jeghers-Syndrom. An der Wangenschleimhaut sieht man Gruppen von dunkelbraunen Maculae, die größer sind als die Pigmentflecken an den Lippen oder Händen.

Hautmetastasen von Karzinomen

Karzinommetastasen in der Haut sind charakterisiert durch solitäre oder multiple, dermale oder subkutane Knoten, die aus Zellen eines nicht unmittelbar angrenzenden primären malignen Neoplasma entstehen, die durch hämatogene oder lymphogene Aussaat oder durch Verschleppung über die Peritonealhöhle in die Haut oder das Subkutangewebe transportiert und dort inokuliert werden.

EPIDEMIOLOGIE UND ÄTIOLOGIE

Alter Jedes Lebensalter, meist aber ältere Menschen.

Häufigkeit 3 bis 4 % der malignen Tumoren metastasieren in die Haut.

Ätiologie Die meisten malignen Tumoren können in die Haut metastasieren. Die häufigsten Primärtumoren sind Karzinome der Mamma, des Magens, der Lunge, des Uterus, des Colons, der Niere, der Prostata, des Ovars und der Leber.

ANAMNESE

Anamnestisch primäres internes Karzinom oder spezifische Therapie wegen eines Karzinoms.

KLINISCHE UNTERSUCHUNG

Hautbefunde

TYPISCHE LÄSIONEN Knoten; erhabene Plaque; verdicktes fibrotisches Areal. Wird meist bei einer Größe über 5 mm entdeckt. Fibrotische Areale können der Morphaea ähneln. Metastasen am Capillitium können zu Alopezie führen.

FARBE Kann entzündlich aussehen, also rosa bis rot (Abb. 384). Melanommetastasen in der Dermis erscheinen als blaue bis grauschwarze dermale Knoten (Abb. 385).

PALPATION Derb, hart.

ANORNDUNG Solitäre, wenige oder viele Knoten.

VERTEILUNG DER LÄSIONEN Metastasen von Bronchuskarzinomen am Stamm und Capillitium, von Hypernephromen am Capillitium, in der Operationsnarbe.

Klinische Sonderformen

Mammakarzinome Können sich über die Lymphgefäße der Haut der betroffenen Brust ausbreiten, wodurch entzündliche Plaques entstehen, die dem Erysipel ähnlich sehen (Erysipelas carcinomatosum, Abb. 384) oder derbe, flache, teleangiektatische Plaques oder Papeln, Knötchen und Knoten bilden (Abb. 386). Durch Erweiterung der Lymphgefäße und oberflächliche Blutungen können die Metastasen einem Lymphangiom ähnlich sehen. Durch Lymphstase und dermales Ödem kommt es zur Peau d'orange. Kann hämatogen in die Kopfhaut metastasieren mit Ausbildung multipler Knoten, wodurch sich der Kopf wie ein Sack Murmeln anfühlt.

Bronchuskarzinome Können innerhalb kurzer Zeit zur Ausbildung einer großen Zahl metastatischer Knoten führen. Meist handelt es sich um rötliche Knoten am Stamm oder am Capillitium (Abb. 387), die symmetrisch entlang der Interkostalgefäße angeordnet sind.

Das *Hypernephrom* kann einzelne Metastasen verursachen. Meist sind diese gefäßreich,

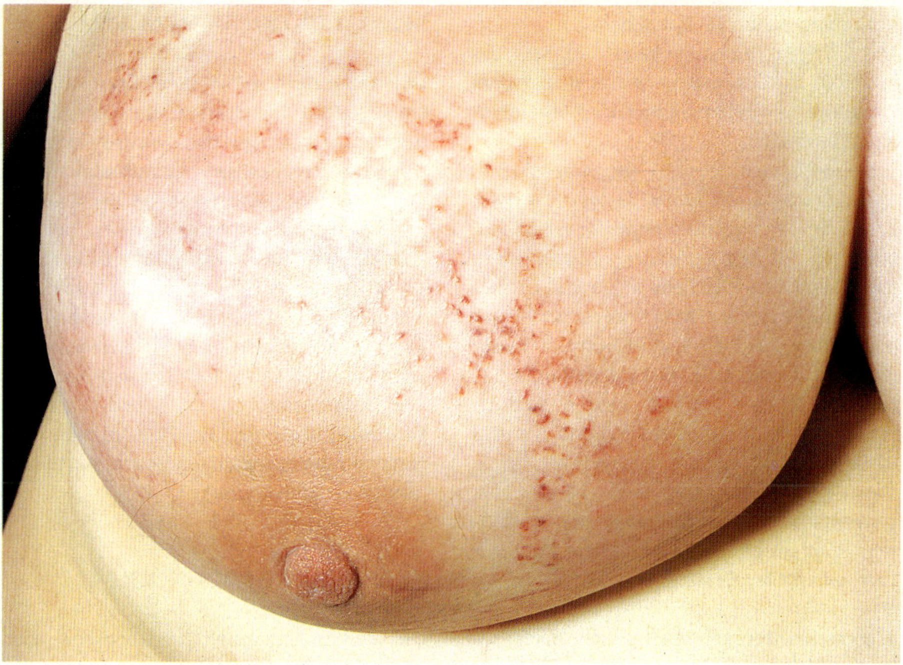

Abb. 384 Karzinommetastasen in der Haut. Dieser entzündlich aussehende Prozeß entspricht der lymphogenen Ausbreitung von Karzinomzellen, die zu einer Okklusion der Lymphgefäße führt (karzinomatöser Lymphbahninfarkt). Wegen des Erysipel-ähnlichen Aussehens die Bezeichnung Erysipelas carcinomatosum.

Abb. 385 Metastasierendes Melanom. Hautmetastasen im Transplantat nach Exzision des Primärtumors.

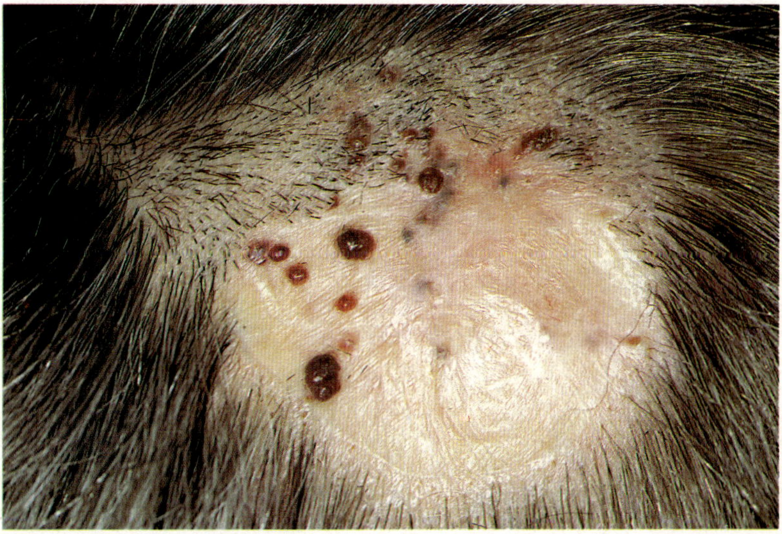

± pulsierend, ± gestielt; können einem Granuloma pyogenicum ähnlich sehen.
Das *maligne Melanom* kann sich von der primären Lokalisation in der Haut auf dem Lymphweg an andere Stellen der Körperoberfläche ausbreiten.
Nabelmetastasen (im angelsächsischen Sprachraum *Sister Mary Joseph's nodule)* gehen aus von intraabdominellen Karzinomen, am häufigsten Magen, Kolon, Ovar, Pankreas, aber auch Mamma. Sie sind leichter zu tasten als zu sehen. Man findet in der Nabeleinsenkung derbe bis harte Knoten, ± Fissuren, ± Exulzeration, ± Vaskularisation, ± Exsudation. In 15 % der Fälle kann es sich um die Primärmanifestation des malignen Tumors handeln.
Blasen- und Ovarialkarzinome können sich per continuitatem auf die Bauchwand der Leistenregion ausbreiten, ähnlich dem Mammakarzinom (siehe oben).

Allgemeinuntersuchung Suche nach dem Primärtumor.

DIAGNOSE UND DIFFERENTIALDIAGNOSE

Diagnose Verdachtsdiagnose aufgrund der klinischen Anamnese eines internen Karzinoms, Verifizierung durch Hautbiopsie.

Differentialdiagnose Jede Form eines primären kutanen oder subkutanen Tumors. Erysipel, Lymphangiom, narbige Alopezie.

LABOR- UND SPEZIALUNTERSUCHUNGEN

Dermatopathologie Beim Erysipelas carcinomatosum breitet sich das Mammkarzinom in den Lymphgefäßen aus und okkludiert diese (karzinomatöser Lymphbahninfarkt). Bei nodulären Metastasen ist die zelluläre Differenzierung für einen Hinweis auf den primären Tumor ausreichend, andererseits können die Zellen zu anaplastisch sein, um einen Rückschluß zuzulassen. Immunpathologische und histochemische Untersuchungen erlauben in manchen Fällen durch Nachweis von Differenzierungs- und Oberflächenmarkern eine Lokalisation des Primärtumors. Hypernephrommetastasen führen zu einer ausgeprägten Gefäßneubildung.

VERLAUF UND PROGNOSE

Die durchschnittliche Überlebenszeit nach Feststellung von Hautmetastasen beträgt nur etwa 3 Monate mit Ausnahme der Ausbreitung des Mammakarzinoms per continuitatem, die jahrelang dauern kann. Das Hypernephrom kann sich primär mit Hautmetastasen manifestieren.

THERAPIE

Bei einzelnen oder wenigen Läsionen kann die Exzision indiziert sein, wenn der Patient sich noch nicht im Terminalstadium befindet.

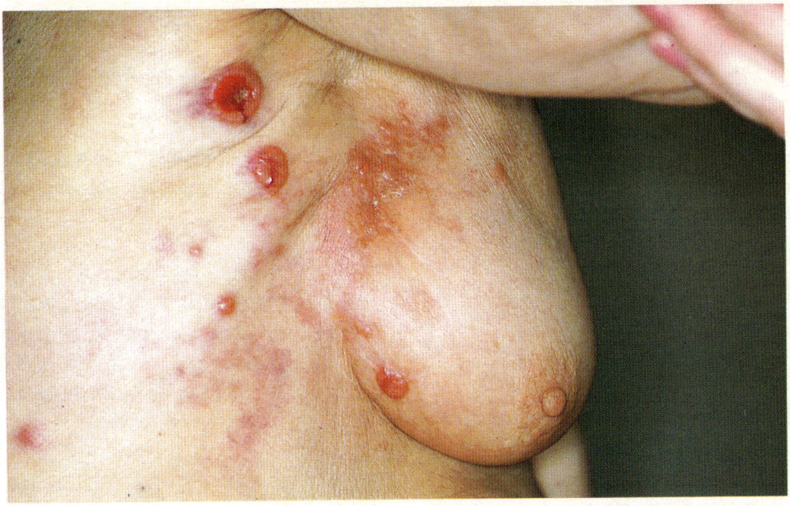

Abb. 386 Noduläre Hautmetastasen eines Mammakarzinoms. Diese Knoten entstehen durch lymphogene Ausbreitung. Die zum Teil ulzerierten Knoten sind sehr schmerzhaft.

Abb. 387 Solitäre Metastase eines Adenokarzinoms am Capillitium. Es handelt sich um eine Metastase eines Bronchuskarzinoms.

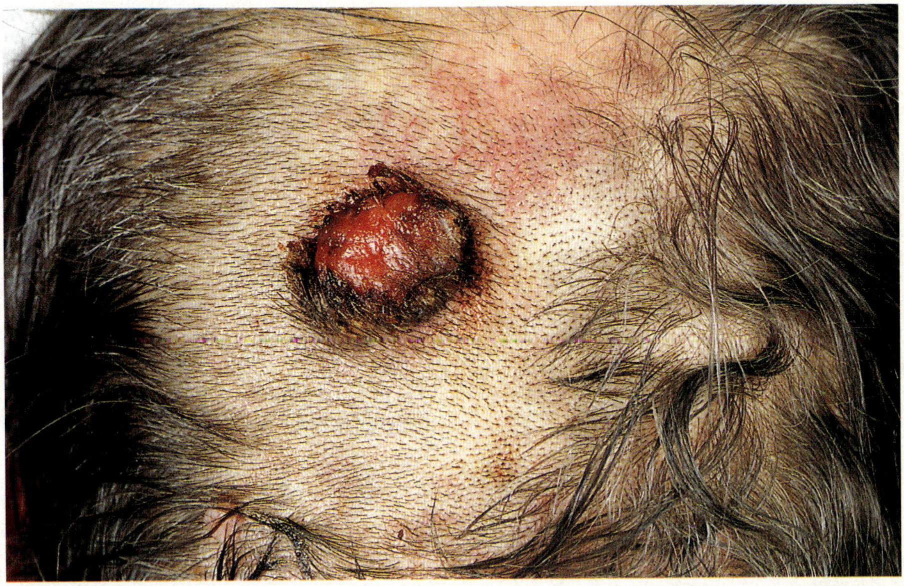

M. Paget mamillae

Dieses maligne Neoplasie involviert unilateral die Mamilla oder Areola und ähnelt einem chronischen Ekzemherd. Sie entspricht der intraduktalen und intraepidermalen Ausbreitung eines primären (intraduktalen) Mammakarzinoms.

EPIDEMIOLOGIE

Alter 30 bis 50 Jahre.

Geschlecht Frauen, in seltenen Fällen Männer.

ANAMNESE

Dauer der Läsionen Schleichender Beginn im Verlauf von Monaten oder eines Jahres.

Hautsymptome Leichter Juckreiz oder Mißempfindung, Klagen über Beschmutzung der Unterwäsche durch das Exsudat.

KLINISCHE UNTERSUCHUNG

Hautläsionen
TYPISCHE EFFLORESZENZEN
Ziemlich scharf begrenzte, schuppende Plaque, nach Entfernung der Schuppen ist die Oberfläche feucht und näßt (siehe Abb. 388).
FARBE Blaßrot.
PALPATION Im Frühstadium keine Induration, später kommt es zu Induration und Infiltration und tastbaren Knötchen.
FORM Oval mit unregelmäßigen Rändern. Führt zur Abflachung oder Einziehung der Mamilla.
VERTEILUNG *Einzelläsionen sind lokalisiert im Bereich einer Mamilla und Areola.* In seltenen Fällen bilateral.

Andere Befunde Regionale Lymphknoten findet man selten, außer es ist bereits ein eindeutiger Tumor in der Mamma tastbar. Das Mammakarzinom ist ein intraduktales Karzinom.

DIFFERENTIALDIAGNOSE

Ekzem der Mamilla ist meist bilateral; es ist nicht induriert und reagiert rasch auf lokale Kortikosteroide. Besteht der Ekzemherd länger als wenige Wochen oder spricht er nicht auf Lokalbehandlung an, so muß der Verdacht auf einen M. Paget bestehen. Abgegrenzt werden müssen M. Bowen, superfizielles Basaliom, Tinea versicolor, Epidermomykose durch Dermatophyten.

DERMATOPATHOLOGIE

Lokalisation Epidermis.

Pathologischer Prozeß Neoplastisch. Typische große, runde Zellen mit einem großen Nucleus und ohne Interzellularbrücken (Paget-Zellen), die sich deutlich heller anfärben als die umgebenden Keratinozyten. Es handelt sich um eine zunächst intraepidermale Ausbreitung des intraduktalen Mammakarzinoms.

THERAPIE

Chirurgisch; partielle/totale Mastektomie.

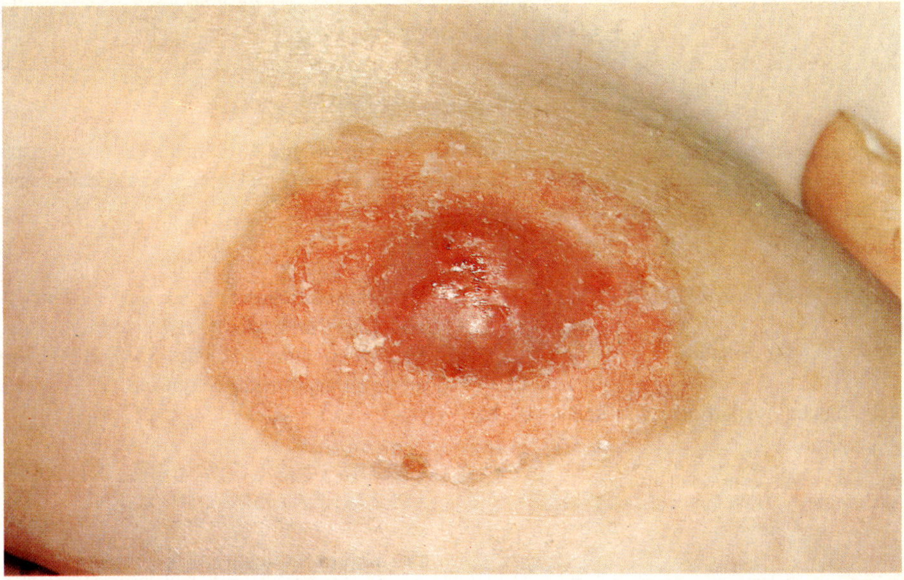

Abb. 388 **Morbus Paget mamillae.** An der Mamilla und der Areola mammae sieht man ein scharf begrenztes, erythematöses Areal mit leichter Schuppung und einer erodierten und feuchten Oberfläche. Leichte oberflächliche Induration. Die axillären Lymphknoten sind nicht tastbar.

Extramammärer M. Paget

Der extramammäre M. Paget ist ein Neoplasma der Anogenital- und Axillarhaut, das histologisch und klinisch dem M. Paget mamillae ähnlich ist und oft die intraepidermale Ausbreitung eines primären Adenokarzinoms der tieferliegenden Drüsen darstellt.

EPIDEMIOLOGIE UND ÄTIOLOGIE

Alter Über 40 Jahre.

Geschlecht Häufiger bei Frauen als bei Männern.

Ätiologie Unbekannt.

ANAMNESE

Hautsymptome ± Juckreiz.

KLINISCHE UNTERSUCHUNG

Hautläsionen
TYPISCHE EFFLORESZENZEN
Erythematöse Plaque, ± Schuppung, ± Verkrustung, ± Exsudation; Ekzem-ähnliche Läsionen mit scharfen Rändern und landkartenlandartiger Konfiguration.
FARBE Rosa bis rot, braun (Abb. 389, 390).
VERTEILUNG Am häufigsten Vulva, Scrotum, Penis, perianal (Abb. 390), Perinealhaut; aber auch Axilla, Nabelregion, prästernal.

Allgemeinuntersuchung Rectum, Urethra und Cervix sollten wegen eines primären Adenokarzinoms untersucht werden. *Proktoskopie, digitale Untersuchung, Rektoskopie* zum Ausschluß eines Primärtumors.

DIAGNOSE UND DIFFERENTIALDIAGNOSE

Diagnose Der klinische Verdacht wird durch eine Biopsie verifiziert.

Differentialdiagnose Ekzem, intertriginöse *Candida*, Erythrasma, Epidermomykose, M. Bowen, amelanotisches SSM, HPV-induzierte intraepitheliale Neoplasie.

LABOR- UND SPEZIALUNTERSUCHUNGEN

Dermatopathologie Typische Pagetzellen intraepidermal zwischen den Keratinozyten. Erstrecken sich auch in die Adnexe. Ein Adnexkarzinom wird bei genauer Suche oft (aber nicht immer) gefunden. Chronisch entzündliche Reaktion in der Dermis. Pagetzellen sind groß mit hellem Zytoplasma, rund. Die Zellkerne bläschenförmig oder hyperchromatisch. Das Zytoplasma oft PAS-positiv.

PATHOPHYSIOLOGIE

Die Histogenese des extramammären M. Paget ist nicht geklärt. Die Pagetzellen in der Epidermis könnten von einem in situ Adenokarzinom darunterliegender Drüsen (z. B. apokrine Drüsen) stammen. Andererseits ist eine multifokale Entstehung innerhalb der Epidermis nicht ausgeschlossen. Bei ungefähr 25 % der Fälle kann eine Entstehung aus darunterliegenden Drüsen verifiziert werden. Primäre Tumoren des distalen Rectums entstehen in der rektalen Mucosa oder in den intramuskulären Drüsen.

VERLAUF UND PROGNOSE

Die Prognose wird durch den zugrundeliegenden Primärtumor (Adenokarzinom) bestimmt.

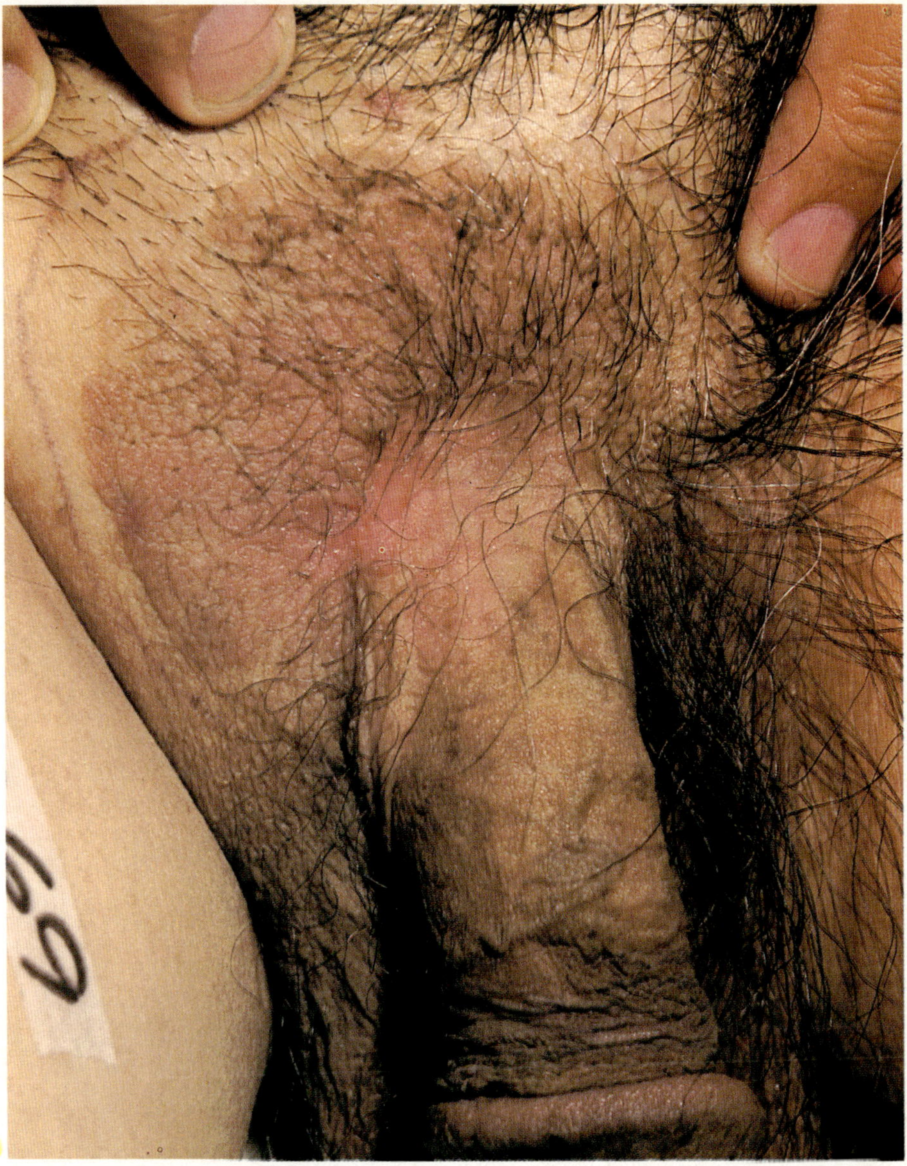

Abb. 389 **Extramammärer M. Paget.** Eine scharf begrenzte, makulöse bis plaqueartig erhabene Läsion von rötlicher bis bräunlicher Farbe, die sich im Laufe von Jahren von der Peniswurzel auf den Mons pubis ausgebreitet hat.

Wenn kein derartiger Tumor nachgewiesen wird, besteht eine relativ hohe Rezidivgefahr auch bei adäquater Exzision (offenbar aufgrund der multifokalen Genese). Der M. Paget kann gleichzeitig an mehreren Stellen auftreten (perigenital, Axillen), daher genaue Untersuchung!

THERAPIE

Der extramammäre M. Paget ist meist ausgedehnter, als es dem klinischen Bild entspricht. Daher adäquate Exzision oder mikroskopisch kontrollierte Chirurgie (Mohs).

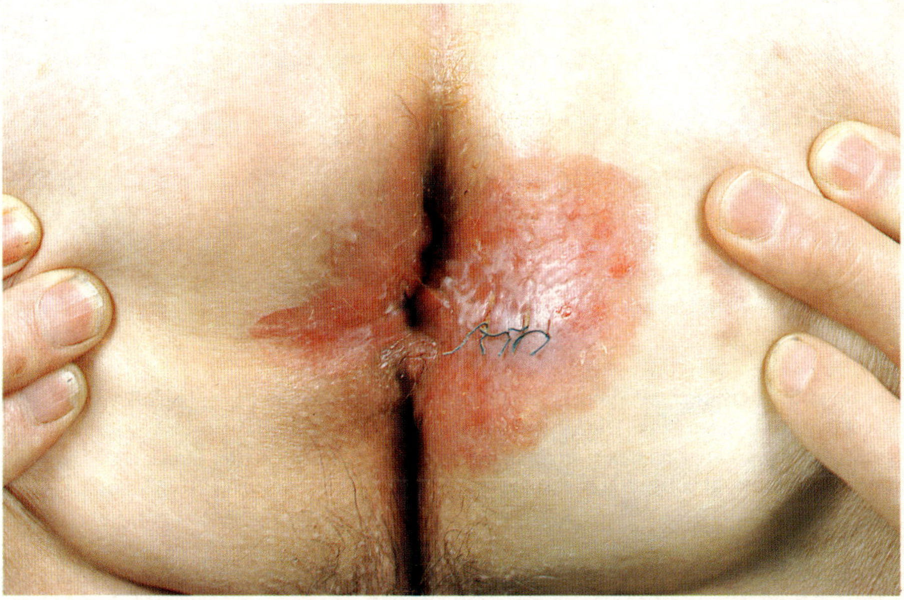

Abb. 390 Extramammärer M. Paget. Klassische Läsion in typischer Lokalisation. Eine scharf begrenzte, erythematöse und partiell erosive Plaque in der Perianalregion.

Sektion 28

Hautsymptome hämatologischer Krankheiten

Thrombozytopenische Purpura

Die thrombozytopenische Purpura ist charakterisiert durch Hautblutungen, die bei verminderter Thrombozytenzahl auftreten. Die Läsionen sind üblicherweise klein (Petechien), manchmal auch größer (Ekchymosen) und treten an Stellen geringfügiger Traumen oder Druck auf (Thrombozytenzahlen unter 40 000/mm^3) oder spontan (Thrombozytenzahlen unter 10 000/mm^3).

EPIDEMIOLOGIE UND ÄTIOLOGIE

Alter Die akute idiopathische thrombozytopenische Purpura (ITP) tritt bei Kindern auf.

Geschlecht Häufiger bei weiblichen Individuen als bei männlichen, die HIV-assoziierte thrombozytopenische Purpura tritt bei homosexuellen Männern auf.

Ätiologie *Vermehrte Thrombozytenzerstörung:* immunologisch (Autoimmun-ITP, Medikamentenüberempfindlichkeit [Sulfonamide, Chinin, Chinidin], nach Transfusionen), nicht immunologisch (infektiös, Herzklappenprothesen, disseminierte intravaskuläre Koagulation, Kasabach-Merritt-Syndrom (Abb. 391a), thrombotische thrombozytopenische Purpura). *Verminderte Thrombozytenneubildung:* Direkte Schädigung des Knochenmarks, Knochenmarksersatz, aplastische Anämie, Vitaminmangel, Wiskott-Aldrich-Syndrom. *Thrombozytensequestration:* Splenomegalie, Hypothermie.

ANAMNESE

Systemische Beteiligung Tritt üblicherweise plötzlich auf mit asymptomatischen, hämorrhagischen Haut- und/oder Schleimhautläsionen.

KLINISCHE UNTERSUCHUNG

Hautbefunde

TYPISCHE LÄSIONEN *Petechien* – kleine (stecknadelspitz- bis stecknadelkopfgroße), rote, nicht ausdrückbare Maculae (Abb. 391 b und 392). *Ekchymosen* – schwarzblaue Flekken, größere Areale oder Blutungen. *Vibices* – lineare Blutungen, oft aufgrund eines Traumas.

FARBE Frische Blutungen sind rot oder dunkelbraun, ältere Läsionen haben einen gelblich-grünlichen Farbton.

PALPATION Nicht palpabel. Die Läsionen blassen auf Glasspateldruck nicht ab.

ANORDNUNG MULTIPLER LÄSIONEN Lineare Läsionen sind möglich an Stellen von Traumata, können auch in Akne-Läsionen oder unter der Blutdruckmanschette auftreten.

VERTEILUNG DER LÄSIONEN Oberer Stamm, untere Extremitäten.

SCHLEIMHÄUTE Petechien besonders am Gaumen, Zahnfleischblutungen.

Allgemeinuntersuchung Eventuell Blutungen im Zentralnervensystem.

Abb. 391 a **Thrombozytopenische Purpura: Kasabach-Meritt-Syndrom.** Die Rückansicht des Kindes zeigt ein großes, kavernöses Hämangiom, in dem Thrombozyten sequestriert und zerstört wurden, was zur Thrombozytopenie führte.

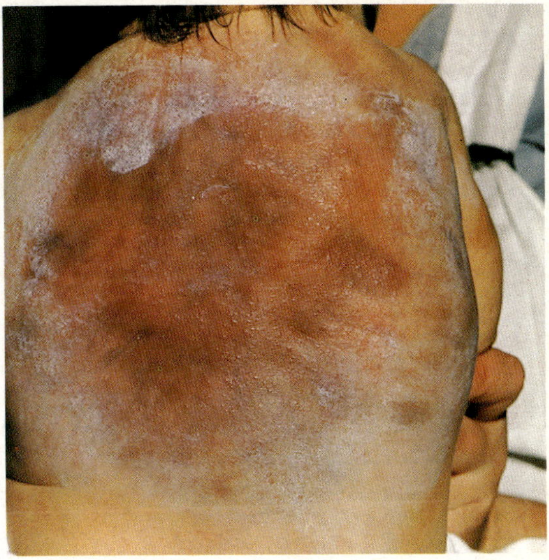

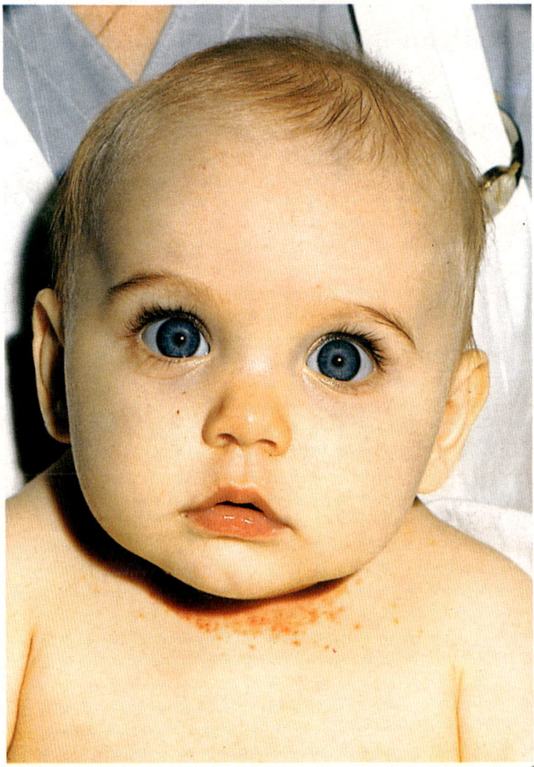

Abb. 391 b **Thrombozytopenische Purpura: Kasabach-Merritt-Syndrom.** Im Bereich der vorderen Halspartie sieht man zahlreiche, nicht ausdrückbare Petechien.

DIAGNOSE UND DIFFERENTIALDIAGNOSE

Diagnose Klinische Verdachtsdiagnose bestätigt durch Thrombozytenzählung.

Differentialdiagnose Unterscheidung von nicht hämorrhagischen, ausdrückbaren, vaskulären Läsionen, wie Teleangiektasien und Erytheme und palpable, nicht ausdrückbare Purpura, also Vaskulitis. Echte hämorrhagische Läsionen: aktinische oder senile Purpura, Purpura bei Skorbut, Purpura pigmentosa progressiva (M. Schamberg), Purpura im Anschluß an eine intrathorakale Druckerhöhung (schwerer Husten, Erbrechen), traumatische Purpura, iatrogene oder Purpura factitia, Gardner-Diamond-Syndrom (Autoerythrozyten-Sensibilisierungssyndrom).

LABOR- UND SPEZIALUNTERSUCHUNGEN

Dermatopathologie Kann wegen der Gefahr der Blutung im Anschluß an die Biopsie kontraindiziert sein.

PATHOPHYSIOLOGIE

Thrombozytenaggregate können mechanisch die Blutung aus Kapillaren und kleinen Blutgefäßen wirksam zum Stillstand bringen, nicht aber Blutungen aus großen Gefäßen. Bei Thrombozytendefekten treten daher Schwierigkeiten mit der Blutstillung in kleinen Gefäßen, kleinen Blutungen in die Haut oder in das Zentralnervensystem auf.

VERLAUF UND PROGNOSE

Abhängig von der Ätiologie. Bei postinfektiösen Formen häufig Spontanremission.

THERAPIE

Wenn die Thrombozytenzahlen unter 10 000/mm^3 absinken, kann eine Thrombozytentransfusion angezeigt sein. Bettruhe zur Verminderung des Blutungsrisikos. Bei ITP kann eine kurzdauernde Verabreichung von Kortikosteroiden hilfreich sein. Bei chronischer ITP eventuell Splenektomie.

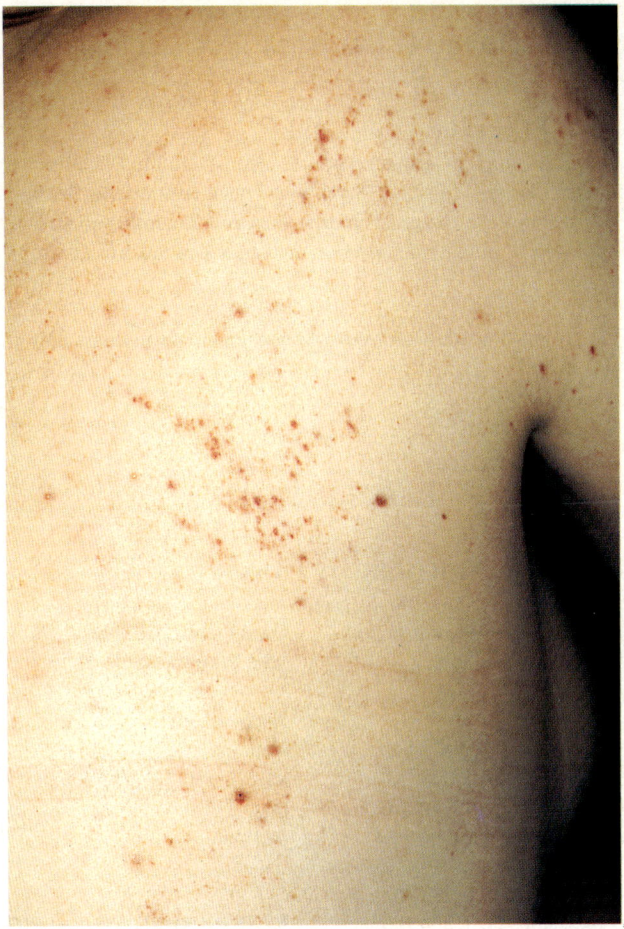

Abb. 392 Idiopathische thrombozytopenische Purpura. Multiple, dermale Blutungen, die sich als nicht ausdrückbare, stecknadelspitz- bis stecknadelkopfgroße, düsterrote Petechien manifestieren.

Disseminierte intravaskuläre Gerinnung

Die disseminierte intravaskuläre Gerinnung ist eine lebensbedrohliche Gerinnungsstörung, die in Assoziation mit einer Reihe klinischer Krankheitsbilder (bakterielle Sepsis, gynäkologische Komplikationen, disseminierte maligne Tumoren, massives Trauma) auftritt und sich als Purpura fulminans (kutane Infarkte und/oder akrale Gangrän) oder Blutungen an multiplen Körperstellen manifestiert.

Synonyme: Purpura fulminans, Verbrauchskoagulopathie, Defibrinationssyndrom, Koagulations-Fibrinolyse-Syndrom.

EPIDEMIOLOGIE UND ÄTIOLOGIE

Alter Alle Altersgruppen je nach zugrundeliegender Krankheit.

ÄTIOLOGIE

AUSLÖSENDE URSACHEN (1) *Massive Gewebszerstörung:* Produkte aus Tumorgewebe, stumpfes Trauma, ausgedehnte chirurgische Intervention, schwere intrakranielle Schädigung, retinierte mechanische Kontrazeptiva, Abruptio plancentae, Fruchtwasserembolie; gewisse Schlangenbisse; hämolytische Transfusionsreaktion; akute Promyelozytenleukämie; Verbrennungen. (2) *Ausgedehnte Zerstörung des Endothels, Kontakt mit Fremdsubstanzen:* Vasculitis (Rocky Mountain Spotted Fever, Meningokokken-Sepsis [siehe Seite 278] oder gelegentlich gramnegative Sepsis); Hitzschlag, maligne Hyperthermie; langdauernde künstliche Oxygenierung (chirurgische Versorgung eines Aortenaneurysma); Eklampsie, Präeklampsie; Riesenhämangiom (Kasabach-Merritt-Syndrom); Immunkomplexe; Purpura gangraenosa im Anschluß an Varizellen.

KOMPLIKATIONEN DER DISSEMINIERTEN INTRAVASKULÄREN GERINNUNG Schock; Aktivierung der Komplementkaskade.

ANAMNESE

Dauer der Läsionen Stunden bis Tage; rasche Entwicklung.

Vorgeschichte Komplikationen, die sich während oder im Rekonvaleszenzstadium der angeführten ätiologischen Umstände ereignen. Fieber, Schüttelfrost und gleichzeitig Auftreten hämorrhagischer Läsionen.

KLINISCHE UNTERSUCHUNG

Hautbefunde

TYPISCHE LÄSIONEN *Hämorrhagien* an multiplen Körperstellen, z. B. Inzisionswunden, Venenpunktionsstichkanälen oder Katheter-Eintrittsstellen. *Präinfarkt:* periphere Akrozyanose. *Infarkt (Purpura fulminans)* (Abb. 393): ausgedehnte Ekchymosen mit scharfen, unregelmäßigen (landkartenartigen) Rändern und erythematösem Hof ± hämorrhagischen Blasen und blauer bis schwärzlicher Gangrän; periphere Gangrän an Händen, Füßen, Nasenspitze mit nachfolgender Autoamputation, wenn der Patient überlebt.

FARBE Infarzierte Areale sind düster blauviolett bis schwarz.

ANORDNUNG MULTIPLER LÄSIONEN Oft symmetrisch.

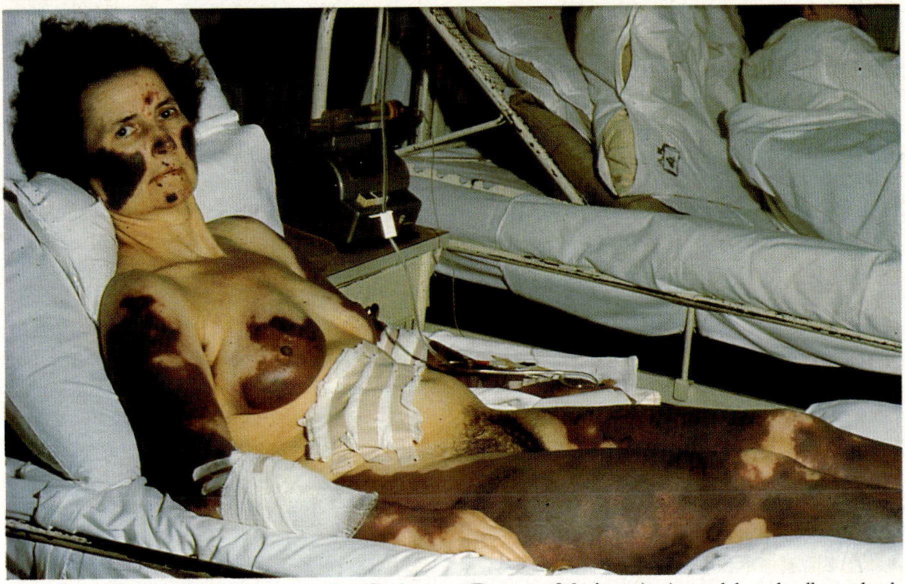

Abb. 393 Disseminierte intravaskuläre Gerinnung (Purpura fulminans). Ausgedehnte landkartenlandartige hämorrhagische Infarzierungen im Gesicht, an den Mammae und den Extremitäten.

VERTEILUNG DER LÄSIONEN Infarkte: distale Anteile der Extremitäten, Druckstellen, Lippen, Ohren, Nase, Stamm.
SCHLEIMHÄUTE Gingivablutungen.

Allgemeinuntersuchung Hohes Fieber ± Schock. Zahlreiche pathologische Befunde im Zusammenhang mit dem zugrundeliegenden medizinischen oder chirurgischen Problem.

DIAGNOSE UND DIFFERENTIALDIAGNOSE

Diagnose Klinische Verdachtsdiagnose verifiziert durch Gerinnungsstudien.

Differentialdiagnose Cumarinnekrosen, Heparinnekrosen.

LABOR- UND SPEZIALUNTERSUCHUNGEN

Dermatopathologie Verschluß von Arteriolen durch Fibrinthrombi. Dichte, polymorphonukleäre Infiltrate rund um Infarkte und massive Blutung.

Hämatologische Untersuchungen *Blutbild:* Schistozyten (fragmentierte Erythrozyten) im Blutausstrich, die durch Einschluß und Schädigung von Erythrozyten in Fibrinthrombi entstehen; niedrige Thrombozytenzahlen. *Gerinnungsuntersuchungen:* vermindertes Plasmafibrinogen; Fibrin-Abbauprodukte erhöht; verlängerte Prothrombinzeit, partielle Thromboplastinzeit und Thrombinzeit.

PATHOPHYSIOLOGIE

Unkontrollierte Aktivierung der Koagulation führt zur Thrombose und zum Verbrauch von Thrombozyten und Gerinnungsfaktoren II, V, VII. Bei langsamer Aktivierung wird ein Übermaß an aktivierten Produkten produziert, was vaskuläre Infarkte und Venenthrombosen begünstigt. Bei explosivem Verlauf wird das klinische Bild durch Blutungen in der Umgebung von Wunden, Venenkathetern und durch Blutungen in tiefe Gewebsschichten bestimmt.

VERLAUF UND PROGNOSE

Hohe Letalitätsrate. Bei überlebenden Patienten müssen Defekte plastisch gedeckt und gangränöse Extremitätenteile amputiert werden. Häufige Komplikationen sind schwere Blutungen, Thrombosen, Gewebsischämie und -nekrose, Hämolyse und Organversagen.

THERAPIE

Behandlung der Grundkrankheit. Behandlung der Blutung oder Thrombose. Heparin. Vermeidung von Rezidiven bei chronischer disseminierter intravaskulärer Koagulation.

Appendices

Appendix A: Typische Effloreszenzen

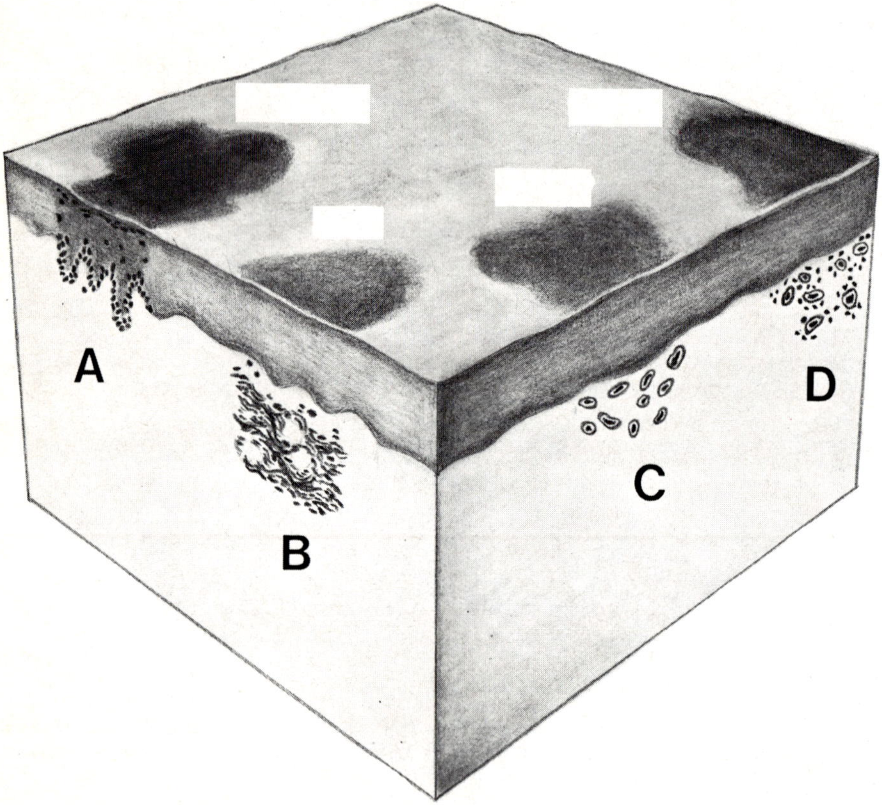

MACULA (lat. *macula*, Fleck)

Abb. A-1 Eine Macula ist eine umschriebene Farbveränderung der Haut ohne Elevation oder Depression. Läsionen können als Macula erscheinen, in Wirklichkeit aber eleviert, also papulös, sein, wenn man sie mit schräger Beleuchtung betrachtet, was bei pigmentierten Läsionen wichtig sein kann. Maculae können jede beliebige Größe haben und entstehen durch (1) Hypopigmentation (z. B. Vitiligo) oder Hyperpigmentation durch Melanin oder Hämosiderin (z. B. Café-au-lait-Flecken [A] und Mongolenflecken [B]), (2) permanente Gefäßanomalien der Haut, wie beim kapillären Hämangiom, oder (3) durch passagere Kapillardilatation (Erythem) (C). Durch Druck mit einem Glasspatel (Diaskopie) am Rand einer erythematösen Läsion lassen sich Extravasate von Erythrozyten verläßlich nachweisen. Wenn die Rötung unter Glasspateldruck bestehenbleibt, handelt es sich um eine purpurische Läsion (D); wenn die Rötung verschwindet, ist die Läsion die Folge einer Gefäßerweiterung (C).

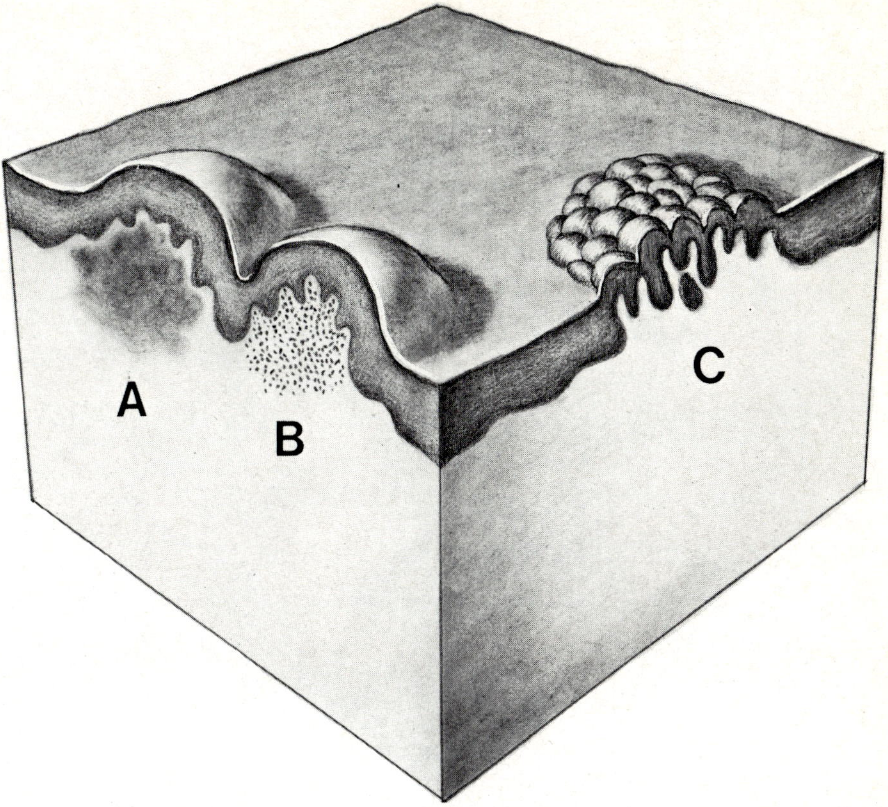

PAPEL (lat. *papula*, Knötchen)

Abb. A-2 Eine Papel ist eine solide Läsion, im allgemeinen kleiner als 0,5 cm im Durchmesser. Der Großteil der Läsion überragt das Niveau der umgebenden Haut und reicht nicht so sehr in die Tiefe. Bei dermalen Papeln ist die Elevation durch die Ablagerung von Stoffwechselprodukten (A), durch umschriebene Infiltrate (B) oder durch eine umschriebene Hyperplasie von zellulären Elementen (C) in der (Epi-)Dermis bedingt. Tiefere dermale Papeln aufgrund von zellulären Infiltraten sind unscharf begrenzt. Papeln mit scharfen Rändern entstehen durch eine Zunahme der Epidermalzellen (C). Eine Papel oder Plaque kann auch aus multiplen, kleinen, dichtstehenden Mikropapeln zusammengesetzt sein (C). Durch die Konfluenz von Papeln entstehen größere, meist beetartig erhabene, umschriebene Elevationen, die man als Plaques bezeichnet (fr. *plaque*, Platte).

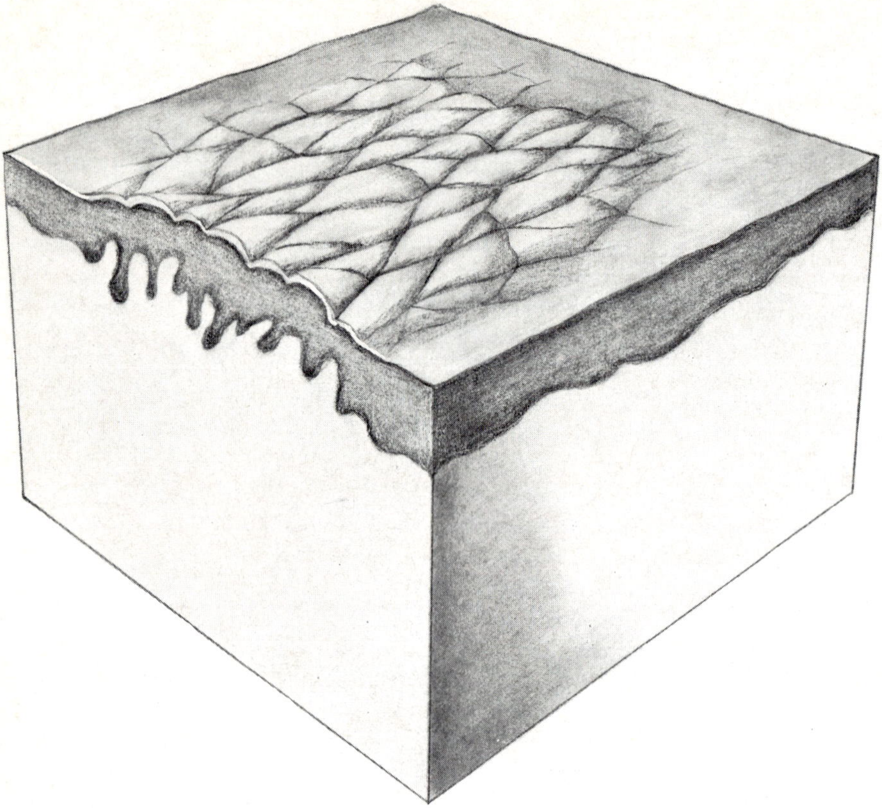

PLAQUE (fr. *plaque*, Platte)

Abb. A-3 Eine Plaque ist eine Erhebung über die Hautoberfläche, die im Vergleich mit ihrer Höhe eine relativ große Oberfläche hat. Sie entsteht oft durch eine Konfluenz von Papeln, wie bei der Psoriasis und Mycosis fungoides. Als Lichenifikation bezeichnet man eine Plaque-artige Veränderung meist unscharfer Begrenzung mit Vergröberung der oberflächlichen Hautfelderung. Die Veränderung wird hervorgerufen durch wiederholtes Reiben der Haut. Lichenifikation beobachtet man in typischer Weise beim Ekzem und der atopischen Dermatitis.

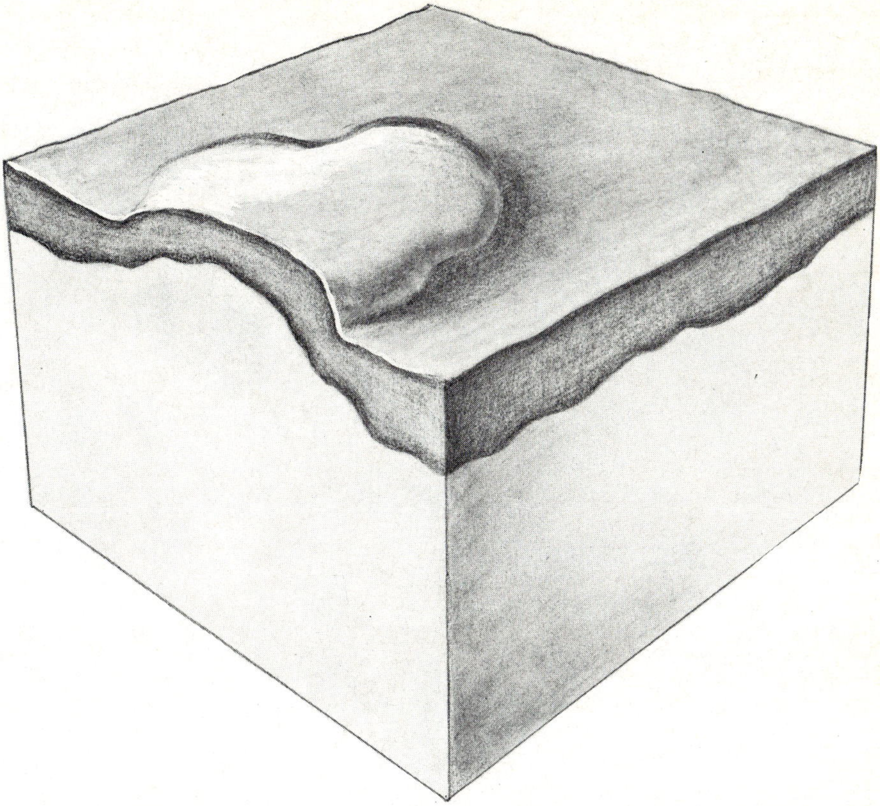

URTICA (lat. Quaddel)

Abb. A-4 Eine Urtica (Quaddel) ist eine runde oder beetartig erhabene, blaßrote Papel oder Plaque, die durch ein Ödem im Papillarkörper hervorgerufen wird, charakteristischerweise flüchtig ist und innerhalb von Stunden verschwindet. Quaddeln können rund, polyzyklisch oder unregelmäßig geformt sein und Pseudopodien haben. Durch Verlagerung des Ödems in der papillären Dermis kann sie rasch Größe und Form verändern. Oft gleichzeitig Ödem der tieferen Dermis und Subkutis.

Quaddeln, die nicht innerhalb von 72 Stunden verschwinden, sind typisch für die *urtikarielle Vasculitis*; eine Biopsie ist indiziert.

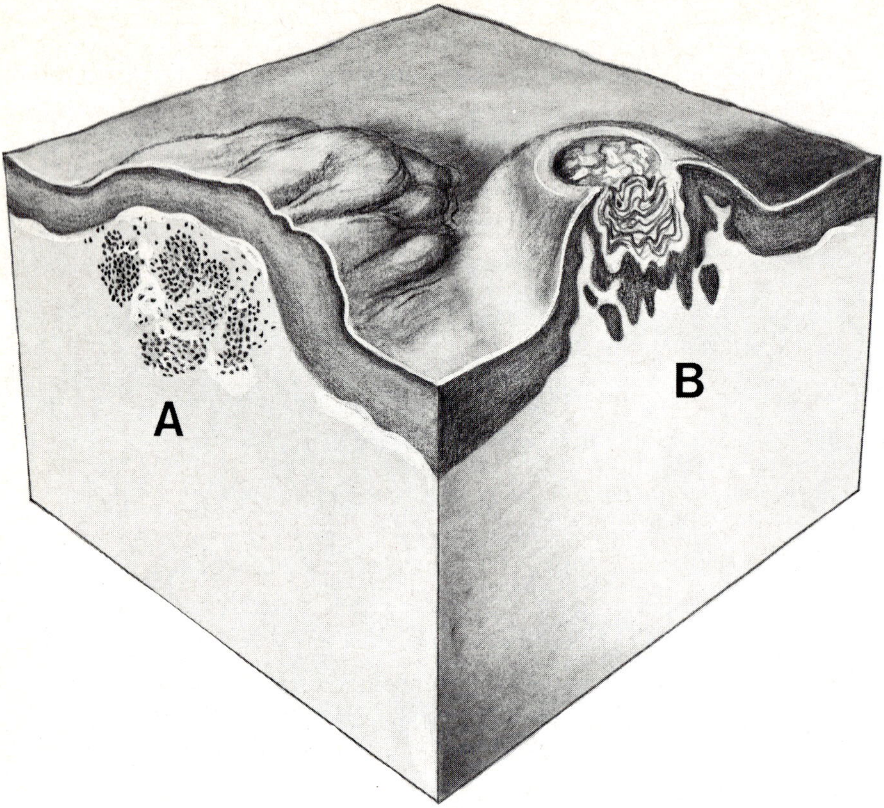

NODULUS (lat. *nodulus*, kleiner Knoten)

Abb. A-5 Ein Nodulus ist eine palpable, solide runde oder ovaläre, umschriebene Läsion, die tiefer reicht als die Papel. Ein Nodulus ist in der Dermis, im Subkutangewebe (A) oder in der Epidermis (B) lokalisiert. Die Tiefe der Infiltration und die Tastbarkeit unterscheiden einen Nodulus von einer Papel eher als der Durchmesser. Noduli entstehen durch Infiltrate (A), Neoplasmen (B) oder Ablagerung von Stoffwechselprodukten in der Dermis oder im Subkutangewebe und sind oft ein Hinweis auf ein systemisches Krankheitsbild. Tuberkulose, die tiefen Mykosen, Lymphome, Karzinommetastasen z. B. können als subkutane Noduli in Erscheinung treten. Aus diesem Grund sollte bei unklaren, persistenten Noduli eine Biopsie durchgeführt werden und ein Teil des exzidierten Gewebes in einem sterilen Mörser zerkleinert und auf Pilze und Bakterien kultiviert werden. Epidermale Noduli sind das Ergebnis einer benignen oder malignen Proliferation von Keratinozyten, wie beim Keratoakanthom (B), beim Plattenepithelkarzinom und Basaliom, dabei auch spezifische dermale Veränderungen.

> Persistente, kutane Noduli sind wichtige Anzeichen von Systemkrankheiten. Biopsie und Kulturen von zerkleinertem Gewebe sind notwendig.

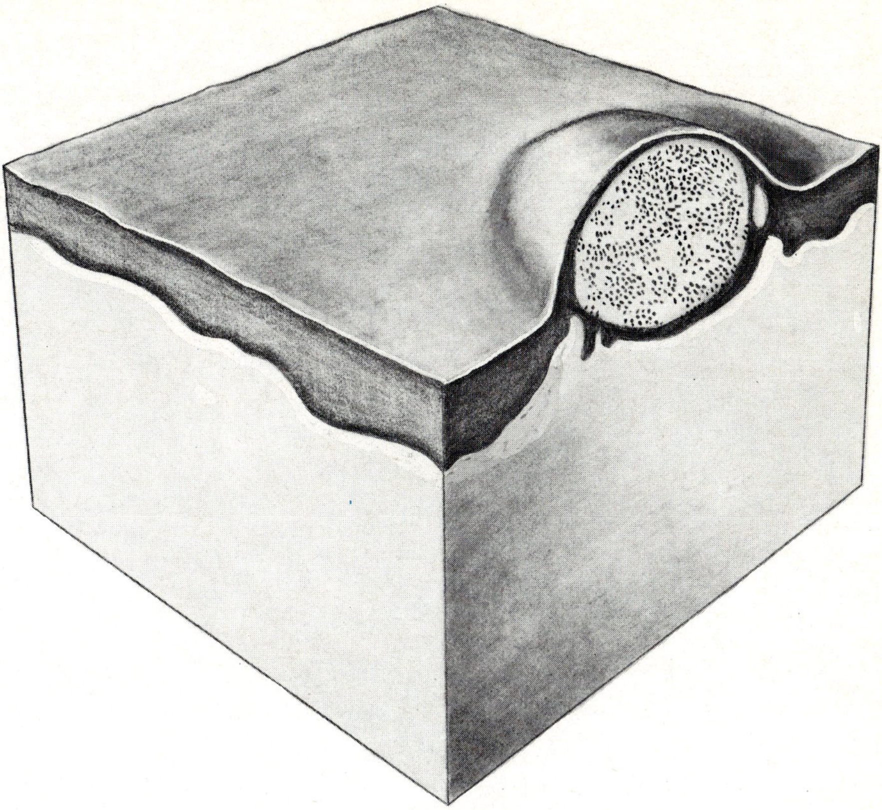

PUSTEL (lat. *pustula*, Pustel)

Abb. A-6 Eine Pustel ist ein umschriebener, oberflächlicher, erhabener Hohlraum der Haut, der ein eitriges Exsudat enthält, das weiß, gelb, grünlichgelb oder hämorrhagisch sein kann. Die Pustelbildung kann in Haarfollikeln oder unabhängig davon beginnen. Pusteln können in Größe und Form sehr unterschiedlich sein. Follikuläre Pusteln sind immer kegelförmig und enthalten meistens im Zentrum ein Haar. Die vesikulösen Läsionen bei Viruskrankheiten (Varicella, Variola, Vaccinia, Herpes simplex und Herpes zoster) können sekundär pustulös umgewandelt werden.

Aus allen Pusteln sollte eine Gram-Färbung und Kultur zur Identifikation von intrazellulären, grampositiven Kokken durchgeführt werden.

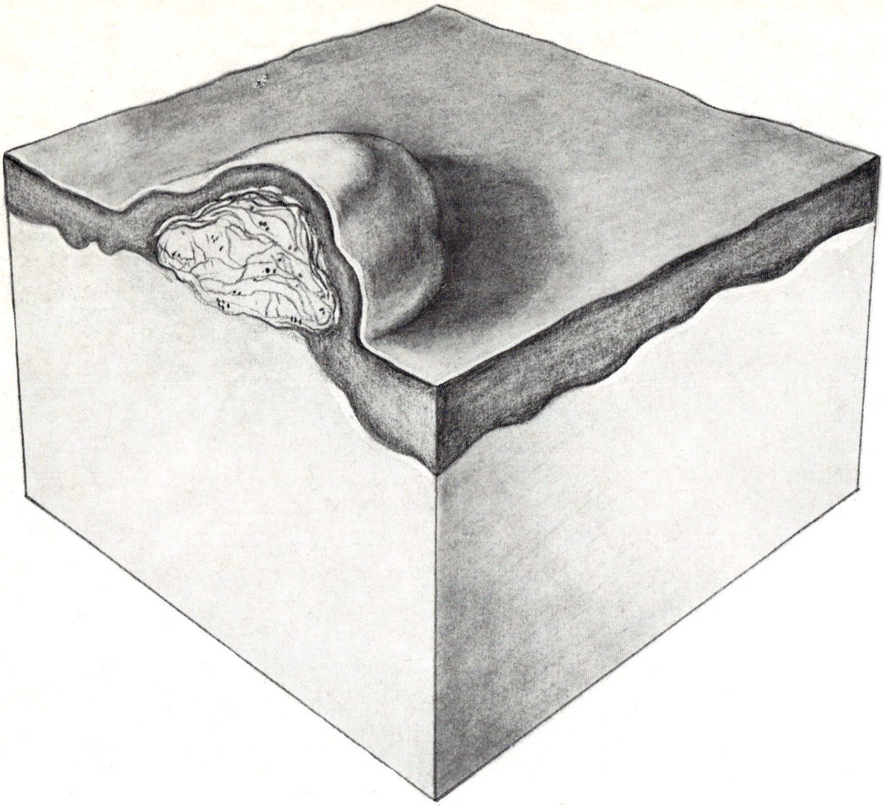

VESICULA-BULLA (lat. *vesicula*, Bläschen; *bulla*, Blase)

Abb. A-7 Eine Vesikel (kleiner als 0,5 cm) oder eine Bulla (größer als 0,5 cm) ist ein umschriebener, erhabener Hohlraum, der Flüssigkeit enthält. Die Wände sind oft so dünn und durchscheinend, daß die enthaltene Flüssigkeit (Serum, Lymphflüssigkeit, Blut oder extrazelluläre Flüssigkeit) sichtbar ist. Vesikeln und Bullae entstehen durch Spaltbildung auf verschiedenen Niveaus der Haut. Die Spaltbildung kann innerhalb der Epidermis (intraepidermale Bläschenbildung) oder an der dermoepidermalen Grenze (subepidermal), wie in dieser Abbildung, oder intradermal erfolgen.

Gruppierte, »herpetiforme« Bläschen sind eine Indikation zur Durchführung von Tzanck-Test und/oder Viruskulturen.

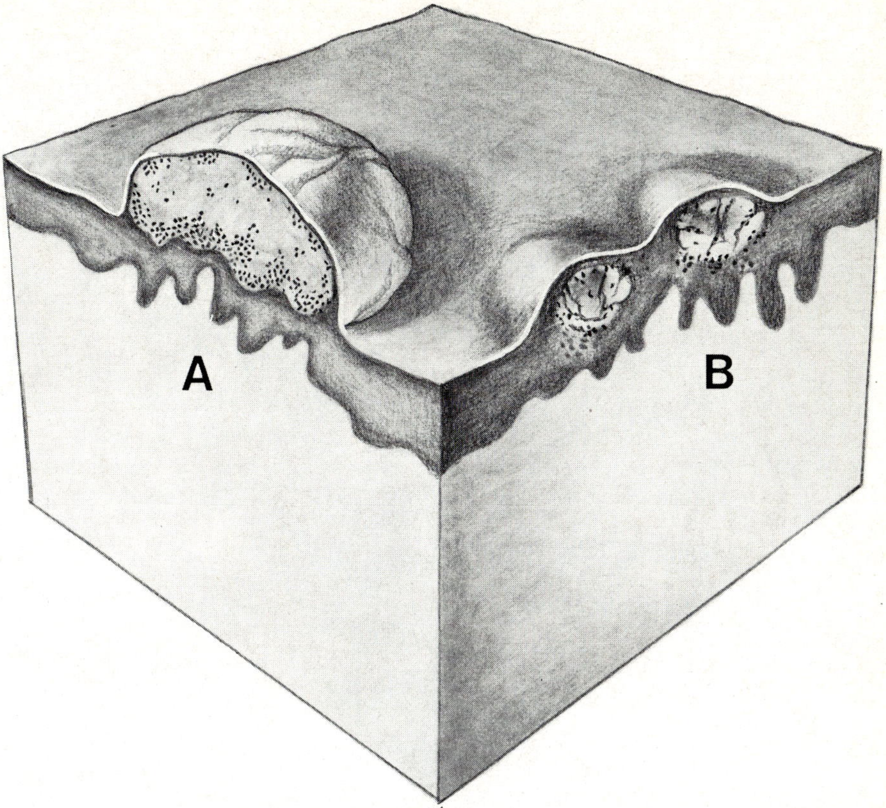

BLÄSCHEN-BLASE ([A] SUBKORNEAL, [B] SPONGIOTISCH)

Abb. A-8 Erfolgt die Spaltbildung unmittelbar unterhalb des Stratum corneum, so resultiert eine subkorneale Vesikel oder Bulla (A), wie bei der Impetigo und der subkornealen pustulösen Dermatose. Intraepidermale Blasenbildung kann die Folge von interzellulärem Ödem oder Spongiose (B) sein, wie man sie charakteristischerweise bei Überempfindlichkeitsreaktionen der Epidermis vom verzögerten Typ (z. B. bei der Kontaktdermatitis) und beim dyshidrotischen Ekzem (B) beobachtet. Spongiotische Bläschen können, müssen aber nicht, klinisch als Bläschen in Erscheinung treten.

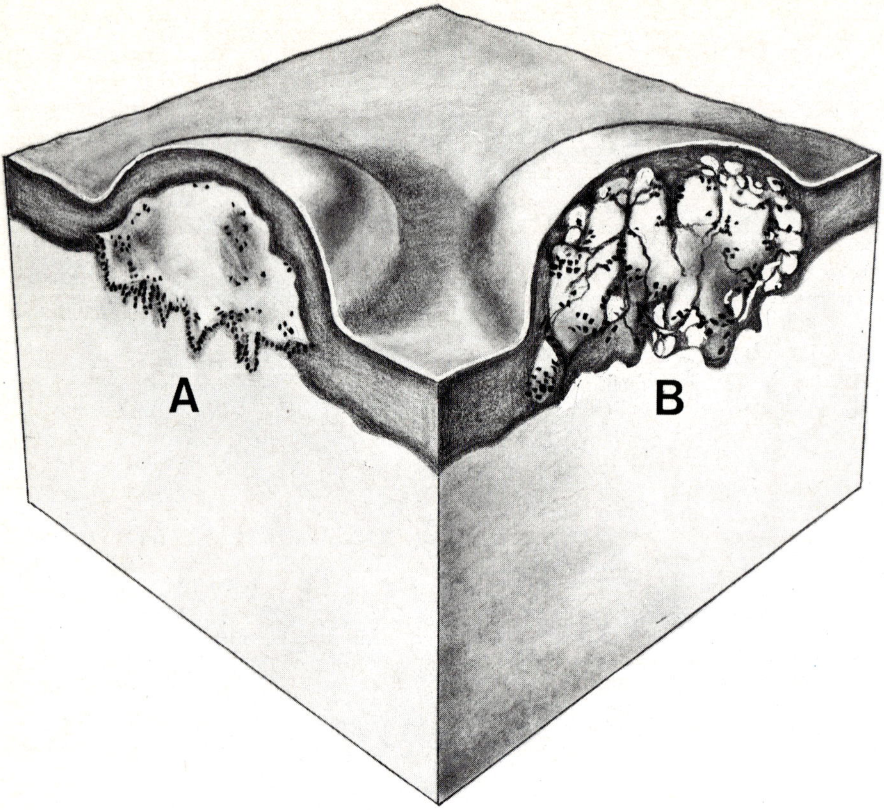

BLÄSCHEN ([A] AKANTHOLYTISCH, [B] VIRAL)

Abb. A-9 Verlust der Interzellularbrücken oder Desmosomen wird als Akantholyse bezeichnet (A). Diese Form der intraepidermalen Blasenbildung sieht man in den Bläschen oder Blasen des Pemphigus. Die Spaltbildung erfolgt meist unmittelbar oberhalb des Basalzellagers, wie beim Pemphigus vulgaris. Viren verursachen eine eigentümliche »ballonierende Degeneration« von Epidermalzellen (B), wie beim Herpes zoster, Herpes simplex, Variola und Varicella.

> Virusblasen haben oft ein eingesunkenes (»genabeltes«) Zentrum. Bei älteren Patienten mit multiplen, einzelstehenden Blasen müssen eine Biopsie und Immunfluoreszenz zur Diagnose von Pemphigus oder Pemphigoid durchgeführt werden.

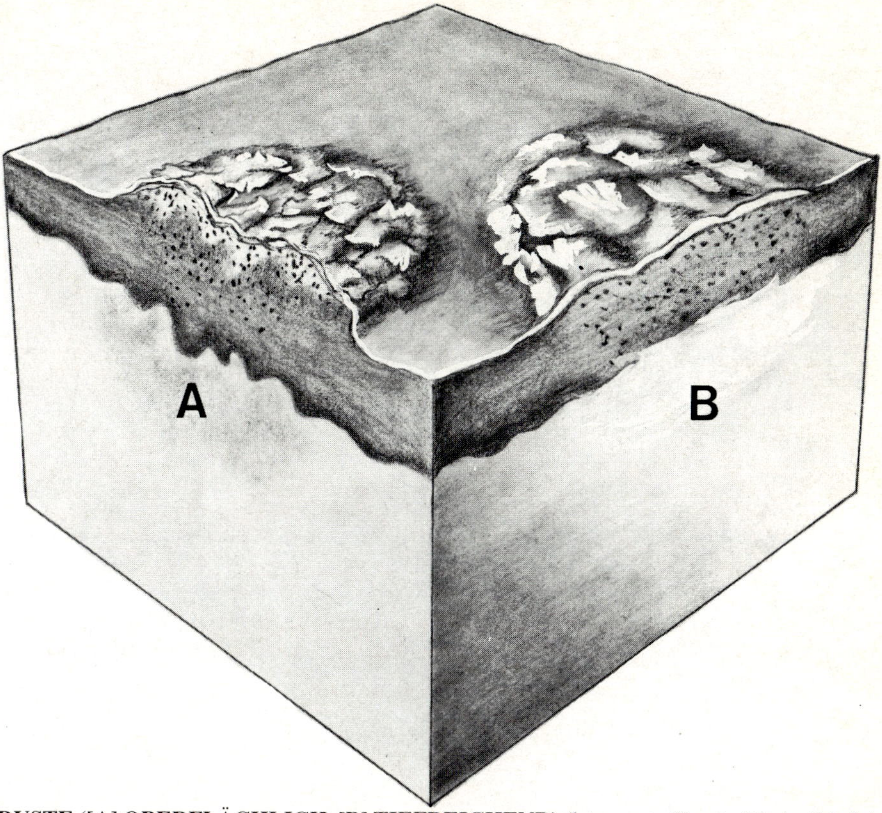

KRUSTE ([A] OBERFLÄCHLICH, [B] TIEFREICHEND) (lat. *crusta*, Kruste, Rinde, Schale)

Abb. A-10 Krusten entstehen, wenn Serum, Blut oder eitriges Exsudat an der Hautoberfläche eintrocknen und weisen auf eine pyogene Infektion hin, daher müssen Kulturen durchgeführt werden. Krusten können dünn, zart und brüchig (A) oder dick und festhaftend sein (B). Krusten aus getrocknetem Serum sind gelb, aus purulentem Exsudat grün oder grüngelb und aus Blut braun oder dunkelrot. Oberflächliche Krusten, mit honigfarbener, zarter, glitzernder Oberfläche (A) sind typisch für Impetigo. Involviert das Exsudat die ganze Epidermis, können die Krusten dick und adhärent sein (B).

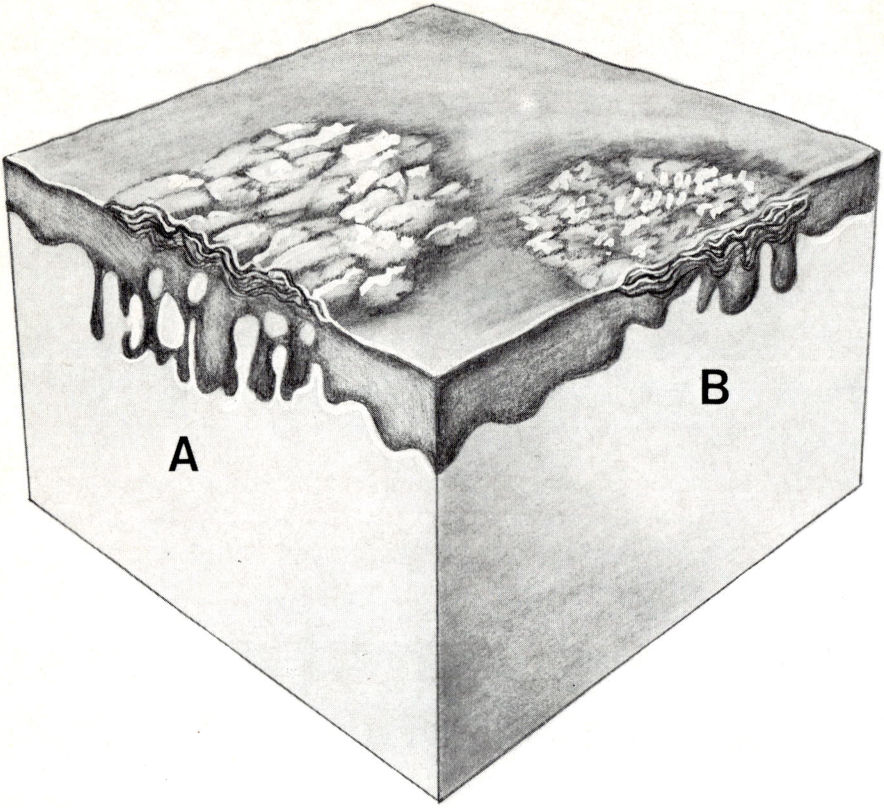

DESQUAMATION (SCHUPPUNG) ([A] PSORIASIS, [B] SOLARE KERATOSE)
(lat. *squama*, Schuppe)

Abb. A-11 Die Epidermalzellen werden alle 27 Tage komplett erneuert. Das Endprodukt dieses holokrinen Prozesses ist das Stratum corneum, die oberflächlichste Hautschicht, die normalerweise keine Kerne enthält und unmerklich abgeschilfert wird. Ist die Proliferationsrate der Epidermalzellen gesteigert, wie bei der Psoriasis, wird das Stratum corneum nicht normal gebildet und die äußersten Schichten der Haut retinieren ihre Kerne (Parakeratose). Diese desquamierenden Schichten der Haut erscheinen klinisch als Schuppen. Schuppen können groblamellös (z. B. Psoriasis) (A) oder feinlamellös (z. B. Pityriasis versicolor), lockerhaftend (z. B. Psoriasis, atopische Dermatitis) oder festhaftend (z. B. Lupus erythematosus, solare Keratose) (B) sein.

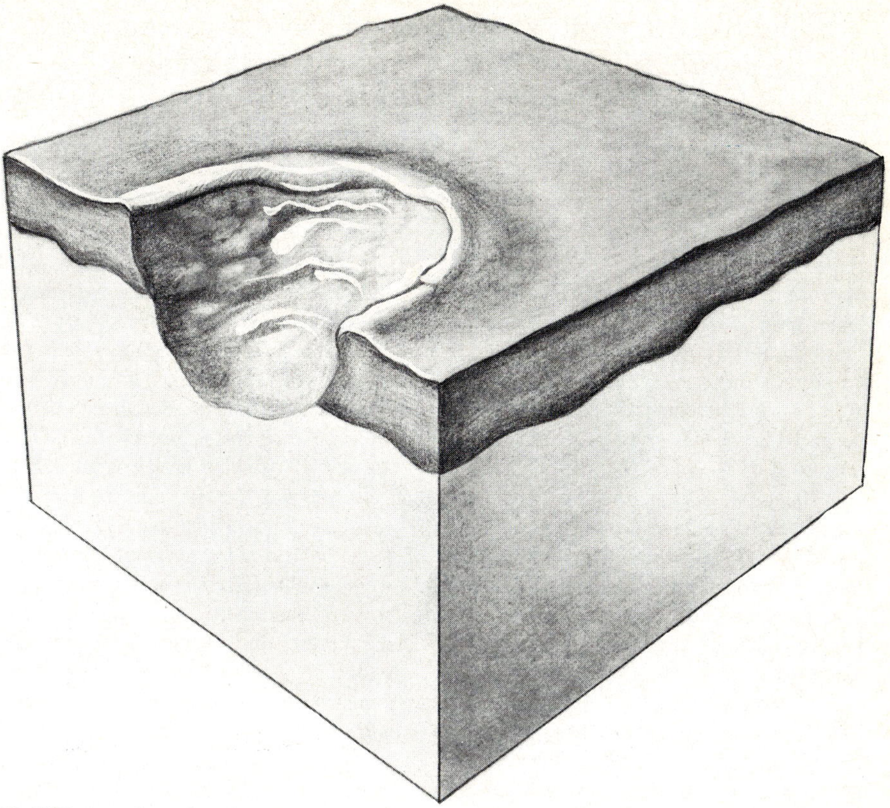

ULCUS (lat. *ulcus*, Geschwür)

Abb. A-12 Ein Ulcus ist ein Hautdefekt in pathologisch veränderter Haut, der bis in die Dermis reicht. Es heilt daher immer mit Narbe ab. Gewisse Eigenschaften können einen Hinweis auf die Ursache von Ulcera geben, wie Lokalisation, Ränder, Ulcusgrund, Absonderungen und zusätzliche lokale Charakteristika, wie z. B. Knötchen, Exkoriationen, Varizen, Haarwuchs, Vorhandensein oder Fehlen der Schweißsekretion, Tastbarkeit der Pulse und Schmerzempfindung.

Bei jedem Ulcus, das nicht durch eine Gefäßkrankheit bedingt ist, muß eine Keilbiopsie zur histologischen Untersuchung durchgeführt werden.

Appendix B: Spezielle klinische und Laboruntersuchungen als Hilfsmittel für die dermatologische Diagnose

SPEZIELLE TECHNIKEN BEI DER KLINISCHEN UNTERSUCHUNG

1. *Lupenvergrößerung.* Zur Untersuchung feiner morphologischer Details wird eine Lupe (2x bis 7x) oder ein binoculares Mikroskop (5x bis 40x) verwendet. Die Vergrößerung ist besonders nützlich bei der Diagnose des Lupus erythematosus (folliküläre Hyperkeratose), Lichen planus (Wickhamsche Streifen), Neoplasmen (perlmutterartig durchscheinender Glanz und Teleangiektasien) und des malignen Melanoms (geringfügige Farbveränderungen, besonders Töne von Grau oder Blau). Die Darstellung erfolgt am besten nach Auftragen eines Tropfens Mineralöl. Lupen mit eingebauter Lichtquelle und einer Vergrößerung von 10 bis 30x, wie sie jetzt zur Verfügung stehen, erlauben durch den Ölimmersionseffekt nach Auftragen eines Tropfens Mineralöl die Darstellung tieferer Hautschichten (dermo-epidermale Junktionszone). Diese Technik der *Epiluminiszenzmikroskopie* erhöht die Treffsicherheit bei der Unterscheidung zwischen gutartigen und bösartigen Wachstumsmustern, besonders bei pigmentierten Läsionen.
2. *Schräge Beleuchtung* der Hautläsion in einem verdunkelten Raum dient zur Darstellung geringgradiger Erhabenheiten oder Depressionen sowie Darstellung der Oberflächenkonfiguration von Läsionen und der Beurteilung der Ausdehnung von Eruptionen.
3. *Gedämpfte Beleuchtung* im Untersuchungsraum verstärkt den Kontrast zwischen umschriebenen hypo- oder hyperpigmentierten Läsionen und der normalen Haut.
4. *Woodsches Licht* (langwelliges UV-Licht, »black light«) ist ein wertvolles Hilfsmittel zur Diagnose bestimmter Haut- und Haarkrankheiten und Porphyrien. Langwelliges UV-Licht erhält man mit einem speziell zusammengesetzten Filter aus Nickeloxyd und Silizium (Woodscher Filter), der einer Hochdruck-Quecksilberlampe vorgeschaltet wird und für alle Wellenlängen mit Ausnahme eines Bandes zwischen 320 und 400 nm weitgehend undurchdringlich ist. Treffen UV-Strahlen aus der Wood-Lampe (360 nm) auf die Haut auf, so tritt eine sichtbare Fluoreszenz auf. Das Wood-Licht ist besonders geeignet zum Nachweis der Fluoreszenz von Dermatophytosen des Haarschaftes (grün bis gelb) und des Erythrasma (korallenrot). Durch Untersuchung des Harns mit Wood-Licht kann bei Auftreten einer rosaroten Fluoreszenz die vorläufige Diagnose einer Porphyrie gestellt werden. Fügt man Salzsäure hinzu, so nimmt diese Fluoreszenz zu. Wood-Licht ermöglicht auch eine bessere Beurteilung der Farbunterschiede von Läsionen gegenüber normaler Haut sowohl bei dunkel- als auch hellhäutigen Menschen; z. B. sind die Läsionen, die man bei der tuberösen Sklerose und Tinea versicolor sieht, hypomelanotisch, aber nicht so hell, wie die Läsionen bei Vitiligo, die amelanotisch sind. Umschriebene Hypermelanosen, wie z. B. Epheliden und Melasma, werden wesentlich deutlicher unter Wood-Licht. Andererseits wird dermales Melanin, wie beim Mongolenfleck, unter Wood-Licht nicht deutlicher sichtbar. Es ist daher möglich, mit Wood-Licht Melanin in verschiedenen Hautschichten zu lokalisieren, allerdings nicht bei Patienten mit brauner Haut.
5. *Diaskopie* bezeichnet die Anwendung eines Glasspatels, der mit Druck auf eine vorhandene Hautläsion aufgepreßt wird. Diese Untersuchung erlaubt die Unter-

scheidung, ob z. B. die rote Farbe einer Macula oder Papula auf Kapillarerweiterung (Erythem) oder Extravasate von Erythrozyten (Purpura) zurückzuführen ist. Die Diaskopie ist auch gut geeignet zum Nachweis der durchscheinenden gelbbraunen, apfelgeleeartigen Infiltrate bei Sarkoidose, Hauttuberkulose, Lymphom und Granuloma anulare.

6. *Säurebehandlung* Erleichtert den Nachweis subklinischer Warzen am Genitale. 90 bis 100 % der männlichen Partner von HPV-infizierten Frauen mit genitalen Warzen sind ebenfalls infiziert. Man wickelt einen Gazestreifen, der mit 5 %iger Essigsäure getränkt ist, um den Penis. Nach 5 bis 10 Minuten wird der Penis mit einem Kolposkop (Dissektionsmikroskop) oder einer 10x-Handlupe untersucht. Die Warzen erscheinen dann als kleine weiße Papeln.

KLINISCHE UNTERSUCHUNGEN

1. Das *Dariersche Zeichen* ist positiv, wenn eine braune, makulöse oder leicht papulöse Läsion der Urticaria pigmentosa (Mastozytose) sich nach Reiben mit dem stumpfen Ende eines Instruments zu einer tastbaren Quaddel entwickelt. Es kann sein, daß sich die Quaddel erst nach 5 bis 10 Minuten bildet.
2. Das *Auspitzsche Zeichen* ist positiv, wenn leichtes Kratzen oder Curettage einer schuppenden Läsion zu punktförmigen Blutungen innerhalb der Läsion führt. Dieses Zeichen weist auf Psoriasis hin, ist aber nicht spezifisch.
3. Der *Epikutantest* wird zur Dokumentation und Verifizierung der Diagnose einer allergischen Kontaktsensibilisierung und zur Identifikation des auslösenden Agens verwendet. Es kann auch als Suchmethode bei manchen Patienten mit chronischen oder bizarren ekzematösen Eruptionen (z. B. Hand- und Fußdermatosen) nützlich sein. Es handelt sich um die einmalige Möglichkeit der In-vivo-Reproduktion eines Krankheitsbildes in kleinsten Dimensionen, da die gesamte Haut sensibilisiert ist und daher an jeder Hautstelle eine allergische Reaktion ausgelöst werden kann. Der Epikutantest ist leichter und sicherer als ein Expositionstest mit einem fraglichen Allergen, da Testsubstanzen in niedrigen Konzentrationen für kurze Zeit auf kleine Hautareale aufgetragen werden können. Für weitere Details über Listen von Antigenen, die man beim Epikutantest verwendet, sei auf Lehrbücher über Kontaktdermatitis hingewiesen.
4. Die *Photopatchtestung* ist eine Kombination von Epikutantestung und UV-Bestrahlung der Teststelle und wird zum Nachweis einer Photoallergie verwendet.
5. Die *Lichttestung (Phototestung)* dient zum Nachweis der Überempfindlichkeit des Patienten auf verschiedene Wellenlängen von UV-Strahlung.

MIKROSKOPISCHE UNTERSUCHUNG VON SCHUPPENKRUSTEN, SERUM UND HAAR

1. *Gram-Färbung* und *Kulturen von Exsudaten und zerkleinertem Gewebe* sollten bei Läsionen gemacht werden, bei denen der Verdacht auf bakterielle oder mykotische *(z. B. Candida albicans-)*Infektionen besteht. Bei Ulcera und Noduli muß mit dem Skalpell eine Keilbiopsie durchgeführt werden, die alle drei Schichten der Haut umfaßt. Das Biopsiepräparat wird in einem sterilen Mörser zerstoßen und das Material auf Bakterien (einschließlich typischer und atypischer Mykobakterien) und Pilze kultiviert.
   Herpes-simplex-Viruskulturen sind ebenfalls leicht durchzuführen.
2. Zur *mikroskopischen Untersuchung* auf Myzelien sollten Schuppen (vorzugsweise der progredienten Ränder) oder Haare verwendet werden. Das Gewebe wird mit 10 %iger Kalilauge aufgehellt und vorsichtig angewärmt (siehe Abb. 51 zur Darstellung von Hyphen). Pilzkulturen werden auf Sabouraudschem Medium durchgeführt.

3. Durch *mikroskopische Untersuchung von Zellen aus Bläschen oder vom Blasengrund* (Tzanck-Test) können epitheliale Riesenzellen und vielkernige Riesenzellen (enthalten 10 bis 12 Nuclei) bei Herpes simplex, Herpes zoster und Varicella nachgewiesen werden. Material wird vom Grund eines Bläschens durch leichtes Schaben mit einem Skalpell gewonnen, auf einen Objektträger aufgestrichen und nach Giemsa oder Wright gefärbt. Der Tzanck-Test weist ferner akantholytische Epidermalzellen bei den Pemphiguskrankheiten oder dem SSS-Syndrom nach.
4. *Labordiagnose der Skabies* Skabies ist differentialdiagnostisch bei Patienten mit therapierefraktärem, generalisiertem Pruritus und mit Papeln und Exkoriationen in charakteristischer Lokalisation – an den Beugeseiten der Handgelenke, an den Interdigitalfalten, an den Gesäßbacken und am Genitale – abzuklären. Die Diagnose wird durch die Identifikation der Milbe, von Eiern oder Faeces in Hautgeschabsel, aus den Papeln oder Milbengängen (siehe Abb. 80) verifiziert. Der Milbengang ist eine lineare oder serpiginöse, leistenförmige Elevation der Haut von 0,5 bis 1 cm Länge an den Beugeseiten der Handgelenke, den Interdigitalfalten oder an der Ulnarkante der Hand. Sind keine Milbengänge nachzuweisen, sucht man eine Papel oder ein Bläschen an der Hand aus. Mit einer sterilen Skalpellklinge bringt man einen Tropfen serilen Mineralöls auf die Oberfläche des Milbenganges oder der Papel auf, kratzt die Papel oder den Milbengang kräftig und trägt die ganze Spitze der Papel ab, bis kleine Bluttröpfchen im Öl auftreten. Das Öl wird dann auf einen Objektträger übertragen und auf Milben, Eier und Faeces untersucht. Die Milben sind 0,2 mm bis 0,4 mm groß und haben 4 Beinpaare (siehe Abb. 80).
5. *Dunkelfelduntersuchung von Exsudat aus Ulcera* am männlichen oder weiblichen Genitale (besonders Penis, Anus, Vulva und Cervix) zum Nachweis von *Treponema pallidum*. Die Dunkelfelduntersuchung von Material aus der Mundhöhle ist nicht sinnvoll, da nicht-pathogene Treponemen, die in der Mundhöhle vorkommen, von *Treponema pallidum* morphologisch kaum zu unterscheiden sind. In diesem Fall oder nach Lokalbehandlung eines Ulcus mit Antibiotika wird Lymphknotenaspirat im Dunkelfeld untersucht (von allen Patienten mit generalisierten, erythematösen und schuppenden Eruptionen, einschließlich aller Patienten mit der Verdachtsdiagnose Pityriasis rosea muß ein serologischer Test auf Syphilis durchgeführt werden).

HAUTBIOPSIE

Die Hautbiopsie ist eine der einfachsten, erfolgversprechendsten diagnostischen Techniken in der Praxis, da die Haut leicht zugänglich ist und eine Reihe von Techniken zur Untersuchung des bioptischen Materials zur Verfügung steht (z. B. Immunpathologie, Elektronenmikroskopie). Die Wahl der Biopsiestelle ist in erster Linie abhängig vom Stadium der Hautveränderungen. Frühe Läsionen sind meist typischer, besonders vesikulo-bullöse Eruptionen (z. B. Pemphigus, Herpes simplex), bei denen die Läsionen nicht älter als 24 Stunden sein sollten. Ältere Läsionen (2 bis 6 Wochen) sind hingegen beim diskoiden Lupus erythematosus oft charakteristischer. Für diagnostische Biopsien kann mit einer 3 bis 4 mm Stanze, einem kleinen, zylinderförmigen Messer, das durch rotierende Bewegung zwischen Daumen und Zeigefinger durch die Epidermis, Dermis und das Subkutangewebe schneidet, ein Gewebszylinder gewonnen werden; die Basis wird mit einer Schere abgeschnitten. Für Immunfluoreszenzuntersuchungen (wie z. B. bei blasenbildenden Krankheiten oder Lupus erythematosus), ist eine spezielle Technik notwendig, und es sollte mit dem untersuchenden Labor Rücksprache gehalten werden.

Bei Knötchen sollte eine große, keilförmige Biopsie durch alle Gewebeschichten, einschließlich des Subkutangewebes, durchgeführt werden. Zusätzlich sollten alle Knötchen unabhängig von der Größe geteilt werden, eine Hälfte für die Histologie, die andere Hälfte in einem sterilen Behälter zur Durchführung von bakteriellen und Pilzkulturen nach Zerkleinerung des Gewebes verwendet werden. Lichtmikroskopische Präparate sollten sofort in gepuffertem neutralen Formalin fixiert werden. Einen kurze detaillierte Zusammenfassung der klinischen Anamnese und Beschreibung der Läsionen sollte das Präparat begleiten. Eine Biopsie ist indiziert bei *allen* Hautläsionen, bei denen Verdacht auf Neoplasmen besteht, bei allen bullösen Dermatosen (einschließlich Immunfluoreszenz) und bei allen dermatologischen Veränderungen, bei denen eine spezifische Diagnose durch ausschließlich klinische Untersuchung nicht möglich ist.

Appendix C: Generalisierter Pruritus ohne diagnostisch schlüssige Hautveränderungen

Andauernder schwerer Juckreiz hat, ähnlich wie Schmerz, entscheidenen Einfluß auf die Lebensqualität und das gesamte Leben. Intensiver Pruritus kann schlimmer für den Patienten sein als Schmerzen, die in der Mehrzahl der Fälle durch Analgetika kontrolliert werden können. Massiver Pruritus ist of intraktabel, und der Arzt fühlt sich daher bei der Behandlung dieser Patienten einigermaßen hilflos. Pruritus führt zu schlaflosen Nächten; es resultiert ein Zustand dauernder Müdigkeit, der die Arbeitskraft beeinträchtigt und familiäre Beziehungen stört. Sehr viele Dermatosen sind von Juckreiz begleitet, und hier richtet sich die Therapie nach der Grundkrankheit. Bei Patienten mit generalisiertem **Pruritus ohne identifizierbare Hautveränderungen (Pruritus sine materia)** geht man etwa wie in der Tabelle C-2 vorgeschlagen vor. Die Differentialdiagnose des generalisierten Pruritus ist in Tabelle C-1 zusammengefaßt.

Tabelle C-1 Differentialdiagnose des Pruritus

METABOLISCHE UND ENDOKRINE URSACHEN	MALIGNE NEOPLASMEN	MEDIKAMENTE	PARASITENBEFALL
Hyperthyreose Diabetes mellitus Hypothyreose Hyperparathyreoidismus sekundär bei chronischem Nierenversagen	Lymphome und Karzinome im Abdominalbereich Multiples Myelom	subklinische Medikamenten-überempfindlichkeit: Aspirin, Alkohol, Dextran, Polymyxin B, Morphine, Codein, Scopolamin, d-Tubocurarin	Pediculosis corporis* Hakenwürmer (Ankylostokciasis Onchocerkiasis Askariasis
HÄMATOLOGISCHE KRANKHEITEN	**LEBER-KRANKHEITEN**	**PSYCHOGENE ZUSTÄNDE**	**VERSCHIEDENE ZUSTANDSBILDER**
Polycythämia vera Paraproteinämie Eisenmangel	Gallengangsverschluß (intrahepatisch 10%, extrahepatisch 40 %) Schwangerschaft (intrahepatische Cholestase)	vorübergehend: Phasen von emotionalem Stress dauernd: Parasitenwahn psychogener Pruritus neurotische Exkoriationen	Trockene Haut (Xerose) »seniler« Pruritus** Störungen im Rahmen der Schwangerschaft Fiberglaskontakt chronisches Nierenversagen (Spätstadium)

* Diagnostische Läsionen können vorhanden sein oder fehlen.
**Unerklärlicher heftiger Pruritus bei Patienten über 70 Jahre ohne deutlich erkennbare »trockene« Haut und ohne faßbaren emotionalen Stress.

Tabelle C-2 Diagnostisches Vorgehen bei generalisiertem Pruritus sine materia

Erstuntersuchung

1. Genaue Anamnese des Pruritus:
   - Gibt es Hautveränderungen, die dem Juckreiz vorausgehen?
   - Schweregrad: hält der Juckreiz den Patienten wach?
2. Anamnese von Gewichtsverlust, Müdigkeit, Fieber, Krankheitsgefühl
3. Hat es in jüngster Zeit emotionale Stress-Situationen gegeben?
4. Anamnese einer oralen oder parenteralen medikamentösen Behandlung, die die Ursache eines generalisierten Pruritus ohne Exanthem sein könnte
5. Sorgfältige Untersuchung auf geringfügige primäre Hautveränderungen als Ursache des Pruritus: Xerose oder Asteatose, Skabies, Pedikulose (Nissen?)
6. Allgemeine klinische Untersuchung, einschließlich *aller* Lymphknoten; rektale Untersuchung, Untersuchung auf okkultes Blut bei erwachsenen Patienten
7. Dauert der Pruritus bereits länger als 2 Wochen an, müssen zusätzliche Befunde erhoben werden (siehe unten Punkt 1–3)
8. Verschreibung von Ölbädern, gefolgt von einem neutralen Emolliens. Das Bad dient therapeutischen Zwecken, nicht zur Reinigung, daher keine Seife; zur Reinigung soll geduscht werden
9. Kontrolluntersuchung 2 Wochen später

Nachfolgende Untersuchung(en)

Wenn die symptomatische Behandlung nach der Erstvisite keinen Erfolg gezeitigt hat, geht man folgendermaßen vor:

1. Thoraxröntgen
2. Genaue Untersuchung anderer Organsysteme. Überweisung des Patienten zur gynäkologischen bzw. andrologischen Untersuchung, Abstrich nach Papanicolaou
3. Laboruntersuchungen: komplette Blutuntersuchung, einschließlich BSG, Nüchterblutzucker, Nierenfunktionstests, Leberfunktionstests, Hepatitis-Antigene, Schilddrüsentests, Stuhluntersuchung auf Parasiten
4. Wenn die Diagnose noch immer nicht feststeht, sollte der Patient einem Internisten zur weiteren Durchuntersuchung, einschließlich weiterer bildgebender Verfahren überwiesen werden (Scans, Ultraschall etc.)

Appendix D: Differentialdiagnose von Exanthemen bei akut kranken febrilen Patienten

Das plötzliche Auftreten von Exanthem und Fieber beunruhigt den Patienten. Es wird rasch ärztliche Hilfe gesucht, oft in den Notfallambulanzen der Spitäler, wo etwa 10 % der Patienten wegen dermatologischer Probleme eingewiesen werden.

Die Diagnose eines akuten Exanthems mit Fieber ist eine klinische Herausforderung. Durch eine unrichtige oder verspätete Diagnose kann bei manchen Patienten (z. B. bei Sepsis) eine lebensrettende Behandlung verzögert werden. Die Hautveränderungen allein können diagnostisch sein, bevor die Diagnose durch Laborbefunde verifiziert ist. Ähnlich wie beim akuten Abdomen können die Ergebnisse mancher Laboruntersuchungen, z. B. mikrobiologische Kulturen, nicht sofort verfügbar sein, aufgrund der dermatologischen Differentialdiagnose kann aber eine geeignete Therapie – z. B. Antibiotika oder Kortikosteroide – sofort begonnen werden. Zusätzlich läßt sich durch die rasche Diagnose und Isolierung von Patienten mit einer Infektionskrankheit, die schwerwiegende Folgen haben kann, die Übertragung auf andere Menschen vermeiden. Varizellen können z. B. bei Erwachsenen in seltenen Fällen zum Tod führen.

Infektionskrankheiten mit Exanthem und Fieber als Leitsymptome umfassen *Virus-* (Varicella-Zoster, Herpes simplex, Masern, Rubeolen, Enterovirus und Parvovirus-Infektionen) und *bakterielle Infektionen* (Streptokokken, Staphylokokken, Meningokokken, Typhus und Syphilis).

Die klinische Diagnose von Exanthemen beruht auf einer genauen Identifikation des Typs der Hautveränderungen. Der Arzt muß nicht nur den *Typ* der Hautveränderungen identifizieren (Identifikation der Primäreffloreszenz: Macula, Papel? etc.) und klassifizieren, sondern muß nach zusätzlichen morphologischen Kriterien suchen, wie: *Verteilung* (lokalisiert?, generalisiert?), *Konfiguration* (anulär?, Iris?) einzelner Läsionen; *Anordnung* der Läsionen (zosteriform?, linear?); *Verteilungsmuster* (exponierte Körperstellen? zentripetal oder zentrifugal?, Schleimhäute?); anamnestisch ist die *Stelle des ersten Auftretens* zu klären (das Exanthem des Rocky Mountain Spotted Fever tritt in charakteristischer Weise zuerst an den Hand- und Fußgelenken auf); oft ist auch die *zeitliche Abfolge* in der Entwicklung des Exanthems wichtig (Masern breiten sich vom Kopf bis zu den Zehen innerhalb von 3 Tagen aus, während sich Rubeolen rasch innerhalb von 24 bis 48 Stunden vom Kopf bis zu den Zehen ausbreiten und dann in analoger Reihenfolge regredieren – zuerst das Gesicht, dann der Stamm und dann die Extremitäten).

Trotz gewisser Überschneidungen können je nach dem Typ der Läsion differentialdiagnostisch vier Hauptkategorien unterschieden werden (siehe Tabelle D-1).

LABORUNTERSUCHUNGEN FÜR DIE SCHNELLDIAGNOSE

Der Arzt sollte die folgenden Laboruntersuchungen sofort oder innerhalb 8 Stunden durchführen:

1. *Direkter Abstrich vom Grund eines Bläschens: Tzanck-Test* Ein intaktes Bläschen wird eröffnet, der Grund mit einer Skalpellklinge vorsichtig abgekratzt und das gewonnene Material auf einen Objektträger gestrichen. Nach Lufttrocknung und Färbung nach Wright oder Giemsa wird der Abstrich auf vielkernige Riesenzellen untersucht. Diese veränderten Epidermalzellen findet man beim Herpes simplex und der Herpes-zoster-Varicella-Gruppe.
2. *Viruskultur*, besonders für Herpes simplex.
3. *Gram-Färbung von Aspiraten oder Abstrichen.* Notwendig für die korrekte Diagnose von Pusteln. Mikroorganismen findet man in Läsionen bei akuter Meningokokken-

Tabelle D-1 Exanthem und Fieber bei akut kranken Patienten: Diagnose aufgrund des Typs der Läsion

KRANKHEITEN MIT MAKULÖSEN, PAPULÖSEN, NODULÄREN ODER PLAQUEFÖRMIGEN EFFLORESZENZEN	KRANKHEITEN MIT VESIKULÖSEN, BULLÖSEN ODER PUSTULÖSEN EFFLORESZENZEN	KRANKHEITEN MIT PURPURISCHEN MACULAE, PURPURISCHEN PAPELN ODER PURPURISCHEN BLÄSCHEN	KRANKHEITEN MIT AUSGEDEHNTEM ERYTHEM ± ÖDEM GEFOLGT VON DESQUAMATION
Arzneimittel-Überempfindlichkeiten Sweet-Syndrom Eosinophilie-Myalgie-Syndrom Streptokokken-Erysipel Erythema migrans bei Lyme-Disease Meningokokken-Bakteriämie HIV-Virus-Primärinfektion Erythema infectiosum (Parvovirus B19) Zytomegalievirus, Primärinfektion Epstein-Barr-Virus, Primärinfektion Exanthema subitum (humanes Herpesvirus-6) Masern Atypische Masern Rubeolen** Enterovirusinfektionen (Echo- und Coxsackie-viren) Adenovirusinfektionen Typhus Lues II Mausetyphus (endemisch) Rocky Mountain Spotted Fever (frühe Läsionen)** Andere Fleckfieber Disseminierte tiefe Pilzinfektionen bei eingeschränkter Immunlage	Arzneimittel-Überempfindlichkeiten Allergische Kontaktdermatitis auf Pflanzen Rickettsienpocken Gonokokkensepsis Varizellen (Windpocken)*** Herpes zoster*** Herpes simplex*** Ekzema herpeticatum*** Enterovirusinfektionen (Echo- und Coxsackie-virus einschließlich Hand-Foot-and-Mouth Disease) Toxische epidermale Nekrolyse Staphylococcal Scalded-Skin Syndrome Erythema multiforme bullosum Kawasaki-Syndrom	Arzneimittel-Überempfindlichkeiten Bakteriämien*: Meningokokken-Bakteriämie (akut oder chronisch) Gonokokkensepsis** Staphylokokkensepsis Pseudomonasbakteriämie Subakute bakterielle Endokarditis Enterovirusinfektionen (Echo- und Coxsackievirus) Rickettsien-infektionen: Rocky Mountain Spotted Fever Läusetyphus (epidemisch) »Allergische« Vasculitis* Disseminierte intravaskuläre Gerinnung (Purpura fulminans)***	Arzneimittel-Überempfindlichkeiten Scharlach Staphylococcal Scalded-Skin Syndrome Toxisches Schocksyndrom Kawasaki-Syndrom Toxische epidermale Nekrolyse Graft-versus-Host-Reaktion Pustulöse Psoriasis (von Zumbusch) Erythrodermie

* Oft Manifestation als Infarkte.
** Können Gelenks- oder Muskel-Knochen-Schmerzen haben.
***Eine charakteristische Läsion dieser Exantheme ist eine genabelte Papel oder ein genabeltes Bläschen.

Tabelle D-1 Exanthem und Fieber bei akut kranken Patienten: Diagnose aufgrund des Typs der Läsion (*Fortsetzung*)

KRANKHEITEN MIT MAKULÖSEN, PAPULÖSEN, NODULÄREN ODER PLAQUEFÖRMIGEN EFFLORESZENZEN	KRANKHEITEN MIT VESIKULÖSEN, BULLÖSEN ODER PUSTULÖSEN EFFLORESZENZEN	KRANKHEITEN MIT PURPURISCHEN MACULAE, PURPURISCHEN PAPELN ODER PURPURISCHEN BLÄSCHEN	KRANKHEITEN MIT AUSGEDEHNTEM ERYTHEM ± ÖDEM GEFOLGT VON DESQUAMATION
Pityriasis rosea (Fieber, selten) Erythema multiforme Erythema marginatum Systemischer Lupus erythematosus*** Dermatomyositis »Serumkrankheit« (Manifestation nur mit Quaddeln und Angioödem) Urticaria acuta (Virushepatitis) Giannotti-Crosti-Syndrom			

***Eine charakteristische Läsion dieser Exantheme ist eine genabelte Papel oder ein genabeltes Bläschen.

sepis, selten in den Hautläsionen von Gonokokkensepsis und Ecthyma gangraenosum.

4. *Tupfpräparat.* Besonders nützlich bei tiefen Pilzinfektionen und Leishmaniose. Der dermale Teil eines Hautbiopsiepräparates wird wiederholt auf einen Objektträger getupft und das Tupfpräparat sofort in 95 %igem Äthylalkohol fixiert. Anschließend werden Spezialfärbungen durchgeführt und das Präparat im zytologischen Labor auf Mikroorganismen untersucht.
5. *Biopsie von Hautläsionen.* Alle purpurischen Effloreszenzen sollten biopsiert werden. Entzündliche dermale Knoten und die meisten Ulcera sollten biopsiert und ein Teil des Gewebes zerkleinert und auf Bakterien und Pilze kultiviert werden. Man verwendet eine 3 bis 4 mm-Stanze unter Lokalanästhesie. In vielen Labors kann das Biopsiepräparat, wenn nötig, innerhalb von 8 Stunden fertiggestellt werden. Eine histologische Diagnose ist möglich bei Rocky Mountain Spotted Fever, SLE, Erythema multiforme bullosum, toxischer epidermaler Nekrolyse, Herpes zoster, Varicella, allergischer Vasculitis, Lues II, bei manchen Bakteriämien und tiefen Pilzinfektionen.
6. *Blut- und Harnuntersuchungen.* Blutkultur, serologischer Schnelltest auf Syphilis und Lupus-erythematosus-Serologie erfordern mindestens 24 Stunden. Im Harnsediment können bei allergischer Vasculitis Zellzylinder nachzuweisen sein.
7. *Dunkelfelduntersuchung.* Im Transsudat aus Läsionen der sekundären Syphilis läßt sich – oft erst nach wiederholter Untersuchung – *Treponema pallidum* nachweisen. Die Dunkelfelduntersuchung ist bei Mundschleimhautveränderungen nicht verläßlich, da nicht pathogene Treponemen der Mundhöhle morphologisch fast nicht von *Treponema pallidum* zu unterscheiden sind.

Appendix E: Malignes Melanom

EMPFEHLUNGEN FÜR DAS VORGEHEN BEI PIGMENTIERTEN LÄSIONEN ZUR VERBESSERUNG DER FRÜHDIAGNOSE DES MALIGNEN MELANOMS[1]

Für den untersuchenden Arzt

1. Die histologische Diagnose ist notwendig bei allen pigmentierten Läsionen mit den folgenden drei klinischen Charakteristika, den Leitsymptomen der Atypie bei einer pigmentierten Läsion:
   a) Unregelmäßige Ränder: Pseudopodien, Kerben oder sogar »Ahornblatt«-ähnliche Konfiguration (siehe Abb. 340 und 341).
   b) Unregelmäßige Anordnung von Farben: Schattierungen von Rot, Grau oder Blau, gemischt mit Braun oder Schwarz in einem unregelmäßigen, willkürlichen Pigmentmuster angeordnet. *Zusätzliche Hinweise:* schwarze Knötchen mit glatten Rändern, unregelmäßig pigmentierte Läsionen mit glatten Rändern.
   c) Größenzunahme.
2. Alle konnatalen Naevuszellnaevi sollten exzidiert werden, unabhängig von der Größe. Alle Läsionen sollten photographisch dokumentiert und kontrolliert werden, bis sie irgendwann vor der Pubertät exzidiert werden können. Der Zeitpunkt der Exzision bei kleinen konnatalen Läsionen hängt ab von den klinischen Charakteristika (hellbraun, einheitliche Farbe ist ein Zeichen der Gutartigkeit), ob Allgemeinanästhesie erforderlich ist und von der Funktionseinschränkung als Folge des chirurgischen Eingriffs. Alle Riesennaevi sollten, wenn möglich, entfernt werden.
3. Alle pigmentierten Läsionen, die dem Arzt ungewöhnlich erscheinen, sollten weiter untersucht werden (Exzision oder Überweisung zur Exzision).
4. Alle Patienten mit einer Melanomanamnese sollten genau untersucht werden nach atypischen Naevuszellnaevi (dysplastische Naevi) und nach dem Auftreten neuer primärer Melanome. Patienten mit dysplastischen Naevi sollten in 6monatigen Intervallen kontrolliert werden.
5. Alle Blutsverwandten von Patienten mit Melanom sollten nach dysplastischen Naevi und frühen primären Melanomen untersucht werden (eine positive Familienanamnese erhöht das Risiko 8- bis 13fach für das Einzelindividuum).
6. Alle weißen Patienten, die aus irgendeinem anderen Grund den Dermatologen aufsuchen, sollten nach großen Naevuszellnaevi (größer als 1 cm), dysplastischen Naevi oder Naevi am Capillitium, den Schleimhäuten und im Anogenitalbereich untersucht werden, alle schwarzen Patienten auf pigmentierte Läsionen an den Fußsohlen, Nagelbetten und Schleimhäuten.

Anweisungen für den Patienten

Die folgenden Anweisungen betreffend pigmentierte Läsionen sollten gegeben werden. In folgenden Fällen soll sofort ein Arzt konsultiert werden:

Alle Menschen mit einer Familienanamnese von Melanom.

Alle Menschen mit Hautphototypen I und II, besonders solche mit einer Anamnese von starker oder langdauernder Sonnenexposition.

Alle pigmentierten Muttermale, die bei der Geburt vorhanden waren.

Jedes neu auftretende Muttermal nach der Pubertät.

Alle Personen mit vielen (unzählbaren!) Muttermalen über 2 mm Durchmesser und/oder mit einer beliebigen Anzahl von Muttermalen über 5 mm Durchmesser.

Jede Veränderung von Muttermalen in Größe, Farbe oder Begrenzung.

1 Melanoma Cooperative Group (Harvard)

Jedes Muttermal, das juckt oder länger als zwei Wochen schmerzhaft ist.

Jedes Muttermal, das als häßlich empfunden wird wegen seiner Größe, Farbe, Oberfläche oder seiner Ränder.

Personen mit Hautphototypen I und II sollten *nie* sonnenbaden oder Arbeit im Freien ohne entsprechende Schutzkleidung verrichten. Sonnenschutzmittel mit einem Sonnenschutzfaktor (SPF) von über 30 sollten von allen Personen mit dysplastischen Naevi oder einer Vorgeschichte von Melanom und bei Personen mit Hautphototypen I und II angewendet werden.

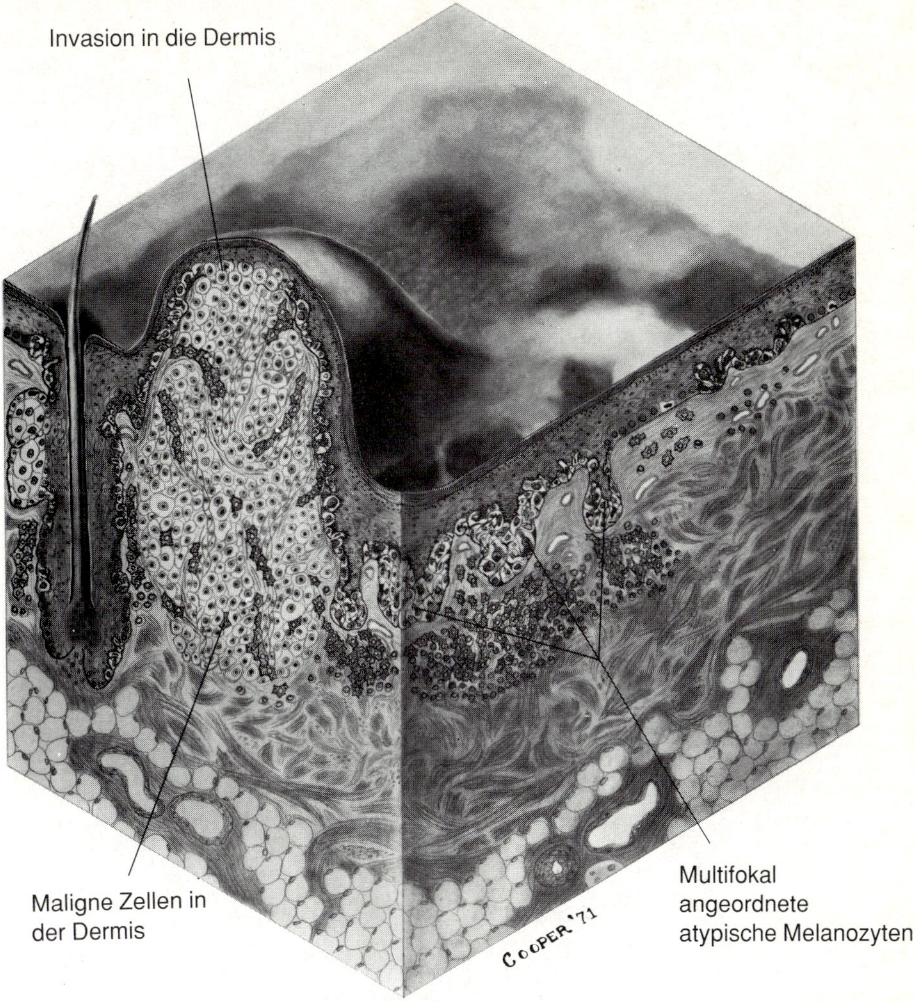

PRIMÄRES MELANOM DER HAUT: DREI HAUPTTYPEN

Abb. E-1 Lentigo-maligna-Melanom. Das Schema zeigt eine große, flache, scheckige *Macula* (überragt die Hautoberfläche nicht) mit unregelmäßigen Rändern. Diese Areale enthalten vermehrt Melanozyten, die meist atypisch und bizarr und entlang der Basalzellschicht angeordnet sind (radiäre Wachstumsphase); an einzelnen Stellen sind maligne Melanozyten in die Dermis eingedrungen und bilden große Nester. Auf der linken Seite ein großes Knötchen, das in dieser Abbildung aus großen Epitheloidzellen besteht (vertikale Wachstumsphase); die nodulären Teile aller drei Formen des Melanoms sind nicht voneinander zu unterscheiden.

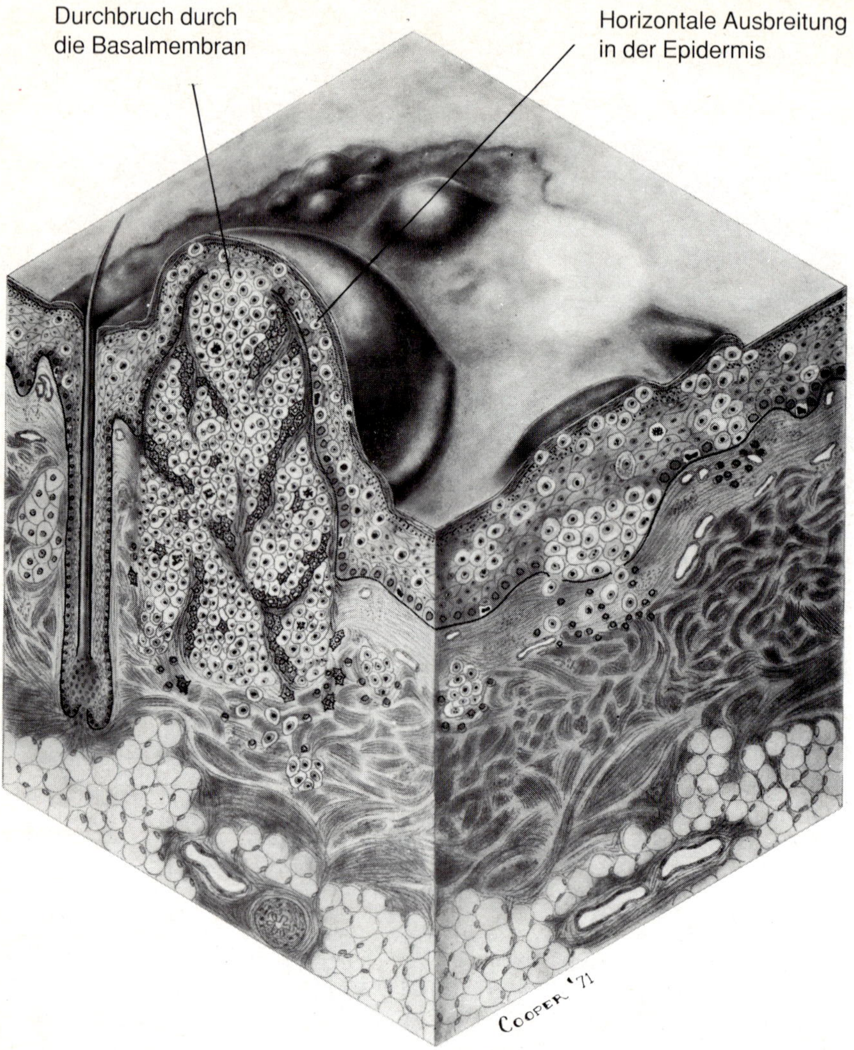

Abb. E-2 Superfiziell spreitendes Melanom. Die Begrenzung ist unregelmäßig und die Läsion in ihrer Gesamtheit eleviert. Eine Biopsie des Areals in der Umgebung des großen Knötchens zeigt eine pagetoide Verteilung großer Melanozyten in der gesamten Dicke der Epidermis, die einzeln oder in Nestern angeordnet und durchgehend atypisch sind (radiäre Wachstumsphase). Auf der linken Seite ein großes Knötchen und in der Umgebung des Knötchens kleinere, papulöse und noduläre Läsionen (vertikale Wachstumsphase). Der Knoten auf der linken Seite besteht aus malignen Melanozyten, die sehr groß sind, reichlich Zytoplasma haben und oft regelmäßig verteilte, feine Melaninpartikel enthalten. Die Knötchen können auch Spindelzellen oder kleine maligne Melanozyten enthalten, wie beim Lentigo-maligna-Melanom und beim nodulären Melanom.

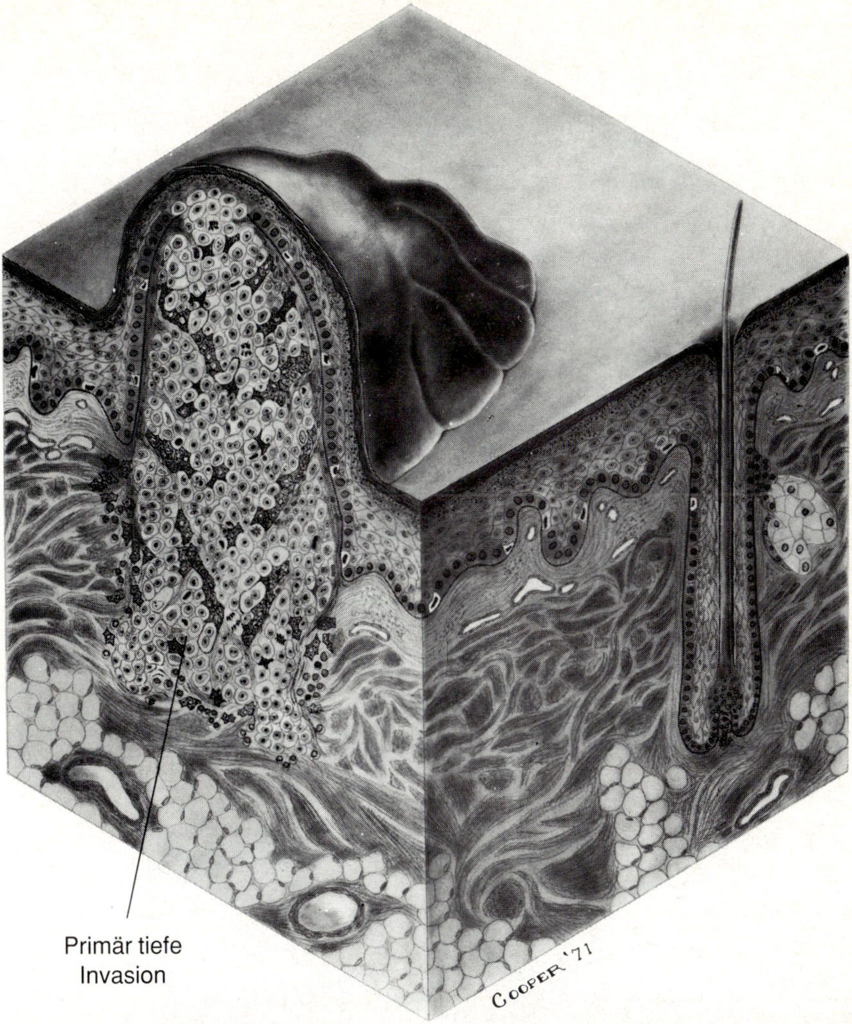

Abb. E-3 Noduläres Melanom. Das noduläre Melanom beginnt an der Dermoepidermalgrenze und breitet sich vertikal in die Dermis aus. Intraepidermales Wachstum beschränkt sich auf eine kleine Gruppe von Tumorzellen, die gleichzeitig auch die darunterliegende Dermis invadieren. Die lateral angrenzende Epidermis enthält keine atypischen Melanozyten. Wie beim Lentigo-maligna-Melanom und beim superfiziell spreitenden Melanom kann der Tumor große Epitheloidzellen, Spindelzellen, kleine maligne Melanozyten oder Mischungen dieser drei Zelltypen enthalten.

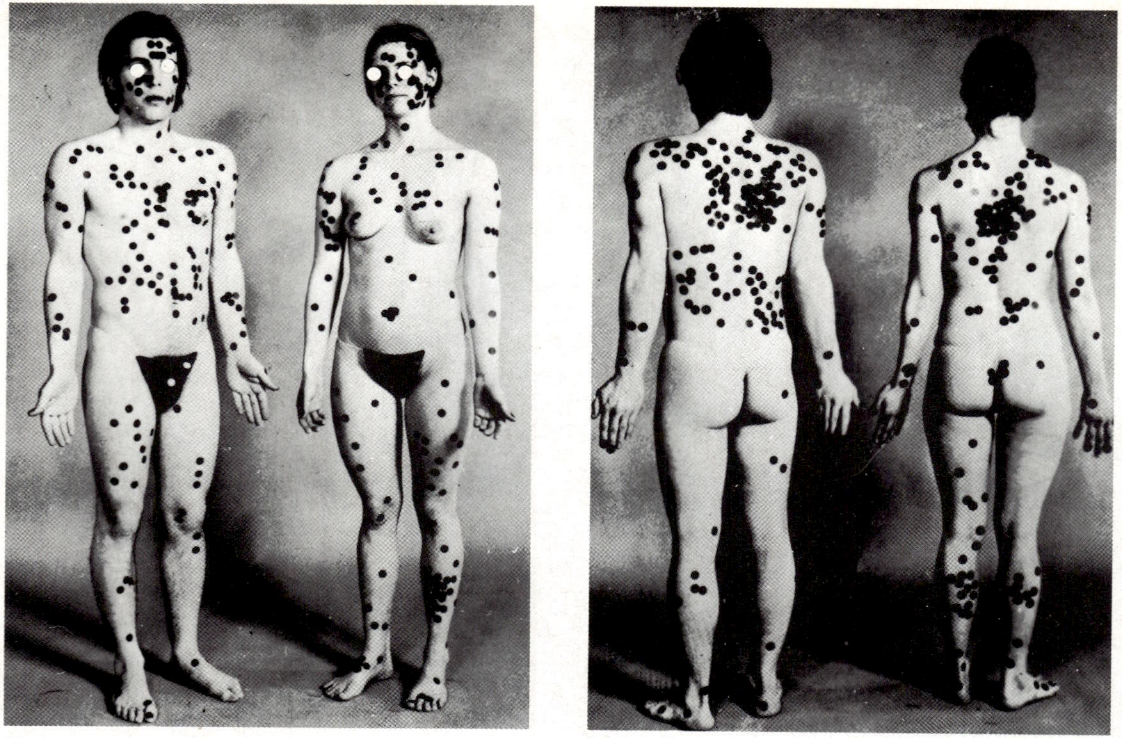

a b

Abb. E-4 Lokalisation des malignen Melanoms bei 731 männlichen und weiblichen Patienten.

MALIGNES MELANOM DER HAUT – ZUSAMMENFASSUNG DER DATEN

I. **Häufigkeit** (Vereinigte Staaten, 32 000) Drei Prozent aller Krebse (ausschließlich der Nicht-Melanom-Hautkarzinome)
   A. Durchschnittliche jährliche ungefähre Häufigkeit (Vereinigte Staaten)
      Kaukasier 10,4 pro 100 000 Einwohner pro Jahr (1988)
   B. Zunahme in gewissen Zeitspannen (Weiße in den Vereinigten Staaten)
      1. 1970 4,5 pro 100 000 Einwohner pro Jahr
      2. 1975 7,2 pro 100 000 Einwohner pro Jahr
      3. 1980 9,7 pro 100 000 Einwohner pro Jahr
      4. 1985 11,2 pro 100 000 Einwohner pro Jahr

II. **Häufigkeit der Formen des Melanoms**
   A. Superfiziell spreitendes Melanom 70 %
   B. Noduläres Melanom 16 %
   C. Lentigo-maligna-Melanom 5 %
   D. Nicht zugeordnet (einschließlich akral-lentiginöser Typ) 10 %

III. **Letalität** Todesopfer insgesamt (in den Vereinigten Staaten 6 500): das Melanom ist für 1 bis 2 % aller Krebstodesfälle verantwortlich.

RICHTLINIEN FÜR BIOPSIE, CHIRURGISCHE BEHANDLUNG UND NACHKONTROLLEN VON PATIENTEN MIT MELANOM

I. **Biopsie**
   A. Totale Exzisionsbiopsie mit schmalen Rändern ist, wenn möglich, die optimale Vorgangsweise.
   B. Inzisions- oder Stanzbiopsien sind nur akzeptabel, wenn eine vollständige Exzisionsbiopsie nicht durchgeführt werden kann oder wenn die Läsion so groß ist, daß zur Entfernung der ganzen Läsion ein großer chirurgischer Eingriff notwendig ist.

II. **Lentigo-maligna-Melanom – alle Stadien**
   1. Exzision mit einem 1 cm breiten oder breiteren Rand über die klinisch sichtbare Läsion oder Biopsienarbe hinaus, vorausgesetzt, der flache Anteil involviert kein wichtiges Organ (z. B. das Auge); in diesem Fall ist ein schmalerer Rand akzeptabel.
   2. Exzision bis zur oder einschließlich Faszie oder darunterliegendem Muskel, wo keine Faszie vorhanden ist. Wundverschluß durch Lappenverschiebungen oder freie Transplantate. Randbreite über 1 cm je nach der Lokalisation; wenn technisch möglich, sollte ein breiterer Rand exzidiert werden.
   3. Elektive Lymphknotendissektion wird nur empfohlen, wenn die Lymphknoten klinisch palpabel und tumorverdächtig sind.

III. **Superfiziell spreitendes Melanom, noduläres Melanom und akrales Melanom**
   A. Dicke unter 1 mm und kein klinischer oder histopathologischer Hinweis auf Regression
      1. Exzision oder Reexzision mit einem mindestens 1 cm breiten Sicherheitsabstand vom Rand der Läsion.
      2. Exzision bis auf die Faszie oder den darunterliegenden Muskel, wenn keine Faszie vorhanden ist. Plastische Deckung ist meist erforderlich.
      3. Lymphknotendissektion wird nur empfohlen, wenn die Lymphknoten klinisch (Tastbefund, Ultraschall) tumorverdächtig sind.
   B. Dicke über 1 mm:
      1. Mittlere Dicke, 1 bis 3 mm, exzidieren oder reexzidieren mit einem 1,5 cm breiten Rand.

2. Dicke Läsionen über 4 mm, exzidieren oder reexzidieren mit einem 2 bis 3 cm breiten Rand, außer im Gesicht.
3. Exzision bis auf die Faszie oder den darunterliegenden Muskel, wenn keine Faszie vorhanden ist. Meist ist eine plastische Deckung nötig.
4. Elektive Lymphknotendissektion je nach Zentrum, da eine generelle Vorgangsweise derzeit international noch nicht festgelegt ist. In manchen Zentren wird bei Melanomen mit einer Dicke über 1,7 mm routinemäßig eine regionale Lymphknotendissektion durchgeführt, von anderen ebenso renommierten Zentren aber abgelehnt.

IV. Kontrolluntersuchung (zur Feststellung eines weiteren primären Melanoms oder von Metastasen)

1. Bei dünnen Tumoren, 1,0 mm oder weniger: der Patient sollte im ersten Jahr alle 6 Monate, dann für den Rest seines Lebens jedes Jahr kontrolliert werden. Bei Vorliegen atypischer Muttermale (dysplastisches Naevus-Syndrom) soll der Patient entsprechend den Richtlinien für mittlere und dicke Läsionen (siehe Punkt 2) kontrolliert werden.
2. Bei mittleren (1 bis 1,5 mm) und dicken (1,5 bis 4 mm) Läsionen *und* bei Patienten mit dysplastischem Naevus-Syndrom und Melanom sollten die Patienten in den nächsten 2 Jahren alle 3 Monate kontrolliert werden, dann zwischen dem 3. und 5. Jahr alle 6 Monate und anschließend jährlich. Jährlich sollte auch ein Thorax-Röntgen durchgeführt werden.

Tabelle E-1 8-Jahre-Überlebenswahrscheinlichkeit*

			FRAUEN				MÄNNER			
MITOSE-RATE, MM2	TIL**	REGRES-SION	EXTREMI-TÄTEN		AXIAL, VOLAR, SUB-UNGUAL		EXTREMI-TÄTEN		AXIAL, VOLAR, SUB-UNGUAL	
	deutlich	nein	1,0	**0,99**	1,0	**0,98**	1,0	**0,98**	0,99	**0,95**
		ja	1,0	**0,99**	0,99	**0,95**	0,99	**0,96**	0,96	**0,86**
0,0/mm2	gering	nein	1,0	**0,98**	0,98	**0,94**	0,99	**0,95**	0,96	**0,84**
		ja	0,99	**0,95**	0,96	**0,85**	0,97	**0,88**	0,89	**0,66**
	fehlen	nein	0,99	**0,94**	0,95	**0,82**	0,96	**0,85**	0,86	**0,60**
		ja	0,96	**0,86**	0,87	**0,61**	0,89	**0,67**	0,69	**0,35**
	deutlich	nein	1,0	**0,98**	0,98	**0,94**	0,99	**0,95**	0,95	**0,84**
		ja	0,99	**0,95**	0,96	**0,84**	0,97	**0,87**	0,88	**0,65**
0,1–6,0/mm2	gering	nein	0,99	**0,95**	0,95	**0,82**	0,96	**0,86**	0,87	**0,61**
		ja	0,96	**0,86**	0,87	**0,62**	0,90	**0,68**	0,70	**0,36**
	fehlen	nein	0,95	**0,83**	0,84	**0,57**	0,87	**0,63**	0,65	**0,31**
		ja	0,88	**0,64**	0,66	**0,32**	0,71	**0,38**	0,40	**0,14**
	deutlich	nein	0,99	**0,94**	0,95	**0,81**	0,96	**0,85**	0,86	**0,60**
		ja	0,96	**0,85**	0,86	**0,61**	0,89	**0,67**	0,68	**0,35**
>6,0/mm2	gering	nein	0,95	**0,84**	0,84	**0,57**	0,88	**0,63**	0,65	**0,31**
		ja	0,88	**0,64**	0,66	**0,32**	0,72	**0,38**	0,40	**0,14**
	fehlen	nein	0,85	**0,59**	0,61	**0,28**	0,67	**0,33**	0,34	**0,12**
		ja	0,68	**0,34**	0,35	**0,12**	0,42	**0,15**	0,16	**0,04**

Beachte: Die Angaben für Läsionen unter 1,70 mm Dicke (vertikale Wachstumsphase, klinisch entsprechend Stadium I) sind normal gedruckt, Angaben für Läsionen von 1,7 mm Dicke und darüber (vertikale Wachstumsphase, klinisches Stadium I) sind fettgedruckt.

* Modifiziert nach Clark WH Jr. et al: Model predicting survival in stage I melanoma based on tumor progression. JNCI 81: 1893, 1989.

** Tumor-infiltrierende Lymphozyten.

Appendix F: Fünf Zeichen des malignen Melanoms

A

ASYMMETRIE der Form – eine Hälfte sieht anders aus als die andere Hälfte.

B

BEGRENZUNG unregelmäßig – die Ränder sind unregelmäßig eingekerbt.

C

COLORIT scheckig – willkürliche Anordnung von Farbtönen: Schattierungen von Braun, Schwarz, Grau, Rot und Weiß.

D

DURCHMESSER meist groß – größer als die Spitze eines Bleistiftradiergummis (6 mm).

E

ELEVATION fast immer nachweisbar – Oberflächenveränderungen geringfügig oder deutlich sichtbar, leichter darzustellen durch seitliche Beleuchtung.
Akral-lentiginöse Läsionen können flach sein.

Appendix G: Risikofaktoren bei weißen Erwachsenen für Melanome der Haut*

Die Sterblichkeitsraten durch das primäre Melanom bei Weißen stiegen in den Jahren von 1975 bis 1982 bei Männern jährlich um 3 % an. Bei Männern in der Altersgruppe von 30 bis 49 Jahren, die in Connecticut wohnen, ist das primäre Melanom der zweithäufigste aller Krebse – an erster Stelle steht der Hodenkrebs. Ärzte und Gesundheitspolitiker sind in der einmaligen Position, die Überlebenszeiten beim Melanom der Haut verbessern zu können, da nicht nur die Charakteristika des frühen Melanoms klar definiert (siehe Seite 789) und leicht nachzuweisen, sondern da auch die Charakteristika der Risikogruppen bekannt sind. Die folgende Zusammenstellung vergleicht das Risiko von Menschen mit Risikofaktoren mit Personen ohne Risikofaktoren (bei einem relativen Risiko von 1,0 besteht kein gesteigertes Risiko).

	Risiko
1. Sich veränderndes »Muttermal« Veränderungen äußern sich als Farbveränderung – besonders ein dunklerer und scheckiger Farbton in einem früher homogen gefärbten Muttermal. Auch ein Wachstum sowohl in die Höhe wie auch im Durchmesser und ein Unregelmäßigwerden der Ränder sind frühe Anzeichen der Umwandlung eines Muttermals zu einem Melanom.	sehr hoch
2. Große, unregelmäßig geformte pigmentierte Läsionen	
A. Clarksche dysplastische Naevi (siehe Seite 656):	
Mit positiver Melanom-Anamnese in der Familie	148 x
Ohne positive Melanom-Anamnese in der Familie	27 x
B. Lentigo maligna (siehe Seite 664)	10 x
3. Konnatale Muttermale (siehe Seite 660) Läsionen über 1,5 cm sind entweder dysplastische Naevi oder konnatale Naevuszellnaevi.	21 x
4. Familienanamnese eines Melanoms der Haut bei Eltern, Geschwistern oder Kindern	8 x
5. Unfähigkeit zu normaler Sonnenbräunung Hautphototoypen I und II (siehe Seite 210). Es scheint auch ein besonders hohes Risiko für Menschen zu bestehen, die anamnestisch starker Sonnenbestrahlung, besonders im Kindesalter, ausgesetzt waren.	3 x

* Teilweise adaptiert nach Rhodes AR et al: Risk factors for cutaneous melanoma. JAMA 258: 3146–3154, 1987.

Appendix H: Die Nägel als Hinweis auf Systemkrankheiten*

Die Nägel werden bei der klinischen Untersuchung gewöhnlich nur dann einer genauen Betrachtung unterzogen, wenn auffallende und offensichtlich krankhafte Veränderungen vorliegen. Es ist aber besonders wichtig, die Nägel auf Anzeichen von Systemkrankheiten zu untersuchen.

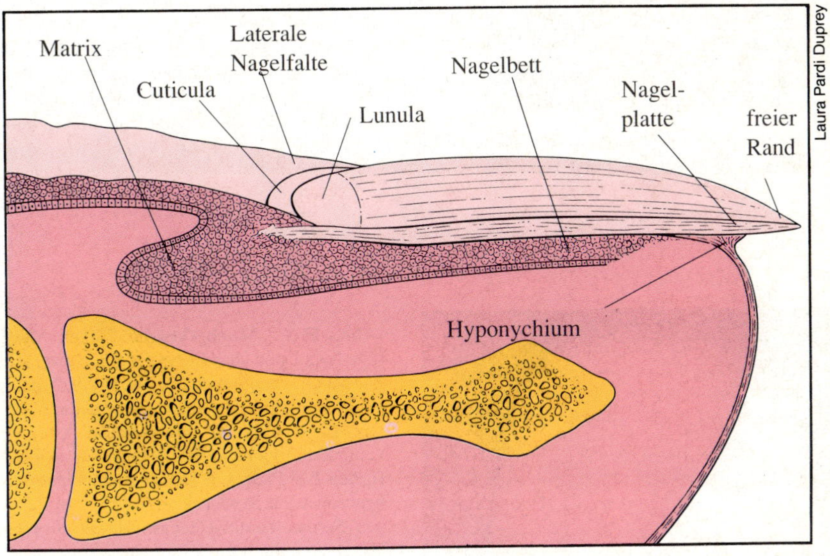

(Abb. H-1) Normaler Nagel. Der Nagel hat mehrere scharf umschriebene anatomische Bereiche. Die harte Nagelplatte geht aus einer Matrix von spezialisierten Epithelzellen hervor. Die Matrix beginnt 7 bis 8 mm unter der proximalen Nagelfalte, ihr distales Ende ist der weiße Halbmond, die Lunula. Das stark vaskularisierte Nagelbett liegt direkt unter der Nagelplatte und gibt dem Nagel Haftung und Unterlage und bedingt die charakteristische rosa Farbe. Die proximalen und lateralen Nagelfalten umgeben die Nagelplatte auf drei Seiten, und die Cuticula, eine Fortsetzung der proximalen Nagelfalte, stellt eine Abdichtung zwischen der Nagelfalte und der Nagelplatte dar.

* Modifiziert nach Kvedar JC, Fitzpatrick TB: The nails as clues to multisystem disease. *Current Challenges in Dermatology*. Summer, 1990.

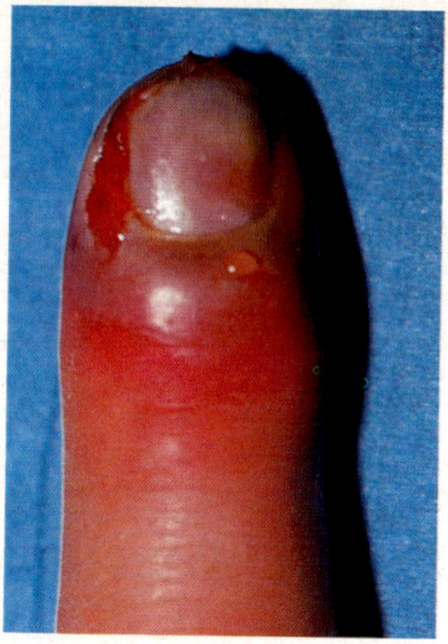

(Abb. H-2) Herpetische Paronychie. Die Bezeichnung *Paronychie* oder *Umlauf* bedeutet genaugenommen eine Infektion der geschlossenen Loge zwischen den Faszienräumen an den Fingerendgliedern, wird aber heute auch verwendet zur Beschreibung der Herpesinfektion am Fingerendglied. Die herpetische Paronychie kann so starke Schmerzen verursachen, daß während der aktiven Infektion massive Analgetika-Gaben notwendig sind. Der Schmerz klingt gewöhnlich innerhalb von 10 bis 14 Tagen ab. Neben den typischen herpetiformen Blasen findet man klinisch ein Ödem der Fingerspitze, Lymphangitis entlang des Unterarms und vergrößerte, druckschmerzhafte axilläre Lymphknoten. Verifizierung der Diagnose durch die Darstellung vielkerniger Riesenzellen im Tzanck-Test. Bei negativem Tzanck-Test sollte eine Herpes-simplex-Virus-Kultur durchgeführt werden. Die Wirksamkeit antiviraler Medikamente ist bisher nicht bewiesen. Orales Acyclovir sollte aber trotzdem, da seine Toxizität gering ist, verabreicht werden. Die herpetische Paronychie kann rezidivieren und auch sehr schwer verlaufen mit einem Ödem der ganzen Hand und des Unterarms.

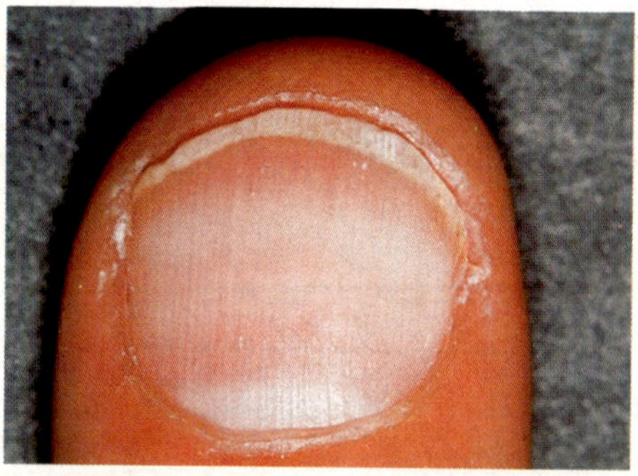

(Abb. H-3) Muehrckesche Nägel. Muehrckesche Nägel sind charakterisiert durch zwei schmale, horizontal verlaufende weiße Streifen, die durch einen Streifen von normaler Farbe getrennt sind und ihre Lage während des Nagelwachstums nicht verändern. Muehrckesche Nägel sieht man am häufigsten bei Patienten mit Hypalbuminämie, beim nephrotischen Syndrom korrelieren sie mit niedrigen Serumalbuminspiegeln. Die Pathogenese der Nagelanomalie ist unbekannt.

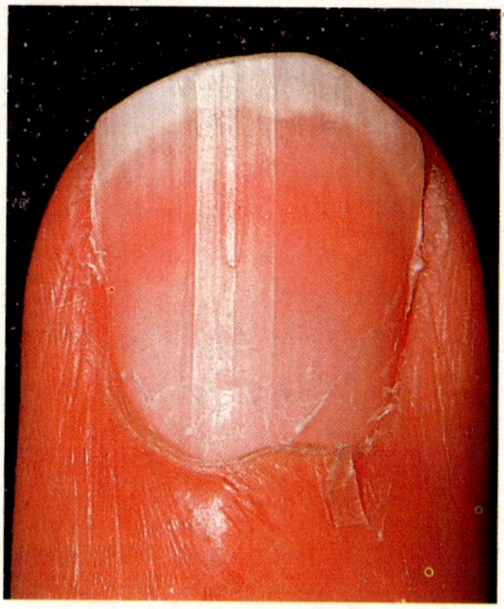

(Abb. H-4) Terrysche Nägel. Die proximalen zwei Drittel der Nagelplatte sind weiß, während das distale Drittel die normale rosa Farbe des Nagelbettes zeigt. Die dramatischen Farbveränderungen der Terryschen Nägel sind selten zu beobachten, sie können aber ein Hinweis auf kardiale Insuffizienz oder Hypalbuminämie im Rahmen einer Leberzirrhose sein.

Halb-und-halb-Nagel Beim klassischen Halb-und-halb-Nagel ist die distale Hälfte rosa oder braun und von der proximalen Hälfte scharf abgegrenzt, die undurchsichtig und weiß ist und die Lunula verdeckt. Der Unterschied zwischen Halb-und-halb- und Terryschen Nägeln ist nicht ganz klar und umstritten. Halb-und-halb-Nägel findet man bei 10 % der urämischen Patienten bei chronischem Nierenversagen. Die Farbveränderungen korrelieren nicht mit der Schwere der Nierenkrankheit.

(Abb. H-5) Teleangiektasien der Nagelfalten. Die Kapillarschlingen der proximalen Nagelfalte sind erweitert und gewunden, wahrscheinlich als Folge einer Schädigung durch wiederholte Schübe von Mikroangiitis und Immunkomplexablagerung. Die Teleangiektasien der Nagelfalte können unterschiedlich stark ausgeprägt sein. Man findet sie charakteristischerweise bei Dermatomyositis, aber auch beim systemischen Lupus erythematosus und selten bei der progressiven systemischen Sklerose. Manche Kliniker glauben, daß sich aufgrund der Nagelfaltenanomalie verläßlich eine Bindegewebskrankheit diagnostizieren läßt.

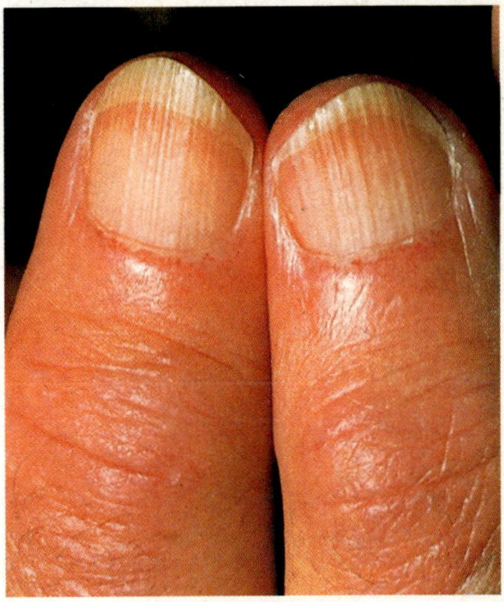

(Abb. H-6) Onycholyse. Onycholyse oder *Plummerscher Nagel* beschreibt eine Ablösung der Nagelplatte vom Nagelbett. Der abgelöste Teil des Nagels ist weiß und undurchsichtig im Gegensatz zum durchscheinenden rosa Farbton des angewachsenen Nagelteils. Plummersche Nägel können ein Zeichen der Hyperthyreose sein, besonders wenn sie am Ringfinger auftreten. In den meisten Fällen von Hyperthyreose ist die Haut der Finger warm und feucht mit samtartiger Textur, die Handflächen sind erythematös. Onycholyse ist aber eine sehr häufige Anomalie, die auch posttraumatisch, durch Einwirkung von Chemikalien und bei Psoriasis auftritt.

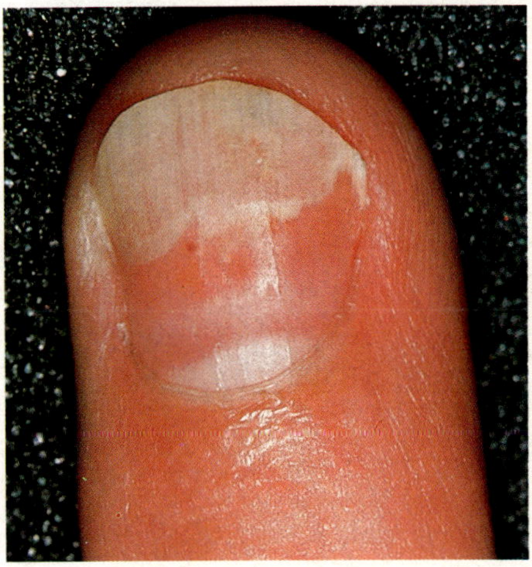

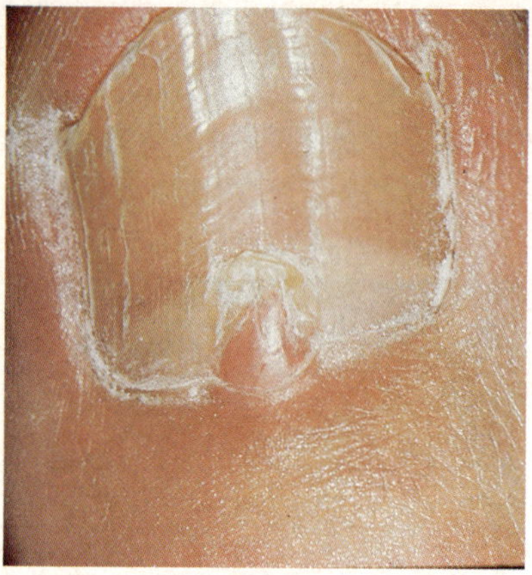

(Abb. H-7) Periunguales Fibrom. Bei periungualen Fibromen müssen in jedem Fall eine sorgfältige klinische Untersuchung, Familienanamnese und neurologische Untersuchung (einschließlich Schädelröntgen) wegen tuberöser Sklerose durchgeführt werden. Diese Erbkrankheit hat sowohl Haut- als auch neurologische Manifestationen. Der Grad der neurologischen Störung ist unterschiedlich, und bei manchen Patienten sind geringfügige Hautveränderungen, wie periunguale Fibrome, das einzige Anzeichen der Krankheit. Diese Fibrome sind asymptomatisch, können aber eine longitudinale Furche in der Nagelplatte bedingen, wenn sie in der proximalen Nagelfalte lokalisiert sind. Es gibt keine Behandlung für die tuberöse Sklerose. Es ist aber wichtig, das Krankheitsbild zu erkennen, sodaß Patient und Eltern entsprechend genetisch beraten werden können.

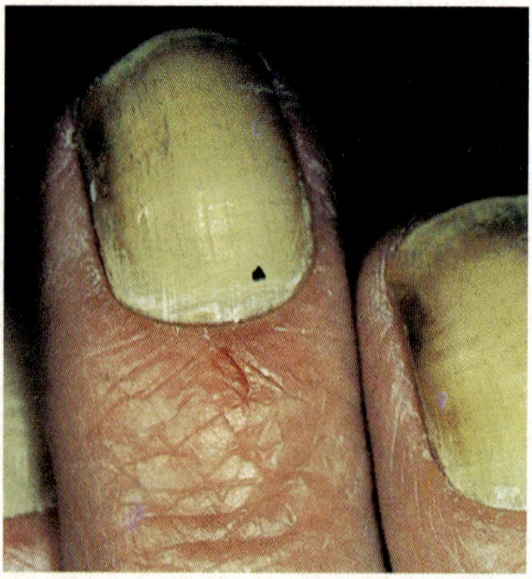

(Abb. H-8) Yellow Nail Syndrom. Das Yellow Nail Syndrom ist charakterisiert durch die klinische Trias undurchsichtige, gelbe und dystrophische Nägel, Anomalien des Lymphsystems (Aplasie, Ektasie, Lymphödem, Lymphangitis) und systemische Beteiligung, meist in Form einer Erkrankung der Lunge (Bronchiektasien, Pleuraerguß) oder eines Malignoms (M. Hodgkin, Endometriumkarzinom, malignes Melanom, Lymphom). Man findet eine diffuse gelbe bis grünliche Verfärbung der Finger- und Zehennägel, Verdickung der Nägel, Wachstumsverzögerung und transversal verstärkte Krümmung der Nagelplatte. Gleichzeitig damit kann ein Ödem der Fingerspitzen und Fußgelenke und gelegentlich ein massives Gesichtsödem bestehen. Auch in schweren Fällen können in der Lymphangiographie die Lymphknoten normal sein.

(Abb. H-9) Blaue Nägel. Antimalariamittel, Minocyclin, Hämochromatose, M. Wilson, Ochronose und Kontakt mit Silber-Nitrat können zu blauen oder blaugrauen Nägeln führen. Der *M. Wilson* wird autosomal rezessiv vererbt und führt zu einer toxischen Akkumulation von Kupfer in Leber, Gehirn und anderen Organen. Die ersten klinischen Anzeichen sind oft neurologischer Natur (Ruhe- und Intentionstremor, Spastizität, Rigidität, Chorea), später treten der Kayser-Fleischer'sche Ring (Ablagerungen von Kupfer in der Cornea) und eine Blauverfärbung der Lunulae auf. Die *Ochronose* ist eine autosomal rezessiv erbliche Störung des Homogentisinsäurestoffwechsels, bei der Ablagerungen von polymerisierter Homogentisinsäure zu blauer Pigmentierung der Skleren, blauen Flecken am äußeren Ohr und diffuser blaugrauer Pigmentierung der Nagelbetten führt. Längerdauerende Einnahme, Injektion oder Schleimhautabsorption von Silber-Nitrat führt zur *Argyrie*, einer diffusen blaugrauen Pigmentierung der Haut und bläulichen Verfärbung der Lunulae, ähnlich wie bei M. Wilson.

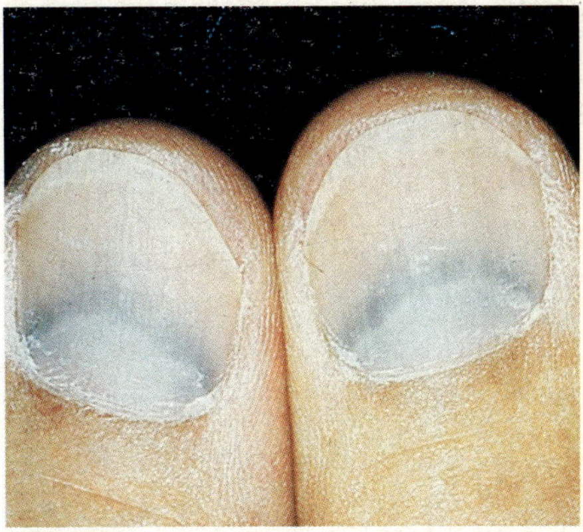

(Abb. H-10) Splitterblutungen. Braune oder rote Streifen durch Splitterblutungen sind am häufigsten die Folge von Traumen im Nagelbereich. Sie können aber auch ein Hinweis auf schwere Systemkrankheiten sein, einschließlich Trichinose und subakuter bakterieller Endocarditis. Bei Systemkrankheiten entstehen die Splitterblutungen durch den Verschluß von Arteriolen im Nagelbett. Die Infarkte sind meist durch Mikroembolien hervorgerufen.

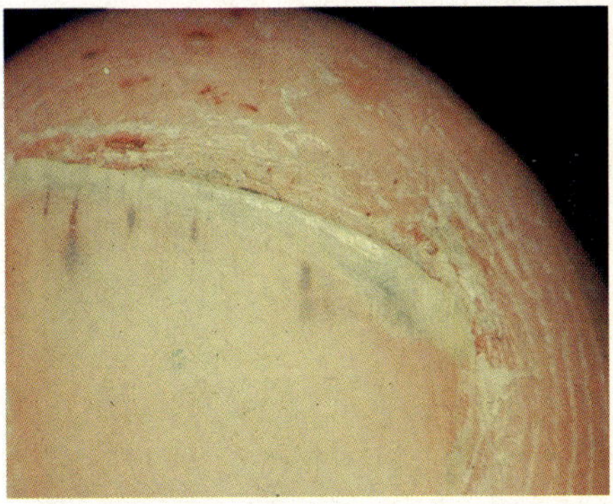

(Abb. H-11) Beausche Linien. Diese horizontal quer über die Nagelplatte verlaufenden Einsenkungen sind durch einen vorübergehenden Stillstand des Nagelwachstums hervorgerufen. Ein vorübergehender Wachstumsstillstand kann in akuten Stress-Situationen eintreten (z.B. hohes Fieber, Kreislaufschock, Myokardinfarkt, Pulmonalembolie) und manifestiert sich als Beausche Linien, wenn der Nagel auswächst. Man kann daher den Zeitpunkt der Krankheit aus der Entfernung der Einsenkung von der proximalen Nagelfalte relativ genau bestimmen. Abhängig vom Alter des Patienten braucht die Nagelplatte etwa 3 bis 4 Monate, um von ihrer Basis bis zum distalen Ende auszuwachsen. Ähnlich wie Beausche Linien können auch weiße, querverlaufende Streifen (Meessche Streifen) die Stress Situation markieren.

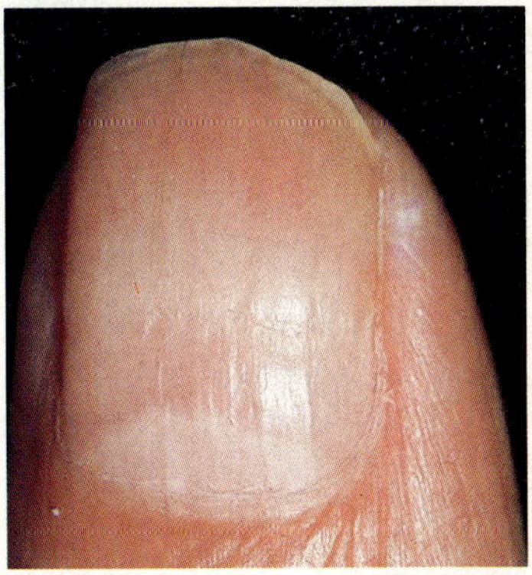

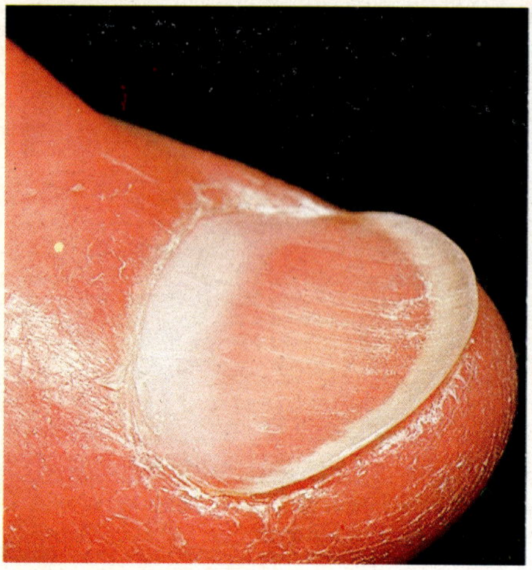

(Abb. H-12) Koilonychie. Diese Veränderung ist verursacht durch eine Verdünnung und Erweichung der Nagelplatte, die zu konkaven oder löffelförmigen Nägeln (»Löffelnägel«) führt. Koilonychie findet man bei Patienten mit lang dauernder Eisenmangelanämie oder Plummer-Vinson-Syndrom (mit den Teilsymptomen Koilonychie, Dysphagie und Glossitis, die hauptsächlich bei Frauen im mittleren Lebensalter auftreten). Andere Ursachen sind das Raynaud-Syndrom, Hämochromatose und physikalische oder chemische Traumen. Koilonychie kann auch autosomal dominant vererbt sein.

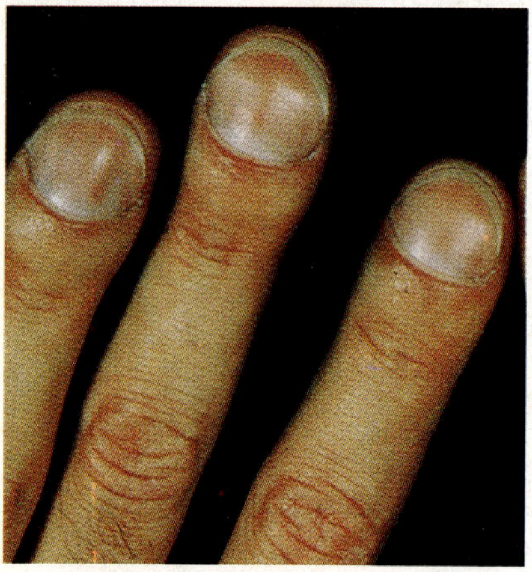

(Abb. H-13) Trommelschlegelfinger. Auch als Hippokratische Finger bezeichnet. Man versteht darunter eine Verdickung und Verbreiterung der Fingerspitzen. Der Winkel zwischen der Nagelplatte und der proximalen Nagelfalte (Lovibondscher Winkel; Abb. H-14) ist größer als die normalen 180° (oder weniger). Das Gewebe zwischen dem Nagel und dem darunterliegenden Knochen ist schwammig und vermittelt den Eindruck des Schwimmens, wenn ein nach ventral und distal gerichteter Druck auf die Grenze zwischen Nagelplatte und proximaler Nagelfalte ausgeübt wird. Trommelschlegelfinger sind die Folge einer Hyperplasie des fibrovaskulären Gewebes zwischen der Nagelmatrix und dem knöchernen Fingerendglied. Die Pathogenese ist unbekannt, arteriographisch findet man eine Zunahme der Blutversorgung in den Fingern. Die gesteigerte Gefäßversorgung steht möglicherweise in Zusammenhang mit der Öffnung arteriovenöser Anastomosen durch eine unbekannte humorale gefäßerweiternde Substanz.

Trommelschlegelfinger können autosomal dominant vererbt werden und sind in diesem Fall nicht mit einer Systemkrankheit assoziiert. Erworbene Trommelschlegelfinger sind ein Hinweis auf ein kardiales Krankheitsbild (zyanotische Herzkrankheit, bakterielle Endocarditis), Lungenkrankheit (primäres Karzinom und Lungenmetastasen, Bronchiektasien, Lungenabszesse, Mesotheliom) oder gastrointestinale Krankheit (Enteritis regionalis, Colitis ulcerosa, Leberzirrhose).

Laura Pardi Duprey

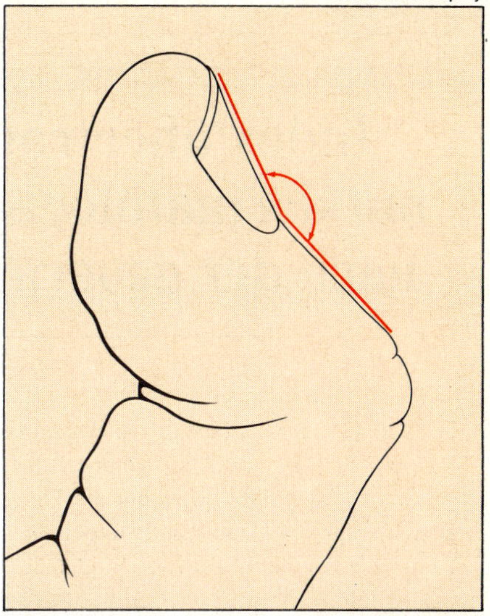

Braune Nägel Eine abnorme Pigmentation kann die Nagelplatte und das Nagelbett getrennt oder gemeinsam betreffen. Braune Nägel treten bei M. Addison auf (Nagelplatte), bei Hämochromatose (Nagelplatte), bei Gold-Therapie (Nagelplatte), bei Arsen-Intoxikation (Nagelplatte) und bei malignem Melanom (Nagelplatte, Nagelbett, Nagelfalte). Bei weißen Patienten mit multiplen braunen Nägeln sind differentialdiagnostisch besonders M. Addison und Nelson-Syndrom abzuklären (ein ACTH-produzierender Hypophysentumor, der sich nach bilateraler Adrenalektomie bei Patienten mit M. Cushing entwickelt).

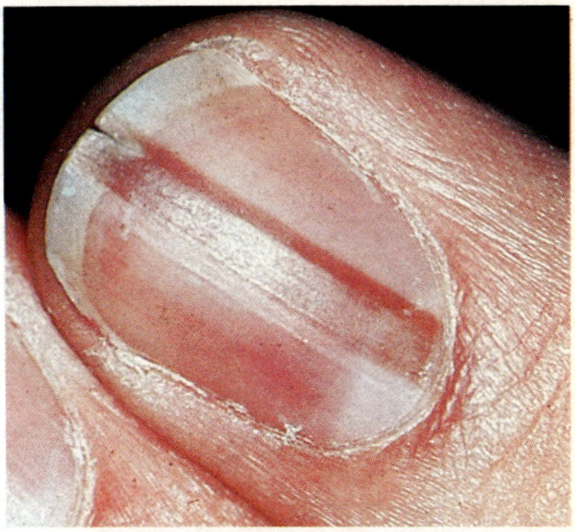

Braune lineare Bänder oder Streifen sind ein häufiger und normaler Befund bei schwarz- oder braunhäutigen Menschen. Bei Weißen kann ein einzelner brauner Streifen ein Melanozytennaevus sein (Abb. H-15). Wenn die proximale Nagelfalte ebenfalls involviert ist (Hutchinsonsches Zeichen; Abb. H-16), muß ein malignes Melanom angenommen werden. Das Hutchinsonsche Zeichen kann eine braunschwarze Verfärung der proximalen und lateralen Nagelfalten und eine braunschwarze Pigmentierung der Nagelmatrix, des Nagelbetts und der Nagelplatte (die Lunula wird unsichtbar) einschließen. Die Nagelplatte kann auch dystrophisch verändert sein.

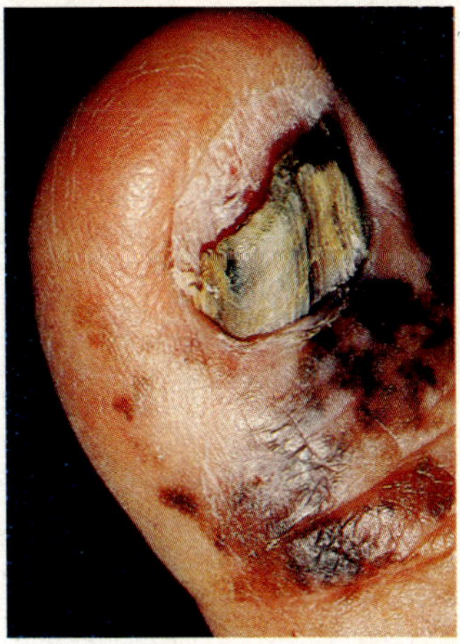

Index übertragbarer Krankheiten mit dermatologischen Manifestationen nach der geographischen Verbreitung

Mit der starken Zunahme des internationalen Reiseverkehrs im letzten Jahrzehnt in allen Bevölkerungsschichten und Altersgruppen muß man anamnestisch bei Patienten mit Hautveränderungen auch klären, ob und wohin der Patient in letzter Zeit gereist ist. Der folgende Index* von Krankheiten mit Hautveränderungen, die in verschiedenen Ländern erworben werden können, dient einer leichteren Diagnose und in der Folge geeigneten Behandlung.

Karibik, Mexiko, Zentralamerika, tropisches Südamerika, gemäßigtes Südamerika und Anden-Region

KARIBISCHE INSELN	MEXIKO	ZENTRAL-AMERIKA UND TROPISCHES SÜDAMERIKA	GEMÄSSIGTES SÜDAMERIKA	ANDEN
Dengue-Fieber	Amöbiasis	Amöbiasis	Arenavirus-infektion:	Bartonellose
Hakenwurm	M. Chagas	Anisakiasis	Argentinisches hämorrhagisches Fieber	Bruzellose
	Cysticercose	Askariasis	Bolivianisches hämorrhagisches Fieber	Pest
	Dengue-Fieber	Bandwurm-infektionen	Hepatitis	Tuberkulose
	Febris recurrens	Febris recurrens	M. Chagas	Typhus
	Hakenwurm-infektion	Filariasis	Typhus	
	Hepatitis	Frambösie		
	Leishmaniose kutan	Gelbfieber		
	Leishmaniose viszeral	Hepatitis		
	Lepra	Hymenolepiasis		
	Pinta	M. Chagas		
	Tuberkulose	Onchocerkiasis		
	Typhus	Paracoccidioido-mykose		
		Pinta		
		Sandfliegenfieber		
		Schistosomiasis		
		Tuberkulose		

* Modifiziert nach Warren KS, Mahmoud AAF (Herausgeber): *Tropical and Geographical Medicine*, 2. Auflage, New York. McGraw-Hill, 1990.

Afrika und Mittlerer Osten

MITTLERER OSTEN	NORDAFRIKA	OST-, WEST- UND ZENTRALAFRIKA	SÜDAFRIKA
Anthrax	Anthrax	AIDS	Amöbiasis
Boutonneuse-Fieber	Bandwurminfektion	Anthrax	Anthrax
Bruzellose	Boutonneuse-Fieber	Boutonneuse-Fieber	Hakenwurminfektion
Drakunkulose	Bruzellose	Drakunkulose	Hepatitis
Echinokokkose	Drakunkulose	Frambösie	Schistosomiasis
Hakenwurm-infektion	Echinokokkose	Hakenwurminfektion	Tuberkulose
Hepatitis	Febris recurrens	Hepatitis	
Leishmaniose	Hakenwurminfektion	Leishmaniose	
Pest	Hepatitis	Lepra	
Schistosomiasis	Leishmaniose	Loiasis	
Tuberkulose	Pest	Onchocerkiasis	
	Schistosomiasis	Pest	
	Tuberkulose	Rabies	
		Schistosomiasis	
		Strongyloidiasis	
		Trichinose	
		Trypanosomiasis	
		Tuberkulose	
		Typhus	

Indischer Subkontinent und Sri Lanka; Südostasien; China und Korea; Pazifische Inseln

INDISCHER SUBKONTINENT UND SRI LANKA	SÜDOSTASIEN	CHINA UND KOREA	PAZIFISCHE INSELN
Amöbiasis	Anthrax	Askariasis	Askariasis
Askariasis	Askariasis	Dengue-Fieber	Dengue-Fieber
Boutonneuse-Fieber	Dengue-Fieber	Filariasis	Filariasis
Dengue-Fieber	Hakenwurminfektion	Hakenwurminfektion	Frambösie
Filariasis	Hepatitis	Hepatitis	Hakenwurm-Infektion
Hakenwurm-infektion	Lepra	Leishmaniose viszeral	Lepra
Hepatitis	Malaria	Lepra	Strongyloidiasis
Leishmaniose, kutan	Schistosomiasis	Schistosomiasis	Trichinose
Leishmaniose, viszeral	»Scrub-Typhus« (Tsutsugamushi-Fieber)	Shigellose	Tuberkukose
Lepra	Shigellose	Strongyloidiasis	
»Scrub-Typhus«	Strongyloidiasis	Trichinose	
Shigellose	Trichuriasis	Tuberkulose	
Strongyloidiasis	Tuberkulose		
Trichinose			
Trichuriasis			
Tuberkulose			

Index der Differentialdiagnosen nach Körperregionen

BEACHTE: Anatomische, physiologische und biochemische Faktoren, die charakteristisch für gewisse Körperregionen sind, können bei der Lokalisation von Hautkrankheiten im Gesicht, im Perianalbereich, im Ohr oder an anderen Körperstellen eine Rolle spielen. Da eine erhebliche Anzahl von Hautkrankheiten auf bestimmte Regionen beschränkt bleiben kann, sollen die folgenden Listen von Krankheiten, jeweils geordnet nach der Lokalisation, die Einengung der möglichen Differentialdiagnosen erleichtern. Die angeführten Krankheitsbilder wurden in diesem Buch erörtert. Es handelt sich nicht um eine vollständige Differentialdiagnose der verschiedenen Körperregionen.
Siehe auch das Sachregister.

CAPILLITIUM

Maculae
Diskoider Lupus erythematosus
Seborrhoische Dermatitis

Papeln oder Plaques
Akne
Aktinische Keratosen
Lichen simplex chronicus
Naevuszellnaevi
Psoriasis
Verrucae seborrhoicae

Knoten oder Tumoren
Gutartige Neoplasmen (Naevuszellnaevi)
Maligne Neoplasmen (Basaliom und Plattenepithelkarzinom)
Metastasen
Naevus sebaceus

Schuppen
Atopische Dermatitis
Lupus erythematosus
Psoriasis
Seborrhoische Dermatitis
Tinea capitis

Lichenifikation
Lichen simplex chronicus

Krusten
Akute Kontaktdermatitis
Basaliom
Pyogene Infektionen
Seborrhoische Dermatitis
Tinea capitis

Bläschen oder Blasen
Akute Kontaktdermatitis
Dermatitis herpetiformis
Herpes zoster

Pusteln
Staphylokokken-Follikulitis

GESICHT

Maculae
ERYTHEMATÖS
Fixes Arzneimittelexanthem
Lupus erythematosus
Naevus flammeus
Seborrhoische Dermatitis

PIGMENTIERT
Fixes Arzneimittelexanthem
Junktionale Naevuszellnaevi
Lentigo solaris
Lentigo maligna
Melanom
Melasma
Verrucae seborrhoicae

DEPIGMENTIERT
Postinflammatorische Depigmentation
Vitiligo

Papeln oder Plaques
HAUTFARBEN
Akne
Molluscum contagiosum
Naevuszellnaevi
Solare Keratosen
Verruca plana
Verruca vulgaris

ERYTHEMATÖS
Akne
Aktinische Keratose
Basaliom
Chronisches Ekzem
Dermatomyositis

Urticaria pigmentosa
Verruca seborrhoica
Quaddeln
Arzneimittelexantheme
Insektenstiche
Urticaria
Knoten
HAUTFARBEN
Karzinommetastasen
Neurofibromatose
ERYTHEMATÖS
Acne conglobata
Dermale Naevi
Gumma
Karzinom-Metastasen
Lepra
Mycosis fungoides
Sarkoidose
PIGMENTIERT
Fixes Arzneimittelexanthem
Kaposi-Sarkom
Melanom
Naevuszellnaevi
Verruca seborrhoica
Schuppen
Lues II
Papulosquamöses Arzneimittelexanthem
Parapsoriasis en plaque
Pityriasis rosea
Psoriasis
Seborrhoische Dermatitis
Subakutes Ekzem
Tinea corporis
Tinea versicolor
Bläschen oder Blasen
Akute Dermatitis
Arzneimittelexantheme
Bullöses Pemphigoid
Dermatitis herpetiformis
Herpes zoster
Pemphigus vulgaris
Skabies
Tinea corporis
Varizellen
Pusteln
Akne
Arzneimittelexantheme
Folliculitis
Impetigo contagiosa
Psoriasis pustulosa (von Zumbusch)
Skabies
Tinea corporis

AXILLEN

Maculae
Fixes Arzneimittelexanthem (rötlich-braun)
Intertrigo (erythematös)
LEOPARD-Syndrom
Neurofibromatosis Recklinghausen
Vitiligo (weiß)
Papeln oder Plaques
Akanthosis nigricans (samtig, braun pigmentiert)
Akrochordon
Candidiasis
Kontaktekzem (Deodorant, Antiperspirant)
Psoriasis
Seborrhoische Dermatitis
Tinea corporis (selten)
Lichenifikation
Lichen simplex chronicus
Knoten
Hidradenitis suppurativa (druckempfindlich, rot)
Skabies
Schuppen
Candidiasis
Kontaktekzem
Psoriasis
Seborrhoische Dermatitis
Tinea corporis (selten)
Bläschen oder Blasen
Akute Kontaktdermatitis
Bullöse Impetigo
Pemphigus vulgaris
Skabies (vordere Axillarfalte)
Erosionen
Bullöses Pemphigoid
Pemphigus vulgaris

WEIBLICHE BRUST

Papeln oder Plaques
Chronisches Ekzem
M. Paget mamillae

Skabies
Verruca seborrhoica

Knoten

Neurofibrome der Areola

Lichenifikation

Chronisches Ekzem
Lichen simplex

Krusten

Alle vesikulösen, bullösen, exkoriierten, erodierten oder ulzerierten Dermatosen

Schuppen

Ekzem
M. Paget mamillae
Tinea corporis

Bläschen

Akute Kontaktdermatitis
Skabies

Ulcera

Syphilitischer Primäraffekt

INGUINALREGION

Maculae

Seborrhoische Dermatitis
Tinea inguinalis

Papeln oder Plaques

Candidiasis
Chronisches Ekzem
Psoriasis

Schuppen

Candidiasis
Psoriasis
Seborrhoische Dermatitis
Subakutes Ekzem
Tinea inguinalis

Krusten

Akute Dermatitis

Bläschen oder Blasen

Akute Kontaktdermatitis
Impetigo
Pemphigus vulgaris

Pusteln

Candidiasis
Furunkulose

Erosionen

Candidiasis
Impetigo
Pemphigus vulgaris

Lichenifikation

Chronisches Ekzem

MONS PUBIS BZW. VENERIS

Maculae

Maculae caeruleae (Pediculosis pubis)
Seborrhoische Dermatitis (Schuppung)

Papeln oder Plaques

Lichen simplex chronicus
Psoriasis
Seborrhoische Dermatitis

Schuppen

Psoriasis
Seborrhoische Dermatitis
Subakutes Ekzem
Tinea corporis

Lichenifikation

Chronisches Ekzem
Lichen simplex

Krusten

Alle vesikulösen, erodierten, exkoriierten oder ulzerierten Formen von Dermatitis

Exkoriationen

Pediculosis pubis

Bläschen

Akute Dermatitis
Herpes zoster
Skabies

Ulcera

Syphilitischer Primäraffekt

GENITALIEN (MÄNNLICH UND WEIBLICH)

Maculae

Lues II
Seborrhoische Dermatitis
Vitiligo

Papeln oder Plaques

Bowenoide Papulose
Chronisches Ekzem
Condylomata acuminata
Lichen planus
Lues II
Melanom
Psoriasis
Skabies

Knoten oder Tumoren

Melanom
Plattenepithelkarzinom
Skabies (Scrotum und Penis)

Vegetierende Läsionen
Condylomata acuminata
Condylomata lata
Plattenepithel-Karzinome
Lichenifikation
Chronisches Ekzem
Schuppen
Candidiasis
Lues II
Psoriasis
Seborrhoische Dermatitis
Tinea inguinalis
Krusten *(siehe* **Erosionen; Ulcera; Bläschen)**
Bläschen oder Blasen
Akute Dermatitis
Erythema multiforme
Herpes simplex
Skabies
Pusteln
Candidiasis
Skabies
Erosionen
Herpes simplex
Syphilitischer Primäraffekt
Ulcera
Plattenepithelkarzinom
Syphilitischer Primäraffekt
Exkoriationen
Skabies

GESÄSS

Maculae
Fixes Arzneimittelexanthem
Papeln
Akne
Skabies
Quaddeln
Insektenstiche
Bläschen
Kontaktdermatitis
Herpes simplex
Skabies
Tinea corporis
Pusteln
Akne
Candidiasis
Follikulitis
Skabies
Tinea corporis
Schuppen
Psoriasis
Tinea corporis

PERIANALREGION

Maculae
Psoriasis
Seborrhoische Dermatitis
Tinea corporis
Vitiligo
Papeln oder Plaques
Chronisches Ekzem
Condylomata acuminata
Condylomata lata
Lues II
Psoriasis
Vegetierende Läsionen
Condylomata acuminata
Condylomata lata (Syphilis)
Schuppen
Candidiasis
Psoriasis
Subakutes Ekzem
Tinea corporis
Lichenifikation
Chronisches Ekzem (Pruritus ani)
Bläschen
Akute Dermatitis
Erosionen
Candidiasis
Syphilitischer Primäraffekt
Fissuren
Chronisches Ekzem
Psoriasis
Ulcera
Syphilitischer Primäraffekt

ARME UND UNTERARME

Papeln oder Plaques
Chronisches Ekzem
Lichen planus
Lupus erythematosus
Naevi
Psoriasis

Knoten oder Tumoren
Kaposi-Sarkom
Melanom
Plattenepithelkarzinom
Schuppen
Psoriasis
Subakutes oder chronisches Ekzem
Tinea pedis (besonders intertriginös)
Lichenifikation
Chronisches Ekzem
Bläschen oder Blasen
Akute Dermatitis
Dyshidrose
Porphyria cutanea tarda
Tinea pedis
Pusteln
Psoriasis pustulosa
Skabies
Lichenifikation
Chronisches Ekzem
Erosionen
Tinea pedis

BEINE

Papeln oder Plaques
Ichthyose
Lichen planus
Plattenepithelkarzinom
Psoriasis
Naevus
Solare Keratosen
Subakutes oder chronisches Ekzem
Bläschen oder Blasen
Ekzem
Insektenstiche
Quaddeln
Insektenstiche
Ödem
Stauungsdermatitis (Varizen, kardiale Dekompensation)
Knoten
ERYTHEMATÖS
Erythema nodosum
Plattenepithelkarzinom
Ekthyma
PIGMENTIERT
Melanom
Vegetierende Läsionen
Verruca vulgaris
Hyperkeratose
Solare Keratose
Schuppen
Dermatophytose
Ichthyose
Psoriasis
Lichenifikation
Chronisches Ekzem
Krusten
Ekthyma
Ulcera
Arterielle Ulcera
Stauungsdermatitis mit Ulcus
Plattenepithelkarzinom

GENERALISIERTE VERTEILUNG EINSCHLIESSLICH CHARAKTERISTISCHER VERTEILUNGSMUSTER

Maculae
Arzneimittelexanthem
Lues II
Lupus erythematosus
Pityriasis rosea
Seborrhoische Dermatitis
Vitiligo
Bläschen und Blasen
Arzneimittelexanthem
Atopische Dermatitis
Bullöses Pemphigoid
Dermatitis herpetiformis
Erythema multiforme
Herpes simplex
Herpes zoster
Kontaktdermatitis
Pemphigus vulgaris
Skabies
Pusteln
Arzneimittelexanthem
Generalisierte Psoriasis pustulosa (von Zumbusch)
Papeln
Arzneimittelexanthem
Atopische Dermatitis
Erythema multiforme
Lichen planus

Sachverzeichnis

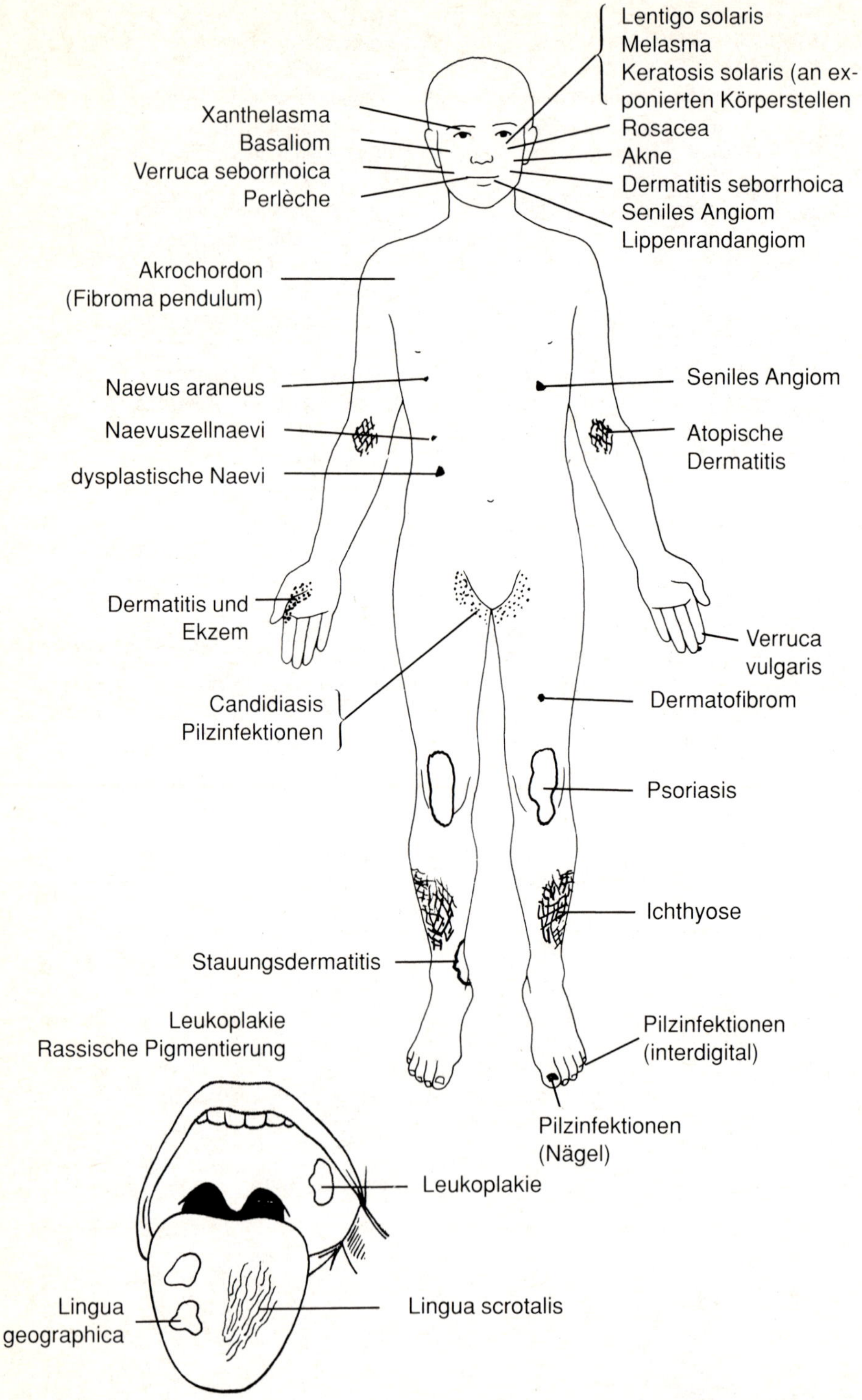

Die eingeklammerten Ziffern beziehen sich auf die Textseiten, auf denen die Dermatose beschrieben ist.

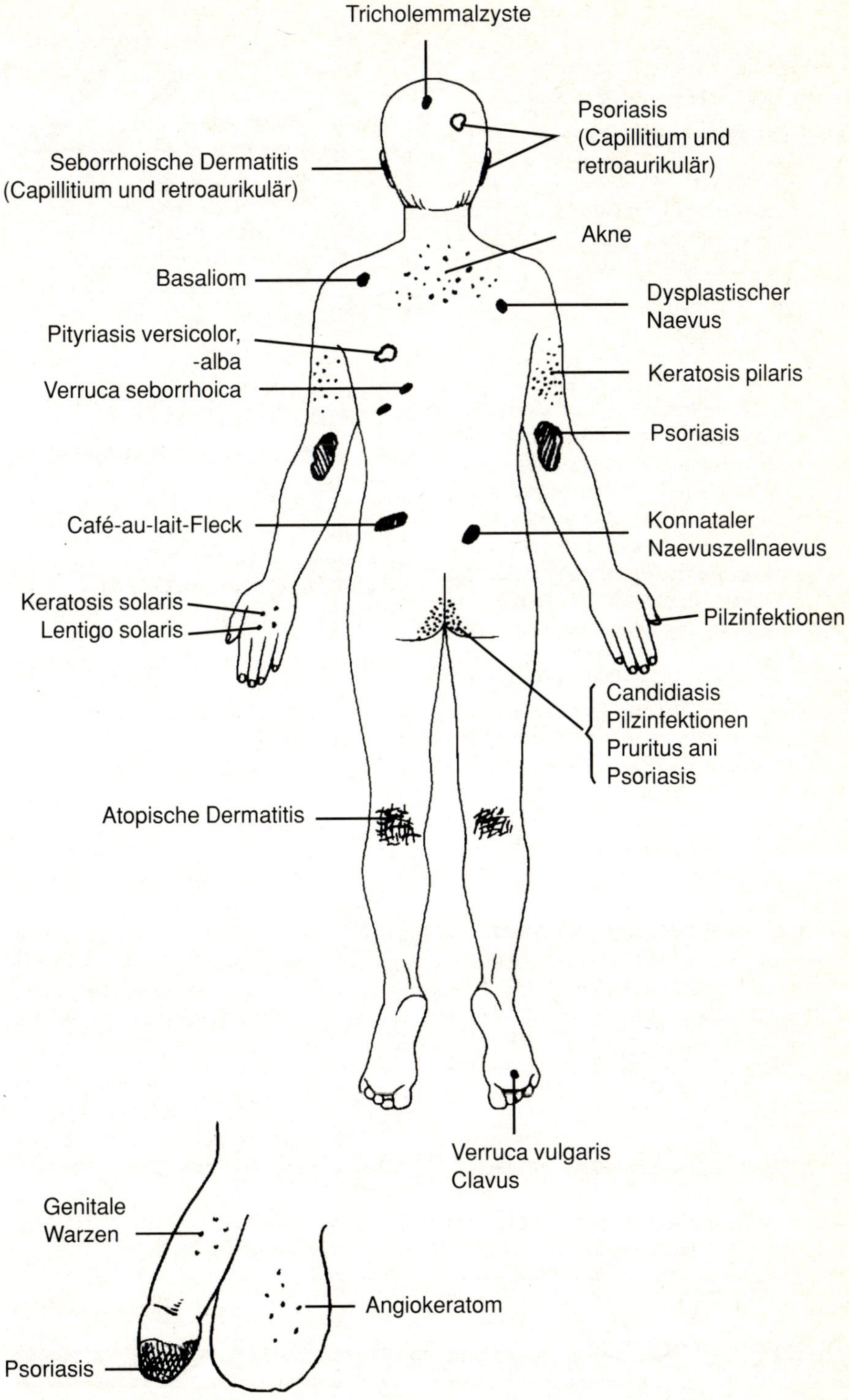
Tricholemmalzyste
Psoriasis (Capillitium und retroaurikulär)
Seborrhoische Dermatitis (Capillitium und retroaurikulär)
Akne
Basaliom
Dysplastischer Naevus
Pityriasis versicolor, -alba
Verruca seborrhoica
Keratosis pilaris
Psoriasis
Café-au-lait-Fleck
Konnataler Naevuszellnaevus
Keratosis solaris
Lentigo solaris
Pilzinfektionen
Candidiasis
Pilzinfektionen
Pruritus ani
Psoriasis
Atopische Dermatitis
Verruca vulgaris
Clavus
Genitale Warzen
Angiokeratom
Psoriasis